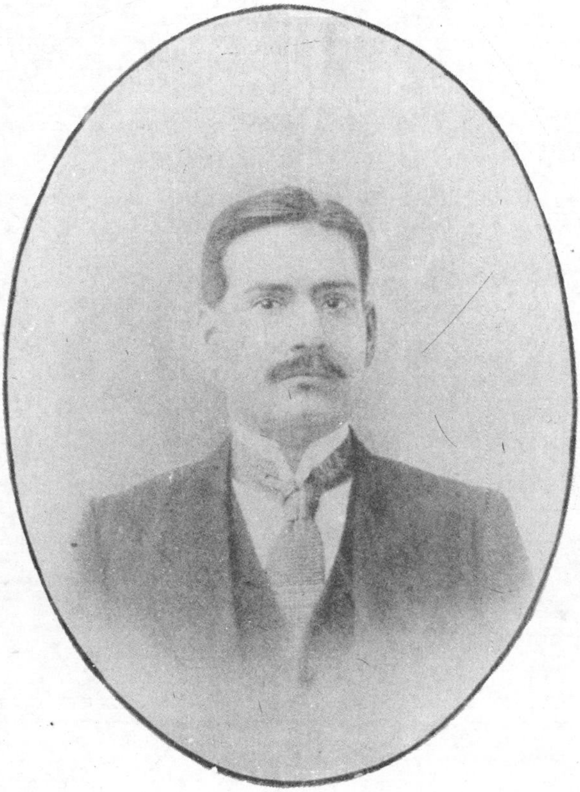

डाक्टर एस. जी. मुकर्जी

होमियोपैथिक

मैटीरिया मेडिका

524 दवाओं का विस्तृत वर्णन

संक्षिप्त रिपर्टरी व औषधियों का
पारस्परिक सम्बन्ध सहित

संशोधित तथा परिवर्द्धित संस्करण

डॉ. एस. जी. मुकर्जी

बी. ए., एल. एच. एम. एस., एच. एम. डी., (कल.)

डॉ. पी. एस. बन्सल

एम. ए., पी-एच. डी., एन. डी., आर. एच. एम. पी

बी. जैन पब्लिशर्स प्राइवेट लिमिटेड

USA — EUROPE — INDIA npany

होम्योपैथिक मैटीरिया मेडिका

संशोधित एवं परिवर्द्धित संस्करण: 2001
14वाँ पुन: मुद्रण: 2019

इस पुस्तक में वर्णित सूचना का उद्देश्य चिकित्सकीय सलाह को प्रतिस्थापित करना नहीं है। कोई भी व्यक्ति जिसे चिकित्सकीय देख-रेख की आवश्यकता है उसे एक योग्यता प्राप्त चिकित्सक से सलाह अवश्य लेनी चाहिए।

प्रकाशक: कुलदीप जैन

बी. जैन पब्लिशर्स (प्रा.) लि.

1921/10, चूना मंडी, पहाड़गंज, नई दिल्ली - 110 055 (भारत)
दूरभाष: 91-11-4567 1000 • फैक्स: 91-11-4567 1010
ई-मेल: info@bjain.com • वेबसाईट: **www.bjain.com**

मुद्रक:

बी बी प्रैस नोएड़ा

ISBN: 978-81-319-0158-8

संशोधित संस्करण की भूमिका

इस विश्व में अनेक प्रकार के जीवों तथा अचेतन पदार्थों का समूह विद्यमान है। अचेतन पदार्थों को छोड़कर, जीवों में प्राणशक्ति-प्रमुख शक्ति (आत्मा) और मन है। परन्तु मानव में अन्य जीवों से कुछ भिन्नता है और वह भिन्नता है प्राण तथा मन दोनों का समावेश। मानव को छोड़कर, अन्य प्राणधारी जीव अपने भविष्य के बारे में कुछ सोच-विचार नहीं कर सकते हैं। यह शक्ति परम पिता परमात्मा ने केवल मानव को ही प्रदान की है। इस शक्ति के कारण ही मनुष्य अपने भविष्य की अनेक योजनायें बनाता रहता है।

मनुष्य के शरीर में सिर, मस्तिष्क, आँख, कान, नाक, मुँह, गरदन, हृदय, हाथ, पैर, टाँगें आदि सम्मिलित हैं, परन्तु प्राण (आत्मा) रहित देह मृत कहलाता है और वह अचेतन हो जाता है। जब तक उसमें प्रमुख अदृश्य शक्ति है, उसके शरीर के सारे अंग काम करते हैं। जब बच्चा जन्म लेता है, उसमें पैत्रिक गुण-दोष विद्यमान रहते हैं। समय के साथ-साथ उनमें बढ़ौतरी होती है और ये दोष शरीर में रोग का रूप धारण करते जाते हैं। इन रोगों के अनेक कारण होते हैं, जैसे मानसिक, शारीरिक तथा भौतिक। हम यहाँ पर इन कारणों का विवेचन नहीं कर रहे हैं। हमें तो इस बात पर विचार करना है कि शरीर को किस प्रकार इन रोगों से मुक्त (निरोग) रखा जा सकता है। हौम्योपैथी पद्धति में इस प्रमुख शक्ति को प्रभावित करने की क्षमता है। यह मानवतावादी सम्पूर्ण प्राकृतिक उपचार विधि है।

संसार में जब से मानव ने जन्म लिया है उस समय से ही मानव शरीर में बीमारियों का आना जाना लगा हुआ है। रोग तो प्रत्येक जीव में होते हैं, परन्तु मनुष्य अपने भविष्य को सुखमय बनाने के लिए इन रोगों से मुक्ति पाना चाहता रहा है। इसलिए मनुष्य ने इन रोगों से लड़ने के लिए या इनको समाप्त करने के लिए अनेक प्रकार की दवाओं का निर्माण किया है। संसार के अनेक देशों में विभिन्न चिकित्सा पद्धतियाँ प्राचीन समय से प्रचलित हैं जैसे यूनानी, आर्युवैदिक, ऐलोपैथी, चीन-तिब्बत की चिकित्सा पद्धतियां, ऐक्यूपन्चर इत्यादि। प्रत्येक प्रणाली की अपनी-अपनी विशेषतायें हैं और अपने-अपने सिद्धान्त हैं। इन सब प्रणालियों में सारे विश्व में ऐलोपैथिक अधिक प्रचलित है।

ऐलोपैथी में रोग का उपचार होता है, न कि रोगी का, परन्तु होम्योपैथी में केवल रोग का उपचार नहीं होता, बल्कि सम्पूर्ण रोगी का इलाज किया जाता है। ऐलोपैथी प्रणाली में विपरीत प्रकार के जीवाणुओं से रोग की समाप्ति की जाती है

(कन्टेरिया कट्रैरिस Contraria Contraris) प्रणाली में अनुसंधान करते-करते ऐलापैथी के डाक्टरों के मन में कुछ शंकायें पैदा हुई। शंकायें ऐसी नहीं कि इन पर अन्य डाक्टरों ने सोचा न हो। हिपोक्रेट्स ने अपने समय में एक लेख लिखा था ''Like cures like'' हैनिमौन ने अपने जीवन में इसी सिद्धान्त को अपनाया और अपने स्वयं के ऊपर दवाओं का परीक्षण करके संसार को दिख दिया कि वैज्ञानिक रूप से भी ऐलोपैथी के सिद्धान्त के विपरीत ''समान से समान की चिकित्सा'' की जा सकती है। इनके साथियों तथा विद्यार्थियों ने बहुत सी दवाओं का प्रयोग अपने स्वस्थ शरीर पर तथा अन्य मानवों के स्वस्थ देहों पर किया और भविष्य के चिकित्सकों के लिए एक नया मार्ग प्रदर्शित किया। डाक्टर हैनीमैन के समय से अब तक हजारों दवाओं का परीक्षण हो चुका है और उनका उपयोग मानव जाति की भलाई के लिये किया जा रहा है। सबसे अच्छी बात यह है कि होम्योपैथिक की दवाओं का परीक्षण प्रारम्भ से ही स्वस्थ मनुष्यों पर किया जाता है, जबकि ऐलोपैथी में अधिकांशत: पहले जानवरों या अन्य जीवों पर किया जाता है।

हैनीमैन के सिद्धान्त के अनुसार रोगी के लक्षणों और औषधि के लक्षणों में समानता होना, होम्योपैथिक चिकित्सा का सर्वप्रथम सिद्धान्त है। रोगी के समस्त लक्षण जिस औषधि में समस्त रूप से मिलते हैं, वही औषधि उस रोगी के लिए उपयुक्त है। होम्योपैथी में मूल रूप से न तो जड़ी बूट्टियों से इलाज होता है (जैसे आर्युवैदिक पद्धति), न ही खान-पान से (नेचर-क्योर)। परन्तु इतना होते हुये भी होम्योपैथिक की दवायें अधिकतर जड़ी-बूटियों, जीव-जन्तु जगत तथा खनिज जगत का प्रयोग करके बनाई जाती हैं।

होम्योपैथी की दवाओं का सेवन करते समय खान्न-पान पर भी यदि प्रतिबन्ध रखा जाये, तो औषधि शीघ्र और पूर्ण रूपेण कार्य करेगी, इसीलिए डाक्टर एस० जी० मुकर्जी ने इस पुस्तक के प्रथम संस्करण की अपनी भूमिका के अंत में होम्योपैथी की दवाओं के सेवन काल में कुछ खाद्य वस्तुओं को वर्जित भी किया है। रोगी के पथ्य पर भी ध्यान देना आवश्यक है। कुछ खाद्य पदार्थ कुछ होम्योपैथी की दवाओं के लिए प्रतिविष का काम करते हैं।

अधिकांशत: होम्योपैथी दवाओं का मानव शरीर पर विपरीत प्रभाव नहीं होता। परन्तु इसका यह भी अर्थ नहीं निकाला जाना चाहिये कि होम्योपैथी की कोई भी दवा किसी भी पोटेन्सी/मात्रा में कितने ही समय लगातार खाने से भी मानव पर दुष्प्रभाव नहीं पड़ेगा। अगर हमारी दवा में आम आदमी को मारने तक क्षमता न होती, तो यह उसे ठीक भी नहीं कर सकती थी। इनसे जितना अधिक लाभ हो सकता है उतना ही अधिक नुकसान भी। डाक्टर मुकर्जी ने स्वयं लिखा है कि दमे, खांसी और तपेदिक के रोगियों को और दिल की कमज़ोरी में सल्फर 200 शक्ति के प्रयोग के बाद और

पुराने तिल्ली के रोग में सल्फर 30 शक्ति के प्रयोग से भी रोगी को बहुत हानि होती देखी गई है, यहां तक कि अक्सर मृत्यु भी हो जाती है।

बहुत-सी दवायें एक दूसरे के प्रभाव को नष्ट करती हैं और कुछ एक एक-दूसरे की विरोधी भी होती हैं तथा कुछ दवायें एक दूसरे की पूरक भी होती है। जैसे ''रस-टाक्स'' की विरोधी ''एपीस'' है और ''अमोनिया कार्बोनियम'' की विरोधी ''लैकेसिस'' है। इस प्रकार ''रस-टाक्स'' का प्रतिविष ''एन्टिमटार्ट, बैलेडोना, और क्रौरन टिग'' है और ''अमोनिया कार्बोनियम'' का प्रतिविष ''आर्निका व कैम्फर'' है। इसी प्रकार ''रस-टाक्स'' की पूरक ''ब्रायो, किल्केरिया'' है और ''अमोनिया कार्बोनिकम'' की पूरक ''आर्सेनिक तथा बेल'' है। यह सब चिकित्सक के अध्ययन तथा अनुभव पर निर्भर करता है। पुस्तक में यथास्थान यह प्रदर्शित कर दिया गया है।

ऐलोपैथिक चिकित्सा प्रणाली में आजकल के डाक्टरगण एक-एक बार में मुट्ठी भर दवायें खाने को दे देते है और ये मुट्ठी भर दवायें दिन में कई बार खानी होती हैं, कुछ दवायें तो डाक्टरों के अनुसार रोगियों को समस्त जीवन भर खानी होती हैं, वह तो रोग को ठीक नहीं करती, वरन् उस रोग को बढ़ने से रोकती हैं या रोग को दबाती हैं, जिससे अन्य रोग उत्पन्न हो जाते हैं। यदि मनुष्य के शरीर में अनेक रोग हैं तो डाक्टर रोगों के अनुसार अनेक दवायें बता देते हैं, परन्तु होम्योपैथी में ऐसा नहीं है। होम्योपैथी में मानव की न केवल शारीरिक समस्याओं (रोगों) को दूर किया जाता है, प्रत्युत मानसिक तथा भावनात्मक समस्याओं (रोगों) को भी नोट करके, समस्त कारणों से उत्पन्न रोगों को दूर करने की क्षमता होती है। होम्योपैथी की उच्च शक्ति वाली दवायें पहले मस्तिष्क पर अपना प्रभाव डालती हैं, इसके बाद शारीरिक रोगों पर। वास्तव में मानसिक तनाव, शारीरिक तनाव की तुलना में मनुष्य के स्वास्थ्य पर गहरा प्रभाव डालता है। मानसिक तनाव का प्रभाव अधिक घातक और लम्बे समय तक रहने वाला होता है। इसलिए यह आवश्यक है कि रोगी को सम्पूर्ण रूप से समझकर दवा दी जाये।

होम्योपैथी में चिकित्सक रोग के साथ ही साथ उसकी परिस्थितियों तथा लक्षणों की ओर पूर्ण ध्यान दें कर अपनी औषधि का चयन करता है। इस प्रणाली में मानस के विकास एवं परिपकवता की गति, उसकी रूचियां एवं महत्वाकांक्षाओं के साथ उन सभी परिस्थितियों पर भी ध्यान दिया जाता है, जिन में उनके विभिन्न लक्षण घटते और बढ़ते हैं। इस प्रकार होम्योपैथी में पूर्व समष्टि पर एक साथ सोच-विचार कर औषधि का निर्णय किया जाता है। क्योंकि उस दवा के सारे लक्षण रोगी के समस्त लक्षणों के साथ मिलते हैं, ऐसी अवस्था में रोगी दवा के खाने पर बहुत जल्दी निरोग हो जाता है। होम्योपैथी में चिकित्सक रोगी को जो दवा देता है वह कभी-कभी उसके शरीर में होने वाले रोगों पर इतना प्रभाव डालती है कि उसमें उभार आ जाता है और रोगी को यह आभास होता है कि मेरा रोग दवा खाने से बढ़ गया है। परन्तु ऐसा नहीं होता। वह

तो अन्दरूनी बीमारी को निकाल कर ऊपर की सतह पर लाती है, चिकित्सक इसी लक्षण के आधार पर उसके भविष्य की दवा का निर्णय करता है। इससे यह जान लेना चाहिए कि यह दवा रोगी के लिए उपयुक्त है और उसने शरीर में अपना कार्य करना आरम्भ कर दिया है। इस दवा का शरीर में जब तक असर रहता है, दूसरी दवा देने की आवश्यकता नहीं रहती। वास्तव में होम्योपैथी में रोगी विशेष के विशिष्ठ रूप से शरीर-गठन, उसकी इच्छाओं, अनिच्छाओं, भावनाओं और शारीरिक आवश्यकताओं, आयु, लिंग, वातावरण, मानसिक, भावात्मक तथा शारीरिक दशाओं, आदतों, अनुवांशिता इत्यादि पर सोच-विचार कर उसकी चिकित्सा की जाती है।

डाक्टर हैरिंग के नियम के अनुसार, रोगी के लक्षण अन्दर से बाहर की दिशा में आकर खत्म होते हैं। इसी प्रकार ऊपर से नीचे की ओर तथा अधिक महत्त्व के अंगों से कम महत्त्व के अंगों की ओर आकर खत्म होते हैं। सभी लक्षण अपने आगमन की दिशा की विपरीत दिशा में खत्म होते हैं। जो लक्षण सबसे पहले प्रगट हुआ, वह सबसे देर में खत्म होता है और जो लक्षण सबसे बाद में आता है, वह सबसे पहले समाप्त हो जाता है। होम्योपैथिक की दवा सबसे पहले अन्दरूनी या महत्त्वपूर्ण अंगों को प्रभावित करती है। प्राकृतिक चिकित्सा भी इसी नियम के अनुसार चलती है। मानसिक, भावनात्मक तथा शारीरिक धरातलों को आन्तरिक, माध्यमिक और वाह्य खोल के रूप में जाना जाता है। साधारणत: विशेष वर्ग के सभी लक्षणों को प्रथम, द्वितीय तथा तृतीय श्रेणी में बांटा जाता है। साधारण लक्षण रोगी की बीमारी की हालत और स्वास्थ्य दोनों की ही साफ़ तसवीर पेश करता है। विशेष लक्षण रोगी के किसी विशेष अंग से सम्बद्ध होते हैं, परन्तु रोगी का सही व स्पष्ट व्यक्तित्व निर्धारण करने के लिए चिकित्सक को अनोखे, दुर्लभ और विशेष लक्षण खोजने पड़ते हैं, जो कि एक रोगी को दूसरे रोगी से अलग करते हैं। यही विशेष व्यवस्था है जो कि होम्योपैथी में अन्य पद्धतियों से भिन्न है और इसी कारण रोगी का रोग दबता नहीं, बल्कि जड़ से समाप्त हो जाता है। इस प्रकार रोग का इलाज न होकर, पूर्ण रोगी का इलाज होता है।

यदि बीमारी अति ही गहरी/गम्भीर हो, तो उसके निरोग होने में समय लग जाता है। कभी-कभी एक रोग दूसरे रोग का रूप धारण कर लेता हैं, जैसे दमे को दबाया जाये, तो एक्ज़िमा हो जाता है। यदि एक्ज़िमे को दबाया जाये, तो एलर्जी हो जाती है और इन सब के दबने से हृदय रोग भी हो सकता है। इसीलिए किसी भी रोग का दबाना ठीक नहीं।

ऐलोपैथी में अत्यन्त नवीन अनुसन्धात्मक दवायें रोगी के शरीर पर कुप्रभाव (side effects) छोड़ जाती हैं, जिससे रोगी अपने भविष्य में अधिक परेशान हो जाता है। इसी कारण धनी लोग धन की परवाह न होने पर भी होम्योपैथिक की ओर आकर्षित हो रहे हैं। होम्योपैथी में इस प्रकार के कुप्रभाव नहीं होते, इसकी दवायें

मानव शरीर में कृत्रिम जीवाणु उत्पन्न कर, वास्तविक रोग के जीवाणु को समाप्त करके, कुछ समय में स्वयं भी खत्म हो जाते हैं और रोगी को मूलरोग से मुक्ति दिला देते हैं।

एलोपैथिक की दवायें अति न्यूनतम महंगे अनुसन्धानों के कारण बहुत ही मूल्यवान होती हैं, इनकी तुलना में होम्योपैथी की दवायें बहुत ही सस्ती होती हैं। रोगी को इन्हें प्राप्त करने के लिए धन की परेशानी नहीं उठानी पड़ती और न ही कुप्रभावों से उत्पन्न अन्य रोगों के इलाज पर अधिक धन खर्च करना पड़ता है।

होम्योपैथिक की दवाओं को विधिवत भिन्न-भिन्न चरणों में विघटन की प्रक्रिया करके उनकी पोटेन्सियां/मात्रायें तैयार की जाती हैं। इससे अकल्पनीय आरोग्यकर क्षमता पैदा होती है। दवा जितनी अधिक शक्ति की होती है, यद्यपि उसमें दवा की मात्रा तो कम होती है और दवा रोगी को देने के बाद ज्यादा समय में अपना प्रभाव दिखाना आरम्भ करती है, परन्तु निरोग करने की शक्ति उतनी ही अधिक होती है और अधिक समय तक अपना प्रभाव शरीर में बनाये रखती है। निम्न शक्ति की दवायें शरीर नें जाते ही कार्य करना आरम्भ कर देती हैं, परन्तु उनका प्रभाव भी बहुत कम समय तक ही बना रहता है। पुराने रोगी के यदि समष्टि लक्षण किसी दवा में मिल जायें, तो उस दवा की एक खुराक पांच-छः मास से लेकर कभी-कभी जीवन पर्यन्त शरीर को प्रभावित करती रहती है।

इस पुस्तक के प्रथम संस्करण में बहुत सी दवायें सम्मिलित नहीं की गई थीं। आवश्यकतानुसार अब इस संस्करण में उन्हें भी शामिल कर लिया गया है। मेरे अपने निजी अनुभव में ''आर्सेनिकम सल्फयूरेटम फलैवम'' ''यूपियोन'' ''मेफाइटिस'' और ''टरिण्टुला क्यूबेन्सिस'' आदि दवाओं ने बहुत ही अच्छा कार्य किया और मानव शरीर को निरोग बनाया है, इसलिए इनका उल्लेख यहाँ पर किया गया है।

यह पुस्तक हिन्दी भाषा में लिखी गयी है, परन्तु मूल लेखक डा० एस० जी० मुकर्जी बंगाल के बाद उत्तर-प्रदेश में भी रहे। इस कारण उनके जीवन में उर्दू भाषा के शब्दों का भी अपना महत्त्व है। इसी कारण कहीं-कहीं उर्दू के शब्दों का प्रयोग किया गया है जैसे ''बेतहाशा'' ''कदर'' ''रूतबत'' और ''मुबूतिला''। अनेक स्थानों पर लेखक के बंगाली होने के कारण बंगला भाषी और उसकी वाक्य रचना का भी प्रभाव पाया जाता है। यह हिन्दी भाषा पाठक को कुछ अटपटा लगेगा, परन्तु यह डा० मुकर्जी की अपनी लेखन-शैली है, इसलिए उन स्थानों की भाषा की शैली को परिवर्तित नहीं किया गया है।

डा० मुकर्जी ने निम्न दो चिह्नों का प्रयोग किया है:-

< का अर्थ ''वृद्धि'' ''ज्यादा खराब'' या ''बढ़ना''

> का अर्थ ''ह्रास'' ''उत्तम'' या ''घटना''

पोटेन्सी

Q = मदर टिंचर-जूस (द्रव्य रूप में)

1 2 3	निम्न शक्तियां
12 30	मध्यम शक्तियां
100 200	मध्यम उच्च शक्तियां
500 1M=1000	उच्च शक्तियां
10M=10000	उच्चतर शक्तियां
50M = 50000 CM = 100000 DM = 500000 MM = 1000000	अति उच्च शक्तियां

निम्न पोटेन्सियां ऑंगिक रोग में, मध्यम पोटेन्सियां क्रियात्मक विकारों के लिए तथा उच्च पोटेन्सियां मानसिक लक्षणों के लिए अधिकांशत: प्रयोग की जाती हैं। जब तक कोई प्रतिक्रिया नहीं हैं उस समय तक औषधि देते रहें, प्रतिक्रिया आरम्भ होने पर प्रतीक्षा करें एवं प्रतिक्रिया की प्रगति को देखें। औषधि को केवल तब ही दोहरायें, जब रोगमुक्ति की क्रिया रुक जाये। धैर्य और निरीक्षण ही चिकित्सक के अमूल्य गुण हैं। यह जीवन अनुभव पर निर्भर करता है। निम्न दशमलव पोटेन्सियों को बार-बार दोहराया जा सकता है। उच्च शतांशी पोटेन्सियां सप्ताहों या महीनों तक कार्य करती हैं। यदि बढ़ती हुई पोटेन्सियां प्रयुक्त की जाती हैं तो इसी औषधि को बढ़ते हुए अन्तरालों तक अधिक समय तक दिया जाता है। आदर्श रूप से देखा जाये तो किसी औषधि के रोगमुक्ति कारक प्रभाव में सबसे पहले मानसिक अवस्था में सुधार होता है। इसके पश्वात शारीरिक शिकायतें दूर होती हैं। औषधि प्राणभूत शक्ति को उत्तेजित करके रोग मुक्ति-प्रक्रिया को प्रेरित करती है। यह

वृद्धि उग्र रोगों में अच्छा चिह्न है। सामान्यत: छोटे बच्चों को निम्न शक्तियाँ, वृद्धों को उच्च शक्तियाँ दी जाती हैं। होम्योपैथी की दवायें बूंदों, गोलियों, गुटिकाओं, पाऊडर तथा दानों के रूप में दी जा सकती हैं।

होम्योपैथी दवायें तीन पदार्थों (जल, अल्कोहल, लैक्टोज़) से बनाई जाती हैं। यह दो प्रकार से तैयार की जाती हैं। दशमलव पैमाना 1:9 यह छोटे x से प्रदर्शित होता है। जैसे कलकेरिया कार्ब 6x। शतांशी पैमाना 1:99 यह छोटे c से प्रदर्शित होता है जैसे कलकेरिया कार्ब 12c या 30c इत्यादि। दशमलव पोटेन्सियों के मामले में प्रबलीकरण की अवस्थाओं की संख्या तुलनीय शतांश पोटेन्सियों से दुगनी होती है। एक 3c पोटेन्सी 6x के, 6c पोटेन्सी 12x के अनुरूप होती है।

होम्योपैथी के आरम्भ में आए हुए रोगी की हालत चिकित्सक को किस प्रकार पूछनी चाहिए, डा० हैनीमन ने अपनी पुस्तक आर्गेनन में पूरी विधि बताई है, परन्तु सभी लोग इस प्रक्रिया पर नहीं चल पाते हैं। इसलिए आवश्यकता के अनुसार चिकित्सक को रोगी से पूछ-ताछ करने के लिए निम्न प्रश्नावली तैयार की गयी है, आशा है कि यह उपयोगी सिद्ध होगी :

"रोग-लक्षण रिकार्ड"

रोगी का नाम ______________________________

आयु __________ लिंग __________ पुरुष/स्त्री __________ वज़न __________

पता ______________________________

______________________________ पिन __________

वर्तमान व्यवसाय और पिछला व्यवसाय ______________________________

विवाहित/अविवाहित __________ नब्ज़ __________ रक्तचाप __________

लम्बाई __________ लम्बा/मध्यम/बौना शरीर __________

गठन __________ पतला/सामान्य/मोटा __________

बीमारी का पुराना इतिहास तथा उपचार
(ऐलोपैथिक या अन्य पद्धति से) ______________________________

____

____

____

____

____

मुख्य शिकायतें

यही बीमारी पहले कब हुई (यदि दुबारा हुई है) ____________

टाइफाइड ______ मलेरिया ______ इन्फल्युंजा ______ तपेदिक ______ दस्त ______

प्लीहा ______ न्यूमोनिया ______ प्ल्युरिसी ______ कीड़े ______

यौन-सम्बन्धी ______ हैस्तमैथुन ______ एलर्जी ______ चर्मरोग ______

टीका ______ गठिया ______ छूत रोग ______ आपरेशन ______

रक्त चढ़वाना ______ रक्त प्रवाह प्रवृत्ति ______ पीब बनने की प्रवृत्ति ______

अन्य सम्बन्धित इतिहास ______ अन्य रोग ______

रोग वर्तमान अवस्था में किस प्रकार पहुँचा? ____________

कब आरम्भ हुआ और कब से इसे भोगा जा रहा है ____________

रोग के लक्षण किस से बढ़ता और कम होता है ____________

कोई उत्तेजक कारण ____________

किसी चोट के फलस्वरूप हुआ ____________

किस स्थान पर चोट लगी ____________

सीसाधातु, पारा, सिपिया रंग या किसी रासायनिक पदार्थ लेकर काम करने के फलस्वरूप

____

____

मानसिक अशान्ति ____________

दु:ख-प्रियजनों की मृत्यु ____________

आर्थिक हानि ____________

भय अथवा क्रोध के कारण ____________

प्रेम लिप्सा से निराश ____________

शुक्रक्षय/स्वप्नदोष ____________

धूप या रात्रि में काम करने के कारण ____________

अत्यधिक मानसिक परिश्रम ____________

अत्यधिक मात्रा में जैव-पदार्थों के स्राव के कारण ____________

अन्य किसी कारण वश ____________

स्वास्थ्य भंग होने के मुख्य कारण ____________

पारिवारिक इतिहास

पिता ______________________ भाई ______________________

माता ______________________ बहन ______________________

पत्नी/पति ______________________ बच्चे ______________________

(गर्भपात का इतिहास) (लड़के/लड़कियां)

यदि मृत्यु हुई है तो उसका कारण ______________________

तपेदिक, मधुमेह, कैंसर, गठिया, उच्च/निम्न रक्तचाप, पागलपन, दमा, अन्य आनुवंशिक रोग

____

वंश में किसी को गर्मी, बाघी, गनोरिया (प्रमेह) हुआ ______________________

मानसिक प्रवृत्ति

रोगी का पारिवारिक सदस्यों को सामान्य रूप से प्यार करना ______________________

अपने धंधे से सन्तुष्टि ______________________

तकदीर के धक्के ______________________

व्यवसाय में हानि ______________________

काम का बोझ ______________________

हाव-भाव-नियन्त्रित, व्यापक, कम्पनशील, शान्त, बैचेन, तना हुआ, शान्त प्रकृति या क्रोधी और चिड़चिड़ा या झगडालू/हठकारी ______________________

दूसरों के दोष देखने की प्रवृत्ति ______________________

हंसमुख या उदास ______________________

आवेश में आना ______________________

सान्त्वना के बाद ______________________

कंजूसी ______________________

आत्म हत्या की इच्छा या खूब सन्देही प्रकृति ______________________

चुपचाप रहना या बोलते रहना ______________________

बेख्याल, विवाद पूर्ण या लजीली प्रकृति ______________________

साफ-सुथरा या मैल-कुच्चैला ______________________

साथी चाहता है या अकेला रहना पसन्द ______________________

मृत्यु की कामना या मृत्यु भय ______________________

जीवन से उब गया ______________________

चिन्ता, अंहकार, घृणा ______

स्मृति शक्ति — दुर्बल या तीक्षण ______

स्मृति शक्ति क्रमश: घटती है ______

साधारण कारण से रोना ______

अनैच्छिक कारण से रोना ______

झिड़कने से रोना या अधिक गुस्सा करना ______

दूसरों के दु:ख या कष्ट से अति सहानुभूति या बिल्कुल नहीं ______

खून-खराबी देख सकता है ______

काम-काज करने की प्रकृति – जल्दी-जल्दी करना/धीरे-धीरे करना ______

खूब चालाक, चतुर या भोंदू ______

शीत से भय या गरम रुधिर वाला ______

ताप, ठण्ड, ग्रीष्म, शीत या बरसात पसन्द ______

अधिक गर्म कपड़े आवश्यक या नहीं ______

सिर पर गर्म कपड़े सह सकता है या नहीं ______

खुली हवा कैसी लगती है ______

बन्द कमरे में सोना पसन्द या खुली खिड़कियां रखकर ______

जाड़े में ठण्डे जल से स्नान या नहीं ______

जाड़े और गर्मी में किस प्रकार के पानी से स्नान पसन्द ______

स्नान बिलकुल पसन्द नहीं ______

जरा-सी ठण्ड लगने से सर्दी जुकाम ______

मीठा, खट्टा, तीखा, मसाले, कड़वा, नमकीन, रोटी, दूध, घी, मछली, भुनी चीजें, मांस अण्डा, आलू, रस वाले फल, गरम और ठण्डे पदार्थों में कौन से खूब पसन्द है, कौन से बिल्कुल नहीं

______

______

मिठाई, अण्डे या किसी खाने की चाह बहुत अधिक ______

खाने में अधिक नमक मिलाना ______

दिन और रात में किस समय और किससे रोग बढ़ता/घटता है ______

किस करवट सोने से रोग बढ़ता/घटता है ______

कैसे और कब स्वस्थ या अस्वस्थ महसूस करता है ______

रोग के घटने या बढ़ने में रात-दिन, ग्रीष्म-शीत-वर्षा, अमावस्था या पूर्णिमा या दोनों का सम्बन्ध

______

किसी चर्म या अन्य रोग के दब जाने से ____________________

किसी रोग के आरम्भ होने के बाद रोग की उत्पत्ति ____________________

किस उपाय से दबाया गया ____________________

किसी बाहरी मलहम का प्रयोग किया ____________________

नींद - सामान्य/बढ़ी हुई/कम/स्फूर्तिदायक/अस्फूर्तिदायक/नींद न आना/गहनता/सोने की स्थिति ____________________

नींद अच्छी आती है या बाधा होती है ____________________

नींद के समय या बाद में किसी लक्षण की वृद्धि या ह्रास ____________________

नींद रात के किस भाग में अधिक या कम आती है ____________________

बिल्ली, सांप, चोर, डाकू, आग, मृत व्यक्ति या नित्य कामों का स्वप्न ____________________

किसी भी अंग की क्रियाओं में कोई अस्वाभाविकता होने पर या परिवर्तन होने या स्राव होने में कब और कैसे बढ़त या घटत होती है ____________________

कभी-भी उपदंश (गर्मी, बाघी) या गनोरिया (प्रेमह) रोग हुआ — कैसे ठीक हुआ स्त्री या पुरुष का स्वास्थ्य कैसा है ____________________

पारा, आर्गट, क्विनिन इंजेक्शन, आर्सेनिक, वैद्यकी, ऐलोपैथिक, हकीमी या किसी गंवार की औषधि अधिक सेवन की है? कितने दिनों तक, किस परिणाम में सेवन किया और क्या फल रहा? ____________________

जलन की अनुभूति किस स्थान में ____________________

चर्म रोग है या नहीं? कोई अर्बुद या मस्सा है या था? ____________________

यदि ठीक हो गया तो किस प्रकार और कितने दिनों में ____________________

व्यसन-शराब, गांजा, अफीम, चाय, कॉफी या अन्य कोई नशा ____________________

धूम्रपान (बीड़ी, सिगरेट, तम्बाकू) तथा नशीली दवाओं की आदत है या नहीं और कैसे ठीक हुई ____________________

पहले किस-किस रोग को कितने दिनों तक भोगा ____________________

छोटी माता, चेचक या कोदवा रोग भोगे ____________________

टीके कितनी बार लगवाये - कोई कुफल ____________________

शारीरिक

शरीर गठन में कोई त्रुटि ____________________

अंगों में समता ____________________

कोई अंग पुष्ट कोई कमजोर ____________________

किसी स्थान में चेतन्यता - सुन्नपन या पक्षाघात ____________________

कोई अंग या स्थान फूला हुआ, उसमें दर्द ____________________

बोलने, चलने, सीखने या दाँत निकालने में देरी? ____________________

शरीर गठन — गोल, अस्थिल, नाजुक, छोटा (ठिगना) बड़ा (लम्बा) मोटा, पतला

ऊतक — दृढ़ (मजबूत) ढीले-ढाले, फूले हुए, पोले

त्वचा का रंग — पीला, लाल, पीलापन लिए हुए, भूरापन लिए हुए

त्वचा का तापमान — गर्म, ठण्डी

त्वचा का प्रकार — शुष्क (जिससे पसीना आ रहा हो), रूक्ष, बड़े-बड़े छिद्रों वाली, नाजुक, पारदर्शक, चिकनी, झुरीदार, साफ, गन्दी

त्वचा रोग — शोथ (सूजन), फोड़े-फुन्सियां, मस्से, खुरण्ड या जख्म का निशान, चिह्न, अर्बुद (ट्यूमर)

आसन — सीधा, झुका हुआए, तना हुआ, शिथिल

दृष्टि या नज़र — खुली हुई, स्रावी, सीधी, तिरछी, प्रफुल्लित, उदास, व्यवस्थित, चिंतित, पुतली फैली या संकुचित? आंखों के चारों ओर काला घेरा

बाल का रंग — काला, सुन्दर, भूरा, धूसा या धुंधला लाल

सिर/बाल — ब्रह्मण्ड गरम या वहाँ पर जलन - सिर में चक्कर आना, सिर घुमना

नाक — बन्द होती है-दायिनी या बायीं/सूंघने की शकित में कमी

मुख-मुहा — घाव कब होता है, बदबू या लार, स्वाद कैसा

दाँत — मसूड़े फूलते हैं/पीब निकलती है/रात को दाँत किटकिटाना

जिव्हा — किसी प्रकार का लेप/दाग, मोटी/पतली, कोई घाव

श्रवण — किसी प्रकार का स्राव? पतला या गाढ़ा? रंग कैसा है? गन्ध किस प्रकार की

लेटना — किस करवट लेटना अच्छा लगता है, दायीं, बाई या सीधा। पैरों को ऊपर सुकोड़कर सोना, पेट के बल सोना

सिर दर्द — कब, किस तरफ, किधर से किस ओर बढ़ता है, कब कम या ज्यादा होता है। भोजन खाने या न खाने से सम्बन्ध, सूर्य निकलने के बाद/छिपने के बाद

गला — किस प्रकार दर्द - दायं या बायं। कोई ग्रन्थी फूली। गले में दर्द बाहर की ओर या भीतर की ओर, स्वरयन्त्र, वाणी, गलगण्ड/घेघा ग्रासनली दुखन, निगलने में कठिनाई

श्वास-प्रणाली — हृदय-धड़कता है, चलने से बढ़ना/घटना, किसी प्रकार का दर्द-लगातार/कभी-कभी

स्तन — सूजन, दर्द, फोड़ा-फुन्सी, दूध की अधिकता/कमी, सुडौल, छोटे, ढ़ीले, तने, बड़े

फेफड़े — श्वसन, श्वासनली, खांसी - फुसफुस-सूखी, घड़घड़ाहट, किस समय होती है। बलगम में तार जैसा खिंचाव

मूत्राशय/गुर्दा/वृक्क — पथरी है, पेशाब की मात्रा में कमी/ज्यादती-शोथ (सूजन), संयम (आत्म नियन्त्रण), शूल (दर्द), मूत्रण

पीठ — गर्दन का पृष्ठ, कंटक (मेरु-दण्ड)

भुजाएं — कन्धें, बाहें, कूल्हें, टांगे-दर्द किस प्रकार का, दबाने या सेकने से आराम

जननांग — शिशन (लिंग), शुक्र ग्रन्थियां, स्राव, भग, गर्भाशय, डिम्ब ग्रन्थि, योनिस्राव (रजोधर्म/स्वेद प्रदर)

छाती — (वक्ष) न्यूमोनिया या प्लूरिसी हुए। किस ओर आक्रमण हुआ या दोनों ओर

पेट (Abdomen) वायु होती है - ऊपरी/निचले भाग में/सारे पेट में/दायी या बाई ओर या बीच में नाभि के पास गेंद का सा अनुभव, डकारें आती हैं। हवा निकलने पर दर्द में कमी। अन्य कोई कष्ट

दर्द — किस स्थान पर तथा किस प्रकार का - किधर को फैलता है। दायें से बायें या बायें से दायें या पेट से कमर की ओर

पाकाशय (Stomach) — भूख कैसी है - ज्यादा या कम या सामान्य। जिगर या तिल्ली में किसी प्रकार का दर्द

पसीना — कोई दुर्गन्ध, किस भाग में अधिक, कितनी देर रहता है। हथेली, तलवे, ललाट पर या गुद्दी के पीछे। बिना ढ़के हुए भाग पर। दाग पड़ता है। वृद्धि/ह्रास

पेशाब — रंग कैसा है, परिमाण कितना/कितनी बार आता है। कोई दुर्गन्ध है? किस प्रकार की तलभ्फट/जलन है क्या? दिन और रात में कितनी बार आता है। क्या पीने वाले द्रव्य की तुलना में पेशाब ज्यादा आता है? आपेक्षिक गुरुत्व

मल — रंग तथा गन्ध कैसी? हाजत लगती है पर परवाना नहीं होता। पतले मल होने की प्रवृत्ति या कोण्ठबद्धता का भाव अधिक/आँव गिरता है/आँव सफेद/रक्त मिला या दोनों मिला हुआ/मल आने पर भी ऐसा लगता है कि पेट साफ नहीं हुआ। एल्यूमिनियम बरतनों का प्रयोग किया जाता है।

हाथ — किसी प्रकार का दर्द/जलन/पसीना

हथेली — जलन है? पसीना आता है - किस तरफ या दोनों में

संधियां (Joints) — किस प्रकार का दर्द। दर्द चलता फिरता है/कब अधिक और कब कम होता है।

पाँव — किस प्रकार का दर्द/तलवों में जलन/पसीना/दर्द चलता फिरता है/ऊपर से नीचे को या नीचे से ऊपर को।

पुरुष जननेद्रिय — स्वप्न दोष होता है? मैथुनेच्छा बहुत अधिक या कम। कामशक्ति का अपव्यवहार हुआ है या हो रहा है? सदैव काम सम्बन्धी चिन्ता? संगम करने की शक्ति कैसी है कम या अधिक/लिंगशिथिल या छोटा है।

स्त्री जननेन्द्रिय — कभी गर्भपात या मृत सन्तान का प्रसव हुआ? कामेच्छा की अधिकता या अभाव? जरायुच्युति, जरायु व जरायु ग्रीवा के टेढ़ेपन का इतिहास-टयूमर (अर्बुद) या तन्तुवत अर्बुद।

मासिक ऋतुस्राव — ऋतुस्राव के परिमाण के साथ कष्ट (दर्द) का सम्बन्ध? जैसे अधिक स्राव होने से अधिक कष्ट बढ़ता अथवा थोड़ा स्राव होने से अधिक/कम कष्ट होना। ऋतु स्राव का परिमाण, रंग, गन्ध, किस प्रकार की। किसी प्रकार का थका-थका या झिल्ली का सा पदार्थ निकलता है? क्या स्वेद प्रदर (ल्यूकोरिया) है कब से, किस रंग का, पतला या गाढ़ा। ऋतु स्राव से पहले या बाद में, या सारे समय चलता है? मासिक चक्र की अवधि।

मलद्वार — किस प्रकार का कष्ट? किसी प्रकार का उद्‌भेद, चर्म रोग या स्राव था या है? स्रावी या अस्रावी? किस प्रकार का अर्श रोग है? अर्श किस तरह से अच्छा? कोई मलहम प्रयोग किया गया या नहीं?

चर्म रोग — किसी प्रकार के लेसदार स्राव है? उसका रंग, परिमाण और गन्ध किस प्रकार का है? पतला या गाढ़ा? खाल उखड़ जाती है या नहीं? थोड़े में ही रक्त निकल पड़ता है या पीब उत्पन्न हो जाती है?

ज्वर — किस प्रकार का? ज्वर के समय रोगी छटपटाता है या शान्त? किस समय आता है और किस समय घटता है। ज्वर से पूर्व खांसी, सिर दर्द, निद्रालुता प्यास इत्यादि कोई उपसर्ग रहता है? शरीर का कौन-सा भाग गर्म ओर कौन-सा ठण्डा रहता है? जब ज्वर नहीं रहता, उस समय के सभी लक्षण? ज्वर के समय शरीर ढ़ककर रखना चाहता है या खुला हुआ?

शीतावस्था — किस समय शीत आरम्भ होता है और कितनी देर तक रहता है? उस समय प्यास और कै रहती है? शीत किस स्थान से आरम्भ होता है।

प्यास — बार-बार थोड़ा जल पीता है? एक बार में अधिक जल पीने की इच्छा सामान्य/कम/ज्यादा

भूख — खाद्य जो माफिक नहीं?

अपच्च खाद्य — घनी तली हुई चीजें खाने की इच्छा

अन्य — नियमित/कब्जियत/पतले दस्त

स्त्री के लिए — कितने बच्चों को जन्म दिया, बच्चों को स्तनपान कराती है।

रक्त – लाल, काला

जाँच की रिपोर्ट

1. हृदय रक्तवाह प्रणाली (Cardio Vascular)
2. पौष्टिक प्रणाली (Alimentary)
3. केन्द्रीय स्नायु प्रणाली (Central Nerbous)
4. श्वास प्रणाली (Roopiratory)
5. प्रजनन प्रणाली (Sexual)
6. गतिशीलता प्रणाली (Leomotor)

मैं अन्त में मैसर्ज बी० जैन पब्लिशर्स (प्रा०) लिमिटेड के डा० प्रेमनाथ जैन का आभारी हूँ जिन्होंने मुझे इस बहद् पुस्तक के संशोधन व परिवृद्धित रूप में पाठकों का प्रस्तुत करने का अवसर दिया।

डा० परमात्मा शरण बन्सल

ई-21/47-48, सैक्टर 3,
रोहिणी, दिल्ली-110 085
दिनांक : 28-6-96
फोन : 7279453

प्रथम संस्करण की भूमिका

चिकित्सा का प्राकृतिक विधान, जिसे होमियोपैथी कहते हैं, डाक्टर सेम्युएल हैनिमैन ने उन्नीसवीं शताब्दी के प्रारम्भ में आविष्कार किया था। इस महापुरुष का जन्म सन् 1755 ई की 10 अप्रैल को जर्मनी के मिसेन नगर में हुआ और सन् 1843 ई की 2 जुलाई को फ्रान्स के पेरिस नगर में उनकी मृत्यु हुई। उनका नश्वर शरीर अवश्य तिरोहित हो गया, लेकिन उनकी आत्मा प्राकृतिक सत्य होमियोपैथी के अमर कलेवर में अब भी वर्तमान है और सदा रहेगी। उनकी अक्षय कीर्ति चिकित्सा जगत में शुक्लपक्ष की ज्योत्सना की नाई नित्य प्रति परिवर्धित होती रहेगी और लोगों के अज्ञानान्धकार को हटाने का पुण्य कार्य करती रहेगी। इस प्राकृतिक नियमावलंबित चिकित्सा प्रणाली ने चिकित्सा जगत में एक क्रान्ति सी उत्पन्न कर दी है, इसकी आश्चर्यजनक आरोग्यकारिणी शक्ति ने अन्य चिकित्साशैली के बड़े बड़े डाक्टरों को भी विस्मित कर दिया है, किन्तु न तो वे अपने उस द्रव्य-प्रातिसाधक व्यवसाय को छोड़ सकते हैं और न लोक लज्जा के भय से खुल्लम खुल्ला होमियोपैथी को ग्रहण ही कर सकते हैं। हां, कभी कभी छिप छिप कर इस से लाभ उठाते हैं। प्राकृतिक नियम अनिवार्य है, उसे मनुष्य त्याग नहीं सकता। अस्तु, ज्यों ज्यों मानव का अल्प ज्ञान बढ़ता जाता है, त्यों त्यों होमियोपैथी का विस्तार होता जाता है और यही कारण है कि आज लाखों शिक्षित लोगों ने इस आदर्श चिकित्सा प्रणाली को ग्रहण किया है और उस से आशातीत लाभ उठा रहे हैं।

होमियोपैथी क्या है?

किसी विशेष औषधि द्रव्य के सेवन से, एक स्वस्थ मनुष्य में जो शारीरिक तथा मानसिक उपद्रव या लक्षण प्रकट होते हैं, रोगवश किसी मनुष्य के शरीर और मन में उसी प्रकार के उपद्रव या लक्षण उपस्थित होने पर, उसी औषधि के सेवन करने से वह सब लक्षण दूर हो जाते हैं। इसी का नाम सदृश विधान, समः समं शमयति या होमियोपैथी है। इस को अंग्रेजी में सिमिलिया-सिमिलिबस-क्यूरेन्टर-Similia Similibus-Curantur कहते हैं।

ऐलोपैथी क्या है?

रोग विरोधी मत अर्थात् रोग के विपरीत अवस्था को उत्पन्न करके रोग को दूर करने को एलोपैथी अर्थात् कन्ट्रेरिया कन्ट्रेरिस-Contraria Contraris कहते हैं, जैसे धारक (क़ब्ज़ करने वाली) औषधि का प्रयोग करके क़ब्ज़ पैदा करके दस्त को बन्द

करना, या क़ब्ज़ में रेचक (दस्त कराने वाली) औषधि द्वारा दस्त कराकर क़ब्ज़ की चिकित्सा करना इत्यादि।

होमियोपैथी में स्वस्थ मानव शरीर पर औषधियों की परीक्षा होती है और ऐलोपैथी में बिल्ली, कुत्ते, मेढ़क आदि जानवरों पर परीक्षा की जाती है। क्या बिल्ली, कुत्ते आदि जानवरों के तथा मनुष्यों के मानसिक लक्षण समान हो सकते हैं?

ऐलोपैथिक चिकित्सा में हर रोज़ परिवर्तन होते रहते हैं और प्रत्येक चिकित्सक अपने अपने विचार के अनुसार निदान करते हैं। कारण, उनकी चिकित्सा प्रणाली में कोई मूल तथा निश्चित सिद्धान्त नहीं है, जिसके आधार पर वे सब सम्मत होकर काम कर सकें। परन्तु होमियोपैथी प्राकृतिक नियमों पर आधारित होने के कारण कभी बदलती नहीं। विज्ञान में जो आज सत्य है, वह हमेशा सत्य रहेगा।

होमियोपैथिक चिकित्सा ने अन्य चिकित्सा प्रणालियों में सर्वोच्च स्थान ग्रहण किया है, यह बात इस चिकित्सा प्रणाली के विरोधी भी दिल ही दिल में स्वीकार करते हैं। आड़म्बर-मय शल्य चिकित्सा अर्थात् सर्जरी (Surgery) द्वारा चीरफाड़ होने पर भी अति साधारण फोड़े, बिसहरी (Whitlow), स्तन के फोड़े (Breast tumours) इत्यादि को अक्सर नासूर होते हुए, विपरीत चिकित्सा द्वारा अथवा अत्यधिक औषधि के प्रयोग के बाद रोग को जटिल और लाइलाज होते हुए, अधिक क्विनाइन के सेवन के बाद रोगी बहरा और अन्धा होने, तिल्ली के बढ़ते हुए, पुराने रोगों के आराम होने के बजाय हानि पहुँचते हुए तथा इसी प्रकार के उस चिकित्सा के अन्य विषमय परिणाम को देखकर बुद्धिमानों में उस चिकित्सा के प्रति श्रद्धा घटती जाती है। यही कारण है कि अल्प समय में ही भारतवर्ष में होमियोपैथी ने अत्यधिक गौरव और प्रतिष्ठा प्राप्त कर ली है। यह अवश्य ही स्वीकार्य है।

रोग किसे कहते हैं?

रोग किसे कहते हैं, इस विषय को समझने से पहले हमें यह समझना चाहिए कि मनुष्य क्या है? मनुष्य क्या केवल हाथ, पाँव, कान, नाक, जिगर, तिल्ली, फेफड़ा इत्यादि का समूह मात्र है-या मानव शरीर इसके सिवाय और भी कुछ है? यदि वह हाथ-पाँव इत्यादि का समूह ही होता, तो उसमें और एक मशीन जैसे-घड़ी इत्यादि में कोई फ़र्क न रहता। मशीन का प्रत्येक भाग अलग अलग एक दूसरे की सहायता से काम कर रहा है, यदि उसकी एक कल ख़राब हो जाए तो उसे मरम्मत करने ही से वह फिर काम करने लगेगी। मगर मनुष्य में भिन्न भिन्न अंगों के अतिरिक्त कुछ और भी है, उसमें जीवनशक्ति

और मन है। मनुष्य और मशीन में यही भेद है। जब प्राण देह से निकल जाता है, तब फिर मनुष्य को रोग नहीं हो सकता। इस प्राण के रहते हुए ही मनुष्य को रोग होना सम्भव है। कारण, मृत शरीर को रोग नहीं होता जैसे किसी मेज़ या कुर्सी इत्यादि अचेतन पदार्थ को रोग नहीं होता। जीवन शक्ति ही मानव शरीर-यन्त्र का विधिवत् संचालन करती एवं उसकी रक्षा के लिए सदैव व्यस्त रहती है। अस्तु यह प्रकट हो गया कि मृत शरीर पर रोग का आक्रमण न होता है और न हो सकता है। उसका प्रभाव जीवनशक्ति (Vital force) पर ही पड़ता है। यह जीवनशक्ति सूक्ष्म और अदृश्य है इसलिए इसमें विकृत उत्पन्न करने वाली रोग शक्ति (Morbific force) भी सूक्ष्म तथा अदृश्य होनी चाहिए। इस धारणा के स्वीकार करने में किसी को आपत्ति नहीं हो सकती। रोग शक्ति और जीवन शक्ति दोनों में अत्यन्त शत्रुता है। रोगशक्ति जीवन शक्ति को नष्ट करने की चेष्टा करती है मगर जीवनशक्ति देह की रक्षा करने के लिए यथासंभव रोगशक्ति को परास्त करने की चेष्टा करती है। किन्तु जब रोगशक्ति अधिक प्रबल होती है तब जीवन शक्ति उसे अपने वश में नहीं कर सकती, और उसे परास्त होना पड़ता है। अत: स्वभावत: समस्त देह यन्त्रों में भी विपर्यय उपस्थित होता है और नाना प्रकार के लक्षण उत्पन्न करता है। राजा ही यदि अशान्त रहे, तो प्रजा के अन्दर शान्ति कैसे रह सकती है? अब हम लोग अच्छी तरह से समझ गये हैं कि मृत देह का रोगी होना सम्भव नहीं है-रोग जीवनशक्ति का होता है और उसी का फलाफल हमारी देह में लक्षणों के रूप में प्रकट है।

जिस प्रकार दृश्यमान शाखा प्रशाखा तथा भूमि अंतस्थ अदृश्य जड़ें मिलकर एक चीज़-वृक्ष है, उसी प्रकार जीवनशक्ति की अदृश्य विकृति और ऊपर के अस्वाभाविक लक्षण दोनों मिलकर एक चीज़-रोग है। वृक्ष कहने से जैसे साधारणत: हम लोग गोचर अंश का ही ख़्याल करते हैं, उसी प्रकार रोग कहने से हम लोगों को ऊपर के लक्षणसमूह का ही बोध होता है। वृक्ष का मूल ही जैसे समस्त वृक्ष का परिपोषक है, अदृश्य होने पर भी जैसे मूल ही समस्त वृक्ष की उत्पत्ति और पोषण का कारण है, जीवनशक्ति की विकृति भी उसी प्रकार रोगोत्पत्ति का हेतु है और उसकी रोग परिपोषक आभ्यन्तरिक विकृति के द्वारा ही रोगलक्षणादि सृजित होकर देह पर लक्षित होते हैं। अतएव बाह्य लक्षणसमूह तथा सूक्ष्म जीवनशक्ति की विकृति अभिन्न हैं। केवल समझने की सुविधा के लिए ही हम इन्हें पृथक भाव से कहते हैं।

होमियोपैथिक औषधि की शक्ति

बिना शक्ति के कोई काम पूरा नहीं हो सकता। उसके प्राप्त करने के उद्देश्य से ही हिन्दुओं में शक्ति देवी की साधना प्रचलित है। शक्ति देवी की कृपा से जैसे तुच्छ

मनुष्य शक्तिशाली हो सकता है, उसी तरह महात्मा हैनिमैन की कृपा से निर्जीव, निष्क्रिय पदार्थ ने भी भीषण रोगोत्पादिका और रोगनाशिनी शक्ति को प्राप्त किया। यह शक्ति स्थूल शक्ति नहीं है, यह सूक्ष्म शक्ति बाहर की इन्द्रियों और जड़ बुद्धि के परे है। इसी लिए जड़वादी इसकी हँसी करते हैं। शक्ति के बहुतेरे पुत्र पागल के नाम से विख्यात हैं। इससे उनकी कुछ भी लाभ हानि नहीं होती। मगर श्रद्धावान् मनुष्य उनके आशीर्वाद से बहुत कुछ लाभ उठाते हैं। इसी तरह से समलक्षणतत्व के समझने वाले होमियोपैथिक औषधि की शक्ति से विशेष लाभ उठाते हैं, इसमें कोई भी सन्देह नहीं।

हम अब इस निश्चय पर पहुँचे हैं कि (1) रोग का यथार्थ कारण सूक्ष्म है, (2) यथार्थ मनुष्य या जीव जिसे रोग होता है वह भी सूक्ष्म है, (3) मनुष्य के सूक्ष्म होने ही की वजह से सूक्ष्म कारण के बिना उसे रोग नहीं हो सकता, (4) इसीलिए सूक्ष्मशक्ति सम्पन्न औषधि के बिना रोग में भी आराम नहीं हो सकता। योगंयोगेन योजयेत्। यही नीति समीचीन और सुसंगत है। इसलिए महात्मा हैनिमैन ने विघर्षण और आलोड़न क्रिया विशेष द्वारा स्थूल औषधि को प्राणशक्ति सदृश सूक्ष्मरूप दिया है।

''Medicinal substances are not dead masses in the ordinary sense of the term, on the contrary, their true essential nature is only dynamically spiritual-is pure force, which may be increased in potency almost to an infinite degree, by that very remarkable process of trituration and succussion according to the homoeopathic method.''

--Hahnemann's Materia Medica Pura.

होमियोपैथिक मैटीरिया मेडिका पाठ करने की प्रणाली

सुचारू रूप से किसी भी काम करने को लिए एक विशेष विधि अपेक्षित है जिसके अनुसार चलने से उस कार्य में सिद्ध-लाभ होता है, इसी प्रकार होमियोपैथिक मैटीरिया मेडिका को हृदयंगम करने के लिए भी किसी विशेष पाठन विधि को ग्रहण करना आवश्यक है। विधिपूर्वक पाठ करने से यह अति शीघ्र कण्ठस्थ किया जा सकता है।

हम लोग प्रत्येक औषधि के लक्षणों को तीन भागों में विभक्त कर सकते हैं, यथा:-

(1) व्यापक या सर्वांगीन लक्षण (General Symptoms), यथा- औषधि के धातु और प्रकृति, मानसिक लक्षण, स्वभाव, भय, क्रोध, आकांक्षा, घृणा, गर्मी

या ठण्डक की इच्छा, चित्त की अस्थिरता, जलन, नींद, प्यास, किस कारण से रोग की वृद्धि या ह्रास होता है, इत्यादि।

(2) अस्वाभाविक, असाधारण, आश्चर्यजनक लक्षण समूह (Strange, Rare or Uncommon Symptoms, i.e., Characteristic Symptoms)।

(3) स्थानीय लक्षण समूह (Particular Symptoms) अर्थात् शरीर के किसी एक विशेष अंग पर लक्षणों का प्रगट होना।

महात्मा हैनिमैन और उनके सभी शिष्यगण मानसिक लक्षण ही को प्रधान मानते हैं। बड़े बड़े ज्ञानी पण्डितों ने देह और मन के सम्बन्ध में अनेक प्रकार की आलोचना करके यही स्थिर किया है कि मन ही प्रधान है। डाक्टर केन्ट ने भी अपनी **होमियोपैथिक फिलासफी** नामक पुस्तक में कहा है कि मनुष्य की चिन्तनशक्ति और प्रेम यह दोनों निकाल देने से मनुष्य में और कुछ भी नहीं रहता। अतएव प्रत्येक होमियोपैथिक चिकित्सक को चाहिए कि यथा-सम्भव मन के लक्षणों को मिलाकर औषधि का प्रयोग करें। औषधि के प्रयोग करने के बाद चित्त की अवस्था में सुधार हुआ या नहीं इस पर विशेष ध्यान रखना चाहिए। मन के लक्षणों में सुधार न होकर यदि सिर्फ़ शरीर के लक्षण दूर हो जाय, तो ख़्याल करना चाहिए कि रोगी वास्तव में स्वस्थ नहीं हुआ।

केस टेकिंग या लक्षण संग्रह प्रणाली

चिकित्सक को चाहिए कि चित्त को स्थिर रखकर रोगी के पास बैठकर विशेष विवेचना पूर्वक दर्शन, स्पर्श और प्रश्नादि द्वारा रोगी के आनुपूर्विक समस्त लक्षणों को जान ले और उन्हें लिख ले। यह याद रहे कि होमियोपैथी लाक्षणिक चिकित्सा है, अतएव लक्षण तत्त्व ही इसका मूल है। रोगी का इतिहास लिखते समय इस बात पर विशेष लक्ष्य रखना चाहिए कि कोई लक्षण छूट न जाए या अनुमानिक कोई लक्षण उसमें मिल न जाए। पहले रोगी अपनी तकलीफ़ के सम्बन्ध में जो कुछ वर्णन करे उसको आक्षरशः लिखना होगा, उसके बाद रोगी के सुश्रुषाकारी लोगों ने जो लक्षण देखा है या रोगी को कहते हुए सुना है वह सब पूछकर लिख लें। उनका वर्णन समाप्त होने पर चिकित्सक उन सब लक्षणों के सम्बन्ध में और जो कुछ जानने की आवश्यकता समझें, वह सब पूछ कर लिख लें। रोगी को कभी इस तरह से प्रश्न नहीं करना चाहिए कि वह एक या दो शब्दों में प्रश्न उत्तर देकर चुप हो जाए, बल्कि इस तरह से प्रश्न करना चाहिए कि जिससे वह सही और सविस्तार उत्तर दें। रोगी के अपना इतिहास पेश करने के बाद उसके धातु और प्रकृति, मानसिक अवस्था, क्रोध, भय. अस्थिरता, आकांक्षा, घृणा, गर्मी

या ठण्डक की इच्छा, प्यास, जलन, नींद, शरीर किस तरफ़ रोगाक्रान्त हुआ है, दाहीनी या बाँयी तरफ, रोगाक्रानत स्थान को दबाने से दर्द कम-ज्यादा होना, दिन या रात के किस भाग में, तकलीफ़ की वृद्धि या ह्रास होता है, क्या उपाय करने से तकलीफ़ में कमी या वृद्धि होती है, इत्यादि समस्त विषय अति सूक्ष्मदर्शिता के साथ जाँच करके लिख लेना चाहिए। तबीयत गिरी गिरी मालूम होती है, कुछ अच्छा नहीं लगता, भूख नहीं लगती, दस्त साफ़ नहीं होता, मुँह का स्वाद अच्छा नहीं है, इत्यादि ऐसे साधारण लक्षण (Common Symptoms) ध्यान देने के योग्य नहीं हैं। रोगी के मानसिक और विशिष्ट लक्षणों (Mental and Characteristic Symptoms) पर ही विशेष ध्यान रखना चाहिए। मनुष्य को पहचानने के लिए जैसे उसके कुछ अस्वाभाविक लक्षणादि का प्रयोजन होता है, उसी प्रकार औषधि और रोग निर्णय करने में भी अस्वाभाविक लक्षणादि (Uncommon and Strange Symptoms) की आवश्यकता होती है। अतएव मानसिक और शारीरिक परिवर्तन की समष्टि (Totality of Symptoms) लेकर विवेचक और बुद्धिमान चिकित्सक किसी एक औषधि का सादृश्य या प्रतिकृति (Picture) देख पाते हैं, वही रोग की प्रतिकृति या रोग है। लक्षणसमष्टि दूर होने से अंदरूनी जीवनशक्ति की विकृति दूर होती है और रोग भी ठीक होता है।

औषधि की प्रयोग विधि

बिना समझे बूझे बार बार औषधि का प्रयोग करना अनुचित है। नवीन रोगों (Acute disease) में रोग की तीब्रतानुसार (According to the acuteness of the disease) अल्प या अधिक समय के अन्नत औषधि का प्रयोग करने ही से औषधि की क्रिया प्रकाशमान होती है और जब तक वह क्रिया चलती रहे और रोगी की अवस्था अच्छी मालूम हो, उस वक्त तक औषधि की दूसरी मात्रा दोहरानी नहीं चाहिए। उस क्रिया के खत्म होने पर यदि फिर औषधि देने की आवश्यकता हो, तो दी जा सकती है। औषधि की एक खुराक दे कर रोगी की अवस्था को देखते रहना चाहिए। यदि उपयुक्त समय के अन्दर किसी प्रकार की क्रिया प्रकट न हो, तो उसी औषधि की 2-1 खुराक और देकर देखना चाहिए कि क्रिया होती है या नहीं। इससे भी क्रिया प्रगट न होने पर ऐन्टि-सोरिक औषधि सल्फर या सोरिनम की एक खुराक देकर उसके कुछ समय के बाद निर्वाचित औषधि की एक और खुराक का प्रयोग करना चाहिए। इस पर भी यदि किसी प्रकार की क्रिया उत्पन्न न हो, तो यह समझना चहिए कि औषधि या औषधि की शक्ति का ठीक निर्वाचन नहीं हुआ है। अतएव रोगी के लक्षणों पर फिर विचार करके अन्य कोई औषधि या शक्ति निर्धारित करके उसका प्रयोग करना होगा। तीव्र असहनीय

दर्द में औषधि की क्रिया जिस कदर शीघ्र दिखाई देती है, हलके दर्द में उतनी शीघ्र दिखाई नहीं देती। जिस रोग में जिस कदर जल्दी मृत्यु या अन्ष्टि होने की आशंका रहती है, ईश्वर की कृपा से उसी रोग में उसी कदर जल्द औषधि की क्रिया प्रकट होती है। उदाहरण के रूप में हैज़े में 15-20 मिनट के बाद ही औषधि का बार बार प्रयोग किया जा सकता है, मगर क्रिया प्रकट होने पर पूर्वोक्त नियम के अनुसार औषधि बन्द कर देना होगी। पुराने, एक्जिमा इत्यादि चर्म रोग में मृत्यु होने की आशंका नहीं रहती, इसलिए उन सब रोगों में औषधि की क्रिया शीघ्र नहीं होती। अतएव इन सब रोगों में औषधि की एक खुराक देकर उसकी क्रिया के लिए 10-15-20 दिन या उससे भी अधिक एक या दो महीन इंतजार करना पड़ता है।

पर्यायक्रम से (Alternately) होमियोपैथिक औषधि का प्रयोग कभी नहीं होना चाहिए, एक समय में एक ही औषधि दी जाती है। होमियोपैथिक औषधि सेवन करने के दिनों में ऐलोपैथिक या अन्य किसी प्रकार की लगाने की औषधि शरीर के ऊपर लगाना नहीं चाहिए।

औषधि की मात्रा

होमियोपैथिक औषधि की क्रिया उसकी मात्रा पर निर्भर नहीं है, औषधि की शक्ति के प्रभाव ही से रोग आरोग्य होता है। असल अर्क़ (Mother tincture) या नीची शक्ति की औषधि अधिक मात्रा में रोगी को सेवन कराने से रोगी को हानि पहुँचती है। 15-20 नम्बर की 1-2 गोली ज़बान पर देने ही से औषधि की क्रिया उत्पन्न हो जाती है। साधारणत: पूर्ण वयस्क मनुष्य को 1 बूंद, 6 से 12 वर्ष के लड़के-लड़कियों को इसका आधा भाग और बच्चों को इसके चौथे भाग का 1 भाग दिया जाता है। औषधि खाने के बाद एक घंटे तक पानी नहीं पीना चाहिए।

पोटेन्सी या शक्ति निर्णय

औषधि की शक्ति का निश्चय करना चिकित्सक के तजुर्बे पर निर्भर है। किसी रोग में कम शक्ति से और किसी रोग में उच्च शक्ति से उपकार होता है। नवीन रोगों (Acute Diseases) में बच्चों के लिए 30 शक्ति और पूर्ण वयस्क रोगी के लिए 200 शक्ति का साधारणत: प्रयोग करना निरापद है। पुराने रोगों में यदि समस्त लक्षण मिल जाए तो उच्च शक्ति का प्रयोग करना चाहिए वरना नहीं, नहीं तो रोगी को हानि पहुँचेगी। असाध्य या प्रणानाशक रोग में सुनिर्वाचित औषधि की उच्च शक्ति का प्रयोग करने से रोगी को विपदग्रस्त करना है, अतएव औषधि देने के पूर्व रोगी की स्थिति पर विचार कर लेना

चाहिए। यदि रोग के निदान होने की सम्भावना हो, तो उच्च शक्ति का प्रयोग करना विधेय है अन्यथा कम शक्ति ही का प्रयोग करना उचित है। ऐसा करने से रोगी क्रमशः उन्नति कर सकता है और बहुत दिनों तक जीवित रह सकता है। यह याद रहे कि यदि उच्च शक्ति से विशेष फल न मिलता हो, तो कम शक्ति का प्रयोग करके देखना चाहिए और यदि कभी कम शक्ति से वांछित फल न मिले, तो उच्च शक्ति देकर देखना चाहिए।

औषधि सेवन का नियम

होमियोपैथिक औषधि सेवन करने के पहले हमेशा मुँह को अन्दर से अच्छी तरह से साफ कर लेना चाहिए। औषधि सेवन करने के पूर्व और पश्चात कम से कम दो घंटे के अन्दर किसी प्रकार का खाद्य पदार्थ पान, तम्बाकू इत्यादि खाना वर्जित है। खिंचा हुआ पानी (Distilled water), शक्कर (Sugar of Milk) या गोलियों में औषधि बनाकर सेवन करना चाहिए। आधा औंस पानी में औषधि की एक बूंद डालने से पूर्ण वयस्क रोगी के लिए एक ख़ुराक औषधि बन जाती है। लड़के और लड़कियों को इसी की अर्द्ध मात्रा देनी चाहिए। छोटे छोटे बच्चों को शक्कर या गोलियों में दवा बनाकर देनी चाहिए। पुराने रोगों में सुबह के वक्त खाली पेट औषधि सेवन करना चाहिए।

निषिद्ध वस्तुएँ

प्याज़, लहसुन, गर्म मसाले, छोटी या बड़ी इलायची, दालचीनी, लौंग, सौंफ, सोंठ, अदरक, मूली, कपूर, सिरका, खटाई, चटनी-अचार, पोदीना, मेथी का शाक, हींग, खुशबूदार तेल, गंधक, नीम का दाँतन, मंजन इत्यादि तीव्र गंधित वस्तुएं, औषधि सेवन करने के दिनों में वर्जित हैं।

इस पुस्तक के संकलन में महात्मा हैनिमैन कृत **मैटीरिया मेडिका** प्यूरा तथा क्रानिक डिसीजेज, हेरिंग कृत **कन्डेन्स्ड मैटीरिया मेडिका**, फैरिंगटन कृत **मैटीरिया मेडिका**, नैश कृत **लीडरस इन होमियोपैथिक थिराप्यूटिक्स**, ऐलेन कृत **कीनोट्स एन्ड कैरेक्टरिस्टिक्स,** ऐलेन कृत थिराप्यूटिक्स आव फिवरस, जी दीर्घांगी द्वारा हैनिमैन मासिक पत्रिका में अनेक अमूल्य प्रबन्ध, काउपरथ्वेट कृत **मैटीरिया मेडिका**, केन्ट कृत **मैटीरिया मेडिका**, केन्ट कृत **रेपर्टरी** ग्रन्थों से मुझे बड़ी सहायता मिली है। मैं इन ग्रन्थकारों को हृदय से धन्यवाद देता हूँ।

मंगलमय भगवान से मेरी यही प्रार्थना है कि इस महत् आविष्कार द्वारा चिकित्सक मण्डली अनगणित व्याधि पीड़ित मनुष्य समाज को शान्ति पहुँचाकर धन्य हो। इति।

फर्रूखाबाद, यू.पी.

निवेदक

एस. जी. मुकर्जी

विषय सूची

होमियोपैथिक मैटीरिया मेडिका

(1) एबिस कैनेडैंसिस - पाइनस कैनाडैंसिस
(Abies Canadensis - Pinus Canadensis)

Hemlock Spruce

इसके मुख्य लक्षण निम्नलिखित हैं- (1) भूख की अधिकता के साथ यकृत की मंद क्रिया (2) जरायु का अपने स्थान से हटना (3) गाजर, शलजम व आचार खाने की इच्छा (4) बेहद कमजोरी, रोगी हर समय लेटे रहना चाहता है (5) नसों में बर्फ की तरह ठण्डे रक्त का बहते हुए अनुभव होना (6) दायें कन्धों के ब्लेड (scapula) में दर्द होना।

1. **भूख की अधिकता के साथ यकृत की मंद क्रिया-** पेट में खरोचने जैसी भूख लगती है। इस खुरचन के कारण रोगी भूख से ज्यादा खा जाता है, रोगी इतना खा जाता है कि उसे पता नहीं लगता कि कितना खा गया है। जिसके कारण पेट फूल उठता है और दबाव से हृदय की गति तेज होने लगती है। हृदय स्पंदन (Palpitation) होने लगता है। डा० क्लार्क का कथन है कि पाचन क्रिया पर इस औषधि का विशेष प्रभाव हैं।

2. **जरायु का अपने स्थान से हटना-** जरायु में अग्रभाग में हल्का-हल्का सा दर्द महसूस होता है जो चलने से या दबने के कारण दबाव पड़ने से कम हो जता है। गर्भाशय कोमल तथा कमजोर अनुभव होता है। जरायु के अपने स्थान से हटने पर इसका प्रयोग लाभकारी है।

3. **गाजर, शलजम व आचार खाने की इच्छा-** रोगी को शलजम, गाजर, आचार व मोटा अन्न खाने की प्रबल इच्छा होती है। अगर किसी रोग में रोगी को ठण्ड लगे, बेहद कमजोरी हो, रोगी को खरोचने जैसी भूख लगे, गाजर, शलजम, चटनी-आचार के खाने की प्रबल इच्छा हो, तो इस औषधि से विशेष लाभ होगा।

4. **बेहद कमजोरी, रोगी हर समय लेटे रहना चाहता है-** रोगी अपने सारे शरीर में बेहद कमजोरी महसूस करता है, हर समय लेटे रहने को जी चाहता है, जिसके कारण रोगी बहुत सुस्त रहने लगता है। यह सुस्ती जेलसेमियम में भी पायी जाती है, परन्तु इन दोंनों की सुस्ती तथा कमजोरी में भेद है। रोगिणी खान पान के कुपोषण के कारण जरायु के स्थानच्युति के कारण कमजोरी महसूस करती है, परन्तु जेलसेमियम की क्रिया मस्तिष्क और अनुभव-शक्ति पर होती है।

5. **नसों में बर्फ की तरह ठण्डे रक्त का बहते हुए अनुभव होना-** रोगी सर्दी से कांपता है। हाथ तथा त्वचा ठंडी हो जाती है। ज्वर में रोगी ऐसा अनुभव करता है मानो

नाडियों में बर्फ की तरह ठंडा रुधिर बह रहा है। पीठ में ऊपर से नीचे की तरफ ठंड चलती है।

6. **दायें कन्धे के ब्लेड (scapula) में दर्द होना**- दांये कन्धे के ब्लेड में दर्द होता है इस औषधि का यह एक प्रमुख लक्षण है। **चैलिडोनियम** में भी दाये कन्धे के ब्लेड में दर्द होता है। इस प्रकार का दर्द बायें कन्धे की फलास्थि में हो, तो औग्जेलिक एसिड पर ध्यान देना चाहिए, अगर दाये कन्धे की ब्लेड के नीचे के बिन्दू में पुराना दर्द हो, तो लाइकोपोडियम से लाभ होगा।

मात्रा- 30 व 200 शक्ति।

2 एबिस नाइग्रा (Abies Nigra)

Black Spruce

इसके मुख्य लक्षण निम्नलिखित हैं- (1) सुबह के समय भूख का न लगना (2) पेट के ऊपरी हिस्से में किसी चीज का अटका हुआ लगना (3) खाने के बाद पेट में दर्द का होना (4) वृद्धों में बदहजमी की बीमारी होना (5) चाय, तम्बाकू के सेवन के बुरे फल (6) छाती में कुछ अटका हुआ सा महसूस होना।

1. **सुबह के समय भूख का न लगना**-जिस रोगी को सुबह के समय भूख बिल्कुल नहीं लगती, परन्तु दोपहर और रात के समय खाने की प्रबल इच्छा होती है। उनके लिए यह औषधि लाभकारी है।

2. **पेट के ऊपरी हिस्से में किसी चीज़ का अटका हुआ होना**- ऐसा महसूस होता है कि पेट के ऊपरी हिस्से में उबला हुआ अण्डा अटका हुआ है जो न बाहर आता है न नीचे उतरता है। जिसके कारण रोगी के पेट में दर्द होता है। वक्षोस्थि (Sternum) के नीचे के भाग में इस प्रकार की कोई चीज अटकी अनुभव हो, तो चायना से लाभ होगा। यदि ऐसा अनुभव हो कि जो कुछ खाया है वह पेट के ऊपरी हिस्से में अटका पड़ा है, तो ब्रायोनिया या पल्सेटिला देना चाहिए।

3. **खाने के बाद पेट में दर्द का होना**- जिन व्यक्तियों का खाने के बाद पेट का दर्द बढ़ जाता है उनके लिए यह एक लाभकारी औषधि है। खाने के बाद पेट दर्द घटना एनाकार्डियम का लक्षण है।

4. **वृद्धों में बदहजमीं की बीमारी का होना**- वृद्धों की बदहजमी में, साथ की हृदय के लक्षण भी दिखाई दें तो इस औषधि का प्रयोग करना लाभकारी होता है। ऐसे रोगी की बदहजमी का कारण, चाय तथा तम्बाकू का अधिक सेवन हो सकता है।

5. **चाय, तम्बाकू के सेवन के बुरे फल**- जो रोगी चाय, तम्बाकू का अधिक सेवन करते हैं, वे अक्सर पेट की बीमारियों के शिकार हो जाते हैं। प्राय: उनमें देखा जाता है कि वे उत्साह हीन हो जाते हैं, रात को नींद नहीं आती। उनके लिए यह औषणि विशेष उपकारी है।

6. **छाती में कुछ अटका हुआ सा महसूस होना**- ऐसा महसूस होता है कि छाती में कुछ अटका हुआ है, जो खांसने से निकल जाना चाहिए। छाती में दर्द अनुभव होता है। खांसी के बाद मुंह के अन्दर पानी भर जाता है। गले में घुटन की अनुभूति होती है।

अन्य लक्षण-

सिर- सिर गर्म होने के साथ-साथ गाल लाल, सुस्ती, नींद का न आना।

पीठ- पीठ के नीचे के भाग में दर्द का होना।

ज्वर- गर्मी और ठंड का पर्यायक्रम, ज्वर के साथ आमाशय में पीड़ा।

नींद- रात को नींद न आने के कारण भूख लगना।

मात्रा- 1 से 30 शक्ति।

3 ऐब्रोटेनम (Abrotanum)

Southernwood. *Compositoe.*

बच्चों के सूखे की बीमारी (Marasmus of Children) में ऐब्रोटेनम की उपयोगिता अधिक है। इस में सबसे पहले धड़ का निचला भाग दुबला पड़ना अर्थात् सूखना आरम्भ होता है, धड़ का ऊपरी हिस्सा पीछे अर्थात् चेहरा सबसे पीछे सूखता है, एब्रोटेनम के विपरीत लाइकोपोडियम, नेट्रम-म्यूर और सोरिनम है। बच्चों के सूखने के लक्षण पर आयोडियम, नेट्रम-म्यूर, आर्ज नाइट्र, लाइको, सैनिक्यूला, ट्यूबर्क्लूलिनम इत्यादि औषधियों के साथ इसकी तुलना होनी चाहिए।

आयोडियम में गिल्टियों की वृद्वि, **नेट्रम-म्यूर** में पहले गर्दन का ज़्यादा सूखना, आर्ज-नाइट्र में मिठाई खाने की अत्यन्त इच्छा, लाइको में पेट में गड़बड़ाहट और उसका फूलना, शाम के वक्त 4 से 8 बजे के अन्दर सब तकलीफों की वद्वि, पेशाब में लाल रेत का जाना, सैनिक्यूला में बच्चे का सिर और गर्दन में अधिक पसीने का होना, पैरों को रजाई के बाहर कर देना, ट्यूबर्क्यूलिनम में बच्चे का खूब अच्छी तरह से खाने पीने पर भी सूखते जाना, इस तरह से औषधियों की तुलना करके लक्षणसमष्टि (Totality of symptoms) पर औषधि का प्रयोग होना चाहिए, केवल एक लक्षण पर औषधि देना बड़ी ही भूल है।

ऐब्रोटेनम बच्चा बहुत ही लड़ाका और बद्‌मिजाज होता है, जो चीज सामने देखता है उसी पर गुस्से से लात मार देता है। बच्चों की अण्डवृद्वि (Hydrocele) में यह औषधि आराम करती है। बच्चों के नाक से खून के बहने को भी यह रोकती है।

गठिया वात के रोगी (Rheumatic patient) को यदि पतले दस्त आते रहें तो दर्द में कमी हो जाना और यदि कब्ज हो, तो दर्द का बढ़ जाना, इसका एक विशेष लक्षण है जैसे कि नेट्रम-सल्फ और जिंगम में होता है।

एक बीमारी के दबने से दूसरी बीमारी के खड़ा होने पर (Metastasis) ऐब्रोटेनम का अद्‌भुत प्रभाव है। डाक्टरी ऊपरी दवा से कर्णमूल (Mumps) की सूजन दब जाने से पोता (Testes) या स्तन (Mamma) बढ़ कर सख्त हो जाय और कार्बो-वेज या पल्सेटिला से कुछ फायदा न हो, तो ऐब्रोटेनम देनी चाहिए। पेचिश या दस्त की बीमारी आदि स्थूल दवा (Crude medicines) से अचानक रुक जाए और वात रोग (Rheumatism) हो जाए तो इस पर यह लाभदायक है। गठिया वात मालिश के तेल (Liniment) से दब जाने से दिल की सख्त तकलीफ हो जाने पर यह औषधि देनी चाहिए। यह औषधि **लिडम, आरम** और **कैल्मिया** से मिलती जुलती है। एक रोग के दबने पर दूसरे रोग का पैदा होना, कोई बड़े आश्चर्य की बात नहीं है, क्योंकि चिकित्सा क्षेत्र में असमान विधान तन्त्र (Dissimilar treatment) की कृपा से ऐसे बिगड़े हुए रोग अक्सर पाएंगे। एक रोग के दबने से दूसरा रोग उत्पन्न होने पर ऐलोपैथिक डाक्टर अपने भोले भाले रोगियों को समझा देते हैं कि यह एक नया रोग उत्पन्न हुआ है जिस का पहले रोग से कोई सम्बन्ध नहीं, मैंने तुम्हारे पहले रोग को ठीक कर दिया है इसे भी ठीक कर दूंगा। आजकल अधिकांश रोग बिगड़ने का कारण यही है कि वे रोग निदान (Pathology) अर्थात् रोग का फलस्वरूप (Result of disease) एक मात्र ऊपरी स्थूल लक्षण लेकर चिकित्सा करते हैं। दाँत में दर्द हुआ है या दाँत मे कीड़े पड़ गए हैं तो दाँत को उखाड़ डालो। जरायु (Uterus) मे दर्द हुआ है, उसे काट डालो अथवा फेफड़े में घाव हुआ है और मलद्वार में नासूर हुआ है, फेफड़े को और क्या किया जा सकता है। मलद्वार के नासूर का आपरेशन (Operation) करा डालो। यही आजकल की उन्नत चिकित्सा प्रणाली है। शस्त्र की सहायता से बिना कष्ट दाँत का उखाड़ डालना, जरायु का आपरेशन इत्यादि देखकर लोग अचंभित हो रहे हैं और ख्याल करते हैं कि चिकित्सा जगत में क्या ही उन्नति हुई है। लोग अक्सर कहा करते हैं- ''आप लोग होमियोपैथी की प्रशंसा करते हैं, किन्तु क्या आप लोगों की सर्जरी (Surgery) अर्थात् शल्य-विद्या है? ऐलोपैथिक शल्य-विद्या की सहायता से क्या नहीं कर रहा है?''बहुत से मूर्ख होमियोपैथ भी दुःख प्रकट करते हैं। ''होमियोपैथिक चिकित्सक लोग शल्य चिकित्सा नहीं जानते।'' क्या ही मिथ्या धारण है। हम लोग वर्तमान युग को बहादुरी का युग कह सकते हैं। जान चली जाए या रहे, मगर एक बहादुरी करने ही से सब कुछ होगा, अर्थात कुछ नई बात करके दिखलानी ही होगी। बहादुरी कर सकने ही से यश है-ऐसा मूर्ख कौन है जो नहीं जानता कि कुछ ऐसी अवस्थाएं हैं जिनका प्रतिकार आपरेशन के बिना नहीं हो सकता? हड्डी टूट कर अलग हो गई है आपरेशन अवश्य करना होगा, गर्भस्थ भ्रूण का सिर जरायु के मुँह से बहुत बड़ा है, आपरेशन अवश्य करना होगा, दाँत मूलहीन हुआ है, उसे अवश्य उखाड़ डालना पड़ेगा, यह सब अवश्य करना होगा। किन्तु विचार करने का विषय यह है कि हड्डी का टूटना कोई रोग नहीं है, यह यथार्थ ही शल्य-चिकित्सा का विषय है। मनुष्य को जो तकलीफ़ें बाहर से उत्पन्न होती हैं, जिनके कारण स्थूल चोट आदि है, उनकी चिकित्सा भी स्थूल शल्योपचारादि है। रोग का परिणाम कभी-कभी शल्य-चिकित्सा के विषयीभूत होता है। शरीर का कोई अवयव रोगाक्रान्त होकर

अत्यन्त कष्टदायक हो और अन्य चिकित्सा के अयोग्य हो, तो उसका विदारण और छेदन ही श्रेयस्कर है। उक्त उदाहरण दन्तक्षत या गर्भस्थ भ्रूण के मस्तक की अत्यन्त वृद्धि जीवन शक्ति के अचिकित्सिक रोग का परिणाम मात्र है। दन्तशूल या दन्तक्षत को केवल दन्तशूल या दन्तक्षत कहकर चिकित्सा न करके रोगी की शारीरिक और मानसिक परिवर्तनसमष्टि लेकर यदि महात्मा हैनिमैन के उपदेशानुसार चिकित्सा होती या गर्भस्थ भ्रूण की प्रसवावस्था के पूर्व, माता के सब अस्वस्थ अस्वाभाविक लक्षण लेकर यदि महात्मा हैनिमैन के पदानुसरणपूर्वक रोगिणी की चिकित्सा की गई होती, तो आज दन्तमूल में क्षत नहीं होता, या गर्भस्थ भ्रूण का मस्तक अस्वाभाविक रूप से बढ़ कर माता के जीवन को संकटापन्न नहीं करता। पहले जो रोग था, अब वह अचिकित्सा के कारण बढ़ कर ऐसी अवस्था में पहुंचा है कि अब शल्योपचार के बिना दूसरा उपाय नहीं है। प्रकृति में रोग का आधार जीवन शक्ति ही है-कारण यह शक्ति रहने ही से रोग होता है वरना नहीं, अब इस जीवनशक्ति का विकृतिसूचक दन्तशूल या गर्भस्थ भ्रूण की अस्वाभाविक अंग विकृति इत्यादि समस्त अंदरूनी चिकित्सा के विषय थे, अब वह बात नहीं रही। परिणामदर्शी मनुष्य के लिए शल्य-चिकित्सा और अंदरूनी चिकित्सा का अन्तर समझने में कष्ट नहीं होता। जो होमियोपैथी का विषय है वह शल्य-चिकित्सा के विषय नहीं है। आभ्यन्तरिक चिकित्सा के विषय को हठ या अज्ञानता से शल्य-चिकित्सा का विषयीभूत करने से जो सर्वनाथ होता है, इसे साधारण लोग या स्थूलबुद्धि चिकित्सक नहीं जानते अथवा स्वीकार नहीं करते। फेफड़े में घाव हुआ है, इस अवस्था में मलद्वार के नासूर को यदि शल्योपचार का विषय मान कर के आपरेशन से उपचार किया जाएगा, तो रोगी के फेफड़े का घाव बढ़ जायगा और उसकी मत्यु हो जायगी। यह बात लोग नहीं जानते। उक्त दन्तशूल, जरायुशूल और फेफड़े का घाव यह हाथ पैर के टूट जाने की तरह एक सामयिक दुर्घटना नही है। किन्तु बहुत दिनों से रोगी के अन्यान्य शारीरिक और मानसिक विकृत्यादि चरम सीमा तक पहुँचकर अन्त में उसने दन्तशूल आदि का रूप धारण किया है। आधुनिक चिकित्सा जगत इस प्रकार का रोग फल लेकर ही उपचार करता है। उसी को दूर करने के लिए सब कोई छुरी लेकर अत्यन्त फुर्ती दिखा रहे हैं।

परन्तु जिस प्रकार विषवक्ष के केवल फल को नष्ट करने से विषवृक्ष नष्ट नहीं होता, उसी प्रकार रोग का निदान फल (Pathological change or result of disease) जिस अंग में प्रकाशित होता, उसके पुरज़े-पुरज़े कर डालने पर भी रोग में आराम नहीं होता। फल उसका एक अंग मात्र है, वक्ष कहने से जड़, टहनियां, पत्ते, फूल, फल सभी समझे जाते हैं। घड़ी में तेल का अभाव होने से कांटे नहीं चलते, लटकन (Pendulum) हरकत नहीं करता, टक-टक शब्द नहीं होता इत्यादि अस्वाभाविक घटनायें होती हैं। ऐसी अवस्था में काँटे नहीं चलते कहकर काँटों को हजार घुमाते रहने पर कोई फल नहीं होता, वरन वह शिथिल और भग्न होकर हमेशा के लिए नष्ट हो जाते हैं। अदृश्य जीवनशक्ति की अन्तस्थ विकृतिजनित रोग में बाहर का एक मात्र लक्षण लेकर चिकित्सा करने से कोई भी फल नहीं होता, वरन वह अंग हमेशा के लिए नष्ट हो जाता है।

उपर्युक्त घड़ी के उदाहरण में जिस प्रकार काँटे का न चला, लटकाव का न हिलना, टक-टक शब्द का न होना इत्यादि के समष्टि लेकर निपुण घड़ी साज घड़ी में तेल का अभाव

हुआ है सिर्फ इस एक मात्र निर्णय पर पहुँचता है, उसी प्रकार सिर दर्द, निद्राहीनता, क्रोध, किसी से मिलने की अनिच्छा, नाक से रक्तस्राव, प्यास, कब्ज़ इत्यादि लक्षणों की समष्टि लेकर ही बुद्धिमान चिकित्सक रोगी की जीवनशक्ति की विकृति के विषय में समझ सकते हैं और समलक्षण के अनुसार केवल एक औषधि के साथ सादृश्य देख पाते हैं। अतएव जो बुद्धिमान चिकित्सक शारीरिक और मानसिक परिवर्तन की समष्टि लेकर किसी एक औषधि का सादृश्य या प्रतिकृति देखते हैं और पहचान लेते हैं कि वही रोग की प्रतिकृति या रोग है, वे ही इस समष्टि की सहायता से औषधि का निर्वाचन कर रोग को दूर करने में समर्थ होते हैं। इस प्रकार रोग की ठीक प्रतिकृति मालूम करने के लिए या एक-मात्र औषधि निर्वाचन करने के लिए बहुत से लक्षण (व्यापक या सर्वांगीन लक्षण अर्थात General symptoms; अस्वाभाविक, असाधारण, दुष्प्राप्य, आश्चर्यजनक लक्षण समूह अर्थात Strange, Rare, or Uncommon symptoms या स्थानीय लक्षण समूह अर्थात Particular symptoms) आवश्यक होते हैं। एक मात्र लक्षण लेकर या उसे एक नाम देकर चेहरे की गम्भीरता दिखाना अपनी अज्ञानता को छिपाने के सिवाय और कुछ भी नहीं है। बहुतेरे कहते हैं- ''खूब बुखार हुआ है, ऐकोनाइट दो।'' यहां पर यह एकमात्र लक्षण बुखार अर्थात शरीर की ताप की अधिकता देखते या सुनते ही गम्भीरता के साथ ऐकोनाइट दो कहने से भोले भाले लोग धोखा खा सकते हैं, किन्तु जिनको होमियोपैथी विज्ञान (Organon of medecine) का जरा भी ज्ञान है वे ही समझ सकते हैं कि तेज बुखार हुआ है, कहने से कोई भी लक्षणसमष्टि नहीं समझा जाता और उसके द्वारा ऐकोनाइट के लक्षणादि का भी हमारे चित्त में उदय नहीं होता। इसी प्रकार टान्सिल (Tonsilitis) बढ़ गया है, सुनते ही बैराइटा कार्ब दो, न्यूरैस्थीनिया (Neurasthenia-स्नायुदौर्बल्य) हुआ है फास्फोरस दो इत्यादि सुनने में आता है। यथार्थ शिक्षार्थी लोग इस प्रकार की शिक्षा से बचते रहेंगे, यही महात्मा हैनिमैन का उद्देश्य है। रोग सूचक परिवर्तन समष्टि ही दूर करनी होगी-केवल एकमात्र लक्षण दूर करने से रोग दूर नहीं होगा-यह महात्मा हैनिमैन का उपदेश भी है।

लक्षणसमष्टि दूर होने से अन्तस्थ जीवनशक्ति की विकृति भी दूर होती है और रोग भी दूर हो जाता है। केवल एक लक्षण दूर करने से रोग दूर नहीं होता। कारण उक्तरूप से सिर्फ एक लक्षण दूर करने से अक्सर रोगी की अवस्था शोचनीय हो जाने पर वह बहुत जल्द मृत्युपथ का पथिक हो जाता है। इसी को अच्छी तरह से समझाने के लिए महात्मा हैनिमैन ने निरोग हो जाने का एक निश्चित लक्षण बतलाया है कि यथार्थ आरोग्य लाभ होने से रोगी फिर पूर्व स्वास्थ्य पाता है।

जो सब चिकित्सक नष्ट स्वास्थ्य के पुनरुद्धार के साथ-साथ आरोग्य करना नहीं जानते, वे ही लोग रोग निदान या रोग का फल स्वरूप एकमात्र ऊपरी लक्षण लेकर व्यस्त और नाना प्रकार आडम्बर से अपनी अज्ञानता को छिपाने की चेष्टा करते हैं।

महात्मा हैनिमैन ने इसीलिए कहा है कि लक्षण समष्टि को छोड़कर केवल एक लक्षण को लेकर उसे दूर करने की विफल चेष्टता यथार्थ ज्ञानी चिकित्सक कभी नहीं करते। मेरे एक ऐलोपैथ मित्र मुझ से अक्सर कहा करते हैं-''ऐलोपैथ डाक्टर रोग लेकर ही व्यग्र रहते हैं और होमियोपैथ डाक्टर रोगी लेकर।'' यह बात पूर्ण सत्य है। ऐलोपैथ और होमियोपैथ में

वास्तव में यही फ़र्क है। ऐलोपैथ एक काल्पनिक रोग अर्थात् रोग का फल लेकर उसका कारण, तत्व या उसके जीवाणु का आविष्कार और उसका विनाशोपाय निर्द्धारण करने में व्यग्र रहते हैं और होमियोपैथ रोगी के पास बैठकर उसके स्वास्थ्य का अस्वाभाविक सब परिवर्तन लक्ष्य करते करते उसी परिवर्तन समष्टि की सहायता से एकमात्र औषधि की प्रतिकृति निकालने की चेष्टा करते हैं इन दोनों का फल सभी जानते हैं। दुःख का विषय यह है कि अधिकांश होमियोपैथ भी एकमात्र लक्षण देख या सुन कर अथवा रोग का नाम सुन कर औषधि का प्रयोग किया करते हैं। इन को भी ऐलोपैथ ही कहना चाहिये। होमियोपैथिक चिकित्सा में जो सूक्ष्मदर्शिता, विचार और धैर्य आवश्यक हैं, वह आज कल के होमियोपैथिक चिकित्सकों में दुष्प्राप्य हैं। इस बात को सभी स्वीकार करते है, ''होमियोपैथिक चिकित्सा के समान दूसरी चिकित्सा प्रणाली जगत में नहीं हैं, किन्तु उपयुक्त चिकित्सक का अत्यन्त शोचनीय अभाव है।''

इतना कहने का मेरा यह अभिप्राय है कि मेरे प्रिय पाठक सावधान हो जाए और रोगी के लक्षणसमष्टि पर चिकित्सा करना सीखें, वरना सिर्फ एक लक्षण पर औषधि का प्रयोग करने से रोगी की शोचनीय अवस्था होगी जैसे गठियावात या नसों के दर्द को मालिश के तेल से दबाने से हृद्रोग, पक्षाघात इत्यादि तरह-तरह के पेचिदा रोग, कर्णमूल (Mumps) को ऊपरी दवा से दबाने से पोतों का बढ़ जाना, स्तन में दर्द और सूजन, डिम्बाशय की सूजन, बहुत दिनों की पुरानी पेचिश या दस्त को अन्यथा भाव से रोक देने से वात रोग, मलद्वार के नासूर को आपरेशन से बन्द कर देने के बाद फेफड़े की बीमारी इत्यादि हुआ करती है।

होमियोपैथ के लिए रोगी ही सर्वस्व है, रोग क्या है, यह जानना असम्भव है कारण मनुष्य की बुद्धि उतनी दूर पहुंच नहीं सकती। रोग का कारण सूक्ष्म है और कोमा बैसिलस, गानों कोक्कस्, स्ट्रेप्टो कोक्काइ, स्टैफिलोकोक्काइ, न्यूमो कोक्कस, डिल्पो कोक्कस, टयूबर्कल बैसिलाइ (Commabacillus, Gonococcus, Streptococci, Staphylococci, Pneumococcus or Diplococcus, Tubercle Bacilli) इत्यादि विरुद्धवादियों द्वारा आविष्कृत कीटाणु सब रोग के कारण नहीं हैं-फलमात्र हैं (Result of disease) जीवनशक्ति सूक्ष्म है और रोगशक्ति भी सूक्ष्म है। जीवनशक्ति अदृश्य है। इसीलिए उसे जो रोगशक्ति आक्रमण करती है वह भी अदृश्य है। जीवनशक्ति ही को रोग होना सम्भव है-कारण कि यह शक्ति रहने ही से रोग होता है वरना नहीं होता। रोगी के शारीरिक और मानसिक लक्षणों के द्वारा हम समझ सकते हैं कि मनुष्य स्वस्थ है अथवा नहीं है और हम लोग उस रोगी का उपचार करने की चेष्टा करते हैं-ऐसा करने ही से उसके रोग लक्षण अपने आप दूर हो जाते हैं। इन लक्षणों के द्वारा ही रोगी अपनी तकलीफों को बताने में समर्थ होता है-यह रोग लक्षण ही प्रकृति की भाषा है (Symptoms are nature's language).

मन- चिड़चिड़ा, जिद्दी, अधीर, निराश।

चेहरा- झुर्रीदार, ठंडा, पीला, आंखों के चारों ओर नीले छल्ले, नकसीर।

अमाशय- चिपचिपा स्वाद, भूख खूब लगती है, रात को बढ़ने वाला अमाशय का दर्द, वमन।

उदर- उदर के अन्दर कठोर गांठे। दस्त और कब्ज का पर्यायक्रम, बवासीर, खूनी पाखाना।

श्वास- श्वास लेने व छोड़ने में कठिनाई। अतिसार के बाद सूखी खांसी, हृद-प्रदेश में तेज दर्द।

पीठ- गर्दन कमजोर, रोगी सिर को ऊपर उठाकर नहीं रख सकता, कटि-प्रदेश में पीड़ा।

बाह्यांग- कंधों, भुजाओं, कलाइयों और टखनों में दर्द। उंगलियों और पैरों में पिन चुभने जैसा दर्द। हाथ-पैरों का दर्द।

चर्म- चेहरे पर दाने निकलते तथा दब जाते हैं। चमड़ी का बैंगनी रंग। बाल झड़ना, बिवाइयों में खुजली।

सम्बन्ध (Relations)- फोड़े में हिपर के बाद, प्लूरिसी (Pleurisy फेफड़े के चारों तरफ की झिल्ली की सूजन) रोग में ऐकोनाइट और ब्रायोनिया के बाद, जब कि जिस तरफ आक्रान्त हो, उस तरफ साँस की रुकावट होने पर।

वृद्धि (Aggravation)- ठण्डी और नम हवा से व स्राव रोकने से।

ह्रास (Amelioration) - गति करने से।

मात्रा - 3 से 30 शक्ति।

4 ऐकैलिफा इन्डिका
(Acalypha Indica)

A weed growing in India. *Euphorbiacæ*

यह औषधि फेफड़े की बीमारी में उपयोगी हैं, सुबह के समय अचानक सूखी खांसी के साथ रक्त का आना और शाम के वक्त स्याह जमा हुआ रक्त आना ही इसका विशेष लक्षण है।

सम्बन्ध (Relations)- ऐकोन, आर्नि, हेमै, इपि, मिले और फास के साथ तुलना करें।

मात्रा - तीसरी से हठी शकित।

5 ऐसेटिक ऐसिड
(Acetic Acid)

Pure Glacial Acetic Acid.

शोथ, बहुमूत्र, पुराने दस्त, क्षय इत्यादि रोगों में जलन और इस क़दर ज़ोर की प्यास का होना, जो कि किसी तरह से न बुझे, परन्तु बुख़ार में बिलकुल प्यास का न रहना (But not thirst in fever) ऐसेटिक ऐसिड के सूचक लक्षण हैं। ठण्डे पेय कष्टकारक होते हैं।

यह एक बड़ी ही गम्भीर क्रिया करने वाली औषधि है। इसकी शिकायतें पुरानी प्रकृति की होती है। ऐसेटिक ऐसिड रोगी में मानसिक और शारीरिक शिथिलता होती है। चित्त की शिथिलता इतनी अधिक होती है कि हाल की घटनाऐं उसे याद नहीं रहतीं। रोगिणी अपने ही बच्चों को पहचान नहीं सकती, अशुभ चिन्तायें दिल में आया करती है। मन चिड़चिड़ा व व्यवसाय के बारे में चिन्तित रहता है।

पुराने क्षय रोग में खांसी, हाथ पैरों में सूजन, दस्त का आना, साँस लेने में तकलीफ़, क्षय का ज्वर (Hectic fever), रात में पसीने का आना, फेफड़े से खून का आना, छाती और पेट में जलन, छाती में घड़घड़ाहट होना इत्यादि लक्षणों में ऐसेटिक ऐसिड का प्रयोग होना चाहिये। यह सब लक्षण क्षय रोग की शेष अवस्था के हैं। ऐसेटिक ऐसिड में सूजन (Dropsical swelling) पैरों से आरम्भ होती है और क्षय (Wasting) ऊपर धड़ से। बालकों के क्षय रोग अर्थात् सूखे की बीमारी और तरह तरह के शरीर के क्षय रोगों (Marasmus and other wasting diseases of children) में यह लाभदायक है (ऐब्रो, आयोड, सैनी, टयूबर)।

चोट लगने (सल्फ-ऐसिड,) आपरेशन (Operation)और क्लोरोफार्म (Chloroforms) के बाद अत्यन्त दुर्बलता मालूम होने पर यह लाभदायक है। पागल कुत्ते और बिल्ली के काटने के कुप्रभावों को यह दूर करती है। क्लोरोफार्म के बुरे फल को दूर करने के लिये सिरका (Vinegar) एक उत्तम औषधि है।

रक्तस्राव (Haemorrhage)- शरीर के प्रत्येक निकास मार्ग नाक, गला, फेफड़ा, पेट, गर्भाशय, मलद्वार, जरायु इत्यादि से खून निकल सकता है। चोट लगकर नाक से खून निकलने पर भी (आर्निका) बड़ी लाभदायक है। गर्भावस्था से स्राव होने पर इसके घोल की रुई भिगो कर योनि में, जहां तक हो सके अंदर तक रखने से रक्त स्राव रुक जाता है।

घोलः- एसेटिक ऐसिड 1 भाग, पानी 9 भाग।

गर्भावस्था में दिन रात मुंह से पानी का आना, खट्टी डकारें और उल्टी (Sour belching and vomiting of pregnancy) का होना इसका एक विशेष लक्षण है (लैक-ऐसिड)।

एक गाल का रंग फीका और दूसरे का लाल होना भी इसका एक विशेष लक्षण है।

समस्त स्रावों की अधिकता इसमें एक ख़ास बात है (Profuseness is a grand characteristic)

सम्बन्ध (Relations)- क्लोरोफार्म, कोयला और गैस के धुए, अफ़ीम और धतुरे के कुप्रभावों को यह दूर करती है।

साइडर सिरका अर्थात सेब का सिरका, कार्बोलिक ऐसिड के गलत असर को नष्ट करता है।

रक्तस्राव में चायना के बाद और शोथ (Dropsical swelling) में डिजिटैलिस के बाद, ऐसेटिक ऐसिड अच्छा काम देता है।

वृद्धि (Aggravation)-चित लेटने से, चित लेटने से आराम (आर्स) ठण्ड से।

ह्रास (Amelioration)-पेट के बल लेटने से, ऐमो-कार्ब, मेडो, क्योंकि इस से सीने और पेट की जलन में कमी होती है।

मात्रा - तीसरी से तीसवीं शक्ति। क्रुप खांसी को छोड़कर इसे बार-बार नहीं देनी चाहिए।

6 ऐकोनाइटम नैपेलस
(Aconitum Napellus)

Monkshood. *Ranunculaceæ.*

ऐकेनाइट तीव्र रोगों ही में (Acute diseases)उपयोगी है। इस औषधि का पुराने रोगों (Chronic disease) से कोई सम्बन्ध नहीं है। नवीन रोग और पुराना रोग किसे कहते है। इसे अच्छी तरह से समझ लेना चाहिए। नवीन रोग कहने से ही लोग सोचते हैं कि रोग थोड़े दिनों से है और पुराना रोग कहने से बहुत दिनों तक भोगा गया रोग है। होमियोपैथी के सिवाय साधारण लोग और अन्य मत के चिकित्सकगण ऐसा ही मानते हैं। हम लोग समय या दिन की संख्या के हिसाब से नया पुराना नहीं कहते। हमारे मत में जो acute या नई श्रेणी का रोग है वह प्रथम दिन ही से नया या acute और जो chronic या पुराना रोग है वह प्रथम दिन ही से पुराना या chronic है। हम लोग रोगों को उनकी प्रकृति के अनुसार ही विभक्त करते हैं। **रोग की प्रकृति को देख कर जिसकी किसी सीमित भोग काल के बाद स्वयं अच्छा हो जाने की प्रवणता या प्रकृति देखते हैं, चाहे उसकी चिकित्सा हो या नहीं, उसे acute या नया रोग कहते हैं, और इसके विपरीत जो रोग देह में चिरकाल से भिन्न-भिन्न नाम से नाना प्रकार में विद्यमान रहता है और उसी प्रकार रहने की जिसकी प्रकृति है, जिसे बिना किसी दूसरी शक्ति, औषधि शक्ति, की सहायता के उपचार में जीवन शक्ति असमर्थ है, उसे chronic या पुराना रोग कहते हैं।**

यहां पर मैं रोग और रोगी के विषय में पाठकों से कुछ कह देना चाहता हूँ क्योंकि रोगी ही चिकित्सा का विषय है, जिसे लोग रोग कहते है वह रोग नहीं है, रोग का फलमात्र है और यह फल स्वरूप जो रोग है वह चिकित्सा का विषय नहीं हैं। पीड़ित देह या यन्त्रविशेष चिकित्सा का विषय नहीं-वास्तव में चिकित्सा का विषय रोगी है हम लोगों के लिए रोगी ही सर्वस्व है, रोग क्या है यह जानना असम्भव है, क्योंकि मनुष्य ज्ञान वहां तक पहुँच नहीं सकता।

रोगी कौन है ? इस विषय को विस्तार पूर्वक कह देना चाहता हूँ किसी की बीमारी के बारे में सुनने ही से हमें ख़्याल आता है कि वह मनुष्य बीमार है। मनुष्य खुद रोगी है, उसकी देह या यन्त्रादि कोई भी पीड़ित नहीं है, तब मनुष्य के किस अंश को रोगी कहा जा रहा है? मनुष्य कहने से हम लोग क्या समझेंगे ? क्या मनुष्य कहने से हम लोग उसकी देह या यन्त्रादि को समझेंगे, -या उसकी देह को केवल मात्र उसका घर कहेंगे ? देह, यन्त्रादि उसके अधिकार की चीजें हैं, हम लोग कहा करते है ''मेरा शरीर, मेरा लिवर, मेरा दिल'', इत्यादि अर्थात् मैं स्वतन्त्र हूँ, और देह या देह के अन्दर के यन्त्रादि मेरे अधिकार की चीजें हैं, हम लोग जैसा कहा करते है। "मेरा मकान, मेरा बाग़" इत्यादि, उसी प्रकार "मेरा शरीर, मेरा पेट, मेरी तिल्ली" इत्यादि-अतएव इन सब चीजों से ''मैं'' स्वतन्त्र हूँ। मैं जब कहूँगा कि "मैं बीमार हूँ" तब जान लेना होगा कि "मैं" नामक जो पदार्थ देह से स्वतन्त्र है। वह बीमारी है, उसी "मैं" को ही हम लोग मनुष्य कह कर समझते हैं।

अक्सर ऐसे रोगी तुम्हारे पास आते होंगे जिनकी ख़ूब अच्छी तरह से परीक्षा करने पर भी उसकी देह के किसी यन्त्र या धातु, (रस, रक्त इत्यादि) या किसी भी अंश में कोई भी रोग हुआ है आपकी पकड़ में नहीं आएगा, तो भी वह मनुष्य कहता है कि मैं बीमार हूँ इसका क्या अर्थ है ? इसका यह अर्थ है कि उसका रोग विकसित अवस्था में नहीं आया है, अर्थात् उसने देह के किसी भी यन्त्र या अंश में अभी तक आश्रय नहीं लिया है, यदि इस अवस्था में उसका उपचार न किया जाए, तो कुछ दिन के बाद उस रोग का फल बाहर विकसित होगा। परन्तु इसमें ज़रा भी सन्देह नहीं है कि यह मनुष्य अभी से बीमार है। नहीं तो उसे नींद क्यों नहीं आती? खाने पीने की रूचि क्यों नहीं होती? समाज में सब के साथ मिलकर आनन्द करने को क्यों नहीं इच्छा होती है? सर्वदा चित्त बेचैन क्यों रहता है? सदैव मरने की क्यों इच्छा होती? घर के लोगों पर उसी ममता या स्वाभावित प्रीतिभाव क्यों नहीं है? यह तो किसी ने उस से नहीं कहा कि "तुम बीमार हो", तो फिर वह तुम्हारे पास चिकित्सा के लिए क्यों आया है? इन सब बातों को अच्छी तरह से विचार करने से यह जाना जाता है कि उस मनुष्य के केन्द्रस्थल (Centre) में बीमारी आरम्भ हो गयी है, मगर अभी तक उसकी जड़ देह में विकसित नहीं हुई है। केन्द्रस्थल अर्थात् उसकी इच्छाशक्ति, बोधशक्ति, मननशक्ति, कल्पनाशक्ति इत्यादि में रोग का आक्रमण हो गया है मगर अभी तक केन्द्र में है, परिधि पर नहीं आया अर्थात् अभी तक सूक्ष्म से स्थूलदेह या स्थूल यन्त्रादि तक नहीं पहँचा है। रोग केन्द्र से परिधि पर आएगा, मन से देह पर आएगा, कारण, देह अन्तरस्थ सूक्ष्म मन का जड़ प्रतिबिम्ब मात्र है। मन में जो कुछ रहता है वही जड़ आकार धारण करके देह के नाम से विकसित होता है। हम लोगों की समस्त जड़ देह पहले सूक्ष्मभाव से मन ही में रहती है, बाद में जड़त्व को प्राप्त हो कर देह, देह के यन्त्र या रस रक्तादि धातु में परिवर्तित होती है रोग भी पहले केन्द्रस्थल (Centre) में अर्थात् मनुष्य के मन में, इच्छा में आरम्भ होकर बाहर अर्थात् देह पर प्रगट होता है, रोग कभी बाहर से भीतर नहीं जाता, भीतर से बाहर आना ही उसका धर्म है इसलिए आरोग्य भी भीतर से आरम्भ होकर बाहर की तरफ आता है (The cure must proceed from centre to circumference-Dr. Kent) यही आरोग्य का स्वभाव है। इन सब विषयों को अच्छी तरह से हृदयगम करना चिकित्सक का कर्त्तव्य है-सिर्फ़ हृदयगम करने से ही काम नही चलेगा-उनके अनुसार काम करना होगा। जब आरोग्य भीतर से बाहर होता है, तब रोगी को अर्थात् मनुष्य के केन्द्रस्थल को अर्थात् मनुष्य के मन और इच्छा को, आरोग्य करना ही एकमात्र कर्त्तव्य है, उस आरोग्य की धार केन्द्रस्थल से परिधि तक प्रवाहित होकर देह और उसके समस्त यन्त्र को आराम देगी। रोग के फल को नष्ट करने से रोग अच्छा नहीं होगा, कार्य को नष्ट करने से कारण का नाश नहीं होता। इसीलिए महात्मा हैनिमैन ने अनेक स्थानों पर उपदेश दिया है कि रोगी के लक्षणसमष्टि (Totality of symptoms) पर विचार करके औषधि निर्वाचन करने के समय मन के लक्षणों पर अधिक ध्यान देना होगा। हम ने मैं शब्द से जहां पर केवल 'मन' ही को निर्देश किया है परन्तु 'मैं' का अर्थ और भी गूढ़ और सूक्ष्म है, वह पूर्ण चैतन्य है- इस प्रकरण में उसका विचार निष्प्रयोजन है। मन और मनोलक्षणों को ध्यान में रख कर कार्य करने ही से सफलता प्राप्त होगी अर्थात् रोगी की ही चिकित्सा करो, न कि रोग की (Treat the patient and not the disease)।

मृत्यु भय, घबराहट और बेचैनी, उत्कण्ठा, रोग की प्रचण्डता और सहसा आक्रमण (Great fear and anxiety of mind; violence and suddenness of the disease) इसके सर्वप्रधान लक्षण हैं। ऐकोनाइट का असर थोड़ी देर रहता है। जिस रोगी में ऐकानाइट के लक्षण प्रगट होते है, अल्प समय के अन्दर या तो उसका जीवन संग्राम खत्म हो जायगा और यदि रोगी आरोग्य होने वाला हो, तो उसके आराम होने में बहुत देर नहीं लगेगी? ऐकोनाइट की बीमारी तूफ़ान की तरह एकाएक ही आती है और एकाएक ही चली भी जाती है। हमें ज़रा ध्यान देना चाहिए कि किस प्रकृति के मनुष्यों पर ऐकोनाइट के लक्षण दिखाई देते हैं। ऐसी जानकारी और विवेचना के साथ रोगी की प्रकृति को होमियोपैथिक चिकित्सक के सिवाय कोई भी नहीं समझ सकता। यह तजुर्बे से देखा गया है कि यदि रक्तप्रधान मनुष्य को अचानक ठण्ड लग जाए तो वह बहुत जल्दी बीमार हो जाता है और उस पर सारे लक्षण बड़े भयानक मालूम पड़ते है, ऐसे भयानक कि उनसे सिर्फ़रोगी ही नहीं घबराता बल्कि घर के सब लोग भी घबरा जाते हैं। मगर दुर्बल मनुष्य धीरे-धीरे बीमार होता है और धीरे ही धीरे उसे आराम भी होता है। रक्तप्रधान, मोटा ताज़ा और बलिष्ठ मनुष्य, जिसका दिल मज़बूत,दिमाग़ चुस्त और ख़ून का दौरान तेज़ हो, ऐसी प्रकृति के मनुष्य को अचानक ठण्ड लग जाने से वह एकाएक ही बीमार हो जाता है। ठण्ड लग कर या सख़्त गर्मी के मौसिम में ऐसा अचानक आक्रमण, दिमाग़, फेफड़ा, यकृत, गुर्दा इत्यादि चाहे किसी भी अंग में क्यों न हो और ऐलोपैथिक चिकित्सक उन रोगों का, प्रथमावस्था मेनिज़ाइटिस (Meningitis), ब्रोंकाइट्रिस (Bronchitis), हेपाटाइटिस (Hepatitis), पेरिटोनाइटिस, (Peritonitis), एन्टेराइटिस (Enteritis), पेरिकार्डाइटिस (Pericarditis),एन्डोकार्डाइटिस (Endocarditis), प्लुराइटिस (Pleuritis), इत्यादि चाहे किसी किस्म का आइटिस् (Itis, अर्थात् प्रदाह, सूजन) नाम क्यों न रक्खें, यदि उस रोग का आक्रमण अचानक हो और उसके साथ मृत्युभय और बेहद घबराहट रहे, जो कि किसी तरह से शान्त न की जा सके, रोगी के चेहरे पर बेचैनी के भाव हो, वह इस क़दर घबराया हुआ हो कि अपनी मृत्यु का होना अनिवार्य समझता हो और कहता हो "डाक्टर, दवा का देना बेकार है, मैं ज़रूर मर जाऊँगा", कदाचित् वह भविष्य वाणी की तरह कहता हो कि मेरी मृत्यु अमुक वक्त हो जायगी, ऐसे रोगी को 200 शक्ति ऐकोनाइट की एक खुराक देने ही से उसका चित्त शान्त हो जाएगा और उसका बे बुनियाद का डर जाता रहेगा।

कोई भी रोग क्यों न हो यदि उसमें मृत्यु भय, घबराहट, बेचैनी, उत्कण्ठा, रोग की प्रचण्डता और अचानकपन रहे और रोगी के चित्त को किसी तरह से शान्ति न हो, सारे मेटीरिया मेडिका में इससे तीव्र शक्ति की दवा दूसरी नहीं है, जो ऐसे रोगी के चित्त को तसल्ली दे सके। गर्भावस्था में जब प्रसव होने का दिन समीप आने लगे, प्रथम गर्भवती लड़की माता को पकड़ कर रोती है कि वह कैसे इतने बड़े बच्चे को जन्म देगी, वह कहती है कि मेरी मृत्यु अवश्य ही हो जायगी, और फूट-फूट कर रोती है, क्योंकि उसने कभी प्रसव वेदना का अनुभव नहीं किया है। ऐसी अवस्था में ऐकोनाइट की एक खुराक देते ही यह बे बुनियाद का भय दूर हो जायगा और चित्त में साहस आ जायगा।

छोटा बच्चा ज्वर के कारण इस क़दर बेचैन हो जाता है कि वह बिछौने पर कराहता है, बार बार करवटें बदलता है, रोता बहुत है, लेटाने से, गोद में लेने या घुमाने से भी चुप नहीं

होता, बच्चा कुछ देर पहले बिल्कुल अच्छा था, खेलता था, अचानक बीमार हो गया, ऐसी अवस्था देखते ही ऐकोनाइट के प्रयोग से विशेष लाभ होगा।

बहुत से बेपढ़े अनुभवहीन होमियोपैथिक चिकित्सक लोगों को शिक्षा देते हैं कि ज्वर की प्रथमावस्था में ऐकोनाइट देनी चाहिए, उनका ऐसा कहना बड़ा भारी भ्रम है, ऐसा करके वे खुद कितने ही रोगियों को मृत्युमुख के सामने कर देते हैं और दूसरों को ऐसी कुशिक्षा देकर उनको भी ईश्वर के पास अपराधी बनाते हैं। ज्वर या किसी भी रोग में जब तक मृत्यु भय, बेहद घबराहट, बेचैनी, रोग की प्रचण्डता और अचानकपन न रहे, तब तक ऐकोनाइट नहीं दे सकते।

कोई कोई ऐलोपैथिक डाक्टर गृहस्थों को ठगने के लिये कहा करते है कि मैं ऐलोपैथिक और होमियोपैथिक दोनों चिकित्सा शास्त्रों में पण्डित हूँ। वे जिस रोगी में ज्वर और सिरदर्द दोनों पाते हैं, उसे एक खुराक ऐकोनाइट की और दूसरी खुराक **बेलाडोना** की एक के बाद दूसरी के प्रयोग के लिए घन्टे-घन्टे या दो दो घन्टे की व्यवस्था कर देते हैं, ऐसा करना उनके लिए सम्भव हैं क्योंकि वह तो बुखार और सिरदर्द का इलाज करते हैं न कि रोगी का। परन्तु ऐसे मूर्ख होमियोपैथी को कलंकित करते हैं, क्योंकि इस प्रकार की गलत चिकित्सा से रोगी को कभी भी आराम नहीं हो सकता। यह याद रखना चाहिये कि अगर उस रोगी में मृत्यु भय, बेहद घबराहट और बेचैनी मौजूद है तो उसके बुख़ार के साथ, सिर दर्द या अन्य सारी तकलीफें सिर्फ़ ऐकोनाइट से ही दूर हो जायंगी, **बेलाडोना** या और कोई भी दूसरी दवा उसके साथ साथ चालू रखने की आवश्यकता नहीं है - मृत्युभय, घबराहट, बेचैनी इत्यादि रोगी से सम्बन्ध रखते है, होमियोपैथिक चिकित्सक रोगी की चिकित्सा करता है न कि रोग की। रोग की अर्थात् मल, मूत्र, मवाद, जीवाणु इत्यादि की जाँच के लिए बड़े-बड़े ऐलोपैथिक डाक्टर व्याकुल हैं, यही उनकी रोग के विषय में धारणा हैं ।

भय से रोग की उत्पत्ति, सभा या समाज में जाने से , सड़क पार करने से, अँधेरे कमरे के अन्दर रहने से इत्यादि प्रकार के भय ऐकोनाइट रोगी में होते हैं, डर से रोग की उत्पत्ति का लक्षण ओपियम, इग्नेशिया और वेरेट्रम ऐल्बम में भी है। ऐकोनाइट रोगी में बेहद बेचैनी, ओपियम में जड़ता और बेहोशी, हायोसाएमस में ऐंठन (Convulsions) का भाव अधिक रहता है और रोगी को यह भय होता है कि उसे कोई ज़हर दे देगा या काट खायेगा। इग्नेशिया की प्रकृति परिवर्त्तनशील होती है और वेरेट्रम रोगी के उल्टी दस्त की अधिकता में उपर्युक्त औषधियों की परस्पर तुलना करनी चाहिए। आर्सेनिक रोगी का मृत्युभय अकारण नहीं होता, वह अपने रोग की गम्भीरता पर विचार करके ऐसा ख़्याल करता है कि शायद मैं अब अच्छा नहीं होऊंगा। कैक्टस और लैक-कैन में भी यह लक्षण हैं। रोग कठिन और भयानकरूप धारण करेगा, ऐसा डर, आर्जेन्टम-नाइट्र, ऐसिड्-नाइट्र, मेडोराइनम और सिफिलिनम का लक्षण है।

ऐकोनाइट की शारीरिक ओर मानसिक बेचैनी की तुलना, आर्सेनिक और रस-टाक्स की बेचैनी के साथ हो सकती है। इन तीनों औषधियों में अत्यन्त बेचैनी है। अत: डाक्टर नैश इन तीनों औषधियों को बेचैनी की त्रिमूर्ति (Trio of restless remedies) कहते है। ऐकोनाइट

रोगी शारीरिक और मानसिक बेचैनी के कारण कभी उठता, कभी बैठता, कभी लेटता है, उसे किसी तरह से चैन नहीं मिलता, मगर उसके शरीर में काफ़ी शक्ति रहती है। आर्सेनिक रोगी अत्यन्त कमजोर हो जाने पर भी मानसिक बेचैनी के कारण बिछौने पर इधर उधर करवटें लेता रहता है। एक बिछौने पर से दूसरे बिछौने पर जाता है मगर वहाँ पर भी उसे चैन नहीं मिलता। रस-टाक्स रोगी दर्द के कारण एक करवट में न रह सकने से इधर-उधर करवटें बदलता रहता है और ऐसा करने से उसे कुछ काल के लिए शान्ति भी मिलती है। बिस्तर सख़्त मालूम होने के कारण बार बार करवटें लेते रहना और रोगी किसी तरफ क्यों न लेटे, हर तरफ बिस्तर का सख़्त मालूम होना आर्निका का लक्षण है।

अत्यन्त प्यास (Unquenchable thirst)-बार बार और अधिक मात्रा में पानी पीने पर भी ऐकोनाइट रोगी की प्यास नहीं बुझती। आर्सेनिक रोगी में भी अत्यन्त प्यास देखी जाती है, मगर उसमें फ़र्क़ यह है कि वह अत्यन्त प्यास रहने पर भी एक ही बार अधिक मात्रा में पानी न पी कर बार बार थोड़ा थोड़ा पानी पीता है। ब्रायोनिया रोगी बहुत देर के बाद एक ब ार अधिक पानी पीता है।

सूखे ठण्डे वायु से रोग की उत्पत्ति (Complaints by exposure to dry cold air)- सूखी, ठण्डी हवा लगने से वात, कफ़, प्रदाह, ज्वर इत्यादि कोई भी रोग उत्पन्न होने पर इस औषधि का स्मरण करना चाहिए। जिस वायु में किसी प्रकार की नमी न रहे, तथापि वह ठण्डी मालूम हो, उसी को खुश्क ठण्डी हवा कहेंगे। खुश्क़ और गर्म वायु से उत्पन्न रोग में ब्रायोनिया, कास्टिकम और नक्स-वोमिका और नम ठण्डी हवा लगने से रोग होने पर डलकैमेरा, रस-टाक्स, नक्स-मस्केटा और नेट्रम-सल्फ इत्यादि उपयोगी हैं।

सिर दर्द (Headache)- क्रोध, भय और रजोधर्म के एकाएक रुक जाने के कारण सिर में खून की अधिकता से सिर दर्द और चक्कर (Vertigo)होने पर, सिर की चोटी पर अत्यन्त दर्द होने पर जिससे सिर फटता हुआ मालूम पड़े और रात के समय जिसकी वृद्धि हो तथा चलने-फिरने से और खुली हवा में आराम मिलता हो, लू, लपट (Sunstroke) लगने ख़ास कर धूप में सोने से सिर दर्द (बेल, ग्लोन) होने पर, जाड़े के मौसिम में उत्तर की खुश्क ठण्डी हवा से, रेल या घोड़े की सवारी से, रक्तप्रधान व्यक्तियों का ज़ुकाम रुक जाने पर और साथ ही सिर दर्द होने पर ऐकोनाइट देनी चाहिए। इसके रोगी की आँखों के भौं पर सख़्त दर्द होता है। उपरोक्त सब शिकायतों के साथ बेचैनी, अत्यन्त प्यास और अत्यन्त भय रहने से ऐकोनाइट का पता चलता है।

सूजन, प्रदाह (Inflammation)- किसी स्थान के प्रदाह या रक्ताधिक्य की प्रथमावस्था पर ऐकोनाइट का सर्वोच्च प्रभाव है। यही कारण है कि प्रदाहिक ज्वर (Inflammatory fever), आँख, कान, तालू, फेफड़ा, दिल, अँतड़ियाँ इत्यादि किसी भी स्थान में तरुण प्रदाह या रक्त संचय होने पर, खून या रस के वहाँ पर जमने से पहिले, ऐकोनाइट का प्रयोग किया जाता है। जब ख़ून ख़ूब अच्छी तरह से जम जाता है, तब बेलाडोना, रक्त जम कर फूल जाने पर ब्रायोनिया और एपिस और मवाद जम जाने पर हिपर, साइलीशिया इत्यादि उपयोगी होते हैं।

ज़ुकाम (Catarrh)-ख़ुश्क ठण्डी हवा लगने या एकाएक पसीना रुक जाने से यदि नया ज़ुकाम हो जाए, बार बार छींकें आवें, नाक से पतला गर्म पानी निकले, शरीर में कुछ कुछ दर्द और बुखार रहे, तो यह लाभदायक होगी। जाड़े के मौसिम में ज़ुकाम के बन्द हो जाने और गले में ख़राश होने पर नक्स-वोमिका, ऐमोन-कार्ब और सैम्ब्यूकस, ज़ुकाम के साथ सिर में गर्मी, नसों का फड़कना, गले और तालू की सूजन में बेलाडोना, ज़ुकाम सूख जाने पर ब्रायोनिया, चायना इत्यादि लाभदायक हैं।

यह याद रहे कि ऐकोनाइट उन बच्चों के लिए विशेष गुणकारी औषधि है जो कि देखने में मोटे ताज़े, रक्तप्रधान लाल चेहरे के हैं, न कि दुबले पतले रोगी बच्चों के लिए। ज़रा ध्यान देने ही से देखोगे कि एक ही घराने में एक बच्चा खूब मोटा ताज़ा और दूसरा दुबला पतला है, अब मान लो दोनों को एक ही समय ठण्ड लग गई, तो मोटे ताज़े बच्चे को उसी रात में क्रुप खाँसी (Croup) हो जाएगी और दूसरे को कहीं एक या दो दिन के बाद। पहले बच्चे के लिए तो रोग के सहसा आक्रमण होने के कारण ऐकोनाइट की आवश्यकता होगी और दूसरे के लिए विलम्ब से आक्रमण होने के कारण हिपर सल्फर की। जिसमें कार्बो वेज की आवश्यकता होती है वह ज़ुकाम ठण्ड लगने के कई दिनों के बाद उभरता है, जिसमें सल्फर की जरुरत होती है, वह भी कई दिनों के बाद प्रकट होता है। ऐकोनाइट का न्यूमोनिया रोगी के चेहरे से प्रगट होता है, अत्यन्त भय और बेचैनी से उसकी तकलीफ़ छिपी नहीं रहती। मेरे प्रिय पाठकों रोगी की आकृति, प्रकृति, चित्त की अवस्था, उसकी सांसारिक अवस्था से शरीर के अन्दर की बहुत सी बातें बताई जा सकती हैं और तदनुसार उचित औषधि का चुनाव किया जा सकता है।

स्नायुशूल (Neuralgia) - रेल या घोड़े की सवारी के समय खुश्क ठण्डी हवा लगने से नसों में तेज़ दर्द होने लगता है, चेहरा सुर्ख़ हो जाता है, उस पर ऐसी जलन होती है मानों आग के शोले फट रहे हैं, चिंटियों का रेंगना सा मालूम होता है, कभी कभी ऐसा मालूम होता है कि मानों नसों के अन्दर बर्फ़ की तरह ठंडा पानी दौड़ रहा है। चेहरे के बाईं तरफ के स्नायुशूल में जलन के साथ दर्द में स्पाइलीजिया, सख़्त दर्द और सुन्न पड़ जाने पर कालचिकम और चेहरा अत्यन्त सुर्ख़ हो जाने पर ऐमिल नाइट्रोसम का प्रयोग होना चाहिए।

दाँत का दर्द (Toothache)-दाँत के दर्द में यह बड़ी ही शान्ति देने वाली औषधि है, मगर शर्त यह है कि वही पुरानी कहानी होनी चाहिए अर्थात् खुश्क ठण्डी हवा, रक्तप्रधान रोगी, बेहद घबराहट, बेचैनी इत्यादि।

जलन (Burning)- हर बात में जलन का रहना तो इसका एक विशेष लक्षण है। बुख़ार, सिर, रीढ़ और नसों में जलन हाती है, कभी कभी ऐसी जलन होती है कि मानों मिर्च लग गई हो।

गला (Throat)-गले में जलन, लाली, खुश्की, टान्सिल (Tonsil) की वृद्धि, सूजन, दर्द, निगलने में तकलीफ़ और सूजन होती है। सिर्फ़ इन्ही लक्षणों पर होमियोपैथिक चिकित्सक औषधि का निर्वाचन नहीं कर सकता, उसे तो रोग से कोई मतलब नहीं, वह तो रोगी से, घर के मालिक से सम्बन्ध स्थापित करना चाहता है। ऐसे लक्षण तो कितनी ही औषधियों में हैं, मगर उन में से घबराहट, बेचैनी, रक्तप्रधान रोगी, खुश्क ठण्डी हवा से रोग

की उत्पत्ति यही लक्षण रोगी को इशारा करते हैं। गले की जाँच करवा लेना उचित है परन्तु सिर्फ़ एक बार देखने से ही औषधि का निर्वाचन नहीं हो सकता, क्योंकि लाली, ख़ुश्की, ख़राश और टान्सिल की वृद्धि तो कितनी ही औषधियों में हैं। विचार करने की बात है कि यदि यकृत (Liver), दिल या पेट के अन्दर किसी प्रकार की तकलीफ़ हो जाए, तो बग़ैर आँख से देखे कैसे औषधि की व्यवस्था होगी? हम तो इन में से किसी को भी देख नहीं सकते, ख़ैर गले को तो कुछ देर के लिये देख भी लेंगे। परन्तु यदि कोई इन सभों को देख सकते हों तो देख लें, अच्छी बात हैं। मगर होमियोपैथिक चिकित्सक तो दैहिक-लक्षणों (Objective symptoms) की अपेक्षा मनोवृत्ति-घटित लक्षणों (Subjective symptoms) को अधिक महत्व देता है। अनुभवहीन मनुष्य कहा करते हैं कि मन के लक्षण तो पागलपन, बेहोशी (Delirium) इत्यादि मानसिक रोगों ही में देखना चाहिए, अन्य रोगों में मानसिक लक्षणों का क्या अर्थ? उनके लिए यह उत्तर है कि प्रत्येक रोग में मानसिक लक्षण रह सकते हैं और अक्सर रहते भी हैं, जैसे बुख़ार के समय बात करने की अनिच्छा, ज्यादा बकने, गाने इत्यादि की इच्छा, शोर गुल का पसन्द न होना, बेचैनी इत्यादि। बच्चों के दाँत निकलते समय दूसरे मनुष्य का उसे छूना या उसकी तरफ देखना उसे नापसन्द होना और हैज़े में मृत्यु भय होना इत्यादि मानसिक लक्षण ही तो हैं। अस्तु, समस्त रोगों की चिकित्सा करते समय मानसिक अवस्था और लक्षणों की तरफ विशेष ध्यान देना चाहिए और ज्ञान को बढ़ाने के लिए अभ्यास करना चाहिए। कभी कभी कोई रोगी पत्र द्वारा सूचना भेजते हैं डाक्टर, "मैं ने अपने गले को देखा, उस में लाली हैं और दर्द भी है, कृपा कर के 'दवा भेजिए'।" सिर्फ़ ऐसे एक दो लक्षणों पर होमियोपैथिक औषधि का निर्धारण नहीं हो सकता।

आँख (Eyes)-अचानक ख़ुश्क ठण्डी हवा लग कर आँखों में सूजन, लाली, गर्मी, जलन, तेज़ दर्द, बालु की तरह किरकिराहट इत्यादि का होना ऐकोनाइट के लक्षण हैं। बाहर से किसी पदार्थ के आंख में गिर जाने पर आर्निका और सल्फर अधिक उपयोगी हैं। बाँई आँख की पुतली में अत्यन्त दर्द होने पर स्पाईजीलिया ऐकोनाइट के साथ तुलनीय है।

कान (Ears)-अक्सर देखोगे कि बच्चे को बग़ैर अच्छी तरह कपड़े पहनाए ख़ुश्क ठण्डी, उत्तरी हवा में घुमाने के बाद घर पर लौट कर बच्चा चीखने और रोने लगता है, साथ ही बुख़ार भी आ जाता है, बेचैनी के कारण किसी तरह चुप नहीं होता, गोद में टहलना पसन्द करता है और कान के पास बार बार हाथ ले जाता है, ऐसी अवस्था होने पर ऐकोनाइट बड़ी ही लाभदायक है। कान में तपकन, काटता हुआ डंक सा दर्द और जलन होती है। गाना, बाजा सुनने से तकलीफ़ हाती है (नेट्रम-कार्व, सैबा)।

चेहरा (Face)-चेहरे का पर्यायक्रम से सुर्ख़ और फ़ीका हो जाना, या एक गाल लाल दूसरा फ़ीका रहना (कैमो) चेहरा फूला और सुर्ख़ होना (बेल, ओपि)। ऐसा अनुभव होना कि मानों चेहरा बढ़ता और फूलता जा रहा हो।

पेट (Stomach)-ख़ुश्क ठण्डी हवा लगने से ख़ूनी पेचिस हो जाने पर यह विशेष लाभदायक औषधि है। शारीरिक परिश्रम के बाद बरफ का पानी पीने से पेट में प्रदाह हो जाता है, मुँह से पेट तक जलन होती है, काटा हुआ दर्द रहता है। उल्टी और पेशाब करने में

तकलीफ़ होती है। बच्चों को पानी के समान पतले दस्तों का आना कोई विशेष लक्षण नहीं हैं, मगर जब बुख़ार के साथ अचानक ऐंठन, ख़ून, आंव, घास के रंग का हरा सब्ज़ दस्त आए, तब ऐकोनाइट लाभदायक होता है।

मूत्र-संस्थान (Urinary Organs)-गुर्दे और मूत्राशय (Kidneys and bladder) पर इसका विशेष प्रभाव पड़ता है। बार बार पेशाब करने की इच्छा के साथ दर्द और बेचैनी रहती है। पेशाब थोड़ा, गर्म, लाल या काला होता है, (एपिस, आर्स, बेल, कैन्थ)। पेशाब दर्द के साथ मुश्किल से बूँद बूँद उतरता है और मूत्र-नली में जलन होती है। मूत्राभाव (Retention or suppression of urine-एपिस, हायोस, स्ट्रैमो) और साथ ही मूत्राशय में दबाव। ठण्ड लगने से बच्चों का मूत्राभाव होने पर वे रोते और बेचैन हो जाते हैं।

रक्त प्रधान पुरुषों को अचानक ठण्ड लगने से अण्डकोष की वृद्धि, दर्द और सूजन (Orchitis) होने पर यह लाभदायक है।

स्त्री जननेन्द्रिय (Female Organs)- रक्त प्रधान स्त्रियों को ठण्ड लगने, डरने या क्रोधित होने से रजोधर्म दब जाने पर यह उपयोगी है। जरायु से रक्तस्राव (हेमा, सिकेल, इपिकैक)। योनि (Vagina) खुश्क, गर्म और स्पर्श सहन न होना (बेल)। प्रसवान्तिक क्लेदस्राव का अभाव (Suppressed lochia), शरीर गर्म और खुश्क। अचानक रजोधर्म रुक जाने पर डिम्भकोष का प्रदाह (Ovaritis) भय या क्रोध से गर्भपात (Abortion) हो जाने की आशंका को ऐकोनाइट रोक देगा।

कभी कभी गर्भवती लड़की कहती है कि मैं प्रसव वेदना नहीं सह सकूंगी, उस में मेरी मृत्यु हो जायगी; ऐसे में 200 शक्ति ऐकोनाइट की एक खुराक का प्रयोग करने से यह भय दूर हो जायगा।

प्रसव यदि तकलीफ़ के साथ हो या यन्त्र (Forceps) द्वारा कराया जाए और नवजात शिशु साँस ने लेता हो, बेहोश पड़ा हो, या दिल की तकलीफ़ के कारण साँस लेने में दम घुटता सा मालूम होता हो, तो ऐकोनाइट ही उसके लिए दवा है। यदि नवजात शिशु का मूत्र रुक जाए और कई दिनों तक न हो, तो ऐकोनाइट के अलावा दूसरी दवा देनी ही नहीं पड़ेगी। प्रसवान्त में यदि माता को मूत्राभाव (Retention of urine) हो, तो एक खुराक **कास्टिकम** से फ़ायदा हो जायगा।

बच्चों और स्त्रियों के लिए ऐकोनाइट इसलिए अक्सर इस्तेमाल में आता है कि वे डर कर अक्सर बीमार हो जाते हैं।

रक्तस्राव (Haemorrhage)-किसी स्थान का रक्तस्राव क्यों न हो, यदि रोगी ऐकोनाइट प्रमाणित हो, तो इस औषधि के प्रयोग से वह बहुत जल्द रुक जायगा, क्योंकि रक्तस्राव को बन्द करने के लिए यह एक प्रधान औषधि है।

श्वास-संस्थान (Respiratory Organs)-न्यूमोनिया (Pneumonia) की प्रथमावस्था में बिना पसीने के तेज़ बुख़ार में, कष्टदायक सूखी खाँसी में और तेज नब्ज़ और भरी हुई रहने पर ऐकोनाइट लाभदायक है। ऐकोनाइट के न्यूमोनिया का असर रोगी के चेहरे से प्रकाशित

होता है, वह कहता है, मेरी मृत्यु अनिवार्य है, मैं अमुक समय पर मर जाऊँगा। उस में मृत्युभय और बेचैनी रहती है। छाती में सूई सी चूभती, काटता या फटता सा दर्द होता है, सिवाय पीठ के बल के किसी भी करवट लेटा नहीं जाता। रोगी ज़रा ऊँचा हो कर पीठ के बल लेटना पसन्द करता है। ज़रा ही खाँसने से कफ़ के साथ ख़ून आने लगता है। क्षय रोग न होने पर भी अपने आप ख़ून की उल्टी हो भी सकती है। न्यूमोनिया का बलग़म (Expectoration) लोहे के ज़ंग के रंग का होता है, जिस में ब्रायोनिया, फ़ास्फोरस, रस-टाक्स और सैगुंनेरिया उपयोगी हैं। परन्तु ऐकोनाइट का ख़ून बिल्कुल लाल होता है। प्लूरिसि (Pleurisy फेफड़े की झिल्ली की सूजन) में भी यदि यही सब लक्षण रहें, तो ऐकोनाइट लाभदायक होगा।

घबराहट और बेचैनी के साथ दिल में धड़कन (Palpitation) होती है, जिसके कारण नब्ज़ की चाल तेज़ हो जाती है और भरी हुई मोटी, तेज़, असमान, सविराम (Intermittent) होती है, उस की चाल एक मिनट में सौ से भी अधिक होती है।

पक्षाघात (Paralysis)– ख़ुश्क, ठण्डी हवा लग कर पक्षाघात, उस में जड़ता, रुग्ण स्थान की शीतलता और झनझनाहट। झनझनाहट के लक्षण पर कैनाबिस इन्डिका और स्टैफिसैग्रिया, और ठंड से होने वाले पक्षाघात में रस-टाक्स, सल्फर और कास्टिकम के साथ इसकी तुलना होती है।

ज्वर (Fever)– इसका बुख़ार हमेशा कारणों पर निर्भर करता है, जैसे कि ठण्डी हवा लग जाना, पसीना दब जाने का बुरा प्रभाव और परिश्रम करने के बाद ही भीग जाना या नहा लेना।

शीत (Chill)–शीत हाथों पैरों से आरम्भ होकर छाती और सिर की तरफ़ चढ़ता है; एक गाल सुर्ख़ और गर्म, दूसरा ठण्डा और पीला (कैमो, इपि, नक्स-वोम) रहता है; ज़रा भी हिलने या रज़ाई को हठाने से शीत में वृद्धि होती है (नक्स)।

ताप (Heat)–चमड़ा बिलकुल ख़ुश्क और गर्म रहता है; चेहरा सुर्ख होता है, प्यास अधिक मालूम होती है और एक ही बार बहुत ज़्यादा और ठण्डा पानी पीता है। बड़ी ही बेचैनी और घबराहट रहती है। तकलीफ़ के कारण बार बार करवटें बदलता है, एक स्थान पर रह नहीं सकता। शाम के वक्त और नींद आने पर तकलीफ़ों में वृद्धि होती है; बुख़ार बहुत देर तक चढ़ा रहता है।

पसीना (Sweat)- पसीना आरम्भ होने पर कुछ अवश्य ही ओढ़ना पड़ता है।

सम्बन्ध (Relations)-पूरक सम्बन्ध (Complementary) ज्वर में, निद्राभाव और असहनीय दर्द में काफि के साथ। चोट लगने पर आर्निका के साथ। सब रोगों में सल्फ़र के साथ। जिस बुख़ार में चेचक इत्यादि निकलें उन में ऐकोनाइट कदाचित उपयोगी है।

रोग की नवीन अवस्था (Acute state) में ऐकोनाइट और पुरानी अवस्था में (Chronic state) सल्फ़र उपयोगी है; नवीन प्रदाहिक अवस्था (Acute inflammatory) के पहले और पीछे दोनों औषधियों का प्रयोग होता है।

वृद्धि (Aggravation)- शाम और रात के समय कष्ट असहनीय हो जाता है। गर्म कमरे में; बिछौने से उठने पर; रोग ग्रस्त भाग की तरफ़ लेटने से (हिपर, नक्स-मस)।

ह्रास (Amelioration)- खुली हवा में (ऐलूम, मैग-कार्ब, पल्स, सैब)।

मात्रा (Dose) - ज्ञानेन्द्रियों के रोगों के लिए छठी शक्ति, रक्तसंकुल अवस्थाओं के लिए पहली व तीसरी शक्ति। नये रोगों में बार-बार देनी चाहिए। ऐकोन तीव्र क्रिया करने वाली दवा है।

7 ऐक्टिया स्पाइकेटा
(Actæa Spicata)

Baneberry. *Ranunculaceæ.*

छोटे छोटे जोड़ों के वात में (Rheumatic gout of small joints) यह लाभदायक है। कलाई और अङ्गुलियों के जोड़ों में सूजन, दर्द, स्पर्श असहनीय होता है और रात में वृद्धि होती है।

सम्बन्ध (Relations)– ऐकोन, कालो, सिमिसि और लिडम के साथ तुलना कीजिए।

8 इस्क्यूलस हिपोकैस्टेनम
(Aesculus Hippocastanum)

Horse chestnut. *Sapindaceæ.*

इस्क्यूलस रोगी को एक बात में बवासीर का रोगी कहा जा सकता है। रोगी सिर्फ़ बवासीर ही की तकलीफ़ के बारे में कहता है। वह कहता है कि बवासीर से खून तो नहीं आता लेकिन **मलद्वार ख़ुश्क और गर्म मालूम होता है और कुछ लकड़ियां सी ठुँसी हुई हैं** (Dry uncomfortable feeling in rectum, as if it were filled with small sticks)। नसों में अत्यधिक रक्त का संचय ही बवासीर का साधारण कारण है। इस्क्यूलस रोगी के शरीर में इस रक्तसंचय का निदर्शन पाया जाता है, अक्सर रोगी अपने हाथों और पाँवों को फूला फूला और भारी भारी महसूस करता है। टांगों की नसें फूली रहती हैं, यहां तक कि उन में घाव भी हो जाते हैं। किसी भी स्थान पर ज़रा भी प्रदाह हो जाय, तो वहीं की नसें फूली हुई दिखाई देती हैं। गले के अन्दर, आँख की सफ़ेदी पर नीली नसें दिखाई देती हैं। कमर के नीचे हड्डी के अन्दर दर्द होना;-जिसमें चलने फिरने और पेट के बल लेटने से वृद्धि होती है,-इस्क्यूलस रोगी का विशेष परिचायक लक्षण है।

मानसिक लक्षणों में इस्क्यूलस की विशेषता है। एकाएक ही गुस्सा आ जाता है और धीरे-धीरे जाता है। नींद के बाद हक्का बक्का गुमसुम हो जाना, मानों वह किसी अपरिचित स्थान पर है (He wakes up with confusion mind, bewildered, does not know the people, wonders where he is and what is the meaning of the things he sees) ऐसा विचार करना इसका एक विशेष लक्षण है। विशेष करके बच्चों को ऐसा होने से हमें लाइकोपोडियम और इस्क्यूलस की याद आती है, परन्तु लक्षणानुसार उनकी भिन्नता विचार कर उनका प्रयोग करना चहिए।

इस्क्यूलस का दर्द हमेशा स्थान परिवर्त्तन करता है और दाहनी तरफ़ से बाँयीं तरफ़ को जाता है। सिर दर्द, जी का मिचलाहट और यकृत (Liver) के पास सुंई चुभता सा दर्द होता है। इसका और एक अस्वाभाविक लक्षण है कि **साँस लेते समय हवा नाक और गले से जब अन्दर को जाती है तो रोगी को अत्यन्त ठण्डी मालूम देती** है। खाना खाने के क़रीब तीन घन्टे बाद इस्क्यूलस रोगी को पेट में दर्द मालूम होता है। एबाइज़ नाइगर में तीन घन्टे के बाद और नक्स वोमिका में आधे घन्टे के बाद दर्द होता है। इस्क्यूलस का पेट का दर्द खाने से कम रहता है। यह लक्षण चेलिडोनियम और ग्रैफाइटिस में भी है।

इस्क्यूलस रोगिणी के नीचे के पेट में सदैव एक प्रकार की टपकन सी होती है, वह सीधी हो कर खड़ी नहीं रह सकती। इस दर्द के साथ स्याह या पीले रंग का चिपचिपा प्रदर स्राव होता है और वह जिस स्थान में छू जाता है वहीं छिल जाता है। पख़ाने के समय पुरुषों के मूत्र-द्वार से लाख के रंग का चिपचिपा पदार्थ निकलता (Prostatic fluid)हैं।

ज्वर (Fever)–तीसरे पहर 4 बजे (ऐनाक, लाइको, पल्स) जाड़ा लग कर बुख़ार आता है, प्यास तो लगती है मगर गले के दर्द के कारण पानी पीया नहीं जाता। शाम के 7 बजे से रात 12 बजे तक बुख़ार रहता है। सारे शरीर में काफ़ी पसीना आता है।

सम्बन्ध (Relations)–बवासीर में ऐलो, कालिन, इग्ने, म्यूर-ऐसिड, नक्स और सल्फ़ के साथ समगुण सम्बन्ध।

कालिनसोनिया से बवासीर में फ़ायदा होने के बाद इस्क्यूलस से रोगी सम्पूर्ण आरोग्य लाभ करता है। बवासीर में नक्स और सल्फ़र के व्यवहार से कुछ लाभ हो कर, निरोग न होने पर, इस्क्यूलस लाभदायक है।

वृद्धि (Aggravation)–संचालन से; कमर का दर्द चलने और झुकने से; ठण्डी हवा में साँस लेने से।

मात्रा (Dose) – मूलार्क से तीसरी शक्ति।

(9) इथूज़ा साइनेपियम
(Aethusa Cynapium)

Fool's Parsley. *Umbelliferæ.*

जिन्होंने बच्चों का हैज़ा (Cholera infantum) एक बार देखा है उनके लिए इथूज़ा का स्मरण कठिन नहीं होगा। मान लीजिए कि बच्चा दूध पी कर सुख से सो रहा है, एकाएक ही उसने जग कर फटे हुए दूध का वमन किया (Violent, sudden vomiting of a frothy milk-white substance; or yellow fluid, followed by curdled milk and cheesy matter) और बहुत दुर्बल हो गया और तुरन्त ही फिर सो गया। माता ने सोचा कि यह कोई ऐसी ख़ास बात नहीं है। परन्तु यही घोर भावी-विपद की सूचना है। थोड़ी देर बाद बच्चा जाग कर रोने लगा, माता ने उसे स्तन या दूध पिलाया, यह ख़्याल करके कि दूध की उल्टी हो जाने के कारण बच्चा भूख से रो रहा है। मगर इस बार भी दूध पीते ही बच्चे ने सब उल्टी कर दी और उसके साथ सब्ज़ और पीले रंग का एक दस्त भी हुआ। यह लक्षण ग्रीष्मकाल में बच्चों को हैज़ा होने का लक्षण समझा जाता है, क्योंकि इसके बाद बच्चे को थोड़ा थोड़ा पसीना आरम्भ होता है और सारा शरीर ठंडा हो जाता है। चेहरा फूल जाता है या फीका पड़ जाता है, आँखें बैठ जाती हैं, आँख की पुतलियाँ बड़ी मालूम होती हैं, नाक नुकोली हो जाती है, होंठ का रंग नीला पड़ जाता है। अत्यन्त निर्बलता के कारण वह नींदासा मालूम पड़ता है। देखने से मालूम होता है कि मृत्यु बहुत निकट है। अक्सर ऐसी ही अवस्था में माता पिता घबरा कर डाक्टर को बुलाते है। ऐसी स्थिति में इथूज़ा का अविष्कार होने के पहले, कितने ही बच्चों की इस प्रकार के हैज़े से मृत्यु हो चुकी है। दाँत निकलते समय या ग्रीष्मकाल में बच्चों के हैज़े में अक्सर पूर्वोक्त लक्षण पाये जाते हैं।

थोड़ी उम्र में सन्तानादि होने से अज्ञानी माता पिता बच्चे के रोते ही उसे दूध पिलाने लगते हैं, ताकि रोना बन्द हो जाए। ऐसा करना बड़ा ही अन्याय है। बच्चे ने जो दूध पीया है उसके हज्म हो जाने पर भी आध घन्टे तक पाचक यन्त्र को विश्राम देना चाहिए। उसके बाद दूध पिलाने से पाचन अच्छी तरह से होता है और किसी प्रकार का रोग भी नहीं होता। हमारे देश की स्त्रियां अक्सर इस नियम पर नहीं चलतीं। यही कारण है कि बच्चों को अक्सर कठिन रोग हुआ करते हैं। साधारण बच्चा दो या ढाई घन्टे में दूध हज्म कर पाता है, इसके बाद कम से कम और आधा घन्टा परिपाक संस्थान को विश्राम देना चाहिए। स्वास्थ्य में तीन तीन घन्टे बाद दूध पिलाया जा सकता है। दूध के अच्छी तरह से हज़्म होने ही पर बच्चे का शरीर हृष्ट पुष्ट हो सकता है। यदि अच्छी तरह से हज़्म होने के पहले ही बच्चे को बार बार दूध पिलाया जाए तो पाचन शक्ति कमज़ोर हो जाती है, कारण पेट को सारा दिन लगातार काम करना पड़ता है, ज़रा भी विश्राम करने नहीं पाता। यदि एक बलवान पुरुष सारा दिन मेहनत करें-ज़रा भी आराम न करने पाये, तो वह भी थक जाता है और फिर बहुत हलका काम भी नहीं कर सकता - तो एक छोटे बच्चें के पेट का क्या कहना है! अतएव बच्चा जभी रोता है तभी छाती या ऊपर का दूध पिलाने से बच्चे का पेट इसी तरह से कमज़ोर हो जाता है और अपना काम

एकदम बन्द कर देता है। गर्मी के मौसिम में जैसे हम लोग सहज ही थक जाते हैं, पेट भी उसी प्रकार इस मौसिम में थक जाता है। इसी लिए गर्मी के मौसिम में ही इस तरह अनियमित भाव से पाले हुए बच्चों को पेट की बीमारी होती है। अब प्रश्न होता है कि उन्हें क्यों पिलाया जाए? जिन बच्चों को बार बार दूध पीने की बुरी आदत पड़ जाती है उन्हें बार बार दूध न मिलने से, भूख की तरह एक प्रकार का कष्ट होता है, इसी को झूठी भूख कहते है। बुरी आदत को छोड़ने के लिए जो कष्ट होता है उसका बहुत सो ने अपने जीवन में एक न एक बार तज़ुर्बा किया होगा। बच्चे भी उक्त बुरी आदत को छोड़ते समय रोते है और अज्ञान माता-पिता उसको शान्त करने के लिए दूध पिला देते हैं।

भोजन के ऊपर भोजन करने से सिर्फ़ बच्चों ही को तकलीफ़ नहीं होती, बल्कि सभों को होती है। हमारे देश में बहत से शर्त लगाकर भोजन के ऊपर २ । १ सेर मिठाई खा लेते हैं। ऐसा करते करते बलवान पुरुष भी ऐसे अजीर्ण रोगग्रस्त (Dyspepsia)हो जाते हैं कि इस ज़ीवन में फिर उनका वह रोग दूर नहीं होता।

अतएव चिकित्सक इथूज़ा द्वारा किसी बच्चे को स्वस्थ करने के बाद से ही उसके नियमित और परिमित भोजन की व्यवस्था करवा दें-बच्चे को तीन घण्टे से पहले किसी हालत में न खिलाया जाए। अनेक अज्ञानी वृद्धाएं या अकालपक स्त्रियां झूठा मोह दिखा कर कहती हैं-''तो क्या बच्चे को न खिला कर मार डालें ?'' इस प्रकार की स्त्रियों के कहने में आने पर बालिका माता को बच्चे की अकाल मृत्यु के लिए ज़िम्मेदार होना पड़ेगा। इस बात को प्रत्येक पिता और शिक्षिता माता को अच्छी तरह से स्मरण रखना उचित है। उम्र की वृद्धि के साथ साथ हम लोगों को 6 घण्टे बाद खाने की आवश्यकता होती है, इस बात को भूल कर बहुत से 2-4 घण्टे बाद खाया करते हैं और जीवन पर्याप्त अजीर्ण रोग से कष्ट पाते है। खाने के बाद ही अत्यन्त परिश्रम, कुसमय का भोजन या मैथुन और उपयुक्त खाद्य का अभाव ही हम लोगों केअजीर्ण और बहु रोगों के कारण हैं।

अजीर्ण होने से अर्थात् खाया हुआ द्रव्य अच्छी तरह हज़्म न होने से, शारीरिक और मानसिक पुष्टि के बदले निर्बलता आ जाती है। जो बच्चे इस प्रकार अपरिमित भोजन से पाचनशक्ति को खो देते हैं उनकी हैज़ा इत्यादि रोगों में अचानक मृत्यु न होने पर भी वे इस कदर कमज़ोर हो जाते हैं कि बचपन में गर्दन को ऊँचा करके रख नहीं सकते और बोधशक्ति और विचारशक्ति से हीन हो जाते हैं।

सदैव क्षुधार्त और भोजन शील बहुतेरे युवक हैं जिनकी शारीरिक और मानसिक अत्यन्त दुर्बलता देखी गई है, वे किसी भी काम में चित्त को लगा नहीं सकते। सामान्य मानसिक उत्तेजना होने से उनका खाद्य द्रव्य का परिपाक नहीं होता। अत्यधिक मानसिक परिश्रम या उत्तेजना से अजीर्ण रोग होने पर इथूज़ा उपकारी है ।

बच्चों के सिर्फ़ पेट ही की बीमारी में इथूज़ा उपकारी नहीं है, बल्कि ऐंठन (Epileptic spasms)में भी उपयोगी है। बच्चा ऐंठन के समय मुठ्ठी बाँध लेता है। आँखों को नीचे की तरफ़ फेरे रहता है, एक तरफ़ ताकता रहता है और आँख की पुतलियाँ बड़ी मालूम पड़ती है; मुँह से झाग निकलता है और जबड़े बैठ जाते हैं। नब्ज़ बहुत कमज़ोर हो जाती है और जल्द

चलती है। उल्टी, दस्त और ऐंठन के बाद बच्चा बेहुत कमज़ोर और निद्रालु हो जाता है। यह लक्षण ऐन्टिम टार्ट में भी हैं ।

दूध वमन करने के लक्षण पर कैल्केरिया कार्ब के साथ इसकी तुलना होती है। कैल्केरिया बच्चा माता का दूध पी कर जमें हुए दही की तरह उल्टी करने के बाद फिर स्तन पान करना नहीं चाहता; मगर इथूज़ा शिशु फ़ौरन ही स्तनपान करने लगता है। कैल्केरिया में जमी हुई दही की तरह वमन में खट्टी बदबू रहती है, सिर पर पसीना रहता है मगर इथूज़ा में यह बातें नहीं रहतीं।

वमन के बाद अत्यन्त भूख के कारण शिशु फ़ौरन ही दूध पीने की इच्छा का लक्षण ऐंटिम क्रूड में भी है, मगर ऐंटिम क्रूड रोगी की तरह जीभ पर सफेद लेप इथूज़ा में नहीं है और इथूज़ा की तरह उल्टी के बाद निद्रालु होने का लक्षण ऐंटिम क्रूड में नहीं है।

प्यास का बिल्कुल न रहना (Complete absence of thirst) इसका एक विशेष लक्षण है। उक्त प्रकार का वमन और प्यास के अभाव के साथ अत्यन्त जलन और बेचैनी रहने पर भी आर्सेनिक न दे कर इथूज़ा का प्रयोग करना उचित है। प्यास न रहने के लक्षण पर ऐन्टिम क्रूड, ऐपिस और पल्सेटिला के साथ इसकी भिन्नता का निर्णय करना चाहिए।

दूध, मलाई, मक्खन इत्यादि दूध की बनी चीज़ें हजम न हों, तो नेट्रम-कार्ब की अपेक्षा और कोई भी औषधि लाभदायक नहीं है।

इथूज़ा में कभी कभी ऐसा भ्रम होता है कि मानों कमरे में से हो कर चूहा दौड़ गया (आर्स, कैल्क-का, सिमिसि, मेडो, लैक-कैन, स्ट्रैमो)।

सम्बन्ध (Relations)–ऐन्ट-क्रूड, आर्स, कैल्के और सैनिक्यूला के साथ समगुण सम्बन्ध।

वृद्धि (Aggravation)–खाने या पीने के बाद; उल्टी , दस्त और ऐंठन के बाद।

मात्रा (Dose) - तीसरी से तीसवीं शक्ति।

(10) ऐगारिकस मस्केरियस
(Agaricus Muscarius)

Toadstool. *Fungi.*

जिन वृद्ध मनुष्यों के रुधिर की गति मन्द पड़ गई हो, शराब पीने और अधिक विहार आदि कुक्रियाओं से जिनका स्वास्थ्य बिगड़ गया हो और नगें निस्तेज हो गई हों, अक्सर उन्हीं में या उनकी सन्तान में ऐगारिकस के लक्षण पाये जाते हैं। ऐगारिकस रोगी अत्यन्त शीत प्रधान (Chilly patient) होता है। साधारणतया से लोग इन्हें कहते हैं कि ''खून की ताकत घट गई है इस लिए अब ठण्ड बरदाश्त नहीं होती इत्यादि।'' इस प्रकार के दुष्कर्मो से जिनकी सिर्फ़ खून की ताक़त ही नहीं घट गई है, बल्कि नाड़ियां भी निस्तेज हो गई हैं, सिर के बाल झरने लगे हैं, शरीर का माँस

और चमड़ी ढीले पड़ गए हैं, उन्हीं में नाना प्रकार के स्नायुविक लक्षण दिखाई देते हैं। तन्दुरुस्ती की हालत में ऐगारिकस को अधिक मात्रा में सेवन करने से जो सब लक्षण प्रकट होते हैं वे ही लक्षण यदि पूर्वोक्त दुष्कर्म, बुढ़ापा या पैतृक कमज़ोरी के कारण रोगादि में मिलें, तो ऐगारिकस का प्रयोग होता हैं। यहाँ पर मैं कह देना चाहता हूँ कि लक्षणसमष्टि (Totality of symptoms) न मिलने पर, सिर्फ़ वृद्धावस्था, शराबी या स्नायुदौर्बल्य होने ही से ऐगारिकस का प्रयोग नहीं किया जा सकता। बहुतेरे पैथोलाजी (Pathology) अर्थात निदानतत्व की तरफ़ से ऐसा दिखाते हैं कि मानों सत्य है, परन्तु मैं विवेचक शिक्षार्थियों को उनके हित के लिये पहले ही से सावधान किये देता हूँ कि होमियोपैथिक औषधि के निर्वाचन में रोग का नाम और निदान आवश्यक नहीं होता। लक्षणसमष्टि ही रोग है। इसीलिए होमियोपैथी के सब अच्छे अच्छे ग्रन्थों में शिक्षार्थी को सावधान करने के लिये बार बार कहा गया है–"यदि लक्षण समष्टि सद्दश हो।" वास्तव में बुढ़ापे में ऐगारिकस कब उपकारी होगा? जब ऐगारिकस की व्यापक, अस्वाभाविक और स्थानीय लक्षणसमष्टि उस रोग की लक्षणसमष्टि के सदृश होगी, तब। बुढ़ापे के रोग की औषधि कहने से हम सिर्फ़ ऐगारिकस का ही क्यों, ऐम्ब्रा, आरम, बैराइटा कार्ब, कोका, कैलि कार्ब, लाइको, ओपियम, सिकेल, ऐलो, ऐमोन कार्ब इत्यादि और भी कितने ही औषधियों के नाम ले सकते हें। शराबियों की औषधि कहने से आर्सेनिक, ऐगारिकस, बैराइटा, लैकेसिस, नक्स वोमिका, ओपियम, रेननक्यूलस, सेलेनियम, सल्फ़र, सलफ्यूरिक ऐसिड इत्यादि कितने ही हो सकती हैं। परन्तु किसी भी उपस्थित क्षेत्र में सही औषधि निर्वाचन करने के लिए विद्या, बुद्धि, विवेचना और समय की आवश्यकता होती है। समविधान मन्त्र का उपासक होकर बहुत दिनों तक साधना करने से ही समविधान तन्त्र के प्रैक्टिस में सिद्धि प्राप्त की जा सकती है। प्रैक्टिस करने में कितनी गणवेषण और विचार उपेक्षित है उन्हें यथार्थ रूप से शिक्षित चिकित्सक के अतिरिक्त और कोई समझ नहीं सकता। साधना का अर्थ है होमियोपैथिक विज्ञान (Organon of medicine) को अच्छी तरह से समझ कर पढ़ना और न्यूटन (Newton) की तरह तत्व जिज्ञासु होना। सेब के फल को ज़मीन पर गिरते हुए देख कर साधारण तुच्छ घटना का ख़्याल कर के न्यूटन यदि यह प्रश्न न करते कि–"फल ज़मीन पर क्यों गिरा?" तो भूमध्याकर्षण शक्ति अविष्कृत नहीं होती। उसी प्रकार किसी औषधि को अच्छी कहने पर, यदि "क्यों अच्छी है ?" प्रश्न न किया जाए या समझने की कोशिश न की जाए, तो समलक्षण तत्व का गूढ़ रहस्य हमेशा के लिए हम लोगों से छिपा रहेगा। दयालु महापुरुष हैनिमैन ने अपने देवतुल्य चरित्र के निर्दशन स्वरूप समलक्षण तत्व का रहस्य कुछ भी छिपा नहीं रक्खा है। केवल एक ही औषधि का, समलक्षण तत्व के अनुसार, बहुत ही थोड़ी मात्रा में प्रयोग करना ही-आरोग्य का मूल मन्त्र है। इस मूल मन्त्र को भूलने से-पूर्ण आरोग्य नहीं हो सकता। केवल एक ही औषधि निर्धारित होनी चाहिए, इसी को समझाने के लिए इतनी बातें कहनी आवश्यक हुई अर्थात् बुढ़ापे का रोग सुनते ही कितनी ही औषधियों के नाम याद हो उठेंगे, उनमें केवल एक ही औषधि का, जो कि यथार्थ में रोग सदृश है चुनने के लिए सूक्ष्म विचार आवश्यक है।

आज कल तो होमियोपैथिक औषधियों की पेटी और एक-दो निकम्मी होमियोपैथिक पुस्तकें घर-घर विराज रही हैं और बहुतेरे बिन पढ़े होमियोपैथ बन बैठे है। ऐसे शौक़ीन होमियापैथ अक्सर आकर अपनी सम्मति भी प्रकट करते हैं कि अमुक अमुक औषधि अमुक अमुक रोगों के लिए बहुत

अच्छी है, यदि उन से पूछा जाता है कि ''क्यों अच्छी है ?'' तो उनके दिमाग़ चकराने लगते हैं। इतनी बातें कहने की इस लिए आवश्यकता हुई कि साधारण मानव मन तरल पदार्थ की तरह निम्नगामी होता है, आलस्य ही इसका मूल है। अतएव ऐसे चिकित्सक होने से तुम कभी भी आदर्श उपचार (Ideal cure) नहीं कर सकोगे।

ऐगारिकस रोगी को बहुत ठण्ड मालूम होती है (He is a chilly patient)। शरीर के किसी भी स्थान की माँसपेशी का या हाथ-पैरों का कांपना (Twitchings and tremblings of single muscles or of wholebody) इसका सर्वप्रधान लक्षण है। परन्तु जागते ही में उनका कांपना और नींद आते ही बन्द हो जाना, इसका विशेष लक्षण है (Involuntary movements while awake, cease during sleep)सिर सदैव कांपता है, सोने पर बन्द हो जाता है। कभी कभी शरीर के हर एक अङ्ग में इस कदर झनझनाहट और कम्पन होने लगता है कि तान्डव रोग के (Chorea) सारे लक्षण प्रकट होते हैं (चेहरे की मांस पेशी का कम्पन, माइगेल)।

ऐगारिकस में कैल्केरिया और नैट्रम म्यूर दोनों ही के लक्षण पाए जाते है; बच्चे का देर में चलना सीखना कैल्केरिया का लक्षण है, देर में बोलना सीखना नेट्रम का लक्षण है; **ऐगारिकस में बच्चा चलना और बोलना दोनों ही देर में सीखता है।** बच्चा हड्डियों की कोमलता और परिपोषण के अभाव के कारण जल्द खड़ा नहीं हो सकता। बालक के मन की पुष्टि बहुत देर में होती है, सब बातें सीखने में उसे बहुत देर लगती है, ग़लतियां बहुत करता है और उसे कुछ याद नहीं रहता। थोड़ी उम्र के बालक या डरपोक बालिका को डांटने से मूर्छा आ जाती है ।

ऐगारिकस रोगी का मन और मस्तिष्क निस्तेज हो जाते हैं। यह मूर्खों की तरह होता है, विशेष करके सुबह के समय वह कोई नया विषय समझ नहीं सकता, मगर शाम के वक्त उसकी बुद्धि तीक्ष्ण हो जाती है। बेहोशी में शराबी की तरह चिल्लाता और बड़बड़ाता है। कभी कभी मुँह से सीटी बजाता है, बात का जवाब नहीं देता। छन्दों की रचना करता है, भविष्य में क्या होगा वह कहता है, लगातार बकता रहता है। कभी कभी मूर्ख की तरह काम काज में बेपरवाही और बेढंगापन प्रकट करता है और कभी कभी सूक्ष्मबुद्धि का परिचय देता है। नम्र और धीर स्वभाव का मनुष्य कभी कभी ज़िद्दी और अहङ्कारी हो जाता है। डरपोक दुर्बल स्नायु का मनुष्य लिखने पढ़ने के समय अपनी हिज्जे की गलतियां और लिखने के दोष को जल्दी समझ जाता है। अधिक मानसिक परिश्रम और लिखने पढ़ने से मन की चंचलता होती है। ज़रा ही में उत्तेजना या उदासी आ जाती है। कोई काम करने को कहा जाए, तो उसके विपरीत कर बैठता है।

मानसिक परिश्रम करने से शरीर में सुंई का चुभना, खुजली या कीड़े का रेंगना मालूम पड़ता है, जिनमें शारीरिक परिश्रम से कमी मालूम होती है। सारे शरीर पर या किसी किसी स्थान पर ठण्ड मालूम होती या ठण्डी अथवा गर्म सूंई के चुभने की तरह दर्द मालूम होता है। कान, नाक, हाथ और पैर की अंगुलियों के पीछे की तरफ़ जहाँ पर खून का दौरा बहुत कम होता है, डंक मारने की तरह दर्द होता है या जलन होती है। सारे शरीर में खुजली होती है, एक स्थान पर खुजलाने से दूसरे स्थान में खुजली होने लगती है। सारे शरीर में यहाँ तक कि माँस के अन्दर भी चींटियों का रेंगना मालूम पड़ता है। बर्फ़ की जलन की तरह सारे शरीर में सुर्ख़ दाग़ हो जाते हैं और उनमें खुजली होती है। ठण्ड लग कर बिवाई (Chilblains) हो जाने से उस में बेहद खुजली और जलन होती है।

रोगी आसानी से चल फिर नहीं सकता, बार बार ठोकर खाकर गिर पड़ता है (Uncertainty in walking, stumbles over everything in the way)। इसमें रीढ़ की हड्डी विशेष भाव से प्रभावित होती है, ज़रा भी चलने फिरने से उसमें दर्द होता है, रीढ़ की हड्डी के किसी भी भाग पर हाथ लगाने से दर्द होता है (Spine sensitive to touch)। **थेरीडियन और चिनिनम सल्फ़** में भी यह लक्षण है। अधिक मैथुन का कारण रीढ़ की हड्डी में दर्द होता है (कैलि-फ़ास)। रीढ़ की हड्डी को दबाने से हँसी का आना इसका एक अद्भुत लक्षण है।

संभोग के बाद रोग की वृद्धि होती है, चक्कर आते हैं, दुर्बल स्त्रियां मूर्छित हो जाती हैं।

पेट ख़ाली मालूम पड़ता है मगर कुछ खाने की इच्छा नहीं होती।

डकार में सेब के फल की गन्ध, दाँतों का अस्वाभाविक तथा बड़ा अनुभव करना, पेशाब करते समय पेशाब का ठण्डा मालूम पड़ना इत्यादि अस्वाभविक लक्षणों को समझने ही से ऐगारिकस नाम जुबान पर आ जायगा।

साधारण चिकित्सक स्त्रियों के जरायु के बाहर निकल पड़ने (Prolapsus uteri) के बारे में सुनते ही सिपिया, लिलियम, म्यूरेक्स इत्यादि का प्रयोग करते हैं। मगर वृद्धा स्त्रियों के जरायु बाहर निकलने और लक्षण मिलने पर ऐगारिकस देना चाहिए। लक्षण मिलने पर अर्थात् जरायु के लक्षणों के अलावा अन्यान्य सब लक्षणों की समष्टि द्वारा ऐगारिकस सूचित होने पर। जैसे यदि वह वृद्धा स्त्री ठण्डक से बहुत डरती हो, उसकी गर्दन काँपती हो और वह कम्पन निद्रित अवस्था में बन्द हो जाता हो। वह अनुभव करती हो कि मेरे शरीर के किसी किसी स्थान पर बर्फ़ लग रहा है या अत्यन्त ठण्डी या गर्म सुई चुभ रही है (Sensation as if ice touched or ice-cold needle were piercing the skin; as from hot needles) इत्यादि-तभी उसके जरायु के वास्तव में बाहर निकल पड़ने पर या निकल पड़ेगा ऐसा मालूम होने पर ऐगारिकस दे सकते हो।

शराबी और अधिक मैथुन करने वाले मनुष्य जो थोड़े बुख़ार में बेहोश की तरह बकते हैं, जिनकी रीढ़ प्रभावित होती है, जो लोग शरीर, माँस पेशी और चेहरे के कम्पन रोग से पीड़ित हैं, उनके सिर की तकलीफ़ में ऐगारिकस के लक्षण रहते हैं।

टाइफ़स, टाइफ़ायड (Typhus,typhoid) इत्यादि बुख़ार में ऐगारिकस का रोगी बेहोशी की हालत (Delerious state) में बिछौन पर से ज़बरदस्ती उठ बैठना चाहता है, लगातार बड़बड़ाता है, सीटी देता है, गीत गाता है इत्यादि।

बर्फ़ की जलन और उस स्थान में लगातार खुजली और जलन होने से , कोहरे में भीग कर या ठण्ड लगकर बीमार होने से ऐगारिकस के लक्षण पाये जाते हैं। कान, नाक और हाथ पैर में जलन और खुजली होती है।

कमर का दर्द बैठे रहने से (ज़िक) या दिन में काम काज करने से बढ़ता है (Sore, aching, in lumbar and sacral regions; during exertion in the day time; while siting).

चर्म रोग के दब जाने पर मिरगी रोग (Epilepsy from suppressed eruptions) उत्पन्न होता है (सोरि, सल्फ़)।

सुबह से दोपहर के 12 बजे तक रोगी अपने को कमज़ोर और सुस्त अनुभव करता है।

रोग लक्षण तिरछे भाव से प्रकट होता है – जैसे बाँये हाथ और दाहने पैर की बीमारी, अर्थात् ऊपर के बाँये अंग की और नीचे के दाहिने अंग की बीमारी (Complaints appear diagonally, upper left and lower right side;-ऐन्टि-टा, स्ट्रैमो-ऊपर के दाहिने अंग की और नीचे के बाँये अंग की बीमारी, ऐम्ब्रा, ब्रोमि, मेडोर, फ़ास, सल्फ़ -ऐसिड)।

माता का दूध रुक जाने पर मस्तिष्क और रीढ़ का प्रदाह उपस्थित होता है।

पुरानी खाँसी में बहुत सी छींकें आने पर खाँसी बन्द हो जाती है।

बहुत ज़ोर देने पर भी मल नहीं निकलता, मगर निराश हो जाने के बाद अपने आप मल निकल पड़ता है (केवल आर्ज-नाइट्र में मल और मूत्र का यह लक्षण है)। ज्योंही पाख़ाने की हाजत होती है, त्योंही पेशाब की भी हाजत होती है।

आँखें हिलती हैं, रोगी आँखें बार बार खोलता और बन्द करता है, घड़ी के लटकन (Pendulum) की तरह आँख को इधर उधर घुमाता है (सिक्यू, आर्स, सल्फ़, पल्स)। आँख के सामने काली मक्खियाँ, काले दाग़, कोहरा और मकड़ी का जाला दिखाई देता है। एक वस्तु की दो दो वस्तुएं दिखाई देती हैं। पढ़ नहीं सकता, अक्षर मानों हटते जाते हैं। तरह तरह के रंग और सूरतें दिखाई देती हैं। आंख की पलकें फ़ड़कती हैं।

सम्बन्ध (Relations)–शराबियों की बेहोशी में ऐक्टिया, कैना-इन्ड, हायोस, कैलि-फ़ास, लैक, नक्स-वोम, ओपि और स्ट्रैमो के साथ सम्बन्ध है। कोरिया (Chorea) में माइग, टैरेन और ज़िङ्कम के साथ सम्बन्ध हैं।

वृद्धि (Aggravation)–खाने के बाद; मैथुन के बाद; ठण्ड़ी हवा से; मानसिक परिश्रम से; आंधी और बिजली के कड़क के पहले (फास, सोरि)।

मात्रा (Dose) – 3, 30, 200 शक्ति।

11 आगेव अमेरिकाना
(Agave Americana)

Century Plant

इस औषधि का प्रयोग आमाशय और सुजाक में तब किया जाता है जब दर्दनाक लिंगोत्थान की अवस्था गतिशील रहती हैं। मूत्रकृच्छ जलातंक (Hydrophobia) मुखा कृति पीली, मसूढ़े सजे हुए एवं रक्तस्रावी। टांगों पर गहरे बैंगनी रंग के चकत्ते, सूजे हुए, दर्दनाक और कठोर। भूख कम, कब्ज।

सम्बन्ध- ऐन्हलोनियम, लाइसिन, लैकेसिस से तुलना कीजिए।

मात्रा- मूलार्क।

12 ऐग्नस कैस्टस (Agnus Castus)

Chaste Tree. *Verbenaceæ.*

एग्नस कैस्टस कलियुग की औषधि है। इस जगत में आजकल पशु वृत्ति जिस प्रकार प्रबल हुई है, उसके लिए इस प्रकार की औषधि बहुत ही आवश्यक है। पाप से घृणा करना उचित है, परन्तु पापी के प्रति करुणाशील होना ही मनुष्य का धर्म है। शास्त्र-विरुद्ध, अनुचित हस्तमैथुन, गुदा-मैथुन, पशु-मैथुन इत्यादि जिनका नाम लेते भी घृणा होती है, उन महापातकों से जो लोग जीर्ण, शीर्ण, निन्द्य, जिन्दगी से मायूस, निकम्मे हो गये हों और जिनकी जवानी में बूढ़ों की सी हालत हो गई हों उनके लिए क्या उपाय है? हमें उनके लिए चिन्ता करनी ही होगी। इन सब पुराने पापियों के परित्राण के लिए एग्नस कैस्टस, कैलेडियम, कैल्केरिया कार्ब, चायना, लाइकोपोडियम, फ़ासफ़ोरिक एसिड, पिक्रिक एसिड, सेलेनियम, साइलीशिया, स्टैफिसैग्रिया, सल्फ़र इत्यादि को हमें कण्ठस्थ करना चाहिये अर्थात् इन सब औषधियों में से प्रत्येक की विशेष प्रयोग विधि या प्रदर्शक लक्षणादि हमें जानने चाहिये।

पाप का प्रतिफल इसी जीवन में भोगना पड़ता है। जो लोग काम की उत्तेजना से अन्धे हो कर पूर्वोक्त उपाय से दुष्कर्म कर के शुक्र क्षय करते हैं, वे ही अत्यन्त स्नायुदौर्बल्य रोग से आक्रान्त हो कर निकम्मा और निन्द्य जीवन व्यतीत करते है। स्नायुदौर्बल्य में अर्थात् मस्तिष्क शून्यता और नाड़ियों की निस्तेजता में एग्नस इस्तेमाल होता है। उसका प्रधान लक्षण संक्षेप में **"अकाल वार्द्धक्य"** (अर्थात् जवानी में बूढ़ों की सी हालत-Premature old age)है। रोगी किसी काम को एक बार देख कर समझ या सीख नहीं सकता। एक बार सुनने या पढ़ने से किसी बात के मतलब को समझ नहीं सकता। इससे यह प्रगट होता है कि उसकी स्मरण शक्ति का लोप हो गया है और किसी विषय पर ध्यान देने का सामर्थ नहीं होता। एक बार सुनने या पढ़ने ही से मतलब का समझ जाना स्वाभाविक है। एगनस रोगी ऐसा नहीं कर सकता। किसी विषय को हृदयंगम करने के लिए कितनी ही बार दुहराना पड़ता है। लाइकोपोडियम में भी यह लक्षण है। रोगी इस क़दर भुलक्कड़ होता है कि दूकान पर किसी चीज़ को खरीद कर वहीं छोड़ कर चला आता है अथवा चीज़ लेकर दाम देना भूल कर चला आता है।

सुज़ाक रोग से बार बार आक्रान्त होने कारण पेशाब के रास्ते से धातु या अण्डे की तरह सफ़ेद पदार्थ निकलता है। इसके कारण मैथुन शक्ति या मैथुन की इच्छा बिल्कुल नहीं रहती। लिंग शीतल और शिथिल हो जाता है। माता पिता के या अपनी बेसमझी से विवाह करने पर सुन्दरी-स्त्री को शत्रु की तरह समझता है। जीवन भार मालूम होने लगता है, अपने प्रति घृणा होती है और आत्महत्या की इच्छा प्रबल हो उठती है। मृत्यु भय बहुत होता है और भावी मृत्यु की आशंका करता है। दूध आदि पुष्टिकर या हलका पदार्थ खा कर क्या ताक़त पैदा करेगा? उसे तो ये सब चीज़ें बरदाश्त नहीं होतीं। कुछ भी अच्छा नहीं लगता। ज़रा भी परिश्रम

करने से उसे तकलीफ़ मालूम होती हैं। हाथ पैर सदैव थके हुए मालूम होते हैं। क्रमश: बेहद खाँसी और रात के समय पसीना आता है और किसी किसी रोगी को क्षय रोग भी हो जाता है।

अधिक विहार आदि कुक्रियाओं से स्त्रियां सन्तान पैदा करने की शक्ति खो कर बांझ हो जाती हैं। संभोग इच्छा बिल्कुल नहीं होती। शिथिल योनि से लगातार बहुत ज़्यादा अण्ड़े के समान सफ़ेद प्रदर निकलता है जिसके सूखने से कपड़े पर पीला दाग़ पड़ जाता है । प्रसव के बाद स्तन में दूध पैदा नहीं होता। संक्षेप में एग्नस की किसी भी तरफ़ लक्ष्य क्यों न किया जाए क्योंकि रोगी का मानसिक और शारीरिक शिथिलता ही नज़र आती है। स्नायविक दुर्बलता इस क़दर होती है कि नाड़ियां सब निस्तेज हो जाती हैं। जीवनशक्ति का अन्त दिखाई देता है।

मल कठिन होता है और आसानी से बाहर नहीं निकलता, उसे अंगुली से तोड़ कर निकालना पड़ता है; बाहर निकल कर फिर अन्दर घुस जाता है (सैनिक्यूला, साइली, थूजा)।

सारा शरीर रक्तहीन हो जाता है। ऊपर किसी प्रकार का चर्मरोग न होने पर भी शरीर खुजलाता है। हाथ पैर ठण्डे रहते हैं। काम काज में अनिच्छा उत्पन्न हो जाती है, चुपचाप बैठे रहना अच्छा लगता है।

सम्बन्ध (Relations)–लिंग की दुर्बलता या नामर्दी में एग्नस के बाद, कैलेडियम और सेलेनियम अच्छा काम देते हैं।

मात्रा (Dose) - 1 से 6 शक्ति।

(13) एग्राफिस नूटैन्स
(Agraphis Nutans)

Bluebell

प्रमुखतया सारे शरीर की ढीली-ढीली अवस्था और ठन्डी हवा के झोके लगने से सर्दी जुकाम के हो जाने का स्वभाव।

प्रतिथ्ययी अवस्थायें नथूने बंद। कंठशालूक (adenoides) के कारण बहरापन। गलतुण्डिकायें बढ़ी हुई। सर्दी लगने से श्लेष्मातिसार (Mucous diarrhoea)। ठन्डी हवा से शीतकम्प। गले और कान के रोगों के साथ श्लैष्मिक झिल्लियों से निरंकुश स्त्राव होने की प वृत्ति, बाल्यावस्था का गूंगापन, जिसका बहरेपन से कोई सम्बन्ध नहीं होता।

सम्बन्ध - हाइड्रैस्टिस, सीपा, कल्केरिया-फास्फो, सल्फ्यूक-आयोड , कल्केरिया-आयोड से तुलना कीजिए।

मात्रा - तीसरी शक्ति। अर्क की केवल एक मात्रा।

(14) एलेन्थस ग्लैण्डुलोसा
(Ailanthus Glandulosa)

Chinese Sumach

यह औषधि एक वृक्ष से बनायी जाती है जो चीन, जापान आदि देशों में पाया जाता हैं जो देखने में बहुत सुन्दर होता हैं किन्तु जब उसमें फूल निकलते है, तब उनमें से इतनी बदबू निकलती है कि कोई उस वृक्ष के पास नहीं जा सकता।

यह औषधि आरक्तज्वर (Scarlet Fever), डिफ्थीरिया, फार्लिकुवर, टांनसिलाइटिस में तथा किसी भी बीमारी में जिसमें शरीर की त्वचा एकाएक बैगनी हो जाये चेहरा काला पड़ जाय काम आती है। इसके अतिरिक्त यदि किसी रोग में रोगी को बहुत कमजोरी महसूस होती है, साथ ही नाड़ी बहुत ही क्षीण व तेज हो।

स्कार लैट ज्वर - स्कार लैट ज्वर मुख्यतया तीन प्रकार का होता है।

(क) - किसी मौसिम में यह बहुत हल्का होता है दाने आसानी से निकल आते हैं, ज्वर भी अधिक नही होता, अच्छी देखभाल करने से, रोगी को गर्म कमरे में रखने से, बिना औषधि के यह स्वंय ही अपना समय निकाल कर ठीक हो जाता है। त्वचा लाल, कोयल और चमकदार होती है। रोग भंयकर रूप धारण नही करता।

(ख) - किसी दूसरे मौसिम में पहली प्रकार का स्कारलैट ज्वर न हो कर अधिक कष्टकर रूप धारण करता है। इसमें कष्ट का केन्द्र मुख्यत: गला होता है। गले के अन्दर तथा बाहर अत्यधिक सूजन होती है। गले के अन्दर रूखी, खुरदरी, खुरचन और घुटन जैसी अनुभूति होती है। भारी तथा फटी आवाज गर्दन स्पर्शकातर और सूजी हुई, **जीभ सुखी हुई और कत्थई रंग की। दांतों पर मैल जमा हुआ। निगलते समय गले में दर्द, जो कान तक फैल जाता है।**

(ग) जिसमें गला भीतर से भंयकर रूप से सूज जाता है। रोग द्वारा रुधिर को विषाक्त कर देने के लक्षण प्रकट होने लगते है। टांसिल सूज जाते हैं, त्वजा फूल जाती है, दुर्गन्ध आने लगती है, और दाने बहुत थोड़े या न के बराबर होते हैं अगर इस तीसरे प्रकार के ज्वर का ठीक से उपचार न किया जाये, तो रोगी मर जाता है। यह रोग की अत्यन्त भंयकर अवस्था है।

प्रथम प्रकार के स्कारलैट को Scarlatina simplex कहते हैं, क्योकि यह साधारण होता है। दूसरे प्रकार को Scarlatina anginosa कहते हैं क्योकि यह विशेषकर गले पर आक्रमण करता है। तीसरे प्रकार को Scarlatina maligna कहते है क्योकि यह अत्यन्त भंयकर है। एक परिवार में एक बच्चे को प्रथम, दूसरे को द्वितीय और तीसरे को तृतीय प्रकार का ज्वर हो सकता है। अगर त्वजा पर स्कारलेटीना के दाने न दीखते हो, तो त्वचा को अंगुली से दबा कर देखना चाहिए। अगर दबाने के बाद अंगुली हटाने पर त्वचा सफेद बनी रहती है और रुधिर उस स्थान को भरने में बहुत देर लगाये, तो समझना चाहिए कि यह तीसरे प्रकार का भंयकर स्कारलैट ज्वर है, और इसमें एलेन्थस का प्रयोग अत्यन्त लाभप्रद है त्वचा पर दाने न उभरना गले में भंयकर रूप से टांसिल का सूज जाना, उसका रंग नीला पड़ जाना, रोग का डिफ्थीरिया जैसा रूप धारण कर लेना, रोगी का अत्यंत शिथिल हो जाना, ये इस औषधि के लक्षण हैं भले ही यह स्कार-लैट ज्वर हो या कुछ और हो।

रोगी के पास यह सोच कर नहीं जाना चाहिए कि उसे स्कारलैट है, रोग के लक्षणों की पहचान करनी चाहिए। हो सकता है कि रोगी के दाने एकोनाइट के हों, परन्तु एकोनाइट में इतना अधिक सड़ना नही होता, इसलिए हम सोच सकते है कि ये दाने बैलेडोना के हों परन्तु बैलाडोना में दाने चमकदार और चिकने होते हैं इसलिये हम सोच सकते है कि ये दाने एलेन्थस के हों। एलेंन्थस का प्रयोग उस हालत में किया जाता है जब दाने न उभर कर, गले में भंयकर टांसिल, मस्तिष्क में डिलीरियम, अत्यधिक ज्वर आदि उत्पन्न कर इस रोग की तीसरी अवस्था को उत्पन्न कर देते हैं।

मज़िल्स (छोटी चेचक) डिफ्थीरिया में - डा॰ ह्यू जेज़ का कहना है कि छोटी चेचक में जब रोग बिगड़ जाता है, दाने निकलकर दब जाते हैं या निकलते नहीं या नीले-नीले रंग के होते हैं, तब एलेंथस अच्छा लाभ देता है। डिफ्थीरिया तथा अन्य गला पड़ने की बीमारियों में भी इसका उपयोग है। उन बीमारियों में जिनमें दाने न निकले, दाने देर में निकले, निकल कर दब जाये, रोगी तन्द्रा में पड़ा रहे या बैचेन हो जाये, जी कच्चा हो, उल्टी करे, इन सब लक्षणों में एलेन्थस पर ध्यान देना उचित है।

एलेन्थस के सदृश गले के आक्रमण पर एलेन्थस से अन्य कुछ औषधियों की तुलना - जो औषधि एलेन्थस की तरह गले पर आक्रमण करती हैं ये निम्न हैं:-

(1) एपिस (2) कारबोलिक एसिड (3) लैकेसिस, (4) लाइकोपोडियम (5) फाइटोलेक्का (6) क्रोटेलस (7) नाइट्रिक एसिड

एपिस - इसमें गले की बीमारी में बहुत दर्द नही होता, न ही अधिक असुविधा होती है। इसका प्रभाव दार्यी तरफ होता है और गले के दार्यी तरफ के टांसिलों में भूरे रंग के जख्म दिखाई देते हैं जिनमें से गदला रस निकलता है। एपिस का विशेष लक्षण उसका प्यासहीन होना है, पेशाब दर्द से आता है, थोड़ा आता है, गला घुटता-सा अनुभव होता है, बुखार तेज होता है।

कारबोलिक एसिड - इसमें भी एपिस की तरह टांसिल के शोथ में दर्द नही होता, परन्तु मध्यम बुखार के साथ गले के क्षेत्र में लाली फैल जाती है।

लैकेसिस - इसका टांसिल बायीं तरफ से शुरू होता है। यह ठन्डा पेय पसन्द करता है। सोने के बाद इसके लक्षण बढ़ जाते हैं। गले में जरा भी शोथ हो, तो निगलने में अत्यन्त कष्ट होता है।

लाइकोपोडियम - यह भी एपिस की तरह गले के दायी तरफ के टांसिल की दवा है। टांसिल की शोथ अगर दार्यी तरफ से चल कर बार्यी तरफ जाय, तब भी यह दवा काम करती है। लाइकोपोडियम का रोगी गर्म पेय पीना चाहता है, ठन्डा नहीं।

फाइटोलेक्का - गले के अन्दर थूक या कुछ भी निगलते समय कानों में सख्त टीस मारती है, गर्म पेय से रोग बढ़ता है, और बिना निगलने के भी गले के कान तक टीस पड़ती रहती है।

क्रोटेलस - इसमें गले के टांसिल में और गले के भीतर सब जगह गैंग्रीन हो जाता है, वह स्थान सड़ने सा लगता है, बेहद प्सास लगती है।

नाइट्रिक एसिड - इसमें मुख से बहुत लार बहती है।

मात्रा (Dose) - 1 से 6 शक्ति।

(15) आलेट्रिस फैरीनोसा
(Aletris Farinosa)

Stargrass

यह औषधि बहुदा स्त्रियों के काम आती है, विशेषकर अत्यधिक रक्तस्राव होने पर। ये अत्यधिक रक्तस्राव मासिक धर्म के साथ हो सकता है या गर्भपात होने के साथ भी हो सकता है। स्त्रियों के गर्भाशय की किसी भी बीमारी के साथ यदि प्रदर, कब्ज, पाचन शक्ति का घटना, भोजन के बाद पेट में वजन मालूम देना आदि लक्षण हो, तो इससे विशेष लाभ होता है।

इसका एक विशेष लक्षण है कि **रोगिणी हर समय कुछ काम न करके लेटना पसन्द करती है**। डा॰ कैन्ट के शन्दों में " She would like to lie down All day and do nothing But Rest "रोगिणी का रंग पीला होता हैं, ऐसी कमजोर महिलाऐं जब गर्भवती होती हैं तो उन्हें पेट का दर्द और वमन आदि से पीडित होना पड़ता है, इस औषधि का ज्ञान होने से पहले उपरोक्त दशा में क्रियोजोट का प्रयोग किया जाता था। डा॰ कैन्ट ने एक उदाहरण देकर समझाया है कि किसी रोगिणी को बहुत तेजी के साथ आधी रात के समय रक्तस्राव होता था जो इतनी अधिक मात्रा में होता था कि रोगिणी बोलने में भी असमर्थ रहती थी **उसे खांसने में चलने से, सोते समय अनेच्छिक मूत्रक स्राव हो जाता था**, उसे आलेट्रिस फैरीनोसा देने से (45000 शक्ति) वह ठीक हो गयी।

अमाशय एंव मलात्र - रोगी को भोजन में रुचि नही होती, थोडा सा भोजन खाने से भी कष्ट होता है रैक्टम अर्थात मलांत्र में मल त्याग की शक्ति समाप्त हो जाती है। जिसके कारण वह मल से सम्पूर्ण रूप से भर जाती है। उसका मल बहुत कठोर एंव लम्बा होता है, जो बड़ी कठिनाई से और दर्द के साथ बाहर निकलता है।

महिलाऐं - नियमित समय से पूर्व एंव अधिक परिमाण में होने वाले ऋतुस्राव के साथ प्रसव जैसी पीड़ा (बेला, कमो, काली-कार्बो, प्लैटी) स्राव रुका हुआ और कम मात्रा में (सेनेशियो)। जरायु भारी मालूम होती है। जरायुभ्रंश के साथ दायें वंक्षण (inguinal) प्रदेश में दर्द। कमजोरी और रक्ताल्पता के कारण प्रदर, गर्भपात की प्रवाणता, सगर्भता के दौरान पेशियों में दर्द।

संबन्ध - हेलोनियस, बार-बार गर्भस्राव और गर्भस्राव के लक्षणों में बाइबर्नम प्रतिफोलियम और बाइबर्नम ओपुलस।

मात्रा - Q, 3 X व तीन शक्ति।

16 अल्फाल्फा (Alfalfa)

Medicaga Sativa *Lucerene*

संवेदी तंत्रिका पर अपनी विशिष्ट क्रिया के कारण अल्फाल्फा का पोषण पर उत्तम प्रभाव है तथा भूख एंव पाचन शक्ति नियमित हो जाती है, जिसके फल स्वरूप मानसिक व शरीरिक शक्ति में भारी सुधार होने वाली बीमारियां इसी औषधि के प्रभाव क्षेत्र में आती है, जिनमें प्रमुख हैं- आमाशयिक विकार, स्नायविकता, स्नायविक दुर्बलता, अनिद्रा, स्नायविक अपच आदि। यह वसा बनाती है और ऊतकों को नष्ट होने से बचाती है। स्तनों में दूध कम हो जाने की अवस्था में स्तनपान कराने वाली स्त्रियों में दूध की गुणवक्ता एंव मात्रा बढ़ाती है। मूत्र संस्थान पर होने वाली इसकी विशेष क्रिया के कारण उदकमेह (diabetes insipides) तथा मूत्र में फास्फेट आने की हालत में इसका प्रयोग किया जाता है तथा पुर:स्थग्रन्थि बढ़ जाने की अवस्था में यह मूत्राशय की उत्तेजना को कम करती है। आमवती प्रवणता को नष्ट करने वाली यह विशेष गुणकारी औषधि है।

मन - यह हर्ष एंव प्रफुल्लता की भावना पैदा करती है, अर्थात रोगी स्वंय को पूर्णतया स्वस्थ महसूस करता है। उसका मन अति प्रसन्न एंव स्वच्छ रहता है और वह स्वयं में नवीनता पाता है। तंद्रालु, सुस्त, जड़ (जेल्सी) खिन्न और चिड़चिड़ा सायंकालीन वृद्धि।

सिर - जड़, पिछले भाग में, आंखों के अन्दर ऊपर भारीपन महसूस होता है, जो शाम को अधिक लगता है। सिर के बार्यी ओर दर्द, प्रचण्ड सिर दर्द।

कान - रात को ऐसा महसूस होता है जैसे कम्बुकर्णी नलियाँ (eustachian tubes) बंद हो गई हों (काली-म्यूरि); प्रात: काल खुली हुई या फैली हुई लगती है।

आमाशय - अत्यधिक प्यास। भूख गड़बड़ा जाती है, परन्तु कभी-कभी इतनी बढ़ जाती है कि रोगी असाधारण मात्रा में खाने लगता है। उसे बार-बार इतना खाना पड़ता है कि वह नियमित भोजन काल की प्रतीक्षा नही कर सकता, दोपहर से पहले ही भूख लग जाती है (सल्फ)। भोजन में अनेक प्रकार के दोष निकालता रहता है और मीठी चीजें खाने को लालायित रहता है।

उदर - अफारे के साथ फुलाव, पेट में हवा इधर-उधर घूमती रहती है, भोजन करने के कई घन्टे बाद वृहयंत्र के साथ-साथ दर्द। पीला दर्दनाक मल, साथ ही आध्यानयुक्त जलन। चिर उपांत्रशोथ (Chronic appendicitis)।

मूत्र - वृक्क निष्क्रिय, मूत्रत्याग की निरंतर इच्छा। मूत्रमेह (फास्फो - एसिड) यूरिया, इडिकैन और फास्फेट की बढ़ी हुई मात्रा।

नींद - पहले की अपेक्षा अच्छी नीदं, विशेषकर सुबह-सबेरे। यह औषधि निर्विध्न, प्रगाढ़ एंव स्फूर्तिदायिनी निद्रा लाती है।

सम्बन्ध - आवेना-सैटा, डिपोडियम पंक्टा, जेल्सी, हाइड्रे, काली फास्फो, फास्फो-एसिड़, जिंक से तुलना कीजिए।

मात्रा - बड़ी मात्रा में (अर्क की 5 से 10 बूंदे) दिन में कई बार देने से उत्तम परिणाम मिले हैं। इसका उपयोग तब तक करते जाना चाहिए, जब तक शरीर में शक्ति नही आ जाती।

(17) ऐलियम सिपा (Allium Cepa)

Red Onion. *Liliaceæ.*

प्याज़ के रस से यह औषधि बनाई जाती है। प्याज़ की झाँज के आँख और मुँह में लगने से हाल के जुकाम के सारे लक्षण पैदा हो जाते हैं, ऐसी लक्षणायुक्त जुकाम में ऐलियम- सिपा का प्रयोग करने से बहुत जल्दी फ़ायदा होता है।

ज़ुकाम (Coryza)– नाक से जहरीला पतला पानी का निकलना ही इसका प्रधान लक्षण है। यह पानी नाक के जिस स्थान से बहता है उस स्थान की खाल छिल जाती है। इस लक्षण में यूफ्रेशिया के साथ इसका घनिष्ट सम्बन्ध है। दोनों औषधियों में आँख और नाक से बहुत ज़्यादा पानी निकलता है। फ़र्क़ यह है कि ऐलियम-सिपा में नाक के पानी से खाल छिल जाती है, आँख के पानी से यह बात नहीं होती(Bland lachrymation)–यूफ्रेशिया में इसके विपरीत होता है, अर्थात् आँख के पानी से गाल की त्वचा छिल जाती है, नाकके पानी से नहीं।

ज़ुकाम का सिर दर्द (Catarrahal headache)–इसकी सारी तकलीफ़ें ठण्ड़े कमरे के अन्दर और खुली हवा में कम रहती हैं। यदि सिर दर्द शाम के वक्त कमरे के अन्दर रहने से बढ़ता हो और खुली हवा में जाने से कम हो जाए, तो ऐलियम सिपा द्वारा लाभ होंगा। इस लक्षण पर यूफ्रेशिया और पल्सेटिला के साथ तुलना करो। रज़ोधर्म के दिनों में सिर दर्द का बन्द हो जाना और ऋतुस्राव बन्द होते ही सिर दर्द का आरम्भ होना, इसका विशेष लक्षण है (लैके, ज़िंक)।

इस औषधि में चेहरे, छाती, सिर और गर्दन की नसों में एक प्रकार का स्नायुविक दर्द होता है, जिसमें रोगी महसूस करता है कि यह दर्द लम्बे डोरे की तरह है (Neuralgic pains like a long thread, in face, head, neck and chest)।

शल्य क्रिया की सहायता से प्रसव कराने के बाद (After forceps delivery) जरायु की छिन्न भिन्न नसों में और किसी अङ्ग को काट डालने के बाद उसके टूँट की नसों में जलन और दर्द होने पर (Neuralgia of stump after amputation) ऐलियम-सिपा लाभदायक है (हाइपर)।

प्रसूति में कभी कभी प्रसूता की अंगुलियों में एक प्रकार की सूजन होती है जिस में बाँह पर स्थान स्थान पर लाल लकीरें पड़ जाती हैं, इस प्रकार की बिसहरी (Whitlow) में ये औषधि विशेष लाभदायक है; यह फ़ोड़ा बड़ा ही कष्टदायक होता है, रोगिणी को दिन-रात तड़पते बीतता है।

वायुशूल, पेटदर्द (Colic)–पैर भीग कर ठण्ड लगने, बहुत ज़्यादा खाने, खीरा या कच्चे साग का अचार खाने, बवासीर से उत्पन्न, बालकों के पेट दर्द में यह उपयोगी है, बैठे रहने से दर्द में वृद्धि होती है और चलने फिरने से कमी हो जाती है।

पैर में, विशेष करके एड़ी में जूते की रगड़ से या अन्य किसी प्रकार रगड़ लगकर घाव हो जाने पर (sore and raw spots on feet, especially heel, from friction) यह लाभदायक है।

नाक के अन्दर के मांसार्बुद में (Nasal polypus, मेर-वे, सैंग्वि, सोरि) यह उपयोगी है।

सम्बन्ध (Relations)–फ़ास, पल्स और थूजा के साथ पूरक (Complementary) सम्बन्ध।

मांसार्बुद में कैल्केरिया और साइलीशिया के पहले उपयोगी है।

यूफ्रेशिया के साथ समगुण सम्बन्ध, मगर ज़ुकाम और आँसू के लक्षण में विपरीत है। भीगने के बुरे फल में रस-टाक्स के साथ सम्बन्ध है।

वृद्धि (Aggravation)–विशेष करके शाम के वक्त और गर्म कमरे के अन्दर।

ह्रास (Amelioration)–ठण्डे कमरे के अन्दर और खुली हवा में (पल्स)।

मात्रा (Dose) - तीसरी शक्ति।

18 ऐलियम सैटाइवम
(Allium Sativum)

Garlic

आंतों की श्लैष्मिक झिल्लियों पर यह औषधि प्रत्यक्ष क्रिया करती है, फलस्वरूप उनकी पुर: सरण क्रिया बढ़ती है। बृहदांत्रशोथ, साथ ही रोग समुह वाहिका-विस्फोटक गुणों से मुक्त प्राय: मूलारिष्ट की 20 से 40 बूंदे पीने के बाद 30 से 45 मिनट के अन्दर धमनी अल्परक्त दाब (arterial hypotention) की अवस्था आरम्भ हो जाती है।

उन मांसल व्यक्तियों जिन्हे मदाग्नि तथा नजले की शिकायत रहती है, विशेष लाभदायक है, आरामदायक जीवन व्यतीत करने वाले लोग। ऐसे रोगियों के लिये लाभप्रद है जो भोजन में मुख्यत: अधिक मांस खाते हैं और पानी कम पीते हैं। कूल्हे में दर्द, कटिलम्बिका (Psoas) एवं श्रेणिफलकिका पेशियों में दर्द। फेफड़ों का क्षय।

खांसी बहुत आती है परन्तु बलगम नही निकलता, सामान्य तापमान हो जाता है , भार बढ़ जाता और नींद भी ठीक नही आती, खूनी कफ आता है।

सिर एंव मुख - कनपटियों में भारी टपकन, नजले से सम्बन्धित बहरापन। खाना खाने के बाद और रात को अत्यधिक मीठी लार बहती है। जीभ के ऊपर या कण्ठ के अन्दर बाल होने की अनुभूति होती है।

आमाशय - जलनयुक्त डकारें, राक्षसी भूख। पथ्य में जरा-सा परिवर्तन भी कष्टदायक होता है। कब्ज के साथ अंतड़ियों में लगातार हल्का दर्द होता है। जीभ पीली उस पर लाल लाल दाने हो जाते हैं।

श्वास संस्थान - रोगी की श्वास नलियों में निरंतर घड़घड़ाहट होती है। रोगी के बिस्तर छोड़ते ही खांसी उठने के साथ बलगम निकलता है, जो बहुत चिपचिपा और बदबूदार होता है। उसे बाहर फेकंना कठिन हो जाता है। ठन्डी हवा सहन नहीं कर सकता। श्वास नलियां फैल जाती हैं, छाती में भाला घोंक देने जैसा दर्द होता है।

स्त्री - स्त्रियों के स्तनों में सूजन के साथ दर्द होता है। ऋतुस्राव के दौरान योनि तथा स्तनों और भग (vulva) पर फुंसिया निकल आती हैं।

सम्बन्ध - डा॰ टेस्टी के अनुसार इसका सम्बन्ध ब्रायोनिया वर्ग से होने के साथ लाइको, नक्स, कोलोसि, डिजिट से और इग्नेशिया से भी है, जो मांसाहारी लोगों पर ज्यादा असर करती है और शाकाहारियों पर कम। अत: शुद्ध शाकाहारियों की अपेक्षा, मांसाहारियों के लिय इनकी विशेष उपयोगिता पाई जाती है।

कैप्सिकम, आर्से, सेनेगा, काली - नाइट्रि से तुलना करनी चाहिए।

पूरक - आर्सेनिक, **प्रतिविष** - लाइको।

मात्रा (Dose) - तीसरी से छटी शक्ति तक । क्षय रोग में 4 से 6 ग्राम तक। जब घाव हल्का हो, तो रोज कई मात्राओं में बांट कर देनी चाहिए।

19 ऐलनस (Alnus)

Red Alder

यह औषधि मुख्यत: चर्म रोगों, ग्रन्थि निवर्धन (grandular enlargements) तथा पाचक रस के अपूर्ण स्राव के फलस्वरूप होने वाले अजीर्ण के लिये प्रसिद्ध है। यह पोषण को उद्दीप्त करती है और इस तरह गंडमाला सम्बन्धी उपद्रवों और बिवार्धित ग्रन्थियों पर प्रभावी क्रिया करती है। मुख और कण्ठ की व्रणग्रस्त झिल्लियों पर भी इसकी प्रभावी क्रिया होती है। पीबदार फुंसियों से उंगलियों पर पपड़ी जम जाती है जिससे बद्‌बू आती है। पाचक रस के अपूर्ण स्राव के कारण होने वाला अजीर्ण।

स्त्री - प्रदर के साथ जरायुग्रीवा (cervix) छिल जाती है, फलस्वरूप सहज ही रक्तस्राव होने लगता है। ऋतुस्राव के साथ ही पीठ से लेकर जाघनास्थि (Pubis) तक जलनयुक्त दर्द होता है।

चर्म- छाजन (Eczema) विसर्प (herpes) पुराना जबड़े के नीचे की ग्रंथियां बढ़ी हुई रक्तचित्तता, एक विशेष प्रकार का चर्म रोग, जिसमें शरीर पर बैंगनी रंग के दाने निकलते है और उनमें से खून निकलता रहता है। सरपेंचे (oak) का विषैला प्रभाव, अर्क का बाहरी प्रयोग करें।

मात्रा (Dose) - अर्क से तीसरी शक्ति तक।

(20) ऐलो साकोट्रिना
(Aloe Socotrina)

Socotrine Aloes. *Liliacaæ.*

पेचिश, दस्त और बवासीर की बीमारियों के लिए ऐलो एक उत्तम औषधि है, जब कि इसके विशेष लक्षण मिलें। यह रोगी किसी भी प्रकार का शारीरिक या मानसिक परिश्रम करने से ही थक जाता है और न तो उसे मानसिक परिश्रम करने की इच्छा ही होती है (नक्स-वो)। इस रोगी को जब कभी क़ब्ज हो जाता है, तो वह अपनी तकलीफ़ों के कारण खुद व खुद झुँझलाया करता है।

दस्त (Diarrhoea) अति भोर में, खाने और पीने के बाद तुरन्त ही पाख़ाने को दौड़ना, ऐलो का सर्वप्रधान लक्षण है, वेग धारण नहीं कर सकता, अगर फौरन न जाय, तो कपड़े ख़राब हो जायेंगे। भोर में बिछौन पर से उठ कर भागने के लक्षण पर सल्फर, रूमेक्स ओर पाडोफ़ाइलम के साथ इसकी तुलना होती है । संक्षेप मे फ़र्क यह है कि सल्फर रोगी ख़्याल करता है कि मेरी आँतें मलद्वार से बाहर निकल पड़ेंगी। **रूमेक्स** रोगी को ठण्डी हवा बुरी मालूम होती है और सुबह 5 से 10 बजे तक वेदनाशून्य बदबूदार पाख़ाना होता है। **पाडोफाइलम** में सुबह से दोपहर तक पतले दस्त होते है और शाम के वक्त स्वाभाविक पाख़ाना होता है।

पीले रंग का पतला अथवा चमकीला आँव मिला हुआ पाख़ाना होता है। रोगी का मलद्वार इस कदर शिथिल होता है कि कभी कभी उक्त प्रकार का थोडा सा मल जब तक पूरे तौर से बाहर निकल नहीं आता, तब तक रोगी कुछ भी जान नहीं पाता। रोगी को पेशाब करते या हवा ख़ारिज करते समय मलत्याग हो जाता है। रोगी ख़्याल करता है कि उसका मलद्वार पतले भारी पदार्थ से भरा हुआ है, बहुत जल्द निकल पड़ेगा और वास्तव में ऐसा हो भी जाता है। ऐलो में एक विश्वास योग्य लक्षण यह है कि मलत्याग करने के पहले नीचे के पेट में **अत्यन्त गड़गड़ाहट का शब्द** होता है। रोगी अपना सारा नीचे का पेट अत्यन्त भारी महसूस करता है।

हवा ख़ारिज होने के साथ मल के निकल पड़ने की आशंका का लक्षण **ओलियेन्डर, म्यूरियेटिक ऐसिड और नेट्रम-म्यूर** में भी है। फ़र्क यह है कि **ओलियेन्डर** में पूर्व दिन का खाया हुआ खाना अजीर्णावस्था में मल के साथ निकलता है या बच्चों के पुराने दस्तों (Chronic diarrhoea) की बीमारी में भोर में बिस्तर खराब हो जाता है। म्यूरियेटिक ऐसिड में प्रत्येक बार पेशाब करते समय पाख़ाना निकल पड़ेगा, ऐसी आशंका होती है। मुँह ख़ुशक, प्यास और बुख़ार के साथ पुराने दस्तों की बीमारी में हवा ख़ारिज होते समय पाख़ाने के निकल पड़ने की आशंका हो, तो **नेट्रम-म्यूर** अधिक लाभदायक है। म्यूरियेटिक ऐसिड़ में पख़ाने की हाजत में रात्रि के 1 से 4 बजे के अन्दर वृद्धि होती है, खाने और पीने के बाद मलवेग लक्षण द्वारा फ़र्क निर्णय होता है।

कठिन मल के अनायास निकलने का लक्षण ऐलो के सिवाय और किसी दूसरी औषधि में नहीं है। मानवीय डाक्टर नैश कहते हैं कि 'मैं एक समय एक बालक के क़ब्ज की चिकित्सा करने के लिए बुलाया गया था। बालक जन्म से ही क़ब्ज के रोग से कष्ट पा रहा था, उसे मलत्याग कराने के लिए बैठाने पर वह अत्यन्त रोना पीटना आरम्भ कर देता था और बहुत चेष्टा करने से यहां तक कि पिचकारी (Enema) लगाने से भी थोड़ा सा भी मल नहीं निकलता था। मैंने कितनी ही औषधियों का प्रयोग किया, किन्तु कुछ भी फल नहीं हुआ। एक दिन अचानक बालक के मलद्वार की परीक्षा करने के लिए उसे करवट दिलाते ही मैंने देखा कि उसके बिछोने पर एक बड़ा सा लेंड पड़ा हुआ है। उसकी माता से पूछने पर उसने कहा कि अक्सर ऐसा हुआ करता है, बालक कब मलत्याग करता है मैं नहीं जान पाती।' ऐसे ही हम लोग भी जान नहीं पाते और कहते हैं कि 'मैंने उसे २०० शक्ति का ऐलो दिया और उसी से रोगी बहुत जल्द अच्छा हो गया है।'

बवासीर (Haemorrhoids)—मलत्याग करते समय **मस्से अंगूर के गुच्छे की तरह बाहर निकल आते हैं** (Haemorrhoids protrude like a bunch of grapes)। मस्सों के दर्द में ठण्डे पानी के प्रयोग से आराम मिलता है। इसके मस्से नीले रंग के होते हैं, रक्तस्राव और खुजली होती है। मलद्वार की खुजली और जलन के कारण नींद नहीं आती।

म्यूरियेटिक ऐसिड में भी नीले रंग के मस्से होते हैं, मगर इस में मस्सों को सेंकने से रोगी को आराम मिलता है, मस्सों को छूने से दर्द होता है, पेशाब करते समय मलद्वार को कांख कर बाहर निकलाने से पेशाब होता है।

पाडोफ़ाइलम की तरह ऐलो में भी जरायु की स्थानच्युति (Displacement of uterus) देखने में आती है, नीचे का पेट, मलद्वार इत्यादि में भारीपन और पूर्ण बोध द्वारा ऐलो को पहिचानना चाहिए।

जाड़े के मौसिम के साथ हर साल खुजली का उपस्थित होना (सोरि) इसका एक विश्वास योग्य लक्षण है।

सम्बन्ध (Relation)- उदर का रक्ताधिक्य (Abdominal plethora) और यकृत-शिरा के रक्तसच्युसंयुक्त (Congestion of portal circulation) अनेक पुराने रोगों में सल्फर की तरह यह औषधि व्यवहृत होती है; इसके द्वारा दवा हुआ चर्म रोग प्रकाशित होता है।

ऐमोन-म्यूर, गैम्ब, नक्स-वोम और पाडो के साथ ऐलो का समगुण संबंध।

वृद्धि (Aggravation)-भोर में, शरीरिक परिश्रम के अभाव से, गर्म खुश्क मौसिम में, खाने और पीने के बाद, खड़े रहने या चलने से।

ह्रास (Amelioration)-डण्डे पानी से, ठण्डे मौसिम में, हवा और मल के ख़ारिज होने से।

मात्रा (Dose) - 6 से उच्च शक्तियां। मलांत्र सम्बन्धी लक्षणों में तीसरी शक्ति की कुछ मात्रायें देकर परिणाम की प्रतीक्षा कीजिए।

21 अल्स्टोनिया स्कोलैरिस (Alstonia Scholaris)

Dita Bark

निम्न अवस्थायें इस औषधि के प्रयोग का स्पष्ट संकेत है:- मलेरिया सम्बन्धी रोगों के साथ-प्रवाहिका (diarrhoea) पेचिश (dysentery), रक्ताल्पता (anaemia) मन्द पाचन (Feeble digestion) आमाशय के अन्दर खोखलेपन की अनुभूति तथा उदर के अन्दर खालीपन महसूस होने के साथ दुर्बलता का अहसास। क्षयकारी ज्वरों के बाद यह एक बलवर्धक औषधि है।

उदर - रोगी को मलत्याग की इच्छा के साथ आंतों में ऐठन होती है। निचली आंतों में गर्मी और क्षोथ (irritation) कैम्प प्रवाहिका (camp diarrhoea), खूनी पेचिश तथा खूनी पाखाना, गन्दे पानी से तथा मलेरिया के कारण होने वाले दस्त। दर्द हीन पानी वाले मल (फास्फो-एसिड), खाना खाने के तुरन्त वाद दस्त का आना।

सम्बन्ध - अल्स्टोनिया, कास्ट्रिक्टा, डिटेन, सिन्कोना, हाइड्रेस्टिस, फेर साइनेटम, चायना।

मात्रा (Dose) - अर्क से तीसरी शक्ति तथा आमवती दर्दो के लिये वाह्य प्रयोग कीजिए।

22 एलूमेन (Alumen)

Common Potash Alum

होम्योपैथिक चिकित्सा में इस औषधि का उपयोग आंत्र लक्षणों में किया जाता है, आंत्रिक ज्वर (typhoid) एंव दु:साध्य कोष्ठबद्धता (obstinate constipation) के दौरान आतों से होने वाला रक्तस्राव, जो शरीर के सारे भागों की पेशियों की पक्षघाती दुर्बलता का एक चरण होता है (Paratlytic weakness), इसमें दोनों ही अवस्थाओं का समावेश रहता है। कठोरता की प्रवृति भी इसमें विशेष रूप से पायी जाती है। जीभ, मलांत्र, जरायु आदि के उतको (tissues) की कठोरता, ऐसे घाव जिनका तल कठोर होता है, श्वास नली के प्रतिशयाय रोग

से पीडित व्यक्ति विशेषकर बूढ़े व्यक्तियों के लिये उपयोगी। खुश्की और सिकुड़न की अनुभूति, मानसिक गुणों का आंशिक पक्षाघात, निगरणकष्ट (dysphagia), जिसमें तरल पदार्थों को निगलने में कठिनाई होती है, यह लाभकारी है।

श्वास संस्थान - बूढ़े लोगों में प्रात: काल विपुल परिमाण में रेशेदार बलगम निकलता है, दमे की शिकायत रहती है। वक्ष की भारी दुर्वलता, रक्तनिष्ठीवन (hoemophytsis) बलगम आता है, परन्तु बाहर बढ़ी कठिनाई से निकलता है।

मलांत्र - रोगी को अत्यन्त कब्ज रहता है। कई दिनों तक पाखाने की हाजत ही नहीं होती। पाखाने की हाजत किन्तु पाखाना होता ही नहीं। पाखाना बाहर निकालने में बहुत कठिनाई होती है। संगमरमर के पत्थर जैसे कठोर पिण्ड निकलते हैं, किन्तु मलांत्र तब भी पूर्णतया भरी हुई लगती है। मलत्याग के बाद मलद्वार में खुजली होती है और मलांत्र में लम्ब समय तक दर्द और चीस रहती है बवासीर के मस्सों में भी पाखाना बच्चों के मल के समान पीला होता है। आंतों से रक्तस्राव का होना।

स्त्री - स्त्रियों की जरायुग्रीवा (neck of uterus) एंव स्तन ग्रंथियां कठोर पड़ने की प्रवृत्ति (कार्बो एनि, कोनि)। योनि से पीला स्राव आने की पुरानी शिकायत, पुराना सूजाक, पीला स्राव साथ ही सारे मूत्रमार्ग में छोटी-छोटी गाठें हो जाती हैं। योनि में छालेदार चकते पड़ जाते है, ऋतुस्राव पनीला होता है।

सिर - सिर में जलन के साथ दर्द होता है, ऐसा लगता है जैसे सिर के ऊपर कोई बोझ रखा हुआ हो तथा रोगी हाथ से दबाने पर आराम महसूस करता है।

कण्ठ - कण्ठ ढीला-ढाला तथा श्लैष्मिक झिल्ली लाल और सूजी हुई होती है। कण्ठ के अन्दर गुदगुदाहट होती है कण्ठ के अन्दर ठन्ड लगने का स्वभाव, गलतुण्डिकायें बढ़ी हुई और कठोर होती हैं। ग्रासनली में नीचे की ओर जलन और दर्द होता है। जरा सी ठण्ड लगते ही गला खराब हो जाता है।

हृदय - दायीं करवट लेटने से रोगी की हृदय की धड़कन बढ़ जाती हैं।

चर्म - ग्रंथियों की कठोरता, दुर्गम उपकलार्बु (epithelioma) ऐसे व्रण (ulcers). जिनका तल कठोर होता है आदि में विचारणीय, शिरायें फूल जाती है और उनमें से रक्तस्राव होता है। लम्बे समय तक प्रक्षोम दाहजनित (inflammatory irritation) गतिशील रहने के फलस्वरूप होनी वाली कठोरता। ग्रंथियों का प्रदाह हो जाता है और वे कठोर हो जाती हैं जननागी खालित्व (alopecia) वृषणकोष एंव लिंग के पिछले भाग का छाजन।

वाह्यांग - सारे शरीर की पेशियों, विशेष रूप से बाहों और टांगों की पेशियों में दुर्बलता का अहसास। अंगों के चारों ओर सिकुड़न की अनुभूति होती है।

सिर दर्द को छोड़कर , जिसमें ठण्ड से आराम पाता है, सभी लक्षणों में ठण्ड से वृद्धि।

मात्रा - पहली से तीसवीं शक्ति। अति उच्चतम शकितयाँ गुणाकारी सिद्ध हुई हैं यदि 10 ग्रेन फिटकरी के चूर्ण को जीभ पर रख दिया जाये, तो दमा का आवेश रुक जाता है।

23 ऐलूमिना (Alumina)

Pure Clay / Oxide of Aluminum *Argilla*

ऐलूमिना अधिकतर पुराने रोगों में ही उपयोगी है। शरीर के हर एक अंग के पुट्ठों से पक्षाघात की तरह कमजोरी का प्रकट होना ही ऐलुमिना का चरित्रगत लक्षण है। हाथ पाँव बहुत कमजोर हो जाते हैं। इस कमजोरी का प्रभाव विशेष करके मलद्वार (Rectum) और मूत्राशय (Bladder) पर पड़ता है। ऐलूमिना रोगी के हर एक अंग में शिथिलता और जड़ता होती है। चित्त की अवस्था में भी शिथिलता, अस्थिरता और जड़ता पाई जाती है। जैसे वह जब आप कुछ कहता है तब ख़्याल करता है कि किसी दूसरे ने कहा, इसी तरह से जब वह कोई चीज़ देखता है तो ख़्याल करता है कि दूसरे ने देखा। वह किसी बात को सही सही सोच नहीं सकता। घबराया और हक्का-बक्का सा मालूम देता है। ऐलूमिना रोगिणी ख़्याल करती है कि उसने कोई अनुचित कर्म कर डाला है। वह परिवर्तनशील मिज़ाज की होती है, कभी तो किसी विषय पर सन्देह रहित होती है और कभी सात पाँच करती है, चिड़चिड़ी और ज़िद्दी होती है, उदास रहती है, भावी अमंगल के बारे में आशंका किया करती है। इसके लिए कोई काम जल्दी से नहीं होता, उसे **समय बहुत धीरे-धीरे बीतता हुआ मालूम देता है** (Time passes too slowly; an hour seems half a day) एक घंटा आधे दिन के बराबर मालूम पड़ता है (आर्ज-नाइट्र, कैना-इन्डि) ऐसा मालूम होता है कि मानो सब काम देर से हो रहा है, कोई काम उचित समय के अन्दर पूरा नहीं होता।

बच्चा सुबह को जब सो कर उठता है, घबराया हुआ सा मालूम देता है, उसे घर की सब चीज़ें अपरिचित सी मालूम देती हैं (इस्क्यू, लाइको)।

चेहरे पर मकड़ी के जाले की तरह कुछ लिपटा हुआ सा मालूम पड़ना इसका एक अद्भुत लक्षण है (बैरा-का, बोर, कैलेड, ग्रैफ़), रोगी उसे बार बार हाथ से छुड़ाने की कोशिश करता है।

यद्यपि ऐलूमिना रोगी में शारीरिक उत्ताप का बहुत ही अभाव होता है (There is a great lack of animal heat) तथापि **वह खुली ही हवा में रहना पसन्द करता है।**

इसमें एक अद्भुत लक्षण यह है कि ऐलूमिना **रोगिणी कलफ, खरिया, मिट्टी, लकड़ी का कायेला, कन्डे की राख, फटे चिथड़े** इत्यादि अखाद्य द्रव्य खाना बहुत पसन्द करती है (Great desire for starch, chalk, charcoal and other indigestible things, सिक्यू, सोरि)। ऐलूमिना रोगी को आलू कभी मुआफिक नहीं पड़ता (Potatoes disagree), **आलू खाने से शीघ्र बीमार हो जाता है।**

कब्ज़ (Constipation)- मलद्वार में जब तक बहुत सा मल जमा नहीं हो जाता, तब तक मल त्याग की इच्छा न होना (No desire for and no ability to pass stool until there is a large accumulation) यह ऐलूमिना का सर्व प्रधान लक्षण है। **मलद्वार की इस कदर शिथिलता होती है कि पतला मल निकालने में भी बहुत ज्यादा काँखने की आवश्यकता होती है** (Inactivity of rectum, even soft stool requires great straining, ऐनाक, प्लैट, साइली, वेरेट्र) मल इस क़दर सख़्त और गठीला होता है कि रोगी को पख़ाने में किसी चीज़ को ख़ूब मज़बूती से पकड़कर काँखना पड़ता है। मल आँव से लिपटा हुआ होता है अथवा नर्म चिकनी मिट्टी की तरह मलद्वार में चिपका रहता है (प्लैट), जल्द छूटता नहीं। दूध पीते बच्चों को कृत्रिम खाद्य पदार्थ (Artificial food) खिलाने के कारण, बोतल में दूध पीकर पलने वाले बच्चों के, बूढ़ों (लाइको, ओपि) और सगर्भावस्था में (सिपि) मलद्वार की निश्चेष्टता के कारण, स्त्रियों के क़ब्ज़ में ऐलूमिना विशेष उपयोगी है।

ऐनाकार्डियम में रोगी ऐसा अनुभव करता है कि मलद्वार मानों डाट से बन्द हो गया है, बार-बार पाख़ाने की हाजत होती है, परन्तु पाख़ाने में जाने से पाख़ाना तो होता ही नहीं, इसके उपरान्त हाजत भी जाती रहती है, ऐलूमिना में पाख़ाने की हाजत ही नहीं होती।

सिपिया के गोल गठीले मल को अति कष्ट के साथ बाहर निकालना पड़ता है और मलद्वार मं बोझ मालूम होता है, पाख़ाना हो जाने के बाद भी बेचैनी रहती है।

साइलीशिया में सख़्त मल मलद्वार तक निकल कर फिर अन्दर चला जाता है, अंगुली इत्यादि की सहायता के बिना बाहर निकल नहीं सकता, ऐलूमिना का मल कभी कभी गीला भी होता है, परन्तु तिस पर भी अत्यन्त ज़ोर लगाए बिना नहीं निकलता।

प्लैटिनम में भी मलद्वार में मुलायम मल के लगे रहने का लक्षण है, परन्तु इसमें भी बार बार निष्फल मल की हाजत है।

यह याद रहे कि ऐलूमिना रोगी की बहुत सी तकलीफ़ें आलू खाने से बढ़ जाती हैं। आलू खाने से बदहज़्मी हो जायगी, पतले दस्त आने लगेंगे, खाँसी में वृद्धि हो जायगी। ऐलूमिना रोगी की तकलीफ़ें नमक, शराब, सिरका और काली मिर्च खाने से भी बढ़ जाती हैं, इस रोगी को शराब ज़रा भी बरदाश्त नहीं होती। **ज़िक्किम** रोगी की भी सारी लकलीफें शराब से बढ़ जाती हैं।

मलद्वार के चिटक (Fissures) जाने पर भी ऐलूमिना विशेष उपयोगी औषधि है। चिटके हुए मलद्वार को आराम करने के लिए **नाइट्रिक ऐसिड, कास्टिकम और ग्रैफ़ाइटिस** में भी अद्भुत शक्ति है। यह याद रहे कि रोगी (Patient) के विशेष लक्षण मिलने पर ही औषधि मन्त्र शक्ति की तरह काम करेगी।

मूत्र-यन्त्र (Urinary Organs)-ऐलूमिना का चरित्रगत पक्षाघात का लक्षण मूत्र-यन्त्र पर भी पाया जाता है। मूत्राशय (Bladder) में भी शिथिलता और जड़ता होती है, मूत्राशय का पेशाब को बाहर निकालने की शक्ति घट जाती है। पेशाब को निकालने के लिए बहुत ज़्यादा बार बार काँखना पड़ता है, अक्सर खुड्डी पर बैठकर पाख़ाने के लिए काँखने पर (Has to strain at stool in order to urinate) पेशाब निकलता है।

पुःलिंगेन्द्रिय (Male Organs)-स्त्री प्रसंग करने की इच्छा घट जाती है या एक दम नहीं रहती, नामर्दी आ जाती है। पाख़ाना कब्ज़ के साथ होने के कारण शुक्रक्षय हो जाता है। लिंग का इस प्रकार की शिथिलता का होना कुछ आश्चर्य की बात नहीं है, शरीर के हर एक अंग में पक्षाघात का होना, तो ऐलूमिना का चरित्रगत लक्षण है।

गनोरिया (Gonorrhoea) के बाद पुराने ग्लीट (Gleet) में भी वह विशेष उपयोगी है।

स्त्री-जननेन्द्रिय (Female Organs) - ऐलूमिना दुबली पतली, कमज़ोर और रक्तक्षीण नरम स्वभाव की रोगिणी होती है। **प्रदरस्त्राव** इस कदर ज़्यादा होता है कि गुप्तस्थान में रूमाल व्यवहार न करने से वह **रोगिणी की एड़ी तक बहता है** (Leucorrhoea acrid and profuse, running down to the heels) दिन के समय वृद्धि होती है और ठण्डे पानी से नहाने से कमी हो जाती है। इस लक्षण पर यह औषधि सिफिलिनम के साथ तुलनीय है। ऐलूमिना रोगिणी का ऋतुस्त्राव (Menses) थोड़ा मैले रंग का होता है, ऋतुस्त्राव के बाद रोगिणी इस क़दर शारीरिक और मानसिक दुर्बलता अनुभव करती है कि बात करने से भी थकावट मालूम होती है, इस लक्षण पर कार्बो-ऐनिमैलिस इसके साथ तुलनीय है। कार्बो-ऐनिमैलिस का ऋतुस्त्राव सुबह के समय अधिक होता है। रजोधर्म के दिनों में नीचे के धड़ की दुर्बलता के कारण खड़ा न हो सकना **कक्यूलस** का लक्षण है।

रक्तक्षीणता और शरीर के फ़ीकेपन में पल्सेटिला और नेट्रम-म्यूर के साथ इसकी तुलना होती है। संक्षेप में फ़र्क यह है कि खरिया, मिट्टी, लकड़ी का कायेला, कन्डे की राख, फटे चिथड़े इत्यादि अखाद्य द्रव्य खाने की रूचि रहने पर ऐलूमिना, रोटी खाने की इच्छा न रहने पर नेट्रम और चर्बीदार द्रव्य में अरूचि रहने पर पल्सेटिला अधिक लाभदायक है।

पुराने ज़ुकाम (Old catarrh) में **पल्सेटिला** के साथ ऐलुमिना की सदृश्यता पाई जाती है, दोनों औषधियों की रोगिणी क्रन्दनशील होती हैं, परन्तु शरीरगत विशेषधर्म में दोनों औषधियों में पार्थक्य देखने में आता है, ऐलूमिना रोगिणी दुबली पतली और देखने में बीमार सी होती है, परन्तु पल्सेटिला रोगिणी अपेक्षाकृत स्थूल शरीर की होती है।

हलक़ (Throat) हलक़ में भी इसका चरित्रगत पक्षाघात का लक्षण पाया जाता है। मानों पक्षाघात से हलक़ में कमज़ोरी आ गई है, भारी या बैठी हुई आवाज़, बहुत देर तक बोल या गा नहीं सकता, गवैयों का गला बैठ जाने पर उनके लिए ऐलूमिना उत्तम औषधि है (आर्ज-मेट, आर्ज-नाइट्र, एरम, फ़ास)। शाम के वक्त हलक़ में बहुत ही खुश्की मालूम होती है, जिस कारण हलक़ को बार बार साफ़ करना पड़ता है। सुबह और शाम के वक्त हलक़ में गाढ़ा लेसदार बलगम चिपका रहता है (ऐमन-म्यूर, कैलि-बाइ)। ऐसा मालूम पड़ता है कि मानों हलक़ के अन्दर एक खपच अटका हुआ है (आर्ज-नाइट्र, नाइट्र-ऐसिड, हिपर)।

रात के समय बहुत देर तक तकलीफ़, देह सूखी, खाँसी आती है, खाँसते-खाँसते कै़ हो जाती है और दम घुटने लगता है।

लोकोमोटर ऐटौक्सिया (Locomotor Ataxia)-प्रकार का पक्षाघात रोग के लिए ऐलूमिना एक उत्तम औषधि है। रोगी अपनी दोनों टाँगों को अत्यन्त भारी अनुभव करता है, चलते समय मतवाले की तरह डगमगाता है और बैठ जाने को मजबूर होता है, मानों दोनों पैरों को घसीट कर चलना पड़ता है। रोगी रात के समय चल नहीं सकता, आँखे बन्द करके नहीं चल सकता, चलते समय एड़ियों में झनझनाहट होने लगती है, टाँगें सुन्न पड़ जाती हैं, अत्यनत थकावट और दुर्बलता मालूम होती है। कमर में दर्द होता है, रोगी ख़्याल करता है कि मेरी रीढ़ के अन्दर एक गर्म लोहे

की सींक चलाई जा रही है। गठिया बाय के रोगी में इस प्रकार के पक्षाघात में यह विशेष उपयोगी औषधि है।

चर्म (Skin)-ऐलूमिना रोगी का चमड़ा बहुत ही खुशक होता है, कदाचित पसीना निकलता है। जिन रोगियों को बहुत ज़्यादा पसीना आया करता है उनके लिए यह औषधि उपयोगी नहीं है। **कैल्केरिया** इसकी ठीक विपरीत औषधि है, क्योंकि इसमें बहुत ज्यादा पसीना आता है। ऐलूमिना में शुरू में बदन पर फुन्सियां नहीं होती, मगर शरीर पर खुजली मचने पर रोगी इस क़दर खुजलाता है कि खून निकल आता है। पपड़ियां जम जाती हैं और उनमें दर्द होता है। बिस्तर की गर्मी से बेहद खुजली होती है (सल्फ), जाड़े के मौसिम में वृद्धि होती है (पेट्रो)।

सम्बन्ध (Relation)-ऐलूमिना, ब्रायोनिया की पूरक (Complementary) औषधि है।

ब्रायो, लैके और सल्फ के बाद अच्छा काम देती है।

रोग की नई अवस्था में ब्रायोनिया और पुरानी अवस्था में ऐलूमिना उपयोगी है।

बुढ्डों के रोग में बैराइटा-कार्व और कोनायम, ऐलूमिना के साथ मिलते जुलते हैं।

सीसे से दूषित हो जाने से, सीसे से पेट के दर्द (Painter's colic) में और सीसे से नाना प्रकार के रोग में ऐलूमिना एक प्रधान औषधि है।

वृद्धि (Aggravation) ठण्डी हवा से, जाड़े के मौसिम में, बैठते समय, आलू खाने से, सूप (Soup-माँस का झोल) पीने से, एक दिन छोड़ कर, अमावस्या और पूर्णिमा के दिनों में।

ह्रास (Amelioration)-मृदु ग्रीष्म ऋतु में, गर्म चीज़ पीने से, खाते समय (सोरि), बरसात के मौसिम में (कास्टि)।

मात्रा (Dose) - छठी से तीसवीं और उच्चतर शक्तियाँ। क्रिया धीमी गति से विकसित होती हैं।

24 एलूमिना सिलिकैटा

(Alumina Silicata)

Andalasite rock *Alumina 63, Silica 37 Parts*

मस्तिष्क, मेरुदण्ड एंव स्नायुजाल सम्बन्धी पुराने रोगों के लिये यह एक गूढ क्रिया करने वाली औषधि है। इसका प्रमुख लक्षण सिकुड़न है, शरीर के किसी भी भाग में सिकुड़न हो इसमें शमिल होती है। शिरा-विस्फार (Venous distention), रीढ़ की हड्डी की दुर्बलता, रीढ़ की हडडी में दर्द और जलन होती है, शरीर के सारे अंगों में रेंगन, सुन्नपन और दर्द रोगी को मिरगी जैसी ऐठन और दर्द के दौरान ठण्डक महसूस होती है।

सिर - सिर में दर्द, खोपड़ी की सिकुड़न, मस्तिष्क रक्तसलंयन (congestion of brain), गर्मी से रोगी आराम महसूस करता है, पसीना आता है। आंखों में दर्द तथा चिनगारियां सी उडती दिखाई देती है। सर्दी जुकाम बार-बार हो जाता है, नाक की सूजन और व्रणग्रस्तता (ulceration)।

श्वास संस्थान - छाती में भारी दुर्बलता की अनुभूति होती है वक्ष प्रतिश्याय (catarrh of chest) दर्द, कच्चेपन की अनुभूति, छाती में सुई चुभनें की तरह दर्द होता है। खांसी (spasmodic cough) के साथ पीब जैसा चिपचिपा बलगम आता है।

बाह्यांग - सुन्नपन (numbness), भारीपन क्षेप (Jerking) कसक और पीड़ा

चर्म - नाडियों से सटी हुई रेंगन शिराये पूर्णतया भरी हुई और फैली हुई महसूस होती है। स्पर्श करने तथा हाथ से दबाने से दर्द होता है।

रूपात्मकतायें - ठण्डी हवा में रहने से, खाना खाने के बाद तथा खड़े रहने से वृद्धि होती है। रोगी भूखा रहने तथा बिस्तर में आराम करने से आराम महसूस करता है।

शक्ति - उच्चतर शक्ति।

25 ऐम्ब्रा ग्रीशिया
(Ambra Grisea)

Ambergris.

ऐम्ब्रा ग्रीशिया स्नायुविक और हिस्टीरियाग्रस्त (Nervous and hysterical) रोगियों के लिए अधिक उपयोगी है। छोटे छोटे बच्चों और बुढ्डों के रोगों में यह अक्सर व्यवहृत होता है। यह रोगी दुबला पतला और रक्तक्षीण (Anaemic) होता है। शारीरिक और मानसिक अत्यन्त परिश्रम से जिनका स्वास्थ्य एक दम भग्न हो गया हो, उनके लिए यह विशेष लाभदायक औषधि है। इसके सर्वांगीन लक्षणों से स्पष्टरूप से प्रकाशित होता है कि इस रोगी का स्नायुदौर्बल्य (Nervous weakness) कितना अधिक होता है।

ऐम्ब्रा ग्रीशिया रोगी का चित्त बहुत ही चंचल होता है, एक विषय छोड़कर दूसरे विषय पर बात करने लगता है (लैके), अपने प्रश्न के उत्तर के लिए प्रतीक्षा नहीं करता है, हर बात जानने का कौतुक तो होता है परन्तु थोड़ी देर के लिए अर्थात् उसके बारे में तुरन्त भूल जाता है; क्षण उदास क्षण प्रचण्ड, खुशी, रंज, संगत इत्यादि सभी बातों से बेपरवाही, सुबह जब उठता है चित्त की अवस्था बहुत ख़राब होती है मानों स्वप्न में है और शाम के वक्त दिमाग पागल की तरह हो जाता है, **ख़्याल में जो बातें आती हैं वे बहुत जल्द ग़ायब हो जाती हैं,** मनुष्यों की उपस्थिति में चित्त में घबराहट होती है अपनी ज़िन्दगी से बेज़ार हो जाता है, मृत्यु पसन्द करता है, **चित्त बहुत ही उदास रहता है, कई दिनों तक अकेला बैठकर रोता रहता है, गाना, बाजा सुनना, बरदाश्त नहीं कर सकता** (ऐकोन, नेट्रम-कार्ब, सैब), गाना बाजा सुनने से सारा शरीर काँपने लगता है, शारीरिक और मानसिक तकलीफ़ें बढ़ जाती हैं और हथौड़ी पीटने की तरह पीठ में दर्द होता है, गाना बाजा सुनने से सिर में दर्द होने लगता है, **गाना बाजा सुनने से खाँसी बढ़ जाती है** (पियानो बाजा सुनने से हलक़ में दर्द होना, कैल्केरिया का लक्षण है), सोचने और रंज से खाँसी में वृद्धि होती है। **गर्म कमरे के अन्दर और सुबह के समय उसकी तकलीफ़ों में वृद्धि होती है।** किसी प्रकार के बड़े व्यापार के बिगड़ जाने या घरेलू दुर्घटनाओं के कारण, शरीर भग्न हो जाने पर यह औषधि

उपयोगी है। यह सब इसके सर्वांगीन लक्षण हैं।

ऐम्ब्रा ग्रीशिया की शिकायतें अक्सर शरीर के एक तरफ़ हुआ करती हैं, जैसे शरीर के एक ही तरफ़ या जिस तरफ़ बीमारी हो, उसी तरफ़ पसीने का होना।

सिर (Head)-सिर में चक्कर और पेट में एक प्रकार की दुर्बलता अनुभव करने के कारण रोगी लेट जाने को मजबूर हो जाता है। सिर के दाहिनी तरफ़ किसी एक ख़ास स्थान पर जहाँ पर बाल हो छूने से दर्द होता है। सुबह के वक्त जागने पर खोपड़ी की खाल में दर्द होता है, कुछ देर के बाद वह सुन्न पड़ जाता है। दर्द दोनों कनपटियों से आरम्भ होकर सिर की चोटी तक फैलता है। नाक झिड़कने से सिर में दर्द होता है। बांयी तरफ माथे और आंखों में दर्द होता है। सिर के दर्द में परिश्रम से वृद्धि होती है, चुपचाप लेटे रहने से कम रहता है।

आँख (Eyes)-पलकों में इस क़दर खुजली होती है कि मानों बिलनियां (Styes) पैदा होंगी। आँखों में इस प्रकार का दर्द होता है कि मानों वे मज़बूती से बन्द कर दी गई हैं।

कान के यन्त्र में बिना किसी प्रकार की ख़राबी के कम सुनाई देता है।

सुबह के वक्त **नाक** से रक्तस्राव होता है (ऐगार, ब्रायो)। नाक के अन्दर ख़ून सूख जाने से पपड़ियां जम जाती हैं।

मुँह खुश्क रहता है, मगर प्यास नहीं रहती। मुँह से बदबू आती है (आर्नि, हिपर, आयोड, क्रियोज़, नाइट्र-ऐसिड, मर्क)।

हलक़ में भूरे रंग का बलगम जमा हो जाता है, जो कि आसानी से खखार कर बाहर निकाला जाता है।

पेट में ठण्डक मालूम होना (Sensation of coldness in the stomach) - इसका एक विशेष लक्षण है (कैल्क)। **पेट के एक तरफ़ ठण्डक मालूम होती है** (Coldness of one side of the abdomen)। लिवर (Liver) में दर्द होता है। बार बार डकारें आती हैं, जिस से बहुत ही कष्टदायक खाँसी होने लगती है।

कब्ज़ (Constipation)-पाख़ाना करते समय किसी दूसरे मनुष्य के, यहाँ तक कि दाई के भी वहाँ पर उपस्थित रहने से पाख़ाने का न होना और रोगिणी को बुरा मालूम देना इसका सर्वप्रधान लक्षण हैं (The presence of others, even the nurse, is unbearable during stool) बार बार पाख़ाने की हाजत उसे व्याकुल कर देती है। बुढ्डों के कब्ज़ में (ऐलूम, ब्रायो, नक्स-वोम, ओपि) यह लाभदायक है। कोई उपस्थित रहने से पेशाब का जल्द न होना नेट्रम-म्यूर का लक्षण है।

स्त्रियों के दो राजोधर्म के बीच के समय में, ज़रा ज़्यादा घूमना या कठिन मलत्याग के समय काँखना इत्यादि ज़रा ज़रा कारणों से रक्तस्राव होने पर ऐम्ब्रा लाभदायक है। यह प्रधान लक्षण है।

विशेषत: सिर्फ़ रात्रि में गाढ़ा, सफ़ेदी के साथ हल्का नीले रंग का श्लैष्मिक प्रदर (Leucorrhoea) निकलता है।

खाँसी (Cough)-कुकर खाँसी (Whooping cough), मगर साँस के साथ काँव काँव का शब्द नहीं रहता (काँव काँव का शब्द रहने से सिना), अत्यन्त कष्टदायक खाँसी और इसके साथ

डकारों का आना, खाँसी के साथ पसलियों में दर्द, आवाज़ बैठी हुई, टान्सिल (Tonsil) बढ़ा हुआ, मुँह में बदबू और कमज़ोर बच्चों का जुकाम, खाँसी और दमें की तकलीफ़ में यह उपयोगी है। बात करने या चिल्ला कर पढ़ने से खाँसी बढ़ जाती है (ड्रास, फ़ास)।

स्त्री प्रसंग करते समय तकलीफ़ बढ़ जाने पर ऐम्ब्रा लाभदायक है (स्त्री प्रसंग के बाद कष्टों का बढ़ना–ऐगारिकस)

बुखार (Fever)-शीत (Chill)-किसी ख़ास अंग में शीत अनुभव होना कुछ खाने से कमी हो जाती है।

पसीना (Sweat)-जिस तरफ़ दर्द हो, उसी तरफ़ पसीने की अधिकता होती है।

इस औषधि का शाम के वक्त प्रयोग नहीं होना चाहिए, क्योंकि रात के समय वृद्धि हा सकती है।

सम्बन्ध (Relations)–ऐक्टिया, ऐसाफ़, कोका, इग्ने, मास्क, फ़ास और वैलेर के साथ समगुण सम्बन्ध।

वृद्धि (Aggravation)-गर्म वस्तु पीने से, गर्म कमरे में, गाना बाजा सुनने से, लेटने से, चिल्लाकर पढ़ने या बोलने से, बहुत से मनुष्यों की उपस्थिति से, जागने के बाद।

ह्रास (Amelioration)-खाने के बाद, ठण्डी दवा से, ठण्डा खाना या पीने की वस्तु से, बिछौने से उठने पर।

मात्रा (Dose) - दूसरी और तीसरी शक्तियां। उत्तम परिणाम के साथ दोहराई जा सकती हैं।

(26) अम्ब्रोसिया
(Ambrosia)

Rag Weed

पराग कणों से उत्पन्न ज्वर (hay Fever), आंखों से पानी बहना, एंव पलकों में खुजली होती है जो सही नही जाती है। उन रोगी के लिये यह उत्तम औषधि है काली खांसी की कतिपय अवस्थायें, रोगी की सम्पूर्ण श्वास नली बंद हो जाती है। प्रवाहिका की विभिन्न अवस्थायें विशेष रूप से ग्रीष्म ऋतु के दौरान पेचिश हो जाती है।

आंखे - आंखों से पानी बहता है, उनमें दर्द और जलन रहती है।

नाक - नाक और सिर में भारीपन महसूस होना, छीकें आना। रोगी की नाक से पनीला स्राव निकलता है। बहने वाले जुकाम में श्वास प्रणली एंव श्वासनलियों के क्षोभण (irritation) के साथ दमा के दौरे पड़ते है (अरेलि, यूकेलिप्टि) रोगी की खांसी में सांय सायं की आबाज होती है।

सम्बन्ध - हे ज्वर में इनसे तुलना कीजिए, सैवाडि, बाइथिया, सक्सी-एसिड़, आर्से आयो, अरूण्डो।

मात्रा - अर्क से तीसरी शक्ति।

27 अमोनियम ब्रोमेटम (Ammonium Bromatum)

Bromide of Ammonia

सिर वक्ष, टांगो में सिकुड़न के साथ दर्द होता है। हाथ की उंगलियों के नाखुनों के नीचे क्षोभ (irritation) का अहसास होता है, जो दांतों से दबाने से कम होती है। स्वरयंत्र तथा ग्रासनली के पुराने प्रतिश्याय (Catarrh) स्नायविक सिर दर्द और मोटापे में प्रयोग की जाने वाली औषधि है।

आंखें - आंखों में सूजन तथा पलकों के किनारे लाल हो जाते हैं, रोगी के आंख की पुतली बड़ी प्रतीत होती है, आंखों के पास दर्द होता है, जो सिर दर्द का रूप ले लेता है। आंखों की मीमोबी ग्रन्थियां भी प्राय: सूज जाती है।

सिर - प्रमस्तिष्क रक्तसंकुलन (cerebral congestion) कानों के ऊपर जैसे किसी ने पट्टी बांध कर रखी हो, ऐसा अहसास होता है। रोगी को छींके आती हैं और नाक से गाढ़ा स्राव बहता है।

कंठ - गले के अन्दर गुदगुदाहट होती है, रात के समय सूखी उद्वेष्टकारी-खांसी उठती है। मुंह के अन्दर डंक मारने जैसा दर्द होता है, गलतोरणिका (fauces) में जलन, सफेद, तथा लसलसा बलगम आता है। वक्ताओं की आवाज बैठ जाती है।

श्वास संस्थान - खाँसी रुक-रुक कर होती है, खांसते समय दम घुटने लगता है। श्वासप्रणाल (tachea) एंव श्वासनलियों में गुदगुदाहट होती है, खांसी के साथ प्रात: 3 बजे ही जाग जाता है। रोगी को लगता है जैसे उसका दम घुट जायेगा। रात को लगातार खांसी उठती है, जिसके कारण वह ठीक से सो नही पाता, फेफड़ो में तेज दर्द होता है।

सम्बन्ध - हायोसा, कोनि आर्जेन्ना, काली-बाइ।

मात्रा - पहली शक्ति

28 अमोनियम कार्बोनिकम (Ammonium Carbonicum)

Smelling Salts.

ऐमोन-कार्ब एक गम्भीर क्रिया करने वाली, जन्मगत दोष संशोधक (Constitutional) और ऐन्टि-सोरिक (Anti-psoric-सोरा दोष संशोधक) औषधि है।

व्यापक या सर्वांगीन लक्षणसमूह (General symptoms)-ऐमोन-कार्ब रोगिणी सदैव उदासीन रहती है, वह रोती बहुत है, हरकत करने से उसे घबराहट और थकावट पैदा हो जाती है, और ज़रा ज़रा सी बातों में मूर्छा आ जाती है। दूसरों को बात करते सुनकर चित्त में सन्देह होता है। बरसाती मौसिम में उसकी मानसिक और शारीरिक तकलीफ़ें बढ़ जाती हैं। यह रोगिणी ठण्ड नहीं बरदाश्त कर सकती। बरसात के मौसिम में गठिया, कमज़ोरी, हृदय रोग, सिर दर्द, स्नायवीय

इत्यादि नाना प्रकार की तकलीफ़ें होने लगती हैं। **नहाने या धोने से नाना प्रकार की तकलीफ़ें होने लगती हैं,** जैसे नाक से रक्तस्राव, दिल की धड़कन, शरीर का कम्पन, हाथों का नीला पड़ जाना, नसों का सूज जाना इत्यादि। बच्चे घुमाना पसन्द नहीं करते। रोगिणी खुली हवा में घूमना पसन्द नहीं करती, ठण्डी हवा से तकलीफ़ें बढ़ जाती हैं। बिस्तर की गर्मी से गठिया वात का दर्द और कंपकपी में कमी रहती है। गर्म कमरे के अन्दर सिर दर्द में कमी रहती है। इसकी शिकायतें अधिकतर सुबह के 3 बजे आरम्भ होती हैं।

सुबह के वक्त मुँह और हाथ धोते समय बाँये नथुने से रक्तस्राव का होना-(Nosebleed: when washing the face) इसका एक आश्चर्यजनक लक्षण है, क्यों ऐसा होता है इसका कारण बतलाना बहुत ही कठिन है, परन्तु ऐसा होता है सही, पर इस औषधि से अच्छा भी होता है, यह सर्वथा सत्य है। कैलि-कार्ब में भी सुबह को मुँह धोते समय नाक से रक्तस्राव होता है। सुबह के वक्त नाक से ख़ून निकलने का लक्षण आर्निका, ब्रायोनिया और नक्स-वोमिका में भी है, परन्तु इनमें रक्तस्राव मुँह धोते समय नहीं होता। खाने के बाद नाक से रक्तस्राव होना, ऐमोन-कार्ब का लक्षण है।

अक्सर रात के समय रोगी की नाक का बन्द हो जाना (Stoppage of nose mostly at night) इसका और एक विशेष लक्षण है, इस लिए मुँह से साँस लेता है। छोटे बच्चों में अक्सर यह बात पाई जाती है। डिफ़थीरिया (Diptheria) रोग में भी यदि यह लक्षण पाया जाय, तो इससे लाभ होगा। हिपर, लाइको, नक्स वोम, सैम्ब्यू और स्टिक्टा के साथ इसकी तुलना करनी चाहिए।

रजोधर्म (Menses)-रजोधर्म होने के प्रारम्भ में हैज़े की तरह दस्तों का होना-(Cholera-like symptoms at the commencement of menstruation) इसका विशेष लक्षण है। इस लक्षण पर **ऐमोन-म्यूर, बोविस्टा, स्टैफ, सल्फ और वेरेट्रम-ऐल्बम** के साथ इसकी तुलना होनी चाहिए।

ऋतु-स्राव होने के पहले पेट में ऐंठन होती है, ऋतु-स्राव नियत समय से बहुत पहले और अधिक होता है, यह स्राव जहरीला होता है, जंघा में छू जाने से वह स्थान छिल जाता है, रात के समय और बैठे रहने से ऋतु-स्राव अधिक होता है (ज़िंक) । रजोधर्म के दिनों में दाँत और पेट में दर्द होता है। इन दिनों में रोगिणी बहुत ही उदासीन रहती है। उसे जाँघों में थकावट मालूम होती है, जमहाई आती रहती है और जाड़ा मालूम होता है।

प्रदर (Leucorrhoea)-प्रदर स्राव लगने से भग (Valva) और जाँघों की खाल छिल कर उसमें घाव हो जाना, इसका एक विश्वास योग्य लक्षण है।

परिश्रम करने या ज़ीने पर चढ़ने से साँस में तकलीफ़ और धड़कन होने लगती है, गर्म कमरे के अन्दर वृद्धि होती है।

खाँसी (Cough)-हलक़ में धूल जम जाने की सी सरसराहट होकर खाँसी आती है। इसकी खाँसी हर रोज़ भोर ३ से ४ बजे के अन्दर होती है (कैलि-कार्ब)। बुढ्डों की खाँसी में यह लाभदायक है।

इस रोगी को हर साल जाड़े के मौसिम में जुकाम हो जाता है।

क्षत रोग गैंग्रीन में अर्थात दु:साध्य गलित घाव में परिणित होने की आशंका रहने पर (Ulcerations tend to gangrene) यह लाभदायक है।

सम्बन्ध (Relations)- रस-टाक्स की विष-क्रिया और कीड़े मकोड़े के डंक की तकलीफ़ इस औषधि से दूर होती है।

अधिकतर शरीर का दाहिना भाग आक्रान्त होता है।

विरोधी सम्बन्ध (Inimical)-लैकेसिस के साथ।

वृद्धि (Aggravation)-ठण्डे, नम मौसिम में, भीगे पुलटिस से, हाथ-मुँह धोने से, ऋतु-स्राव के दिनों में।

ह्रास (Amelioration)-पेट के बल लेटने (ऐसेट-ऐसिड), दर्द की तरफ़ लेटने से, (पल्स), ख़ुश्क मौसिम में।

मात्रा (Dose) - 6 शक्ति-निम्न शक्तियां अधिक पुरानी होने पर खराब हो जाती हैं।

29 अमोनियम कास्टिकम (Ammonium Causticum)

Hydrate of Ammonia

अमोनियम कास्टिकम हृदय को उद्दीप्त करने वाली शक्तिशाली औषधि है। अत: मूर्छा घनास्रता (thrombosis) रक्तस्राव (haemorrhage) सर्पदंश (snake bites) तथा क्लोरोफार्म जनित सुषुप्ति (chloroform narcosis) में इसे नाक के रास्ते सुंघाया जाता है अथवा रोगी को नाक के रास्ते से दिया जाता है।

चूंकि यह शक्तिशाली औषधि श्लेष्म कलाओं (mucous membranes) का शोथ (oedema) एंव व्रण (ulceration) उत्पन्न करती है अत: इन्ही लक्षणों के आधार पर इसका प्रयोग किया जाता है। फिल्वीदार क्रूप (membranous croup) में जब ग्रासनली में जलन होती है, तब इसका उपयोग उत्तम होता है।

श्वास संस्थान - रोगी को सांस लेने में कठिनाई होती है, बलगम के साथ अविराम खांसी आती है, रोगी का स्वरलोप हो जाता है। गले के अन्दर कच्चापन और जलन होती है। कण्ठद्वार (glottis) की ऐंठन के साथ घुटन होती है, लम्बा सांस खीचने पर ग्रासनली में दर्द होता है। काकलक (uvula) श्वेत श्लेष्मा से अच्छादित रहता है। नाक का डिफ्थीरिया, जिसमें जलन के साथ त्वचा छिल जाती है और नाक से पानी बहता है।

वाह्यांग - रोगी को भारी थकान होती है और पेशियों में दुर्बलता आ जाती है। कन्धों का आमवात, त्वचा रुखी और गर्म रहती है।

मात्रा - पहली से तीसरी शक्ति तक।

30 अमोनिएकम डोरेमा/गम
(Ammoniacum Dorema/Gum)

Gum Ammoniac

यह औषधि बूढ़े तथा दुर्बल व्यक्तियों के लिये उत्तम है। इसका रोगी बदमिजाज और ठण्ड के प्रति सम्वेदन शील होता है, वह अपनी गर्दन और ग्रासनली में जलन और खुरचन सी महसूस करता है। पुरानी खांसी (chronic bronchitis) में यह विशेष उपयोगी है।

फेफड़ों में बहुत ज्यादा मात्रा में पीब जैसा बलगम इकट्ठा होना, किन्तु खांसने पर थोड़ी ही बलगम निकलना। रोगी सो नहीं सकता। दमा में खांसी कभी ढीली, कभी गाढ़ी गोंद जैसी बलगम बार-बार बहार निकालने की चेष्टा, किन्तु सहज में न निकलना।

श्वास संस्थान - रोगी को सांस लेने में कठिनाई होती है, इसका रोग ठन्डे मौसिम में अधिक बढ़ता है। श्वासनलियों का पुराना प्रतिश्याय (chronic bronchitis catarrh) इसका बलगम गाढ़ा, चिपचिपा और कठोर होता है। ह्रदय की धड़कन तेज हो जाती है, जो उदरगर्त तक फैल जाती है, बूढ़े लोगों के वक्ष में खुरदरी घड़घड़ाहट होती है।

सिर - नजले में नाक के अगले विवर (frontal sinuses) बन्द हो जाते हैं, जिसके कारण रोगी के सिर में दर्द होता है।

आंखें - रोगी को धुंधला नजर आता है। आंखों के आगे तारे और चिनगारियां तैरती नजर आती हैं। रोगी को पढ़ते-पढ़ते थकान होने लगती है।

कण्ठ - रोगी का गला सूखा रहता है, सांस के साथ ताजी हवा के अन्दर आने से रोग की वृद्धि होती है। रोगी को ऐसा लगता है जैसे उसका गला पूर्णतया भरा हुआ है और उसमें जलन तथा छिल जाने जैसी अनूभूति होती है। खाना खाने के बाद रोगी को लगता है जैसे कोई चीज गले में अटकी हुई है, जिसे निगलने की वह लगातार कोशिश करता है।

सम्बन्ध - ब्रायो, आर्निका।

सेनेगा, टाटार-इर्मेटि, बालसम पेरु से तुलना कीजिए।

मात्रा - तीसरी शक्ति का विचूर्ण (third trituration)

31 अमोनियम आयोडेटम
(Ammonium Iodatum)

Iodide of Ammonia

इस औषधि का प्रयोग तब किया जाता है जब श्वासनिकाशोथ (bronchitis) तथा स्वरयंत्रशोथ (laryngitis) प्रतिश्यायी फुफ्फुसपाक (catarrhal pneumonia) फुफ्फुशोथ (oedema of Lungs) में आयोडिन के प्रयोग से रोगों को आंशिक लाभ ही हो पाता है।

सिर दर्द- सिर में हल्का-हल्का दर्द होता है, विशेष रूप से युवकों का चेहरा मुर्खों जैसा हो जाता है तथा भारी हो जाता है। सिर में चक्कर आते हैं। मिनियर रोग (Meniere's disease) जिसमें कान की खराबी के कारण सिर चकराने लगता है।

सम्बन्ध (Relations)- अमोनियम टार्टेरिकम से तुलना कीजिए।

मात्रा- दूसरी और तीसरी शक्ति।

32 अमोनियम म्यूरियेटिकम
(Ammonium Muriaticum)

Sal Ammonia.

ऐमोन-म्यूर एक गम्भीर क्रिया करने वाली औषधि है।

व्यापक या सर्वांगीन लक्षण समूह (General symptoms)-ऐमोन-म्यूर रोगी ठण्ड बरदाश्त नहीं कर सकता। खुली हवा में रहने से उसकी बहुत सी शिकायतें बढ़ जाती हैं। एकाएक ही गर्मी मालूम होने के बाद पसीना आने लगता है। उत्कण्ठा, चिड़चिड़ापन और किसी किसी विशेष मनुष्य के प्रति घृणा। पेट और तिल्ली के स्थान में ख़ाली ख़ाली और काटता हुआ दर्द मालूम होता है। पीठ और कन्धों के बीच में ठण्डक मालूम होती है (कन्धों के बीच में एक टुकड़ा बर्फ़ रखा हुआ ऐसा अनुभव **लैकनैन्थिस** का लक्षण है)। नसें तनी हुईं मानों छोटी पड़ गईं ऐसी मालूम होती हैं।

आलसी, दीर्घसूत्री, स्थूल देह परन्तु जिनकी टाँगे अस्वाभाविक रूप से पतली हों, ऐसे रोगों के लिए ऐमोन-म्यूर विशेष लाभदायक है।

दोनों कन्धों के बीच में शीतलता बोध (Sensation of coldness in the back, between the scapula) इसका एक व्यापक लक्षण है। यह लक्षण अक्सर सीने की पीड़ा जैसे खाँसी इत्यादि के साथ देखने में आता है। दोनों कन्धों के बीच में जलन का होना **फास्फोरस** और **लाइको** का लक्षण है।

कब्ज़ (Constipation)-बहुत ही सख़्त कब्ज़ और पेट में हवा बहुत ज्यादा होती है। मल खुश्क, कठिन और टूट टूट कर चूर चूर होकर बड़ी तकलीफ़ के साथ निकलता है। **कास्टिकम** की तरह इसमें भी मल के चारों ओर सफ़ेद चर्बीदार मल लिपटा रहता है। यह याद रहे जितने म्यूरियेटस (Muriats) हैं जैसे ऐमोन-म्यूर, मैग्निशिया म्यूर और नेट्रम-म्यूर, सब में मल खुश्क और कठिन होता है और मलद्वार के किनारे पर आकर टूट टूट कर गिरता है। ऐमोन-म्यूर रोगी के मल का रंग हमेशा बदलता रहता है, एक पाख़ाने का रंग दूसरे से नहीं मिलता। **पल्सेटिला** में भी मल का रंग बदलता रहता है।

बवासीर (Haemorrhoids)-मलत्याग के बाद कई घंटों तक मलद्वार में जलन और डंक छिदने की तरह दर्द और जलन होती है, विशेष करके प्रदर-स्त्राव के दब जाने के बाद ऐसा होता है।

रजोधर्म (Menses)-ऋतु-स्त्राव के दिनों में कै, दस्त और आंतों से रक्तस्त्राव होता है (फ़ास) पैरों की नसों में दर्द होता है। **इसमें रात के समय ऋतु-स्त्राव अधिक होता है।**

एमोनियमयूर में रजस्त्राव कभी दिन में नहीं होता, केवल रात को ही होता है। ऐसी केवल दो ही औषधियां हैं, जिनमें रज:स्त्राव केवल रात को ही होता है और वे हैं- एमोनियम म्यूरि तथा कोविस्टा।

मैग्निशिया कार्व में भी सिर्फ़ रात में या लेटे रहने से ऋतुस्त्राव अधिक होता है परन्तु चलने से बन्द हो जाता है।

कैक्टस, कास्टिकम और **लिलियम** में केवल दिन में ही ऋतुस्त्राव अधिक होता है, लेटने से बन्द हो जाता है और चलने फिरने से भी स्त्राव जारी हो जाता है।

क्रियोज़ोटम में लेटे रहने से स्त्राव जारी हो जाता है, बैठने या चलने फिरने से बन्द हो जाता है।

प्रत्येक बार, पेशाब करने के बाद, नाभि के चारों तरफ़ दर्द के साथ प्रदरस्त्राव (Leucorrhoea) का होना ऐमोन-कार्ब का एक विशेष लक्षण है।

एमोनियम म्यूरि के श्वेत प्रदर के स्त्राव में दर्द नहीं होता। स्त्राव शुरू होने से पहले नाभी के पास दर्द होता है, जो स्त्राव होने पर बन्द हो जाता है। स्त्राव मात्रा में अधिक तथा अंडे की सफेदी जैसा होता है (एल्युमिना, बोरेक्स, कालीफास)।

चलते समय जांघ की नसों में खिंचाव और दर्द मालूम होता है, जोड़ों में इस प्रकार का खिंचाव मालूम होता है कि मानों पुट्ठे छोटे पड़ गये हैं (Hamstrings feel painfully short when walking)। **कास्टिकम** में भी नसों में इस प्रकार का खिंचाव मालूम होता है, फ़र्क यह है कि ऐमोन-म्यूर में सिर्फ़ उक्त प्रकार का दर्द ही होता है मगर कास्टिकम में नसें वास्तव में खिंच जाती हैं जिससे हाथ या पांव छोटे पड़ जाते हैं। नसों के रोग में **पलसेटिला** और **हेमैमेलिस** के साथ ही इसकी तुलना होती है।

ऐलियम सिपा की तरह इसमें भी जुकाम के पानी से नाक और होंठ छिल जाते हैं।

पैरों में से बदबूदार पसीना आता है (ऐलूम, ग्रेफ़, सोरि, सैनि और साइली)।

बुख़ार (Fever)-रज़ाई हटाने से शीत में वृद्धि (नक्स) होती है, पर्य्यायक्रम से हर आधे घंटे के बाद जाड़ा और चेहरे की सुर्खी के साथ गर्मी मालूम होती है। रह रह कर गर्मी मालूम होने के साथ हमेशा पसीना आता है। पेट में अत्यन्त हवा का भर जाना, माँस की खुरचन और जमे हुए खून का मल रहना टाइफ़ायेड सूचक लक्षण हैं।

सम्बन्ध (Relations)- ऐमोन-म्यूर के बाद ऐन्ट-क्रूड, फ़ास, पल्स और सैनिक्यूला अच्छा काम देते हैं।

मात्रा (Dose) - 3 से 6 शक्ति।

(33) अमोनियम पिकरेटम
(Ammonium Picratum)

Pictrate of Ammonia

मलेरिया ज्वर एंव स्नायुशूल (neuralgia), सिर के पिछले भाग तथा कर्णमूल प्रवर्ध (mastoid process) में पीड़ा, काली खांसी तथा पैत्तिक सिर दर्द (bilious headache) के लिए प्रयोग की जाने वाली औषधि है।

सिर - दाई ओर नियत समय पर प्रकट होने वाला स्नायुशूल, जिसमें ऐसा महसूस होता है, जैसे कोई वरमें से छेद कर रहा हो। कान में दर्द नेत्रकोटर (orbit) जो जबड़े तक फैल जाता है। उठते समय चक्कर आता है।

मात्रा - तीसरी शक्ति का विचूर्ण।

(34) अमोनियम वैलेरियनिकम
(Ammonium Valerianicum)

Valerianate of Ammonia

स्नायुशूल सिरदर्द तथा अनिद्रा (insomnia) से पीड़ित रोगी स्नायविक (nervous) बातोन्मादी (hysterical) लोगों की औषधि है, हमेशा भारी स्नायविक अनिक्षोत्म्यता (nervous erethism) बनी रहती है।

हृदय - क्रियात्मक उपद्रव (functional disturbance) हृदक्षिप्रता (tachycardia) हृद प्रदेश में पीड़ा होती है।

मात्रा - निम्न शक्तियों वाले विचूर्ण।

35 ऐमिल नाइट्रोसम
(Amyl Nitrosum)

Nitrite of Amyl.

ऐमिल नाइट्रोसम दिल के नाना प्रकार के रोगों में उपयोगी है विशेष करके जब कि वैज़ो मोटर (Vaso Motor-वह शक्ति जो नसों में खून को विधिवत चलाती है) नर्वस (Nerves-नसें) शिथिल (Paralyzed) हो जाती हैं और चेहरा तमतमाता और सुर्ख़ हो जाता है। चेहरे और सिर पर खून का दौरा अत्यधिक होता है (बेल, ग्लोन)। ज़रा भी उत्तेजना से (Emotion) चेहरे पर सुर्खी आ आती है (कोका, फेर)। सिर के अन्दर गर्मी, तपकन और भारीपन मालूम होता है। सिर और कान के अन्दर इस प्रकार धक्का और तपकन मालूम होती है कि मानो वे फट जायेंगे, साथ ही साथ हलक़ और दिल में खिंचाव मालूम होता है (बेल, हायोस, स्ट्रैम)। कनपटियों में तपकन इस कदर तेज़ होती है कि बाहर से दिखायी पड़ती है (ग्लोन)। रोगी इस तरह से आँखे फैलाकर देखता है कि मानों वे निकली पड़ती हैं।

हलक़ में इस कदर तकलीफ़ होती है कि मानों दम घुट जाएगा। कुर्ते का कालर कसा हुआ मालूम पड़ता है और उसे ढीला कर देने की इच्छा होती है। इस प्रकार का कसाव हलक़ में सीने तक मालूम होता है और साँस लेने में तकलीफ़ होती है। दिल के स्थान पर अत्यन्त दर्द और तकलीफ़ होती है, दिल मानों किसी चीज़ से जकड़ा हुआ है (कैक्ट, लिलि)। ऐन्जिना पेक्टोरिस (Angina Pectoris-यह दिल का एक कष्टदायक रोग है जिसमें अत्यन्त प्रचण्ड दर्द सीने से आरम्भ होकर विशेष करके बांये कन्धे और बांह तक प्रसारित होता है) रोग में, यदि इसके लक्षण मिलें, तो यह लाभदायक है।

प्रसव के बाद ही फ़ौरन ऐंठन आरम्भ होने पर तथा अत्यधिक रक्तस्राव होने पर इसके प्रयोग से लाभ होगा। ऐसी दशा में उसका मूल अर्क सुंघाया जाता है।

यह रोगी **खुली और ताज़ी हवा बहुत पसन्द करता है,** जाड़े के मौसिम में भी कपड़े, रजाई, दरवाज़े और खिड़कियां खोल देना चाहता है (आर्ज-नाइट्र, लैक, सल्फ़)।

बार-बार अंगड़ाईयां लेना चाहता है, पलंग या किसी आदमी को पकड़कर अंगड़ाईयां लेना चाहता है, उसकी यह इच्छा किसी तरह से पूरी नहीं होती। बार-बार जमहाई लेता है (कौल-का)।

लू (Sunstroke)-लगने से तकलीफ़, स्नायविक सिर दर्द (Neuralgic headache), रजोधर्म की ख़राबी (Menstrual irregularities) विशेष करके रजोधर्म निवृत्ति (Climacteric ailments) के समय की तकलीफ़ें, हिस्टीरिया की तकलीफ़ें, मृगी और ब्राइट्स रोग (Bright's disease-एक प्रकार गुर्दे की बीमारी) इससे दूर होगा, यदि इसके उपर्युक्त लक्षण मिलें।

सम्बन्ध (Relations)-ऐकोन, बेल, कैक्ट, कोका, फ़ेर, ग्लोन और लैक के साथ इसका समगुण सम्बन्ध।

सूंघने से इसका असर बहुत जल्द होता है, बेहोश करने की औषधियों के बुरे फ़ल से जब मनुष्य मृत्युप्राय हो जाता है, तब ऐसी अवस्था में ऐमिल उसे सजीव कर देगा।

वृद्धि (Aggravation)-मानसिक या शीररिक परिश्रम से।

मात्रा (Dose) – तीसरी शक्ति।

36 ऐनाकार्डियम ओरियेनटेल
(Anacardium Orientale)

Marking Nut. *Anacardiaceæ*

मानसिक लक्षण (Mental symptoms)-**एका एक ही स्मरण शक्ति का लोप हो जाना** (Sudden loss of memory) ऐनाकार्डियम का सर्व प्रधान लक्षण है। चित्त बहुत ही कमज़ोर हो जाता है, मामूली हाल की घटनायें भी याद नहीं रहतीं, जल्दी से कुछ भी समझ में नहीं आता, मानों वह स्वप्न की अवस्था में है, स्मरण शक्ति की इस कदर कमज़ोरी के कारण रोगी खुद परेशान रहता है, झँझलाया करता है, किसी प्रकार का धन्धा करने के योग्य नहीं रहता। रोगी ख़्याल करता है कि मेरे दो दिल हैं, एक दिल तो उसे एक काम करने के लिए आदेश करता है और दूसरा उसे करने को मना करता है। इस रोगी का ख़्याल और विचार अद्भुत प्रकृति के होते हैं, जैसे कभी ख़्याल करता है कि मेरे पास कोई अनजान मनुष्य खड़ा है, उसे तरह तरह की सूरतें दिखाई देती हैं, कभी एक दाहनी तरफ़, दूसरी बाँई तरफ़ दो सूरतें देखता है। वह भूतप्रेत देखता है। रोगी कभी तो इन सब ख़्यालों को सत्य सत्य और कभी अपना भ्रम ख़्याल करता है, इस तरह से वह अपने दिल में वादानुवाद करता रहता है। जब चलता फ़िरता है वह ख़्याल करता है कि कोई मेरा पीछा कर रहा है, वह सबको सन्देह की दृष्टि से देखता है। वह गम्भीर विषयों पर हँस देता है और हँसने योग्य विषयों पर गम्भीर भाव धारण करता है।

रोगिणी बहुत ही ईर्ष्यापूर्ण होती है, हानि पहुँचाने के लिए बहुत ही तत्पर होती है, अपने को दैव ख़्याल करती है, सबको **कोसने की उसे बहुत इच्छा होती है और शपथ किया करती है** (लैक-कैन, लिलि, नाइट्र-ऐसिड, Irresistible desire to curse and swear)। रोगिणी को मज़हबी बहम भी होता है। हायोसायेमस से इसके बहुत से लक्षण मिलते जुलते हैं। सदैव प्रार्थना करने की इच्छा स्ट्रैमोनियम का लक्षण है। यह रोगी अकेला रहना पसन्द करता है, ज़रा भी मिलनसार नहीं होता, सदैव उदास रहता है, तुच्छ कारणों पर नाखुश हो जाता है।

ऐनाकार्डियम रोगी हमेशा कमज़ोर याददाश्त की शिकायत किया करता है (Always complaints of weak memory)।

चेचक प्रभृति नये रोगों के बाद और बुढ़ापे की स्मृतिलोप में यह प्रधान औषधि है।

यह रोगी ख़्याल करता है कि मेरा कोई अंग चारों ओर से लोहे के पत्ते अथवा पट्टी से बँध हुआ है (कैक्ट, कार्बो-ऐसिड, सल्फ़) अथवा किसी अतीक्षण शस्त्र द्वारा दबाया जा रहा है या शरीर में जगह-जगह पर डाट जड़ दिये गये हैं (Pressing or penetrating pain as from a plug in different parts. Sensation as of a hoop or band around the part)।

ऐनाकार्डियम रोगी की बहुत सी शिकायतें खाने से कम रहती हैं, जैसे सिर का दर्द खाने से एक दम जाता रहता है (Headache relieved entirely when eating, सोरि), **पेट का धँसता हुआ मालूम देना खाने से बन्द हो जाता है** (चेलि, आयोड)।

खाने के समय और खाने के बाद तकलीफ़ों में कमी हो जाना, इसका एक मूल्यवान लक्षण है। कोई भी रोग क्यों न हो, सिर्फ़ इसी लक्षण के आधार पर कितने ही रोग दूर हुए हैं।

परिपाक यन्त्र सम्बन्धी रोग में **नक्स-वोमिका** के साथ इस औषधि की तुलना होनी चाहिए।

नक्स-वोमिका की तकलीफ़ खाने के 2-3 घंटे के बाद आरम्भ होकर, जब तक खाई हुई वस्तु अच्छी तरह से हज़म नहीं हो जाती, उस वक्त तक रहती है, ऐनाकार्डियम की तकलीफ़ पेट खाली होते ही आरम्भ होती है और कुछ खाते ही घट जाती है। जो रोगी तकलीफ़ों में कमी पहुँचाने के लिए बार बार खाते रहते हैं उनके लिए ऐनाकार्डियम अति उत्तम है।

नक्स-वोमिका की तरह ऐनाकार्डियम में भी बार बार पाख़ाने की हाजत होती है, मगर ऐनाकार्डियम में मलत्याग की प्रबल चेष्टा करने पर भी मल नहीं निकलता। यही नहीं बल्कि वह हाज़त भी जाती रहती है।

हथेली पर मस्से (Warts) होते हैं (नेट्रम-म्यूर)।

सम्बन्ध (Relations)-रस-टाक्स के साथ तुलना करो। इसकी शिकायतें दाहनी तरफ़ से बाँई तरफ़ को जाती हैं (लाइको)। लाइको और पल्स के बाद ऐनाकार्डियम अच्छा काम देता है। ऐनाकार्डियम के पहले और पीछे प्लैटिनम अच्छा काम देता है।

मात्रा (Dose) - 6 से 200 शक्ति। स्मरण शक्ति के लिए 200 शक्ति की एक खुराक प्रतिदिन कुछ दिन तक देने से अच्छा लाभ होता है।

37 एनागेलिस (Anagallis)

Scarlet Pimpernal

यह औषधि एक तरह के वृक्ष के टिंचर से तैयार करके बनायी जाती है। इसकी पहचान सारे शरीर में भारी खुजली और गुदगुदाहट से होती है। कुत्ता, सियार इत्यादि के कांटने के कुछ दिन बाद जब रोगी पानी या किसी तरह की चमकीली चीज देखकर डर जाता है, एनागेलिस इस बीमारी की बहुत पुरानी और लाभदायक दवा है। आमवाती और गठियापरक (gouty) दर्द कन्धों और बांहों में पीड़ा, हाथ के अंगूठे की पोर तथा उंगुलियों में ऐठन, मूत्रनली में थोड़ा बहुत क्षोभ (irritation) जिसकी वजह से रतिक्रिया की इच्छा, पेशाब का छिद्र बन्द हो जाता है और पेशाब में जलन रहती है। पेशाब कई धाराओं में होता है। किसी स्थान पर कांटा गड़ जाने पर इसके सेवन से कांटा निकल जाता है। हाथों और उंगुलियों में खुजली छाले झुण्ड में निकलते हैं।

सम्बन्ध - प्रसव के बाद फूल अटक जाने की वजह से जरायु से रक्तस्राव होने के साथ ही साथ प्रलाप आदि भी वर्तमान रहते हैं। इस अवस्था में स्ट्रैमोनियम की अपेक्षा सिकेलिस से ज्यादा फायदा होता है। बैलेडोना और कूप्रम के बाद स्ट्रैमोनियम के प्रयोग से बहुत फायदा होता है, खासकर हूपिंग खांसी में।

मात्रा - 1, 3, 30, 200 शक्ति।

38 एनेमोप्सिस कैलीफोर्निका (Anemopsis Californica)

Yerba Mansa

एनेमोप्सिस श्लेष्म कलाओं (mucous membrance) की एक प्रमुख औषधि है। नाक की श्लेष्म कला के पुराने प्रदाह के साथ नाक की झिल्ली का ढीलापन तथा अत्यधिक स्राव, नजले की उस अवस्था में जब सिर तथा गले के अन्दर अवरोध की अनुभूती बनी रहती है। कटे हुए घावों, नील तथा मोच (sprain), मलेरिया में यह लाभदायक है, हृदय के रोग में जब दिल तेजी से धड़कता है, तब उसे शान्त करने के लिए इस औषधि का प्रयोग लाभदायक है। पाचन क्रिया को बढ़ाती है।

सम्बन्ध - **पाइपर मेथिस्टिकम** से तुलना कीजिए।

मात्रा - अर्क का अन्त: सेवन स्प्रे के रूप में प्रयोग।

39 ऐंगुस्टुरा वेरा
(Angustura Vera)

Bark of Galipea Cusparia

चलने-फिरने में कठिनाई सारे जोड़ों में फड़फड़ाहट आमवाती (rheumatic) तथा पक्षाघाती (Paralytic) रोग। रोगी को काफी पीने की इच्छा होना, इस औषधि का प्रमुख लक्षण है। अतिसूक्ष्मग्राही (oversensitive) दीर्घास्थियों का क्षय (caries of long bones)। पक्षाघात हनुस्तभ्भ अथवा धनुर्वात (tetanus), मांसपेशियों तथा संधियों की अकड़न।

मेरु प्रेरक तंत्रिकाओं तथा श्लेष्मकलाओं पर इसकी प्रमुख क्रिया होती है।

पीठ - पीठ में नीचे से ऊपर तक खुजली होती है, गर्दन की कशेरुकाओं (vertebrae) में दर्द होता है। रोगी गर्दन में खिचाव महसूस करता है। रीढ़ की हड्डी, गर्दन के पिछले भाग में तथा त्रिकास्थि में पीड़ा होती है, जो दबाने से बढ़ जाती है पीठ में नीचे से ऊपर तक स्फूरण (twitching) और झटके से लगते हैं, पीठ पीछे की ओर झुक जाती है।

सिर - सिर दर्द के साथ रोगी का चेहरा तपा हुआ रहता है। गालों में तेज दर्द होता है। आनन पेशियों (facial muscles) में खिंचाव रहता है, शंख पेशियों (temporal muscles) में जबड़ा खोलते समय दर्द होता है। हनु-संधियों (articulation of jaw) चर्वणिका पेशियों (Messeter Muscles) में ऐसा दर्द होता है जैसे अधिक चबाने से होता है गाल की चापाकार हड्डी में ऐंठन के साथ दर्द होता है।

उदर - उदरशूल और अतिसार, कूथन (tenesnus) के साथ पाखाना नरम होता है, जीर्णातिसार (chronic diarrhoea) के साथ शरीर में कमजोरी और शारीरिक कृशता मलद्वार में जलन होती है।

आमाशय - रोगी का स्वाद कड़वा हो जाता है। काफी पीने की प्रबल इच्छा होती है, नाभि से उरोस्थि (sternum) तक दर्द होता है। रोगी को खांसते खांसते उबकाई आने लगती है।

चर्म - अत्यधिक दर्दनाक व्रण, जो हड्डियों को भी प्रभावित कर देते हैं, क्षय (caries)।

वाह्यांग - चलते समय टांगों में दर्द होता है, बाहें थकी हुई और भारी, दीर्घास्थियों का क्षय (caries long bones) मांस पेशियों तथा सन्धियों में अकड़न और तनाव (tension) हाथ की उँगलियां ठण्डी हो जाती है, घुटने में दर्द होता है तथा सन्धियों में कड़कड़ाहट सी होती है।

सम्बन्ध - नक्स, रूटा, मर्क्यूरियस, बूसिया, कुचला की छाल (bark of nux) या एंगुस्टुरा-फालसा की जड़ से तुलना कीजिए ।

मात्रा - छठी शक्ति।

40 ऐनीलीनम
(Anilinum)

Amidobenzene

रोगी को अत्यधिक चक्कर आना और सिर दर्द होना इस औषधि का विशेष लक्षण है, चेहरा बैगन के रंग जैसा नीला पड़ जाता है। लिंग (penis) तथा अण्डकोष (scrotum) में दर्द तथा सूजन आ जाती है। मूत्रपथ तथा मूत्रनलियों में अर्बुद (tumour) चरम रक्ताल्पता के साथ चर्म-विवर्णता (discolouration of skin) होठ नीले, भूख नही लगती (anorexia) पाचन दोष। शरीर की त्वचा में खुजली होने लगती है।

सम्बन्ध - आर्सेनिक, एण्टिपाइरिन से तुलना कीजिए।

41 ऐन्थ्रैसिनम
(Anthracinum)

Anthrax Poison. *A nosode.*

ऐन्थ्रैक्स (Anthrax) एक प्रकार की उड़नी बीमारी (Infectious disease) है जिसे तिल्ली का बुख़ार (Splenic fever) कहते हैं, यह रोग विशेष करके अक्सर भेड़ और मवेशियों को हुआ करता है। जिस चौपाए को यह बीमारी हुई हो, उसकी तिल्ली से यह औषधि बनाई जाती है।

जब **आर्सेनिक** अथवा अन्य किसी सुनिर्वाचित औषधि से कार्बंकल (Carbuncle) या दूषित घाव (Malignant ulcer) की असहनीय जलन दूर नहीं होती, तब ऐसी अवस्था में **ऐन्थ्रैसिनम** बड़ा लाभदायक पाया गया है।

आर्सेनिक की जलन ठण्ड से बढ़ती है, सेंकने से कम होती है और इसकी सारी तकलीफ़ें आधी रात के बाद बढ़ती हैं। ऐन्थ्रैसिनम की जलन में रोगी आक्रान्त स्थान पर पानी डालने से आराम पाता है। बेचैनी तो दोनों औषधियों में यथेष्ट रहती है।

पचनशील घाव (Gangrenous ulcers), बिसहरी अर्थात् दूषित प्रकृति की अंगुली की सूजन (Felon) इरिसिपिलस (Erysipelas), कार्बंकल, जिसमें से अत्यन्त बदबूदार मवाद आता हो और असहनीय जलन हो और ठण्डे पानी के प्रयोग से रोगी को आराम मिलता हो, तो ऐन्थ्रैक्स का अवश्य प्रयोग करो, इससे आशातीत फ़ल मिलेगा।

काले या नीले रंग के बहुत ही दूषित फ़फ़ोलों में जिस में चौबीस या अड़तालीस घन्टे के अन्दर मृत्यु होने की आशंका हो, इसके लक्षण मिलने पर इसका प्रयोग करने से लाभ होगा। मुर्दा चीरते समय असावधानी से छुरी लग जाने के कारण घाव के यदि गैंग्रिन (Gangrene) में परिणत होने की सम्भावना हो अथवा पीब या किसी दूषित पदार्थ के ख़ून में मिलने के कारण प्रदाह, जलन और अत्यन्त कमज़ोरी हो जाये, तो यह लाभदायक होगा। मुर्दा चीरने के कमरे के अन्दर की सड़ी हुई

दूषित बदबू से यदि बुख़ार आ जाय (Septic fever), साथ ही बेहोशी, मूर्छा, गिरती हुई नब्ज और अत्यन्त कमज़ोरी के लक्षण रहें, तो इससे लाभ होगा।

मवेशी, भेड़ और घोड़ों के बहुव्यापक (Epidemic) तिल्ली रोग में यह अक्सर लाभदायक पाया गया है।

डाक्टर हेरिंग कहते हैं कि कार्बंकल को शस्त्र-चिकित्सा का रोग कहना मूर्खता का परिचय देना है। उसे काटने ही से हमेशा हानि पहुँचती है और मृत्यु होती है। आभ्यन्तरिक औषधि के प्रयोग से (Internal medicine) कार्बंकल बहुत जल्द आराम होता है, प्रकृत होमियोपैथिक चिकित्सा से एक भी रोगी की मृत्यु नहीं होती।

मात्रा (Dose) – तीसरी शक्ति।

42 ऐंथ्राकोकाली (Anthrakokali)

जीर्ण परिसर्प (chronic herpes)। हाथ -पैर फटने (cracks) कन्डू (scabies) तीव्र खुजली आदि चर्म रोगों में अति लाभदायक है। अण्डकोष, हाथों, टांगों की लम्बी हड्डी, कन्धे तथा पैरों के पीछे वाले भागों पर दाने निकल आते है तथा उनमें मवाद पड़ने लगता है। रोगी को प्यास बहुत लगती है, जीर्ण आमवात (chronic rheumatism) पित्त-दोष, पित्त वमन (vomiting of bile) पेट फूल जाता है या अफर जाता है।

मात्रा - निम्न शक्ति वाले विचूर्ण।

43 एण्टिमोनियम आर्सेनिकोसम (Antimonium Arsenicosum)

Arsenite of Antimony.

श्वास कष्ट के साथ वातस्फीति (emphysema with dyspnoea) खांसी के साथ अधिक मात्रा में बलगम पर यह अति उत्तम औषधि है। खाने तथा लेटने पर रोग की वृद्धि होती है। प्रतिश्यायी फुफ्फुसपाक (catarrhal pneumonia) के साथ इन्फलुएंजा (influenza) हृदपेशीशोथ (myocarditis) तथा हृदय की दुर्बलता (cardiac weakness) फुफ्फुसावरणशोथ (Pleurisy) विशेष रूप से बाई ओर के फेफड़े में प्रवाह होने के साथ रिसाव (exudation) एवं हृदयावरणशोथ (pericarditis) के साथ नि:सरण (effusion),कमजोरी का अहसास होता है। आंखों का प्रदाह तथा चेहरे का शोथ (oedema of face)

मात्रा - तीसरी शक्ति का विचूर्ण।

44 ऐन्टिमोनियम क्रूडम
(Antimonium Crudum)

Black Sulphide of Antimony.

ऐन्टिम-क्रूड एक ऐन्टि-सोरिक (Anti-psoric) औषधि है। ऐसी शिकायतों में, जो कि पेट की ख़राबी से हुआ करती हैं, अक्सर यह औषधि आवश्यक हुआ करती है। मानसिक और परिपाक सम्बन्धी लक्षणों के द्वारा इसे पहिचाना जाता है। इसके लक्षण इतने स्पष्ट होते हैं कि इसके निर्वाचन में ज़रा भी कठिनता नहीं होती।

व्यापक या सर्वांगीन लक्षण समूह (General Symptoms)-ऐन्टिम-क्रूड रोगी को खुले स्थान की हवा में आराम मिलता है। गठिया या वात रोग की वृद्धि ठण्डे और नम मौसिम में, ठण्डे पानी से नहाने से तथा रात के समय होती है। बहुत देर तक ठण्डे पानी में नहाने या दरिया में तैरने के बाद किसी प्रकार की बीमारी होने पर यह औषधि व्यवहृत होती है। चुपचाप पड़े रहने से, सेंक से या गर्म पानी से नहाने से आराम मिलता है, मगर अत्यधिक गर्मी, गर्म कमरा, सूरज की तेज़ किरण (ब्रायो, ग्लोन, जेल्स, नेटम-कार्व) और अंगीठी या खुली हुई आग के पास बैठने से सारी तकलीफ़ें बढ़ जाती हैं, खुली हुई आग के पास रहने ही से, यहां तक कि उसकी तरफ ताकने पर भी कुकर खाँसी (Whooping cough) बढ़ जाती है। परिश्रम से या अन्य किसी कारण से शरीर गर्म (Over-heated) हो जाने पर गला बैठ जाता है। सूरज की गर्मी से, गर्म कमरे के अन्दर, ठण्डे पानी में नहाने से खाँसी बढ़ जाती है। खटाई, खट्टी शराब और हर तरह के उत्तेजक (Stimulants) पदार्थ से इसकी तकलीफ़ें बढ़ जाती हैं। गर्मी के मौसिम में रोगी बहुत ही थकावट मालूम करता है, इसलिए गर्म मौसिम में पेट की खराबी के लिए यह एक उत्तम औषधि है। छोटा बच्चा ठण्डे पानी से नहलाने से रोता है, नहाने से डरता है। रोग की परिवर्तनशीलता इसमें पायी जाती है, रोग लक्षण शरीर के एक तरफ़ से अदृश्य हो कर दूसरी तरफ़ प्रकट होते हैं।

पूर्ण वयस्क रोगी सदैव गम्भीर और रंजीदा रहता है, तुच्छ बातों पर रो देता है (पल्स), जिन्दगी से बेज़ार हो जाता है, किसी से बात करने को उसका दिल नहीं चाहता, हर बात से निराश, जल में डूबकर आत्म हत्या करना चाहता है। इसकी उन्मादावस्था के रोगी के चित्त में चन्द्रमा की रोशनी से अत्यन्त आनन्दजनक प्रेम का भाव (Sentimental mood in the moonlight) उत्पन्न होता है और कविता में बात करने की प्रबल इच्छा होती है। जिन मनुष्यों को अति प्रेम का प्रतिफ़ल नहीं मिलता, उनकी चिन्तावस्था ऐसी ही हो जाया करती है (कैल्क-फ़ास)।

चिड़चिड़े मिज़ाज के छोटे छोटे बच्चों के रोग में यह अक्सर उपयोगी होती है। ऐन्टिम-क्रूड़ वाला बच्चा बाहर के किसी अपरिचित मनुष्य के छूने या उसकी तरफ़ ताकने, यहां तक कि उससे प्यार से बोलने पर भी नाख़ुश हो जाता है और रोने लगता है (Child is fretful and peevish; does not wish to be touched or looked at), ऐन्टिम-क्रूड का यह लक्षण बड़ा ही विश्वास योग्य है।

बच्चों में इस प्रकार का चिड़चिड़ा स्वभाव **ऐन्टिम-टार्ट, कैमोमिला, सिना, आयोडियम, सैनिक्यूला और साइलीशिया** में भी पाया जाता है। संक्षिप्त फ़र्क यह है कि **ऐन्टिम-टार्ट** बच्चे में फेफड़े की तकलीफ़ का आधिक्य होता है, सीना घड़ घड़ करता है, गोद में घूमना पसन्द करता है, कैमोमिला बच्चे को गोद में जल्दी जल्दी टहलाने और घुमाने से अच्छा मालूम होता है, सिना बच्चे की ज़बान बिलकुल साफ़ होती है और कृमि (Worms) स्वभाव का होता है, आयोडियम बच्चा सदैव भूख भूख चिल्लाया करता है, सैनिक्यूला बच्चा पुचकार कर प्यार के साथ बोलने से तुरन्त हँसने लगता है, उसके सिर और गर्दन पर सोते समय बहुत पसीना आता है, सख़्त जाड़े के मौसिम में भी बच्चा रज़ाई पैर के ऊपर से हटा देता है, **साइलीशिया** बच्चा कमजोर और कण्ठमाला धातुविशिष्ट होता है, उसका सिर और पेट बड़ा होता है, सिर में बहुत पसीना आता है और देर में चलना सीखता है। उपर्युक्त औषधियों से ऐन्टिम-क्रूड का प्रधान पार्थक्य यह है कि इस औषधि की तरह **ज़बान पर गाढ़े दूध की तरह सफ़ेद, बहुत ही सफ़ेद मैल किसी भी औषधि में नहीं होता** (A thick milky-white coating on the tongue is its chief characteristic), यह इसका सर्वप्रधान लक्षण है। अन्यान्य अनेक औषधियों में ज़बान पर सफ़ेदी पायी जाती है मगर ऐन्टिम-क्रूड की तरह इतनी अधिक किसी में नहीं है।

सिर दर्द (Headache)-दरिया में नहाने के बाद, ठण्ड लगकर, शराब, बदहज़मी, खटाई, चर्बीदार खाना और फल से और दाने फुन्सियां दबने से यदि सिर दर्द हो, तो यह उपयोगी है।

इसमें नथुने और मुँह के किनारे बहुत चिटका करते हैं।

पेट की ख़राबी ही इस औषधि में सर्व प्रधान है मगर **ज़बान पर दूध की तरह गाढ़ा सफ़ेद मैल** ही इसका सूचक लक्षण है, खाद्य पदार्थ से अरुचि, सदैव जी की मिचलाहट और क़ै करने की इच्छा होती है। बच्चों के पेट की बीमारी में उपर्युक्त सूचक लक्षण के साथ बच्चा दूध पीकर जमा हुआ दूध क़ै कर देता है (इथूज़ा) और फिर दूध पीने से इन्कार करता है, मिज़ाज बहुत चिड़चिड़ा हो जाता है। लोभवश अधिक भोजन से बदहज़्मी होने पर यह एक उत्तम औषधि है। चर्बीदार, भारी खाना, मीठी चीजें, खटाई ख़ासकर सिरका, खट्टी शराब, रोटी, पेठा इत्यादि के खाने तथा ठण्डे पानी से नहाने, गर्म मौसिम में यदि पेट ख़राब हो जाय, पतले दस्त आने लगें, रात्रि और भोर में उसकी वृद्धि होने पर यह उपयोगी होती है। बूढ़ों को पर्य्यायक्रम से दस्त और कब्ज होने पर यह लाभदायक है। पेट में हवा भर जाती है, गड़ गड़ शब्द होता है (लाइको), खाई हुई चीजों की डकारें आती हैं (ग्रैफ़, पल्स) नीच से हवा भी ख़ारिज होती है। होंठ सूखते हैं और प्यास रहती है (ऐकोन, आर्स, ब्रोया)। गर्मी के मौसिम में खाना अच्छी तरह से हज़्म न होने पर अक्सर इस तरह की बदहज़्मी हो जाया करती है। गर्मी के मौसिम में रोगों में लक्षणानुसार **ब्रायोनिया** और ऐन्ट-क्रूड दोनों औषधियां व्यवहृत होती हैं। दस्त कुछ पतला, कुछ गाढ़ा बदहज़्मी का सा होता है।

बवासीर (Piles) में भी यह उपयोगी है, मलद्वार से सदैव मंवाद की तरह रस चूता रहता है (Continuous mucous discharge from the anus)।

ठण्डे पानी से नहाने से रजोधर्म दब जाने पर ऐन्टिम-क्रूड उपयोगी है। गर्भावस्था में जी की मिचलाहट, क़ै और पतले दस्त होने पर यह उपयोगी है।

यौवन अवस्था में शरीर के मोटे हो जाने पर इस औषधि के सेवन से विशेष लाभ होता है।

अंगुलियों में वात का दर्द होता है। नाख़ून चिटक चिटक कर बढ़ते हैं, खुरखुरे, बड़े ही बदसूरत दीखते हैं, उन पर फुटकी सी छोटी छोटी गुमड़ियां पड़ जाती हैं, आसानी से टूट आती हैं। यदि किसी प्रकार की चोट लग कर नाख़ून फट जाय और न बढ़े, बदशक्ल हो जाय और स्वाभाविक आकार धारण न करे तो ऐन्टिम-क्रूड व्यवहृत होता है।

पैर के तलुओं में गट्टे (Corns) पड़ जाने पर पक्के फ़र्श पर चलने से बेहद तकलीफ़ होने पर ऐन्टिम-क्रूड से वे अक्सर दूर हो जाते हैं।

मैंने एक लड़की के पैर के तलुओं में इस प्रकार के गट्टों को उसके शरीरगत विशेष लक्षण पर सहस्त्र शक्ति **लाइकोपोडियम** की एक खुराक से अच्छा किया था।

डाक्टर फैरिंगटन ने एक डिफ़थीरिया (Diphtheria) से पीड़ित बच्चे को, उसके चिड़चिड़ा मिज़ाज, नथुने और मुँह के किनारों के चिटके रहने पर ऐन्टिम-क्रूड से आराम किया था।

कोई भी रोग क्यों न हो, यदि रोगी के शरीरगत विशेष लक्षण पर ध्यान रख कर औषधि का निर्वाचन करोगे, तो आशानुरूप सफलता अवश्य लाभ करोगे।

ज्वर (Fever)-ऐन्टिम-क्रूड में बुख़ार की कोई भी अवस्था सुस्पष्ट नहीं होती। शीत (Chill) ही का अधिक्य होता है, उसके बाद ही पसीना आता है, फिर बुख़ार की गर्मी चढ़ आती है, या शीत और पसीना मिला हुआ, या पसीना और उत्ताप मिला हुआ, किसी भी अवस्था में प्यास नहीं रहती। यह याद रहे शीत के बाद ही पसीने का आना और उसके बाद ही उच्चताप (Heat, बुख़ार) का चढ़ना चन्द ही औषधियों में है।

हर एक प्रकार के बुख़ार में यह उपयोगी है विशेष करके टाइफ़ायेड ज्वर (Typhoid fever) के आराम होते समय जब पथ्य के गोल माल से रोगी बार बार पलटा खाता है। ज़बान पर गाढ़े दूध की तरह सफ़ेद मैल जमा रहता है। खाने पीने के प्रति अरुचि होती है। रोगी को खटाई खाने की प्रबल इच्छा होती है, विशेष करके सिरके का अचार।

बच्चों के टाइफ़ायेड ज्वर में अक्सर इसका प्रयोग हुआ करता है।

सम्बन्ध (Relations)-पूरक (Complementary) औषधि:- स्क्विला।

पेट की शिकायतों में ब्रायो, इपिकैक, लाइको और पल्स के साथ समगुण सम्बन्ध।

वृद्धि (Aggravation)-खाने के बाद, ठण्डे पानी से नहाने से, खटाई या खट्टी शराब से, सूरज या आग की गर्मी से, अत्यधिक ठण्डक या गर्मी से।

ह्रास (Amelioraton)-खुली हवा में, स्थिर रहने से, गर्म पानी से नहाने से।

मात्रा (Dose) - तीसरी से छठी शक्ति।

45 ऐण्टिमोनियम सल्फ्युरेटम ऑरियम
(Antimonium Sulphuratum Aureum)

Golden Sulphurat of Antimony

इस औषधि के लक्षण निम्न है :- साधारणतः यह नाक और छाती की पुरानी सर्दी में काम ज्यादा आती है। खाँसी कुटकुटाकर आती है जिसके कारण बलगम अधिक निकलता है, फिर भी वायु पथ (bronchi) भरा-सा रहता है। रोगी को श्वास लेने और छोड़ने में कठिनाई होती है। कलेजा रुका और दबा हुआ सा मालूम होता है, श्वास नली और स्वरनली में कड़ा बलगम इकट्ठा हो जाता है सूखी खांसी और फेफड़ों में पीब शुदा श्लेष्मा से उत्पन्न दमा वगैरहा बीमारियों में इस औषधि से बहुत फायदा होता है। ऐसे रोगी जिन्हें हर साल जाड़े के दिनों में खांसी बढ़ जाती है और शरीर में हमेंशा चोट लगने जैसा दर्द होता है, उनकी बीमारी में यह औषधि बहुत लाभदायक है।

चर्म रोगों में- हथेली, तलवे और अण्डकोष में बहुत खुजली रहे, तो ऐण्टिम सल्फ से बहुत फायदा होता है।

पाखाना - ऐलो की तरह एकाएक पाखाना की हाजत होना, अधोवायु के साथ पाखाना निकल पड़ना, पहले कड़ा उसके बाद पीले रंग का पतला दस्त आना, अन्त में पेट में जोर का दर्द होना और गड़गड़ की आवाज होना।

मात्रा - 2 x , 3 x , विचूर्ण कभी-कभी- 6, 30।

46 ऐन्टिमोनियम टार्टारिकम
(Antimonium Tartaricum)

Tartar Emetic.

बच्चों और बूढ़ों के रोग में, बलग़मी मिज़ाज, कमज़ोर मनुष्य की पीड़ा में ऐन्टिम-टार्ट अधिक उपयोगी है।

व्यापक या सर्वांगीन लक्षण समूह (General Symptoms)-नम बदली के दिनों में, शरद ऋतु की आँधी, पानी की ठण्डक से और बसन्त ऋतु में इसकी शिकायतें बढ़ जाती हैं। यह शीत प्रधान रोगी होता है (He ia a chilly patient)। हर जाड़े के मौसिम में उसे जुकाम हो जाया करता है। ऐन्टिम-क्रूड की तरह बहुत से कपड़े पहनने से और शरीर के गर्म हो जाने से उसकी बहुत सी शिकायतें बढ़ जाती हैं। गर्म कमरे के अन्दर रहने से दम घुटता है। ऐन्टिम-क्रूड की तरह ठण्डे पानी से नहाने से तकलीफ़ें बढ़ जाती हैं। वह छेड़छाड़ पसन्द नहीं करता, उसे हर एक बात बोझ सी मालूम पड़ती है। **बच्चा बीमार होने पर किसी का छूना पसन्द नहीं करता, उससे बोलने या उसकी तरफ़ ताकने से नाराज़ हो जाता है, सदैव रोता है, नब्ज़ की परीक्षा करने नहीं देता, बड़ा ही बदमिज़ाज और चिड़चिड़ा हो जाता है।** गठिया के रोग की ठण्ड नम मौसिम में वृद्धि होती है। उसकी ज्यादातर शिकायतों के साथ **प्यास नहीं रहती** (एपिस, नक्स-मस, पल्स)।

ऐन्टिम-क्रूड की तरह ठण्डी चीजें, खटाई, खट्टे फल, खट्टी शराब इत्यादि ऐसी चीजों के लिए, जो उसके लिए हानिकारक है उसकी प्रबल इच्छा होती है। रोगी दूध से नफ़रत करता है। खाद्य पदार्थ से अत्यन्त अरुचि रहती है। पेट इस कदर धँसता जाता है कि मालूम होता है मानों उसकी मृत्यु हो जायगी। उबकाई भी आती हैं। सेव फल खाने की प्रबल इच्छा इसका एक विशेष लक्षण है। रोगी के खाने की इच्छा और अनिच्छा पर निर्भर करके अक्सर होमियोपैथिक औषधि का निर्वाचन होता है। खटाई और अचार खाने की इच्छा पर ऐन्टिम-क्रूड, मिठाई खाने इच्छा पर आर्ज-नाइट, नमक खाने की इच्छा पर **नेट्रम-म्यूर**, इसी प्रकार भिन्न-भिन्न चीजें खाने की इच्छा पर भिन्न-भिन्न औषधि का प्रयोग होता है।

छाती में अत्यधिक कफ़ के कारण घड़घड़ शब्द (Much rattling of mucus in the chest)-श्वास पथ की श्लैष्मिक झिल्ली के प्रदाह, वायुनली के प्रदाह और बच्चों के कैपिलरी ब्रंकाइटिस (Capillary bronchits) रोग में यह विशेष प्रयोजनीय औषधि है। **छाती में कफ़ के जमने से घड़घड़ शब्द होना, विशेष करके बच्चों और बूढ़ों में, उसके साथ उबकाई, क़ै और निद्रालुता,** इस औषधि के विशिष्ट लक्षण हैं। न्यूमोगैस्ट्रिक-नर्व (Pneumogastric nerves, फेफड़े और पेट की नसें) पर ऐन्टिम-टार्ट की क्रिया के कारण रक्तसंचालन तथा श्वास सम्बन्धी यंत्रों (Circulatory and respiratory systems) का अवसाद होता है, इसलिए फेफड़े पर पक्षाघात का उपक्रम होने पर इस औषधि की सहायता से अनेक समय रोगी को मृत्यु-मुख से उद्धार किया जा सकता है।

रोगी पूरे तौर पर सांस नहीं ले सकता, सांस तेज और कष्टदायक होता है। रोगी को अक्सर बैठा देना पड़ता है, शाम के वक्त या भोर ३ बजे रोग की वृद्धि होती है। अत्यन्त उबकाईयों और वमन के साथ अत्यन्त निद्रालुभाव (Vomiting and drowsiness)। अन्दर सांस खींच नहीं सकता, चेहरा नीला पड़ जाता है (The face becomes cyanotic)। कफ़ गले के अन्दर घड़घड़ करता है, ऐसा मालूम पड़ता है कि रोगी के खाँसने पर बहुत सा बलगम निकल जायगा, मगर कुछ भी नहीं उठता या बहुत ही थोड़ा सा निकलता है। इपिकैक और फ़ासफ़ोरस की तरह यह भी श्वास यंत्र की बीमारी की एक उत्तम औषधि है। महीन आवाज़ के साथ (Shrill sound) खाँसी आती है, जब न्यूमोनिया (Pneumonia) की बीमारी अधिक बढ़ जाती है तो फिर और बार बार खाँसी का उठना बन्द हो जाता है। वह याद रहे न्यूमोनिया में खाँसी का घट जाना खराब लक्षण है। रोगी का चेहरे का क्रमशः कार्बोनिक ऐसिड विष से दूषित हो उठना(The patient shows signs of carbonized blood), बेहोशी का बढ़ना, खर्राटे का लेना और साथ ही सारे शरीर में अधिक ठण्डे पसीने का होना इत्यादि ऐन्टिम-टार्ट के निर्देशक लक्षण हैं। ज़बान पर सफ़ेद गाढ़ा मैल, प्यास की शून्यता अथवा अधिकता, दिल की धड़कन या हृदयपिन्ड में क्लेशानुभव, तपकन के साथ सिर दर्द, क़ै करने के बाद अत्यन्त कमज़ोर हो जाना और निद्रालु हो जाना देखकर हम लोगों ने कितने ही रोगियों को आराम दिया है।

न्यूमोनिया रोग में इस प्रकार के खर्राटे के साथ बेहोशी की अवस्था में ओपियम और ऐन्टिम-टार्ट दोनों औषधियां व्यवहृत होती हैं। फ़र्क यह है कि ओपियम में रोगी बड़ी ही गम्भीर निन्द्रा में रहता है, चेहरा सुर्ख, आँख आधी खुली हुई रहती हैं, शरीर पर गर्म पीसना आता है, इसके ख़र्राटे

की आवाज़ ऐन्टिम-टार्ट से कहीं अधिक होती है, ऐन्टिम-टार्ट रोगी का चेहरा मैला और नीले रंग का होता है, शरीर पर ठण्डा पसीना आता है और **ओपियम** की तरह इस कदर ज़ोर से ख़र्राटा नहीं लेता।

फेफड़े की हर एक तरह की तकलीफ़ में जब कि छाती कफ़ से घड़ घड़ करती हो, चाहे मामूली जुकाम, ब्रंकाइटिस की प्रथमावस्था, क्रुप, कुकर खाँसी, दमा, ब्रंके-न्यूमोनिया प्लोरो न्यूमोनिया इत्यादि (Catarrhal colds, incipient bronchitis, croup, whooping cough, asthma, broncho-pneumonia, pleuro-pneumonia etc.) हो, तो इनके लिए ऐन्टिम-टार्ट प्रधान औषधि है। ऐन्टिम-टार्ट बच्चा अपनी माता या दाई से चिपटना चाहता है, गोद में घूमना चाहता है, इस कदर चिड़चिड़ा हो जाता है कि नब्ज़ की परीक्षा करने नहीं देता (ऐन्टि-क्रूड, सैनिक्यूला)। श्वास के रोगों में दम घुटता सा मालूम होता है, मानों साँस लेते समय फेफड़े में काफ़ी हवा नहीं खींच सकता, लेटे रहने से खाँसी की वृद्धि होती है, उठकर बैठने से रोगी को शान्ति मिलती है (Has to sit up in bed) (ऐकोन, आर्स, सैम्ब्यू)।

ज़च्चे में नवजात शिशु के दम घुटने की बीमारी (Asphyxia neonatorum) में जब कि छाती अत्यधिक घड़ घड़ करती हो, **चेहरा नीला** पड़ गया हो, तो उसके ऐन्टिम-टार्ट ही औषधि है। बच्चों की पसली चलने पर यह लाभदायक है (Abdominal breathing)।

मृत्यु के समय गले का घड़ घड़ शब्द (Death-rattle) इसके प्रयोग से दूर हो जायगा और रोगी शान्ति के साथ मर सकेगा।

वमन और पतले दस्त (Nausea and loose stool)-इपिकैक की तरह ऐन्टिम-टार्ट भी उबकाई के लिए एक उत्तम औषधि है, मगर इसमें इपिकैक की तरह जी की मिचलाहट सदैव नहीं रहती, क़ै बहुत वेग के साथ होती है, यहां तक कि उसे मूर्छा आ जाती है, थक जाता है और निंदासा हो जाता है, क़ै हो जाने के बाद आराम का मिलना ही इसका चरित्रगत लक्षण है; इपिकैक में क़ै हो जाने के बाद भी जी की मिचलाहट बनी रहती हैं बहुत ज्यादा क़ैऔर दस्त में वेरेट्रम के साथ इसकी तुलना होती है, मगर माथे पर ठण्डे पसीने का होना ही वेरेट्रम की विशेषता है। ऐन्टिम-टार्ट हैज़े की एक उत्तम औषधि है, जहां पर उबकाई, क़ै, ठण्डा पसीना, दुर्बलता, निंदासा या अचैतन्य देखने में आता है और प्रत्येक बार वमन के बाद रोगी थोड़ी देर के लिए ज़रा शान्ति मालूम करता है और निंदासा हो जाता है, ऐसी अवस्था में प्रत्येक बार वमन के बाद एक बार ३० शक्ति की ऐन्टिम-टार्ट का प्रयोग करने से विशेष लाभ होगा (वेरेट्र)। प्यास का न होना ही इसका विशेषत्व है, मगर कभी कभी बहुत ज़्यादा प्यास रहती है। खट्टी चीज़ें (ऐन्ट-क्रूड, चायना) और सेब इत्यादि फल खाने की प्रबल इच्छा होती है। चेहरा बैठ जाता है, पीला या नीला हो जाता है (आर्स, कार्बो-वेज, वेरेट्र)। ज़बान पर सफ़ेद गाढ़ा मैल जम जाता है, ज़बान पर बहुत ही सुर्ख, लकीरें बन जाती हैं, बीच में ख़ुश्क होता है (रस-टाक्स)।

चेचक (Small-pox) के साथ इस औषधि द्वारा उत्पन्न (During proving) फुन्सियों की सदृशता के कारण अक्सर मामूली चेचक में यह उपयोगी पाया गया है। टीके के बुरे फल (Bad-effects of vaccination) को यह दूर करता है (साइली, थूजा)।

ज्वर (Fever)-बुख़ार के समय आँखे खुली नहीं रख सकता, अत्यन्त निंदासा रहता है, बेहोशी के साथ नींद रहती है।

जब शीत (Chill) अधिक समय तक रहता है, तो उसके बाद बुख़ार की तेज़ी बहुत होती है, मगर बहुत देर तक नहीं रहती।

जब शीत थोड़ी देर के लिए रहता है, तो बुख़ार की तेज़ी बहुत देर तक रहती है, रोगी निंदासा होता है और माथे पर पसीना आता है। आक्रान्त स्थान पर अधिक पसीना आता है।

सम्बन्ध (Relations)-लाइकोपोडियम के साथ समगुण सम्बन्ध, लोइको में नकुरे पंखे की तरह हिलते रहते हैं और ऐन्टिम-टार्ट में वे फैले रहते हैं।

वेरेट्रम और ऐन्टिम-टार्ट दोनों ही में पतले दस्त, पेट दर्द, क़ै रहते हैं, शरीर ठण्डा रहता है और खट्टी चीजों के प्रति प्रबल इच्छा रहती है।

इपिकैक के साथ समगुण सम्बन्ध, मगर ऐन्टिम-टार्ट में साँस की तकलीफ़ के कारण रोगी अधिक निंदासा रहता है और जी की मिचलाहट में क़ै करने के बाद कुछ देर के लिए शान्ति हो जाती है।

बच्चों के फेफड़े की बीमारी में ऐन्टिम-टार्ट सुनिर्वाचित होने पर भी जब विशेष फल नहीं देता, तब हिपर का प्रयोग करना चाहिए।

वृद्धि (Aggravation)-नमी, ठण्डे मौसिम में, रात के समय लेटने से, कमरे की गर्मी से, बसंत मौसिम में हवा की तबदीलो से (कैलि-सल्फ, नेटम-सल्फ)।

ह्रास (Amelioraton)-ठण्डी खुली हवा से, सीधे होकर बैठने से, कफ के निकल जाने से, दाहनी तरफ लेटने से (टैब)।

मात्रा (Dose) – 2 से 6 शक्ति के विचूर्ण निम्न शक्तियों से कभी कभी लक्षणों में वृद्धि हो जाती है।

47 ऐण्टिपाइरिनम
(Antipyrinum)

Phenazone

यह औषधि अलग तरह से बनती है। इसकी मुख्य क्रिया वासोमीटर नर्व (सकोंचक प्रसारक स्नायु) के ऊपर होती है। पसीना निकलकर बुखार छुड़ाने के लिये ऐलोपैथिक चिकित्सक इसका प्रयोग अधिक मात्रा में किया करते हैं जिसका परिणाम बहुधा उल्टा होता है। शरीर के दाहिनी तरफ – दाहिनी छाती, दाहिने हाथ और दाहिनी ओर के अण्डकोष के दर्द में यह अति उत्तम औषधि है। गरम पानी पीने से इसकी बीमारी कम होती है। साधारणत नीच लिखी बीमारियों और लक्षणों में इस औषधि का प्रयोग लाभ दायक होता है :-

रोगी स्नायु की उत्तेजना की वजह से ऐसा समझता है कि वह पागल हो जायगा, सिर दर्द के साथ कान में कटकटाने वाला दर्द, दर्द कान के नीचे तक चला जाता है, पलक सूज जाना, आंखों में लाली और सूजन, आंखों से पानी का बहना, चेहरा सूर्ख और सूज जाना, होठ फूल जाना, होठ और जीभ में घाव, खून मिला लार बहना, दांत और मसूढ़ों में दर्द और जलन होना, खांसी के साथ बदबूदार पीब का निकलना, कोई चीज निगलने पर गले में दर्द का होना, श्वास लेने और छोड़ने में कष्ट, छाती में दबाब, **श्वास - प्रश्वास क्रमशः धीर-धीरे कम होते होते फिर धीरे-धीरे बढ़ने लगना** (cheyne stokes respiration). बेहोशी आ जाना, ऐसा मालूम होना कि जैसे हत्पिण्ड की क्रिया अभी समाप्त हो जायगी, नाडी बहुत क्षीण द्रुत और असम इरिथिया (अरूणिमा) अकौता (एक्जिमा) पेम्पिगस (मटर से लेकर कबूतर के अण्डे के बराबर छाले), प्रुराइटिस (खुजली के दाने), आमवात इत्यादि त्वचा की बीमारियां, पसीना बहुत ज्यादा आना। श्वास प्रश्वास में कष्ट और बहुत ज्यादा पसीने के कारण हैजे की हिमांग अवस्था में, कभी-कभी इससे बहुत फायदा होता है।

मात्रा - 2 x, 6 शक्ति।

(48) एपिस मेलिफ़िका (Apis Mellifica)

Poison of the Honey Bee. *Apium virus.*

शहद की मक्खी के विष से यह औषधि बनाई जाती है। शरीर पर **शोथ अर्थात् सूजन** (Oedema) का होना ही एपिस का सर्व प्रधान लक्षण है। शोथ सारे शरीर में हो या शरीर के सिर्फ़ किसी एक अंग में एपिस उसके लिए प्रधान औषधि है। एपिस की परीक्षा (Proving) के समय यह देखा गया है कि गुर्दे पर एपिस का प्रभाव अधिक पड़ने के कारण ही इसकी क्रिया से सेल्यूलर टिशु (Cellular tissues) श्लैष्मिक झिल्ली, त्वचा, फ़ाइब्रस टिशु (Fibrous tissue), जीभ, मुँह, हलक़ सब सूजकर फूल जाते हैं। चेहरा, आँख, पपोटे सूजकर फूल जाते हैं। **नीचे के पपोटे सूज कर थैले की तरह फूल जाते हैं।** (Bag-like, puffy swelling under the eyes) हलक़ का कौआ फूल कर थैले की तरह लटक पड़ता है। हाथ, पाँव फूल जाते हैं, पेट का चमड़ा मोटा पड़ जाता है, अंगली से दबाने से गढ़ा पड़ जाता है। एपिस रोगी किसी तरह से **गर्मी बरदाश्त नहीं कर सकता** (Intolerance of heat), खुली हवा में, ठण्डक से, आक्रान्त स्थान पर ठण्डे पानी के लगाने से तकलीफ़ों में कमी मालूम होती है। पीने की गर्म वस्तु से, गर्म कमरे के अन्दर, गर्म कपड़ों से, आग की गर्मी से तकलीफ़ बढ़ जाती है, इस लिए मूर्छा की बीमारी में गर्म पानी से नहलाना अच्छा नहीं होता। (ओपि) शोथ की बीमारी में **प्यास नहीं रहती** (Thirstlessness in ascites)।

प्रदाह सूजन के स्थान पर **शहद की मक्खी के डंक मारने से जिस प्रकार दुखदाई दर्द और जलन होती है** (Burning, stinging pain), उसी प्रकार दर्द और जलन का होना, इस औषधि का सर्व प्रधान लक्षण है। आग की तरह जलन होती है, ऐसा मालूम होता है कि मानो सुई चुभ रही है, जलन के स्थान को पानी या ठण्डक से आराम मिलता है।

रोगी की मानसिक तकलीफ़ें गर्मी से और गर्म कमरे के अन्दर बढ़ जाती हैं। रोगिणी बहुत ही उदास और रुआंसी होती है (पल्स), बिना किसी कारण के वह दिन रात रोती है। बहुत ही चिड़चिड़े मिज़ाज की होती है, भावी अमंगल के बारे से चिन्ता किया करती है। बहुत ही शक्की और ईर्ष्यापूर्ण होती है। सब विषय में लापरवाह रहती है। यह औषधि ऐसी विधवा स्त्रियों और लड़कियों के लिए उपयोगी है जो यद्यपि वे बहुत ही होशियारी और सावधानता के साथ काम करती हैं तथापि काम करते समय बेढंगापन (Awkwardness) प्रकाश कर डालती हैं और अक्सर चीज़ें हाथ से गिरा कर तोड़ डालती हैं (बोवि)। डर, क्रोध, खिज़ावट, ईर्ष्या या अशुभ संवाद से अक्सर बीमार हो जाती हैं। जापे में बच्चों की तरह हरकत करने में यह उपयोगी है।

शोथ (Dropsy) में **आर्सेनिक, ऐसेटिक ऐसिड** और **ऐपोसाइनम** के साथ एपिस की तुलना होती है। संक्षेप में फ़र्क यह है कि एपिस के शोथ में ज़रा भी प्यास नहीं रहती, **आर्सेनिक** के शोथ में अत्यन्त प्यास होती है और रोगी बार बार पानी पीता रहता है, परन्तु ज़रा भी पानी पेट में नहीं रहता, सब वमन हो जाता है। खाना और पानी का क़ै हो जाना **ऐपोसाइनम** के लक्षण हैं, फ़र्क यह है कि इसमें आर्सेनिक की तरह बेचैनी और अत्यन्त प्यास नहीं रहती। ऐसेटिक ऐसिड के शोथ में भी प्यास है किन्तु आर्सेनिक की तरह नहीं, विशेष करके ऐसेटिक ऐसिड के शोथ के साथ अक्सर पतले दस्त और आँव की बीमारी रहती है। शोथ की तरह सूजन और जलन के साथ दर्द में **आर्सेनिक** के साथ एपिस की तुलना हो सकती है, फ़र्क यह है कि **आर्सेनिक** का रोग गर्मी और सेंक से कम हो जाता है, और ठण्डक से उसकी वृद्धि होती है और उसके साथ प्यास रहती है, और एपिस का रोग ठण्डक से कम रहता है और गर्मी से बढ़ जाता है, मगर **प्यास नहीं रहती**।

मस्तिष्क रोग में अर्थात् मेनिंजाइटिस (Meningitis), शिशु कालरा (Infantile cholera), टाइफ़ायेड ज्वर (Typhoid fever), मस्तिष्क में जल संचय (Hydrocephalus) इत्यादि रोग में रोगी का रह रह कर **यकायक ही तेज़ महीन आवाज़ सी चीख़ उठना** (Sudden piercing shrill cry) एपिस का और एक विशेष लक्षण है। बच्चा बेहोश पड़ा रहता है, रह रह कर चीख़ उठता है, तिरछी नज़र से देखता है, दाँत पीसता है, सिर को तकिये पर इधर उधर फेरता है (हेल), शरीर का एक अंग हरकत करता है दूसरा अंग शिथिल पड़ा रहता है, सिर पसीने से भीग जाता है, पेशाब थोड़ा सफ़ेद होता है।

आँख (Eyes) की सूजन में यह एक उत्तम औषधि है, आँखों में जलन और दर्द होता है, पपोटे सूज कर फूल जाते हैं और सुर्ख़ हो जाते हैं (Eyelids much swollen, red œdematous - ऊपर के पपोटे फूलकर थैले की तरह लटक पड़ने पर, कैलि-कार्ब), गर्मी से वृद्धि होती है, ठण्डे पानी से धोने से आराम मिलता है।

मलद्वार का मुँह फैला रहना (Mouth of anus wide open) एपिस का एक विशेष लक्षण है, रोगी यदि ज़रा भी हरकत करता है मल बाहर निकल पड़ता है। मलद्वार के फैले रहने का लक्षण **फ़ास्फ़ोरस** में भी है, मगर फ़ास्फ़ोरस का मल सदैव धीरे धीरे चूता रहता है, और एपिस का मल ज़रा भी हरकत से निकल पड़ता है, चुपचाप पड़े रहने से नहीं निकलता।

नवजात शिशु में पेशाब रुक जाने से एपिस उपयोगी है (ऐकोन, हायोस, स्ट्रैमो)। मूत्रनली में जलन और डंक छिदने की तरह दर्द होता है। पोते में पानी जम जाने पर (Dropsy of the Scrotum) अक्सर यह औषधि उपयोगी है।

दाहिने डिम्भकोष की सूजन, जलन के साथ दर्द रहने पर यह लाभदायक है, रजोधर्म के दिनों में वृद्धि होती है। सगर्भावस्था के शुरू शुरू पहले २-३ महीने के अन्दर यदि गर्भपात होने का उपक्रम हो, तो एपिस उसे रोक देगा। एपिस के लक्षण मिलने पर इससे डिम्भकोष का फोड़ा (Ovarian tumour) आरोग्य हो जाता है।

साँस लेने में तकलीफ़ें होती हैं, दम घुटना सा मालूम होता है, गले में कोई चीज़ छू जाने से आलकस मालूम होता है (लैक)।

चर्म (Skin)-हर तरह के इरिसिपिलस (Erysipelas) में एपिस उपयोगी है विशेष करके जब आक्रान्त स्थान प्रदाह के बाद ही बहुत जल्द फूल जाय, उसमें जलन और डंक मारता हुआ दर्द हो, गर्मी से रोगी को तकलीफ़ होती हो और ठण्डक से आराम मिलता हो। यह पित्त उछल आने (Urticaria) पर भी लाभदायक है, जब कि उसमें जलन, डंक मारता हुआ दर्द और अत्यन्त खुज़ली होती हो। कार्बंकल (Carbuncle) में भी यह उपयोगी है (आर्स) जब कि इसके व्यापक लक्षण मिलते हों।

एपिस रोगी बड़ा ही निंदासा होता है (ऐन्ट-टार्ट, नक्स-मस)।

ज्वर (Fever)-शाम के ३ बजे बुख़ार का आना ही एपिस का निर्देशक लक्षण है।

सिर्फ़ शीतावस्था (Chill) ही में प्यास रहती है, बुख़ार चढ़ जाने पर या पसीने के समय प्यास नहीं रहती। गर्म कमरे के अन्दर और बाहर की गर्मी से तकलीफ़ होती है। एपिस में शीत के वक्त हाथ पाँव गर्म रहते हैं (बेलाडोना के विपरीत) इसमें शीत के वक्त हाथ पाँव ठण्डे रहते हैं, सिर और चेहरा गर्म रहते हैं।

शीत और उत्ताप के समय जलन होती है और दम घुटना सा मालूम होता है।

पाठकों के सुविधा के लिए एपिस के लक्षण संक्षेप में मैं नीचे देता हूँ:-

जलन, शहद की मक्खी के डंग के छिद जाने की तरह दर्द और प्यास का न रहना। आँख के नीचे के पपोटों का फूल कर थैले की तरह लटक पड़ना। आक्रान्त स्थान छूने से अत्यन्त दर्द। चमड़ा मोम की तरह सफ़ेद। निंदासा, गर्मी से रोग की वृद्धि, ठण्डा पानी और खुली हवा से आराम का मिलना।

सम्बन्ध (Relations)-नेट्रम-म्यूर के साथ एपिस का पूरक (Complementary) सम्बन्ध।

रस-टाक्स के पहले और बाद को एपिस का प्रयोग नहीं होना चाहिए।

एपिस के बाद आर्सेनिक और पल्स अच्छा काम देता है।

स्कालैटिना, ऐल्ब्यूमिन्यूरिया (Scarlatina, albuminuria) में कैन्थ, डिजि-टेलिस, हेल से उपकार न होने पर एपिस से लाभ होगा।

वृद्धि (Aggravation)-नींद टूटने पर लैक, गर्म कमरे के अन्दर, भीगने से (रस-टाक्स)।

ह्रास (Amelioration)-आक्रान्त स्थान ठण्डे पानी से धोने से या ठण्डे जल से नहाने से, शरीर खुले रखने से, खाँसने, चलने या करवट बदलने से दर्द में कमी, सीधे होकर बैठने से।

मात्रा (Dose) - मूलार्क से तीसवीं शकित। कभी-कभी इसकी धीमी क्रिया होती है, प्रातः उसका प्रभाव कई दिनों के बाद नजर आता है और तदुपरान्त मूत्र की मात्रा बढ़ जाती है।

49 ऐपोसाइनम एण्ड्रोसेमीफोलियम (Apocynum Androsaemifolium)

Dogbane

यह औषधि आमवात से मुक्ति दिलाने के लिये प्रसिद्ध है। इसके दर्द भ्रमणशील होते है इसके दर्दों में खिचांव और सिकुड़न की अवस्था गतिशील रहती है। रोगी को प्रत्येक वस्तु से शहद जैसी गन्ध आती है इसीलिए रोगी को हर चीज का स्वाद शहद जैसा लगता है। अवसन्नता (Prostration) कृमि (worms)। सूजन और कम्पन की अनुभूति होती है। रोगी के समस्त जोड़ो में दर्द रहता है। पैरों की उंगलियों और तलुवों में दर्द, हाथों और पैरों पर सूजन आ जाती है अधिक मात्रा में पसीना आने के कारण तलुवों में अत्यधिक गर्मी का अहसास। तलुवों में ऐंठन तथा पैर की उंगलियों में चुन चुनाहट युक्त दर्द होता है।

मात्रा - मूलार्क से पहली शक्ति।

50 ऐपोसाइनम कैनेबिनम (Apocynum Cannabinum)

American Hemp. *Apocynacaœ.*

एपिस की तरह ऐपोसाइनम भी नाना प्रकार के शोथ रोग के लिए एक उत्तम औषधि है। दोनों औषधियों का प्रभाव गुर्दे, चमड़े और सिरस मेम्ब्रेन (Serous membrances) पर पड़ता है, जिसके कारण नाना प्रकार के शोथ रोग (Dropsy) उत्पन्न होते हैं, दोनोंके लक्षण इतने मिलते-जुलते हैं कि यदि इनके व्यापक लक्षणों पर, तथा रोग की वृद्धि और ह्रास के कारणों पर ध्यान न दिया जाय, तो हर एक प्रकार के शोथ रोग में दोनों व्यवहृत हो सकते हैं। मगर यह ख़्याल करने की बात हैं कि मंगलमय भगवान ने अपनी सृष्टि में एक से दो पदार्थों की सृष्टि नहीं की है, अर्थात जो रोग ऐपोसाइनम की अरोग्यकारिणी शक्ति से अच्छा हो सकता है वह एपिस से दूर नहीं हो सकता। ऐपोसाइनम का रोगी शीत प्रधान होता है (He is a chilly patient), उसे ठण्डी खुली हवा, ठण्डा पानी बरदाश्त नहीं होता, और एपिस रोगी को गर्मी ज़रा भी पसन्द नहीं। इन्हीं व्यापक लक्षणों पर विचार करके औषधि का निर्वाचन करना होमियोपैथिक चिकित्सा शास्त्र का विशेषत्व है। हाथ, पाँव, नाक, कान, सिर इत्यादि समस्त अंगों के लक्षण मिल जाने पर भी यदि यह प्रधान व्यापक

लक्षण, जो कि रोगी से सम्बन्ध रखता है, छोड़ दिया जाय तो ऐपोसाइनम रोगी को किसी तरह से आराम नहीं किया जा सकता, कारण अन्यान्य समस्त क्षुद्र क्षुद्र लक्षण इस प्रधान लक्षण के द्वारा ही परिचालित होते हैं, रोग के लक्षण पूछने ही पर मालूम होगा कि रोगी की समस्त शिकायतें ठण्ड से बढ़ती हैं, रोगी खुली हवा बर्दाश्त नहीं कर सकता, गर्मी में रहने से वह अच्छा रहता है। मैटीरिया मेडिका को पाठ करने के लिए समस्त पुस्तक को तीन हिस्से में विभक्त करना होगा अर्थात् तीन प्रकार के रोगी होते हैं, उनमें कुछ तो ख़ूब गर्मी पसन्द करते हैं, कुछ ख़ूब ठण्डक पसन्द करते हैं- इन दोनों प्रकार के लक्षणों पर सर्वप्रथम ध्यान रखना होगा। रोगी के कमरे के अन्दर पाँव रखते ही इन दो बातों को जानना पड़ेगा, नया और पुराना रोग अच्छी तरह से जानने के लिए यह दोनों बातें सर्वप्रथम आवश्यक हैं और एक प्रकार के रोगी हैं, जो ठण्डक भी पसन्द नहीं करते और गर्मी भी पसन्द नहीं करते।

ऐपोसाइनम रोगी यद्यपि पानी काफ़ी पीता है तथापि कुछ भी निकास नहीं होता, पेशाब और पसीना बहुत थोड़ा निकलता है, शरीर बहुत ही ख़श्क रहता है। रोगी ख़्याल करता है कि यदि उसे पसीना आ जाय तो उसकी तबीयत बहुत हलकी हो जाय, मगर पसीना नहीं निकलता। शोथ के स्थानों को दबाने से गढ़ा पड़ जाता है। यह रोगाक्रान्त स्थान को ढ़क कर रखना पसन्द करता है, मगर एपिस रोगी खुला ही रहना पसन्द करता है।

प्यास के साथ शोथ रोग (Dropsy) में **आर्सेनिक** और **ऐसेटिक ऐसिड** के साथ इस औषधि का घनिष्ट सम्बन्ध है, फ़र्क यह है कि किसी रोग में रोगी के साधारण स्वास्थ्य की अत्यन्त दुर्बलता उपस्थित होकर बेहद जलन और बेचैनी रहने पर आर्सेनिक, दिल और नब्ज़ की अनियमित, धीरगति, निंद्रावस्था, उदासी, प्यास इत्यादि लक्षण रहने पर ऐपोसाइनम अधिक उपयोगी है, **ऐसेटिक ऐसिड** में नब्ज़ की गति इस प्रकार की नहीं होती।

बच्चों के सिर के अन्दर जल जम जाने (Acute hydrocophalus) पर ऐपोसाइनम एक बड़ी ही लाभदायक औषधि है। खोपड़ी की हड्डियों की सीवन खुल जाती है, बेहोशी आ जाती है, एक आँख से दिखाई नहीं देता, एक हाथ और एक पाँव लगातार हरकत किया करते हैं, माथे पर की हड्डी बाहर की तरफ़ उभड़ आती है (बांये हाथ और बांये पैर का हरकत करना ब्रायोनिया का लक्षण है)। हाइड्रोकेफ़ेलस (सिर के अन्दर जल संचय) रोगी को यदि अधिक मात्रा में पेशाब होने लगे तो यह अनुमान करना चाहिए कि औषधि की क्रिया आरम्भ हो गई है और रोगी को उपकार होगा।

जलन्धर रोग (Dropsy) में पेट और हाथ पाँव फूलने के साथ यदि रजोधर्म रुक जाय, तो ऐपोसाइनम लाभदायक है। युवती स्त्रियों का रजोधर्म रुक जाने या ऋतुस्त्राव की अधिकता के समय तकिये से सिर को उठाने से दुर्बलता और मूर्छा के लक्षण पर यह औषधि लाभदायक है।

सम्बन्ध (Relations)-शोथ अर्थात् जलन्धर में, ऐसेटिक ऐसिड, एपिस, आर्स, चायना और डिजिटै के साथ समगुण सम्बन्ध।

मात्रा (Dose) – मूलार्क।

51 अरेलिया रेसीमोसा
(Aralia Racemosa)

American Spikenard

इस औषधि का प्रयोग दमे की उन अवस्थाओं में किया जाता है जिनमें रोगी को लेटने से खांसी बढ़ती है, सोते समय पसीना इतना अधिक आता है कि सारा शरीर भीग जाता है। रोगी ज़रा भी हवा बरदास्त नही कर सकता, मलाशय भ्रंश (Prolapse of rectum), अतिसार। रोगी के मलांश में दुखन होती है, जो उपर की ओर फैलती है, रोगी जिस का सहारा लेकर लेटता है, उसी भाग में दर्द बढ़ जाता है।

आधी रात के बाद रोगी को सूखी खांसी उठती है। रात को लेटने पर दमा का दौरा प्रकट होने के साथ उद्वेष्टकारी खांसी (spasmodic cough), पहली नींद के बाद कष्ट बढ़ने के साथ साथ गले के अन्दर गुदगुदी व छाती में सिकुड़न का अहसास होता है। श्वास लेने में बाधा पड़ती है, ये लक्षण वसन्त ऋतु के दौरान अधिक महसूस होते है।

ठण्डी हवा में जाने से छींके आने लगती हैं, नाक से अधिक मात्रा में त्वचा को छील देने वाला स्राव आरम्भ हो जाता है। स्त्रियों का ऋतुस्राव बहुत तीखा तथा दुर्गन्ध वाला होता है, साथ ही नीचे की ओर दबाव मारता हुआ दर्द होता है।

मात्रा – मूलार्क से तीसरी शक्ति।

52 अरेनिया डायडिमा
(Aranea Diadema)

Papal Cross Spider. *Arachnida.*

मलेरिया के बुख़ार (Malaria fevers) ही में अरेनिया का अधिक उपयोग पाया गया है। जो रोगी भीगे, नम स्थान में रहने ही से बीमार हो जाते हैं, उनके लिए अरेनिया विशेष उपयोगी है। इस प्रकृति के रोगी को डाक्टर वान ग्रावोग्ल (Dr. Von Grauvogl) हाइड्रोजिनायड धातु (Hydrogenoid constitution) कहा करते थे। इसके बुख़ार का विशेष लक्षण यह है कि **प्रत्येक दिन या एक दिन अन्तर एक ही समय पर जाड़ा लग कर बुख़ार चढ़ जाता है** (Great regularity of paroxysm), इसमें शीत ही का आधिक्य होता है, इस कदर जाड़ा मालूम होता है कि हड्डियों के अन्दर तक मालूम होता है मानों बर्फ़ से जम गया हो, हेलोडरमा, उत्ताप (Heat) और पसीना (Sweat) नाम मात्र होते हैं या बिल्कुल ही नहीं होते, मगर इसका जाड़ा ही अत्यन्त कष्टदायक होता है। सविराम ज्वर (Intermittent fevers) किनाइन द्वारा बार-बार देने के बाद तिल्ली के बढ़ जाने पर ही वह उपयोगी है।

सिर दर्द और सिर के गोलमाल का तमाख़ू पीने से घट जाना इसका एक विशेष लक्षण है (इग्नेशिया का विपरीत) और **खुली हवा में रहने से एक दम जाता रहता है** (टैब)।

रात के समय लेटते ही समस्त दाँतों में एकाएक ही अत्यन्त दर्द का आरम्भ होना इसका और एक विशेष लक्षण है।

सम्बन्ध (Relations)-आर्निका, आर्स, आर्ज-मेन्ट, सिड्रन, यूकैल, यूपेटो, सिकेल-कार, टैरेन्टयू के साथ तुलना करो।

वृद्धि (Aggravation)-ठण्ड बरसात के मौसिम में, नम मकानों में, ठण्डे पानी से नहाने से, नम भीगे कमरे के अन्दर सोने से, लेटने से।

ह्रास (Amelioration)-तमाख़ू पीने से, खुली हवा में।

मात्रा (Dose) - मूलार्क से तीसवीं शक्ति।

53 आर्जेन्टम मेटैलिक्म (Argentum Metallicum)

Pure Metallic Silver.

यह एक गम्भीर क्रिया करने वाली ऐन्टि-सोरिक और ऐन्टि-साइकोटिव (Anti-psoric and anti-sycotic) औषधि है। इसका रोगी देखने ही से रूग्ण, दुबला पतला, थका हुआ और चिंताग्रस्त मालूम होता है। उसका दिमाग हमेशा थका हुआ रहता है, स्मरणशक्ति बहुत ही कमज़ोर होती है, बातचीत करते समय यदि कोई बीच में बाधा दे तो वह फ़ौरन भूल जाता है कि वह क्या कर रहा था। रोज़गारी, विद्यार्थी और चिन्ताशील मनुष्यों के लिए यह एक लाभदायक औषधि है। **इसका रोगी शीत प्रधान रोगी होता है** (He is a chilly patient), वह गर्मी पसन्द करता है, गर्मी से उसके दर्द में कमी रहती है, सिर दर्द गर्मी ही से अच्छा रहता है, दबाने और कस कर बाँधने से आराम मिलता है। ठण्ड, नम, तूफ़ानी मौसिम में गठिया वाय की तकलीफ़ें बढ़ जाती हैं। इसकी सारी तकलीफें नींद टूटने पर बढ़ जाती हैं। इसकी बहुत सी शिकायतें हरकत से कम रहती हैं, ख़ास कर चलने फिरने से, स्थिर रहने से तकलीफ़ें ज़्यादा मालूम होती हैं।

हड्डियों, मोटी नसों, कुरकुरी हड्डियों, जोड़ों की हड्डियों पर के बन्धनों (Bones, nerves, cartilages, ligaments etc.) पर आर्ज-मेट का असर अधिक होता है। नाक, कान की कुरकुरी हड्डियों (Cartilages) और झूठी पसलियों (False ribs) पर इसका असर यथेष्ट होता है। चिकित्सा क्षेत्र में अक्सर देखोगे कि सुज़ाक ग्रस्त रोगियों के घुटनों, घुटनों की हड्डियों के नीचे की नसों और एड़ियों में दर्द हुआ करता है, ऐसे रोगियों के लिए यह लाभदायक है। दर्द इस कदर तेज़ होता है कि मानों नसें फटी पड़ती हैं, मगर नसों में सूजन नहीं होती, ठण्ड नम मौसिम में दर्द में वृद्धि होती है, यह दर्द इस कदर तेज़ होता है कि रोगी स्थिर नहीं रह सकता, उठकर चलने फिरने से दर्द में कमी मालूम होती है।

इस दवा में बहुत सी तकलीफ़ें ठीक दोपहर के समय होने लगती हैं, जैसे सर दर्द, डिम्भाशय अर्थात् बच्चेदानी (Ovary) का दर्द, सिर का घूमना (Vertigo)। यह याद रखने की बात है कि **औरतों के बाँये डिम्भाशय में तकलीफ़ होती है और पुरुषों के दाहिने पाते में।** हर एक तरह के टयूमर (Tumour) और डिम्भाशय की वृद्धि में यह लाभदायक है।

इस दवा का असर आँख के गोले की अपेक्षा पलकों पर अधिक होता है। यह नज़र को ख़राब करती है, धुँधलापन पैदा करती है और नज़र बिलकुल जाती रहती है। यह पपोटों की नसों को सख़्त बना देती है जो कुरकुरी हड्डी की तरह हो जाती हैं और फिर आँख खोली नहीं जा सकती। आँखे सूजकर मवाद देने लगती हैं, आर्जेन्टम मेटैलिकम में आँख, फेफड़े, गले, योनिद्वार, मूत्र द्वार या किसी भी निकास से हो भूरे रंग का स्राव निकलता है। इससे पुरानी ग्लीट (Chronic gleet) की बीमारी भी अच्छी हो जाती है।

कान में इस कदर ख़ूजली होती है कि खुजलाते खुजलाते कान से ख़ून निकलने लगता है, खुजलाने से कान सुर्ख हो जाता है और सूज जाता है। सर्जन (Surgeon) लोग नाक की हड्डी की बीमारी में बहुधा कुछ कार्टीलेज (Cartilage) चाकू से काट देते हैं जो फिर अच्छा नहीं होता, ऐसी अवस्था में यह दवा घाव को भर देगी, कितने ही ऐसे रोगी इस दवा से अच्छे हुए हैं।

हलक़ (Throat) पर तो आर्जेन्टम मेटैलिकम का ख़ास असर होता है, **गवैयों और लेकचर देने वालों का गला बैठ जाने** (Hoarseness, especially of professional singers, speakers etc., आर्ज-नाइट्र, एरम, फास), पर यह दवा बड़ी ही लाभदायक है। कुछ भी निगलने या खाँसने से गले में कुछ अटका सा मालूम होता है। **हँसने से खाँसी आने लगती है** (ड्रास, फास, स्टैन) और हलक़ में बहुत सा बलग़म इकट्ठा हो जाता है। जोर से पढ़ने से खांसी आने लगती है। सीने में बहुत ही कमज़ोरी मालूम होती है (स्टैन)।

बहुमूत्र (Diabetes), ऐल्ब्यूमिन्यूरिया (Albuminuria), पेशाब में शक्कर का जाना और नाना प्रकार के गुर्दे की शिकायतें आर्जेन्टम मेटैलिकम से अच्छी हो जाएंगी, यदि उसके और भी लक्षण रोगी में पाए जायें। रोगी का पेशाब बहुत सफ़ेद (Whey-like) होता है। कमज़ोर, नर्वस (Nervous constitution) धातु के लड़के साते सोते बिस्तर पर पेशाब कर देते हैं।

पुराना सुज़ाक का मवाद जब पतला और पीला पड़ जाता है तब आजेन्टम मेटैलिकम लाभदायक होता है। पुराने सुज़ाक में दर्द तो चला जाता है मगर मवाद का जाना (Passive flow) जारी रहता है। सुज़ाक पुराना पड़ जाने पर, नाना प्रकार की चिकित्सा होने पर भी जब नहीं जाता, तब लक्षणानुसार **आर्जेन्टम, ऐलूमिना, ऐलूमेन या सल्फ़र** का प्रयोग होना चाहिए।

इसमें एक विशेष बात यह है कि शरीर के सब अंग कमज़ोर हो जाते हैं और मांसपेशी भी ढीले हो जाते हैं। यदि यह लक्षण स्त्रियों के कोख (Pelvic organ) में पाया जाय तो जरायु और उसके बन्धन (Uterus and its ligaments) इत्यादि इस कदर ढीले पड़ जाते हैं कि जरायु लटक (Prolapsus of uterus) पड़ता है अर्थात् अपने स्थान से हट जाता है। अत्यन्त बदबूदार प्रदर के लिए यह एक उत्तम औषधि है। जरायु में कैन्सर (Cancer) हो जाने पर, जिस रोगिणी का जीवन

चन्द महीनों ही के अन्दर समाप्त होता हुआ मालूम होता हो, इस औषधि से वह सालों सुख से जीवित रहेगी। कैंसर रोग से जीवन शक्ति बहुत कमज़ोर हो जाती है।

हस्त-मैथुन (Onanism) के बाद प्रत्येक रात को स्वप्नदोष (Seminal emissions almost every night) का होना इसका एक लक्षण है।

सम्बन्ध (Relations)-ऐलूमिना के बाद आर्ज-मेट अच्छा काम करता है।

हँसने पर खाँसी में वृद्धि होने के लक्षण पर स्टैनम तुलनीय है।

वृद्धि (Aggravation)-गाड़ी की सवारी से (काक्यू), बातचीत करने, गाने और ज़ोर से पढ़ने से, छूने या दब जाने से।

मात्रा (Dose) – छठी शक्ति का विचूर्ण तथा उच्चशक्तियां। बार-बार नहीं दोहराई जाती।

(54) आर्जेन्टम नाइट्रिकम (Argentum Nitricum)

The Silver Nitrate.

आर्ज-नाइट्रेट रोगी के मानसिक लक्षण बड़े ही विचित्र होते हैं और ध्यान देकर पढ़ने योग्य हैं। उसके चित्त में तरह तरह की ऊटपटांग बातें उदय हुआ करती हैं। आर्जेन्टम-नाइट्रेट रोगी बड़ा ही डरपोंक होता है, कोई भी काम उसे करना हो, पहले ही से उसका चित्त घबराने लगता है और चित्त में एक प्रकार का डर पैदा हो जाता है। रास्ते में चलते समय ऊँचे ऊँचे आलीशान हवेलियों को देखने से चक्कर का आना और मकान के कोने का बढ़कर रोगी के शरीर से छू जाते हुए जान पड़ना इसका एक अद्भुत लक्षण है। ऊँचे मकानों की तरफ़ देखने से कान में भनभनाहट होने लगती है, शरीर काँपने लगता है, यहाँ तक कि शरीर से पसीना आने लगता है। किसी पुल या ऊँची जगह पार करते समय रोगी के चित्त में ख़्याल उत्पन्न होता है कि शायद वह वहाँ से गिर पड़े और मर जाय, कभी कभी सचमुच वह गिर ही पड़ता है। कभी कभी ऊँचे मकान की खिड़की पर से नीचे की तरफ़ देखते समय उसके चित्त में यह ख़्याल आता है कि यहाँ से कूद पड़ना क्या ही भयानक बात है और मस्तिष्क की दुर्बलता के कारण कभी कभी वह वास्तव में कूद ही पड़ता है। मेरे प्यारे पाठकों! जब कभी ऐसे अद्भुत लक्षण पर होमियोपैथिक औषधि का प्रयोग किया जाता है तो उस लक्षण के साथ की कठिन से कठिन व्याधियाँ अच्छी हो जाती हैं। डाक्टर केन्ट, फ़ैरिङ्गटन और नैश कहते हैं कि ऐसे अद्भुत लक्षण होते हैं और कैसे होमियोपैथिक औषधि से दूर होते हैं, इसका कोई वैज्ञानिक प्रमाण (Scientific explanation) नहीं है परन्तु ऐसे लक्षण का होना और उनका दूर होना प्रत्यक्ष बात है। इस प्रकार के लक्षणों का होना वहम नहीं है, बड़ी गूढ़ बात है। ऐसे विचित्र लक्षण मिलने पर होमियोपैथिक औषिध से आश्चर्यजनक फल मिलता है। हमारे भाई ऐलोपैथिक डाक्टरों को यह गूढ़ रहस्य समझने के लिए और भी चंद शताब्दियों की आवश्यकता है।

ऐकोनाइट का तरह इस रोगी में भी मृत्युभय होता है, कभी कभी रोगी अपने मृत्यु काल की पेशीनगोई कर देता है। **गिर्जा या थियेटर को जाते समय पाखाने की हाजत होना और एक प्रकार का डर मालूम होना** (Apprehension when ready to go to church or opera, bringing on diarrhoea) इसका एक अद्भुत लक्षण है, सिर्फ गिर्जा या थियेटर को ही जाते समय क्या, कहीं भी जाते समय, किसी दोस्त या किसी सभा में बहुत से बड़े-बड़े आदमियों से मिलने जाते समय, किसी-किसी को इस प्रकार के दस्त आने लगते हैं, इस का कारण स्नायवीय दुर्बलता (Nervous weakness) है। यह लक्षण **जेल्सेमियम** में भी हैं, परन्तु उसके साथ और लक्षणों की तुलना होनी चाहिए।

आर्जेन्टम नाइट्रेट रोगी कोई काम हाथ में लेने के पहले सन्देह और भय किया करता है कि शायद उस काम में वह सफलता लाभ न करे (आरम)। इस रोगी का चित्त बहुत उदास रहता है, स्मरणशकित कमज़ोर होती है (ऐनाका, क्रियोज़ो, लैक, मर्क, नेट्रम-म्यूर, नक्स-मस, फ़ास-ऐसिड)। रोगी बहुत शीघ्रता से चलता है, सदैव किसी न किसी काम में लगा रहता है (लिलि-टिग)।

रोगी ख्याल करता है कि **समय बहुत धीरे-धीरे बीत रहा है** (Time passes slowly), वह जल्दी-जल्दी काम करना चाहता है परन्तु वह ख्याल करता है कि विलम्ब हो रहा है। इस लक्षण पर **कैनैबिस इन्डिका** के साथ इसकी तुलना करो। **ऐलूमिना, ग्लोनायन, मेडोराइनम, मर्क-साल, नक्स-मस और नक्स-वोम** में भी यह लक्षण है, मगर **आर्जेन्टम** और **कैनैबिस** की तरह किसी में इतना प्रबल नहीं। वक्त बहुत जल्दी-जल्दी खत्म होता जा रहा है, ऐसा मालूम होना **काकयूलस** और **थेरेडियन** का लक्षण है।

आर्जेन्टम गर्म प्रधान रोगी होता है (He is a warm blooded patient), वह ठण्डी हवा, ठण्डी चीज़ें, बर्फ़, मलाई बर्फ़ पसन्द करता है, गर्म कमरे के अन्दर उसका दम घुटता है, दरवाजे, खिड़कियां खुली पसन्द करता है। कमरे के अन्दर यदि बहुत से आदमी हों, गिर्जा, नाचघर, तमाशे के स्थान या किसी सभा में उसे तकलीफ़ होती है। जहां आदमियों की भीड़ हों, ऐसी स्थान में जाते हुए उसे डर मालूम होता है।

आर्जेन्टम नाइट्रेट रोगी दुबला-पतला जवानी में बूढ़े की तरह दीखता है, चेहरे पर झुरियां पड़ जाती हैं, दिन प्रतिदिन दुबला होता जाता है, विशेष करके नीचे का धड़ अधिक दुबला पड़ जाता है। बच्चों के सूखे की बीमारी (Marasmus) में यह एक प्रधान औषधि है, बच्चा सूख कर **दुबला** पड़ जाता है, बूढ़ों की तरह दिखाई देता है। **एब्रोटेनम, आयोडियम** और **सार्सा पैरिला** के साथ इसकी तुलना करो। आयोडियम के अध्याय में इन का सम्बन्ध वर्णन किया गया है। **मिठाई खाने की प्रबल इच्छा** और मल में आँव का रहना की आर्जेन्टम नाइट्रेट के सूचक लक्षण हैं। शक्कर, मिठाई या मीठी चीज़े खाने की प्रबल इच्छा होना (Irresistible Desire for sugar) आर्जेन्टम-नाइट्रेट का एक विशेष लक्षण है (चायना, लाइको, सल्फ)।

शरीर का कोई यन्त्र, अंश या सारा शरीर बढ़ता हुआ जान पड़ना इसका एक विशेष लक्षण है। सिर दर्द का रोगी, सिर का बढ़ जाना, डिम्भकोष (Ovary) के रोग में रोगिणी डिम्भाशय का फूल जाना, इत्यादि अनुभव करते हैं, परन्तु परीक्षा करने पर ऐसी कोई बात नहीं पायी जाती है। **पेरिस** रोगी ख्याल करता है कि मेरा सिर बहुत बड़ा हो गया है; खोपड़ी की हड्डियां पतली पड़ गई हैं, आंखें इतनी बड़ी हो गई हैं, कि गढ़े के बाहर निकल पड़ेंगी, जीभ बहुत बड़ी होकर लटक रही है। सिर का एक टोकरी की तरह बड़ा अनुभव होना **जेल्सेमियम** का लक्षण है। ठुड्डी का **बड़ा** मालूम होना **ग्लोनायन** का लक्षण है। एक स्थान से दूसरे स्थान का बहुत दूर अनुभव होना **कैन-इन्डि** का लक्ष्ण है। आंख के पलकों, सिर, किसी वस्तु, एक टांग और आदमियों का बड़ा अनुभव होना **कैन-इन्डि** का लक्षण है। पोते (Scrotum) का फूल जाने का अनुभव करना **सैबैडिला** का लक्षण है। अपने को लम्बा अनुभव करना **ओपि, पैले, प्लैटि और स्टैमो** का लक्षण है।

सिर (Head) - घुमरी (Vertigo) और कान में भनभनाइट शब्द के साथ पैरों में कमज़ोरी मालूम होती है और शरीर काँपता है। **सिर को कस कर बांधने से आराम मिलता** है (पल्स, साइली), खुली हवा में दर्द की वृद्धि होती है। इसमें दाहनी तरफ अक्सर दर्द होता है, टीस मारता हुआ, तपकन के साथ दर्द होता है। मानसिक परिश्रम से दर्द बढ़ जाता है। सिर बहुत बड़ा मालूम होता है (बोर, सिमिसि, ग्लोन), जिस तरफ दर्द होता है उस तरफ की आंख भी बहुत बड़ी मालूम होती है।

सिर के ऊपर चढ़ता हुआ आधे सिर का दर्द इसका एक प्रधान लक्षण है, दर्द की तेजी के कारण रोगी पागल सा हो जाता है, जब यह दर्द अपनी चरमावस्था में पहुँच जाता है तब शरीर काँपने लगता है और रोगी बेहोश सा हो जाता है। सिर को कस कर बाँधने से और कै. हो जाने से आराम मिलता है।

आंख (Eyes) - आंख के नाना प्रकार की बीमारी में आर्जेन्टम नाइट्रेट लाभदायक है। अत्यन्त दर्द के साथ आंखें सुर्ख हो जाती हैं, मवाद आता है रोशनी बरदाशत नहीं होती (ऐकोन, बेल, यूफ्रे, ग्रैफ़)। आंख के समाने सांप की तरह पतली चीज़ उड़ती हुई नज़र आती हैं। गर्म कमरे के अन्दर या आग के सामने रहने से तकलीफ़ होती है, आंखों में ठण्डा पानी लगाने या ठण्डी खुली हवा में रहने से आराम मिलता है (पल्स) सेंक से आराम मिलने पर मर्क-साल उपयोगी है। **बेलाडोना** की तरह आंखें बहुत सुर्ख होती है, फ़र्क यह है कि **बेलाडोना** की सुर्खी बहुत साफ़ होती है, आर्जेन्टम की सुर्खी के साथ आंख की सफ़ेदी पर दाने से दिखाई देते हैं। जिसे ग्रैन्यूलर कज्जंगटिवाइटिस (Granular conjunctivitis) कहते हैं। आंख से बहुत गाढ़ा मवाद निकलने या मवाद के अन्दर रुक जाने से आंखें सूज जाने पर आर्जेन्टम लाभदायक है। आंख में गाढ़ा मवाद का आना **पल्सेटिला** में भी है। आंखों में दानें(Granules) पड़ कर सूजन होने में **यूफ्रेशिया और**

रस-टाक्स के साथ यह औषधि तुलनीय है। **रस-टाक्स** में आंखें सूज कर बन्द रहती हैं, खींच कर खोलने से गर्म पानी निकलता है, आंखें चारों तरफ कट जाती हैं। यूफ्रेशिया में गर्म मवाद और पानी दोनों आते हैं। नवजात शिशु की आंख के प्रदाह (Ophthalmia neonatorum) में आंख को खोलने से बहुत ज्यादा मवाद निकलता है, आंख के अन्दर घाव हो जाता है; पपोटे सूज कर मोटे पड़ जाते हैं, और उन में दर्द होता है; सुबह के वक्त आंखें जुड़ जाती हैं (एपिस, मर्क-साल)। पलकों पर सूजन का होना इस औषधि की विशेषता है।

ग्रैन्यूलर लिड्स (Granular lids) को अच्छा करने की आशा में ऐलोपैथिक चिकित्सकगण कितने ही मनुष्यों की आंखों का सत्यानाश स्थूल सिलवर नाइट्रेट (Crude Silver Nitrate) से कर रहे हैं, इसकी संख्या नहीं है, ऐसे अभागे रोगियों के लिए **नेट्रम-म्यूर** लाभदायक होगा।

बारीक सीवन की तरफ अधिक नज़र चलाने पर, महीन अक्षरों की पुस्तक पढ़ने से नज़र खराब हो जाने पर यह औषधि लाभदायक है। यदि नज़दीक की चीज़े दिखाई न दें और दूर की चीजें आसानी से नज़र आवें, पढ़ते समय निकट से न पढ़ सकने पर पुस्तक को दूर बढ़ाना पड़ें, ताकि अक्षर नज़र आवें, तो ऐसी अवस्था में आर्जेन्टम उपकारी है।

आर्जेन्टम-नाइट्रेट रोगी के चेहरे पर बूंद बूंद पसीना जम जाया करता है। चेहरा पीला, नीला सूखा हो जाता है, आंखें और गाल बैठ जाते हैं, वह जवानी ही में बूढ़ा और रोगी मालूम पड़ता है।

हलक़ के अन्दर निगलते समय ऐसा अनुभव होता है कि एक खपाच या काँटा अटका हुआ है (Sensation as if a splinter were lodged in the throat when swallowing, हिपर, नाइट्र-ऐसिड) हलक़ में खराश और दर्द होता है; हलक़ के अन्दर गाढ़ा लसलसा कफ़ जमा हो जाता है, उसे साफ़ करने के लिए बार-बार खखारना पड़ता है। कौआ और हलक़ स्याह और सुर्ख हो जाते है (एलैन्थ, बैप्टी, बेल, म्यूर-ऐसिड़, फ़ाइटो) और जलन होती है।

भूख का न लगना, अरुचि, पेचिश का दर्द, पतले दस्त, पेट में हवा, जीभ पर काँटे पड़ जाना और दर्द के साथ सुर्ख जीभ, सब शिकायतों के साथ जोर से डकार, जोर से हवा का खारिज होना और मीठी चीजों के प्रति प्रबल इच्छा का होना, इस औषधि के विशेष लक्षण हैं। आर्जेन्टम का मल हरा, आंव मिला होता है और जोर से हवा के खारिज होने के साथ छिटक पड़ता है। अरुचि और पेट में हवा की अधिकता **कार्बो-वेज, चायना और लाइकोपोडियम** में भी हैं हरा मल **आर्सेनिक, कैमोमिला, इपिकैक और मर्कसाल** में भी हैं और मल का दूर छिटक कर गिरना **क्रोटन-टिग, ग्रैटियोला, नेट्रम-कार्ब, ऐलोज़ और**

थूजा में भी है। यदि बच्चे की माता अधिक मीठी चीज़े खाती हो और बच्चे को हरे रङ्ग का पतला मल आवे और हवा खारिज होने के साथ मल दूर छिटक जाय, यहाँ तक कि फट फट की आवाज दूर तक सुनाई दे, तो बच्चें को आर्जेन्टम देना चाहिये और माता का शक्कर बन्द कर देना चाहिए। जिन बच्चों को सूखे की बीमारी होती है उनके हैज़े (Cholera infantum) में यह लाभदायक है। अधिक मिठाई खाकर जिन बच्चों का पेट खराब हो जाया करता है, उनको यह औषधि देनी चाहिए। पुरानी पेचिश की बीमारी में, जिसमें अँतड़ियों में घाव होने का अनुमान हो, यह लाभदायक है।

मूत्र-नली की सूजन, दर्द और जलन में यह लाभदायक है, पेशाब के साथ खून आता है और पेशाब रुक-रुक कर होता है। सुज़ाक की प्रथामावस्था में, जब कि मवाद आता है, यह विशेष लाभदायक है। स्त्रियों के सुज़ाक और पीबयुक्त प्रदर के लिए यह एक उत्तम औषधि है। जरायु के मुँह में दर्द के साथ घाव होने और उसमें से खून निकलने पर यह उपकारी है।

गवैयों का गला बैठ कर आवाज़ भारी हो जाने पर, उनके लिए यह एक उत्तम औषधि है (In the chronic laryngitis of singers it is an excellent remedy), क्योंकि **आर्जेन्टम मेटैलिक** से अधिक इसका प्रयोग नहीं होता।

नाना प्रकार के पक्षाघात (Paralysis) रोग में आर्जेन्टम नाइट्रेट उपयोगी है। लोकोमोटर ऐटैक्सिया (Locomoter ataxia शरीर की नियमित क्रिया खराब हो जाने के कारण हाथ पाँव का कड़ा और सुन्न पड़ जाना और उनमें बेहद टीस चलना), ऐन्जिना पेक्टोरिस (Angina Pectoris) - बाँये फेफड़े और दिल में टीस मारने का सा दर्द होता है, साँस लेने में तकलीफ़ होती है, पीठ और पाँव कमज़ोर और सुन्न पड़ जाते हैं, हृदयरोग इत्यादि में भी यह विशेष उपयोगी औषधि है।

सम्बन्ध (Relations) - नेट्रम्-म्यूर, नाइट्र-एसिड, लैक, आरम और क्यूप्रम के साथ समगुण सम्बन्ध।

वृद्धि (Aggravation) - ठण्डा खाना; ठण्डी हवा; शक्कर खाने से; मलाई बर्फ; अत्यधिक मानसिक परिश्रम से।

ह्रास (Amelioration) - खुली हवा में; चेहरे पर हवा की झोंक अच्छी मालूम होती है; ठण्डे पानी से नहाने से।

मात्रा (Dose) - तीसरी से तीसवीं शक्ति।

(55) आर्निका मॉँटेना

(Arnica Montana)

Leopard's Bane. Compositae.

चोट लगने के बुरे परिणाम को दूर करने के लिए आर्निका सर्व प्रधान औषधि है, चाहे वह चोट हाल की या कितने ही वर्षो की क्यों न हो।

मानसिक लक्षण (Mental Symptoms) - आर्निका रोगी बहुत उदास रहता है, अकेला रहना पसन्द करता है, वह नहीं चाहता कि उस से कोई बोले या उसके पास आवे। वह चिड़चिड़ा मिज़ाज का होता है, ज़रा ही में डर जाता है, नाना प्रकार की कल्पनायें चित्त में लाया करता है, वह ख्याल करता है कि उसे कठिन बीमारी हो गई है, हृदयरोग हो गया है। रात के समय तरह-तरह के डरावने स्वप्न देखता है, चोर, डाकू, क़बरें, कीचड़, बिजली की कड़क इत्यादि। सोते में कभी-कभी दिल में इस प्रकार की तकलीफ़ होती है कि मानो उसकी मृत्यु तुरन्त ही हो जायेगी, मगर दिन के समय इस प्रकार की तकलाफ़ उसे कभी नहीं होती; जिसको रेल या मोटर गाड़ी पर किसी प्रकार की दुर्घटना हुई हो, उनको अक्सर नींद में इस प्रकार की तकलीफ़ होती है।

आर्निका में एक अद्भुत लक्षण यह है कि रोगी का **सारा शरीर और हाथ-पांव ठण्डे रहते हैं, मगर सिर गर्म रहता है** (The head is hot than the body)।

समस्त शरीर में इस कदर दर्द होता है मानो रोगी के किसी स्थान से गिरने से चोट लगने के कारण उसका सारा शरीर कुचल गया है अथवा किसी ने उसके शरीर को कूट-कूट कर पीटा है (Sore, lame, bruised feeling all through the body as if beaten) और छूने से दर्द होता है, यह इसका सर्व प्रधान लक्षण है। सिर्फ़ इसी लक्षण पर निर्भर करके नाना प्रकार के रोग आर्निका से दूर हो सकते हैं। शरीर के किसी स्थान में चोट लगने या उस स्थान पर स्याह दाग पड़ जाने, गिर कर या चोट लग कर हड्डी या जोड़ के उखड़ या टूट जाने पर आर्निका के प्रयोग से सूजन और दर्द बहुत जल्द दूर हो जाते हैं। किसी भारी चीज़ के उठाने या ऊँचे स्थान से किसी चीज़ के उतारने में यदि पुट्ठों में मरोड़ या मोच आ जाय (रस टाक्स) तो आर्निका उस दर्द को बहुत जल्द दूर कर देगा। चोट लगने के फलस्वरूप सिर की हड्डी टूटने, ऐंठन (Convulsion), मृगीरोग (Apoplexy), मेनिज्जाइटिस (Meningitis - मस्तक की झिल्लि का प्रदाह), आंख के अन्दर खून के जम जाने से स्याह दाग पड़ जाने के साथ आंख की सूजन (Retinal haemorrhage with extravasation), नाक से रक्तपात, दाँत से रक्तस्राव इत्यादि में भी आर्निका श्रेष्ठ हैं। किसी प्रकार की चोट लगने के बाद यदि दिल की धड़कन का रोग (Palpitation) उत्पन्न हो, तो इससे उपकार होगा।

वात और गठिया (Rheumatism and gout) में भी यदि इस प्रकार का कुचला हुआ दर्द रहे और रोगी इस डर से अपने पास किसी को न जाने दे कि छूने से उसके दर्द के स्थान में तकलीफ़ होगी, तो यह लाभदायक होगा।

सगर्भावस्था में स्त्री का समस्त शरीर इतना अधिक सचेतन हो जाता है कि जरायु और कोख (Uterus and pelvic region) भी अत्यन्त नाजुक (Sensitive) हो जाते हैं और भ्रूण (Foetus) की ज़रा ही हरक़त से माता को अत्यन्त तकलीफ होती है, समस्त रात जाग कर बितानी पड़ती है। इससे यह अनुमान नहीं कर लेना चाहिए कि भ्रूण की हरकत बहुत तेज हो गई है, बल्कि इस अवस्था में स्त्री का नाजुकपन बढ़ गया है। 200 शक्ति आर्निका की एक खुराक इस नाजुकपन को फ़ौरन दूर कर देगी। प्रसवान्त (After parturition) में 200 शक्ति आर्निका की एक खुराक के प्रयोग से शरीर और जरायु का दर्द जाता रहेगा, विशेष करके यन्त्र द्वारा प्रसव कराने के बाद (After instrumental delivery) आर्निका का अवश्य प्रयोग होना चाहिए, क्योंकि इससे रोगिणी सेप्टिक (Septic infection - रक्त दूषित) होने से बची रहेगी। चोट लग कर स्त्रियों के स्तन में दर्द होने पर (Sore nipples and mastitis) यह लाभदायक औषधि है। प्रसवान्त में पेशाब के रुकने पर यह लाभदायक है (ओपि)

सड़े हुए मवाद को खून को दूषित करने से रोकने के लिए (To prevent pyemia) आर्निका की आश्चर्यजनक क्षमता है, इसलिए चोट लगने पर और आप्रेशन (Surgical Operations) के बाद इसका उपयोग बहुत अधिक है।

खून पर इसका इतना अधिक प्रभाव होने के कारण ही टाइफ़ायेड और टाइफ़ो-मलेरिया के बुखार (Typhoid and typho-malarial fevers) में यह अधिक लाभदायक पायी गयी है। रोगी बेहोश पड़ा रहता है या बेहोशी में बड़बड़ाता है, ऐसी अवस्था में उसे पुकार कर **कोई बात पूछने पर वह प्रश्न का ठीक-ठीक उत्तर दे कर .फ़ौरन बेहोशी की बातें आरम्भ कर देता है या सो जाता है** (When spoken to answers correctly, but unconsciousness and delirium at once return), टाइफ़ायेड ज्वर में यही इसका सूचक लक्षण है। रोगी सारे शरीर में कुचला हुआ दर्द अनुभव करता है, **बिस्तर बहुत सख्त मालूम होता है** (Every thing on which he lies seems to hard) **सिर शरीर की अपेक्षा गर्म रहता है**; पाखाना अनायास हो जाता है, मल के साथ खून अधिक आता है; और पुट्टो पर घाव (Bedsores) होने लगते हैं। बेहोशी में रोगी से कोई प्रश्न पूछने पर उसका ठीक-ठीक उत्तर देने का लक्षण **बैप्टिशिया** में भी है। फ़र्क यह है कि **बैप्टिशिया** रोगी प्रश्न का उत्तर समाप्त करने के पहले ही सो जाता है या बेहोश हो जाता है; मल मूत्र में अत्यन्त दुर्गन्ध **बैप्टिशिया** का और अनायास मल त्याग और शरीर पर काले दाग का पड़ जाना आर्निका के विशेष लक्षण है।

माँस, शोरवा और दूध आर्निका रोगी पसन्द नहीं करता। अजीर्ण रोग (Dyspepsia) में भी यह एक लाभदायक औषधि है, रोगी को सड़े हुए अण्डे की तरह बद्बूदार डकारें आती हैं और बद्बूदार हवा भी खारिज होती है।

कुकर खाँसी (Whooping cough) की यह एक उत्तम औषधि है। खाँसी आने के पहले ही से बच्चा रोने लगता है, मानो खाँसी की तकलीफ़ से वह डरा हुआ है, ऐसा मालूम होता है कि खाँसी की झोंक (Paroxysm) से सीने को फिर सख्त चोट पहुँचेगी।

चोट के स्थान को छूने से अत्यन्त दर्द के अनुभव होने का लक्षण **बैप्टिशिया, चायना, फाइटो, पाइरो, रस-टाक्स और स्टैफ़िसैग्रिया** में भी हैं। जिस करवट रोगी लेटा रहता है उसी तरफ दर्द मालूम होना **बैप्टिशिया और पाइरोजेन** का लक्षण है; सारे शरीर में दर्द, हरकत से उसकी वृद्धि फाइटोलक्का का लक्षण है; हड्डी का दर्द, छूने से तकलीफ़ **चायना** और यदि हरकत से इस प्रकार के दर्द में कमी मालूम हो तो **रस-टाक्स** विशेष लाभदायक होगा।

किसी स्थान से गिर कर हड्डी में दर्द पर रूटा भी उत्तम औषधि है। चोट के परिणाम स्वरूप जोड़ों के बंधन (Ligaments) आहत होने पर **रस-टाक्स**; शरीर के कोमलांश के साथ नर्से पिस जाने पर, जैसे अङ्गली का अग्रभाग कुचल जाने पर **हाइपेरिकम,** आहत स्थान फट कर क्षत हो जाने पर कैलेन्ड्यूला, तेज पतले धार के औज़ार से कट जाने पर स्टैफिसैग्रिया; तेज नुकीले हथियार से चुभते जाने पर लिडम अधिक उपयोगी है।

चोट लगने पर मैंने हमेशा 1000 और 1 लाख शक्ति के आर्निका से अशातीत फल पाया है।

यदि कोई रोगी यह उल्लेख करता हुआ कहे कि वर्षों हो गये जब में वृक्ष से गिर पड़ा था या घोड़े पर से गिरने के बाद किसी ऊँची जगह से गिर कर आघात पहुँचने के बाद ही से मेरी इस बीमारी का सूत्रपात हुआ है, चाहे रोग को कोई भी नाम क्यों न हो, सहस्त्र से लक्ष शकित के आर्निका के प्रयोग करने से आश्चर्यजनक लाभ होगा। यह स्मरण रहे हम लोग रोग की नहीं, बल्कि रोगी की चिकित्सा कर रहे हैं (We are treating the patient and not the disease).

एक के बाद अत्यन्त ही कष्टदायक दूसरे छोटे-छोटे फोड़ों के निकलने पर आर्निका लाभदायक है। छोटे-छोटे झुण्ड के झुण्ड फोड़े निकलने पर सल्फर उपयोगी है।

ज्वर (Fever) - अकसर पेशाब रुक जाता है।

शीत (Chill) – प्यास रहती है; सारे शरीर में कुचला हुआ दर्द रहता है; बिस्तर बहुत कड़ा मालूम होता है, इसलिए नर्म जगह के लिए बार-बार करवटें बदलता है, मगर बार-बार करवटें बदलने में तकलीफ़ होती है।

उत्ताप (Heat) – हरकत या ज़रा भी रज़ाई को हटाने से जाड़ा मालूम होता है; बुखार की तेज़ी बरदाश्त नहीं होती।

पसीना (Sweat) – पसीने से खट्टी फफूँद की तरह बू आती है।

सम्बन्ध (Relations) – ऐकोन, हाइपर और रस-टाक्स के साथ पूरक (Complementary) सम्बन्ध।

वृद्धि (Aggravation) – स्थिर रहने से; लेटे रहने पर; शराब से।

ह्रास (Amelioration) – हरकत से (रस टाक्स, रूटा)।

मात्रा (Dose) – तीसरी से तीसवीं शक्ति। स्थानिक प्रयोग के लिए मूलार्क, किन्तु गरम घोल के रूप में प्रयोग नहीं करना चाहिए। चोट में 1000 और 1 लाख शक्ति।

56 आर्सेनिकम ऐल्बम (Arsenicum Album)

White Oxide of Arsenic

इस में जरा भी सन्देह नहीं है कि यदि आर्सेनिक की तरह समस्त होमिपैथिक औषधियां परिक्षित होतीं, तो आज होमियोपैथी की और भी अधिक प्रतिष्ठा होती। आर्सेनिक की क्रिया मानव शरीर के सभी अङ्गों पर प्रभाव डालती है और सब क्रियाएँ इतनी स्पष्ट और विशिष्टतापूर्ण हैं कि उनका समझना बहुत ही सहज है; पहले हमें यह जान लेना चाहिए कि काफ़ी बलिष्ठ मनुष्य के रोग में प्रायः आर्सेनिक का प्रयोग नहीं होता। जो लोग मलेरिया, आतशक या अन्य किसी प्रकार के पुराने रोग भोगने के बाद या किसी प्रकार का स्राव या निकास रुक जाने के बाद दुबले पतले, रक्तहीन हो गये या उनकी जीवनशक्ति दुर्बल हो गई हो, उन्हीं के रोग में अक्सर आर्सेनिक के लक्षण पाये जाते हैं। अतएव यह स्वाभाविक है कि दुर्बल जीवनशक्ति के रोगियों का रोग ज़रा ही में भयानक रूप धारण कर लेता है। स्वास्थ्य यदि बहुकाल रोग भोगे, शारीरिक और मानसिक पाप से निराधार हो जाय, तो रोग ज़राही में प्राणनाशक हो जाता है। इसी लिए आर्सेनिक का रोग क्यों इतना भयानक होता है हम लोग खूब समझते हैं। **ऐकोनाइट** रोगी की तकलीफ़े आर्सेनिक रोगी की तकलीफ़ों की अपेक्षा कुछ कम

नहीं है, मगर **ऐकोनाइट** का रोग आर्सेनिक के रोग की तरह भयानक नहीं है। कारण **ऐकोनाइट** रोगी बलिष्ठ और उसकी जीवनशक्ति बलवान होती है। उसका रोग इस कदर कठिन मालूम पड़ता है कि मानों उसकी मृत्यु अवश्य ही होगी, मगर एकाएक ही उसके आक्रमण से बच जाता है। उपयुक्त मात्रा में औषधि के प्रयोग के बाद **ऐकोनाइट** रोगी बहुत जल्द रोगमुक्त होकर फिर अति शीघ्र स्वास्थ्य लाभ करता है। मगर उपयुक्त मात्रा में आर्सेनिक के प्रयोग से रोगी मृत्युमुख से छुटकारा पाने पर भी, अनेक अन्यान्य बाधाओं से घिर कर स्वास्थ्य लाभ करने में असमर्थ हो जाता है। इसीलिए कहा जाता है कि रोग की प्रथमावस्था में **ऐकोनाइट** के और शेषावस्था में आर्सेनिक के लक्षण पाये जाते हैं अर्थात् **रोग ऐकोनाइट** रोगी को तो साधारण या ऊपरी भाव से, पर आर्सेनिक रोगी को भयानक या गम्भीर भाव से आक्रमण करता है। इसे और भी सरल भाषा में कहने से जैसे नाखून के नीचे सुई का चुभ जाना और गले या छाती में छूरी का चलाना। नाखून के नीचे सुई के चुभ जाने की तकलीफ़ कुछ कम नहीं, मगर वह जीव घातक नहीं है। सुई निकाल लेने ही से रोगी को एक प्रकार से आराम ही हो गया, मगर छुरी को सीने पर से निकाल लेने पर भी रोगी को सम्भालने में अनेक कठिनाइयां उठानी पड़ती हैं अथवा जैसे मामूली तीर की चोट और ज़हीरले तीर की चोट; दोनों ही जीवघातक हैं; तिस पर भी ज़हीरले तीर की चोट और मामूली तीर की चोट में जैसा फर्क है ठीक वैसा ही आर्सेनिक के रोग और **ऐकोनाइट** के रोग में है। रोग की प्रथमावस्था में **एकोनाइट** का प्रयोग किया जाता है तब रोगी की अवस्था बहुत खतरनाक नहीं होती, उस अवस्था में आराम होने से, वह जैसा बलवान था फिर वैसा ही हो जाता है। मगर रोग के नाजुक अवस्था में जब रोगी या उसकी जीवनशक्ति एकदम दुर्बल हो जाती है, तब आराम होने पर भी रोगी को स्वास्थ्य की पहली अवस्था प्राप्त करने में कठिनता होती है।

ठण्ड से तकलीफ़ (Complaints better by heat) - आर्सेनिक का एक विशेष लक्षण है। गर्मी ही में रहने से उसे अच्छा मालूम होता है, वह बहुत से गर्म कपड़े पहिनना पसन्द करता है, आग के पास रहने से वह अच्छा मालूम करता है। बहुतेरे ख्याल करते हैं कि रोगी को दुर्बल और रक्तहीन होने से ठण्ड से तकलीफ़ होती है, मगर सब जगह पर यह दलील नहीं चलती। **सिकेल-कार** रोगी रक्तहीन होता है मगर वह बदन पर कपड़ा नहीं रख सकता, गर्मी में उसे तकलीफ़ होती है; हैजे में अक्सर देखोगे कि कै. दस्त होते-होते रोगी बेहद कमज़ोर हो जाता है, और उसका सारा शरीर बिल्कुल बर्फ़ की तरह ठण्डा हो जाता है तिस पर भी वह कुछ ओढ़ना नहीं चाहता। मगर **आर्सेनिक में विशेषत्व** यह है कि रोगी के सिर में **रक्त की अधिकता के कारण दर्द होने पर रोगी सिर को ढाँकना पसन्द नहीं करता,** तब सिर पर ठण्डा

पानी और हवा मांगता है, कहता है कि **सिर को ठण्डे पानी से अच्छी तरह से धो डालने से आराम मिलता है।** मेलेरिया बुखार में अक्सर देखा जाता है कि रोगी गले तक अच्छी तरह से ढाँक कर सिर को खुला रखता है और **सिर पर हवा करने के लिए कहता है।** बहुतेरे रोगी सिर पर पानी की पट्टी रखना या सिर को ठण्डे पानी से धो डालना चाहते है। सिर पर यदि अधिक बाल न रहें, तो सिर पर पानी की पट्टी या ठण्डे पानी से सिर को धो डालना विशेष हानिकारक नहीं है। अक्सर बहुत से गृहस्थ ऐसा करने से डरते हैं बुखार में सिर पर पानी और नहलाना? मगर सिर में अधिक रक्त संचार होने पर ठण्डा पानी, कभी-कभी बर्फ़ देना ही विधि है। यह याद रहे कि सिर के **स्नायुशूल** (Neuralgic pains) **में गर्मी ही से आराम मिलता है।**

सर्वाङ्गीन जलन (Burning) आर्सेनिक का एक प्रधान लक्षण है। यह जलन शरीर में होने पर भी रोगी बदन का कपड़ा खोलना नहीं चाहता, क्योंकि उसकी जलन गर्मी ही से कम रहती है। स्थानीय लक्षण में भी जैसे हाथ, पाँव, शरीर के ऊपर, फेफ़डा या पेट, किसी भी स्थान के घाव में आग की आँच की तरह जलन, गर्मी या सेंकने से कम होती है। फेफड़े की जलन छाती पर गर्म सेंक देने से, पेट की जलन गर्म चाय, दूध इत्यादि पीने से, हाथ पाँव के घाव की जलन अलसी या अन्य किसी चीज़ की गर्म पुलटिस से, बवासीर की जलन गर्म पानी से धोने से या गर्म पानी की पिचकारी देने से कम होती है और रोगी को आराम मिलता है।

सर्वाङ्गीन जलन में **आर्सेनिक, सल्फर, फ़ास्फोरस और सिकेल** के लक्षण मिलते-जुलते हैं। डाकटर नैश कहते हैं - 'नये रोग की जलन में आर्सेनिक और पुराने सभी रोग की जलन में **सल्फर** अधिक लाभदायक है।' नये पुराने सभी रोग में अन्यान्य लक्षण मिलने पर **फासफोरम** उपयोगी है। **सिकेल** में भी आर्सेनिक की तरह कमजोरी और जलन होती है, मगर **सिकेल रोगी** का शरीर बर्फ़ की तरह ठण्डा होने पर भी वह शरीर पर एक हल्का कपड़ा भी नहीं रख सकता और आर्सेनिक रोगी गर्म कपड़ा ओढ़ना ही पसन्द करता है। हलक की जलन में **कैप्सिकम** के साथ, कार्बङ्कल (Carbuncle) की जलन में **ऐन्थ्रासिनम, यूफार्बिया** और पित्त उछलने (Urticaria) की जलन में एपिस के साथ तुलना करो।

प्यास (Thirst) - आर्सेनिक में अत्यन्त प्यास रहती है, रोगी की प्यास किसी तरह से बुझती नहीं, परन्तु इसकी प्यास की विशेषता यह है कि रोगी बार-बार थोड़ा पानी-पीना पसंन्द करता है। ठण्डा पानी या खाना खाते ही कै. का हो जाना इसका विशेष लक्षण है। खूब गरम पीने की वस्तु से पेट के दर्द में कमी होती है, परन्तु जल्द कै. हो जाती है। फासफ़ोरस में भी पानी पेट मे जाकर गर्म हो जाने से कै. हो जाती

है। **फासफोरस कैनैबिस** में भी पानी पीने से तकलीफ़ों की वृद्धि और कै. हो जाती है परन्तु इसमें आर्सेनिक की तरह बार-बार थोड़ा-थोड़ा पानी पीने का लक्षण नहीं है। बहुत देर में एक बार ही बहुत पानी पीना **ब्रायोनिया** का लक्षण है।

आर्सेनिक का सब विकार जैसे कान का मवाद, ऋतुस्राव इत्यादि जहरीला होता है। अत: उसके निर्गम स्थानों में जलन होती है। ठण्डा पानी लगाने से जलन बढ़ती है, मगर गर्म पानी से या गर्म सेंक से आराम मिलता है। कैन्सर (Cancer) की जलन आर्सेनिक से घट जाती है।

बेचैनी और घबराहट (Mental restlessness) आर्सेनिक का प्रधान लक्षण है। इस बेचैनी के साथ **मृत्युभय** रहता है (Fear of death)। इस प्रकार की बेचैनी रोगी की प्रथमवस्था में नहीं देखी जाती। रोग की शेष अवस्था में या रुग्न शरीर में द्रुतगति रोग में, जब जीवन शक्ति इस कदर निर्बल हो जाती है कि रोगी की धारणतीत होती है, तभी रोगी में इस कदर बेचैनी और घबराइट होती है। उसक्का भय **ऐकोनाइट** रोगी की तरह अकारण नहीं होता। जीवनशक्ति की क्षीण अवस्था देखकर रोगी को मृत्युभय का होना स्वाभाविक है। इसलिए रोगी बेचैन हो जाता है और क्या करें, किस चिकित्सक को दिखलावें, कहां शरीर की निर्बलता के साथ-साथ बेचैनी भी क्रमश: सुस्त पड़ जाती है और रोगी बिल्कुल कमजोर हो जाता है। जो रोगी पहले कभी कमरे के अन्दर, कभी बाहर, कभी एक बिछौने पर, कभी दूसरे बिछौने पर, कभी कुर्सी पर बैठकर, खड़े होकर, लेट कर और घूम कर शान्ति पाने की चेष्टा करता था, उसको अब अत्यधिक निर्बलता ने एक दम निस्तेज, निश्चल और वाक्शक्तिहीन कर दिया। हाथ पाँव आदि हिलाने की शक्ति न रहने पर कभी-कभी उसे सिर हिलाते हुए देखा जाता है, ऐसी अवस्था देख कर कमज़ोरी और बेचैनी की गम्भीरता का सहज ही में अनुमान किया जा सकता है।

बच्चों की बेचैनी का, मुँह से लक्षित न होने पर भी, रोना और गोद के परिवर्तन से अनुमान किया जा सकता है। कभी माता की गोद में, कभी और किसी गोद में, और कभी बिछौने पर इस प्रकार करते करते थक कर स्थिर हो जाता है या सिर्फ़ सिर का हिलाना बाकी रह जाता है, धीरे-धीरे यह भी बन्द हो जाता है। इस तरह से रोगी अन्त में मृतक की तरह पड़ा रहता है।

साथ ही साथ शारीरिक ताप भी घट जाता है। देखते-देखते शरीर **ठण्डा, चिपचिपे पसीने से भीगा**, सारा शरीर निश्चल और स्राव आदि दुर्गन्धमय होकर रोगी की मृत्यु बहुत निकट है यह सूचना करती है। **इस समय रोगी की देह से मृत शरीर की तरह बदबू आती है**। हैज़े के रोगी इस प्रकार के अनेक देखे जाते हैं और आर्सेनिक के

प्रयोग से इस प्रकार का रोगी भी पल भर में मृत्युमुख से जीवन पथ में फिरते हुए देखा जाता है। इस प्रकार की आसन्नमृत्युवत् अवस्था ही अचिर रोग (Acute disease) में आर्सेनिक की सूचना करती है। मगर रोग की प्रथमावस्था में ऐसा नहीं देखा जाता, इसलिए आर्सेनिक सूचित नहीं होता। पहले शारीरिक और मानसिक बेचैनी के अनन्तर शीघ्र ही यदि रोगी इस तरह से दुर्बल हो जाय कि वाक्शकित अत्यन्त क्षीण हो गई हो, तभी आर्सेनिक के प्रयोग का उपयुक्त समय है। **कार्बो वेजिटैबिलिस** में भी इस प्रकार के लक्षण रहते हैं। **कार्बोवेज़** आर्सेनिक के बाद की अवस्था भी हो सकती है। आर्सेनिक रोगी के शरीर में कुछ ताप वर्तमान रहता है, परन्तु कार्बोवेज़ रोगी का शरीर बर्फ़ की तरह ठण्डा, जीभ, नाक, चमड़ा, यहाँ तक कि साँस तक ठण्डी होती है। इस तरह ठण्डा होने पर भी रोगी लगातार पंखे की हवा मांगता हैं, वह हवा सर्वाङ्ग में अच्छी लगती है, जहां तक हो सके जोर से हवा करने के लिए कहता है। परन्तु आर्सेनिक रोगी हवा को सिर्फ़ सिर पर ही पसन्द करता है, शरीर में हवा लगने से जाड़ा मालूम देता है। हैज़े की शेष अवस्था में कै., दस्त, पेशाब सभी बन्द हुए देख कर सब के मन में अत्यन्त भय होता है, उस समय महात्मा हैनिमैन के दिये हुए **आर्सेनिक और कार्बोवेज़** अमोध दैवी शकित का कार्य करते हैं। ऐसी अवस्था में विशेष विचार के साथ इस प्रकार की दो एक औषधि का प्रयोग कर सकने के लिए महात्मा हैनिमैन के चिर शत्रु भी उस महापुरुष के पैरों पर सिर झुकाने के लिए बाध्य होंगे।

परन्तु हमने पहले ही कहा है कि ऐसी अवस्था में अक्सर रोगी को वाक्शकितहीन - निश्चल यहाँ तक कि अचैतन्यावस्था में पाया जाता है। तो फिर आर्सेनिक और **कार्बोवेज़** का विचार कैसे किया जाय? **अचैतन्यावस्था** के रोगी की चिकित्सा करने में, अचैतन्य होने की पूर्ववर्ती अवस्था के लक्षणों को अच्छी तरह पूछ लेना चाहिये। जैसे रोगी इस प्रकार होने के पहले थोड़ा पानी पीता था, सिर्फ़ सिर ही पर हवा करने को कहता था, मर जाऊँगा, अब नहीं बचूँगा कहता था इत्यादि। पूर्ववर्ती लक्षण पाने से आर्सेनिक देना होगा और यदि रोगी सिर्फ़ हवा करो, हवा करो कहता था यह सुना जाय तो **कार्बो-वेज** देना होगा, ऐसा समझना होगा। यदि कोई कहे कि रोगी पहले खासा बलिष्ठ एकाएक ही बीमार होकर तड़फने लगा और जल्दी-जल्दी अधिक परिमाण में पानी पीया मगर कै. नहीं हुई, एकाएक ही पसीना रुक जाने से बीमारी का सूत्रपात हुआ, होंठ नीले, अत्यन्त मृत्युभय, बेचैनी इत्यादि के बाद यह अचैतन्य हुआ था, यह सुनते ही रोगी को **ऐकोनाइट** देना चाहिए। होमियोपैथी में शुरू से आखिर तक इस प्रकार की तुलना और विचार है और यही सफलता के लाभ का मूल मन्त्र है, इस तरह से विचार न करने से मन्त्रशकित की तरह फल नहीं मिल सकता।

इस प्रकार का नब्ज़ छूट जाना, बेहद कमज़ोरी या मृतप्रायावस्था अक्सर हैज़े के ही रोग में पाई जाती है। ऐसी अवस्था में **ऐकोनाइट, कैम्फ़र, वैरेट्रम, आर्सेनिक और कार्बोवेज़** के साथ परस्पर तुलना करनी चाहिए।

एकोनाइट में प्रथमतः रोगी बलिष्ठ एकाएकही रोगाक्रान्त, अत्यन्त ठण्डक या गर्मी से या पसीना रुक जाने से रोग की उत्पत्ति। बेहद प्यास, मृत्युभय और तकलीफ़ के साथ बेचैनी; मृत मनुष्य के चेहरे की तरह चेहरा विकृत, नीला, होंठ काले, नाखून नीले, और रोग के शुरू ही से बेहद कमज़ोरी, आसन्न मृत्यु या नब्ज़ के छूट जाने पर **ऐकोनाइट** अनुकूल है।

कैम्फ़र भी रोग की प्रथमावस्था में इस्तेमाल होता है। इसका भी आक्रमण और नब्ज़ छूट कर अचैतन्य भाव एकाएक ही हो जाता है। रोगी का सारा शरीर **ठण्डा मगर शरीर पर कपड़े का रखना बरदाशत नहीं कर सकता**। कै. दस्त बहुत कम या बिल्कुल ही नहीं होते (सूखा हैज़ा Dry cholera or cholera Asiatica)। होठ ऊपर की तरफ खिच जाते हैं और दांत बाहर निकल पड़ते हैं; मुँह से झाग निकलता है। अक्सर किसी प्रकार की तकलीफ़ नहीं होती। साधारणतः तन्दुरुस्त की हालत में रोगी को बहुत ठण्ड मालूम होती है और वह चिड़चिड़ा मिजाज़ का होता है इत्यादि।

वेरेट्रम में भी सारा शरीर ठण्डा हो जाता है। यह भी रोग की प्रथमावस्था में इस्तेमाल होता है मगर इसके कै., दस्त और पसीना अत्यन्त अधिक होते हैं। **कैम्फर** में इसके ठीक विपरीत लक्षण हैं। **कार्बोवेज़** की तरह सारा शरीर, जीभ, नाक, कान, सांस इत्यादि सब ठण्डे हो जाते हैं, मगर पंखे की हवा नहीं मंगता। माथे पर ठण्डे पसीने का आना इसका सर्व प्रधान लक्षण है। यह रोगी कपड़ा ओढ़ना पसन्द करता है। इसके आलावा वेरेट्रम रोगी के पेट में दर्द रहता है, आँख की पुतलियां छोटी पड़ जाती हैं और हाथ का चमड़ा धोबियों के हाथ के चमड़े की तरह सिकुड़ जाता है। शरीर का चमड़ा सुन्न पड़ जाता है और चिकोटी काटने से रोगी को मालूम नहीं पड़ता। इस तरह से हमें औषधियों की परस्पर तुलना करनी चाहिए।

आधीरात के बाद रोग की वृद्धि (1 से 2 बजे तक, After midnight) आर्सेनिक का एक विशेष लक्षण है। दिन में 1 से 2 बजे तक रोग की वृद्धि होना भी आर्सेनिक का लक्षण है। रात्रि 2 बजे दस्त आना सल्फ़र और रात्रि 2 से 4 बजे तक रोग की वृद्धि होना **कैलिकार्व सूचक** हैं।

खाने की वस्तु की गन्ध से या उसे देखने से तबीयत का खराब होना (Cannot bear the smell or sight of food) इसका बड़ा ही निर्देशक लक्षण है। इस लक्षण पर इसकी काल्चिकम और सिपिया के साथ तुलना करो।

सारे शरीर में या किसी एक खास स्थान पर **शोथ** (Anasarca, dropsy) हो जाने पर आर्सेनिक एक उत्तम औषधि है। यदि शोथ रोग के साथ प्यास रहे तो **ऐसेटिक ऐसिड, आर्सेनिक** के साथ तुलनीय है। **ऐसेटिक ऐसिड** में भी प्यास है परन्तु उसमें आर्सेनिक की तरह जलन, बेचैनी और मृत्युभय नहीं है, **एपिस** के शोथ में प्यास नहीं रहती, हेलेबोरस में रहती है, परन्तु बेहोशी (Delirium) में और पानी पीते समय चमचे या पानी के बरतन को दाँत से पकड़ लेने का लक्षण आर्सेनिक में नहीं है। **ऐपिस** और आर्सेनिक में अक्सर नीचे की पलकों पर सूजन आ जाती है, परन्तु **कैलि-कार्ब** में ऊपरी की पलकें सूजी रहती हैं।

पुराना आर्सेनिक रोगी हमेशा ठण्ड से डरता रहता है, अंगीठी या चूल्हें के पास रहना चाहता है, उसके लिए ओढ़ने के वस्त्र कभी काफ़ी नहीं है। यह याद रहे कि आर्सेनिक रोगी अपने ऊपर बहुत भारी कपड़े लादना पसन्द नहीं करता, बहुत हलका और साफ़ कपड़ा औढ़ना पसन्द करता है। आर्सेनिक रोगी बहुत सफाई पसन्द करता हैं, अपनी कुल चीजे बाकायदे रखना पसन्द करता है। यदि अर्सेनिक के रोगी के कमरे में टँगा हुआ कैलेण्डर टेढ़ा हो गया है तो उसे तब तक नींद नहीं आयेगी जब तक कि उसे सीधा न कर दिया जाए। मैलापन से उसे बहुत ही घृणा है, इसके विपरीत सल्फ़र रोगी होता है, जिसका स्वभाव बहुत ही मैला होता है। जड़बुद्धिसम्पन्न एलोपैथिक चिकित्सक रोगी की मानसिक अवस्था पर ज़रा भी ध्यान नहीं देते, क्योंकि उनकी धारणा है कि रोग एक स्थूल वस्तु है। इतने वर्षो तक केवल स्थूल रोग को ज ने के लिए ऐलोपैथ लोगों की परीक्षादि हो रही हैं। जड़बुद्धिसम्पन्न मन जब तक एक स्थूल वस्तु नहीं पाता, तब तक वह सन्तुष्ट नहीं होता। विज्ञान (Science) की उन्नति के साथ-साथ मानव जड़बुद्धि और भी शक्की होने के कारण सूक्ष्म, अशरीरिणी शकित को विश्वसाहीन और तुच्छ समझने लगे हैं। आज कल के वैज्ञानिक लोग यह स्वीकार करना नहीं चाहते कि कोई भी चीज़ मानवशकित के लिए असाध्य है और उनके ज्ञान के अगोचर है। खुर्दबीन की सहायता से उनकी आँख की शकित बहुत बढ़ गई है, उनकी सहायता से वे रोग का कारण ढूँढ निकालने को बैठे हैं। परन्तु क्या निकाला है? कीट, पक्षी, जन्तु इत्यादि मनुष्य जातियों के नाश का बीच बो रहे हैं। इस प्रकार के अस्वाभाविक जगत्पिता के लिए निन्दनीय, नित्य नये अविष्कार करके वे जगत् को दंग कर रहे हैं। जड़वादी जगत इस मिथ्या को बड़े आनन्द के साथ ग्रहण कर रहा है और इस झूठे विश्वास के विषमय फल को भोग रहा है। इस रोग का कारण ऐसा जीवाणु (Germ) है, उस रोग का कारण ऐसा-ऐसा कीटाणु (Bacteria) हैं, इसे मालूम करने के लिए वैज्ञानिक चिकित्सक जिस प्रकार व्यग्र है, रोगी और उसके रिश्तेदार लोग भी उसी प्रकार के होते हैं। इस फुर्ती का फल यही हो रहा है कि आज जो आविष्कार

सत्यसा प्रतीत होता है वही कल मिथ्या प्रमाणित होता है। जैसे किसी विद्वान वैज्ञानिक ने आज जिस आविष्कार को कहा सत्य है - सत्य है कल उसी को उसने कहा मिथ्या-मिथ्या में परिणत होता है उसके सत्य को मूर्ख के सिवा और कौन ग्रहण करेगा? रोग का कारण अवश्य ही कुछ न कुछ जानना है, यह कौन सी बीमारी है, किस कारण से यह हुई इत्यादि जानने के लिए सभी को व्यस्त देखा जाता है, पर रोग वास्तव में किस प्रकार का है रोग कैसे हुआ है? जिसे रोग हुआ है उस मनुष्य का वास्तव में क्या है सत्व? रोग के साथ मनुष्य का किस प्रकार का सम्बन्ध है? औषधि के साथ रोग का किस प्रकार का सम्बन्ध है? इन विषयों को जानने का उत्साह किसी में भी नहीं देखा जाता। रोग का एक कल्पित नाम पाने ही से लोग अपने को कृतार्थ समझते हैं। इस प्रकार परमार्थ की अवेहलना करके स्वार्थ साधन में तत्पर होकर सभी लोग रोग का एक-एक नाम और उसके उत्पादक जीवाणु का आविष्कार करने के लिए उत्सुक हैं। कारण कि स्वार्थ सिद्धि के लिए लोगों को फुसलाने का इस से सहज दूसरा कोई भी उपाय नहीं है। परन्तु रोग का कारण वास्तव में कोई भी जीवाणु हो सकता है या नहीं और यह सब जीवाणु रोग के फलस्वरूप (Result of disease) हैं कि नहीं, इस बात का विचार कोई भी नहीं करता, इसका विचार करने की उन्हें फुर्सत भी नहीं है जड़बुद्धिसम्पन्न मनुष्य को यह सब विचार आध्यात्मिक, कठिन और असाध्य या निष्प्रयोजन मालूम होता है। परन्तु जो रोग का स्थूल परिणाम मात्र है उसी को रोग का कारण समझ लेना महाभ्रम है। पसीना लाने वाली (Diaphoretic) पेशाब बढ़ाने वाली (Diuretic) दस्त कराने वाली (Cathartic) कै. लाने वाली (Emetic) इत्यादि औषधियों के बनाने का क्या अभिप्राय है? उनके द्वारा रोग पैदा करने वाली चीज़ों को बाहर निकालना, इससे अज्ञानता और नहीं है। कोई भी प्राकृतिक रोग स्थूल वस्तु-द्वारा पैदा नहीं होता। असीम खुशी से मरते, अधिक क्रोध के कारण पित्तज्वर में तकलीफ़ पाते, चेचक के रोगी के घर में घुसते ही बुहतेरों को रोग होते देखा जाता है। यहाँ पर जीवाणु (Bacteria) कहाँ हैं? रोगोत्सृष्ट पदार्थ के शरीर में जाने से ही रोग होता है यही आजकल के एलोपैथ लोगों का रोगोत्पत्ति का प्रमाण है। परन्तु यदि किसी को समझा कर विश्वास दिलाया जाय कि तुम्हारी मृत्यु सन्निकट है, वह तो फिर निश्चय ही मर जायेगा। यहाँ पर रोगोत्पादक जीवाणु कहाँ है? अतएव रोगोत्पत्ति का कारण स्थूल से ही होगा, जीवाणु से ही होगा ऐसा ख्याल करना अन्याय है - यह सभी जानते हैं कि किसी वस्तु के सड़ने पर ही उसमें कीड़े होते हैं, परन्तु सड़ने का कारण कीड़े नहीं हैं। जहाँ तक देखने में आता है, कीड़े, मकोड़े, चील, गीध इत्यादि जगत का मङ्गल साधन ही करते हैं, कारण वे सड़ी गली चीज़ों को खाकर दुर्गन्धादि को नष्ट करते हैं। पहले किसी स्थान पर सड़ी गली चीज़ गिरती है, उसके बाद उस स्थान पर

कीड़े, मकोड़े, चील, गीध आदि दिखाई देते हैं। हमारे शरीर के अन्दर जो सब जीवाणु पाये जाते हैं वे दूषित पदार्थ को खाकर यथासाध्य हमारा उपकार ही करते हैं। वे भी उसी प्रकार सनातन मङ्गलमय के नियमानुसार ही पैदा होते हैं। वे रोगोत्पादन करके सनातन मनुष्यजाति का सर्वनाश करते हैं ऐसी धारण करना हँसने योग्य है। जिस प्रकार मनुष्य को मनुष्य की मृत्यु का कारण ठहराना भ्रमात्मक है, ठीक उसी प्रकार रोग के प्रावल्य से शरीर में यदि किसी प्रकार का जीवाणु पाया जाय, तो उसी को उस रोग का कारण ख्याल करना भी भ्रमात्मक हैं। किसी एक फल के सड़ने पर कीटाणु आदि आकर उस सड़े हुए अंश को खा डालते हैं। इन कीटाणुओं के आने के कारण ही फल सड़ता नहीं, बल्कि फल सड़ने के बाद वे आते हैं। इसके अलावा वे आकर दूषित दुर्गन्धित अंश को खा लेते हैं; इसी प्रकार क्षय रोग के कीटाणु भी हमारे शत्रु नहीं हैं, मङ्गलमय के द्वारा प्रेरित होकर फेफड़े का दुर्गन्धित सड़ा हुआ अंश खाकर साफ़ कर देते हैं। क्षय रोग का कारण और भी बहुत दूर है - ऐलोपैथ की अज्ञानता के कारण वहीं तक पहुँचने की उनकी शकित नहीं है, जिसे सामने पाते हैं उसी को कारण समझ लेते हैं और उसी को शत्रु ख्याल करके उसका नाश करने का उपाय ढूंढते हैं। क्षय रोग या किसी भी रोग का कारण इतना स्थूल नहीं है जो सहज ही में हाथ लग जाय, किन्तु इसकी जिज्ञासापूर्ति के लिये सूक्ष्मदृष्टि, प्रणिधान और साधना आवश्यक हैं। महात्मा हौनिमैन ने अपने आर्गेनैन (Organon of medicine) नामक पुस्तक में इस विषय की बहुत विषदरूप से आलोचना की है इस लिए यहाँ पर दाहराना निष्प्रयोजन समझता हूँ। विशेषत: सहस्त्रों वर्षो से जो भ्रम संशोधित नहीं हुआ, एकाएक ही उसका परिवर्तन करना सहज नहीं होगा। तथापि हमें हमेशा कहना पड़ेगा कि रोग को खींचकर स्थानातरित या दूरीभूत करने की कल्पना या किसी स्थूल वस्तु, जीवाणु इत्यादि को रोग का कारण ख्याल करना पागलपन है।

यहाँ पर इतनी बातें कहने का आशय यह है कि मैं अपने प्रिय पाठकों को यह ह्रदयङ्गम कराना चाहता हूँ कि हम लोगों का औषधि निर्वाचन किसी की राय पर निर्भर नहीं हैं। यदि कोई पूछे कि रोग पर नहीं, जीवाणु कीटाणु की शकल व सूरत पर नहीं, शारीरिक यन्त्र के स्थूल परिर्वतन पर नहीं, निज के बहम पर नहीं, यहाँ तक कि कभी-कभी रोग लक्षणों पर भी नहीं, तो फिर किस पर निर्भर है? तो कहना होगा कि रोगी के धातुगत विशेष लक्षणों पर। इसी लिए डाक्टर केन्ट ने बार-बार कहा है - "Treat the patient and not the disease." अगर सच्चे होमियोपैथ होना चाहते हो तो तुम्हें रोग के नाम से (Diagnosis of disease) कुछ भी लाभ न होगा। केवलमात्र रोगी ही तुम्हारे काम आवेगा। तुम्हारे पास चार रोगी आए। एक को पेचिश, दूसरे को मामूली

बुखार और दाँत में दर्द, तीसरे का पतले दस्त और चौथे का टाइफायेड् बुखार हैं, डाक्टरों ने कहा है। यदि चारों रोगियों में घबराहट, बेचैनी, अत्यन्त प्यास हो, परन्तु वह थोड़ा-थोड़ा पानी पीते हों, और चारों गर्मी पसन्द करते हों, चारों की साधारण औषधि आर्सेनिक होगी। तुमने फिर ख्याल किया कि चारों रोगियों को हैजा हुआ है, तब लक्षणनुसार एक को आर्सेनिक, दूसरे को वेरेट्रम ऐल्बम, तीसरे को कैम्फर और चौथे को ऐकोनाइट देना पड़ा। अब तुम्हारी चिकित्सा रोगी के अनुसार है न कि रोग अनुसार। इससे यह सिद्ध होता है कि औषधि का निर्वाचन रोगी के व्यक्तिगत विशेष लक्षणों पर निर्भर है। रोग का नाम कुछ भी क्यों न हो, तुम्हें उससे को वास्ता नहीं- रोग का नाम कभी-कभी हानिकारक भी होता है, क्योंकि वह ठीक-ठीक औषधि के निर्वाचन में बाधा पहुंचाता है, इसलिए रोग का नाम न जानना ही अच्छा है। तुम्हारे लिए रोगी ही सब कुछ है, उसके व्यक्तिगत लक्षण (Constitutional symptoms) उसकी अभिलाषा और द्वेष (Desires and aversions) उसके लक्षणों की वृद्धि और ह्रास (Aggravation and amelioration) समयानुसार उसकी शारीरिक और मानसिक शान्ति और अशान्ति, यही सब तुम्हारे लिए जानने के विषय हैं। हम लोग रोगी की चिकित्सा करते हैं न कि रोग की, यह बात सदैव याद रखनी चाहिए, पुस्तक के प्रत्येक वर्क पर लिख रखना चाहिए, मकान की दीवारों पर अङ्कित करके रखना चाहिए।

आर्सेनिक रोगी सफाई पसन्द होता है, इस प्रकार का स्वभाव रोगी से सम्बन्ध रखता है, यह एक बड़ा विश्वास योग्य, सर्वाङ्गीन लक्षण है, हमेशा सर्वाङ्गीन लक्षणों पर ध्यान रख कर औषधि का निर्वाचन करना चाहिए।

आर्सेनिक रोगी को रोग की नवीन अवस्था में बहुत प्यास लगती है, मगर जब रोगी पुराना पड़ जाता है फिर प्यास नहीं रहती। इसी प्रकार दिमाग की खराबी की प्रथमावस्था में रोगी को घबराहट बेचैनी, मृत्युभय इत्यादि होते हैं, मगर पागलपन पुराना हो जाने पर रोगी बिल्कुल शान्त हो जाता है।

खाँसी, श्वास रोग, दमा, हृद्रोग या अन्य किसी भी रोग में दम घुट जाने के डर से रोगी लेट नहीं सकता और आगे की ओर झुक कर बैठने को बाध्य होता है। आधी रात के बाद 1 से 2 बजे के अन्दर श्वास रोग की वृद्धि होती है।

रोगी को निद्रा आने और एकाएक ही दम घुटने की तरह मालूम होने से उठ बैठने को मजबूर होने के लक्षण जेल्स, लैके-कैन और ओपियम में भी हैं। श्वास रोग में रोगी के चित्त न लेट सकने के कारण सिर को झुका कर बैठे रहने को मजबूर होने का लक्षण कैलि-बाई, लैके, नेजा और साइलीशिया में भी है।

दिल की धड़कन के रोग में चित्त सोने की अयोग्ता और बांई करवट लेटने से वृद्धि आर्ज-नाइट्र और कैलि-नाइट्र का लक्षण है।

किसी प्रकार का चर्म रोग जैसे एक्ज़िमा (Eczema), खसरा (Measles) इत्यादि दब जाने से दमे रोग होने पर आर्सेनिक उपयोगी है।

बवासीर (Piles) बवासीर के मस्सों में खुजली, जलन और गर्म सुई की तरह छिदता सा दर्द होता है। मलद्वार को सेकने या गर्म पानी से धोने से आराम मिलता है।

चर्मरोग (Skin disease) में आर्सेनिक का विस्तृत अधिकार है। चर्म सूखा, छिलकेदार, ठण्डा, झरींदार, नीला, सफ़ेद (Leucoderma), काले फफोले और उनमें जलन होना, आर्सेनिक के लक्षण हैं।

सिपिया में भी, आर्सेनिक की तरह खाल पर से मछली के छिलके की तरह, खाल का उतर जाना है, परन्तु सिपिया चर्म के नीचे पानी भरी हुई फुन्सियां रहती हैं, आर्सेनिक में यह बात नहीं रहती।

ग्रैफाइटिस में भी अधिकतर की तरह फोड़े फुन्सियां होती हैं, परन्तु ग्रैफाइटिस की फुन्सियों में से अत्यन्त चिपचिपा पानी निकलता है, जो शहद की तरह गाढा व चिपचिपा होता है।

किलमैटिस में भी आर्सेनिक की तरह फुन्सियां होती हैं परन्तु किलमैटिस की फुन्सियां कच्ची-कच्ची मालूम पड़ती हैं।

आर्सेनिक की तरह आग की जलन ऐन्थ्रासिनम के सिवाय और किसी औषधि में नहीं है।

इरिसिपिलस (Erysipleas) की जलन में यदि सेंक से आराम मिले, तो आर्सेनिक उत्तम औषधि है, यदि पानी की ठण्डक से आराम मिले, तो एपिस उत्तम औषधि है।

लिङ्ग और अण्डकोष का चमड़ा फूल उठता है और उसमें पानी भरा मालूम होता है, चारों तरफ भीगा रहता है। स्त्रियों के योनि के दोनों किनारे (Labia) अत्यन्त सूजे रहते हैं, उनमें जलन और गर्म सुई छिदने की तरह दर्द होता है। अधिक परिणाम में जहरीला प्रदर (Leucorrhoea) निकलता है और योनि के किनारे छिल जाते हैं। रजोधर्म के दिनों में मलद्वार में सुई चुभने की तरह दर्द होता है।

मूत्राशय की सूजन (Inflamation of the bladder) - बार-बार पेशाब करने की हाजत होती है। खून के पेशाब के साथ खून के ढेले निकलते हैं। कैथिटर (Catheter) अन्दर देने से मालूम होता है कि खून के ढेले से मूत्र-नली का मुँह बन्द हो गया है।

रोग की गंभीरता। पहले ही कहा गया है कि जो रोगी वर्षो से रोग भोग करते आ रहे हैं, उन्हीं में आर्सेनिक के लक्षण दिखाई देते हैं। जो रोगी अन्तः सारशून्य रक्तहीन हो गये हैं, उनका रोग अल्प ही में प्राणनाशक मूर्ति धारण करेगा, इनमें क्या आश्चर्य है? स्थानीय लक्षणों में भी इस प्रकार देखा जाता है। सूजनादि सामान्यता अत्यल्प ही समय में सड़ने लगते हैं। माँस का सड़ाव (Gangrene) अणुसमूह की मृत्यु के सिवा और कुछ भी नहीं है। इसी तरह से सहजही में फेफड़ा, पेट का दर्द (Peritoneum) पेट और मूत्राशय (Bladder) इत्यादि की सूजन से सड़ना आर्सेनिक सूचना करता है। इस सड़ने के कारण ही कै. दस्त और खखार के साथ, यकृत के टुकड़े की तरह सड़ा हुआ माँस बाहर निकलता है।

आर्सेनिक लक्षण विशिष्ट अनेक रोग, नियमित समयानन्तर बार-बार प्रगट होते हैं। जैसे एक, दो, सात या पन्द्रह दिन बाद बुखार का आना, दो सप्ताह के अन्दर सिर में दर्द होना, इत्यादि। इसी कारण से आर्सेनिक को मलेरिया बुखार की एक प्रधान औषधि ख्याल करके ऐलोपैथ लोग फाउलर्स सोल्यूशन (Fowler's solution) इत्यादि नाम देकर आर्सेनिक का श्राद्ध करते हैं, मगर शुरू में ही गलत रहने के कारण उस से बहुत कुछ लाभ नहीं होता। आर्सेनिक और अन्यान्य कई एक औषधियां का मिक्सचर (Mixture) सेवन करने से कुछ रोगियों का बुखार बन्द जाता है (अर्थात् कुछ दिनों के लिए दब जाता है) अतएव उनकी धारण होती है कि सभी बुखार बन्द हो जायेगा। हम लोगों का यह मत नहीं है। यदि बार-बार या एक दिन के अन्दर से बुखार आने के अलावा और बुखार के लक्षण, स्थानीय और सर्वाङ्गीन लक्षण के द्वारा वर्तमान रोग लक्षणसमष्टि महात्मा हैनिमैन द्वारा परीक्षित आर्सेनिक के लक्षणसमष्टि सद्वश हों, तभी रोग अच्छा होगा, वरना नहीं। आर्सेनिक सेवन करके राम का बुखार छूटा है, इसलिए श्याम का भी छूटेगा, यह कोई नियम नहीं है। जभी राम या श्याम का बुखार आर्सेनिक के सद्वश लक्षणविर्शिष्ट होगा, तभी आर्सेनिक से अच्छी तरह छुटेगा। यही प्राकृतिक नियम है, इसका परिवर्तन नहीं होगा। यह किसी बड़े भारी डाक्टर (High medical authority) की निज कल्पना नहीं है, यह तो प्राकृतिक अपरिवर्तनशील नित्य सत्य और आरोग्य की एक मात्र चिरन्तन प्रथा है।

बुखार (Fever) - आर्सेनिक में कई एक प्रकार के मलेरिया बुखार का सादृश्य है। कारण आर्सेनिक के बुखार का कोई एक निर्दिष्ट समय नहीं है – ताहम अकसर 12 या एक बजे के बाद आता है। विशेषता यह है कि शीतावस्था में गरम पानी अच्छा मालूम होता है। तापावस्था में ठण्डा पानी थोड़ा-थोड़ा बार-बार पीने को मांगता है और स्वेदावस्था में अधिक पानी पीता है। इसके अलावा पूर्वोक्त सर्वाङ्गीन ओर स्थानीय

लक्षणों में भी अनेक प्रकार की विशेषता है, यह सब लक्षण मिलने पर ही आर्सेनिक बुखार को नष्ट करेगा, अन्यथा नहीं।

आर्सेनिक की तकलीफ़ों का विशेषत्व यह है कि वे अक्सर आधी रात या दो प्रहर के बाद बढ़ जाती हैं। इसका कारण क्या है, कौन कहेगा? आर्सेनिक की परीक्षा के समय यही विशदभाव से जाना गया था। बुखार की तकलीफ़े, सूजन की जलन, बेचैनी, घबराहट, भय, आत्माहत्या की इच्छा, कैं. दस्त इत्यादि इसी समय पर बढ़ते हुए देखे जाते हैं।

संक्षेप में दुर्बल रोगी, उसकी शीतकारता, मृत्युभय के साथ मानसिक बेचैनी, घबराहट, जलन, मुर्दे की तरह शरीर में दुर्गन्ध, समस्त प्रकार के स्त्रावादि में दुर्गन्ध, शारीरिक ताप की क्रमश: क्षय, सारे शरीर पर ठण्डा पसीना और शरीर की शीतलता, रोग का प्राणनाशक स्वभाव, बार-बार रोग का आक्रमण, **दोपहर** और आधी रात के बाद रोग की वृद्धि आर्सेनिक की परिचायक लक्षणसमष्टि है।

आर्सेनिक का अति सावधानता के साथ प्रयोग होना चाहिए, नहीं तो रोगी को विशेष हानि पहुँचेगी। व्यापक (General) और स्थानीय लक्षण अस्वाभाविक, असाधारण या अद्भुत लक्षणसमुह (Strange, Rare or Uncommon Symptoms) मिलने पर ही औषधि का सुनिर्वाचन होता है।

सम्बन्ध - पूरक सम्बन्ध (Complementary) - ऐलियम सिपा, कार्बो-बेज, फ़ास, पाइरो।

तमाखू खाने, शराब पीने, समुद्र में नहाने, मृतशरीर के चीर फाड़ करने से घाव और कार्बङ्कक के विष के बुरे फल में और जहीरले कीड़े मकोड़े के डङ्क मारने की तरह जलने में आर्सेनिक का स्मरण करना चाहिए।

वृद्धि (Aggravation) - आधी रात के बाद; **दोपहर** के बाद; ठण्डक से; ठण्डा खाना खाने या पीने के बाद; आक्रान्त करवट में या सिर को नीचा करके लेटने से।

ह्रास (Amelioration) - गर्मी और सेंक से (सिकेल के विपरीत) सिवाय सिर दर्द के जो ठण्डे पानी से धोने से कुछ देर के लिए कम हो जाता है (स्पाइजी); जलन के साथ दर्द सेंक से कम रहता है।

मात्रा (Dose) - तीसरी से तीसवीं शकित। उच्चतम शकितयों के प्रयोग से कभी-कभी सर्वोत्तम परिणाम मिलते हैं, मात्रायें दोहराई जा सकती हैं।

57 आर्सेनिकम आयोडेटम
(Arsenicum Iodatum)

Iodide of Arsenic

यह औषधि आर्सेनिक और आयोडीन मिलकर बनी है। इस में कुछ लक्षण आर्सेनिक और कुछ आयोडीन में पाए जाते हैं। यह एक गम्भीर क्रिया करने वाली औषधि है। इसका रोगी खुली हवा पसन्द करता है, मगर इसके चन्द रोगी आर्सेनिक की तरह ठण्ड बरदाशत नहीं कर सकते और चन्द आयोडाइट की तरह गर्मी बरदाशत नहीं कर सकते। आर्सेनिक की तरह इसमें भी शरीर के भीतर और बाहर शोथ (Dropsy) हो जाता है, मृत्यु भय, जलन और बेचैनी रहती है। आयोडाइट की तरह भूख लगने से इसके रोगी को तकलीफ़ होती है, खाने के पश्चात् अच्छा रहता है। इसमें गिलटियां फूल कर सख्त हो जाती हैं।

इसकी सब शिकायतों के साथ रोगी चिड़चिड़ा होता है, प्रश्न का उत्तर नहीं देना चाहता, उदास निराश पूर्ण, असन्तोषी, डरपोंक और अधीर होता है। कोई काम करना नहीं चाहता; घरेलू काम में चित्त नहीं लगता; मानसिक परिश्रम से तकलीफ़े बढ़ जाती हैं। आर्स-अयोड रोगिणी बहुत ज्यादा रोया करती है। सारे शरीर में रेंगरेंगाहट मची रहती है।

आर्स-आयोड के अधिकांश लक्षण तपेदिक (Phthisis) रोग के लक्षण के सद्रश हैं, इसका रोगी बहुत कमज़ोर, रक्तशून्य और दुबला पतला होता है, उसका माँस और वज़न दिन प्रति दिन घटता ही जाता है, नब्ज़ बहुत तेज़ चलने लगती है, प्रतिदिन शाम के वक्त बुखार आ जाता है, रात या भोर में दुर्बल करने वाला पसीना (Night-sweat) आया करता है, अक्सर दस्त आया करते हैं, खाँसी आती है। यदि इसके व्यापक लक्षण मिलें, तो फेफड़े में गढ़ा (Cavity) हो जाने पर भी यह औषधि लाभदायक होगी। यह सिर्फ तपेदिक के रात के समय दुर्बल वाले पसीना ही में लाभदायक नहीं है, बल्कि अन्य बलहीन करने वाले रोगों में भी लाभदायक है।

जिन रोगियों में आर्सेनिक के अधिकांश लक्षण मिलते हों और रसबाही गिलटियाँ (Lymphatic Glands) भी बढ़ी हों, उनके कफ सम्बन्धी रोग में यह विशेष लाभदायक औषधि है। इसके रोगी को अक्सर जुकाम हो जाया करता है। कितने ही पुराने न्यूमोनिया और तपेदिक के रोगी इससे अच्छे हो चुके हैं, **अत्यन्त दुर्बलता और रात के समय का पसीना इसके सूचक लक्षण हैं।**

स्त्रियों के स्तन के बड़े-बड़े फोड़ों को जिसके साथ शाम के वक्त बुखार (Hectic fever) आता हो, अत्यन्त दुर्बलता आ जाती हो और रात के समय पसीना आता हो, यह लाभदायक होगा।

किकनाइन के द्वारा सविराम ज्वर (Intermittent fever) के बार-बार दबने से तिल्ली के बढ़ने पर यह उपकारी होगा। जुकाम, डिफ़थीरिया (Diphtheria) कान की पीव और प्रदर में भी यह लाभदायक है।

नाना प्रकार के चर्म रोग में इसका अधिकार है जैसे सोरियासिस (Psoriasis)-वह चर्म रोग जिसमें सफ़ेद सूखे छिलके खाल पर से उधड़ते हैं, दाढ़ी पर की एक्जिमा (Eczema) जिसमें से चिपचिपा रस निकलता है, बेहद खुजली होती है और धोने से वृद्धि होती है।

सम्बन्ध (Relations) - आर्सेनिक और आयोडीन के साथ तुलना करो।

वृद्धि (Aggravation) - गर्म हवा, गर्म कमरा, गर्म ओढ़ने से, शरीरिक और मानसिक परिश्रम से; रजोधर्म के समय; चलने से, हरकत करने से, मगर घूमने को दिल चाहता है; ठण्डी नम हवा से।

ह्रास (Amelioration) - खुली हवा में।

मात्रा (Dose) - 2 और 3 शक्ति के विचूर्ण।

58 आर्सेनिकम सल्फ्यूरेटम फलैवम
(Arsenicum Sulfuratum Flavum)

ऐसा महसूस होता है जैसे छाती में कोई सुईं अन्दर से बाहर की ओर निकाली जा रही हो, माथे के दाईं ओर भी ऐसा ही होता है। कान के पीछे बर्छी लगने जैसा दर्द, श्वास लेने में कठिनाई। ुप्त अंगों की निकटवर्ती त्वचा छिल जाती है।

श्वेत कुण्ठ (Leucoderma) एवं पट्टकी उपदंश (Squamous syphilides) गृध्रसी (Sciatica) तथा घुटनों के चारों ओर दर्द।

मात्रा - 3 शकित का विचूर्ण।

(डा० पी० एस० बन्सल)

(59) एरम ड्रैकोण्टियम
(Arum Dracontium)

Green Dragon

यह औषधि ग्रसनीशोथ (Pharyngitis) के लिये प्रयोग की जाने वाली औषधि है। इसमें गले में दर्द, गला छिला हुआ और स्पर्शेकातर रहता है। रोगी का सिर भारी और कानों ने गोली लगने जैसा तेज दर्द रहता है, दायें कान के पीछे निरन्तर पीड़ा रहती है। गला खुश्क रहता है कोई चीज निगलते समय बहुत कष्ट होता है, गला छिल जाता है। निरन्तर गला साफ करना पड़ता है। क्रुपवत (croupy) कर्कश खांसी के साथ गले में दर्द रहता है। रोगी को लगातार पेशाब करने की इच्छा बनी रहती है, जलन और चीस मारता हुआ दर्द होता रहता है। सांस लेते समय कर्कश ध्वनि, स्वरयन्त्र (Larynx) के अन्दर अधिक मात्रा में श्लेष्मा जम जाता है। रात को दमा जैसा श्वास लेता है तथा बलगम गाढ़ा और भारी होता है।

सम्बन्ध - एरम मैक्यूलेटम (श्लेष्म कलाओं का प्रदाह और घाव)। नासाक्षोम के साथ नासा-पुर्वगक (polypus) एरम इटालिकम (दिमागी थकान के साथ सिर के पिछले हिस्से में दर्द)।

मात्रा - प्रथम शक्ति।

(60) एरम ट्रिफ़िलम
(Arum Triphyllum)

Indian Turnip. Aracœ.

सदैव होंठ और नाक को खुरचने की इच्छा (Constant picking of the nose and lips), (सिना, सेलेन), इस औषधि में इतनी प्रबल इच्छा होती है कि खुरचने से खून निकलने और अत्यन्त दर्द होने पर भी रोगी बिना नोचे नहीं रह सकता। होंठ को नोचने के साथ नाक के अन्दर अङ्गुली प्रवेश करने की इच्छा (Boring in the nose) भी इतनी प्रबल होती है कि रोगी दर्द से चिल्लाने पर भी नाक के अन्दर अङ्गली प्रवेश करने की आदत छोड़ नहीं सकता। टाइफ़ायेड ज्वर (Typhoid fever) में यह लक्षण अकसर पाया जाता है, किसी भी रोग में यदि लक्षण रहे तो एरम ट्रिफ़िलम के प्रयोग से आश्चर्य जनक फल मिलता है। नीची शक्ति की एरम या इसके बार बार के प्रयोग से कुफल प्राप्त होता है, उच्च शक्ति की एरम से बहुत जल्द उपकार होता है।

जहरीले स्राव (Acrid, ichorous discharge) का होना इसका और एक विशिष्ट लक्षण है। जुकाम में नाक से जहरीला पानी बहता है जिससे नाक और ऊपर का होंठ छिल जाते हैं और जलन होती है (एलैन्थ, ऐमोन-कार्ब, आर्स, सिपा, मर्क), नकुरे चिटक जाते हैं और उनमें घाव हो जाता हैं; मुँह का राल इस कदर ज़हरीला होता है कि मुँह और हलक़ की झिल्ली छिल कर घाव बन जाता है, मुँह के किनारे चिटक जाते हैं और उसमें से खून निकलता है (ऐन्ट-क्रूड, ग्रैफ, लाइको, नाइट्र-ऐसिड)। यह याद रहे कि इसमें पतला जुकाम होने पर भी नाक बन्द हो जाती है (ऐमोन-कार्ब, नक्स-वोम, सैम्ब्यू)। मुँह (Aphthae) से हलक़ में दर्द के कारण बच्चा कुछ भी नहीं खाना चाहता। लेक्चर देने वालों, गवैयों और नीलाम करने वालों का गला बैठ जाने पर (Hoarseness) यह लाभदायक है (आर्ज-मेट, आर्ज-नाइट्र, फ़ास)।

सम्बन्ध (Relations) - ऐन्ट-क्रूड, ओर्ज-नाइट्र, आर्स, ऐलियम सिपा, कैलि-बाइ और फ़ास के साथ तुलना करो।

मात्रा (Dose) - तीसरी से तीसवीं शक्ति।

61 अरूण्डो (Arundo)

Reed.

यह औषधि परागज - ज्वर (hay-fever) सर्दी जुकाम की अवस्थाओं में प्रयोग की जाने वाली एक प्रमुख औषधि हैं।

नाक व कान - नथुनों के अन्दर तथा मुंह के ऊपर वाले भाग में असहन खुजली होती है, नजला तथा रोगी की सुंघने की शक्ति लोप हो जाती है परागज ज्वर जो तालु तथा नेत्रश्लेष्मा (conjunctive) की जलन और खुजली के साथ शुरू होता है, कानों के पिछले भाग में छाजन (eczema) हो जाता है, श्रवण नलिकाओं (auditory canals) में जलन और खुजली होती है।

मुख - मसूड़ों से रक्तस्राव तथा मुँह में खुजली और जलन होती है। जीभ में दरार पड़ जाती है संयोजिक स्थलों में व्रण (ulcers) एवं नंगे घाव हो जाते हैं।

सिर - सिर में खुजली, बालों की जड़ों में दर्द, बाल झड़ना तथा फुंसियां। सिर के पिछले हिस्से में दर्द होता है, जो दाये रोमक प्रदेश (Ciliary region) तक फैलता है, सिर के दोनों तरफ अन्दर तक दर्द रहता है।

आमाशय तथा उदर – रोगी को खट्टी चीजें खाने की इच्छा होती है तथा आमाशय के अन्दर ठण्डक महसूस होती है। रोगी को ऐसा लगता है कि उसके पेट में कोई सजीव वस्तु घूम रही है, जघन प्रदेश में पीड़ा तथा पेट अफर जाता है।

मल, मूत्र – मलद्वार में जलन होती है तथा मल हरे रंग का होता है। पेशाब लाल रंग का तथा तलछट होता है।

रोगी को आलिंगन करने के बाद-शुक्र रज्जु (spermatic cord) में पीड़ा होती है। स्त्रियों को ऋतुस्राव नियत समय से बहुत पहले और अधिक मात्रा में होता है, योनि में खुजली के साथ संभोग की प्रबल इच्छा होती है। श्वास लेने में कष्ट (dyspnoea) खांसी में बलगम नीला होता है।

सम्बन्ध – तुलना कीजिए – लोलियम, सीपा, सैबाडि, सिलीका, ऐथोक्सेटम स्वीट, बर्नल ग्रास (परागज ज्वर एवं नजले में प्रयोग की जाने वाली प्रसिद्ध औषधि)।

मात्रा – तीसरी से छठी शक्ति।

62 ऐसाफ़ेटिडा
(Asafoetida)

Devil's dung *Um bellifeæ*

ऐसाफ़ेटिडा स्नायवीय, हिस्टीरिया ग्रस्त और कण्ठमाला धातु विशिष्ट रोगी के लिए विशेष उपयोगी है। ऐसे आतशक के रोगियों के लिये भी जिन्होंने पारे का दुरुपयोग किया है, यह लाभदायक है।

पेट से हलक़ में एक गेंद या गोले की तरह किसी चीज़ का चढ़ता हुआ अनुभव होना (Sensation of a ball rising from the stomach into the throat, obliging frequent swallowing to kept it down; globus hystericus) इसका सर्व प्रधान लक्षण है, रोगी बार-बार घूँट लेकर उसे नीचे उतारने की कोशिश करता है। ऐसा मालूम होता है कि मानों खाया हुआ पदार्थ सीने पर चढ़ता आ रहा है (लाइको)। मवाद, कफ़, पतले दस्त इत्यादि के बहुत दिनों तक दबे रहने से इस प्रकार की तकलीफ़ होते हुए अक्सर देखा गया है। अजीर्ण की बीमारी में भी पेट में वायु के बनने से ऐसा होता है।

आँख की नसों के दर्द में भी लाभदायक है (ऐकोन, ब्रायो)। छाती में इस कदर कसाव मालूम होता है कि फेफड़े अच्छी तरह से हवा अन्दर खींच नहीं सकते (क्रोट-

टिग, इग्ने, लारो), आतशक ग्रस्त रोगी की हड्डी के सड़ने की बीमारी (Caries) और घाव में ऐसोफ़ेटिडा एक मूल्यवान औषधि है (हिपर, मर्क, मेज़)।

इसके हिस्टीरिया ग्रस्त रोगी के हलक और अन्न-नली (Oesophagus) में ही अत्यन्त तकलीफ़ होती हैं।

सम्बन्ध (Relations)- ऐम्ब्रा, आरम, मर्क, मेज़, मास्क, फ़ास, साइली और वैलेर के साथ तुलना करो।

मात्रा (Dose) - दूसरी से छठी शक्ति।

63 ऐसेरम (Asarum)

Hazel wurz. *Aristolachiaceæ.*

ऐसेरम रोगी बड़ा ही स्नायुक्षीण, उत्तेजित और उदास होता है, उसका चित्त एक ठिकाने नहीं रहता, उसके चित्त में नाना प्रकार की हास्यास्पद बातें उदय हुआ करती हैं। वह अपने शरीर को इस कदर हलका मालूम करता है कि मानो प्रेत-देह की तरह वह शून्य में विचरण कर रहा है (लैक-कैन, मेज)।

उसकी नसें इस कदर सचेत होती हैं कि यदि वह ख्याल भी करे तो कोई सूती या रेशमी कपड़े को नाखून से खरोच रहा है या कागज़ से खड़खड़ाहट शब्द पैदा कर रहा है, तो उसके लिए बड़ा ही अप्रिय है और उसके सारे शरीर में एक प्रकार की खलबली सी होने लगती है, इससे थोड़ी देर के लिए उसके सब कार्य तथा चिन्ताएं रुक जाती हैं (Oversensitiveness of nerves, scratching of linen or silk, crackling of paper is unbearable) (फेरम, थेरेड) रोगी ऐसा अनुभव करता है कि मानो दोनों कान डाट से बन्द हो गये हैं। पढ़ते समय ऐसा अनुभव होता है कि मानों आँखें दब कर फट जायेगी या बाहर निकल पड़ेगी, आंखों को ठण्डे पानी से धोने से आराम मिलता है। आँखों को ठण्डी हवा और ठण्डा पानी अच्छा मालूम होता है; तेज़ हवा, धूप और रोशनी नहीं सही जाती।

सगर्भावस्था में जी की मिचलाहट में यह उपयोगी है।

समस्त रात शराब पीने के बाद सुबह सो कर उठते ही पेट में अत्यन्त दुखदाई दर्द होने पर यह लाभदायक है।

शराब पीने की अत्यन्त अभिलाषा को यह औषधि दूर करती है।

सम्बन्ध (Relation) - कयूप्र, मास्कस, नक्स-मस, नक्स-वोम, फ़ास और पल्स के साथ तुलना करो।

वृद्धि (Aggavation) - ठण्ड और खुश्क या साफ़ मौसिम में।

ह्रास (Amelioration) - मुँह अथवा रोगाक्रान्त स्थान को ठण्डे पानी से धोने से; नम और भीगे मौसिम में (कास्टि)।

मात्रा (Dose) - 3 से 6 शक्ति।

64 ऐस्क्लेपियस

(Asclepias)

Silkweed. *Cornuti.*

ऐस्क्लेपियस नामक वृक्ष की ताजी जड़ या सोर से इसका टिंचर तैयार किया जाता है, यह दो प्रकार होता है। ऐस्किलपियस कॉँर्न्युटी और एस्किलपियस टयुबरोसा- इन दो प्रकार के एस्किलपियसो का हम अधिक प्रयोग करते हैं।

ऐस्किलपियस कॉन्युटी या साइरिका (asclepias cornuti or syriaca) यह औषधि विशेष रूप से हृत्पिण्ड व पेशाब सम्बन्धी कुछ बीमारियों, शोथरोग और वात रोग में प्रयोग होती है। शोथ और उदर-रोग से ऋतुस्राव का बन्द होना।

शोथ (dropsy) - इसके सेवन से पसीना और पेशाब का परिमाण बढ़कर कर शोथ रोग घट जाता है।

वात - शरीर की सन्धियों पर बीमारी का दौरा होने से यह एक लाभदायक औषधि है।

मात्रा - Q-1, 6 शक्ति।

एस्किलपियस टयुबरोसा (Asclepias Tuberosa) - भोजन के बाद पेट फूलना और दर्द होना, पाखाने के पहिले पेट में गड़गड़ाहट और दर्द होना, पीले रंग के पतले दस्तों के साथ छोटी-छोटी कृमि, ध्रूमपान करने पर चक्कर आ जाना, ललाट और माथे के ऊपरी भाग में तेज दर्द, शीत ऋतु में रक्तातिसार इत्यादि कई बीमारियों और लक्षणों पर इसका पूरा अधिकार रहने पर भी वक्षस्थल की कई बीमारियों में ही इसकी अधिक आवश्यकता होती है।

मात्रा - Q, 6 शक्ति।

65 ऐस्पैरेगस ऑफिसिनैलिस
(Aspargus Officinalis)

Common Garden Asparagus.

इस औषधि की (urinary secretion) मूत्रस्राव पर प्रमुख एवं द्रुतगामी क्रिया होती है। यह औषधि कमजोरी और हृदय गति को मन्द करने के साथ शोथ पैदा कर देती है।

सर्दी-जुकाम, जिसमें नाक से अधिक मात्रा में पतला पानी सा स्राव होता है, माथे और नाक की जड़ में दर्द होता है, सुबह के समय आधे सिर का दर्द, आंख के आगे काले धब्बे। गले में खराश महसूस होने के साथ-साथ खखारने पर गले से अत्यधिक मात्रा में चिपचिपा बलगम निकलता है। पेशाब बार-बार आता है तथा मूत्र नली में सूई गड़ने जैसा दर्द और जलन होती है, पेशाब में विचित्र प्रकार की गन्ध आती है।

नाडी रुक-रुक कर चलती है, कमजोरी, धड़कन के साथ छाती में घुटन महसूस होती है। श्वास लेते समय भारी घुटन होती है। बाएँ कन्धे और हृदय में दर्द, जिसका सम्बन्ध मूत्राशय के विकारों से रहता है। पीठ में, कन्धों के आसपास और हाथ-पैरों में आमवाती दर्द रहता है। बाएँ कन्धे के उभार से लेकर कंठास्थि तक दर्द, जो नीचे बाजू तक फैल जाता है, नाड़ी दुर्बल हो जाती है।

सम्बन्ध - प्रतिविष : ऐकोना, एपिस।

आलथिया मार्शमैलो (जिसमें ऐस्पैरेगिन रहती है, मूत्राशय, कण्ठ एवं श्वास नलियों की उत्तेजना) फाइसेलिस अल्केकेमी, डिजिटेलिस, सॉपै, स्पाइजीलिया से तुलना करो।

मात्रा - 6 शक्ति।

66 एस्पिडोस्पर्मा
(Aspidosperma)

Quebrecho.

डा० बोरिक के अनुसार यह औषधि फेफड़ों के लिए डिजिटैलिस है। यह औषधि श्वास केन्द्रों को उत्तेजित कर उस बाधा को स्थाई रूप से हटा देती है जिसके कारण रक्त का आवासीकरण (oxidation) रुक जाता है। इस तरह यह आक्सीकरण में वृद्धि करती है तथा कार्बेनिक एसिड को बाहर निकाल फेकती है। फेफड़ों की संकीर्णता (Pulmonary stenosis), फुफ्फुस धमनी की घनास्रता (thrombosis)। रक्त में

यूरिया बढ़ जाने के कारण श्वास कृच्छता, दमा के असंख्य रोगियों के लिये एक प्रभावशाली औषधि। श्वास के केन्द्रों को उत्तेजित करती है और रक्त में आक्सीजन की मात्रा बढ़ती है। श्रमसाध्य कार्यों के दौरान, दम फूलना, इस औषधि का निर्देशक लक्षण है। हृद विकारों के कारण प्रकट होने वाला दमा।

सम्बन्ध - तुलना कीजिए: कोका, आर्सेनिक, काफिया, कैटाल्पा (श्वास लेने में कठिनाई)।

मात्रा - पहली शक्ति का विचूर्ण या मूलार्क अथवा ऐस्पिडोस्पर्मिन हाइड्रोक्लोराइड, शक्ति के विचूर्ण का एक ग्रेन। एक-एक घण्टे के बाद देते रहे।

67 अस्टेकैस फ्लूवियाटिलिस

(Astacus Fluviatilis)

Crawfish.

यह औषधि सर्वधा चर्म रोगों में लाभ दायक रहती है। सारे शरीर पर शीतपित्त प्रकट हो जाती है, खुजली, लसीफा ग्रान्थियां बढ़ जाती हैं साथ ही दुग्ध निर्मोक (Crustalactea) विसप और जिगर की खराबियों के साथ शीतपित्त की शिकायत होती है। गर्दन की ग्रंथियों में सूजन तथा कामला रोग (Jaundice)। रोगी को अन्दर से ठण्ड लगती है, हवा बिल्कुल सहन नहीं होती, कपड़े उतारने पर रोग की वृद्धि होती है। तेज बुखार के साथ सिर में दर्द होता है।

सम्बन्ध - एपिस, रस, होमर, नेट्र-म्यूरि, बाम्बिकस (शीतपित) से तुलना करे।

मात्रा - 3, 30 शक्ति।

68 आस्टेरियस रुबेन्स

(Asterias Rubens)

Red Starfish.

जो व्यक्ति मोटे थुलथुले और जिनकी प्रकृति साइकोटिक (प्रमेह-विष-दूषित) है, उन पर इसकी क्रिया बहुत जल्द प्रकट होती है। स्नायु विकार, हिस्टीरिया कोरिया (ताण्डण रोग) इसी औषधि के प्रभाव क्षेत्र में आते हैं। इसमें शरीर के बायी तरफ ही रोग का हमला अधिक होता है। यह औषधि स्तन कैंसर, बल्कि सभी स्थानों के कैन्सर पर निश्चित रूप से अपना असर करती है। स्त्री और पुरूषों दोनों में ही बढ़ी हुई कामोत्तेजना पायी जाती है।

चरित्र गत लक्षण - (1) मस्तिष्क में रक्त की अधिकता सिर दर्द प्रातः काल आरम्भ होता है, दिन में नहीं रहता, शाम को फिर आरम्भ होना। (2) स्तन कैंसर उसमें खोचा मारने जैसा दर्द। (3) रजोधर्म के पहले स्तनों का फूल जाना (4) माथा गरम रहना जैसे उस पर आग रखी हो। (5) मामूली बात से चिढ़ना (6) चाल अस्थिर, पेशियां इच्छानुसार काम नहीं करती (7) मृगी का दौरा आरम्भ होने के 4-5 दिन पहले ही समुचा शरीर फड़कने लगता है (8) स्त्रियों में बहुत अधिक कामेच्छा का होना। (9) बांये हाथ व अंगुलियों का सुन्नपन (10) कब्ज, पाखाने की हाजत होना, किन्तु पाखाना जाने पर न होना, मल सख्त तथा गेंद की तरह गोल (11) अतिसार - बहुत भोंक से पतले दस्त।

वक्षस्थल - बाये स्तन, बांये हाथ में स्नायु शूल का दर्द, छाती की हड्डियों के नीचे और हत्पेशियों में दर्द, बाया हाथ ऐसा मालूम होता है जैसे भीतर की ओर तना और खिंचा हुआ है, बायें हाथ का दर्द, हाथ के भीतरी भाग से अंगुली के अगले भाग तक चला जाता है।

बांया हाथ और उसकी उँगलिया सुन्न पड़ जाती हैं। स्तन का कैन्सर और घाव और उसमें तेज दर्द, बगल की गांठ फूल जाती है।

स्त्री रोग - मासिक ऋतुस्त्राव आरम्भ होते ही शूल का दर्द (colic) और अन्यान्य सभी उपसर्ग घट जाते हैं, कक्षा ग्रन्थियां (axillary glands) सूज जाती हैं, कठोर हो जाती हैं और उनमें गांठे बन जाती हैं।

चर्म रोग - स्निग्घत और लचीलेपन (elasticity) का अभाव, खुजली वाले दाग, घाव, जिनमें दुर्गन्धित स्राव होता है। विचर्चिका (Psoriasis) एवं परिसर्पीय छाजन (herpes zoster) मुहांसे। रात को और नम मौसिम में वृद्धि।

स्नायवीय रोग - चलने के समय इच्छानुसार चल नहीं सकता, पेशियों का इच्छा के अनुसार कार्य न करना, अपनी इच्छा से हाथ-पैर न घुमा सकना।

सम्बन्ध - स्तन के कैन्सर में - आर्स, कोनियम, कार्बो ऐनि, और मृगी रोग में - सल्फर, कैल्करिया, बैल इत्यादि।

शक्ति - 3, 6, 200।

69 ऐस्ट्रागैलस मोल्लिस्सीमस
(Astragalus Mollissimus)

Woolly Loco-Weed.

डा० बोरिक के अनुसार जिस प्रकार सुरासार, तम्बाकू और मारफीन का प्रभाव मनुष्यों पर पड़ता है, उसी तरह यह औषधि पशुओं को प्रभावित करती है। विषाक्तता की प्रारम्भिक अवस्था में मिथ्याभ्रम (hallucination) अथवा पागलपन के साथ दृष्टिदोष पूर्ण हो जाती है, जिसमें पशु तरह-तरह की विचित्र, हास्यापद हरकते करता है। एक बार जब पशु को यह पौधा मुंह लग जाता है, जो फिर वह कोई और चीज खाना पसन्द नहीं करता। द्वितीयावस्था में शरीर सूख जाता है, आंखें धंस जाती है केश निस्तेज हो जाते है, और इतनी कमजोरी आ जाती है कि उसके लिए चलना फिरना भी मुशिकल हो जाता है, और कुछ महीनों के बाद पशु मर जाता है जैसे भूख से मरा हो। चाल की अनियमिताऐ, लकवे जैसी बीमारियां। पेशियों में समन्वय (co-ordination) का अभाव।

सिर - दाई कनपटी और ऊपर के जबड़ों में पूर्णता, बाई भौ के ऊपर दर्द। चेहरे की हड्डियां दर्दनाक । चक्कर, जबड़े में दवाब के साथ दर्द।

आमाशय - दुर्बलता और खालीपन, ग्रासनली और आमाशय में जलन होती है।

वाह्यांग - दांए पैर के बाहरी भाग में एडी से लेकर अंगूठे तक घुरघुराने जैसी अनुभूति होती है, बांई पिण्डली बर्फ जैसी ठण्डी होती है।

सम्बन्ध - तुलना कीजिए - एरागैलस लैम्बर्टी, व्हाइट लोकोबीड, रैटल वीड, बैराइटा, आक्सीट्रोपिस।

मात्रा - 6 शक्ति।

70 आरम मेटैलिकम
(Aurum Metallicum)

Metallic Gold.

आतशक और पारे से दूषित तथा कण्ठमाला धातुरोगों (Syphilitico Mercurial and Scrofulous diseases) में ही आरम का विशेष उपयोग पाया गया है। पल्सेटिला की तरह आरम रोगी खुली हवा बहुत पसन्द करता है, दरवाजे और खिड़कियाँ वह खुला रखना पसन्द करता है, मगर फ़र्क यह है कि पल्सेटिला रोगी कोमल और मृदु स्वभाव का होता है और आरम रोगी अत्यन्त चिड़चिड़ा और क्रोध-वश। वह बात काटना पसन्द नहीं करता, जरा ही में उत्तेजित हो जाता है और भला बुरा कहने लगता है **(ब्रायो, कैमो, नक्स-वोम)**।

जिन्दगी से बेचारी और सदैव आत्महत्या करने की प्रबल इच्छा (Disgust for life and suicidal tendency) इसके सर्व प्रधान लक्षण हैं (नेजा, - मगर मरने से डर, नक्स वोम)।

अब यह विचार करने की बात है कि किस कारण चित्त की ऐसी अवस्था हो जाती है। ऐलोपैथिक चिकित्सकगण यह ख्याल करते हैं कि आतशक के रोगी को पारा सेवन करा कर आतशक का घाव जल्द आराम करके यह प्रशंसा प्राप्त करें कि घाव अच्छा हो गया और आतशक दोष भी जड़ से जाता रहा। मगर प्रकृति का ऐसा नियम है कि जब तक शरीर में कोई भी विष या रोग रहेगा, तब तक रोगी कभी भी यह नहीं कह सकेगा कि वह निरोग हो गया। पारे के सेवन से घाव अच्छा होने के साथ ही साथ शरीर भी दिन-प्रतिदिन क्षीण होने लगता है, चित्त में अशान्ति होने लगती है। खेल-कूद या तमाशा से अनिच्छा तथा जनता से विरोध उत्पन्न होने लगता है, किसी से बात चीत करने को दिल नहीं चाहता, मिजाज चिड़चिड़ा हो जाता है, जरा ही में गुस्सा आ जाता है, किसी प्रकार के मानसिक या शारीरिक काम में चित्त नहीं लगता, चित्त सदैव उदास और बेचैन रहा करता है। किसी काम में उत्साह नहीं रहता, चित्त में ऐसा ख्याल आता है कि जो कुछ पाप किया है, दूसरा मनुष्य जान जायेगा (स्टैफ़)। पृथ्वी में समस्त चीज़ों से प्यारे जीवन को यदि कोई नष्ट करने के लिये तैयार हो जाय, तो यह निश्चय जान लेना चाहिए कि उसके शरीर में कोई कठिन व्याधि अवश्य है।

रंज या निराश-प्रेम कुफल से किसी प्रकार का रोग (Ailments from grief, disappointed love) होने पर यह औषधि लाभदायक है, मगर रोगी में इसका सूचक लक्षण, आत्मघात करने की प्रबल इच्छा, अवश्य रहनी चाहिए। मैंने कितने ही पगलों को सिर्फ इसी लक्षण के आधार पर अच्छा किया है।

आत्मघात करने की चेष्टा नेजा में भी है, फर्क यह है कि नेजा के आत्मघात की इच्छा, अधिकतर दिल की बीमारी के कारण होती है, और आरम के आत्मघात की इच्छा, आतशक और पारादोष से दिल टूटने पर होती है। आर्सेनिक और नक्स-वोमिका में मरने की इच्छा तो है मगर मृत्यु से डर मालूम होता है।

किसी से प्रेम करके निराश होने के कारण यदि मरने को दिल चाहे, तो सिमि, कैल्फ-फ़ास, इग्रे, लैक, फ़ास-ऐसिड और यदि किसी गंभीर शोक के कारण आत्मघात की इच्छा हो तो कास्टि, कालचि, इग्रे औषधियों के साथ आरम की तुलना करो।

आंख (Eyes) — सिर में खून की अधिकता के कारण आंखें सुर्ख हो जाती हैं। एक वस्तु का दो दिखाई देना या सिर्फ़ नीचे का आधा हिस्सा दिखाई देना, आरम के विशेष लक्षण हैं।

ऐसिड-म्यूर में नीचे या ऊपर का कोई भी हिस्सा दिखाई देता है; कैल्केरिया, लिथियम और लाइकोपोडियम में बांयी तरफ का सिर्फ आधा हिस्सा दिखाई देता है।

आतशक और पारा दोष के कारण सिर के बाल झड़ने लगते हैं।

सीने के ऊपर भारी पन मालूम होना, इसका एक विशेष लक्षण है।

आँखे, कान, नाक और तालू - आतशक और पारा दोष जनित नाना प्रकार के आंख के रोग आरम से अच्छे होते हैं। नाक और तालू की हड्डी में केरिज़ (Caries- हड्डी की गलने और सड़ने से अवस्था), पीनस (Ozaena) और कान के अत्यन्त बदबूदार मवाद में यह उपयोगी है, इनकी तकलीफ़ रात में बढ़ती है।

आतशक और पारा दोष जनित टीबिया (Tibia - टाँग की बड़ी हड्डी) या और किसी हड्डी के केरीज, सूजन के दर्द से आरम सर्वप्रधान है। एङ्गेस्ट्यूरा, ऐसाफेटिडा, फ्लेरिक ऐसिड और कैलि-औयोड भी लाभदायक हैं। आतशक दोष से हड्डियों के दर्द में सूर्यास्त से सूर्योदय के पहले तक वृद्धि होती है, सिफिलिम में यह लक्षण प्रधान है।

पोता (Testicles) बच्चों के पोतों का दिन प्रतिदिन सूखता जाना और पूर्णावयस्क पुरूष के पोतों का सख्त हो जाना और फूल जाना इसके विशेष लक्षण हैं। जो बच्चे दिन प्रतिदिन दुबले होते और सूखते जाते हैं, सुस्त और कुन्दजहन होते हैं उनके लिए लक्षणानुसार आराम और आयोडीन दोनों उपयोगी हैं।

आतशक ओर पारादोष में हिपर सल्फर और नाइट्रिक ऐसिड के साथ इसकी तुलना होनी चाहिए। संक्षेप में फर्क यह है कि आरम रोगी अत्यन्त उदास (Profound melancholy) रहता है, हिपर में ठण्ड बरदाशत नहीं होती और नाइट्रिक ऐसिड में सुई का सा छिदता हुआ दर्द रहता है।

सम्बन्ध (Relations) - आराम के बाद सिफिलिनम और सिफिलिनम के बाद आराम से अच्छा फल मिलता है।

हड्डी और जरायु रोग में ऐसाफ, कैल्कैरिया, ल्पैटि, सिपि, टैरेन और थेरेड के साथ समगुण सम्बन्ध है।

वृद्धि (Aggravation) - ठण्डी हवा में; ठण्डे होने पर; लेटते समय; मानसिक परिश्रम से; बहुत सी शिकायतें सिर्फ जाड़े ही के मौसिम मे होती है।

ह्रास (Amelioration) - गर्म हवा में; सुबह के वकत; गर्मी के मौसिम में।

मात्रा (Dose) - 3 से 30 शक्ति। 30 वीं शक्ति बढ़े हुए रक्तचाप में विशेष उपयोगी है।

71 औरम म्यूरिएटिकम नैट्रोनेटम
(Aurum Muriaticum Natronatum)

Sodium Chloroaurate

यह औषधि स्त्री जननेन्द्रियों पर सर्वाधिक प्रभावशाली क्रिया करती है, स्त्रियों के जरायु, डिम्बकोष इत्यादि स्थानों में होने वाली अनेक प्रकार की बीमारियों में यह दवा बहुत प्रसिद्ध है। सोरायसिस सिफिलिटिका (Psoraisis syphilitica) में इससे बहुत फायदा होता है। डा० हेल का कहना है कि इस औषधि के सेवन से तम्बाकू और अफीम खाने की आदत छूट सकती है। इसके लक्षण ठण्डी तथा नम हवा में आश्विन महीने के अन्त से बसन्त ऋतु तक बढ़ा करते हैं।

स्त्री - जरायु और डिम्बकोष में अधिक रक्तसंचय होने की वजह से, प्रदाह, जरायु का तीव्र प्रदाह (acute metritis), जरायु का पुराना प्रदाह (chronuic matritis) अति रज, बार-बार गर्भस्राव, गर्भाशय का ढीला हो जाना, जरायु ग्रीवा और योनि में घाव, जरायु का बाहर निकल आना (Prolapsus) जरायु का इतना बढ़ जाना कि उससे सारा वस्तिगहवर (Pelvis) भर जाना, जरायु की कमजोरी की वजह से रजोरोध स्वल्प रज, बहुत देर से ऋतु होना, श्वेद प्रदर, तकलीफ दे पीब फोडे (Pustules) निकलना, जरायु का कैन्सर, डिम्बकोष का शोथ इत्यादि स्त्रियों की अनेक बीमारियों में यह औषधि लाभदायक है।

जिह्वा - सूइया चुभने जैसी अनुभूति, जलन और कठोरता गठिया का दर्द तथा आमवाती का पुराना रोग, छोटे-बड़े जोड़ों के यकृत का सूचण रोग (hepatic cirrhosis) अन्तरालीय वृक्कशोथ (interstitial nephritis)।

मात्रा - 2, 3 शकित का विचूर्ण।

72 एवेना सैटाइवा (Avena Sativa)

Common Oat.

यह औषधि मस्तिष्क एवं स्नायु प्रणाली पर विशेष क्रिया करती है। शरीर को किसी प्रकार के क्षय या कमजोर करने वाली बीमारी के बाद इसका सेवन करने से शरीर जल्दी पुष्ट और रोगी सबल हो जाता है। इसकी मुख्यता निम्न है- समस्त स्नायु और मस्तिष्क, मस्तिष्क का काम करने के कारण स्नायविक सुस्ती, रतिशकित का घटना, नींद न आना, उद्धेग, अनजाने में वीर्य का निकल जाना, बहुत दिनों तक व्यर्थ वीर्य क्षय के कारण ध्वजभंग (impotency) और शराब पीने से उत्पन्न स्नायु रोग की एक प्रमुख औषधि है। इसका सेवन करने से अफीम और मार्फिया की आदत छूट जाती है और किसी प्रकार की हानि नहीं होगी। सकम्प अगंघात (Paralysis agitans), मृगी, डिफथेरिया के बाद होने वाला पक्षाघात, हृदय का आमवात। सर्दी-जुकाम, तरुण नजला (गुनगुने पानी में 20, 20 बूदों की कुछ मात्रायें) 1-1 घन्टे बाद दें।

सिर – स्त्रियों को मासिक धर्म के समय होने वाले स्नायविक सिरदर्द के साथ खोपड़ी पर जलन। पश्चकपालीय सिरदर्द (occipital headache) के साथ पेशाब में फास्फेट पदार्थ एवं कष्टार्तव (dysmenorrhoea) के साथ दुर्बल रक्त संचार।

पेट – पेट में अधिक वायु होकर पेट फूलना, स्नायुशूल का दर्द, कई घण्टे के बाद ही ऊपरी पेट में इसी ढंग का दर्द होना, बार-बार पीले रंग के दस्त आना, मलद्वार में जलन का होना।

सम्बन्ध – तुलना कीजिए ऐल्फैल्फा टाँनिक (डा० बोरिक की बनाई हुई) इसका दिन में तीन बार सेवन करने से स्वास्थ्य लाभ मिलता है।

मात्रा – मूर्लाक की 10 से 20 बूंदो की मात्रा, गरम पानी में अधिक लाभदायक।

73 एजाडिरेक्टा इण्डिका

(Azadirachta Indica)

Margosa Barr

इस औषधि का हिन्दी नाम नीम है। साधारण - घाव, फोड़ा व दूषित घाव इत्यादि में ही यह प्रयोग की जाती है। नीम की छाल सुका कर खूब महीन कूटकर ज्वर के विराम काल में 3-4 घन्टे के अन्तर से खिलाने पर भी ज्वर बन्द हो जाता है। ज्वर अरोग्य होने के बाद दुर्बलता को दूर करने के लिये दिन भर में 2-3 बार नीम छालका काढ़ा पिलाने पर शरीर शीघ्र ही पुष्ठ हो जाता है।

मुख्य लक्षण - मन बहुत उदास रहता है, कुछ भी याद नहीं रहता है, बाहर जाने या घूमने फिरने से डरता है, सिर चकराता है, सिर में दर्द होना, मामूली सर्दी के साथ आंख लाल व जलन, शरीर के ऊपरी भाग पर अत्यधिक पसीना, चेहरा फीका, गले व मुंह के भीतर रस रहता है, प्यास हीनता, फिर भी मुंह चिपचिपा , पानी पीने से तृप्त होना, छाती में जलन, पेट फूलता है, पेट में गड़गड़ाहट, अत्यधिक कब्जियत, मल गांठ-गांठ, मल त्यागने से सन्तोष नहीं होता, पुरुष जननेन्द्रिय की प्रबल उत्तेजना, संगम की प्रवृत्ति घट जाना, रक्तशुदा श्वेत-प्रदर, क्लेद स्राव (Lochia) सड़ा, सवेरे देर से स्नान करने पर अत्यन्त कष्टदायक खांसी आना, बीच-बीच में सांस में अधिक खिचाव, नाडी तेज, हाथ-पैर सुन्न, हथेली व तलवे में जलन, इससे कुष्ट रोग भी आरोग्य हो जाता है।

सम्बन्ध - पल्स, इपि, रस, आर्स, रोहितक।

मात्रा - 6, 30, 200 शक्ति।

(74) बैसीलीनम
(Bacillinum)

इस औषधि का यक्ष्मा रोग की चिकित्सा में सफलतापूर्वक उपयोग किया जा चुका है अर्थात इसके प्रयोग से यक्ष्माग्रस्त रोगी के बलगम की मात्रा घट जाती है, फेफड़ों में अधिक हवा जाने लगती है और बलगम में पीब का अंश घट जाता है। यह औषधि उन बूढ़ों के फेफड़ों की बीमारियों में बहुत लाभदायक है, जिन्हें नजले जुकाम की पुरानी शिकायत रहती है, जिनके फेफड़ों में रक्तसंचार भली भांति नहीं हो पाता। रात को दम घुटने के दौरे पड़ते हैं, और खांसने में कठिनाई होती है, दांतों पर जमी हुई मैल उतरती है, बार-बार सर्दी-जुकाम होने की शिकायत रहती है।

सिर – रोगी का स्वभाव चिडचिड़ा होता है, सिर में तेज दर्द रहता है, जो सिर की गहराई से उठता है, ऐसा लगता है, जैसे किसी ने सिर पर रस्सी बांधी हो। पलकों का छाजन व दाद ठीक हो जाता है।

पेट – आंत्र यक्ष्मा (tabes messenterica), जलपान करने से पहले पतले दस्त, पेट में दर्द रहता है, दुसाध्य मलबद्धता (obstinate constipation) के साथ दुर्गन्धित हवा निकलती है।

दमा – तर दमा, नजले के कारण होने वाला श्वासकष्ट। श्वास नलियों में बुलबुले उठने की ध्वनि के साथ श्लेष्मा पूर्ण बलगम होता है। यहां पर इसे उपयोग में लाने का स्पष्ट संकेत रहता है।

चर्म – रूसी, दाद, त्वचा का एक विशेष रोग, इसमें बारीक कीलें निकलती हैं, उन पर कभी खुरण्ड नहीं जमते, ये बार-बार निकलती है, गर्दन की ग्रन्थियां बढ़ी हुई, पलकों का छाजन और स्पर्शकातर।

मात्रा – तीसवीं शक्ति के नीचे की शक्ति नहीं दी जानी चाहिए और न ही बार-बार दोहरानी चाहिए। प्रतिसप्ताह एक मात्रा काफी है। यह औषधि अपना प्रभाव बहुत शीघ्र दिखलाती है, अन्यथा दोहराने की आवश्यकता नहीं होती।

75 बैडियागा
(Badiaga)

Fresh Water Sponge.

इस औषधि का प्रयोग नाना प्रकार की बीमारियों में होता है, फिर भी साधारणत: सर्दी लगकर जो बीमारियां होती हैं उनमें से एक दो बीमारियों में तथा शरीर के किसी स्थान की गांठ फूलने अर्थात ग्लैण्ड का प्रदाह होने पर इससे अधिक लाभ होता है। यह एक विषनाशक औषधि है। खून पर अपनी क्रिया प्रकट करके कण्ठमाला (scrofula) का लक्षण प्रकट करती है। इसका प्रयोग खाने और लगाने दोनों ही तरह से होता है। इसका रोगी गर्मी के मौसिम में अच्छा रहता है, किन्तु सर्दी और बरसात का मौसिम उसे सहन नहीं होता।

खांसी – सर्दी लगकर नाक से तरल पानी की तरह श्लेष्मा बहना, छींकें आना, दमा की तरह खिंचाव, सांस लेने और छोड़ने में कष्ट इत्यादि लक्षण होने पर इसके द्वारा फायदा होता है। हूपिंग खांसी और सूईं गड़ने जैसे दर्द में भी यह लाभदायक है।

गांठ फूलना – गला, गाल, गर्दन का पिछला भाग, बगल, कान की जड़ और जबड़े की गांठों की सूजन तथा बाघी की – फिर चाहे वह प्रमेह, गर्मी, प्लेग वगैरह किसी भी कारण से क्यो न हों, गाँठ पत्थर की तरह सख्त रहे, तो इस औषधि का प्रयोग करना चाहिए। गांठों की बीमारी में भीतरी दवा सेवन करते समय रुई पर इसका मूल अर्क सूजन पर लगाने से और अधिक फायदा होता है।

बाघी (Bubo) – इसमें जांघ-सन्धि या राग की गांठ सख्त और फूल जाती है। भीतरी दवा का सेवन करते समय इसका मदर-टिंचर गांठ के ऊपर लगाने से बहुत फायदा होता है।

अन्य बीमारियां – जरायु से रक्तस्राव, स्राव का रात में बढ़ना और साथ ही साथ माथा बड़ा हो जाने जैसा महसूस होना, बवासीर, मस्से, दाहिनी आंख में स्नायुशूल हूपिंग खांसी में जोर से बलगम निकलना, घोड़े के खुर की चोट इत्यादि बीमारियों में भी बैडियागा लाभदायक है।

सम्बन्ध – बैराइटा कार्ब, फाइटो, साइलि, स्पंजि, मर्क, आयोड।

मात्रा – 3x, 6 शक्ति।

76 बैलसमम पेरूवियेनम
(Balsamum Peruvianum)

किसी भी स्राव में बहुत अधिक सड़ी बदबू आना, बराबर प्रलेपक ज्वर (hectic fever) का बना रहना और उसके साथ हो तो इसका प्रयोग करना लाभदायक होगा। इसका प्रयोग तीन तरह से होता है - (1) भीतरी सेवन (2) बाहरी सेवन (3) स्टीम ऑटोमाइजर नामक यंत्र द्वारा धुँआ करके रोगी को सांस से ग्रहण कराना।

निमोनिया, थाइसिस और बाँक्डाइटि - जब फेफड़े से बहुत बदबूदार पीले या हरे रंग की गाढ़ी पीब या मक्खन की तरह का बलगम निकला करता है, प्रलेपक ज्वर रहता है और रात में पसीना आता है, तब इससे लाभ होना सम्भव है। इसका रोगी खांसता है और ढेर सारा बलगम निकलता है कभी-कभी खांसने पर बलगम के साथ खायी हुई चीज भी कै. के साथ बाहर निकल जाती है। इसका श्लेष्मा सरल और घड़-घड़ शब्द करने वाला होता है।

पुराना सर्दी जुकाम - श्लेष्मा में ज्यादा बदबू , नाक से सड़ी हुई बदबू निकलना, पास बैठने से घृणा मालूम होती है, नाक से बहुत अधिक मात्रा में गाढ़ा श्लेष्मा निकलना। नाक के छेद में घाव और क्षत हो जाता है।

घाव - किसी भी प्रकार के चर्मरोग (एक्ज़िमा) के साथ घाव, उस घाव से लगातार गाढ़ा बदबूदार स्राव और पीब निकलता है। सूखी और तर खुजली, स्तन की घुण्डी में घाव, शय्याक्षत तथा और सभी तरह के सड़े घावों में इसका मूल - अर्क 15 बूंद। 1 औंस बेसिलिन या अण्डे के पीले अंश के साथ मिलाकर बाहरी प्रयोग करने से घाव की बदबू जल्दी ही नष्ट हो जाती है और घाव भी भर जाता है, खाज-खुजली में मूल अर्क का प्रयोग करने से लाभ होगा।

पेशाब - पेशाब बहुत कम मात्रा में होता है और उसकी तली में श्लेष्मा रहता है।

आमाशय - पुरानी पेचिश की अवस्था में मल के साथ बदबूदार पीब और आंव ज्यादा परिमाण में आती है।

मात्रा - 2x, 3 शक्ति (प्रलेपक ज्वर में 6x शक्ति)।

77 बैप्टिशिया
(Baptisia)

Wild Indigo. *Leguminosæ.*

टाइफ़ायेड ज्वर ही (Typhoid fever) में बैप्टिशिया का अधिक उपयोग हुआ करता है, ज्वर सप्ताह ही में, पेयर्स पैचेज़ (Peyer's Patches) सड़ने के पूर्व यदि इसका प्रयोग लक्षणनुसार किया जाय, तो रोग के भोग काल अर्थात् मियाद पूरी होने के पहले ही ज्वर छूट जाता है। ऐलोपैथिक चिकित्सकगण कहते हैं कि रोग की मियाद पूरी न होने पर रोग अच्छा नहीं होता। हम कहते हैं किसी भी रोग में नियमानुसार होमियोपैथिक चिकित्सा होने से, रोग की मियाद घट कर रोग में आराम हो जाता है। रैमिटेन्ट या टाइफ़ायेड् ज्वर; न्यमोनिया, हूपिङ्ग कफ़ (Whooping cough) कुकर खाँसी इत्यादि कोई भी मियादी रोग क्यों न हो, हमें रोग के नाम या निदान (Pathology) से प्रयोजन नहीं। तुम्हारे वैज्ञानिक चिकित्सकगण (Scientific doctors) कितने ही यन्त्रादि ईजाद क्यों न करें, कितनी ही परीक्षा करके निदान तत्व (Pathology) स्थिर क्यों न करें, परन्तु वे एक बात पर कभी स्थिर नहीं रहते। दो वर्ष पहले जिस रोग का जो निदान निर्णय किया था, दो वर्ष बाद फिर वही परिवर्तित होकर अन्यरूप में स्थापित होता है। उनका कहना है कि ऐलोपैथिक चिकित्सा शास्त्र उन्नति कर रहा है (it is a progressive science) अर्थात् अभी तक वे सफ़र के सीमान्त यानि मनजिले मकसूद को नहीं पहुँचे हैं। अभी तक सत्य हाथ नहीं लगा है, अभी उसके खोज में लगे हैं। अतः उन सबको असत्य, अवैज्ञानिक और आनुमानिक समस्या के सिवाय और क्या कहा जा सकता है? सत्य सदा के लिए अपरिवर्तनीय होता है यही सत्य और अनुमान में फर्क है। बड़े ही दुख के साथ कहना पड़ता है कि निदान-तत्व का इतना आडम्बर होने पर भी रोग की मियाद पूरी होने पर भी कितने ही रोगियों की शोचनीय अवस्था हो जाती है और रोगमुक्त होना तो दूर की बात है मृत्यु भी हो जाती है - बड़े-बड़े कठिन रोगों में अनुमानिक निर्वाचन (Diagnosis) में भूल होने और अथवा औषधि-प्रयोग के फल से भयङ्कर अनिष्ट होते समय देख कर महात्मा हैनिमैन ऐलोपैथिक चिकित्सा छोड़ने को बाध्य हुए थे और कहा था, जिस काम के ऊपर मनुष्य का जीवन-मरण निर्भर है, आनुमानिक ज्ञान द्वारा वह काम पूरा करना किसी तरह से सङ्गत नहीं है। रोग निर्वाचन के लिए आडम्बर न रहने के कारण होमियोपैथिक एक तरफ जैसी ही सहज है, दूसरी तरफ इसके लक्षण-संग्रह, लक्षण-विचार और तदनुसार औषधि व्यवस्था वैसा ही कठिन है सिर्फ लक्षण ही चिकित्सा का मूलाधार है। माननीय डाक्टर नैश कहते हैं कि उन्होंने सात वर्ष के भीतर जितने आइफायेड् रोगी की चिकित्सा

की थी, उन में सिर्फ कुछ ने अपनी पूरी मियाद ली थी। यह रोगी जब डाक्टर नैश की चिकित्सा में आया था, उस वक्त उसके शरीर में रोग पूर्ण भाव से उत्पन्न हो चुका था।

टाइफायेड ज्वर में रोगी सारे शरीर में चोट लगने की तरह का दर्द अनुभव करता है (आर्निका, पाइरो) - (In whatever position the patient lies, the parts rested upon feel sore and bruised)। प्रथमावस्था में रोगी को शीत का बोध होता है, वह समस्त शरीर विशेषतः मस्तक; कमर और हाथ पांव में ऐंठन की तरह दर्द अनुभव करता है। इसके बाद का रोगी क्रमशः दुर्बल होता जाता है और सदा मानो नींद में भरा हुआ रहता है। रोगी का चेहरा निराशापूर्ण प्रतीत होता है, चैतन्यशकित इस कदर घट जाती है कि उससे कोई बात पूछने पर वह उसका उत्तर देने हुए के पहले अथवा उत्तर देते हुए सो जाता है। Stupor; falls asleep while spoken to or in the midst of his answer, - प्रश्न का ठीक-ठीक उत्तर देकर फौरन बेहोश हो जाना, आर्निक)। जीभ के अग्रभाग पर सफ़ेद मैल जम जाता है, क्रमशः पीला-भूरा रंग विशिष्ट हो जाता है, रोग के और भी अधिक आक्रमण करने पर, रोगी की बात और भी अस्पष्ट हो जाती है, रोगी बिस्तर के चारों ओर करवटें लेता रहता है और ऐसा भाव प्रकट करता है कि मानो वह कुछ बटोर कर इकट्ठा कर रहा है, पूछने पर कहता है कि उसके शरीर के अङ्ग बिस्तर पर सर्वत्र बिखरे हुए हैं इसलिए वह उनको एकत्रित कर रहा है (Body feels scattered about, tosses around to get pieces together; cannot sleep because he cannot get pieces together) और उसे नींद नहीं आती। पेट में गड़ गड़ शब्द होता है, नीचे के पेट और जाँघ के बीच के भाग में दर्द अनुभव करता है और दबाने से अन्दर (Peyer Patches Gland) में बज बज़ शब्द होता है, इसके बाद ही पतले दस्त होने लगते हैं, मल, मूत्र अत्यन्त दुर्गन्ध-युक्त होते हैं। यही बैप्टिशिया के टाइफयेड ज्वर का यथार्थ चित्र है। इस प्रकार लक्षणयुक्त टाइफायेड ज्वर आरम्भ ही से बैप्टिशिया द्वारा चिकित्सत होने पर अवश्य ही रोग की मियाद को खन्डित करके अङ्करही में अच्छा हो जाता है, यह हम लोग प्रतिदिन प्रत्यक्ष करते हैं।

टाइफायेड ज्वर की प्रथमवस्था में जेल्सेमियम इसकी सद्रश औषधि है, परन्तु जेल्स के लक्षण इसकी अपेक्षा मृदु अर्थात जेल्स का ताप इत्यादि इस कदर प्रचण्ड नहीं होता, वरन् चुप-चाप रहने का स्वभाव ज्यादा होता है और पतले दस्त भी नहीं आते।

बुखार की तेजी की अवस्था में रस-टाक्स के साथ इसकी तुलना होती है; संक्षिप्त फर्क यह है कि बैप्टिशिया में स्पर्शद्वेष के कारण रोगी एक करवट लेट

नहीं सकता, बार-बार करवट बदलता रहता है, और रस-टाक्स का रोगी वात-दर्द होने के कारण करवट बदलता रहता है। रस-टाक्स की तरह जीभ के अग्र-भाग में त्रिभुजाकार लाल चिन्ह और माँस धुला हुआ पानी की तरह दस्त बैप्टिशिया में नहीं है और रस-टाक्स में मल में बैप्टिशिया की तरह इस कदर दुर्गन्ध भी नहीं रहती।

बिस्तर का कड़ा अनुभव करना और प्रश्न का उत्तर देते हुए बेहोशी का आ जाना इत्यादि लक्षण में अर्निका के साथ तुलनीय है, मगर आर्निका की तरह मस्तक में रक्त-सञ्चय, बेहोशी में अनायास मल-मूत्र त्याग और शरीर में काले दाग का प्रकाश बैप्टिशिया में नहीं है।

शरीर के जिस अंश को दबा कर लेटा जाए, उसी अंश में चोट लगने की तरह दर्द इस औषधि का एक प्रधान लक्षण है। इस लक्षण पर पाइरोजेन के साथ इसकी तुलना होती है। सामान्य दूषित अवस्था में बैप्टिशिया और सेप्टीसिमिया (Septicaemia- रक्तदूषित अवस्था), टाइफायेड, टाइफस इत्यादि ज्वर या डिफथीरिया आदि की तेजी की अवस्था में और रक्त की अत्यन्त दूषित अवस्था में पाइरोजेन अधिक उपयोगी है।

सिर्फ तरल पदार्थ निगल सकता है (Can swallow liquids only) और कठिन पदार्थ निगलने से दम घुटता है। यह बात इसका और एक उत्तम लक्षण है। यह लक्षण बैराइटा-कार्ब और साइलीशिया में भी है, मगर इसमें सबसे अधिक।

इस औषधि का और एक अद्भुत लक्षण यह है कि रोगी ख्याल करता है कि उसके तीन शरीर हैं और वह उन सबको कपड़े से ढाँक नहीं सकता। पेट्रोलियम की रोगिणी ख्याल करती है कि उसके बिछौने पर और भी दो बच्चे या एक मनुष्य सो रहा है। यह सब लक्षण अद्भुत होने के कारण चिकित्सा क्षेत्र में अति मूल्यवान हैं।

सम्बन्ध (Relations) - टाइफायेड और टाइफस ज्वर में यदि आर्सेनिक का दुरुपयोग हुआ हो, तो बैप्टिशिया का प्रयोग होना चाहिए।

टाइफायेड और टाइफस ज्वर के रक्तस्राव में बैप्टिशिया के बाद क्रोटेलस, हेमै, नाइट्र-ऐसिड और टेरेब अच्छा काम देते हैं।

मात्रा (Dose) - मूलार्क से 12वीं शक्ति। क्रिया अल्पावधिक होती है।

78 बैराइटा कार्बोनिका
(Baryta Carbonica)

Barium Carbonate.

वृद्ध, बौने मनुष्यों और कण्ठमाला धातुग्रस्त बच्चों के लिए यह औषधि विशेष उपयोगी है, विशेष करके ऐसे रोगियों के लिए जिनके टान्सिल (Tonsils - गलतुण्डिकायें) जरा ही ठण्ड लग जाने से फूल जाते हैं। बाँये टानसिल ही पर इसका प्रभाव अधिक है। बैराइटा कार्ब एक गम्भीर क्रिया करने वाली औषधि है। इसका रोगी शीत प्रधान रोगी होता है (The Patient is chilly), वह ठण्डक बरदाशत नहीं कर सकता, खूब ओढ़ कर रहना पसन्द करता है। उसका सिर का दर्द खुली हवा में अच्छा रहता है, गर्मी से तकलीफ होती है, परन्तु उसकी और शिकायतें ठण्डक ही से बढ़ जाती हैं।

ऊपर लिखा गया है बैराइटा-कार्ब बौना मनुष्य के लिए उपयोगी है, इसका अर्थ यह नहीं है उसका सिर्फ शरीर ही ठिंगना और बौना (Dwarfish) हो, बल्कि मानसिक अवस्था भी उसी प्रकार की होती है। इस रोगी की मानसिक और शारीरिक दोनों अवस्थाओं की स्वाभाविक उन्नति नहीं होती, मानसिक दुर्बलता के कारण समझने की शक्ति बहुत ही थोड़ी होती है, युवती लड़कियों में जरा भी चतुराई नहीं पाई जाती, शादी हो जाने पर भी लज्जा किसे कहते हैं वह नहीं जानती, बच्चों की तरह गुड़ियां लेकर खेलती हैं, उसकी सब हरकतें बच्चों की तरह होती है। बालक बड़ा होने पर भी गावदी (Idiot) की तरह फिरता रहता हैं, उसके उम्र के लड़के को जिस कदर समझ होनी चाहिए, उसका कुछ भी अंश उसमें नहीं पाया जाता, पढ़ लिख नहीं सकता, भुलक्कड़ होता है और बौधशक्ति का अत्यन्त अभाव रहता है, कितना ही पढ़ाओं-लिखाओ जहन में बैठता नहीं, मूर्ख की तरह फिरता रहता है। बूढ़े मनुष्य यदि दिमाग की खराबी के कारण बच्चों की तरह हरकत करे, स्मरण शक्ति लोप (Senile dementia) हो जाय, किसी अङ्ग का पक्षाघात हो जाये, तो भी बैराइटा उपयोगी है। अकसर बैराइटा कार्ब के बूढ़े को देखोगे कि चलने की कोशिश करने से वह मतवाले की तरह डगमगाता है और सब काम बालक के स्वभाव का होता है।

कैल्केरिया कार्ब की तरह बैराइटा कार्ब बच्चा भी बहुत देर में चलना सीखता है। कण्डमाला धातु ग्रस्त माता-पिता से जो बच्चे पैदा होते हैं, अकसर इनमें मानसिक और शारीरिक दुर्बलता पायी जाती है। कुछ भी कारण से कयों न हो, बैराइटा कार्ब से ऐसे बच्चे अच्छे हो जाते हैं, बैराइटा कार्ब बच्चा सूखता जाता है (Marasmus) गर्दन, जाँघ पेट की गिलटियां और पेट बढ़ जाते हैं, बौना सा बना रहता है, बच्चा

ब ढ़ता नहीं। **कैल्केरिया** कार्ब बालक बहुत जल्द बढ़ जाता है। बैराइटा कार्ब बच्चा भूख-भूख बहुत चिल्लाता है, मगर खाने से इन्कार करता है और इसके पेट में अक्सर दर्द हुआ करता है।

बच्चों के सूखे की बीमारी में **ऐब्रोटेनम, कैल्केरिया, आयोडीन, नेट्रम-म्यूर, साइलीशिया और सल्फर** भी उपयोगी है। इन औषधियों में प्राय: शरीर के नीचे का हिस्सा सूखता है और पेट बड़ा रहता है, और प्रत्येक औषधि का रोगी भूख-भूख चिल्लता है, परन्तु अत्यधिक खाने पर भी सूखता जाता है।

बैराइटा और साइलीशिया के कुछ लक्षणों में सदृशता पायी जाती है, दोनों औषधियों में पाँव में से दुर्गन्धयुक्त पसीना निकलता है, शरीर की अपेक्षा सिर बड़ा होता है और ठण्डक से रोग की वृद्धि होती है। फर्क यह है कि कैल्केरिया की तरह साइलीशिया रोगी के सिर में बहुत ज्यादा पसीना आया करता है, मगर बैराइटा में यह लक्षण नहीं और साइलसीशिया में बैराइटा की तरह मानसिक लक्षण नहीं पाया जाता।

हलक़ (Throat) - हलक़ पर तो बैराइटा का विस्तीर्ण अधिकार है। बार-बार टानसीलाइटिस (Tonsilities - कौए की सूजन) होना, जरा भी ठण्ड लगने पर टान्सिल का फूल उठना और पक जाना बैराइटा का विशेष लक्षण है। हलक़ में सङ्कोच होता है, निगलते समय ऐसा मालूम होता है कि मानों डाट लगा हुआ है (बेल, कैलि-बाइ, हिपर), खाते समय मालूम होता है कि दम घुट जायेगा, ऐसा मालूम होता है कि मानो थाइरायेड ग्लैन्ड्स (Thyroid glands) गले की गिलटियां अन्दर को दबा रही हैं। टान्सिल के बार-बार बढ़ जाने पर ऐलोपैथिक डाक्टर लोग उनको काट डालते हैं। इस प्रकृति के रोगी को कभी-कभी उच्च शक्ति का बैराइटा प्रयोग करने से सम्पूर्ण आरोग्य होता है, सहस्त्र या लक्ष शक्ति लाभदायक होती है।

यदि इसके लक्षण मिले तो युवक और वृद्धों की नामर्दी इससे अच्छी होती है। वृद्धों में स्त्री प्रसंग करने की इच्छा तो प्रबल रहती है परन्तु योग्यता नहीं रहती।

रसीले पदार्थ के सिवाय और कुछ निगल नहीं सकता (बैप्टि, साइली)।

सम्बन्ध (Relations) - ऐलूम, कैल्के-आयोड, डलका, फलोर-ऐसिड, आयोड और साइली के साथ समगुण सम्बन्ध।

बैराइटा-कार्ब के बाद सोरिनम व्यवहार करने से कण्ठ-प्रदाह (Quinsy) स्वभाव शारीरिक प्रकृति निर्मूल हो जाती है।

कण्ठमाला रोग (Scrofulous affections) में कैल्केरिया के बाद बैराइट अनुपयोगी है क्योंकि परस्पर विरोधी सम्बन्ध रखते हैं।

वृद्धि (Aggravation) - सुबह के वक्त; बैठे रहने से; बीमारी के बारे में चिन्ता करने से, (कैल्क-फास, हेलोन, अकज़ैल-ऐसिड)।

ह्रास (Amelioration) - खुली हवा में घूमने से; खड़े रहने से; हरकत से।

मात्रा (Dose) - 3 से 30 वीं शक्ति। मन्दगति क्रिया होती है। मात्राओं को दोहराया जा सकता है।

79 बैराइटा आयोडेटा (Baryta Iodata)

Iodide of Baryta

इस औषधि की क्रिया श्लेष्मा प्रवण और रसप्रधान धातु में अधिक प्रगट होती है। निम्न तालुमूल (Submaxillary) की गांठ फूलना, अर्बुद की तरह कड़ा हो जाना, अण्डकोष की बहुत दिनों की पुरानी सूजन और कड़ापन, उमर बढ़ने के साथ-साथ शारीरिक और मानसिक विकास न होना इत्यादि इसके विशेष लक्षण है। आंख दुखने आ जाना साथ ही गर्दन की ग्रन्थियां फूल जाना।

सम्बन्ध - तुलना कीजिए : एकोनाइट, लाइकोटोनम, लेपिस, कॉनियम, मकर्यू-आयोड, कार्बो-ऐनि।

मात्रा - 2 और 3 शक्ति का विचूर्ण।

80 बैराइटा म्यूरियेटिका (Baryta Muriatica)

Barium Chloride.

इस औषधि बुद्धिहीन, भोंदू, नाटे, बौने, स्मरण शक्तिहीन और कण्ठमाला धातुग्रस्त व्यक्तियों के लिये अति उत्तम है। यह पाचन यंत्र पर क्रिया प्रकट करके दस्त, कै. मिचली, ओकाई, पेट में दर्द देती है, इसके रोगी कुबड़े से हो जाते हैं। इससे शरीर की लाल रक्त कणिकाएँ घट जाती हैं और श्वेत कण बढ़ जाते है (leucocytes), इसलिये रोगी का चेहरा सफेद सा हो जाता है। इसका एक और लक्षण है - कोई चीज खाते पीते ही अन्न नली का मुंह संकुचित होने लगता है, जिससे रोगी को निगलते समय दर्द होता है, ऐसा लगता है, जैसे गले की नली में कुछ अड़ा हुआ हो।

कान – कानों में भिनभिनाहट होती रहती है। कोई चीज चबाते समय, निगलते समय या छींकते समय कानों में आवाजें होती है। नाक साफ करने पर कान का मध्य भाग फैल जाता है। कान में पीब और उसमें अत्यन्त बदबू होती है।

कण्ठ – उपजिह्वा या कौआ बढ़ जाता है, तालुमूल (टान्सिल) फूलता और बढ़ा हो जाता है, जिससे निगलने में तकलीफ होती है। जैसे कण्ठ नलिका बहुत चौड़ी हो गई हो। तालुमूल पकता और पीब हो जाये, उनके लिये यह औषधि लाभदायक है, पुरानी टांसिलाइटिस भी इसकी उच्चशक्ति cm और dm से ठीक हो जाती है।

श्वास यत्रं – वृद्धों के ब्राङ्काइटिस होने पर छाती में बलगम घड़घड़ करता है, लेकिन उसे बाहर निकालना कठिन होता है। हृदय की नाड़ियों में कठोरता आ जाती है। इस तरह यह औषधि बूढ़ों के श्वास दमा में धमनियों के तनाव को कम कर देती है।

जननेन्द्रिय रोग – स्त्री या पुरूष को कामोन्माद हो जाता है। आत्महत्या की प्रवत्ति के साथ कामोन्माद हो, तो ऑरिगेनम, प्रसूति के लिए प्लैटि, पुरूष को ऐसिड-पिक्रि और कैन्थर, शराबियों को नक्स।

पेशाब – पेशाब में यूरिक ऐसिड की मात्रा बहुत अधिक बढ़ जाती है और क्लोराइड पदार्थ घट जाते है।

पक्षाघात – रोग वाला भाग सुन्न, शरीर बिल्कुल ठन्डा हो जाता है।

सम्बन्ध – प्लम्बम मेटा, बैराइटा कार्ब, औरम म्यूर, प्लम्बम, आयोड।

मात्रा – 3x, 200 शक्ति, मात्राऐं दुहराई जा सकती है।

81 बेलाडोना (Belladonna)

Deadly Nightshade. *Solanaceæ.*

ऐकोनाइट और बेलाडोना के साथ ही होमियोपैथी के शिक्षार्थी का प्रथम परिचय होता है।

इन दोनों के गुणों को देख कर होमियोपैथी में कुछ है यह स्वीकार करना पड़ता है। हृष्ट पुष्ट और बलवान रोगी का भयानक ज्वर, बेहद प्यास, बड़ी ही बेचैनी और मृत्युभय ऐकोनाइट से अत्यल्प समय में दूर होते हुए देख कर किसे आश्चर्य नहीं होता? उसी तरह से बेलाडोना में भी सिर में बेहद दर्द, आँखों की सुर्खी, भयानक विकार, बेहद बुखार की गर्मी और स्नायविक तकलीफ़ों को दूर होते हुए देख कर किसके

दिल में आनन्द नहीं होता? वास्तव में **ऐकोनाइट** और बेलाडोना की आरोग्यकारिणी शक्ति देखकर हमें दिल खोल कर कहना पड़ता है, धन्य हैनिमैन, धन्य तुम्हारा आविष्कार। तब फौरन ही तत्वजिज्ञासु के हृदय में एक नई तरङ्ग का उदय होता है **इस होमियोपैथिक शिक्षा का उपाय क्या है**? मैं इस स्थान में कह देना चाहता हूँ - होमियोपैथी शिक्षा का प्रधान और सहज उपाय होमियोपैथी का आविष्कर्ता ऋषितुल्य महात्मा हैमिमैन की सब पुस्तकों का विशेषतः आर्गैनन् अर्थात् होमियोपैथिक-विज्ञान का पाठ है। केवल पाठ करने से ही नहीं होगा, उनके अर्थ को अच्छी तरह से समझना होगा। होमियोपैथी की सरलता, उसका सूक्ष्म विचार और उसकी सत्यता का अनुभव करना हो, तो दूसरों के मुँह की तरफ ताकने से काम नहीं चलेगा। महात्मा हैनिमैन लिखित जितने ग्रन्थ हैं सभी को बोधपूर्वक पढ़ना पड़ेगा। धन पैदा करने के आशय से लिखी हुई नकल नवीसों की साधारण पुस्तकें पाठ करने के योग्य नहीं हैं, क्योंकि उनमें महात्मा हैनिमैन की उक्तियां अनेक स्थानों में रूपान्तरित और सम्पूर्ण विपरीत भाव से वर्णित हैं, अतः वह अंग्रेजी भाषा के अनभिज्ञ मनुष्यों को भटका रही हैं। खैर कुछ भी हो, महात्मा हैनिमैन के उपदेश के अनुसार प्रत्येक औषधि की आकृति व प्रतिकृति देना ही मेरा उद्देश्य है। कारण किसी स्वाभाविक रोग की प्रतिकृति जिस औषधि की प्रतिकृति के सदृश होगी, वही उपयुक्त मात्रा में प्रयुक्त होने से उस रोग को दूर करेगी।

बेलाडोना रोगी बलवान और हृष्ट पुष्ट होता है। वह बहुत ठण्ड अनुभव करता है, इसी लिए अक्सर रोगी को सारा शरीर ढांक कर और कमरे के दरवाज़े और खिड़कियां बन्द करके रहते हुए देखा जाता है अर्थात् बन्द कमरे के अन्दर रहने से रोगी को आराम मिलता है। बच्चों को किसी भी अवस्था में रक्खा जाय, वे अवश्य ही उसी तरह से रहते हैं। तथापि किसी किसी बच्चे को खूब अच्छी तरह से ढाँक कर रखने से वह अप्रसन्न होते हुए देखा जाता है। अपनी शक्ति के अनुसार ओढ़ने को दूर फेंक देने की चेष्टा करता है, रोकर अपनी तकलीफ़ को बताने की चेष्टा करता है। सिर में दर्द रहता है, दोनों कनपटियों की रगों में तपकन होती है; ऐसी अवस्था में बैठे रहने से रोगी को सुख मालूम होता है (The most characteristic expression of belladonna is the flushed face, the throbbing carotids, the hard and bounding pulse, and the wild delirium that ever attends its operations) लेटने से सिर का दर्द बढ़ जाता है, इसलिए छोटा बच्चा लेटाने से रोता रहता है। लेटने से रोग के लक्षणों का बढ़ना, बेलाडोना का मुख्य लक्षण है। डा. नैश ने अपने लीडर्स में इस लक्षण पर जोर देकर लिखा है कि केवल इसी लक्षण के सहारे ऐसा रोगी भी ठीक हुआ है जिसे कैंसर का रोगी समझा जा रहा था। सिर को खूब कस कर बांधने

से दर्द में कमी मालूम होती है (Pain relieved by pressing strongly on forehead, चायना), कोई सिर को कपड़े या पगड़ी से बांध रखते हैं। पगड़ी बांधने से ठण्ड और तकलीफ़ दोनों में कमी रहती है।

ऐकोनाइट की तरह बेलाडोना का रोग भी एकाएक ही उत्पन्न होता है। किसी स्थान में दर्द एकाएक आरम्भ होता है, कुछ देर तक रहता है, कितनी देर रहता है इसका कुछ नियम नहीं है, थोड़ी देर या कभी-कभी बहुत देर भी रह सकता है, मगर जैसे एकाएक ही आता है वैसे ही एकाएक ही चला जाता है (Pain comes suddenly, lasts indefinitely and ceases suddenly, मैग्रेशिया-फास)। इस स्थान पर कह देना उचित है कि अक्सर बलवान देह में ही रोग एकाएक आक्रमण करता है अर्थात् किसी रोग बीज के शरीर में प्रवेश करते ही प्रबल जीवनशक्ति उसे दूर करने के लिए प्रबल चेष्टा करती है, बलवती जीवनशक्ति की यह प्रबल चेष्टा ही अत्यन्त तकलीफ का कारण है। जीवनशक्ति दुर्बल होने से उस रोग बीज को दूर करने की चेष्टा करने में देर होने के कारण रोग धीरे-धीरे आरम्भ होता है और आसानी से जाता भी नहीं। तन्दुरुरत बलवान मनुष्य को अधिक ठण्ड लग के जो एकाएक ही बहुत कष्टप्रद तेज़ बुखार आ जाता है, वह अक्सर ऐकोनाइट और बेलाडोना की सूचना करता है और बहुत ही जल्द आराम हो जाता है। टाइफायेड इत्यादि ज्वर दुर्बल जीवनशक्ति ही को आक्रमण करता है और बहुत धीरे-धीरे आकर जल्दी जाना नहीं चाहता। इसीलिए टाइफयेड इत्यादि ज्वर में ऐकोनाइट या बेलाडोना का लक्षण नहीं पाया जाता। अधिकतर सर्वप्रकार के बुखार की प्रथमावस्था में ऐकोनाइट या बेलाडोना देने के बारे में किसी किसी पुस्तक में लिख हुआ पाया जाता है इन लेखकों के परामर्श के अनुसार ऐकोनाइट या बेलाडोना का प्रयोग करने से बुखार थोड़ी देर के लिए घट जोने पर भी, रोगी को दुर्बल ओर मरणासन्न कर देता है। रोग के आक्रमण की धारा और उसकी गतिविधि विचार करके औषधि का यथोचित प्रयोग करना जानने से ऐकोनाइट या बेलाडोना के अन्यथा प्रयोग से जो हानि लोगों को हो रही है वह नहीं हो सकती। चलने का ढङ्ग देखकर जैसे आदमियों को पहचाना जा सकता है, औषधि या रोग का आक्रमण और प्रकाश का विशेषत्व देख कर उसी प्रकार चिकित्सा औषधि निर्वाचन कर सकता है। पूर्वोकत उपाय से रोग और औषधि की रीतिनीति या गति प्रकृति पर विचार करना ही चिकित्सक की ही विलक्षणता का परिचायक है।

सवाङ्ग या आक्रान्त स्थान का सुर्ख रंग (Redness) होना बेलाडोना का परिचायक लक्षण है। बुखार के समय बेलाडोना रोगी की आँख और चेहरा सुर्ख (Redness of face and eyes) हो जाती हैं। फोड़े इत्यादि भी बहुत सुर्ख रंग के होते हैं। रक्तवर्णता बेलाडोना का प्रधान लक्षण है।

बुखार में शारीरिक उत्ताप (Heat) - बेलाडोना के समान और किसी भी औषधि में नहीं हैं। रोगी की देह परीक्षा करने के बाद भी कुछ देर मानों हाथ जला जाता है ऐसा मालूम होता है। बुखार बहुत तेज आता है। 105/6 डिग्री का बुखार अन्यान्य औषधियों में भी हो सकता है, मगर उन में रोगी के बदन में हाथ रखने से इस कदर गर्मी नहीं मालूम होती है। आंख की पुतली बड़ी मालूम होती है।

बेलाडोना रोगी को सहज ही में ठण्ड लगने से जुकाम हो जाता है। सिर के बाल काटने से, ठण्डी हवा से, नंगे सिर ठण्डे में घूमने से जुकाम या बुखार हो जाता है। गले की गिलटियां बढ़ जाती हैं और उनमें दर्द होता है, इसी से समझ सकते हो कि कफ़ क्षय के रोगी की नई बीमारी में बेलाडोना प्रयुक्त हो सकता है।

सिर के दर्द के लिए बेलाडोना विख्यात है। सिर और चेहरे पर रक्त की अधिकता (Rush of blood to head and face) होती है। **ऐमिल-नाईट्र, ग्लोनायन** और **मेलिलोटस** में यह लक्षण है। चेहरा और आँखें सुर्ख हो जाती हैं, कैरोटिड नसों में और सिर के अन्दर बहुत ज़ोर से तपकन होती है। (Redness of face and Eyes, Fulness of head and Throbbing of carotids)। नब्ज़ मोटी और उसकी चाल बहुत तेज होती है। ऐपिस, हेलेबोरस और पाडोफाइलम की तरह तकियें में सिर का धसना बेलाडोना में भी है। छोटे-छोटे बच्चे के दाँत निकलते समय अकसर हाथ-पाँव की ऐंठन होती हैं। (Convulsion during teething) बहुत तेज बुखार, बदन की अत्यन्त गर्मी, चेहरा और आँखों का अत्यन्त लाल होना, आँखों की पुतलियों का बड़ा हो जाना, हाथ पाँवों का ठण्डा हो जाना, घड़ी की पेन्डुलम की तरह आँख का इधर उधर चलना या तिर्छी हो जाना, नब्ज़ का भारी होना और तेज चाल इत्यादि बेलाडोना के लक्षण हैं।

असहनशीलता (Oversensitiveness) - बेलाडोना रोगी छूना, गंध और रोशनी बरदाशत नहीं कर सकता। हिपर, एपिस और लैकेसिस में भी यह लक्षण पाया जाता है। रोगी बदन में फोड़े, खाज या खुजली को हाथ से छूने नहीं देता। प्रसव के समय बेलाडोना रोगिणी का जरायु इस कदर स्पर्शसहिष्णु होता है कि जरायु के मुँह की गोल पेशी सिकुड़ कर प्रसव में बाधा देती है। नीचे के पेट की दाहनी तरफ इस कदर दर्द होता है कि रोगिणी बिछौने की चादर का भी छू जाना बरदाशत नहीं कर सकती।

बेलाडोना रोगी खाने की कठिन वस्तु की अपेक्षा पतली वस्तु आसानी से निगल सकता है। लैकेसिस में इसके ठीक विपरीत लक्षण है।

उन्माद (Delirium) - बेलाडोना का विकार आसानी से पहिचाना जा सकता है। 104/6 डिग्री बुखार में बलिष्ठ रोगी जो तन्दुरुस्ती की हालत में बहुत ही धीर,

नम्र और हँस मुख था, बुखार की अवस्था में बड़ा ही प्रचण्ड भाव धारण कर लेता है। दोनों आंखें बहुत लाल होती हैं, आँख की पतुलियाँ बड़ी मालूम होती हैं, अपने उपचारकों को मारने दौड़ता है (स्ट्रैमों), सब के ऊपर थूकता है, काटता है और बिछौने के चादर, तकिया इत्यादि फाड़ता है। दाँत पीसता है और भागने की चेष्टा करता है (हेल)। नाना प्रकार के जानवर, कुत्ता, बाघ, भूत, प्रेत इत्यादि देख कर डरता है। स्ट्रैमोनियम का उन्माद इससे अधिक प्रचण्ड होता है। मगर उसमें बुखार कम 103/4 डिग्री रहता है। हायोसायेमस का बुखार और भी कम 102/3, उन्माद भी अपेक्षाकृत मंद होता है। इस हिसाब से बेलाडोना, स्ट्रैमोनियम और हायोसायेमस के मध्यवर्ती स्थान का अधिकार रखता है।

अज्ञानी या नव शिक्षित चिकित्सक ऐकोनाइट और बेलाडोना का प्रय्याक्रम (Alternately) से प्रयोग किया करते हैं। ऐसा होमियोपैथी में नहीं हो सकता। इस प्रकार के दुरुपयोग से संशोधन के लिए उनका पार्थक्य क्रमशः नीचे दिखाते हैं:-

ऐकोनाइट –

1. बलिष्ठ रोगी जो जलवायु के परिवर्तन से बीमार होते हैं (जो लोग जरा ठण्ड या गर्मी से बीमार नहीं हो सकते ऐसा ख्याल करके प्राकृतिक शकित की उपेक्षा करके घूमते फिरते रहते हैं)। विशेष करके युवति स्त्रियाँ जो सुस्ती से बैठे-बैठे दिन बिताती है।

2. खुश्क ठण्डी हवा से, उत्तर या पश्चिम की वायु से या पसीना रुक जाने से जो बीमार होते हैं।

3. रोग खुली हवा में सुखी रहता है।

4. गर्म कमरे के अन्दर रहने से रोग की वृद्धि होती है।

5. शाम और रात के समय तकलीफ़े असहनीय हो जाती है।

6. उठकर बैठने से रोगी को तकलीफ़ होती है, मूर्छा आने से गिर पड़ता है।

7. ऐकोनाइट का रोगी थोड़ी देर में अधिक परिमाण में पानी पीता है। पानी पीने से कै. नहीं होती। सारा शरीर प्रायः खुश्क रहता है। बहुत ही बेचैनी रहती है। सदा लेटा रहना पसन्द करता है। उठ कर बैठने से मूर्छा आती है। सारा शरीर खुला रखना पसन्द करता है।

8. मृत्यु भय ऐकानाइट के समस्त रोगों में पाया जाता है। जहाँ पर भीड़ या किसी प्रकार की धूम-धाम होती हो, वहाँ पर वह जाने से डरता है। सड़क के इस

पार से उस पार को नहीं जा सकता। चेहरे से डरा हुआ मालूम होता है। मृत्यु के दिन या समय के बारे में पेशीनगोई कर देता है। सदैव मृत्यु से रञ्जीदा रहता है।

9. ऐकोनाइट रोगी का चेहरा लेटे रहने से सुर्ख और उठ कर बैठने से फीका दिखाई पड़ता है।

10. ऐकोनाइट में रोगी की आंख पुतली सङ्कुचित होती है।

11. ऐकोनाइट रोगी की जीभ सफ़ेद होती है और बाच-बीच में लाल दाग रहते हैं। सिवाय पानी के और जो कुछ खाता है, कड़ुवा मालूम पड़ता है।

12. शरीर से खट्टी बू का पसीना निकलता है। अधिकतर सारा शरीर खुश्क रहता है। ढ़के हुए स्थान पर या आक्रान्त स्थान पर पसीना निकलता है।

बेलाडोना –

1. बलिष्ठ, पित्त या रस प्रधान धातु का रोगी; तन्दुरुस्ती की हालत में हँस मुख, रोग के होते ही उन्मत्त और प्रचण्ड हो उठते हैं। क्षय, खांसी, धातु की रोगिणी। बालक बालिका जो कि बहुत जल्द डर जाते हैं, अभिमानी; सहज ही में, जिनके हाथ पाँव ऐंठने लगते है।

2. सिर खोल कर ठण्डी हवा में घूमने से और बाल काटवाने से बीमार होता है।

3. रोगी खुली हवा में रहना पसन्द नहीं करता, बीमार हो जाता है।

4. गर्म कमरे को चारों ओर से बन्द करके रहने से रोगी को आराम मिलता है।

5. तीसरे पहर ३ बजे के बाद, रात और आधी रात के बाद रोग की वृद्धि होती है।

6. रोगी खड़ा होने या बैठने से अच्छा मालूम होता है (सिर्फ सायेटिका रोग में खड़ा होने या टांगों को लटका कर बैठने से वृद्धि होती है - वैलैरियाना में भी यह लक्षण है)।

7. बेलाडोना का रोगी थोड़ा-थोड़ा पानी पीता है। जरा भी हिलने से सिर का दर्द बढ़ जाता है, इस लिए चुपचाप स्थिर भाव से बैठे रहना चाहता है। पेट के दर्द से कभी-कभी तड़पता है। मगर हिलने डुलने से दर्द की वृद्धि होती है। सारा शरीर ढाँक कर रखना पसन्द करता है।

8. बेलाडोना के उन्माद में भय होता है और रोगी नाना प्रकार के जानवर, भूत, प्रेत देखकर डरता है। कुछ खाने से उसका उपद्रव घट जाता है।

9. बेलाडोना रोगी का चेहरा लेटे रहने से और उठ कर बैठने से फीका हो जाता है।

10. बेलाडोना रोगी की आँखों की पतुली अक्सर प्रसारित होती हैं।

11. बेलाडोना रोगी की जीभ लाल और खुश्क होती है। सारा चेहरा खुश्क होता है। खाने की चीजे नमकीन मालूम है। रोटी कड़वी लगती है।

12. पसीने से कपड़ों पर पीला रंग पड़ जाता है। शरीर को जरा भी ढाँकने से पसीना आता है, ढ़के हुए स्थान में ही पसीना आता है।

नोट :- जिन महिलाओं का विवाह काफी आयु में अर्थात 28/30 वर्ष की अवस्था में होता है उनके प्रथम प्रसव में बहुत कष्ट होता है। आजकल महिला चिकित्सक ऐसी दशा में शल्य क्रिया (Operation) के द्वारा प्रसव कराते हैं, किन्तु वह हानिकारक है। अत: प्रसव से पूर्व ऐसी महिला को बेलाडोना 200 शक्ति सप्ताह में एक बार लगभग 4 माह तक देने से प्रसव में बहुत आसानी होती है व कष्ट भी नहीं होता।

संक्षेप में बेलाडोना के यह विशेष लक्षण हैं, रोगी बलिष्ठ, सिर के दर्द से व्याकुल, सारे शरीर को ढाँक कर, सिर को एक रस्सी या पगड़ी से कर बाँध कर, कमरे के दरवाजे और खिड़कियां बन्द करके बैठा या खड़ा रहता है। लेटना या हिलना नहीं चाहता है, रोगी कहता है चारपाई में धक्का लगने में मेरा प्राण निकल जाता है। चेहरा तमतमाता हुआ और सुर्ख सारा शरीर और आक्रान्त स्थान सुर्ख। पेट में दर्द एकाएक ही उठता है, कुछ देर रह कर फिर एकाएक ही अच्छा हो जाता है। शरीर और सिर में पसीना रहता है। आक्रान्त स्थान में हाथ लगाने नहीं देता। रोशनी या शोरगुल बरदाश्त नहीं कर सकता इत्यादि। साधारणत: बेलाडोना रोगी को इस प्रकार का चेहरा याद रहने से ही कितने ही भयानक रोग शुरू ही में नष्ट कर दिये जा सकेंगे।

सम्बन्ध (Relations) - पूरक औषधि (Complementary) - कैल्केरिया कार्ब।

बेलाडोना से चिकित्सत रोगी कैल्केरिया से सम्पूर्ण आरोग्य लाभ करता है।

ऐकोन, ब्रायो, सिक्यू, जेल्स, ग्लोन, हायोस, मेलि, ओपि और स्ट्रेमो के साथ बेलाडोना का समगुण सम्बन्ध।

वृद्धि (Aggravation) – छूने, हिलने डुलने, शोरगुल, हवा की झोक, चमकीली वस्तु की तरफ देखने से (लाइस, स्ट्रेमो), तीसरे पहर ३ बजे के बाद; रात और आधी रात के बाद; कुछ पीते समय; सिर को खुला रखने से; ग्रीष्मकाल में सूरज के उत्ताप से और लेटने से।

ह्रास (Amelioration) – विश्राग से; खड़े होने या सीधे होकर बैठने से, गर्म कमरे मे।

मात्रा (Dose) – पहली से तीसवीं तथा उच्च शक्तियां। बार बार दोहराई जा सकती है।

(82) बेलिस पेरेनिस
(Bellis Perennis)

Daisy.

रक्तवाहिकाओं के पेशी–तन्तुओं पर इस औषधि की विशेष क्रिया होती है। पेशियों में अत्यधिक दुखन, खंजता (lameness) जैसे मोचा आ गयी हो। किसी बड़े आपरेशन के बाद गहराई में स्थित ऊतकों को पहुँचने वाली क्षतियों (injuries) के विराहणार्थ प्रयुक्त की जाने वाली सर्वप्रथम औषधि है। दुखन, ठण्डे पानी से स्नान करना, असहनीय गठिया के बाद अंगों की दुर्बलता में यह औषधि लाभदायक है। हस्तमैथुन के कुपरिणाम, मोच आने और नील पड़ जाने पर सर्वोत्तम औषधि है। सारे शरीर में फोड़े, गोणिकाओं (pelvic organs) पर दुखन और कुचले जाने की अनुभूति। रिसाव (exudations) रक्त बाधा और सूजन जैसी अवस्था इस औषधि के प्रभाव क्षेत्र में आती है।

स्त्री – स्त्रियों के स्तनों और जरायु में रक्तसंचित हो जाता है। गर्भकाल में चलने में कठिनाई होती है। गर्भ कालीन शिराप्रसारण, पेट की पेशिया लूंज, जरायु में ऐसी दुखन होती है जैसे उसे भीच दिया गया हो।

सिर – बूढ़े व्यक्तियों के सिर में चक्कर आने लगते है, सिर दर्द जो सिर के पिछले भाग से कपाल शीर्ष तक फैल जाता है। माथा ऐसा लगता है जैसे सिकुड गया हो, सिर के इर्द–गिर्द और पीछे के भाग में खुजली होती है, जो गरम पानी से नहाने से और बिस्तर में लेटने से बढ़ती है। सिर में कुचल जाने जैसा दर्द होता है।

चर्म रोग – नीले रंग का दाग, सूजन फोड़े अतिसूक्ष्म ग्राही। शिरा–विस्फार के साथ कुचलने जैसे दर्दनाक अनुभति यांत्रिका कारणों से होने वाली शिराओं की रक्तसंकुचिंता। रिसाव (exudations) और सूजन। मुहासे (acne)।

नींद – सुबह सवेरे जल्दी ही रोगी की आंख खुल जाती है, दुबारा सो नहीं सकता।

उदर – उदर प्राचीरों तथा जरायु में दुखन। प्लीहा में सुई जैसी चुभन और प्लीहा बढ़ा हुआ। पीला, दर्दहीन, अतिसार, दुर्गन्धित, रात में रोग की वृद्धि होती है, आंतों में गड़गड़ाहट व पेट फूला हुआ रहता है।

वाह्यांग – जोड़ों में दर्द, पेशियों में दुखन होती है। कलाई सिकुड़ी हुई महसूस होती है, जैसे जोड़ के चारों ओर कोई पट्टी बंधी हुई हो। पीठ और जांघ की संकोचक पेशियों पर खुजली, रानों के अन्दर की ओर दर्द होता है। मोच, जिसमें भारी दुखन होती है।

सम्बन्ध – तुलना कीजिए – आर्निका, आर्सेनिक, स्टैफिस, हैमामेलिस, ब्रायोनिया, बैनाडियम।

मात्रा – मूलार्क से तीसरी शक्ति।

(83) बेन्जोयिक ऐसिड
(Benzoic Acid)

Benzoicum Acidum

बेंजायक ऐसिड वात या गठिया, आतशक या सुज़ाक के रोगी के लिए एक विशेष उपयोगी औषधि है।

गहरा भूरा रंग विशिष्ट और अत्यन्त दुर्गन्धयुक्त मूत्र (Urine dark brown urinous odour exceedingly strong; offensive; pungent smell) ही बेंज़ायिक ऐसिड का चरित्रगत लक्षण है। सिर्फ इसी लक्षण पर निर्भर होकर नाना प्रकार के रोग – जैसे – वात, गठिया, शोथ (Dropsy) पतले दस्त, सिर दर्द, आतशक, सुज़ाक इत्यादि अच्छे किए जाते हैं। जिसने एक बार बेंज़ायक ऐसिड का दुर्गन्धयुक्त मूत्र देखा है वह जन्म भर उसे भूल नहीं सकता, क्योंकि उसमें अत्यन्त तीव्र दुर्गन्ध होती है। मूत्राशय में सूजन (Cystitis) रात के समय बच्चों के बिस्तर पर पेशाब करने (Nocturnal enuresis) और गुर्दे के दर्द (Nephritic colic) में यह एक उत्तम औषधि है, यदि पेशाब स्याह और अत्यन्त दुर्गन्धयुक्त हो।

सुज़ाक से कोपेबा (Copaiba) का दुरुपयोग होने पर यह लाभदायक है।

इसका दर्द यकायक ही एक स्थान छोड़ कर दूसरे स्थान को चला जाता है (कैलिबाई, लिडम, पल्स)। वात और गठिया रोग में इसके लक्षण बांयी तरफ़ से दाहनी को, और नीचे से ऊपर को जाते हैं।

सम्बन्ध (Relations) - आर्नि, बर्ब, लिडम, नाइट्रि-ऐसिड, पल्स, रोडो और सल्फ के साथ तुलना करो।

मात्रा (Dose) - 3 से 6 शक्ति तक।

84 बर्बेरिस वुल्गारिस (Berberis Vulgaris)

Barberry. *Berberidaeæ.*

ऐसे वात रोग में जिसके साथ पेशाब की भी तकलीफ़ हो। बर्बेरिस विशेष उपयोगी औषधि है। गुर्दा और मूत्राशय की तकलीफ़ इसमें मुख्य होती है। **गुर्दे के स्थान में दर्द और जलन होती है, बायें गुर्दे से मूत्र-नली में, मूत्राशय और मूत्र-पथ तक सुई के चुभने की तरह तेज़ काटता हुआ दर्द** (Burning pain in the region of kidneys, stitching, cutting pain from left kidney following course of ureter into bladder and urethra), (टैबे- दाहने गुर्दे से दर्द होने पर, लाइको) इसका सर्वप्रधान लक्षण है। मूत्रपथ (Urethra)में जलन होती है (कैने-सैट, कैन्था), पेशाब करते समय और बाद को जलन और दर्द होता है। पेशाब करने के बाद ऐसा मालूम होता है कि मानो कुछ पेशाब बाक़ी रह गया है। स्त्रियों के मूत्राशय से मूत्रपथ तक सुई के चुभने का सा दर्द होता है। पेशाब करते समय कमर और कूल्हों में दर्द होता है।

कमर में दर्द बर्बेरिस का एक प्रधान लक्षण है। कमर जकड़ी हुई मालूम होती है,बैठी हुई दशा से उठते समय बड़ी तकलीफ़ होती है (रस-टाक्स)। रोगी जब बैठा या लेटा रहता है उस समय कमर के दर्द में वृद्धि होती है (रस-टाक्स) । रोगी ख़्याल करता है कि उसकी कमर अकड़ गई और सुन्न हो गई है; कभी कभी इस प्रकार की तपकन होती है कि मानों फोड़ा बन रहा है, दबाने से तकलीफ़ होती है। बर्बेरिस में और एक विशेष लक्षण यह है कि रोगी को अपने गुर्दे के स्थान में बुलबुला फूटने की तरह बजबजाहट मालूम होता है (मेडो)।

गुर्दे का दर्द (Renal colic) - इस क़दर तेज़ होता है कि रोगी का चेहरा, आंख और गाल बैठ जाते हैं, आँखों के चारों ओर स्याही छाई हुई होती है। गुर्दे के दर्द के लिए यह एक अमोध औषधि है।

पित्त-पथरी के दर्द (Colic from gall-stones) में भी यह लाभदायक है।

सम्बन्ध (Relations) - गुर्दे के दर्द में कैन्थ, लाइको, सार्सा और टैब के साथ समगुण सम्बन्ध।

वृद्धि (Aggravation)–हरकत, चलने फिरने या गाड़ी की सवारी से; अचानक धक्का या झटका से (जैसे रिक्शा से कूदने पर)।

मात्रा (Dose) – मूलार्क से 6 शक्ति।

85 बिस्मथ (Bismuth)

Sub-nitrate of Bismuth.

बच्चों के हैज़े की बीमारी (Cholera-infantum) में यह एक लाभदायक औषधि है, जब कि रोग यकायक आरम्भ होकर अति अल्प समय के अन्दर हैज़े के समस्त लक्षण ग्रहण कर लेता है तब बिस्मथ का प्रयोग होना चाहिए। इस प्रकार का रोगी एक रात्रि में, यहां तक कि चंद घन्टों के अन्दर मृत्युमुख में पतित होता है। बिसमथ का मल पानी की तरह पतला और अधिक परिमाण में होता है, मल अत्यन्त दुर्गन्धियुक्त होता है और पेट में किसी प्रकार का दर्द नहीं होता। इस प्रकार दस्त के साथ अधिक परिमाण में पानी की तरह कै भी होती है। **अत्यन्त प्यास रहती है और पानी पीते ही कै हो जाती है।** (Vomiting of water as soon as it reaches the stomach) **आर्सेनिक** में भी पानी के पेट में पहुँचते ही कै हो जाती है, मगर फ़र्क यह है कि बिस्मथ में केवल जल ही वमन हो जाता है खाद्य पदार्थ पेट में रहता है, और **आर्सेनिक** में खाना और पानी जो कुछ पेट में जाता है उन सब की कै हो जाती है। **आर्सेनिक** और **वेरेट्रम** की तरह बिस्मथ रोगी बहुत जल्द कमजोर हो जाता है, मगर बिस्मथ रोगी के शरीर में से गर्म पसीना निकलता है और कमज़ोर हो जाने पर भी शरीर में उत्ताप बना रहता है। चेहरा मृत देह की तरह फीका हो जाता है और आँख के चारों ओर नीला रंग छा जाता है।

पेट के दर्द (Gastralgia) में भी बिस्मथ उपयोगी है। छाती और पेट में जलन होती है, पेट और रीढ़ में दबोचता दर्द होता है, पीछे की ओर झुक कर बैठना पड़ता है।

पेट के कैन्सर (Cancer) रोग में भी विस्मथ लाभदायक है, इसका विशेष लक्षण है कि रोगी कभी-कभी एक एक दिन अधिक परिमाण में वमन करता है और इस वमन के साथ यहां तक कि तीन-चार दिन पहले का खाया हुआ खाना अपच अवस्था में देखा जाता है। **आर्सेनिक** की तरह बेचैनी अधिक रहती है, रोगी एक स्थान में स्थिर होकर बहुत देर तक नहीं रह सकता; अकेला रहना उसके लिए बहुत ही कठिन हो जाता है (कैलि-कार्ब, लिलि, लाइको)।

सम्बन्ध (Relations) - आर्स, आर्जे-नाइट्र, हाइड्रोसि-ऐसिड, कैलि-कार्ब, लाइको और पल्स के साथ तुलना करो।

मात्रा (Dose) - 1 से 6 शक्ति तक।

86 ब्लैटा ओरियेण्टैलिस
(Blatta Orientalis)

Indian Cockroach.

इस औषधि का प्रयोग सिर्फ दमा की बीमारी में ही होता है। जीवित तिलचट्टों से ब्लैटा ओरियेण्टैलिस का मूल अर्क तैयार किया जाता है। एक छंटाक सुबह और एक छंटाक तीसरे पहर पिलाने से श्वासकष्ट बहुत जल्द घट जाता है। सीझ जाने पर तिलचट्टो की कोई गन्ध नही आती है।

ब्लैटा Q और 2 **X** शक्ति, टिंचर या विचूर्ण जो भी हो, जब तक दमा का खिंचाव और जोर ज्यादा रहे, तब तक इसका प्रयोग करना चाहिए, और जोर घट जाने पर उच्च शक्ति का प्रयोग करना चाहिए, नही तो सर्दी न निकलकर बहुत कष्टदायक खांसी हो सकती है।

मात्रा – 2 से 200 शक्ति। रोग के दौरान निम्न शक्तियां। आक्षेप के बाद बची खांसी के लिए उच्च शक्तियां दें। सुधार होने पर औषधि देना बन्द कर दें।

87 बोरैक्स
(Borax)

Borate of Sodium.

दांत निकलते समय और शैशवावस्था ही के रोगों में बोरैक्स की उपकारिता पाई जाती है। किसी ऊँचे स्थान से नीचे की तरफ़ उतरते समय डरना, इसका सर्व प्रधान लक्षण है, जैसे राकिंग कुर्सी या झूले में झूलने से, या ज़ीने पर से नीचे को उतरते समय (Dread of down ward motion, with anxious expression, as when a swing, rocking chair, cradle, or in going downstairs) बच्चा गोद से उतारते समय गिर पड़ने के डर से चिल्ला कर रो उठता है और माता से दोनों हाथों से चिपट जाता है: बच्चे को गोद में लेकर ज़ीने पर से नीचे उतरते समय भी वह चिल्ला कर रो उठता है। पहाड़ से नीचे उतरते समय बच्चा रोता है। इसके प्राय: सब रोगों में नीचे की ओर गति में भय होता है। पूर्णवयस्क मनुष्यों में यदि यह लक्षण मिले तो उनके लिए भी यह औषध उपयोगी है। **बोरैक्स बच्चा चिड़चिड़ा और असन्तोषी होता है** (ब्रायो, कैमो, नक्स-वोम), रोने पर उसे जल्दी शान्त नहीं किया जा सकता।

साधारणत: बच्चा अधिक सोता है, मगर बार बार यकायक चौंक कर रो उठता है मानों कोई डरावने स्वप्न देख रहा है, (Child cries out during sleep, as if frightend by a dream)। किसी प्रकार के सामान्य शब्द से जैसे कागज़ की खरख़राहट, दियासलाई जलाने की रगड़, छींक या रोने के शब्द से बच्चा चौंक उठता है और विरक्त हो जाता है। बच्चा सो रहा है, सोते सोते बिना किसी कारण यकायक चिल्ला उठता है, बिस्तर का किनारा, झूला अथवा नज़दीक जो कुछ पाता है ज़ोर से उसे पकड़ लेता है। इस लक्षण पर **एपिस, बेलडोना, सिना** इत्यादि औषधियों के साथ भ्रम हो सकता है, मगर बोरैक्स का विशेषत्व यह है कि बच्चे के मुँह के अन्दर अक्सर मुँहा (Aphthae) अर्थात् घाव देखने में आता है।

ज़बान, मुँह और गालों के अन्दर मांस में मुँहा होने पर (Aphthae on the tongue, in the mouth, inside of cheeks, with great heat and dryness of mouth) बोरैक्स सर्वोत्कृष्ट औषधि है, मुँह के अन्दर अत्यन्त गर्मी और खुश्की रहती हैं। सब देश में सब मतों में मुंह के घाव में नाना प्रकार में सुहागा व्यवहृत होता है। गाल, ज़बान, होंठ और हलक़ के अन्दर के घाव में से सहज ही में ख़ून आने लगता है, बच्चा माता के स्तन को खींच नहीं सकता, रोता है (child cries when nursing) **मर्क्यूरियस** में भी मुँह में इस प्रकार घाव होता है, मगर इसमें राल बहुत बहता है, बोरैक्स में यह बात नहीं होती। **ब्रायोनिया** के घाव में ख़श्की रहती है, बच्चा शुरू में दूध खींचने से डरता है, मगर मुँह भीगने पर वह बख़ूबी खींच कर पी सकता है। **एरम ट्रिफ़िलिम** के घाव में मुँह बहुत सूजा रहता है, मुँह और नाक के बाहर बहुत पपड़ियां जम जाती हैं, पपड़ियों को नोंच कर उठाने की प्रबल इच्छा रहती है। **सल्फयूरिक ऐसिड** के घाव में दांतों के जड़ अधिक आक्रान्त होते हैं और मुँह में अत्यन्त दुर्गन्ध होती है। दूध पिलाने वाली दाइयों के मुँह के घाव (Stomatitis in nursing women) में **हाइड्रैस्टिस** अधिक उपयोगी है।

नाक के अग्रभाग में सुर्खी और सूजन और उसमें तपकन के साथ दर्द का होना (Red and shining swelling of the nose with throbbing and tensive sensation, बेल), **बोरैक्स** का एक विशेष लक्षण है। **युवती स्त्रियों की नाक की सुर्खी** में यह लाभदायक है।

सिर के बाल बार-बार उलझ पर चिपक जाना इसका एक विशेष लक्षण है, बाल फट जाते हैं, अगर यह बाल के गुच्छे काट डाले जाँय, तो वे फिर उसी तरह जमते हैं, कंघी से बराबर नहीं किये जाते (फ्लोर-ऐसिड, लाइको, सोरि, टयूब)।

आँख (Eyes) - पलकों के बालों का अन्दर की ओर फिर कर आंख के बाहरी कोनों का सूज जाना और पर्वाल जमने की प्रबणता इस से दूर होती है (Eyelashes turn inward and inflame the eye, especially at outer canthus; tendency to "wild hairs") सुबह के वक्त सुर्ख़ और चिपचिपी मैल से आँखें

भरी रहती है। **ग्रैफ़ाइटिस** में भी चिपचिपी मैल निकलती है, मगर **ग्रैफ़ाइटिस** में स्पष्ट एकजिमा (Eczema) रहता हैं और उसमें से बहुत ज़्यादा चिपचिपा रस निकलता है।

जिस बच्चे में मुँहा और पतले दस्त दोनों हों, उसके लिए **बोरैक्स** ही औषधि है, मगर इसका मानसिक लक्षण, नीचे की गति से भय, अवश्य रहना चाहिए।

बच्चे को बार बार पेशाब लगना और पेशाब करने के पहले चीख़ कर रोना इसका प्रधान लक्षण है (Infant urinates every ten or twelve minutes and frequently cries and screams before passage.) पेशाब बहुत गर्म होता है। **लाइकोपोडियम और सार्सापैरिला** में भी यह लक्षण है, फ़र्क़ यह है कि पेशाब में लाल रेत रहने से **लाइको**, पथरी अर्थात् पत्थर के छोटे छोटे चूरे रहने पर पेशाब ख़त्म होने पर असहनीय तकलीफ़ के लक्षण पर **सार्सा** और पेशाब में किसी प्रकार का मैल न जमने पर **बोरैक्स का** व्यवहार होता है।

अधिक परिमाण में अण्डे की तरह सफेदगाढ़ा प्रदर जाता हैं रोगिणी ख्याल करती है कि पानी की धार चल रही हैं। (Leucorrhoea Like the white of an egg, with sensation as if warm water were flowing down) ।

बोरैक्स में एक अद्भुत लक्षण यह है कि **रोगी यह अनुभव करता है कि उसके हाथ और चेहरे पर मकड़ी का जाला छाया हुआ है** (Sensation of cobweb on skin of face and hands, बैराइटा-कार्ब, कैलड, ग्रैफ़)।

बोरैक्स रोगी का चमड़ा तन्दुरूस्त नहीं होता, जरा सी चोट से पक जाता हैं (हिपर, ग्रैफ, साइली, सल्फ)।

सम्बन्ध (Relations) - कैल्के, सोरि, सैनिक्यू और सल्फ़र के बाद अच्छा काम करता है।

वृद्धि (Aggravation) - नीचे की तरफ़ गति से; आकस्मिक सामान्य शब्द से; तमाखू से पतले दस्त आ सकते हैं; नम, ठण्डे मौसिम में; मूत्र-त्याग के पूर्व।

ह्रास (Amelioration) - दाब से; दर्द की तरफ़ हाथ से पकड़े रहने से।

मात्रा (Dose) - 1 से 3 शकित का विचूर्ण। चर्म रोगों में इस औषधि का सेवन कई सप्ताह तक करायें।

88 बोटूलीनम
(Botulinum)

Toxin of Bacillus Botulinum.

डिब्बाबन्द पालक से होने वाली खाद्य-विषण्णता (food Poisoning) ने उस रोग का चित्रण प्रस्तुत किया है जो कन्दांघात (bulbar paresis) के रूप में जाना जाता है। नेत्र लक्षण वर्त्मपात (Ptosis), द्विगुण-दृष्टि (double vision) , नजर धुँधली, निगलने और सांस लेने में कठिनाई, दम घुटने की अनुभूति, कमजोरी और चलते समय अनिश्चित गति। अंधे जैसी लड़खडाहट। चक्कर आना, आवाज भारी हो जाना, पेट में मरोड के साथ दर्द होना। चहेरे पर पर्दा पड़े होने का अहसास, जो चहेरे की पेशियों की कमजोरी के कारण होती है। तीव्र मलबद्धता (severe constipation)

मात्रा - उच्च शक्तियां।

89 बोविस्टा
(Bovista)

Warted puff ball. *Fungi.*

जरायु से रक्तस्राव, अत्यधिक रजोस्राव और प्रदर में बोविस्टा की उपकारिता पायी जाती है। इसके रजोधर्म की विशेषता यह है कि स्राव सिर्फ़ रात ही को होता है (Menstrual flow only at night) दिन में नहीं होता (मैग्ने.-कार्व-सिर्फ़ दिन ही में रक्तस्राव का जारी रहना और लेटने से बन्द हो जाना, कैक्ट कास्टि, लिलि)।

रजोधर्म समय के बहुत पूर्व होता है और स्राव अधिक होता है (आर्स,कैल्क-कार्ब, नक्स-वोम) **रजोधर्म होने के पूर्व और उसके जारी रहने के दिनों में अक्सर पतले दस्तों का आना** (ऐमोन-कार्ब) इसका एक विशेष लक्षण है (Diarrhoea frequently before and during menstruation)। दो मासिक धर्म के मध्यवर्ती समय के अन्दर कभी-कभी ख़ून का क़तरा आ जाया करता है (बोर); प्रति दो सप्ताह में मैला और थक्का सा ख़ून आता है, उसके साथ रोगिणी यह ख्याल करती है कि जरायु का समस्त यन्त्र योनिद्वार से बाहर निकल पड़ेगा।

रजोधर्म के कुछ ही दिन पहले और कुछ ही दिन बाद तक अण्डे की सफ़ेदी की तरह प्रदरस्राव होता है। (ऐमोन-म्यूर, बोर कैल्क़-फ़ास, मेज़), पीला; हरे रंग का स्राव भी होता है, जिसकी चलने से वृद्धि होती है।

चिर कुमारी स्त्रियों के दिल की धड़कन में यह औषधि विशेष उपयोगी है। बोविस्टा की लड़की बड़े बेढङ्गेपन से घरेलू काम करती है, उसके हाथ से चीज़ें अक्सर छूट कर गिर पड़ती हैं

(एपिस)। यह लड़कियां कमर में कपड़ा कस कर नही पहिन सकती (कैल्क, लैक, सल्फ)। **बोविस्टा** बालक पढते समय हकलाता है (स्ट्रैमो), (Stammering when reading)। उसको हाथ पैरों में अत्यन्त थकान मालूम होती है।

नाक और अन्यान्य श्लैष्मिक झिल्ली से (Mucous membranes) चिमड़ा, लसदार और सूत की तरह स्राव होता है (कैलि-बाइ)। सुबह के समय नाक से रक्तस्राव होता है (बेल,हेमै)।

इसमें बग़ल के पसीने में से प्याज की तरह की बू आती है।

छुरी, कैंची, भद्दे औज़ार आदि व्यवहार करने से अङ्गुली में अत्यन्त गहरी चोट लग जाने पर यह लाभदायक है।

चमड़े पर इस औषधि का प्रभाव यथेष्ट है। पित्त उछलने पर, दाद, एक्ज़िमा, चाहे सूखा हो या उनमें से रस निकलता हो, जलन और खुजली होती हो, तो इसके प्रयोग से विशेष लाभ होगा। **काक्सिक्स** (Coccyx) रीढ़ की हड्डी के नीचे के भाग में इतनी अधिक खुजली होती है कि रोगी खुजलाते खुजलाते तब तक शान्त नहीं होता, जब तक वह स्थान छिल नहीं जाता।

तारकोल के वाह्य प्रयोग का कुफल और कोयले की गैस (Charcoal gas) से श्वासरोध **बोविस्टा** से दूर होता है।

ज्वर (Fever) इसके बुख़ार का समय सुबह 5 से 8 बजे के अन्दर या रात 7 के 10 के अन्दर होता है।

बोविस्टा के बुख़ार में शीत का आधिक्य होता है, बुख़ार की गर्मी और पसीना नहीं रहता (अरेनिया)।

सम्बन्ध (Relations)— अनियमित रजोधर्म में ऐमोन-कार्ब, बेल, कैल्क-कार्ब, मैग्न-सल्फ़ और सिपिया के साथ तुलना करो।

मात्रा (Dose)-- 3 से 6 शक्ति।

90 ब्रैची ग्लोटिस
(Brachy Glottis)

Puka-Puka

इस औषधि में फड़फड़ाहट की अनुभूति। गुर्दे और मूत्राशय सम्बन्धी लक्षणों की प्रमुखता होती है। कानों और नथूनों में खुजली, छाती में घुटन होती है, लेखकों के हाथों में ऐंठन (Writer's Cramp) वृक्कशोथ (Bright's disease), गुर्दे का एक विशेष प्रकार का रोग, जिसमें अन्नसार आता है।

पेट- रोगी को ऐसा लगता है कि जैसे कोई चीज पेट में चक्कर काट रही हों डिम्बाशय में फड़फड़ की आवाज होती है।

मूत्र- पेशाब की हर समय हाजत, ऐसा लगता है मानों पेशाब रोका नहीं जा सकता। मूत्राशय ग्रीवा पर दबाव, मूत्रपथ में दुखन, पेशाब में श्लेष्मकण, उपकला, अन्नसार और निर्मोक रहते हैं।

वाह्यांग- जो व्यक्ति लिखने का काम अधिक करते हैं उनकी हाथ की उंगुलियों, अंगूठे और हाथ की कलाई में दर्द और ऐठन होती है। जो बाजू और कलाई को फैलाने वाली पेशियों और हड्डियों तक फैल जाता है।

सम्बन्ध- एपिस, हेलोनियस, मर्क्यू-कौ, प्लम्बम से तुलना करो।

मात्रा- 1 से 3 शक्ति।

91 ब्रोमयम (Bromum)

Bromine. *The Element.*

हलके नीले रंग की आँख, सन की तरह भूरे बाल, उजली भौं और अत्यन्त गीरे चमड़े वाले मनुष्य पर ब्रोमियम की क्रिया अच्छी होती है, परन्तु अन्यान्य प्रकार की आकृति के रोगियों पर भी यह काम करती है। कण्ठमालाग्रस्त, लाल-सुर्ख गाल वाले बालिकाओं पर इसकी क्रिया अच्छी होती है। डाक्टर हेरिंग कहते हैं कि **ब्रोमियम** और **आयोडियम** में खास पहिचान यह है कि ब्रोमियम रोगी नीले-नयन और आयोडियम कृष्ण-नयन होता है। ब्रोमियम की शिकायतें खुश्क ठण्डे (ऐकोन) मौसिम में बहुत कम होती हैं और गर्म नम मौसिम में ही हुआ करती हैं। इसकी तकलीफें गर्मी से, गर्म मौसिम में और गर्म कमरे के अन्दर वृद्धि पाती हैं। इसकी शिकायतें अधिकतर शरीर के बाँयी तरफ हुआ करती हैं (लैक)। ब्रोमियम में यह एक विशेष बात है कि शरीर की गिलटियां बढ़ कर पत्थर की तरह सख़्त हो जाती हैं, जैसे थाइरायेड़ (कान के सामने की सब से बड़ी गिलटी), गर्दन, ज़बान और जबड़े के नीचे की गिलटियां, पोता इत्यादि (Thyroid parotid, sub-lingual, sub-maxillary, testes etc.)। घेंघा (Goitre) को दूर करने के लिये यह एक उत्तम औषधि है, मुर्गी के अण्डे के आकार से भी बड़े बड़े घेंघे इस से आसानी से आराम होते हैं।

कण्ठनली के प्रदाहिक रोगों (Inflammatory diseases of the larynx and trachea) के लिए ब्रोमिन एक बहुमूल्य औषधि है। डिफ़थीरिया और क्रुप (Diphtheria and croup) रोग में यह एक उत्तम औषधि है, साँस लेते समय श्वास नली में ठण्डक मालूम होती है।

गले में सङ्कोच होता है, सरसराहट होकर खांसी आरम्भ हो जाती है; गला बैठ जाता है, आवाज़ भारी हो जाती है, बात स्पष्ट नहीं निकलती । खाँसते-खाँसते, घूँट निगलते समय दम घुटता हुआ मालूम होता है। अच्छी तरह से साँस नहीं ले सकता, इसलिए रह रह कर गम्भीर साँस लेना पड़ता है। खाँसी के साथ गला घड़ घड़ करता है, मगर कफ नहीं निकलता (ऐन्ट-टार्ट), फेफड़े से आरा चलने की तरह आवाज़ आती है। ऐसा मालूम होता है कि मानो धुँआ या गन्धक का भाप वायुपथ (Larynx) में भरा हुआ है।

सांस लेते समय हलक़ में शीतलता का अनुभव होना (रस-टाक्स, सल्फ) मगर हजामत बनाने के बाद उसकी कमी हो जाना, इसका एक आश्चर्य जनक लक्षण है (हजामत बनाने के बाद वृद्धि, कार्बो-ऐन)।

योनिः- योनि से तेज़ आवाज के साथ वायु निकलती है।

सम्बन्ध (Relations)— आयोड, स्पञ्ज और कैलि-बाइ के साथ तुलना करो।

वृद्धि (Aggravation) शाम से आधी रात तक; गर्म कमरे के अन्दर।

ह्रास (Amelioration) हरकत करने, चलने और घोड़े की सवारी से; खाने के बाद; ऐमोनिया गैसे से।

मात्रा (Dose) - 1 से 3 शक्ति। यह ताजा बननी चाहिए। जल्दी खराब हो जाती है।

92 ब्रायोनिया
(Bryonia)

White Bryony. *Cucurbitaceæ.*

महात्मा हैनिमैन की स्वयं परीक्षापूर्वक लिखी हुई सिर से पैरों तक समस्त अंग पर क्रियासिद्धि शालिनी जितनी औषधियां हैं उन में से एक ब्रायोनिया भी है। इसके सारे लक्षण सर्वथा विश्वास योग्य हैं। इसके विषय में सीखने और सिखाने की बातें बहुत हैं। साधारणतया हम लोग जिन नये-नये रोगों से आक्रान्त होते हैं उन में से बहुतेरों के लक्षण ब्रायोनिया में पाये जाते हैं। अतएव निपणु चिकित्सक के द्वारा हम लोगों के बहुत से रोग ब्रायोानिया से आराम पा सकते हैं। महात्मा हैनिमैन की तरह दक्षता के साथ परीक्षा, धैर्य्य के साथ अवलोकन, दृढ़ता के साथ अनुधावन, सरलता के साथ व्याख्या और ईश्वरानुराग के साथ आलोचना करने की शक्ति यदि एक अन्य व्यक्ति में भी होती, तो होमियोपैथी की अवस्था आज अन्य प्रकार की होती। आज कल अधिकतर चिकित्सक सरल ऊपरी लक्षण छोड़ कर अदृश्य निदान की खोज में खुर्दबीन लेकर परीक्षा करने के लिए बहुत उत्सुक हैं। यह चाञ्चल्य ही होमियोपैथी की उन्नति का विशेष रूप से बाधक है। कारण, कि चर्मचक्षु के अगोचर, **अदृश्य रोग के परिणाम स्वरूप स्थूल शरीर की विकृति** या जीवाणु के देखने में जो समय वृथा नष्ट होता है, उसकी

अपेक्षा विचार करने और बाहरी लक्षणों के गूढ अर्थ को समझने की चेष्टा करने से, सहज में और बिना अर्थव्यय के अधिक लाभ हो सकता है। खुर्दबीन द्वारा लक्षण हमें मिले तो अच्छी बात है यदि नहीं मिला, तो उसके लिए हम अधिक समय नष्ट नहीं कर सकते। कारण कि हमें हर एक क्षेत्र में विशेष विचार करके लक्षण समष्टि देखनी होगी। लक्षण समष्टि का संग्रह और विचार का अभ्यास कर लेने से क्रमशः वह सहज हो जायगा। जो लोग दीर्घकाल तक निदानतत्व पर निर्भर होकर औषधियों का आलोचन किये हैं, केवल उन्हीं के लिए होमियोपैथिक औषधि के प्रयोग के विषय में भी ज़रा निदान (Pathology) की बू न रहने से सहज नहीं मालूम होता और अच्छा भी नहीं लगता। जाना हुआ पथ टेढ़ा होने पर भी सरल मालूम पड़ता है। यह कोई अस्वाभाविक बात नहीं है। जिन लोगों ने एक बार प्याज़ लहसुन आदि कुछ काल तक सेवन किया है. उनको बग़ैर उनके कोई भी तरकारी स्वादिष्ट नहीं मालूम होती। परन्तु वास्तव में विचार करके क्या हम समझ नहीं सकते यह सब दुर्गन्धमय द्रव्य असार, वृथा, उत्तेजक और असात्विक हैं? किसी-किसी के लिए कोई-कोई चीज़ विशेष रुचिकर, अरुचिकर हो सकती है परन्तु जो परिणाम में मङ्गलजनक और साथ ही सुलभ और सहजसाध्य है, वही वास्तव में लाभदायक है और किसी के अप्रिय होने पर भी बाँच्छनीय है।

महात्मा हैनिमैन ने जो अस्वाभविक, असाधारण, दुष्प्राप्य लक्षणसमूह (Uncommon, Strange and Rare Symptoms) पर निर्भर होकर औषधि का प्रयोग करने को कहा है उससे स्पष्ट समझा जाता है कि रोग और औषधि की गति, प्रकृति प्रभृति निरीक्षण करके हमें उसके विशेषत्व को अच्छी तरह से ढूंढ़ कर निकालना होगा। प्रत्येक औषधि के इस विशेषत्व को अच्छी तरह से न समझ लेने और प्रयोजन के समय स्मृति पथ में ले आने के लिए तैयार न रहने से किसी तरह से हम लोग आसानी से ठीक तौर पर रोग के साथ औषधि का या रोगलक्षण समष्टि के साथ औषधिलक्षण समष्टि के सादृश्यरूप सम्बन्ध निर्णय नहीं कर सकेंगे। प्रत्येक रोग के विषय में चिंता करते समय पहले ही हमें ख्याल आता है कि यह रोग किस प्रकार का है। चिरस्थायी या अचिरस्थायी। इसमें बहुत जल्द प्राणनाश की सम्भावना है, या विलम्ब से, या प्राणनाश की सम्भावना बिल्कुल है ही नहीं? औषधि की प्रकृति के सम्बन्ध में भी हमें इसी प्रकार विचार करना होता है। औषधि के जो सब लक्षण तन्दुरुस्त शरीर में लक्षित होते हैं वे स्थायी या अस्थायी प्राणनाशक है अथवा नहीं, यह सब विचारपूर्वक स्थिर करना होता है, नहीं तो यथार्थ सादृश्य नहीं मिलता। स्थायी प्रकृति के रोग में अस्थायी प्रकृति की औषधि से कार्य साधन नहीं होता। हाल के क्षणस्थायी रोग में स्थायी रोगोत्पादक औषधि भी विशेष फलप्रद नहीं होती। इस प्रकार के प्राणनाशक रोग में मृदुक्रिया शील औषधि से कुछ फल नहीं होता। क्यों नहीं होता? कारण कि यदि उसमें प्रकृतिगत असदृशता है तो फिर सदृश किस तरह से हो सकता है? इसके अलावा, रोग और औषधि की गति हैं। कोई कोई रोग एकाएक आते हैं और एकाएक जाते हैं जैसे हाल का बुख़ार, हैजा, इत्यादि। कोई कोई रोग धीरे धीरे दो, चार दस, बीस दिन में आते हैं, और उसी प्रकार दो, चार, दस बीस दिन में दूर होते हैं। जैसे चेचक, रेमिटेन्ट या अविराम ज्वर, टाइफ़ायेड ज्वर इत्यादि। कोई कोई रोग बहुत धीरे धीरे बहुत सालों तक उत्पन्न होते हैं और एकाएक ही रोगी का प्राणनाशक बन जाते

हैं–जैसे कैन्सर रोग इत्यादि। कोई कोई रोग एकाएक 10/15 दिन में प्रकट होते हैं और आजीवन रहते हैं–जैसे सुजाक, आतशक इत्यादि। औषधियों की भी इसी प्रकार की गति है जैसे **ऐकोनाइट** और **बेलाडोना** के रोग एकाएक ही आते हैं और एकाएक ही चले जाते हैं। **ब्रायोनिया, पल्सेटिला** इत्यादि के रोग आहिस्ते आहिस्ते आते हैं और कुछ दिन रहते हैं। **आर्सेनिक, हाइड्रोसियानिक ऐसिड** इत्यादि की गति जीवघातक है। **थूजा, साइलीशिया, सल्फर** इत्यादि के रोग स्थायी होते है। इसी तरह से विचार करने से देखा जाता है कि ब्रायोनिया के रोग आहिस्ते आहिस्ते आते हैं कुछ दिन भुक्त होकर आहिस्ते आहिस्ते घट जाते हैं। यदि बुखार हो तो आज बदन में थोड़ा सा दर्द होगा, कल 8/10 छीकें आएंगी, परसों ज़रा बुख़ार मालूम होगा है, इसी तरह से कुछ दिनों के बाद खूब ज़ोर का बुख़ार चढ़ेगा, वह फिर जल्द नहीं छूटेगा, रेमिटेन्ट (Remittent fever) अर्थात् अविराम ज्वर हो जायगा; यह क्रमशः टाइफ़ायेड ज्वर में परिणित हो सकता है। अविराम ज्वर ब्रायोनिया का प्रकृतिगत है। टाइफ़ायेड ज्वर जैसे आहिस्ते आहिस्ते आरम्भ होकर, अविराम गति से दिन प्रति दिन बढ़ता जाता है और उसमें नाना प्रकार की उलझन प्रकट होती है, ब्रायोनिया भी उसी प्रकार का होता है। अतएव पूरा पूरा सादृशय रहने के कारण ब्रायोनिया टाइफ़ायेड की प्रथमावस्था में उपयोगी है। बहुतेरे चिकित्सक बुख़ार की तेजी देखते ही उसकी गति और प्रकृति का निर्णय न करके **ऐकोनाइट** या **बेलाडोना** देते हैं या देने को कहते हैं। इसका फ़ल बुरा देखने में आता है। स्वयं चिकित्सा के, रोगी या रोगी के रिश्तेदारों की अज्ञानता से ही **ऐकोनाइट** और **बेलाडोना** के दुरुपयोग करने से कितने ही टाइफायेड रोगियों की शोचनीय दशा हो चुकी है।

मैंने पहले ही कहा कि **ऐकोनाइट** और **बेलाडोना** रोगी बलवान होते हैं और इनको रोग एकाएक ही होता है । टाइफ़ायेड ज्वर के इतिहास में एकाएक आक्रमण नहीं है। इस लिए **ऐकोनाइट** और **बेलाडोना** का टाइफ़ायेड ज्वर के साथ सादृश्य न रहने के कारण इस रोग में उनका प्रयोग नहीं हो सकता। हठ या अज्ञानता से प्रयोग करने से, रोग का कोई लक्षण आंशिक सादृश्य के कारण घट सकता है, बुख़ार या सिर दर्द भी घट सक्ता है, मगर रोगी की नब्ज़ में ख़राबी आ जाती हैं वह बहुत कमजोर हो जाता हैं मगर बुखार एकदम नहीं छूटता। ज़रा घट कर फिर बढ़ जाता है। इस तरह से बुख़ार या सिर के दर्द को घटाना ऐलोपैथिक चिकित्सा की तरह है। यथार्थ होमियोपैथिक के मत में ऐसा करना अन्याय है। अज्ञानी चिकित्सक रोगी या रोगी के रिश्तेदार को खुश करने के लिए अस्थायी और क्षणिक उपकारी असमलक्षण विशिष्ट होमियोपैथिक औषधि का ऐलोपैथ की तरह प्रयोग करके क्षणिक यश लाभ कर सकते हैं परन्तु यह दोनों पक्ष के लिए अमङ्गलकर है। आज कल बहुतेरे लोग घेरलू चिकित्सा के लिए होमियोपैथिक औषधियों का बक्स घर में रखतें हैं और बुख़ार देखते ही **ऐकोनाइट** और **बेलाडोना** का प्रयोग करते हैं। किस प्रकृति का बुख़ार है वे नहीं समझते या किसी ने यह बात उन्हें यत्नपूर्वक सिखायी नहीं। मैं अक्सर उन्हें कहते हुए सुनता हूँ कि "यह बालक अक्सर बीमार रहता है, कुछ दिनों से इसकी तबीयत ख़राब है, तीन दिन से ख़ूब बुख़ार चढ़ा हुआ है। पहले दिन से ही डाक्टर साहब को दिखा रहा था, परन्तु उनसे कुछ हो न सका। मैंने कल 5/6 ख़ुराक **ऐकोनाइट** की दी थी उससे पसीना होकर बुख़ार छूट गया था, मगर आज बड़े

जोरों से बुख़ार आया है।" ऐसी अवस्था में यही प्रमाणित होता है कि बालक यदि बलवान होता और बुख़ार यदि एकाएक ही आता, तो **ऐकोनाइट** का उपयुक्त मात्रा में प्रयोग होने से फिर बुख़ार नहीं आता। वर्त्तमान क्षेत्र में रोगी के हिसाब से असमलक्षणसम्पन्न **ऐकोनाइट** के केवल बुख़ार और प्यास के साथ सदृश होने के कारण ऐलोपैथिक औषधि की तरह रोग के नामानुसार उसके प्रयोग से बुख़ार ही घटा, पर रोग दूर नहीं हो सका। इसी लिए महात्मा हैनिमैन ने कहा है- ''हम लोग रोगी की चिकित्सा करते हैं, **रोग की चिकित्सा नहीं करते**।" बुख़ार के नाम से यदि औषधि देनी हों, तो सभी औषधियां दी जा सकती हैं, हाथ में जो आ जाय, आँख बन्द करके दी जा सकती है। मगर रोगी के साथ औषधि का सादृशय ढूँ ढ कर औषधि देने में देर हो सकती है और कदाचित लाभ भी तुरन्त ही नहीं हो सके, परन्तु एक बार जो लाभ होता है वह यथार्थ लाभ है, उसकी प्रतिक्रिया से हानि की सम्भावना नहीं है। क्रिया दो प्रकार की होती है प्राथमिक क्रिया और प्रतिक्रिया। दूसरी का फल पहिली के फल से विपरीत होता है। औषधियों की भी दो प्रकार की क्रिया देखने में आती हैं प्राथमिक क्रिया और उसकी प्रतिक्रिया (Primary and secondary action) प्राथमिक क्रिया बाहर से आती है और प्रतिक्रिया भीतर से उत्पन्न होती है। जगत के अधिकतर लोग मोह वश इस प्राथमिक क्रिया के क्षणिक सुखरूप फल से ख़ुश होते हैं। परन्तु प्रतिक्रिया (Reaction) या परिणाम पर ध्यान देने से सभी समझ सकेंगे कि इस प्रकार का मोह हमारा सर्वनाश कर रहा है। क्या ऐहिक क्या पारलौकिक उन्नति के पथ में बाधक होकर यही मृगतृष्णा या मोह हम लोगों को भटका कर यथार्थ पथ से भ्रष्ट कर रहा है। अस्तु, यहां पर हमें प्रसंगप्राप्त अन्याय विषयों को छोड़ कर औषधि की क्रिया के विषय में ही कहना उचित है। होमियोपैथी अर्थात् यथार्थ होमियोपैथी या सिवाय वास्तविक समलक्षणत्व के सभी चिकित्साओं में प्राथमिक फल को देख कर ही चिकित्सक लोग शेख़ी मारते हैं और रोगी आनन्दित होता है। जैसे बुख़ार हुआ है, बगैर कुछ देखे भाले या विचार किए सादृश्य न पाने पर भी, क्विनाइन दे दिया अथवा होमियोपैथिक **ऐकोनाइट** या **बेलाडोना** दे दिया, उससे बुख़ार भी तुरन्त बन्द हो गया। यही हुई प्राथमिक क्रिया अर्थात् बाहर की (क्विनाइन या ऐकोनाइट की) शक्ति से बुख़ार बन्द हो गया। मगर क्विनाइन या ऐकोनाइट ने जीवनशक्ति पर स्वभावतः जो चोट पहुँचाई है उसकी प्रतिक्रिया रूप प्रतिघात का होना अनिवार्य है। इस प्रतिक्रिया का क्या फल होगा? पहले ही कह चुका हूँ कि प्रतिक्रिया का फल प्राथमिक फल के ठीक विपरीत होगा। अतएव यदि प्राथमिक क्रिया से किसी रोग का ह्रास हो तो प्रतिक्रिया से अवश्य वृद्धि होगी। सिवाय यथार्थ होमियोपैथी के प्रायः सभी चिकित्साओं की इस प्राथमिक क्रिया से रोग घटते हुए देख कर लोग आनन्दित होते हैं। परन्तु जब प्रतिक्रिया होती है तब वह आनन्द निरानन्द में परिणित हो जाता है। (Every agent that acts upon the vitality, every medicine deranges more or less the vital force and causes a certain alteration in the health of the individual for a longer or shorter period. This is termed primary action. Althogh product of the medicinal and vital powers conjointly, it is principally due to the former power. To its action our vital force endeavours to oppose its own energy, This resistent action is a property, is indeed an automatic action of our life-preserving power, which goes by the name of Secondary action or Counter action. मगर यथार्थ समलक्षणमत से गति और प्रकृति के अनुसार प्रयुक्त होमियोपैथिक औषधि , पहले अपनी प्राथमिक क्रिया के नाममात्र के क्षणिक रोग वृद्धि करके रोगी और रोगी के रिश्तेदारों को निराश और होमियोपैथिक चिकित्सक के शुत्रओं को आनन्दित कर देने पर भी अपनी प्रतिक्रिया से जीवनशक्ति को बल पहुँचती हुई जब रोग को एक दम स्थाईभाव से दूर कर देती है तब रोगी और उसके रिश्तेदार बहुत ख़ुश होते है। यही आनन्द वाँच्छित है। यही आनन्द चिकित्सक पर लोगों का स्थाई विश्वास उत्पन्न करता है। यहां पर यह भी कह देना उचित है कि होमियोपैथी की सूक्ष्मशक्ति सम्पन्न औषधि भी असमलक्षणमत से अधिक मात्रा में प्रयुक्त होने से प्राथमिक क्रिया से रोग दमन करके प्रतिक्रिया से रोग की वृद्धि करती है। अतएव प्रतिक्रिया से यथार्थरूप से रोग दूर करने की इच्छा रखने वाले प्रत्येक होमियोपैथिक चिकित्सक को औषधि की गति और प्रकृति का सूक्ष्मभाव से विचार करना होगा। नहीं तो उनकी होमियोपैथिक चिकित्सा ऐलोपैथिक चिकित्सा से सर्वथा भिन्न होने पर भी यथार्थ शास्त्रज्ञ की दृष्टि में और नतीजे के हिसाब से नाम का ही अन्तर रह जाएगा। कुछ दिन पूर्व की एक प्रत्यक्ष घटना के विषय में मैं वर्णन करता हूँ। गोकि उसका यहाँ पर उल्लेख करना मैं व्यर्थ समझता हूँ तमाम पाठकों को उससे बहुत शिक्षा लाभ होगा। एक रोगी आतशक के बुरे फल से गूँगा और कुछ सिड़ी सा हो गया, उसका सारा शरीर काँपता था, अनायास पेशाब निकल पड़ता था। पाख़ाना साफ़ नहीं होता था। ऐलोपैथिक चिकित्सा से कोई लाभ न होने पर होमियोपैथिक चिकित्सा भी करीब क़रीब 6/7 महीने तक होती रही। इस काल के अन्दर रोगी कितने ही बार नये नये रोगों से पीड़ित होकर कैसे ही आरोग्य लाभ किया। हमारी चिकित्सा में रोगी–आइए, बैठिए, और पहले के अभ्यास के अनुसार अंगरेज़ी में भी सम्भाषण आदि करने लगे। मगर रोगी के रिश्तेदारों को इतने से सन्तोष नहीं हुआ, **कारण पाख़ाना नहीं होता।** मानसिक उन्नति से सन्तुष्ट न होकर **पाख़ाना नहीं होता** कह कर वे उतावले हो पड़े। रोगी की मानसिक उन्नति होना वांच्छनीय है या पाख़ाना का होना? इस बात का उन्हें विश्वास दिलाया नहीं जा सका। अतएव 2/3 महीने लगातार आजकल के उन्नत विज्ञान का सम्मत इन्जेक्शन दिलाया गया। वे मोटर पर चढ़ कर आकार घमण्ड के साथ कहने लगे–**इनजेक्शन** देने से ही आराम हो जायगा। रोगी के रिश्तेदार लोगों के हथेली पर स्वर्ग पाने पर भी क्रमश: उसका आइये बैठिये बोलना लोप हो गया, मगर ऊपरी दवा से पाख़ाना ख़ूब ख़ुल कर होने लगा। अत: रोगी के रिश्तेदार लोग सन्तुष्ट हो गए। चिकित्सा धूमधाम से चलने लगी मोहल्ले के लोग जानने लगे कि चिकित्सा हो रही है। मगर क्रमश: हाथ पांव फूल गए, हर रोज़ बुख़ार आने लगा, तिस पर भी चिकित्सा होती रही, कारण **पाख़ाना खुल कर होता** है। गाड़ी पर बड़े बड़े साहब डाक्टर आ रहे हैं। बाद को जब **हिचकी** भी दिखाई दी, तब फिर रोगी के रिश्तेदार लोगों ने हमें बुलाया। पहले हम राज़ी नही हुए। बहुत मजबूर करने पर, दवा दे दी, मगर हिचकी में विशेष फ़ायदा नहीं हुआ। अतएव वैदजी आए, सूजन घट गई, हिचकी बढ़ गई पर वह भी **उन्होंने बन्द की, मगर फ़ौरन सिर दर्द, बेहोशी और चीख़ना आरम्भ हो गया।** वैदजी का तेल इस्तेमाल होने लगा, मगर कुछ फल नहीं हुआ। फिर होमियोपैथिक औषधि दी गई,

बेहोशी तो अच्छी हो गई, मगर हिचकी फिर आरम्भ हो गई। यह मै समझ गया था कि असमलक्षण मत के अनुसार तेज़ दवा दे कर हिचकी को बन्द किया गया होगा और यह हिचकी हाथ पांव की सूजन घटने के बाद आरम्भ हुई थी। यह बात तो किसी से छिपी नहीं है कि आजकल घर की औरतों के हुकम के अनुसार क्षणिक उपकार न दिखा सकने के कारण किसी भी मकान पर चिकित्सा करना सहज नहीं है। अतएव निपुण होमियोपैथिक को सुविधा नहीं होती। वैद जी इस विषय में निपुण समझे जाते हैं और बुलाये जाते हैं। अस्तु इन वैद्य महाशयों की चिकित्सा से हिचकी घटी, उन्माद आरम्भ हुआ। उन्माद अच्छा हुआ, ख़ूब बुख़ार चढ़ गया। वैदजी बुख़ार छुटाने का वचन दिये। बुख़ार घटा, मगर नब्ज़ छुट गई। मृगनाभि और मकरध्वज देकर वैदजी ने अकड़ कर कहा यह देखिए **नब्ज़ आ गई**। हमने कहा **यह तो प्राथमिक क्रिया है। इसकी प्रतिक्रिया में क्या होगा?** प्रतिक्रिया से बुख़ार लगातार बढ़ता ही गया, मकरध्वज की मात्रा भी बढ़ने लगी। रोगी के रिश्तेदार लोग औषधि की प्राथमिक क्रिया से बहुत आनन्दित हुए और शाबाशी देने के साथ कहते थे कि वैदजी जिस लक्षण पर जो औषधि देते हैं उसी से हाथों हाथ प्रत्यक्ष फल दिखाते हैं और सब कोई सन्तुष्ट होते थे। मगर प्रतिक्रिया की हम ही सिर्फ़ प्रतीक्षा करते थे; क्रमशः सभी ने देखा। फिर एक होशियार ख़ून की परीक्षा करने वाले डाक्टर ने रोगी के ख़ून जांच कर कहा कि रोगी का शरीर मेलरिया के जीवाणु (Malarial germs) से भरा हुआ है। फ़ौरन क्विनाइन इन्जेक्शन हुआ, रोगी और रोग दोनों ही साथ साथ समाप्त हो गये। इस दृष्टान्त से समझ लीजिये कि हाथों हाथ क्षणिक उपकार दिखलाने का यही फल होता है। यह विषमय फल देख कर भी कोई इसका मोह छोड़ नहीं सकते, बड़े ही आश्चर्य की बात है। इस प्रकार की चिकित्सा और उसका भयानक परिणाम आजकल की वैज्ञानिक चिकित्सा का फल है, कह कर रोगी के रिश्तेदार लोग अपने को तसल्ली देते हैं। परन्तु इस प्रकार की प्राथमिक क्रिया से रोगी की तकलीफ़ों की क्षणिक कमी और उसी की प्रतिक्रिया से उनकी वृद्धि या रोगी का सर्वनाश वास्तव में विज्ञानसम्मत है कि नहीं, यही बुद्धिमानों के लिए विचार करने का विषय है। इसे जाने दो। अब **ब्रायोनिया** क्या-क्या अस्वाभाविक लक्षण पैदा कर सकता है, वही हम लोगों का जानने का विषय है। कारण, कि वही सब लक्षण किसी स्वाभाविक रोग में पाने पर ही हम लोग समलक्षणानुसार ब्रायोनिया का प्रयोग कर सकेंगे अन्यथा नहीं।

ब्रायोनिया के कुछ ख़ास लक्षण हैं, जिन्हें हमें सब से पहले जानना चाहिए। उनमें से सर्वप्रधान लक्षण यह है कि **शरीर की हरकत से या शरीर के हिलने डुलने से रोग की वृद्धि और शारीरिक व मानसिक सम्पूर्ण विश्राम से उसकी ह्रास** (Aggravation from motion and amelioration from absolute rest, either mental or physical) कोई भी रोग क्यों न हो, ज़रा भी हिलने डुलने से रोगी की सारी तकलीफ़ बढ़ जाती हैं। हाथ पाँव या सारे शरीर में दर्द रहने पर उन्हें हिलाने से अवश्य ही दर्द बढ़ेगा, इस में आश्चर्य क्या है? परन्तु ब्रायोनिया की उस वृद्धि का और भी स्पष्टभाव से अनुमान किया जा सकता है। जैसे कभी कभी ऐसा भी देखने में आता है कि यदि रोगी आँखें बन्द करके लेटे रहे और किसी प्रकार की आवाज़ सुनाई न दे तो सुख मालूम होता है; ज़रा भी आँखें खोलने या आवाज सुनाई देने से उसके रोग की वृद्धि होती है। बैकुण्ठ वासी डा. आर.सि.

नाग ने एक हैज़े के रोगी में इस प्रकार की वृद्धि देखकर ब्रायोनिया से आश्चर्यजनक उपकार दिखलाया था। उसको आँखे खोलने से ही पाख़ाना होता था।

किसी स्थान की सूजन में, वात के दर्द में, फेफड़े की सूजन में, गिर कर किसी स्थान में दर्द होने से और हिलने डुलने से वृद्धि होने पर ब्रायोनिया की ही याद आती है। गिर पड़ने के दर्द में पहले **आर्निका**, फिर **ब्रायोनिया, रस-टाक्स** इत्यादि लक्षणानुसार दिये जाते हैं। इस प्रकार के प्रदाहयुक्त दर्द का और एक अस्वाभविक लक्षण यह है कि **रोगी दर्द के स्थान को दबा कर लेटे रहने से या जिस तरफ़ दर्द हो, उसी करवट लेटे रहने से आराम मालूम करता है** (Better from pressure or by lying on the painful side) जैसे यदि उसके दाहनी तरफ़ के फेफड़े में सूजन हो, तो दाहनी तरफ़ लेटने से उसे आराम मालूम होता है इत्यादि, और इसकी विपरीत अवस्था में रोग की वृद्धि होती है। **टेलिया** और **पल्सेटिला** में भी रोगी को इसी प्रकार (जिस तरफ़ दर्द हो उसी करवट रोगी लेटने से) आराम मालूम होता है। **कैलि-कार्ब** का रोगी जिस तरफ़ दर्द हो उस करवट लेटने से और विश्राम से दु:ख अनुभव करता है। इस सम्बन्ध में ब्रायोनिया और **कैलि-कार्ब** का लक्षण विपरीत है। **परन्तु सुई के से चुभते हुए दर्द** (Stitching pain) में दोनों विख्यात हैं।

ब्रायोनिया का रोगी वात रोगग्रस्त और **बहुत ही चिड़चिड़े मिज़ाज का होता है, जरा ही में ख़फा हो जाता है**। अक्सर पित्तवमन करता है। उसके गुस्सा होने से भी नाना प्रकार के रोग उत्पन्न होते हैं। गुस्से के बाद बहुत जाड़ा मालूम होता है, चेहरा सुर्ख़ और सिर गर्म हो जाता है। **आरम मेटैलिकम** में भी यह लक्षण है। साधारणत: रोगी ठण्डी चीज़ें खाना पीना और खुली हवा में रहना पसन्द करता है। छोटे छोटे बच्चों को जब ब्रायोनिया आक्रमण करता है तब देखा जाता है कि **गोद में उठाने से या गोद में लेकर हिलाने डुलाने से और बन्द कमरे में रखने से वे रोते हैं**। मगर आहिस्ते से लेटा कर कमरे के दरवाज़े और खिड़कियां खोल देने से सुख मानते हैं और सो जाते हैं।

हिलने डुलने से रोग की वृद्धि होने पर भी असहनीय कष्ट कभी-कभी ब्रायोनिया रोगी को बेचैन कर देता है। **आर्सेनिक** की तरह ब्रायोनिया में भी व्याकुलता, भय, अकारण चिन्ता रहते हैं और तकलीफ़ की अधिकता के कारण रोगी को स्थिर नहीं रहने देते। शुरू-शुरू में रोगी अच्छी तरह से समझ सकता है, कि स्थिर रहने से उसे आराम मिलता है। मगर तकलीफ़ इस क़दर अधिक होती है कि रोगी की चेष्टा या अन्दरुनी इच्छा होने पर भी वह स्थिर नहीं रह सकता। ऐसा देख कर नये चिकित्सक ख़्याल कर सकते हैं कि रोगी बेचैन है अतएव **आर्सेनिक** या **रस-टाक्स** देना चाहिए। मगर इस तरह से औषधि देने के पहले पूर्वोक्त बातों पर विचार करना चाहिए।

ब्रायोनिया रोगी का सारा शरीर सूखा सा मालूम होता है (Excessive dryness of mucous membrances of entire body) जीभ में ज़रा भी रस नहीं रहता; होंठ इस क़दर ख़ुश्क कि वे चिटक जाते हैं और उन पर पपड़ियां पड़ जाती हैं और अत: वे ऊँचे हो उठते हैं। जीभ पर यदि सफ़ेद गाढ़ा मैल जमा रहे, तो अक्सर देखा जाता है कि **रोगी बहुत देर के बाद ज़्यादा पानी पीता है**। (Great thirst for large quantities of water at long intervals) जब पीले रंग की मैल रहती है तब पानी अक्सर अच्छा नहीं लगता। मगर इसमें ज़रा भी प्यास नहीं रहती, ऐसा भी देखा जाता है। जीभ खुश्क तथापि प्यास का न रहना यह लक्षण पल्सेटिला का उल्लेख योग्य है। पल्सेटिला रोगी नम्र, सीधा सहज ही में क्रन्दनशील परन्तु ब्रायोनिया रोगी चिड़चिड़े मिज़ाज का और क्रोधी होता है। गो कि ब्रायोनिया रोगी 2/3 घन्टे से लेकर 10/12 घन्टे के बाद प्रत्येक बार अधिक परिमाण में आध सेर, तीन पाव या एक बड़ा ग्लास उस से भी अधिक पानी पीने से सन्तुष्ट होता है, तथापि बुख़ार के समय थोड़ी देर बाद अर्थात् 15/20 मिनट के बाद प्रत्येक बार अधिक परिमाण में पानी का पीना भी **ब्रायोनिया** के लक्षणों के अन्दर पाया जाता है। ज्यादातर बुखार की वृद्धि के समय यह लक्षण देखने में आता है, तब कोई कोई इसे **ऐकोनाइट** का लक्षण ख्याल करते हैं; परन्तु पहले ही कह चुका हूँ कि इसमें रोग का एकाएक आक्रमण का इतिहास है, रोगी बलिष्ठ होता है। पानी पीने से उसे वमन नहीं होता और जिस क़दर पानी पीता है बरदाश्त होता है। परन्तु ब्रायोनिया रोगी वात रोग से पीड़ित होता है; उसे रोग धीरे धीरे आक्रमण करता है, पानी पी कर उठ बैठने से कै़ हो जाती हैं।

रोगी को ठण्डक अच्छी लगती है, ठण्डा पानी पीने को चाहता है। ठण्डे पानी से उसके दाँत के दर्द में कमी रहती है मगर पेट का दर्द, अँतड़ियों की सूजन इत्यादि गर्मी ही से कम रहते हैं। परन्तु गर्म कमरे के अन्दर रोगी को चक्कर आता है। वात का या रक्त सम्बन्धी दर्द अक्सर गर्मी से दबा रहता है और यदि वह रक्त की अधिकता के कारण हो, तो ठण्डक से कम रहता है। **आर्सेनिक** में भी ऐसा ही होता है।

ब्रायोनिया का मल कड़ा सूखा और भुना हुआ सा होता है। कई दिनों तक पाख़ाने की इच्छा नहीं होती, अँतड़ियों की श्लैष्मिक भिल्ली (Mucous membrame) की खुश्की ही इसका कारण है। मगर ब्रायोनिया में भी पतले दस्त का लक्षण है। **गर्मी के मौसिम में परिश्रम करने के बाद बर्फ़ का पानी पीने** और कोई फल या गोभी का अचार खाने से पेट की ख़राबी। मैले पानी की तरह दस्त आते हैं, उनमें खाया हुआ अजीर्ण पदार्थ रहता है। रात्रि के 2/3 बजे या हाथ पाँव को हिलाने ही से रोग की वृद्धि होती है। सड़े हुए पनीर की तरह मल में दुर्गन्ध आती है। गाढ़ा सब्ज़ रङ्ग का मल त्याग के बाद तकलीफ़ में कमी होती है, मगर रोगी अत्यन्त दुर्बल और निढाल होता है। शरीर के किसी प्रकार के चर्म रोग के दबने से पेट की बीमारी। पित्त मिले दस्त और वमन होते हैं। मलद्वार में घाव हो जाता है। पेचिश होने से मलद्वार अक्सर बाहर निकल पड़ता है।

हिपर और बेलाडोना की तरह ब्रायोनिया रोगी अक्सर बहुत जल्दी-जल्दी बात करता है और जल्दी से पानी पीता है।

स्त्रियों के **स्तनों में सूजन और दर्द होता है,** स्तनों को ऊँचे बाँध रखने से आराम मिलता है।

सैग्विनेरिया की तरह ब्रायोनिया का सिर दर्द सूर्योदय के साथ साथ आरम्भ होकर दो पहर के समय बहुत बढ़ जाता है, उसके बाद क्रमशः घटते घटते सूर्यास्त के साथ घट जाता

है। **ऐलो**, कालिन्सोनिया और **ओपियम** की तरह पाख़ाना साफ़ न होने से, सिर का दर्द होना ब्रायोनिया का भी लक्षण है।

सूखी **खाँसी** के लिये ब्रायोनिया सबका सुपरिचित है। खाँसते खाँसते कै़ हो जाती हैं, सीने में सुई चुभता सा दर्द होता है, ऐसा मालूम होता है कि सिर फट कर टुकड़े टुकड़े हो जायगा; खाने के बाद, ठण्ड से गर्म कमरे के अन्दर जाने से और गम्भीर साँस लेने से खाँसी की वृद्धि होती है। शरीर की सब श्लैष्मिक भिल्ली की खुश्की ब्रायोनिया का सूचक है। खाँसने से कुछ कफ़ नहीं निकलता, पेशाब थोड़ा और स्याह रङ्ग का होता है।

रजोधर्म बन्द हो जाने से किसी किसी स्त्री की नाक से ख़ून निकलता है। रोगिणी कभी कभी रक्त वमन करती है या खखार के साथ ख़ून निकलता है। स्त्रियों की नाक या मुँह से ख़ून निकलने के विषय में सुनते ही उनका रजोधर्म बन्द है या नहीं ख़बर लेनी चाहिए।

मानसिक लक्षणों में गुस्सा बहुत पाया जाता है। जो चीज़ मिल नहीं सकती, वही फ़ौरन चाहिए। परन्तु उसे देने से फिर नहीं लेना चाहता। छोटे छोटे बच्चे तरह तरह की चीज़ों के लिए ज़िद्द करते हैं, मगर वही चीज़े देने से दूर फेंक देते हैं। उन्मत्त जवान मनुष्य अपने अपने रोज़गार के विषय में बकते हैं, छोटे छोटे बच्चे अपने खेल की बातें करते हैं। कोई कोई कहता हैं, ''घर जाऊँगा''। ऐसा मालूम होता है कि रोगी ख़्याल करता है कि अपने मकान में नहीं हूँ।

रोगी दिन में जो कुछ पढ़ा हो और जो कुछ काम किया हो, वही सब स्वप्न में देखता है। निंदासा होते ही चौंक उठता है।

ज्वर (Fever)–नब्ज़ सख़्त, तेज़ और तनी हुई।

शीत (Chill)–बहुत ज़्यादा पानी पीने को मांगता है। बहुत ही तकलीफ़देह सूखी खांसी जिससे सीने और तिल्ली के स्थान में सुंई चुभता सा दर्द होता है।

गर्मी (Heat)–प्यास की अधिकता होती है, खाँसी और सीने में सुई चुभता सा दर्द होता है। सिर में दर्द होता है और चक्कर आता है। हाथ पैरों के दर्द की हरकत से वृद्धि होती है। चुपचाप पड़ा रहना चाहता है, किसी भी अवस्था में हिलना डुलना पसन्द नहीं करता। खुली हवा से या गर्म कमरे के अन्दर ज्वर की अधिकता होती है।

पसीना (Sweat)— पसीना बहुत ज़्यादा निकलता है, इससे रोगी को आराम मिलता है। पसीना चिपचिपा और खट्टा, बदबूदार होता है।

बेहोशी में कल की तरह लगातार बांये हाथ और पांव को हिलाना, ब्रायोनिया का लक्षण है। **ऐपोसाइनम, हेलेबोरस** और **कक्यूलस** में भी ऐसे लक्षण हैं। ज़िङ्कम मेटैलिकम में हाथ और गर्दन एक साथ अपने आप हिलते हैं।

संक्षेप में, जो वात रोगी अक्सर पित्तवमन किया करते हैं, जो बहुत ही चिड़चिड़े मिज़ाज के होते हैं और जो दुर्बलस्नायु विशिष्ट और देखने में सूखे दुबले पतले होते हैं, ऐसों के लिए **ब्रायोनिया** उपयोगी है।

ब्रायोनिया के प्रधान प्रधान लक्षण संक्षेप में चंद बातों में वर्णन किये जा सकते हैं:-

1. शारीरिक श्लैष्मिक झिल्ली की खुश्की।

2. हिलने डुलने से रोग की वृद्धि और विश्राम से कमी।

3. दर्द का स्थान दबाने या जिस तरफ़ दर्द हो उसी करवट लेटने से रोगी को आराम मिलता है।

4. बार बार बहुत देर के अनन्तर अधिक परिमाण में पानी पीना।

5. छोटे बच्चे को उठाने या गोद में लेकर घुमाने से रोना।

6. स्त्रियों के रजोधर्म के बदले नाक से ख़ून गिरना (फ़ास्फ़ोरस)।

7. क़ब्ज़ में पाख़ाने की हाजत बिल्कुल नहीं होती। पतले दस्तों में ज़रा भी हिलने डुलने से वृद्धि।

8. खुली हवा और ठण्डक में रोगी का आराम मालूम करना।

9. गर्म कमरे के अन्दर और गर्मी में रोगी की तकलीफ़ों की वृद्धि।

10. उठ कर बैठने से रोगी की उबकाई और मूर्छा भाव।

सम्बन्ध (Relations) पूरक औषधियां (Complementary), ऐलूमिना, रस-टाक्स।

ब्रायोनिया के बाद ऐलूम, कैलि-कार्ब, नक्स-वम, फ़ास, रस-टाक्स और सल्फ अच्छा काम देते हैं।

मात्रा (Dose) - 6 शक्ति और उच्ची शक्तियां।

93 बुफो राना
(Bufo Rana)

Poison of the Toad.

यह औषधि टोड जाति के मेढ़क की चमड़ी से निकले हुए रस या जहर से विचूर्ण के रूप में तैयार की जाती है समस्त स्नायुमण्डल और चर्म रोगो पर इसकी प्रधान क्रिया होती है। मन्द बुद्धि बच्चों के लिये उपयोगी है, समय से पहले बुढ़ापा, मृगी के दौरे, रात को सोते-सोते आक्षेप के दौरे (convulsive seizures) पड़ते हैं यौन सम्बन्धी रोगों का गतिशील रहना भी इस औषधि के प्रभाव क्षेत्र में आता है।

पुरुष - स्वप्न दोष, हस्तमैथुन की प्रवल इच्छा, रोगी एकान्त जगह खोजा करता है, बहुत जल्दी वीर्य स्खलन हो जाता है अपने आप वीर्य स्खलन होना, इससे रोगी धीरे-धीरे कमजोरी व ध्वजमंग हो जाता है। सम्भोग के समय मृगी का दौरा पड़ जाना।

स्त्री - ऋतुस्राव समय से पहले होता है, पनीला प्रदर, उत्तेजना के साथ मृगी के दौरे। स्तन ग्रन्थियों की कठोरता, जरायु और डिम्बकोष में जलन, जरायु ग्रीवा में घाव, खून मिला बदबूदार स्राव, स्तन के दूध के साथ खून आना। प्रसवोत्तर कालीन टांग की सूजन जो रक्तसंचार में बाधा पड़ने पर आती है। शिराओं का फूलना आदि बीमारियों में इसके प्रयोग से फायदा होता है।

चर्म - हथेली और तलवों में छाले, जो दाग छोड़ जाते हैं तथा जिनमें खुजली करने वाली पीब भरी रहती है। थोडी-सी चोट लगने पर घाव हो जाता है। मुंह तथा गालों में घाव होकर वहां छेद हो जाते हैं, स्तन में कैन्सर के समान घाव।

सिर - रोगी अपने स्वास्थ्य के बारे में चिन्तित रहता है व्याकुल और दुखी। दांतों से काटने की प्रवृति होती है। रोगी का स्वभाव एकान्तप्रिय होता है, सिर पर ऐसा मालूम होता है जैसे गरम गरम भाप कपालशार्ष तक जा रही हो। दिमाग का सुन्नपन, चहेरा पसीने से भीग जाता है। नकसीर छूट जाती है, चहेरा तमतमाया हुआ और माथे में दर्द रहता है।

आंखें - चमकदार चीजों को देखना सहन नही कर सकता। आंखों पर छोटे-छोटे छाले वन जाते हैं।

कान - रोगी जरा भी तेज आवाज सहन नही कर सकता, संगीत व शोर बिल्कुल सहन नही होता।

मृगी - रोगी दौरा आरम्भ होने से पहले खूव जोर से चिल्ला उठता है वह क्या कहता है ठीक से समझ में नही आता। जननेन्द्रिय की उत्तेजना पीड़ा का कारण है अथवा जननेन्द्रिय सुरसुरी (aura) आरम्भ होकर मृगी का दौरा होता है तो इससे फायदा होगा। दौरे के बाद सो जाना भी इसका एक लक्षण है।

वाह्यांग - अगों में सुन्नपन, ऐंठन और जांघों में दर्द। आस्थिर चाल ऐसा लगता जैसे जोड़ों में किसी ने कील ठोक दी हो।

सम्बन्ध - बैराइटा का , ऐस्टेरियस, सालमेण्डरा (मृगी और मस्तिष्क मृदुता)

वृद्धि - गरम कमरे में नींद खुल जाने से वृद्धि।

ह्रास - नहाने से, ठन्डी हवा में जाने से गरम पानी में पैर डुबो कर रखने से ह्रास।

मात्रा - 2x से 200 शक्ति।

94 कैक्टस ग्रैण्डीफ्लोरस (Cactus Grandiflorus)

Night-blooming Cereus. *Cactaceoe.*

हृद्रोग (Cardiac diseases) ही में **कैक्टस** की विशेष उपकारिता पाई जाती है। कैक्टस की तकलीफ़ें इतनी तीव्र होती हैं कि रोगी यह निश्चय कर लेता है कि इस तकलीफ़ में उसकी मृत्यु हो जायगी, वह ख़्याल करता है कि उसका रोग असाध्य है। वह बहुत उदास रहता है, किसी से बात-चीत करना पसन्द नहीं करता या प्रश्न का उत्तर देना नहीं चाहता, अकेला चुप-चाप रहना पसन्द करता है। रोने को उसका दिल बहुत चाहता है (लाइको, नेट्रम-म्यूर, नक्स-मस, प्लैट, पल्स) **ऐकोनाइट** में भी तकलीफ़ की तीव्रता के कारण मृत्युभय है मगर कैक्टस से कहीं अधिक।

छाती मानो एक लोहे की ज़ंजीर से कसी हुई है (As if bound with an iron hoop) रोगी का ऐसा अनुभव होना **कैक्टस** का सर्व प्रधान लक्षण है। रोगी कहता है कि **मानो एक भारी बोझ उसके दिल के ऊपर रख दिया गया है, उसका दिल मानो मुट्ठी से ज़ोर से दबाया जा रहा है और फिर ढीला कर दिया जा रहा है** (Heart feels as if clasped and unclasped rapidly by an iron hand) इस प्रकार के दबाव का अनुभव होना सिर्फ़ दिल ही पर शेष नहीं है, बल्कि छाती, मूत्राशय, गुदा, योनि, जरायु आदि स्थान में किसी वस्तु द्वारा जकड़े हुए की तरह का कष्ट बोध होने पर कैक्टस का प्रयोग होना चाहिए। जब छाती और दिल पर इस प्रकार का दवाब प्रतीत होता है, तब रोगी को यही मालूम होता है कि उसकी मृत्यु सन्निकट है। यह बेचैनी और मृत्युभय उसके चहेरे से परिलक्षित होते हैं।

दिल को मानो कोई निचोड़ रहा है यह **आयोडीन** का लक्षण है। **लिलियम टिग्रिनम**-पर्य्यायक्रम से दिल को मानो कोई एक बार कस कर पकड़ रहा है और फिर छोड़ दे रहा है। **लैकेसिस**-सो कर जागने ही के बाद रोगी ख़्याल करता है कि मानो उसका दिल सङ्कुचित हो गया है, तकलीफ को दूर करने के लिए वह छाती पर से कपड़े को झट से खोल देता है। **आर्सेनिक-चलते** फिरते समय ऐसा मालूम होता है कि मानो दिल सिकुड़ा जाता है।

कैक्टस रोगी ख़्याल करता है कि साँस लेते समय उसकी छाती फैलती नहीं, कभी कभी रोगी को ऐसा मालूम होता है कि उसकी साँस रुक जायगी और वह बेहोश हो जायगा, चेहरे पर ठण्डा पसीना आने लगता है और नब्ज़ की रफ़्तार घट जाती है; चलते समय दिल में धड़कन होती है। **बाँयी तरफ़ लेटने से धड़कन होने लगती है। बाँये हाथ और बाँये पैर में सूजन होती हैं।**

सिर की चोटी पर इस प्रकार का दबाव मालूम होता है कि मानो एक भारी बोझ रक्खा हुआ है (ऐलो)। दबाने से आराम मिलता है; शोरगुल और रोशनी से तकलीफ़ होती है (बेल)। सिर के दाहिनी तरफ़ अत्यन्त तपकन और दर्द होता है। दिमाग़ी काम करने के बाद यदि सिर में गर्मी और खून की अधिकता हो, तो कैक्टस लाभदायक है। क़हवा पीने वाले जब उसको छोड़ना चाहते हैं तब उनको इस प्रकार की तकलीफ़ अक्सर सहनी पड़ती है, उनके लिए यह औषधि उपकारी है।

रक्तस्त्राव (Haemorrhage) उपयुर्क्त हृद्रोग के लक्षणों के साथ फेफड़ा,नाक, गुदा, पेट, मूत्रद्वार आदि किसी स्थान से रक्तस्त्राव होने पर कैक्टस उपयोगी है।

रजोधर्म (Menses)— ख़ून बहुत ही थोड़ा जाता है, लेटने ही से रजोस्राव का बन्द हो जाना इसका एक विश्वास योग्य लक्षण है (बोवि,कास्टि), किन्तु बैठने या चलने फिरने से फिर जारी हो जाता है। मासिकधर्म समय से आगे और बहुत तकलीफ़ के साथ होता हैं।

ज्वर (Fever) प्रति दिन ठीक 11 बजे दिन या रात को बुख़ार का आना इसका विशेष लक्षण हैं।

सम्बन्ध (Relations) –ऐकोन, डिजि, जेल्स, कैल्मि, लैक और टैब के साथ तुलना करो।

वृद्धि (Aggravation)— हरकत से; छूने से।

ह्रास (Amelioration) खुली हवा में।

मात्रा (Dose) - मूलार्क से 3 शक्ति। स्नायविक धड़कन में उच्च शक्ति।

95 कैडमियम सल्फ
(Cadmium Sulph)

Cadmic Sulphate.

इस औषधि का प्रयोग हैजा और पीत ज्वर आदि में लगातार कै-दस्त होने से, जब रोगी एकदम निढाल और कमजोर हो जाता है, जो रोगी को मरणोन्मुखी बना देती है। किया जाता है। मुंह का पक्षाघावत, आँख पूरी तरह से बन्द न कर सकना, मुँह और होठ एक तरफ टेढे हो जाते हैं, बात करने और निगलने में तकलीफ होती है। पेट सम्बन्धी लक्षण बहुत महत्वपूर्ण, पेट का कैंसर, बार-बार वमन होना।

आमाशय - पेट को ऊपर से दबाने पर जोर का दर्द होना, यकृत की जगह दर्द, पीला-हरा अथवा काले रंग का मांड जैसा बदबूदार खून का दस्त, वमन, मितली, पीले या काले रंग का वमन, श्लेश्मा वमन, खून की कै, ओठ में किसी तरह की खाने की चीज लग जाने पर ओकाई आने लगना और जी मिचलाना, सुस्ती, पेशाब बन्द हो जाना। गर्भावस्था में दस्त और कै आना।

मल मूत्र - मलद्वार में कच्चापन और दुखन, मल काला और बदबूदार, चिपचिपा, पीला, हरा, अर्धतरल (semi-fluid) होने के साथ मूत्ररोध, पेशाब में पीब और रक्त मिला हुआ होता है।

आंख सिर व नाक - आंख के चारों ओर नीले रंग का दाग, एक आंख की पुतली फैल जाना, रतौधी की बीमारी, नींद के समय आंखें आधी खुली रहती हैं, नींद में एकाएक दम घुटने सा लगता है, और रोगी जल्दी उठ कर बैठ जाता है, फिर सोना नही चाहता। सिर में चक्कर, कमरा और बिस्तर चारों ओर घुमता सा लगता है। सिर में गर्मी। नाक की जड़ में कसाव, नाक बन्द, नाक के अन्दर फोड़ा या घाव, नाक की हड्डी का नासूर।

ज्वर - रोगी का शरीर बर्फ जैसा ठण्डा हो जाता है। जाड़ा बहुत लगता है कई रजाई लपेटने पर भी जाड़ा नही भागता।

चर्म - खुजली जो खुजलाने से कम होती है। नाक और गाल पर पीले दाग, जो धूप और हवा लगने से बढ़ते हैं, पैरों की बिवाइयां फट जाती हैं।

किसी बीमारी में कैडमियम का प्रयोग करने से पहले ऊपर बताये हुए लक्षणों के अतिरिक्त रोगी के मानसिक लक्षणों पर भी नजर रखनी चाहिए। इसमें बैचेनी बिलकुल नही होती, तकलीफ ज्यादा रहने पर रोगी चुप-चाप पड़ा रहता है।

सम्बन्ध - तुलना कीजिए - कैडमियम आक्साइड (पेट में दर्द, जलन और कै) कैड आयोडेट, आर्से, कार्बो, वेरेट्र।

मात्रा - 3 से 30 शक्ति।

96 कैलेडियम सेग्वीनम
(Caladium Seguinum)

Poisonous American Arum. *Araceæ.*

कैलेडियम रोगी की प्रकृति बड़ी निराली होती है। इसके रोगी को समझना ज़रा कठिन है। किसी बात के बारे में रोगी बैठ कर सोचता है कि ऐसी घटना दिन में हुई या नहीं, परन्तु उसे निश्चय नहीं होता कि वास्तव में ऐसी घटना हुई थी या नहीं, जब तक कि वह ख़ुद न जावे और उसे फिर न देखे; फिर थोड़ी देर बाद वह अनिश्चित हो जाता है और उस घटना के बारे में सन्देह करने लगता है। वह बड़ा ही विस्मरणशील होता है, उसे बात याद नहीं रहती, अमनोयोगी और लापरवाह होता है। दिन में कितनी ही बार वह विचार करता है कि अमुक काम को कर डालना चाहिए, परन्तु वह भूल जाता है और कर नहीं पाता। वह मानसिक परिश्रम नहीं कर सकता । किसी विषय पर एकाग्रचित होने की वह जितनी ही कोशिश करता है उतना ही वह विषय चित्त से दूर हट जाता है और उसे थकान मालूम होने लगती है। अत: यह कोई आश्चर्य की बात नहीं है कि औषधि की परीक्षा करने वाले (Provers) ऐसे लक्षणों को स्पष्ट रुप से भाषा में प्रकट नहीं कर सकते।

ऐसे भुलक्कड़ पुरुषों के लिए जो अत्यन्त स्त्री-प्रसङ्ग और अत्यधिक तमाखू सेवन के कारण मन और शरीर दोनों का नाश कर चुके हैं यह औषधि विशेष उपयोगी है। उनमें स्त्री-प्रसङ्ग की प्रबल इच्छा रहती है। मगर रमण-क्रिया की ताक़त उनमें नहीं रहती । ऐसे लम्पट और भ्रष्टाचारी पुरुष सड़क के एकान्त स्थान पर खड़े होकर रास्ते से चलती हुई लड़कियों की ख़ूबसूरती को देखकर तरसते हैं और उनका वीर्य टपकता रहता है (पिक्र-ऐसिड, सेलेन)। ऐसे रोगी तभी अच्छे हो सकते हैं कि जब कि वे खुद अपनी आदतों को सुधारना चाहें और संयमी बनें। बिना ऐसा किए चिकित्सक उनको बचा नहीं सकते और जो ऐसी बातों में दिलचस्पी रखते हैं वे सहानुभूति के पात्र भी नहीं हैं और उन पर औषधि भी काम नहीं करेंगी।

स्त्री-प्रसंग की प्रबल इच्छा रहती है मगर लिङ्ग-शिथिल हो जाता है, स्त्री को छाती से लगाते ही तुरन्त वीर्य्यपात हो जाता है। सुज़ाक का मवाद अनुचित भाव से दब जाने पर बलवान पुरुष में अक्सर दुर्बलता आ जाती है। ऐसे रोगियों को **थूजा** की तरह कैलेडियम अक्सर आराम करती है।

स्त्रियों की योनि में इस क़दर खुजली होती है कि खुजलाते खुजलाते वह बेवश हो जाती है, शरीर और मन टूटता जाता है, सारी रात नींद नहीं आती और कराहया करती है।

कैलेडियम रोगी का पसीना मीठा होने के कारण मक्खियों को आकर्षित करता है।

यह औषधि तमाख़ू पीने और खाने की आदत को अक्सर छुड़ाती है।

सम्बन्ध (Relations) ऐग्रस, फ़ास-ऐसिड, पल्स और सल्फ़र के साथ तुलना करो।

वृद्धि (Aggravation) गर्म कमरे के अन्दर; शाम के 3 बजे से आधी रात तक।

ह्रास (Amelioratin) खुली हवा में और हरकत से (पल्स), पसीने से; दिन के वक़्त थोड़ी देर सोने से।

मात्रा (Dose) - 3 से 6 शक्ति।

97 कैल्केरिया आर्सेनिका
(Calcarea Arsenica)

Arsenite of lime.

यह औषधि दो गम्भीर क्रिया करने वाला **कैल्केरिया** और **आर्सेनिक** के रसायनिक संयोग से बनाई गई हैं, इस लिए हमें निश्चय दिलाती है कि उसकी क्रिया बहुत ही गम्भीर होगी और पुराने रोगों में उपयोगी होगी। वास्तव में इसकी क्रिया इतनी गहरी होती हैं कि बहुत ही पुराने मृगी रोग को इससे आराम होता है। मृगी से मूर्छा होने के पहले रोगी मानो एक ज्योतिर्म्मण्डल (Halo) देखता है और उसके बाद ही शरीर ऐंठने लगता है। लक़वा से उत्पन्न दुर्बलता और शरीर का थरथराना इससे दूर होता है।

हृदय-द्वार की पीड़ा से मृगी रोग (Epilepsies, from valvular diseases of the heart) में यह लाभदायक है।

आर्सेनिक की तरह दर्द में जलन रहती है, शोथ और सूजन भी आ जाती है। बीमारी के शुरू में इस औषधि से ऐल्ब्यूमिन्यूरिया (Albuminuria) आरोग्य होता है।

इस में एक अनोखी बात यह है कि **सिर दर्द में जिस तरफ़ रोगी लेटता है, दर्द उस तरफ़ से दूसरी तरफ़ को अर्थात् जिस तरफ नहीं लेटा हैं, फ़ौरन चला जाता है**, इस प्रकार से करवट बदलने के साथ साथ दर्द भी अपना स्थान बदलता रहता है।

इसका प्रदर जहरीला पीले रंग का और बदबूदार होता है। बदबूदार प्रदर में **कैलि-आर्स** और **कैलि-फास** भी उपयोगी हैं। जरायु के कैन्सर (Cancer of the uterus) में भी यह लाभदायक है, जब कि उसमें जलन हो और उसका मवाद जहरीला और बदबूदार होता हो।

शराब छोड़ने के बाद की बीमारी और शराब पीने की आकांक्षा को यह दूर करती हैं (ऐसेर, सल्फ-ऐसिड)

सम्बन्ध (Relations) - कोन, ग्लोन, लिथ-कार्ब, पल्स और नक्स-वम के साथ तुलना करो।

वृद्धि (Aggravation) - शाम और रात के समय; ठण्ड से, खुली हवा में, जीने पर चढ़ने से।

ह्रास (Amelioration) - गर्मी में रहने से।

मात्रा (Dose) - तीसरी शकित का विचूर्ण।

(98) कैल्केरिया कार्बोनिका - ओस्टरियेरम
(Calcarea Carbonica - Ostrearum)

Middle layer of Oyster shell. *Calcium Carbonate.*

कैल्केरिया गम्भीर क्रिया करने वाली ऐन्टि-सोरिक (Anti-psoric) औषधियों में से एक औषधि है। जिस औषधि द्वारा सोरा (Psora) दोष का दमन हो सके, उसी का नाम ऐन्टि-सोरिक औषधि है। **सोरा किसे कहते हैं?** "पृथ्वी में ऐसी कौन चीज़ है जो आजन्म हमें अर्थात् मनुष्य जाति को दुःख देती है और व्याधि, जरा और अन्त में मृत्यु ले आती हैं?"- इसका उत्तर एक माया, अज्ञान या पाप के सिवा और क्या हो सकता है? सोरा की उत्पत्ति किसी इतिहास में नहीं है, मगर यह चिरकाल से मनुष्य जाति को दुःख दे रहा है। इसी प्रकार माया, अज्ञान और पाप भी मनुष्य जाति को आजन्म भटका कर दुःख दे रहे हैं। सोरा के बिना सिफ़िलस और गनोरिया कुछ भी नहीं हो सकता। पाप के संस्कार के बिना भी मनुष्य पाप नहीं कर सकता। स्वर्ग में अमर व देवताओं का वास है। वहां पर रोग शोक मृत्यु क्यों नहीं हैं? कारण स्वर्ग में पाप नहीं है । पाप के ही कारण मृत्यु भी होती है। मृत्यु ही व्याधि का परिणाम (चरम) फल है। क्रिश्चियन अर्थात् ईसाई मत के अनुसार डाक्टर केन्ट ने ऐडम् और ईव (Adam and Eve) अर्थात् प्रथम पिता-माता के पतन (Primitive wrong of the human race) ही से सोरा की उत्पत्ति कही है। ऐसा हो सकता है कि हम सब ईसाई धर्म का विश्वास न करें, मगर पाप सोरारूप रोग बीज का कारण है यह स्वीकार करने से ही इस विषय को पूरे तौर पर समझा जा सकता है। युधिष्ठिर के बारे में हिन्दू मात्र ही जानते हैं, वह स्वशरीर में स्वर्ग को चले गए थे; कारण उनमें पाप नहीं था। पौराणिक हिसाब से युधिष्ठिर के स्वर्ग जाने के बारे में आज कल के अंगरेज़ी दाँ लोगों के अविश्वास करने पर भी पाप, अनिवार्य्य दुःख, रोग, जरा और मृत्यु का कारण है इसमें उनको ज़रा भी सन्देह नहीं है। महात्मा हैनिमैन का कहा हुआ सोरा भी अपरिहार्य्य और मृत्यु का कारण है। साधारणत: जब हम लोग सोरा बिहीनता के बारे में कहते हैं तब सुप्त सोरा (Latent psora) के बारे में ही ख़्याल किया जाता है। वह बात बात पर ज़रा ही में अर्थात् शारीरिक या मानसिक पाप ही से जाग उठता है और हमें आकस्मिक मृत्यु का डर दिखाता है। उसे ठीक सोया हुआ बाघ समझो, डाक्टर केन्ट एक स्थान पर कहते हैं -(If we regard psora as synonymous with itch we fail to understand and fail to express thereby anything like the original intention of Hahnemann. अर्थात् यदि हम सोरा ही को खाज खुजली का पर्यायवाचक समझें, तो हम कुछ भी नहीं समझे और हैनिमैन का यथार्थ अभिप्राय भी उसके द्वारा प्रकट नहीं कर सकते। किसी किसी ने सोरा का प्रतिशब्द कुष्ठज व्याधि किया है। मगर सोरा कुष्ठ से उत्पन्न नही हुआ है। सोरा ही से कुष्ठ उत्पन्न हुआ है और कालक्रम से वह कुछ सामान्य खाज खुजली में परिणत हुआ है। आयुर्वेद में भी यही कहा है-जब कर्मफल से जीवात्मा की अधोगति होने लगती है, तब उसका स्वच्छन्दगमन बाधाप्राप्त या व्याधिग्रस्त होता है, मगर जब उसकी उर्ध्वगति होने लगती है उसका स्वच्छन्दगमन निबाध होने से वह

क्रमशः निरोग हो जाता है; रजः और तमोगुण की क्रिया ही अधोगति और सत्वगुण की क्रिया ही ऊर्ध्वगति का कारण है। डाक्टर केन्ट कहते हैं –(If human race had remained in a state of perfect order psora could not have existed.. The susceptibility to psora opens out a question altogether too broad to study among the sciences in a medical college. It is altogether too extensive for it goes to the very primitive wrong of the human race.) अर्थात्-"यदि मनुष्य जाति बराबर सम्पूर्ण पवित्रभाव से रहती, तो सोरा का अस्तिव ही नहीं रहता। सोरा के कारण रोगाक्रान्त होने की अवस्था जो प्रश्न उत्थापन करती है उसकी मीमांसा चिकित्सा विद्यालय के साधारण विज्ञान आदि के साथ पाठ करने के विषय की अपेक्षा अधिक गूढ़ है। यह विषय बहुत ही विस्तृत है क्योंकि यह मनुष्य जाति के सर्वप्रथम दोष से सम्बन्ध रखता है।" महात्मा हैनिमैन और डाक्टर केन्ट ने, जड़वादियों के बीच में जन्मग्रहण करने पर भी, दिखाया है कि पाप ही से व्याधि की उत्पत्ति होती है। क्या कोढ़, क्या खाज खुजली, दाद, यहाँ तक कि शारीरिक और मानसिक व्याधि मात्र सब उसी पाप सागर के बुलबुले हैं। पाप न कह कर संस्कार कहने से और भी अच्छा होता, मगर विषय और भी सूक्ष्म हो जाता है।

अब हमें मालूम हुआ कि रोग की उत्पत्ति का कारण सूक्ष्म है।

(The sick man will be made sick under every circumstance whereas the healthy man could live in a lazaretto. It is not from external things that man becomes sick, not from bacteria, nor environment, but from causes in himself. If the Homoeopath does not see this he cannot have a true perception of disease. Disorder in the vital economy is the primary state of affairs, and this disorder manifests itself by signs and symptoms.—Dr. Kent's Lectures on Homoeopathic Philosophy.)

शीतानुभव (Feeling of coldness)- कैल्केरिया रोगी शीत प्रधान रोगी होता है (The Calcarea patient is a chilly patient) हाथ, पाँव, सिर, पेट,शरीर के भीतर या बाहर इत्यादि सारे शरीर में या किसी एक ख़ास स्थान पर ठण्ड मालूम करना इसका सर्वप्रधान लक्षण है। ऐसा मालूम होता है कि मानो सिर में जगह जगह पर बर्फ़ के टुकड़े रक्खे हुये हैं, पांव मानो भीगे मोज़े के अन्दर हैं इस क़दर ठण्डे मालूम होते हैं। ठण्डी हवा ज़रा भी बरदाशत नहीं होती, ऐसा मालूम होता है कि मानो वह हड्डी के अन्दर समा गई है। बहुत ही जाड़ा मालूम होता है, छूने से भी शरीर ठण्डा मालूम देता है। शरीर को गर्म रखने के लिए बहुत से कपड़ों की जरुरत होती है। नम मौसिम में तकलीफ़े बढ़ जाती हैं। कैल्केरिया में जैसे ठण्ड मालूम देना प्रधान लक्षण है वैसे ही **सल्फर** में जलन प्रधान लक्षण है। **सल्फर** रोगी खुली हवा बहुत पसन्द करता है।

दुर्बलता और स्थूलता (Weakness and fattiness) –कैल्केरिया रोगी देखने ही से पहचाना जा सकता है। यह रोगी बहुत मोटा होता है, तोंद बहुत बड़ी होती है, इस कदर

मोटा होता है कि चलने फिरने से उसे तकलीफ़ होती है, ज़रा दूर चलने से हाँफने लगता है, शारीरिक और मानसिक अधिक परिश्रम नहीं कर सकता। अपने को हमेशा थका हुआ महसूस करता है। देखने से तो वह काफ़ी मोटा ताज़ा मालूम होता है, मगर उससे कुछ भी मेहनत नहीं होती। वह खेद करता है कि मैं ज़ीने पर चढ़ने से हांप जाता हूँ, सीने में थकावट मालूम होती हैं।

छोटे-छोटे बच्चों को अक्सर देखोगे कि देखने में तो वे काफ़ी मोटे ताज़े और ख़ूबसूरत होते हैं, मगर चलना या बोलना जल्द नहीं सीख सकते। इनको कहीं भी बैठा दो, वहीं पर जड़ की तरह बैठे रहते हैं। उनके दाँत बहुत देर में निकलते हैं। सिर और पेट बहुत बड़े होते हैं। गर्दन दुबली पतली होती है और टाँगे बहुत कमज़ोर। लड़कियां जो कि बहुत जल्द मोटी हो जाती है उनके लिए यह औषधि विशेष उपयोगी है। **सल्फ़र** रोगी का डील डौल पतला और रोगिया होता है, जल्दी जल्दी चलना फिरना और काम करना उसका स्वभाव है।

पसीने की अधिकता (Profuse perspiration) –सोते समय सिर में पसीने का अधिक निकलना और उससे दूर तक तकिये का भीग जाना (सैनि-साइली), कैल्कैरिया का एक प्रधान लक्षण है। विशेष करके सिर के पीछे गर्दन, छाती और शरीर के ऊपर के हिस्सों ही में पसीना अधिक होता है।

धातु प्रकृति (Diathesis) कण्माला धातु (Scrofulous constitution) ग्रस्त रोगी के लिए कैल्केरिया कार्ब एक प्रधान औषधि है। गर्दन के चारों ओर गिलिटयां फूल आती हैं, शरीर के अन्यान्य स्थानों पर भी गिलटियां फूल आने में, लक्षण मिलने पर, वे कैल्केरिया से दूर हो जाँयगी । जिस किसी रोग में कण्ठमाला दोष रहे, उसी में धातुदोष संशोधन की औषधियों का प्रयोग करना चाहिए। कण्ठमाला धातुग्रस्त रोगी को सहज ही में ठण्ड लग कर जुकाम हो जाता है, यह रोगी आराम होकर भी बार बार रोगाक्रान्त होता हैं। यह बादी और बलग़मी प्रकृति का होता हैं (Leucophlegmatic pale, flabby and sickly individual) ।

अण्डे खाने की प्रबल इच्छा (Great longing for eggs)– बीमारी की अवस्था में या आराम होते समय रोगी के अण्डे खाने की प्रबल इच्छा इसका एक विशेष लक्षण है। किसी भी रोग में यह लक्षण मिलने पर कैल्केरिया का प्रयोग होना चाहिए।

बच्चों के दाँत निकलते समय की पीड़ा (Complaints during dentition) बच्चों के दाँत निकलते समय की अधिकाँश बीमारियों में कैल्केरिया कार्ब उपयोगी है। कैल्केरिया बच्चे का ब्रह्मरन्ध्र और **खोपड़ी की हड्डियों की सीवन अक्सर खुले** (Fontanelles, and sutures open) **रहते हैं**, सिर और पेट बड़ा होता है, शरीर की हड्डियां बहुत नर्म होती हैं और बहुत देर में बढ़ती हैं। **रीढ़ और हाथ पाँव की हड्डियां टेढी और बेडौल होती हैं, चलना जल्द नहीं सीखता। सिर पर इस क़द्र पसीना निकलता है कि तकिया भीग जाता हैं, पसीने में से खट्टी बू आती हैं। दाँत देर में निकलते हैं।** दाँत निकलते समय बच्चा **दूध हज़म नहीं कर सकता, जमे हुए दही की तरह कै कर देता**

है, फटे हूए दूध की तरह **दस्त** होते हैं, उस में **बेहद खट्टी बू आती हैं**, उसके सारे बदन में से खट्टी बू आती है (हिपर, रियूम) फटे दूध की तरह कै़ का लक्षण **इथूज़ा** में भी है, फ़र्क़ यह है कि कैल्केरिया की तरह रोगी के मल में अत्यन्त खट्टी बू नहीं होती और सिर से इस क़दर पसीना भी नहीं आता। दाँत निकलते समय के बुख़ार, पेट की बीमारी, सूखे की बीमारी, (Marasmus), ऐंठन (Convulsion) इत्यादि नाना प्रकार के रोग में कैल्केरिया कार्ब उपयोगी है।

यह नहीं ख़्याल करना चाहिए कि बच्चों को पुष्टिकर ख़ुराक न मिलने के कारण उसकी हड्डियां मज़बूत नहीं होती या बढ़ती नहीं, यह विचार करने की बात है कि उसी दूध या खाद्य वस्तु से घर के दूसरे बच्चे भी पलते हैं, उसमें से कोई तो खूब बलिष्ठ होता है और नियमित समय पर चलना सीख लेता है और कोई ऐसा होता है कि जिसके दाँत जल्द नहीं निकलते, शरीर की हड्डियां नर्म और कमज़ोर होती हैं और नियमित समय पर बोलना या चलना नहीं सीख सकता। इसमें खाद्य वस्तु का कोई दोष नहीं है, बच्चे के हाज़में की शक्ति में कमी होने के कारण वह दूध हज़म नहीं कर सकता और जो जो पदार्थ पाचन शक्ति को दूध से लेकर उसके अङ्ग में लगना चाहिए वह नहीं ले सकता और उसे दूध इत्यादि बलवर्धक या पुष्टिकार पदार्थ अच्छी तरह से हज़म नहीं होते और दूध पीने के कुछ देर के बाद कै़ हो जाती है। ऐसे बच्चों को कैल्केरिया कार्ब सेवन कराने के कुछ दिन बाद दूध हज़म होने लगेगा और उसके दांत निकलने लगेंगे, हड्डिया मज़बूत हो जाने से वह बोलने और चलने भी लगेगा।

मानसिक लक्षण (Mental symptoms)- कैल्केरिया कार्ब के समस्त मानसिक लक्षणों से रोगी की अत्यन्त दुर्बलता प्रकाशित होती है। उनको शारीरिक और मानसिक थकावट बहुत होती है। तुच्छ काल्पनिक विषय लेकर वह सोचा करता है, उसके चित्त में नाना प्रकार के भ्रम उत्पन्न हुआ करते हैं। बेचैनी के साथ दिल में धड़कन होती है। रोगिणी का चित्त किसी काम में नहीं लगता, वह बहुत उदास रहती है (इग्ने, पल्स, नेट्रम-म्यूर)। उसे हमेशा सन्देह और भय होता है कि भविष्य में शायद किसी प्रकार की दुर्घटना या विपत्ति उपस्थित न हो जाय (ऐकोन, ऐलूम. ऐनाक)। वह ऐसा ख़्याल करती है कि शायद मैं पागल हो जाऊँगी या लोग मेरे पागलपन को जान जायंगे (सिमिसि)। शाम जिस क़दर नज़दीक होती आती है उसी क़दर उसे डर मालूम होता है (ऐकोन, आर्स, मर्क, रस-टाक्स)। वह सब बात से निराश और ज़िन्दगी से बेज़ार हो जाती है। इस पृथ्वी में मेरे लिए कोई भी सुख की चीज़ नहीं है ऐसा ख़्याल करती है।

सिर (Head)-सिर पर अत्यधिक पसीने का निकलना ही कैल्फेरिया का एक प्रधान लक्षण है। माथे पर के पसीने पर हवा का झोंका लगने से जाड़े के साथ सिर दर्द होना आरम्भ हो जाता है। कैल्केरिया रोगिणी को ठण्डी हवा ज़रा भी बरदाश्त नहीं होती। बड़ा ही दुःखदाई सिर दर्द होता है, आंखों के ऊपर से नाक के सिरे तक दर्द होता है। ज़रा भी ठण्ड लग जाने से सिर में दर्द होने लगता है, कभी कभी सातवे या चौदहें दिन दर्द का दौरा हो जाता है, आधा शीशी का भी दर्द होता है। < हरकत चलने, बात चीत करने से दर्द की वृद्धि होती है, दिन में और शाम जिस क़दर नज़दीक आती है, दर्द में वृद्धि होती है; > अँधेरे कमरे में

लेटे रहने से सिर दर्द में कमी होती है। खुली हवा में घूमने से चक्कर (Vertigo) आता है। सिर में ऐसी ठण्डक मालूम होती है कि मानो उस पर बर्फ़ के टुकड़े रक्खे हुए हैं। सिर के किसी किसी स्थान पर जलन भी मालूम होती है।

खोपड़ी की खाल पर ख़ुजली होती है और सिर के बाल झड़ने लगते हैं (ग्रैफ, नेट्रम-म्यूर, नाइट्रि-ऐसिड, फ़ास, सिपि)।

आँख (Eyes) - मोटे और बादी शरीर के रोगी के नाना प्रकार की आंख की बीमारी में कैल्केरिया उपयोगी है। भीगी ज़मीन पर अधिक समय तक रहने से, ठण्डी हवा में घोड़े की सवारी से या बहुत देर तक पानी में रहने से यदि आँख की तकलीफ़ हो, तो इस से विशेष लाभ होगा। आँख की कमज़ोरी, नज़र में धुँधलापान, किसी वस्तु का समस्त नज़र न आना, मोतियाबिन्द, फूल्ली, जाला इत्यादि में **रोगी की प्रकृति पर ध्यान रख कर** कैल्कैरिया का प्रयोग करने से आशातीत फल मिलेगा। पढ़ने, लिखने, किसी वस्तु की तरफ़ बहुत गौर से देखने और किसी भी प्रकार के परिश्रम से आँख की तकलीफ़ें बढ़ जाती हैं।

कान (Ears) -कान से मवाद का बहना, बहिरापन, कान के अन्दर फोड़ा, कान के चारों ओर की गिलटियों की सूजन इत्यादि कोई भी बीमारी क्यों न हो, कैल्कैरिया प्रकृति के होने पर इस से फल होगा। ठण्डी और नम हवा से उसकी शिकायतें बढ़ जाती हैं। ठण्ड लगने से ही उसके कान, आँख और सिर में दर्द होने लगता है। कान का माँसार्बुद (Polypus) इस से दूर हो जाता है।

नाक (Nose)- कैल्केरिया धातु के बच्चों को ठण्ड लगने से जुकाम हो जाने पर यह औषधि उपयोगी है। बहुत पुराना जुकाम जिस में गाढ़ा, पीला विकार बहता हो, इस से अच्छा हो जायगा। नाक का माँसार्बुद (Polypus) इस से दूर हो जाता है (मेर-वेर, फ़ास)।

जबड़े के नीचे की गिलटियों की सूजन और उन में दर्द। गिलटियों के ऊपर कैल्केरिया का तो ख़ास असर होता है। ठण्डी हवा लगने या ठण्डा पानी से और रजोधर्म के बाद दाँतों में दर्द होता है। बच्चा दाँत पीसता हैं।

पेट के ऊपर के हिस्से में एक प्याले की तरह फूला रहना इसका एक विशेष लक्षण है, और उसे दबाने से दर्द होता है। क्षयरोग में पेट पर की गिलटियों के सूज कर सख़्त पड़ जाने पर, यदि चरित्रगत लक्षण मिलें तो इस से विशेष लाभ होगा। कमर पर कसा हुआ कपड़ा नहीं सहा जाता (कार्बो-वेज, ग्रैफ़, लैक)। पित्त की थैली में पत्थरी (Gall-stone) पड़ गई हो, तो यह उसे दूर करता है। जांघ की गिलटियों में सूजन और दर्द होता है।

बच्चों के दाँत निकलते समय के पतले दस्तों में यह बड़ी लाभदायक औषधि है। मल सफ़ेद खरिया मिट्टी की तरह होता है, सब्ज़ या पीला, कभी कभी मल के साथ फटा हुआ दूध भी रहता है, मल से खट्टी बू आती है। इस में क़ब्ज़ भी रहता है, मल लम्बा और सख़्त होता है। पेट के कृमि (Worms) को यह दूर करता है।

रजोधर्म (Menstruation)- रजोधर्म नियमित समय से बहुत पहिले होता है, ऋतुस्राव अत्यधिक होता है और दीर्घ-काल तक रहता है। इस तरह से अधिक ख़ून नष्ट होने

के कारण कुछ समय के बाद रोगिणी में रक्तक्षीणता आ जाती है, फिर मासिक रुधिर बहुत कम जाने लगता है, यहां तक कि कभी कभी तो एक दम बन्द हो जाता है। ऐसी अवस्था होने से अक्सर लड़कियों को क्षय रोग हो जाता है। इनके पांव बहुत ठण्डे रहते हैं, वे कहती हैं कि पैरों पर कितने ही गर्म कपड़े रखती हैं मगर वे गर्म नहीं होते। यह नोट करने की बात है कि यदि इस प्रकृति की लड़कियों के पैर किसी तरह से गर्म हो जाँय तो फिर वे उन्हें रज़ाई के अन्दर नहीं रख सकतीं, अत: बाहर निकल देती है; इस लक्षण पर **सल्फर** का भ्रम नहीं होना चाहिए, क्योंकि **सल्फ़र** में भी रोगिणी टांगों को रजाई के अन्दर नहीं रख सकती।

कैल्केरिया में एक अद्भुत लक्षण यह है कि बच्चा जब स्तन पीता है रजोधर्म आरम्भ हो जाता है। ज़रा भी मानसिक उत्तेजना से ऋतुस्राव में अधिकता होने लगती है (सल्फ, टयूब)।

प्रदर (Leucorrhoea) गाढ़ा, पीला, जहरीला, और जिस स्थान पर छू जाता है वहीं पर खुजली और जलन होने लगती है।

स्त्रियों के गुप्तस्थान का मांसार्बुद (Vaginal polypi) इस से दूर हो जाता है।

श्वास यन्त्र (Respiratory Organs) सुबह के वक्त़ गला बैठ जाता है मगर किसी प्रकार की तकलीफ़ नहीं होती। जिसको ज़रा ही में ठण्ड लग जाती हैं और बार बार जुकाम हो जाया करता है और जिस की छाती पर कफ़ जम जाया करता है, ऐसे रोगी को क्षयरोग हो जाने की आशङ्का रहती है। खखार सफ़ेद गाढ़ा, पीला और मीठा होता है। हलक़ से सरसराहट के साथ खांसी आरम्भ हो जाती है। खखार के साथ खून भी आता है।

वात रोग (Rheumatism) कैल्केरिया रोगी हमेशा वात रोग से तकलीफ़ पाता है, ठण्ड, नम और बरसात के मौसिम में दर्द की वृद्धि होती है। पाँव हमेशा ठण्डे रहते हैं, रात के समय बिस्तर के अन्दर पाँव जल्द गर्म नहीं होते, गर्म करने के लिए बहुत से गर्म कपड़े रखने पड़ते हैं, मगर जब वे गर्म हो जाते हैं तब उनमें जलन होने लगती हैं और फिर रज़ाई के बाहर कर देना पड़ता है। **रस-टाक्स** द्वारा वात रोग की चिकित्सा करने के बाद अक्सर कैल्केरिया का प्रयोग करना पड़ता है।

बहुत दिनों की चोट का बुरा फल **आर्निका** और **कार्बो-वेज** से अच्छा न हो सकेगा, तो कैल्केरिया से अवश्य अच्छा हो जायगा।

चर्म (Skin)— टाँग की बड़ी हड्डी में खुजली और जलन होती है चमड़ा इस क़दर ख़राब हो जाता है कि शरीर के किसी भी स्थान में ज़रा भी चोट लग जाने पर मवाद पड़ जाता है (ग्रैफ़, हिपर, साइली, सल्फ़)। मस्सों (Warts) और मांसार्बुद पर कैल्केरिया का ख़ास असर होता है।

निद्रा (Sleep)- नींद अच्छी तरह से नहीं आती। रोगी तरह तरह के डरावने स्वप्न देखता है। बच्चा रात के समय दांत पीसता है, ऐसा मालूम पड़ता है कि मानों कुछ खा या चबा रहा है।

बुख़ार (Fever) कुम्हार, ईट बनाने वाले,माली इत्यादि जिनको भीगी मिट्टी में अधिक समय के लिए काम करना पड़ता है, उन्हें बुखार आने पर कैल्केरिया उपयोगी है। कैल्केरिया

रोगी कण्ठमाला धातुदोष (Scrofulous constitution) बादी और बलगमी मिजाज का होता है, इस प्रकार के सोरा धातुदोष (Psoric constitution) पर ध्यान रख कर कैल्केरिया का प्रयोग होना चाहिए।

शीत (Chill) ताप (Heat) और स्वेद जल (Sweat) शरीर के किसी एक ख़ास स्थान पर होते हैं। बुख़ार के कारण पर लक्ष्य रखना चाहिए।

पाठकों की सुविधा के लिए संक्षेप में कैल्केरिया का एक चित्रदेकर मैं इसे ख़त्म करूंगा। कैल्केरिया रोगिणी बचपन में देखने में खूबसूरत, मोटी और भद्दे बदन की होती हैं। उसकी आंखें नीली, बाल पतले, शरीर की तुलना में सिर बहुत बड़ा होता है, पाँव हमेशा ठण्डे और भीगे रहते हैं, सिर पर पसीना बहुत आता है, सो जाने पर सिर के तमाम बाल पसीने से भीग जाते हैं। जाड़े से उसे तकलीफ़ होती है, जरा भी ठण्ड लग जाने से उसे ज़ुकाम हो जाता है। कैल्केरिया रोगिणी में सुस्ती बहुत होती है, इसलिए काम काज करने में बहुत वक्त़ लग जाता है, उसमें फ़ुर्ती न होने के कारण उसे कोई पसन्द नहीं करता। उसका पेट हमेशा बड़ा होता हैं, तोंद निकली रहती है, मगर वह पेटू नहीं होती, ज़्यादा खा भी नहीं सकती, अण्डे, अरहर की दाल इत्यादि खाने की उसे प्रबल इच्छा होती है , मगर उसे दूध से नफ़रत होती है। यदि किसी के बहुत कहने पर वह दूध पी भी लेती है तो वह उसे हज़म नहीं होता और क़ै हो जाती है। हर रोज़ पाखना स्वाभाविक नहीं होता। पाख़ाने में से खट्टी बू आती है। कैल्केरिया बच्चे के दाँत बहुत देर में निकलते हैं इसलिये बच्चे को नाना प्रकार की तकलीफ़े भोगनी पड़ती है। कैल्केरिया बच्चा बचपन मे बहुत सीधा सादा होता है, मगर यौवन प्राप्त होने पर वह सदैव उदास रहता है। उसे बहुत दुःख इस बात का होता है कि उत्तम और पुष्टिकर खाना खाने पर भी उसके शरीर में ताक़त नहीं आती, केवल मोटा होता जाता है। बहुत दिनों के बाद जब बच्चा चलना सीख लेता है, तब शरीर के नाना स्थान की लिम्फ़ैटिक गिलटियां (Lymphatic glands) बढ़ने लगती हैं,पेट बड़ा हो जाता है, मगर गर्दन और हाथ पाँव सूखते जाते हैं। तब उसे देखकर लोग सूखे की बीमारी (Marasmus) की आशङ्का करते हैं। वह इस क़दर दुबला और कमज़ोर हो जाता है कि उससे ज़रा भी चला फिरा नहीं जाता, यहां तक कि ज़ीने पर भी चढा नहीं जाता। कभी कभी यह लिम्फ़ैटिक गिलटियां सख़्त होकर पक भी जाती हैं। कैल्केरिया रोगिणी शीत प्रधान होती हैं (The Clacarea patient is a chilly patient) जाड़े का मौसिम उसके लिए बहुत ही कष्टदायक होता है, कितना ही गर्म कपड़ा वह क्यों न पहिने, मगर जाड़ा नहीं जाता। जाड़े के मौसिम में इस क़दर जाड़ा मालूम होने पर भी काफ़ी पसीना निकलता है और बहुत सावधान रहने पर भी न मालूम कैसे ठण्ड लगने से ज़ुकाम हो जाया करता है और सिर में दर्द होता है। यौवन अवस्था में पहुँचने पर रजोधर्म उचित समय पर नहीं होता, 2/3 वर्ष विलम्ब में होता है, और जब आरम्भ होता है तब अपने नियमित समय के पहले होने लगता है और स्राव बहुत दिनों तक जारी रहता है, ऋतुस्राव अधिक और जमा हुआ होता है। वर्षाऋतु में मेंह में भीगने से एकाएक ही रजोलोप होने पर जहरीला, घना और पीला प्रदर स्राव (Leucorrhoea) आरम्भ हो जाता है और डिम्बकोष में सूजन आ जाती है। यह रोगिणी हमेशा दरवाज़े और खिड़किया बन्द करके लेटना पसन्द

करती हैं, क्योंकि खुली हवा में उसे बहुत डर मालूम होता है। यह रोगिणी चंचल और गावदी होती है मगर बे सिर पैर की चिन्ता किया करती हैं।

सम्बन्ध (Relations)– कैल्केरिया बेलाडोना का पूरक (Complementary) औषधि है।

लाइको, नक्स, फ़ास, और साइली के पहले कैल्केरिया अच्छा काम देता है।

महात्मा हैनिमैन कहते हैं कि नाइट्रिक-ऐसिड और सल्फ़र के पहले कैल्केरिया का प्रयोग नहीं होना चाहिए, उस से वृथा उपसर्ग की उत्पत्ति हो सकती है।

बच्चों की बीमारी में कैल्केरिया की मात्रा को दुहराया जा सकता है, मगर सयाने रोगियों में इसे दुहराना नहीं चाहिए , विशेष करके जब कि पहली ख़ुराक से फ़ायदा हुआ हो, ऐसा करने से रोगी को हानि पहुँचेगी।

वृद्धि (Aggravation) - ठण्डी हवा से; भीगे मौसिम में; ठण्डे पानी से; धोने से (ऐन्ट-क्रूड); सुबह के समय; पूर्णिमा के समय

ह्रास (Amelioration)- सूखे मौसिम में ; जिस तरफ़ दर्द हो, उस करवट लेटने से (ब्रायो, पल्स)।

मात्रा (Dose) — 6 शकित का विचूर्ण। तीसवीं और इससे भी ऊंची शक्तियां। बूढ़े रोगियों को बार-बार न दें।

नोटः - जब किसी को पित्ती निकलती हो और वह रजाई में घुसने पर उत्पन्न होती हो या बढ़ जाती हो, तो कैल्केरिया कार्ब 200 की एक मात्रा से ही ठीक हो जाती है।

99 कैल्केरिया फ्लोरिका
(Calcarea Fluorica)

Fluorid of Lime

इस औषधि का विशेष प्रभाव हड्डी और गिलटियों ही पर होता है। मोटी नसों, हड्डियों की झिल्ली, कुरकुरी हड्डी और खोपड़ी की हड्डी (Tendons, periosteum, cartilages and scalp) पर छोटे छोटे पत्थर की तरह सख़्त गांठें पड़ जाने पर इस औषधि का उन पथरियों के दूर करने के लिए आश्चर्यजनक प्रभाव देखा जाता है। नवजात शिशु की खोपड़ी के ख़ूनी फोड़े (Blood tumours of new infants) जो कि आकार में घटते बढ़ते हैं इससे अच्छे होते हैं। घुटने के नीचे के फिब्रायड् टयूमर (Fibroid tumors वह फोड़ा जिसमें रेशे भरे रहते हैं) के अच्छा होने के बाद, टांग टेढी पड़ जाने पर इससे सीधी हो जाती हैं। हलक़ के अन्दर गिलटियां (Adenoids) इससे अच्छी होती हैं, चोट लग कर गुमड़ी पड़ जाती हैं वह इससे अच्छी होती हैं।

इससे आंख का जाला (Cartract) अच्छा होता है।

दाँत की तकलीफ़ में यह उत्तम औषधि हैं; दांत असाधारण तौर पर हिलते हैं, उनमें खाना छू जाने पर अत्यन्त तकलीफ़ होती हैं।

गठिया और कमर का वात (Lumbago) **रस-टाक्स** से आराम न होने पर इससे अच्छा होता है।

सम्बन्ध (Relations) - कैल्क-आयोड, कैल्फ-फास, कोन, बैर-म्यूर, फ्लोर-ऐसिड, साइली और रस-टाक्स के साथ तुलना करो।

वृद्धि (Aggravation)- ठण्ड से; नम मौसिम में; मौसिम की तबदीली से; स्थिर रहने से।

ह्रास (Amelioration)— गर्मी से और सेंक से।

मात्रा (Dose) -- 3 से 12 शकित के विचूर्ण-पुराने रोगों की दवा है। इसके परिणाम में देर लगती है। जल्दी-जल्दी नहीं दी जानी चाहिए।

(100) कैल्केरिया हाइपोफॉस्फोरिका
(Calcarea Hypophosphorica)

Hypophosphite of lime

(डा॰ घोष के अनुसार) - खांसी और यक्ष्मा आदि कुछ बीमारियों में ऐलोपेथिक चिकित्सा में इस दवा का बहुत अधिक प्रयोग होता है। इसके बहुत अधिक प्रयोग का कभी-कभी यह नतीजा निकलता है कि किसी के मुंह से खून आने लगता है, ऐसे मौके पर इस औषधि के प्रयोग से बहुत जल्द फायदा होता है। बहुत ज्यादा पसीना, कमजोरी, खून का घट जाना, शरीर का रंग फीका पड़ जाना, हाथ पैर ठण्डे रहना इत्यादि इस औषधि के चरित्रगत लक्षण हैं। यक्ष्मा-कास में जब पतले दस्त, खांसी, छाती में दर्द, फेफड़े से खून निकलना आदि लक्षणों के साथ इसके उपर्युक्त चरित्रगत लक्षण मौजूद रहते है, उस हालत में इसका प्रयोग पहले ही करना चाहिए। संग्रहणी रोग में कैल्केरिया हाइपोफास फायदा करती है। कैल्केरिया हाइपोफांस में पेट में एक तरह का दर्द होता है, जो भोजन के ठीक दो घण्टे बाद शुरू होता है और थोडा सा दूध या कोई और चीज खा लेने से तुरन्त बन्द हो जाता है।

इन बीमारियों के अलावा कैल्केरिया हाइपोफॉस बड़े-बड़े फोड़े (big abscess) इत्यादि में जहां रोग हड्डी तक फैल जाता है, यहां तक कि हड्डी में अस्थिक्षत (नेक्रोसिस) भी हो जाता है रोगी दिनों दिन दुबला होता जाता है और खाट से लग जाता है। अस्त्र चिकित्सक को नश्तर लगाने का साहस नही होता, वहां तुरन्त इसका प्रयोग करना उचित होता है, यहां इसकी निम्न शक्ति 1x शक्ति अधिक लाभदायक होगी। रोज 4-5 मात्रा तब तक खिलानी चाहिए, जब तक कि फायदा न हो तथा इसी तरह कई दिनों तक प्रयोग करना चाहिए।

वृद्धि - शीत और वर्षा ऋतु में वृद्धि।

ह्रास - ग्रीष्म और शुष्क मौसिम में ह्रास।

मात्रा - 1x, 3x शक्ति विचूर्ण।

101 कैल्केरिया आयोडेटा
(Calcarea Iodata)

Iodide of lime

यह औषधि कण्ठमाला धातु के रोगी, जिनकी ग्रन्थि बड़ी और फूल जाती है टाँन्सिल में सूजन आ जाती है, नाक से सर्दी का पानी बहता हैं और ब्राङ्काइटिस हो जाती है। यौवनारम्भकालीन अवटुवृद्धि (thyroid enlargements) तथा खूब मोटे ताज़े बच्चे, जिन्हें जरा ही में ठण्ड लग जाती है। कण्ठ शालूक (adenoids) जरायु तन्त्वर्बुद, क्रुप खाँसी, नाक या कान में गरम अबुर्द में भी यह औषधि बहुत लाभदायक है।

सर्दी खांसी - पुरानी खांसी, छाती में दर्द, खांसने पर हरे रंग का पीब मिला बलगम निकलता है। आतशक होने और पारा खिलाने के बाद श्वास लेने में कठिनाई होती है। परागज ज्बर, क्रुप, खाँसी, निमोनिया। सवारी करते समय ठण्डी हवा से सिरदर्द हो जाता है। नजला नाक की जड़ पर अधिक कष्ट, छीकें, नाक और कान के पुर्वगक (polypi)।

चर्म - धीमी गति से भरने वाले घावों के साथ शिरास्फीति सहज ही में पसीना आ जाता है। ग्रन्थियों की सूजन, चमड़ी फटी हुई तथा बाल झड़ते हैं। ताम्रवर्ण (copper coloured) व सूक्ष्मदाने दार (papulous eruptions) दद्रु (tinea) आदारुण (favus) इत्यादि चर्म रोगों में इस के प्रयोग से काफी फायदा होता है।

टांसिलाइटिस - तालुमूल में सूजन के साथ दर्द होना, टान्सिल में बीच में घाव और छेद हो जाना।

सम्बन्ध - तुलना कीजिए एग्राफिस (कण्ठ शालूक के साथ गलतुण्डिकायें बढ़ी हुई) यहां पर एग्राफिस और कैल्केरिया आयोडेटा दोनों ही के बाद सल्फआयोडेटम अच्छा काम करती है।

तुलना कीजिए - कैल्केरिया-फ्लोटि, साइलीशिया, मर्क्यू-आयोडेटम।

मात्रा - 2 और 3 शक्ति के विचूर्ण।

102 कैल्केरिया फासफोरिका
(Calcarea Phosphorica)

Phosphate of Lime — *Calcium Phosphate*

गोद के बच्चों के बढ़ने के समय कैल्के-फास की अक्सर आवश्यकता होती है। यदि **खोपड़ी के जोड़ की हड्डियों के बढ़ने और उसकी सीवन बन्द होने में देर होती हों** (Fontanelles and sutures remain open so long) या बच्चे के शरीर की वृद्धि के अनुसार हड्डियां न बढ़ती हों, तो इस औषधि का प्रयोग होता है। बच्चा दुबला और कमज़ोर होता जाता है, मामूली रोज़ाना की बातें नहीं सीखता, चलना सीखने में देर होती हैं अथवा टांगे इतनी मज़बूत नहीं होती कि शरीर को साध सके, मानसिक शक्ति और बुद्धि तीक्ष्ण नहीं

होती, ऐसी अवस्था में इस औषधि पर ध्यान देना चाहिये। (बैराइटा-कार्ब, बोर, कैल्क-कार्ब, नेट्रम-म्यूर, फास-ऐसिड)। कैल्केरिया फास बच्चा अत्यन्त दुबला पतला होता है, उसके शरीर की बनावट रुग्ण होती है, उम्र के अनुसार शरीर पुष्ट और उन्नत नहीं होता। उसका पेट धँसा हुआ अथवा बहुत ऊँचा, सिर बड़ा और हाथ पांव दुबले होते हैं, पसली की हड्डियां मानो गिनी जा सकती हैं, खोपड़ी की हड्डियां इतनी पलती होती हैं कि मानों ज़रा ही दबाने से टूट जायगी, अक्सर उसकी गर्दन और शरीर के अन्यान्य स्थान में गिलटियों की तरह गांठें होती हैं, दांत बहुत देर में निकलते हैं, रीढ़ की हड्डियों की कमज़ोरी के कारण वह चल नहीं सकता। ऐसी प्रकृति के बच्चों के लिए कैल्केरिया फास अमृततूल्य है। **रिकेट** (Ricket— अस्थि कोमलता रोग) में यह **ऐब्रोटेनम** और **साइलीशिया** के साथ तुलनीय है। **कैल्क-फास** का मल पीला होता है और मलत्याग के समय ज़ोर से आवाज़ होती हैं; **ऐब्रोटेनम** में क़ब्ज़ ज़्यादा रहता है और **साइलीशिया** में कठिन मल एक बार निकल कर फिर अन्दर चला जाता है।

बच्चों की तोंदी से ख़ूनू मिला हुआ रस चूने में यह लाभदायक है (पेशाब के निकलने पर, हायोस)।

उपर्युक्त प्रकृति के बच्चे के उदरामय या हैज़े में जब कि उसे दूध ज़रा भी नहीं पचता, कै़ कर देता है, लगातार दस्त आते हैं, सब्ज़ रंग के मल के साथ सफ़ेद सफ़ेद लसलसा पदार्थ मिला रहता है, मल गर्म और मलत्याग के समय हवा ख़ारिज होती है, जो कुछ पीता है मल के साथ निकल जाता हैं या कै़ कर देता है, बच्चे का चेहरा और आंखें बैठ जाती हैं, शरीर ठण्डा हो जाता है और मृत-देह की तरह सुस्त पड़ा रहता है, ऐसी अवस्था में कैल्केरिया फास लाभदायक है।

उपर्युक्त प्रकार से लगातार दस्त और कै़ होकर जब बच्चा हिलने डुलने की शक्ति से रहित हो कर सुस्त पड़ा रहता है तो ऐसी अवस्था में ताक़त लाने के लिए **चायना** उत्तम औषधि है। इस तरह के कै़ और दस्त होकर बच्चा यदि अचैतन्य दशा में रह कर केवल सिर को इधर उधर फेरता और दाँत पीसता रहे, जीवनशक्ति का ह्रास हो जाय; हाथ, पांव, नाक, सब ठण्डे पड़ जाय, दोनों पाँव अनिच्छापूर्वक अपने आप हिलते रहें, तो ऐसी अवस्था में ज़िङ्कम उपयोगी है, यह सब लक्षण हाइड्रोकेफेलस (Hydrocephalus) के हैं।

मानसिक लक्षण (Mental Symptoms)- रोगी के चित्त और दिमाग़ बहुत ही थके हुए और कमज़ोर मालूम होते हैं, दिमाग़ी मेहनत करने से वह हिचकिचाता है। **अपनी बीमारी के बारें में सोचने से उसकी तकलीफ़ बढ़ जाती हैं** (बैराइटा-कार्ब, हेलोन, अक्ज़ै-ऐसिड)। वह आलसी चित्त और चिड़चिड़ा मिज़ाज का होता है। रोगिणी अपनी चिन्ता के विषय पर बार बार सोचने के लिए एकान्त ढूँढ़ती है और मनुष्यों की भीड़ से दूर रहना पसन्द करती हैं; अपनी साधारण अवस्था पर असन्तुष्ट रहती हैं और एक स्थान से दूसरे स्थान को जाने की इच्छा होती रहती है। अनिच्छापूर्वक ठण्डी साँस लिया करती हैं। अशुभ समाचार, रंज, निराश प्रेम और सन्ताप से किसी प्रकार की बीमारी होने पर यह लाभदायक है। ठण्डी हवा में, शारीरिक और मानसिक मेहनत से, बैठ कर उठने से चक्कर आता है।

सिर दर्द (Headache)— विद्यार्थियों के सिर दर्द के लिए यह उत्तम औषधि है। बालक हमेशा स्कूल से सिरदर्द लेकर लौटता है, ज़रा से धक्का या दबाव से यहां तक कि टोपी के छू जाने पर दर्द में वृद्धि हो जाती हैं, ठण्डे पानी से धोने से आराम मिलता है, चुप-चाप और एकान्त स्थान पर लेटे रहना पसन्द करता है सिर में तपकन और जलन होती है। (नैट्रम म्यूर से मुकाबला करे)

पुराने ज़ुकाम में यह एक लाभदायक औषधि है। ठण्डे कमरे के अन्दर रहने से पतला ज़ुकाम बहता है (पल्स), गर्म कमरे के अन्दर और खुली हवा में ज़ुकाम बन्द हो जाता है। नाक से ख़ून आता है नाक के अन्दर का माँसार्बुद (Polypi) इस से अच्छा होता है।

रजोधर्म (Menses)— स्त्रियों के लिए कैल्क-फास से उत्तम और मित्र नहीं है। यौवन में जब कि शरीर की पुष्टि और वर्द्धन में देर होती है उस समय उसकी तकलीफ़ें इस औषधि से दूर होती हैं। प्रथम रजोस्राव के समय ठण्ड लग कर अक्सर कष्ट दायक मासिकधर्म होता है यदि इस औषधि से उसे आराम न किया जाए, तो चिर जीवन उसे कष्ट भोगना पड़ता है। रजोस्राव जारी होने के कई घन्टे पहले से जरायु, पेट और जांघ के बीच में अत्यन्त मरोड़ता हुआ दर्द होता है, जिसमें ख़ून का प्रवाह अच्छी तरह जारी हो जाने पर शान्ति हो जाती है। दर्द की तेज़ी के कारण पुकार पुकार कर रोती है। ख़ून बहुत ज्यादा, जमा हुआ और छिछड़ेदार होता है।

प्रदर स्राव (Leucorrhoea) अण्डे की सफ़ेदी की तरह दिन रात बहता रहता है। कोख (Pelvis) कमज़ोर और धँसती हुई मालूम होती है। पाख़ाना और पेशाब करते समय ऐसा मालूम होता है कि मानो ज़रायु योनिद्वार से बाहर निकल पड़ेगा। जरायु का माँसार्बुद (Polypus) इस से दूर होता है।

रमण-क्रिया करने के लिए प्रबल उत्तेजना होती है (अरगेनम, ग्रैटियोला, प्लैटिना)।

जो माता बार-बार कैल्केरिया-फास की प्रकृति के बच्चे को जन्म देती हो, ऐसी माता को इस औषधि का सेवन करना चाहिए, उसके बाद बच्चे बलवान और तन्दुरुस्त होने लगेंगे।

यह अक्सर देखा गया है कि कैल्क-फास रोगी बात करने या गाने के पहले हलक़ को साफ़ करने के लिए खंखार लेता है। आवाज़ बैठी हुई होती है, दिन रात सूखी कष्टदायक खाँसी आती है। तपेदिक की खाँसी के लिए यह एक विशेष लाभदायक औषधि है; छाती में सुई छिदता सा दर्द होता है, छाती दुबली हो जाती है, बलगम आसानी से नहीं निकलता, थूक के साथ खून मिला रहता है, सीने पर पसीना आता है। छूने से सीने में दर्द होता है, शरीर थरथराता है और धड़कन होती है। **कास्टिकम** की तरह छाती में घड़घड़ाहट होती है और कफ मुश्किल से निकलता है। पर्य्यायक्रम से भगन्दर और फेफड़े की बीमारी। (बर्ब)।

कमर और हाथ पाँव में वात का दर्द होता है, ठण्डे, तूफ़ानी मौसिम में हरकत करने से उसकी वृद्धि होती है, चुप-चाप और गर्मी में रहने से कम रहता है। अङ्गुलियों और पाँव के अंगूठों के गठिया में जो कि ठण्डे मौसिम में कष्टदायक होता है, यह लाभदायक है, घुटनों, लम्बी हड्डियों, पिंडलियों और पांव के अंगूठों में गठिया की ऐंठन और दर्द होता है। नीचे के धड़ में फटता हुआ और छिदता सा दर्द होता है। कैल्केरिया फास में नीचे का हिस्सा

घुटनों तक सदैव ठण्डा रहता है और इन्हीं हिस्सों में तकलीफ़ होती हैं।

रोगी समस्त दिन निद्रित अवस्था में रहता है। (नक्स-मस)। वह सुबह को ख़ूब तड़के नहीं उठ सकता।

सम्बन्ध (Relations) –बैर-का, कैल्क-कार्ब, फ्लोर -ऐसिड, आयोड, फास और साइली के साथ तुलना करो।

वृद्धि (Aggravation) -- नम, ठण्डा, परिवर्तनशील मौसिम में; पूर्वी हवा में ; दिमाग़ी मेहनत से; खाने के बाद।

ह्रास (Amelioration) – लेटने के बाद।

मात्रा (Dose) -- 1 से 3 शकित के विचूर्ण। प्रायः ऊँची शकितयां भी गुणकारी।

(103) कैल्केरिया सल्फयूरिका
(Calcarea Sulphurica)

Sulphate of Calcium.

कैल्केरिया सल्फ का गुण **हिपर सल्फर** के साथ मिलता-जुलता है। फ़र्क़ यह है कि फोड़े को पका कर फोड़ने में **हिपर** जिस क़दर उपयोगी पाया गया है कैल्केरिया सल्फ़ नहीं, मगर फोड़ा फूटने के बाद जब उसमें मवाद की अधिकता होती है तब मवाद के बनने को रोकने के लिए यह हिपर से अधिक लाभदायक पाया गया है। यह हिपर और साइलीशिया का मध्यवर्ती है। इसके मवाद की विशेषता यह है कि वह पीला, गाढा डलेदार होता है, क्षयकारी घाव (Tubercular ulcers) से मवाद को रोकने के लिए यह एक उत्तम औषधि है।

सम्बन्ध (Relations)— कैलेन्ड, हिपर, कैलि-म्यूर, साइलीशिया के साथ तुलना करो।

मात्रा (Dose) -- 2 से 3 शकित का विचूर्ण। चेहरे के चर्म-क्षय में बारहवीं शकित प्रभावकारी है।

(104) कैलेन्डयूला
(Calendula)

Marigold. *Compositæ.*

यह औषधि गेंदे की पत्तियों से बनाई जाती है। शरीर के क़िसी भी स्थान के चोट लग कर फटने और छितर बितर हो जाने पर कैलेन्डयूला का प्रयोग होता है। चोट लगने की प्रथमावस्था में इसका प्रयोग होने से न वह स्थान पक सकता है और न उस में मवाद पैदा हो सकता है। पुराने, सड़ते, गलते हुए घाव *(Gangrenous)* के लिये जिसमें से बदबूदार मवाद आता है यह विशेष लाभदायक औषधि है। जर्राहों द्वारा चीरे फाड़े हुए घाव में से अत्यधिक

पीब निकलने पर उसके लिए कैलेन्डयूला अमोध औषधि है।

घाव पर मूल अर्क से बना हुआ मरहम या गर्म पानी के साथ मिला कर लगाया जा सकता है और साथ ही इसी को होमियोपैथिक शक्तिकृत (Potentized) औषधि दी जा सकती है।

आर्निका–किसी स्थान में चोट लग जाय, मगर नसें और माँस न फटें तो **आर्निका** ही उसके लिए औषधि है।

हाइपेरिकम–अङ्गुली या शरीर का कोई भी स्थान किसी प्रकार यदि कुचल जाय और वहां की नसें फट जांय और बाँयटा (Opisthotonos) या जबड़े जम जांय (Tetanus or lockjaw) तो हाइपेरिकम विशेष उपकारी है।

लिडम–शरीर में कहीं पर चोट लगने से काला दाग़ पड़ जाने पर **लिडम** उसे दूर करता है। यदि किसी स्थान में खपाच, कील, सुई, पिन इत्यादि छिद जाय तो **लिडम** से उपकार होगा।

किसी स्थान के कुचल जाने पर **आर्निक** की तरह **हेमैमेलिस** और **रूटा** भी उपकारी हैं।

किसी तेज़ औज़ार जैसे अस्तुरा या छुरी से कट जाने पर **स्टैफिसैग्रिया** उपकारी है।

सम्बन्ध (Relations)— हिपर और सैल-ऐसिड के साथ पूरक (Complementary) सम्बन्ध।

मात्रा (Dose)-- मूलार्क से 3 शक्ति।

(105) कैलोट्रॉपिस जाइगैण्टिया

(Calotropis Gigantea)

Madar Bark

इस औषधि का प्रयोग उपदंश (syphilis) की चिकित्सा में मर्करी के बाद सफलता पूर्वक किया जा चुका है, श्लीपद रोग (elephantiasis), कुष्ठ (leprosy) तथा पेचिश की उग्र अवस्था में भी इसके प्रयोग से लाभ होता है।

इसके सेवन से चर्म में रक्त-संचालन की क्रिया बढ़ जाती है और धातु बदल जाती है, चमड़े के ऊपर के घाव या दाने आराम होकर रोगी उक्त रोग से छुटकारा पा जाता है। उपदंश के गौण लक्षणों में जहां मर्करी का व्यवहार किया गया हो और उससे कोई लाभ न हुआ हो, तो इस के सेवन से रोगी शीघ्र ही स्वस्थ हो जाता है। पेट के अन्दर गर्मी महसूस होना इसका एक उत्तम लक्षण है, मोटापा जबकि मास घटता है, पेशियां कठोर और ठोस होती चली जाती है।

सम्बन्ध - मर्क्यू, पोटेशि, आयो, बर्बेरिस, एक्वि, सर्सापै, इपिका से तुलना कीजिए।

मात्रा - 2 से 2 X, 5 बूंद तक दिन में तीन बार।

(106) कैम्फोरा
(Camphora)

Camphor. *Lauraceæ.*

कच्चे कैम्फर अर्थात कपूर की शीशी घरों में बड़ी बड़ी ख़राबियाँ पैदा करती हैं, क्योंकि कैम्फर हमारी ज़्यादातर दवाईयों के असर को नष्ट करने वाला है। होमियोपैथिक शक्तिकृत (Potentized) कैम्फर बहुतेरी शिकायतों को दूर कर सकता है। यह सभी जानते हैं कि हैज़े के करालग्रास से छुटकारा पाने के लिए कैम्पर एक अमोध औषधि है।

हैज़े में चावल धोए हुए पानी की तरह दस्त आते हैं, पुट्ठों में ऐंठन, सीने में मरोड़ होती हैं, शरीर ठण्डा और नीला पड़ जाता है, कुछ ओढ़ना नहीं चाहता और दुर्बलता के कारण रोगी की दशा गिरती (Collapse) जाती है।

कभी कभी बहुत ही कम दस्त होते हैं अथवा बिना किसी कै़ दस्त के रोगी का शरीर एकाएक ही ठण्डा हो जाता है और वह पक्षाघात रोगी की तरह बेहोश पड़ा रहता है। एशियाटिका कालरा (Asiatic Cholera) में एक ही दो दस्त होकर रोगी की मृत्यु होते हुए देखोगे, इसे सूखा हैजा कहते हैं।

रोगी कभी कभी बग़ैर प्यास के पानी मांगता है। इसमें अत्यधिक प्यास भी रहती है, थोड़े से पानी से रोगी खुश नही होता। पानी ठण्डा और काफ़ी नहीं मालूम नहीं होता, पानी पीते ही फ़ौरन कै़ हो जाती है, पेट में कुछ भी नहीं ठहरता, हर चीज़ की कै़ हो जाती है। जीभ नीली और ठण्डी, सांस ठण्डी शरीर से जो कुछ निकलता है सब ठण्डा होता है। सीने में से जो हवा निकलती है मालूम होती है कि मानो तहख़ाने से निकल रही है, जैसे कि **कार्बो-वेज** और **वेरट्रेम** में। ऐसी ठण्डी हालत में जलन होती है। **रोगी का बदन कितना ही ठण्डा क्यों न हो, तो भी शरीर पर कोई कपड़ा नहीं रख सकता** (Surface cold to the touch yet cannot bear to be covered; throws off all coverings) **ओढ़ाने से वह कपड़ा फेंक देता है,** यह कैम्पर का बड़ा ही सूचक लक्षण है। बर्फ़ की तरह ठण्डा होने पर भी सारे शरीर में जलन पड़ी रहती है। इस लक्षण पर **सिकेल** के साथ तुलना होनी चाहिए।

कैम्फर की तरह एशियाटिक कालरा में **क्यूप्रम** और **वेरेट्रम ऐल्बम** भी हमेशा हमारा साथ देते हैं। हाथ पांव में जितनी अधिक ऐंठन और मरोड़ होती है उतना ही **क्यूप्रम** उपयोगी होता है। जिस क़दर ज़्यादा कै़, दस्त और पसीना होते हैं, उसी क़दर हमें **वेरेट्रम** की याद आती है। शरीर का ठण्डा और सूखा होना कैम्फर का लक्षण है।

कैन्थैरिस की तरह **कैम्फर** में भी मूत्र-पथ और मूत्राशय में तकलीफ़ होती है। पेशाब करते समय जलन, कड़क होना, मुश्किल से पेशाब का उतरना, बार बार पेशाब की हाजत, कांखना और पेशाब का बूँद बूँद टपकना, यह सब इसके लक्षण हैं।

बूढ़े मनुष्य के जुकाम के लिए यह एक उत्तम औषधि है। 70/80 वर्ष के बूढ़े का जुकाम हो जाने पर , उसके सीने की घड़घड़ाहट से घर के लोग यही अनुमान कर लेते हैं कि शायद उसकी आख़री बीमारी है, क्योंकि यह घड़घड़हाट बढ़े हुए न्यूमोनिया की तरह होती है (ऐन्ट-टार्ट, ऐन्ट-क्रूड्, ऐमोन-कार्ब)। इस प्रकार के न्यूमोनिया में, जिसमें बुख़ार या गर्मी नहीं रहती, कैम्फर लाभदायक होता है।

कैम्फर रोगी को ज़रा ही में ठण्ड लग जाना उसकी धातुगत प्रकृति है। इसकी हाल की शिकायतों के साथ अत्यन्त प्यास रहती है और पुरानी शिकायतों में बिलकुल नहीं, जैसे **आर्सेनिक** की हाल की बीमारी में प्यास रहती है, मगर पुराने रोग में नहीं।

ज्वर (Fever)— अत्यन्त दूषित बुख़ार (Pernicious Fever) में जो हैज़े की गिरती हुई दशा के सदृश हो, कैम्फर का अवश्य प्रयोग होना चाहिए।

शीत (Chill)— जाड़ा बहुत मालूम होता है; ठण्डी हवा बरदाश्त नहीं होती; चेहरा नीला पड़ जाता है, हाथ पांव ठण्डे रहते हैं; बदन पर कपड़ा बरदाश्त नहीं होता।

उत्ताप (Heat)— बुख़ार बहुत ही हलका; प्यास नहीं रहती।

पसीना (Sweat) -- पसीना ज़्यादा और ठण्डा होता है; कमज़ोरी लाता है।

सम्बन्ध (Relations)— ऐकोन, आर्स, बेल, कैन्थ, क्यूप्र, कार्बो-वेज, सिकेल और वेरेट्रम-ऐल्बम के साथ तुलना करो।

वृद्धि (Aggravation)— रात के समय; अँधेरे में; हरकत से; ठण्डी हवा से।

ह्रास (Amelioration)— खुली हवा में; अत्यधिक पसीने से; बीमारी के बारे में चिन्ता करने से तकलीफ़ कम मालूम होती है।

मात्रा (Dose)-- मूलार्क, बुंद २ मात्राओं में, बार-बार दोहराते चले जायें शकितयां भी काम करती हैं।

(107) कैनाबिस इन्डिका

(Cannabis Indica)

Indian Hemp. Hashish. *Urticaceæ.*

भाङ्ग को कैनैबिस इन्डिका कहते हैं। हिन्दुस्तान में भाङ्ग का इस्तेमाल यथेष्ट है। दिमाग़ को ख़राब करने वाली इस से और दूसरी नशीली चीज़ नहीं है। इसका मतवालापन पीने वाले की प्रकृति पर निर्भर है; पीने वाले के विचार, अनुभूति और धारण शक्ति इतनी तीक्ष्ण हो जाती है कि अपनी कल्पनाओं को वह असीम रूप से अतिरंज्जित करता है, यदि उसके चित्त में कोई खुशी की बात आ गई, तो उसे ऐसा ख़्याल करता है कि मानो वह बैकुण्ठ ही का आनन्द अनुभव कर रहा है और यदि कोई कष्ट की चिन्ता चित्त में आ गई, तो उसे मालूम पड़ता है कि मानो वह दुःख के खोह में डाल दिया गया। वह उदास हो जाता है और रोने पीटने लगता

है। **कैनैबिस इन्डिका** रोगी की कल्पनायें बड़ी ही विचित्र और ध्यान देने के योग्य होती हैं। चित्त इस क़दर ख़ुश रहता है कि लगातार बातें करता रहता है (हायोस, लैक, स्ट्रैमो), तरह तरह की दिल्लगी और मज़ाक करता है, बेहद हँसता है। बेशुमार मिथ्या धारणायें चित्त में उदय हुआ करती हैं; उसका चित्त अपने वश में नहीं रहता, वह किसी बात को बाकायदा सोच नहीं सकता, एक बात को सोचते-सोचते दूसरी बात पर ध्यान चला जाता है और पहले की बात भूल जाता है विशेष करके **आख़री पंक्ति और शब्द याद नहीं आते**। नाना प्रकार का शब्द, घन्टे और गाने बजाने की आवाज़ उसे सुनाई देती है।

वह अपने को बहुत ख़ूबसूरत ख़्याल करता है, वह अपने को ईसा मसीह, राजा, स्वर्गीय मनुष्य, महापुरुष, जिरेफा (Giraffe), स्याहीदान, पत्थर की मूर्ति, गोलाकार, हवानाप (Barometer) , चैतन्यस्वरूप, बैकुण्ठवासी अर्थात मर गया है इत्यादि ख़्याल करता है, रोगिणी अपने को रानी ख़्याल करती है। रोगी ख़्याल करता है, मुझे किसी ने जादू किया हैं, मैं मर गया हूँ और मुर्दा ले जाने की गाड़ी में लेटा हूँ, चिथड़े पहने हुए हूँ, मैं मर जाऊँगा और लोग मुझे चीरेंगे फाड़ेंगे, मेरे नाख़ून रकाबी की तरह बड़े हैं, मानों मैं उड़ रहा हूँ, किसी पहाड़ के ऊपर से, गहरे खोह में मुझे गिरा दिया, नरक में हूँ, एक रेल का इञ्जन हूँ, मेरे चारों तरफ सौ मंजिल की हवेलियां खड़ी हैं, इत्यादि। जिस किसी से वह मिलता है वह ख़्याल करता है कि उसके चित्त में गुप्त दुःख है।

समय और स्थान की दूरी के बारे में वह बहुत बढ़ा कर कहता है, रोगी एक घन्टे को एक दिन की तरह और एक मिनट के रास्ते को एक घन्टे का रास्ता ख्याल करता है (Exaggeration of duration of time and extent of space; seconds seem ages, a few rods an immense distance)। जो वस्तु वह देखता है उसे बड़ी मालूम होती है, अपनी एक टांग, आंख की पलक बड़ी मालूम होती है। **आर्जेन्टम नाइट्रेट** में सिर्फ़ समय ही ज़्यादा मालूम होता है–दूरी नहीं।

खोपड़ी की हड्डी मानों एकबार खुलती है और एक बार बन्द होती हैं, ऐसे अनुभव के साथ सिर के दाहनी तरफ अत्यन्त दर्द होना इसका विशेष लक्षण है।

मूत्र-यन्त्र (Urinary Organs)— **कैनैबिस सैटाइवा** की तरह सुज़ाक की प्रथमावस्था में यह लाभदायक है। गुर्दे में सूजन और जलन के साथ दर्द होता है; गुर्दे में मीठा मीठा, सुई का सा छिदता हुआ दर्द होता है; बार बार पेशाब की हाजत होती है। पेशाब करने के पहिले, करते समय और बाद को पेशाब के रास्ते में जलन और चुभन होती है (कैन्थ,कैन-सैट)। इस औषधि से बेशुमार सुज़ाक के रोगी अच्छे हुए हैं। सुजाक में यदि लिङ्ग, अपने आप खड़ा हो और अत्यंत दर्द हो, तो यह लाभदायक है। पेशाब करने के बाद भी पेशाब बूँद बूँद टपकता है। सुज़ाक में पेशाब के साथ पीला मवाद आता है। स्त्री पुरुष दोनों ही में संगम की अत्यन्त इच्छा होती है।

पेशाब और पाख़ाने की जगह के बीच में एक ऐसी सूजन मालूम होती है कि मानो वह एक गोले पर बैठा हुआ है।

सम्बन्ध (Relations)— ऐगैर, बेल, कैन-सेट, कैन्थ, हायोस ओर स्ट्रैमो के साथ तुलना करो।

वृद्धि (Aggravation)— काफ़ी (क़हवा) से; खाते समय; शराब और तमाखू से; दाहनी तरफ।

ह्रास (Amelioration)— खुली हवा में; ठण्डे पानी से; स्थिर रहने से।

मात्रा (Dose) -- मूलार्क तथा निम्न शकितयां।

(108) कैनाबिस सैटाइवा
(Cannabis Sativa)

Hemp. *Urticaceæ.*

सन की पत्तियों से यह औषधि बनाई जाती है। **कैनैबिस इण्डिका** के साथ इस औषधि की तुलना करते समय ऐसा ख्याल आता है कि मानों दोनों के गुण क़रीब क़रीब एक से हैं। ये औषधियाँ अक्सर एक दूसरे के बदले व्यवहृत होती हैं। मानसिक और पेशाब के लक्षण क़रीब क़रीब एकसे है। खोपड़ी की हड्डियों के खुलने और बन्द होने का वहम दोनों औषधियों से आराम आता है।

सब बातें अजीब और झूठी मालूम होती हैं। रोगी ख़्याल करता है कि मानो स्वप्न देख रहा है; अपने आप को पहिचान नहीं सकता, ख़्याल करता है कि मैं कोई दूसरा शख़्स हूँ। लिखने और बोलने में ग़लितयाँ करता है, पढ़ता या सुनता कुछ है और समझता कुछ और है। कमरे में आवाज़ दूर से आती हुई मालूम होती है। जब वह खुद बोलता है उसे ऐसा अनुमान होता है कि मानों कोई दूसरा बोल रहा है। ऐसा ख़्याल आता है कि वह सिड़ी हो जायगा। ऐसा मालूम होता है कि शरीर के अन्दर चीटियाँ रेंग रही हैं। ऐसा मालूम होता है **कि मानों खोपड़ी की हड्डी एक बार खुल रही है और एक बार बन्द हो रही है** (ऐक्टिया, कैन-इन्ड)। ऐसा अनुभव होता है कि **शरीर के किसी विशेष स्थान पर या किसी स्थान से, जैसे सिर पर और गुदा,पेट, दिल से पानी की बूँद टपक रही हैं।**

सुज़ाक की प्रथमावस्था में इस से अधिक उपकारी औषधि बहुत कम देखने में आती है। सब्ज़ या पीला मवाद आता है, मूत्र-पथ में अत्यन्त दर्द होता है, रोगी टाँगों को फैला कर चलता है। **सारे मूत्र-पथ में सूजन मालूम होती है, छूने से दर्द होता है** (आर्ज-नाइट्र), **पेशाब करते समय विशेष करके पेशाब करने के बाद ही जलन होती है। पेशाब न करने के समय मूत्र-पथ के अग्रभाग में जलन होने के कारण बार-बार पेशाब की हाजत होती है।** जब पेशाब नहीं करता उस समय कड़क और टीस चलती रहती है। **लिङ्ग के खड़े होने पर बेहद तकलीफ़ होती है।**

गाढ़ी पीब बन्द हो कर पतली पड़ जाने पर, सुज़ाक पुराना हो जाने पर ग्लीट (Gleet) की सूरत में रह जाता है उस वक्त **कैलि-आयोड, पल्सेटिला, आर्ज-मेट, नेट्रम-म्यूर, सल्फ़र** आदि औषधियों का लक्षणनुसार प्रयोग करना चाहिए। **पल्सेटिला** और **सिपिया** का मवाद गाढ़ा होता है। ग्लीट की अवस्था में जलन की अधिकता रहने पर **सल्फ़र** विशेष उपयोगी औषधि है। लिङ्ग का अपने आप खड़ा होना और उसमें दर्द होना **कैन्थैरिस** और **कैनैबिस** दोनों में है, फ़र्क़ यह है कि कैनैबिस में लिङ्ग की चोटी पर सूजन और दर्द रहता है, कैन्थैरिस में यह बात नहीं रहती।

कैनैबिस में पेशाब के साथ ख़ून बहुत कम रहता है और पेशाब करने के बाद जलन अधिक नहीं रहती, **कैन्थैरिस** में ख़ून अधिक जाता है और जलन पेशाब करते समय होने के अतिरिक्त पेशाब करने के बाद भी रहती है। कैन्थैरिस में पेशाब बूँद-बूँद टपकता है और निकलने में अटकता सा मालूम होता है। **टेरेबिन्थ** में ख़ून अधिक जाता है।

इसमें एक प्रकार दमे की बीमारी होती है जो कि मूत्राशय की तकलीफ़ के साथ सम्बन्ध रखता है, रोगी हाँपता है, उसका दम घुटता सा मालूम होता है, छाती मानो जकड़ी हुई है, दरवाजे और खिड़कियां खुली रखना पसन्द करता है।

सम्बन्ध (Relations)— एपिस, कैन-इन्ड, कैन्थ, कोपेवा, नक्स-वोम और टेरेब के साथ तुलना करो।

मात्रा (Dose)– मूलार्क से तीसरी शकित। हकलाहट में 30वीं शकित।

(109) कैन्थैरिस
(Cantharis)

Spanish Fly. *Cantharideæ.*

गुर्दा, मूत्राशय और चर्म के ऊपर कैन्थैरिस का अधिक प्रभाव होता है। शरीर के किसी भी स्थान में जल जाने की तरह जलन, पेशाब में जलन, रक्त-पेशाब, हलक़ और पेट में जलन इत्यादि इसके चरित्रगत लक्षण हैं। केवल पेशाब की तकलीफ़ों के लक्षणों के आधार पर कठिन से कठिन रोग इससे आरोग्य होते हैं।

पेशाब करने के पूर्व, बाद और पेशाब करते समय पेशाब के रास्ते में अत्यन्त कष्टदायक काटता हुआ दर्द और जलन का होना (Violent buning, cutting pains in urethra before, during and after urination; कैन-सैट) इसका सर्वप्रधान लक्षण है। मूत्राशय (Bladder) में अत्यन्त दर्द होता है और बार बार पेशाब की हाजत होती हैं; पेशाब रुक-रुक कर और बूंद बूंद होता है; पेशाब फट कर दो धार में होता है। पेशाब सुर्ख़, मानो ख़ून मिला हुआ; ख़ून का पेशाब (आर्स, मिलेफ़ो); स्याह रंग का और धुँधला होता है।

सुज़ाक (Gonorrhoea) में ख़ून का पेशाब, पेशाब करने के पूर्व, करते समय और करने के बाद पेशाब के रास्ते में जलन, बार बार पेशाब की हाजत, बूँद बूँद पेशाब का होना, कामेन्द्रिय की तकलीफ़देह उत्तेजना (Chordee), पेशाब के साथ सफ़ेद सफ़ेद छिछड़ा निकलना इत्यादि कैन्थरिस के लक्षण हैं।

कैन-सैट और कैन-इन्ड–सुज़ाक का मवाद गाढ़ा और पीले रंग का होता है, पेशाब करते समय जलन और इन्द्रिय के अग्र-भाग यानी सुपारे में सूजन होती है। **कैनैबिस** में कामेन्द्रिय की उत्तेजन, (Chordee) सब से अधिक और कैन्थैरिस में बार बार पेशाब की हाजत और कांपना अधिक रहता है। समय की दीर्घता ख़्याल करना ही **कैन-इन्ड** का विशेषत्व है।

इक्विसिटम में मूत्र वेग और रक्त-स्राव **कैन्थैरिस** से कम रहता है, मगर पेशाब में अधिक मवाद मिला रहता है और अनिच्छा से पेशाब लगातार टपकता रहता है।

स्त्रियों के कष्टदायक पेशाब के साथ गाढ़ा मवाद मिले रहने पर **यूपेटोरियम परप्यूरियम** अधिक हितकारी है, मगर **यूपेटोरियम** में ख़ून नहीं रहता, पेशाब के साथ मवाद का अंश ही अधिक रहता है।

बालकों के पेशाब की बीमारी में तकलीफ़ के कारण बेचैन होकर तड़पने से **पेट्रोसेलिनम**-बालकों के पेशाब की तकलीफ़ में **डेरिफ़ोरियम** भी उपयोगी है, मगर इस में **पेट्रो** की तरह बेचैन होकर तड़पता नहीं। बालकों के कष्टदायक के साथ रेत निकलने पर **सार्सापैरिला।**

बहुत देर तक बैठ कर काँखने पर पेशाब निकलने और रह रह कर रुक जाने के लक्षण पर **क्लिमैटिस** अनुकूल औषधि है; **कोनायम** में रुक रुक कर पेशाब निकलता है मगर कोनायम के पेशाब में पीब रहती है**, क्लिमैटिस** में लुआब सा मिला रहता है।

पेशाब के रास्ते में सुई के चुभने की तरह दर्द के साथ गाढ़ी पीली रंग की पीब आने पर कैप्सिकमः मूत्र-पथ के सूजन के साथ पीब आने पर **कोपेबा** उपयोगी है।

रात्रि में अनिच्छा से **कामेन्द्रिय** की अत्यन्त उत्तेजना का लक्षण **थूजा** में है; कैथैरिस में **कामेन्द्रिय की उत्तेजना** से पेशाब रुक जाता है, थूजा में यह बात नहीं होती। **थूजा** में पेशाब की सख़्त हाजत के साथ बूँद बूँद पेशाब निकलता है, कभी पेशाब के साथ ख़ून निकलता है, मूत्र-मार्ग में ख़ुजली होती है, मवाद का रंग सब्ज़ या पीला-सब्ज़ा मिला हुआ होता है, इसमें रात्रि में कामेन्द्रिय की उत्तेजना अधिक बढ़ती है, इससे नींद में बाधा पहुँचती हैं। सुज़ाक की बीमारी से बार बार आक्रान्त होने वाले रोगी के लिए यह सब औषधियां उपकारी हैं।

पेट्रोसेलिनम में पेशाब की हाजत एकाएकी होती हैं, रोगी उसे क्षण भर भी रोक नहीं सकता, पेशाब करते समय अत्यन्त जलन और तकलीफ़ होती है।

सार्सापैरिला में पेशाब के ख़त्म होते समय जलन होती है, पेशाब करते समय या उसके पूर्व ज़रा भी तकलीफ़ नहीं होती।

मूत्राशय के दर्द के कारण घुटनों के बल चलने पर विवश होने और दर्द जांघों तक फैलने पर **पैरेरा ब्रेवा; दर्द** कमर और जांघ ही में रहने पर **बर्बेरिस** अधिकतर उपयोगी है।

मर्क्यूरियस-साल में मवाद का रंग सब्ज़ होता है और उसकी मात्रा में रात्रिकाल में वृद्धि होती है।

मर्क्यूरिस-कार में कैन्थैरिस की तरह हाजत, कांखन, लगातार जलन और सूजन रहती है, मगर पेशाब के बाद कांखन कैन्थरिस की अपेक्षा **मर्क्यूरियस-कार** में अधिक होती है।

पल्सेटिला में पेशाब के बाद बहुत ही कम जलन रहती है, पेड़ू के नीचे कष्टदायक दर्द और भारीपन रहता है, एखराज गाढ़ा और पीला या सब्ज़ रंग का होता है।

आर्जेन्टम नाइट्रिकम का एखराज मवाद की तरह गांढ़ा होता है, मूत्र मार्ग में जलन और दर्द रहने पर इसे **कैन्थेरिस** के बाद प्रयोग करना चाहिए।

सल्फ़र रोग के पुराना होकर ग्लीट में परिणित होने पर उपयोगी है। इसके विशेष लक्षणों पर ध्यान रखना चाहिए।

पथरी (Gravel) की बीमारी में इसका प्रधान लक्षण जलन, बार बार पेशाब की हाजत, कांखन इत्यादि रहने पर कैन्थैरिस उपकारी है।

रक्त-पेशाब या पेशाब के साथ खून मिला रहने पर **टेरेबिन्थिना** से विशेष उपकार होता है।

मूत्र-शूल (Renal colic) अर्थात गुर्दे की बीमारी में बहुत ज्यादा ख़ून के निकलने पर **औपियम** उपयोगी है।

। **इरिसिपिलस** (Erysipelas) में **आर्सेनिक, एपिस** और कैन्थैरिस लक्षणनुसार उपयोगी हैं, इन तीनों औषधियों में जलन है। **एपिस** की सूजन शोथ (Dropsy) की तरह होती है, कैन्थैरिस में फफोले की तरह, **एपिस** में डंक मारने की तरह दर्द होकर जलन होती है; कैन्थैरिस में बेहद जलन होती है और जलन के कारण रोगी बहुत ही बेचैन हो जाता है और रोने लगता है। **आर्सेनिक** की जलन के साथ बेचैनी और प्यास रहती है, एपिस में प्यास नहीं रहती ; **आर्सेनिक** रोगी गर्मी पसन्द करता है औप **एपिस** रोगी ठण्डी हवा। **रस-टाक्स** में भी फलका और जलन रहती है। जब कि इरिसिपिलस चेहरा, नाक और पलकों तक पहुँच जाता है, तब ऐसी अवस्था में अक्सर **रस-टाक्स** का ही प्रयोग हुआ करता है, मगर जब यह बहुत ही भयंकर रूप धारण करता है तब **रस-टाक्स** की अपेक्षा कैन्थैरिस ही अच्छा होगा। रोगी को जब दूसरी बार देखने जाओगे तो देखोगे कि इतने अल्प समय के अन्दर इरिसिपिलस का रंग स्याह पड़ गया है और ऐसा मालूम होता है कि मानो सड़ना शुरू हो गया है। कैन्थैरिस में इरिसिपिलस का स्थान में ज़रा ही छू जाने से अत्यन्त दर्द होने लगता है और आग की तरह जलने लगता है, रस-टाक्स में यह बात नहीं होती। चाहे कितना ही आहिस्ते से क्यों न छुआ जाय, **कैन्थैरिस** के छालों में आग की तरह जलन पड़ती है।

गर्भपात या प्रसव के बाद यदि खेढी (Placenta) सम्पूर्णरूप से न निकले और उसका कुछ अंश अन्दर रह जाय तो **कैन्थैरिस** द्वारा वह निकल जायेगा।

ख़ूनी पेचिश (Dysentry) के साथ पेशाब करते समय यदि जलन, बार बार पेशाब की हाजत और काँखन रहे और खून से मिले हुए दस्त के साथ छोटे छोटे मांस के टुकड़ों की तरह कुछ पदार्थ रहे, अत्यन्त दस्त की हाजत और पेट में मरोड़ इत्यादि लक्षण रहें, तो **कैन्थैरिस** का प्रयोग करना चाहिए। कोई भी बीमारी क्यों न हो, यदि इसका चरित्रगत लक्षण रहे, तो **कैन्थैरिस** से हमेशा उपकार होगा।

कैन्थैरिस रोगी बड़ा ही लज्जाहीन होता है, कामेन्द्रिय की बातें किया करता है। रोगी को चारों ओर पीलापन नज़र आता है, मानो पाण्डुरोग हो गया है।

कैन्थैरिस की प्रकृति प्रचण्डता, तेज़ी और प्राणनाशकता है। **कैन्थैरिस, कैम्फ़ोरा, लारोसिरेसस, ओपियम** आदि प्रचण्ड प्रकृति की औषधियां हैं। ऐकोनाइट सारे रोगों को आक्रमण करता है, परन्तु कैन्थरिस शरीर के सिर्फ़ किसी एक विशेष अंश को ही नष्ट करने के लिए डराता है। **आर्सेनिक** की तरह **कैन्थैरिस** में उतना मृत्यु-भय नहीं होता।

ज्वर (Fever) और रोगों की तरह ज्वर में भी इसके सूचक लक्षण मूत्राशय और मूत्र-पथ में जलन और तेज़ दर्द रहना चाहिए।

पानी पीने से जाड़ा मालूम होता है मगर बुखार तेज़ नहीं होता, पसीने में पेशाब की बू आना इसका एक विशेष लक्षण है। पानी पीने से मूत्राशय के दर्द में वृद्धि होती है। माँस खाने की प्रबल इच्छा, इसका एक विशेष लक्षण है।

आग से जलकर फफोला पड़ जाने के पहिले और उसके बाद कैन्थैरिस उपयोगी है। यदि फफोला फूट न गया हो तो कैन्थैरिस का कोई भी शक्ति ऐलकोहाल (Alcohol) के साथ मिलाकर सोल्यूशन (Solution) बना कर, उसके ऊपर लगाकर रुई से ढक रखने से फ़ौरन दर्द में चैन पड़ जाता है और अक्सर फफोला भी नहीं पड़ता। अगर फफोला फूट गया तो उबले हुए या खिंचे हुए पानी में उसे मिलाकर लगाना चहिए और दोनों हालतों में साथ ही साथ ऊंची शक्ति की दवा रोगी को पीने को देनी चाहिए।

सम्बन्ध (Relations)-- एपिस, आर्स, इक्विस और मर्क के साथ समगुण सम्बन्ध।

वृद्धि (Aggravation)-- तेल और काफ़ी से; ठण्डा पानी पीने या देखने से (**लाइस;स्ट्रैमों**); दिन में और आधी रात के बाद।

ह्रास (Amelioration)-- गर्मी से; रगड़ने से; लेटने से।

नोटः- मुझे एक वयस्क महिला के देखने को बुलाया गया। रोगिणी ने बताया कि उसे मासिक रजः स्राव हो रहा है जो बहुत थोड़ी मात्रा में और केवल 1 या दो दिन होता है। रजः स्राव बन्द होने के तीसरे दिन उसे मूत्र त्याग में (मूत्रत्याग के पहिले, त्यागते समय एवं बाद में) बहुत जलन होती है और मूत्र द्वार पर (Urethral orifice) पर ठण्डा पानी डालने से कुछ आराम मालूम होता है।

मुझे बुलाने का कारण यह था कि दो दिन बाद होने वाली भयंकर जलन न होने पाये।

मैंने अपने ज्ञान की कमी के कारण कैन्थरिस का सम्बन्ध मासिक धर्म से न समझते हुए केवल उस होने वाली जलन को रोकने के लिये उसी समय कैन्थरिस 200 शक्ति की दो पुड़ियाँ 5-5 मिनट के अन्तर से दीं।

परिणामः 1. परिणाम यह हुआ कि 8-10 घण्टे बाद ही उसे खुल कर रजः स्राव हुआ और दो दिन बाद होने वाली जलन लेशमात्र भी नहीं हुई।
2. उन्होंने दवा रोक दी, अतः मासिक स्राव अगली बार भी थोड़ा हुआ। अतः फिर वही औषधि दी गई, और वही परिणाम हुआ।

मात्रा (Dose)-- 6 से 30वीं शक्ति। दोहराई जा सकती है।

(110) कैप्सिकम
(Capsicum)

Cayenne Pepper. *Solanaceæ.*

काली मिर्च को कैप्सिकम कहते हैं। श्लैष्मिक झिल्ली पर ही इसका प्रभाव अधिक पड़ता है, जैसे नाक, मुँह, हलक़ अन्नबहा नली (Alimentary canal) गुदा, मूत्र-पथ आदि। समस्त प्रादाहिक अवस्थाओं (Inflammatory conditions) **में यदि किसी स्थान में उस प्रकार की जलन हो, जैसा पिसी हुई मिर्च लग जाने से होती है** (Burning and smarting sensation, as from cayenne pepper) तो वह कैप्सिकम का सूचक लक्षण है। इसकी जलन में विशेषता यह है कि **आर्सेनिक** की तरह उष्णता से नहीं घटती। इसके रोगी को ठण्ड बहुत लगती है। जरा सी हवा भी सहन नहीं होती।

नाक के अन्दर अत्यन्त सरसराहट, छींक और जलन के साथ ज़ुकाम में यह उपयोगी है। यदि कान बहुत दिनों से मवाद देता हो और उसका परदा फट गया हो, तो इससे लाभ होगा। ज़ुबान, होंठ और मुँह के अन्दर मिर्च लग जाने की तरह जलन होने पर इससे जाती रहेगी (आइरिस)।

टान्सिलाइटिस (Tonsillitis)— गले की कौड़ी बढ़ जाने पर और उसमें मिर्च की तरह जलन पड़ने पर यह लाभदायक है। कोई चीज़ खाने या पीने से जलन में वृद्धि होती हैं और हलक़ में सङ्कोच (Constriction in the larynx) होने के कारण तुरन्त कै़ हो जाती है।

ज़ोर से खाँसने ही से यदि रोगी को फ़ेफ़ड़े से अत्यन्त दुर्गन्ध आती हुई मालूम हो, तो कैप्सिकम उसे दूर कर देगा (क्रोकस, सैंग्वि), मगर मामूली तौर पर साँस चलने पर यह बात नहीं मालूम होती।

वर्षा ऋतु के पेचिश में कैप्सिकम उपकारी है। दस्त के साथ गुदा में जलन होती है (आर्स, आइरिस, नाइट्र-ऐसिड), मल में ख़ून मिला रहता है, अत्यन्त ऐंठन होती है (मर्क), रोगी

को प्यास बहुत लगती है, मगर **प्रत्येक बार पानी पीते ही जाड़े का लगना** (After every stool thirst, and after every drink shivering) इसका बड़ा ही विश्वास योग्य लक्षण है।

अजीर्ण (Dyspepsia) - रोग के लिए यह एक उत्तम औषधि है। बहुत से मनुष्य अधिक गर्म मसाला खाने के आदी हो जाते हैं, कुछ समय पश्चात् उनका मेदा उसे और बरदाशत नहीं कर सकता, वे जो कुछ खाते हैं उसे हजम़ नहीं कर सकते, खाने के बाद सीने में जलन होती है, खट्टी डाकरें आती हैं, जी मिचलाता है, सिर में दर्द होता है, उनके लिए यह एक उत्तम औषधि है।

सुज़ाक (Gonorrhoea) - का रोग पुराना पड़ जाने पर जब स्राव (Discharge) ज़्यादा नहीं रहता, दो एक बूंद चिपचिपा गोंद की तरह ग्लीट (Gleet) की अवस्था में इन्द्री के मुँह में चिपका रहता है और सुबह छेद बन्द हो जाता है और पेशाब करते समय यदि मिर्च लग जाने की तरह जलन रहे, तो कैप्सिकम लाभदायक होगा। **सिपिया और कैलि-आयोड** इस प्रकार की ग्लीट में फलप्रद है; सिपिया का स्राव पीले रंग का होता है, मगर इसमें जलन या किसी प्रकार की तकलीफ़ नहीं रहती।

ज्वर (Fever) –इस में बुख़ार आने का समय प्रत्येक दिन शाम के 5 से 6 बजे के अन्दर होता है। जाड़ा चढ़ने के पहिले प्यास लगती है (चायना, यूपेटो, नेट्रम-म्यूर), मगर हड्डियों में दर्द नहीं रहता।

शीत (Chill) - अत्यन्त प्यास लगती है, मगर पानी पीने से और भी कपकपी मालूम होती है। पीठ के दोनों पखौड़ों के बीच में जाड़ा आरम्भ होता है, पीठ को सेंकने से आराम मालूम होता है।

गर्मी (Heat) - प्यास नहीं रहती, हरकत से आराम मालूम होता है। बुखार और खाने के बाद रोगी निंदासा हो जाता है (एपिस, पाडो)।

पसीना (Sweat)- प्यास नहीं रहती, जाड़े के बाद पसीना आता है, पसीना के साथ गर्मी रहती है (ऐन्ट-क्रूड)हरकत से आराम मिलता है।

कैप्सिकम ऐसे रोगियों के लिए उपयोगी है जो कि मोटे, सुस्त, गन्दे, भद्दे, बेढंगे और चिड़चिड़े मिज़ाज के हों, हलके बाल और नीली आँख के हों और जो खुली हवा न पसन्द करते हों। बूढ़ें मनुष्य, जिनकी जीवन शक्ति बिलकुल घट गई हो, जिन पर औषधि असर न करती हो, उन पर औषधि की प्रतिक्रिया (Reactions) लाने के लिए **कैप्सिकम** का प्रयोग हुआ करता है।

सम्बन्ध (Relations) - आर्ज-नाइट्र, आर्स, बेल, कैलेड, कैन्थ, चायना , क्रोट, इग्ने, लाइको, मर्क-कार, पल्स और रस-टाक्स के साथ तुलना करो।

वृद्धि (Aggravation)- खाने और पीने से, ठण्डी खुली हवा में, आधी रात के बाद।

ह्रास (Amelioration)-गर्मी से; दिन के समय।

मात्रा (Dose)- तीसरी से छठी शक्ति।

(111) कार्बो ऐनिमैलिस (Carbo Animalis)

Animal Charcoal

बैल की खाल को जला कर यह औषधि बनाई जाती है। गम्भीर क्रिया करने वाली औषधियों में से कार्बो ऐनिमैलिस एक औषधि है। ऐसे रोगों के लिए उपयोगी पाई गई है, जो कि अज्ञातरूप से धीरे धीरे बढ़ कर पुराने पड़ जाते हैं और जीवन को सङ्कटापन्न कर देते हैं। कार्बो ऐनिमैलिस में शरीर की गिलटियां विशेषतः बग़ल, जांघ, सीना इत्यादि की गिलटियां सूज जाती हैं और पक कर पीब देने लगती हैं। सुज़ाक और आतशक की गिलटी अत्यन्त सख़्त हो जाने पर यह लाभदायक है। चीरे जाने के बाद यदि आतशक की गिलटी का घाव न सूखता हो और उसके चारों और अत्यन्त सख़्ती रहे, तो इससे विशेष लाभ होगा। **बैडिऐगा, हिपर-सल्फर, मर्क्यूरियस, मर्क्यूरियस-आयोड, मर्क्यूरियस-बिन-आयोड** भी आतशक की गिलटियों की सूजन में उपकारी हैं। पारे के दुरुपयोग के बाद आतशक की गिलिटयों में सूजन रह जाने पर और रोगी के क्रमशः रक्तहीन हो जाने पर कार्बो-ऐनिमैलिस उपकारी है। चेहरे और शरीर पर तांबे के रंग की छोटी छोटी बेशुमार फुन्सियां (Acne rosacea) निकलने पर इसके प्रयोग से दूर हो जावेंगी। यह रोगी खुली हुई ठण्डी हवा पसन्द नहीं करता।

कैन्सर (Cancer)—स्त्रियों के स्तन या गर्भाशय (Uterus) के कैन्सर में यदि स्तन की गिलटियों में सूजन और गर्भाशय का मुँह अत्यन्त सख़्त रहे और उसमें अत्यन्त जलन और दर्द हो (कोन) और ख़ून जाता हो, तो कार्बो ऐनिमैलिस उपयोगी है। अत्यन्त दुर्बल स्त्री जिसके गर्भाशय में टयूमर (Tumour) और सूजन हो और उसके साथ रजोधर्म की ख़राबी रहे, तो इसे प्रयोग करना चाहिए।

कार्बो ऐनिमैलिस में रजोधर्म, प्रदर और दस्त की बीमारी में अत्यधिक कमज़ोरी आ जाती है (आर्स)। रजोधर्म होने पर रोगिणी इस क़दर कमज़ोरी मालूम करती है कि वह बात तक नहीं कर सकती (ऐलूम, कक्यू)। इसमें एक बात याद रखने की है कि इसका रजोस्राव सिर्फ़ सुबह ही को होता है।

इसमें यह एक अद्भुत लक्षण है कि जब कभी प्रसूता बच्चे को स्तन पिलाने के लिए छाती से लगाती है, तो उसे मालूम होता है कि उसका पेट मानों अन्दर की ओर धँसता जा रहा है और वह बच्चे को हटा लेने के लिए मजबूर होती है।

सड़ी मछली या सड़ी सब्ज़ी के खाने से बदहज़मी में यह अक्सर हितकारी है (कार्बो-वेज, सिपा)।

इसमें जोड़ें इस क़दर कमज़ोर होती हैं कि ज़रा ही मेहनत करने से उनमें सहज ही में मोच आ जाती हैं (लिडम); ज़रा ही चलने फिरने से टख़्ने घूम जाते हैं। मामूली हलका बोझ उठाने पर भी आसानी से मोच आ जांती है।

ज्वर (Fever) –जो बुख़ार शरीरगत धातु (Constitution) से सम्बन्ध रखता हो, उस में कार्बो ऐनिमैलिस उपयोगी हैं, जैसे गिल्टी सूज कर पक जाने पर, उसका निर्दोष पीव दूषित हो जाने पर।

इसके शीत और उत्ताप की तुलना में पसीना इतना ज़्यादा होता है कि रोगी को बहुत ही दुर्बल कर देता है। रात के समय बद्बूदार पसीना आता है; बिछौने की चादर में पीला दाग़ पड़ जाता है।

सम्बन्ध (Relations) –कैल्के-फास के साथ पूरक (Complementary) सम्बन्ध।

बैड. ब्रोम, कार्बो-वेज, फास, सिपि और सल्फ के साथ समगुण सम्बन्ध।

वृद्धि (Aggravation)- हजामत बनवाने के बाद (हजामत बनवाने के बाद कमी-ब्रोम); ज़रा छू जाने से ; आधी रात के बाद।

ह्रास (Amelioration) –गर्मी से; खाने से।

मात्रा (Dose) – 3 से 30 शक्ति।

(112) कार्बो वेजिटैबिलिस (Carbo Vegetabilis)

Vegetable Charcoal.

लकड़ी के कोयले (Birch wood) से यह औषधि बनाई गई है, इसे होमियोपैथी की विधि के अनुसार शक्तिकृत (Potentized) करने पर इसकी गुप्तशक्ति इस. क़दर जग उठती है कि वह बड़े बड़े कठिन रोग में रोगी को मृत्यु के करालग्रास से छीन लेने में समर्थ होती है। यह औषधि महात्मा हैनिमैन का स्मारक चिन्ह स्वरूप है (It is great monument to Hahnemann) यह गम्भीर क्रिया करने वाली, दीर्घकाल स्थायी और ऐन्टि-सोरिक (Anti-psoric) औषधि है। किसी भी कठिन बीमारी की शेषावस्था मे जब कि जीवन शक्ति अत्यन्त घट जाती है, सारा शरीर ठण्डा पड़ जाता है, शरीर में से ठण्डा पसीना आने लगता है, ठण्डी सांस चलने लगती हैं, जुबान ठण्डी पड़ जाती हैं, हाथ पाँव बर्फ़ की तरह ठण्डे हो जाते हैं, चेहरा विकृत हो जाता है, आवाज़ बन्द हो जाती है और रोगी मृतवत् पड़ा रहता है, ऐसी अवस्था में कार्बो-वेज मृत सजीवनी की तरह अपना असर दिखाती है।

यदि कोई रोगी अपने रोग का इतिहास कहते हुए तुम से कहे कि जब से मुझे अमुक कठिन रोग हुआ था, तभी से मेरी तबीयत सुधरती नहीं (Never well since), जैसे कोई कहे कि बचपन में ख़सरा, कुकर खाँसी या इन्फ्लूयेन्ज़ा (Measels, whooping cough or influenza) होने के बाद ही से मुझे दमे की बीमारी हो गई है, या कोई कहे कि किसी समय अत्यन्त शराब पीने की आदत के बाद ही से अजीर्ण रोग हो गया है, या कोई कहे कि कितने ही वर्ष गुज़र चुके हैं जब में घोड़े पर से गिर पड़ा था या किसी मकान पर से गिर पड़ा था या और किसी प्रकार की चोट लग गई थी (आर्नि), तभी से मुझे यह शिकायत हो गई है, या कोई कहे कि टायफायेड ज्वर के बाद ही से मुझे यह शिकायत चली आ रही है (सोरि) तो यह सुनते ही कार्बो-वेज को स्मरण करना चाहिए, इसकी क्रिया बहुत ही गूढ़ होती है और बीमारी के कारण को दूर करती है।

कार्बो-वेज रोगी बहुत ही चिड़चिड़े मिज़ाज का होता है (ब्रायो, कैमो), हर एक बात में बेपरवाह होता है, स्मरण शक्ति बहुत कमज़ोर होती है। बच्चों को रात के समय भूत प्रेत का भय होता है। कार्बो-वेज रोगी के हाथ पांव की नसें बहुत मोटी होती हैं (The extremities have varicose veins) नसें, इतनी मोटी नज़र आने का कारण यह है कि नसों के अन्दर खून जमा रहता है और उसका सञ्चालन नियमित रूप से नहीं होता (Sluggish circulation) ।

पंखे की हवा की प्रबल इच्छा (Desires to be constantly fanned)—रोगी को लगातार पंखे की हवा की इच्छा होना, कार्बो-वेज का सर्व प्रधान लक्षण है। बुख़ार, हैज़ा या कोई भी रोग क्यों न हो, यदि रोगी सदैव यही चिल्लाता रहें कि मुझे पंखे की हवा करो, तो सर्व प्रथम कार्बो-वेज का प्रयोग होना चाहिए। मुँह के सामने पंखे से खूब ज़ोर से हवा करने को कहने से कार्बो-वेज और पंखे को दूर रख कर या धीरे-धीरे पंखा करने को कहने से **लैकेसिस** उत्तम औषधि है।

हैज़े में जब कि नाना प्रकार की चिकित्सा और औषधादि से कोई लाभ नहीं होता, रोग अपनी चरमावस्था में पहुँच जाता है, हाथ पैरों में ऐंठन नहीं होती, रोगी में हिलने-डुलने की शक्ति नहो रहती , नब्ज़ बहुत क्षीण हो गई हो, कै दस्त भी बन्द हो गए हों, शरीर से ठण्डा पसीना निकलता हो, हाथ पाँव बिल्कुल बर्फ़ की तरह ठण्डे हो गए हों, ठण्डी साँस चलती हो, कान,नाक, ज़बान ठण्डी हो गई हो, शरीर नीला पड़ गया हो, रोगी मृत देह की तरह कभी होश में और कभी बेहोश पड़ा रहता हो, तो ऐसी गिरी हुई अवस्था (Collapsed stage) में से प्रत्येक दिन असंख्य रोगियों को कार्बो-वेज द्वारा मृत्यु मुख से उद्धार किया जाता है। यह सभी जानते हैं कि पहले हैज़े की मृत्यु संख्या कितनी भयङ्कर थी, परन्तु होमियोपैथिक चिकित्सा से मृत्यु संख्या बहुत घट गई है। हैज़े में होमियोपैथी की सुख्याति तो एक साधारण मनुष्य भी जानता है।

ऐलोपैथिक चिकित्सा में तो आज-कल क़रीब क़रीब प्रत्येक रोग में **इनजेक्शन** की धूम हो रही है। हैज़े में भी सेलाइन इन्जेक्शन (Saline injection—नमक मिला हुआ पानी) की ख़ूब भर-मार देखी जाती है। कुछ वर्ष पहले कलकत्ता मेडिकेल कालेज के प्रोफेसिर सिर लियोपोल्ड राजर्स साहब ने सर्व प्रथम यह परामर्श दिया था कि हैज़े में कै दस्त इत्यादि द्वारा रक्त का तरल पदार्थ निकल कर ख़ून जम जाने पर, इन्जेक्शन द्वारा नमक का पानी नसों के अन्दर भर देने के कुछ काल के लिए रक्त की तरलता सम्पादित होकर सिर्फ़ ख़ून के संचालन में सुविधा हो जाती है। उनके मत से इन्जेक्ट करने के पहले प्रत्येक रोगी के ख़ून का वेग (Blood pressure) और उसके घनत्व (Specific gravity) का अन्दाज़ा कर लेना पड़ेगा, स्पेसिफिक् ग्रैविटी अर्थात् आपेक्षिक घनत्व 1062 या अधिक और ब्लड् प्रेशर 70 मिलिमीटर या उस से कम न होने पर इनजेक्ट करना उचित नहीं है; स्पेसिफिक् ग्रेविटी के अनुसार जल का परिमाण और ताप के अनुसार जल की ऊष्णता का परिमाण निर्णय करना होता है, इसके विरुद्ध काम करने से हाइपरिमिया (Hyperaemia—शरीर के किसी अंश में ख़ून का अत्यधिक जमाव) इत्यादि होकर विषमय फल होता है। मगर उसके अनुगामी चिकित्सक-

गण अनेक स्थान में ही यह सब कुछ भी न करके किसी भी तरह से नमक का पानी भर कर ही फी सदी 99 रोगी को अच्छा करते हैं। ऐसा शेख़ी के साथ कह कर मृत प्राय रोगियों को चीर फाड़ कर मार रहें हैं, मूर्ख उन्हीं के सुर में सुर मिला कर नाच रहे हैं।

इन नातजुर्बेकार चिकित्सकों को ज़रा सोचना चाहिए कि सब को तो एकसाँ, कै़ दस्त नहीं होते, किसी रोगी में बहुत से कै़ दस्त होकर बहुत ज़्यादा तरल पदार्थ निकल जाता है, किसी रोगी को दो चार ही दस्त होते हैं, काल्रा सिक्का में एक भी कै़ दस्त नहीं होता, अतएव किसी रोगी के कितने ख़ून को किस परिमाण में तरल करने के लिए कितने परिमाण पानी की आवश्यकता होगी, यह कैसे निर्णय हो? सेलाइन इन्जेक्शन करने के पहले यह दायित्वशून्य चिकित्सकगण क्या इन बातों पर कभी ध्यान देते हैं?

इसके अलावा, रक्तस्थ तरल पदार्थ (Plasma) केवल पानी और लवण से ही बना है, अथवा हैज़े के मलादि के साथ देह से केवल पानी और लवण ही निकलता है, और खिँचे हुए पानी और विलायती लवण भर देने ही से उसका अभाव पूर्ण होगा इसका क्या प्रमाण है?

फटे दूध को छान कर फिर उस में खिँचा हुआ पानी मिलाने से क्या उसको दूध में परिणत किया जा सकता है? हम लोग कहते हैं कि हैज़े में कै़ दस्त द्वारा शरीर का तरलांश घट जाने पर, प्रकृति थोड़ी या ज़्यादा प्यास के द्वारा रोगी के आवश्यकतानुसार पानी के अभाव को प्रकट करती है, उस प्यास के अनुसार पानी पीने देने ही से स्वाभाविक नियम से तरल पदार्थ की हानि पूर्ण हो जायगी।

संक्षेप में मेरा यह कहना है कि जब यही निर्णय करने का उपाय नहीं है कि रोगी के कितने ख़ून को किस परिमाण में तरल करने के लिए कितनी और किस प्रकार की तरल वस्तु की आवश्यकता है, तब फुर्ती से अन्दाज़ एक ढेर सा नमक का पानी भर देने से क्या लाभ ? वैज्ञानिक रीति से देखने पर भी इस विषय में अनेक शङ्का हो सकती हैं। देखा जाता है कि देह के अन्दर अनावश्यकीय कोई भी बाहरी पदार्थ प्रवेश करने ही से मङ्गलमयी प्रकृति तुरन्त उसे बाहर निकाल देने के लिए व्यग्र हो उठती है; आँख में एक बहुत ही बारीक रेत गिराने से फ़ौरन आँख संचालन द्वारा उसे बाहर निकाल देती है, संचालन से न निकलने पर, इस से आँख में आंसू भर आते हैं और उसके साथ निकल जाता है, इससे भी यदि नहीं निकलती, तो आंख में प्रदाह और पीब पैदा करके उसे निकालने की चेष्टा करती है। मुँह के अन्दर एक बाल भी चले जाने से प्रकृति उसे किसी भी उपाय से बाहर निकल देती हैं; ख़राब खाने के स्वाद या गन्ध से भी जी की मिचलाहट उपस्थित हो कर उसे देह में प्रवेश करने में बाधा पैदा करती है; यहां तक कि उत्तम खाने का पदार्थ भी प्रयोजन से अधिक खाने से कैं़ या दस्त द्वारा बाहर निकाल दिया जाता है, अधिक पानी पीने से भी पेशाब और पसीने के द्वारा उसे बाहर निकाल देने में व्यग्र हो उठती है। महात्मा हैनिमैन ने दिखाया है कि मूलेस की रसायन सोसाइटी में भी यह स्थिर हुआ था कि "एक बूंद निर्दोष जल के भी नस के अन्दर प्रवेश करने से प्रकृति उसे तुरन्त बाहर कर देगी, यदि किसी कारण वह बाहर न हो सका तो मृत्यु निश्चय होगी।" अतएव इन्जेकशन द्वारा जो जल नसों के द्वारा शरीर में प्रवेश कराया जायगा, प्रकृति के अभ्रान्त नियम से वह अवश्य ही बाहर निकल जायेगा, यदि किसी कारण ऐसा न हो सके, तो इसके कारण कुछ भी आपत्ति होने की आशङ्का की जा सकती है?

मेरे प्यारे पाठकों, हैज़े की महामारी (Epidemic) के समय बड़े बड़े डाक्टर द्वारा सेलाइन इन्जेक्शन से बिगड़े हुये असंख्य रोगियों को महात्मा हैनिमैन की मन्त्रौषधि कार्बो-वेज द्वारा तुम एक क्षण में मृत्यु के कराल ग्रास से छीन लोगे, लोग तुम्हारी औषधि की शक्ति को देख कर दंग हो जायंगे और तुम बहुत यश उपार्जन करोगे।

कार्बो-वेज में रक्तस्राव (Haemorrhage) शरीर के किसी भी स्थान से हो सकता है, खाल में कहीं भी चोट लग जाने से सहज ही में ख़ून निकलने लगता है, आप्रेशन के बाद नसों में से ख़ून का बहना जल्द बन्द नहीं होता; प्रसव होने के बाद जरायु में से थोड़ा थोड़ा ख़ून चूता रहता है, जल्द बन्द नहीं होता; ख़ून की कै़ होती है; मूत्राशय से रक्तस्राव होता है; अक्सर मासिक धर्म का ख़ून बहुत दिनों तक जारी रहता है, नियत समय पर बन्द नहीं होता। इसका रक्तस्राव अधिकतर स्याह रंग का होता है। **ऐकोनाइट, बेलाडोना, इपिकैक, सिकेल** इत्यादि औषधियों की तरह ख़ून का प्रवाह बहुत तेज नहीं होता, बल्कि इसमें ख़ून धीरे धीरे चूता रहता है।

शरीर के प्रत्येक स्थान में जलन (Burning) का होना कार्बो-वेज का चरित्रगत लक्षण है; सिर, पेट, छाती और नसों के अन्दर जलन होती है । इसमें यह याद रखने की बात है कि शरीर के ऊपर तो बर्फ़ की तरह ठण्ड होती है मगर शरीर के अन्दर अत्यन्त जलन होती है, यही कारण है कि रोगी अपने शरीर पर कपड़ा नहीं रख सकता और **पंखे की हवा के लिए बार बार कहता है।**

सिर दर्द (Headache) **कार्बो-वेज का सिर दर्द अधिकतर पीछे ही हुआ करता है। प्रत्येक प्रकार के दवाब से सिर में तकलीफ़ होती है, विशेष करके टोपी के (नाइट्र-ऐसिड, मेज़), टोपी को हटा लेने पर भी रोगी उसके दबाव का अनुभव करता रहता है, मानो कपड़े से कसा हुआ है** (Head painfully sensitive to pressure, especially of hat; sensation remains after hat is taken off, as if bound up with a cloth) **कार्बो-वेज** रोगी का पुराना बहता हुआ जुकाम रुक जाने ही से सिर में दर्द होने लगता है।

सिर के बाल बहुत ज़्यादा झरते हैं, विशेष करके सिर के पीछे।

आंखें भारी मालूम देती हैं (कास्टि, कोन,जेल्स), पढ़ते समय अक्षरों को ठीक-ठीक पहिचानने के लिए आँखों पर ज़ोर लगाना पड़ता है; ऊपर की ओर ताकने से आँखों में दर्द होता है। पलकों के किनारों पर खुजली होती है। (कैल्क-कार्ब, सल्फ)। अधिक सीने का काम करने के कारण दूर की चीज़ें नज़र नहीं आती (Short-sighted); आँख के सामने काली चित्तियाँ उड़ती हुई दिखाई देती हैं।

लगातार रोज़-मर्रा हफ्तों नाक से ख़ून का बहना और ख़ून बहने के पहले और बाद को चेहरा पीला पड़ जाता है। (Severe nosebleed, several times daily for weeks; face pale before and after every attack) और परिश्रम से उसकी अधिकता होना इसका एक विशेष लक्षण है। कार्बो-वेज रोगी सदैव जुकाम से पीड़ित रहता है, उसकी

नाक बहती ही रहती है, दिन रात छींकता रहता है; नाक के अन्दर सरसराहट होती है। नाक के जड़ में खिंचावट की तरह दर्द होता है।

कार्बो-वेज रोगी का चेहरा पीला पड़ जाता है (आर्स)। उसके दाँत बहुत ढीले होते हैं, वे हिलते हैं, मसूड़ों में से आसानी से ख़ून निकलता है (Easily bleeding gums) कुछ भी चबाने से दाँतों में दर्द होता है (मर्क)। खाने के पहले और बाद को स्वाद कड़ुवा होता है (ब्रायो, नक्स-वोम, पल्स)।

हलक़ में ख़राश और जलन होती है। (ऐसोन-कार्ब, कास्टि, फास, पल्स)। निगलने, खाँसने या नाक छिड़कने से हलक़ में दर्द होता है।

पेट (Stomach and Abdomen) –कार्बो-वेज रोगी काफी, खटाई, मिठाई, और नमकीन चीज़े पसन्द करता है। जो खाना आसानी से हज़म हो सकता है और स्वादिष्ट है वह उसे पसन्द नहीं, माँस (ऐलूम, आर्नि, ग्रैफ), चर्बीदार खाना (पल्स) और दूध से उसे नफ़रत होती है, यह सब चीज़े पेट में हवा पैदा करती हैं। (चायना, सल्फ)। **ऊपर के पेट में अत्यन्त हवा भर जाती है** (Great flatulence in the upper abdomen; नीचे के पेट में, लाइको, सारे पेट में हवा भर जाने से, चायना)। **बार बार बड़े वेग से डकारें आती है, खट्टी डकारें आती हैं, पेट और सीने में जलन होती है। पेट में हवा भर जाने के कारण अत्यन्त दर्द होता** है। कमर और पेट के चारों ओर धोती की लपेट से तकलीफ़ होती है, धोती को ढीला कर देने के लिए बाध्य होता है (कैल्फ-कार्ब, लैक, ग्रैफ)। जिगर में सुई छिदता सा दर्द होता है (ब्रायो, कैलि-कार्ब, चायना, नक्स-वोम, सिपि)।, **पेट में हवा भर जाने के कारण शूल (Colic), हवा भर कर पेट इस क़दर फूल जाता है कि मानों पेट फट जाएगा; कुछ भी खाने से तकलीफ बढ़ जाती है; हवा ख़ारिज होने से आराम मिलता है** (कालोस, लाइको, चायना, सल्फ)। **डकार आने और हवा खारिज होने से रोगी को बहुत ही आराम मिलता है** (सल्फ)। पेट में हवा भर कर पसलियों के इधर-उधर चुभती है और दर्द होता है (लाइको)। जिगर के स्थान में दर्द होता है, जिगर (Liver) अपना काम नहीं करता।

पुराने अजीर्ण रोग (Chronic Dyspepsia) के लिए कार्बो-वेज एक उत्तम औषधि है। यह रोगी सदैव हाज़्मे की शिकायत किया करता है, कहता है, खाने के बाद खट्टी डाकरें आती हैं, पेट फूल जाता है, हवा बहुत ही तकलीफ़ देती है, पसलियों के नीचे चुभती है, सदैव ख़ाली डाकरें आती रहती हैं, **बदबूदार हवा भी खारिज होती है, डकार आने और हवा ख़ारिज होने से आराम मिलता है**, जिगर के स्थान में दर्द मालूम होता है, मामूली सादा खाना भी हज्म नहीं होता, पेट के ऊपर का कपड़ा ढीला रखना पसन्द करता है। पेट और आँतों के अन्दर इस क़दर हवा भर जाती है कि लेटने से तकलीफ़ होती है, खाने या पीने के बाद ऐसा मालूम होता है कि मानो पेट फट पड़ेगा। रोगी ऐसी चीज़े खाने के लिए ज़िद् करता है जिन से उसे हानि होती है। अत्यधिक शराब पीने, अधिक रात में खाने या अत्युत्तम चर्बीदार खाना खाने से बीमार होने पर कार्बो-वेज से विशेष लाभ होगा। इस में एक विशेष बात यह है कि डकार लेने से रोगी को थोड़ी देर के लिए आराम मिलता

है। **चायना** और **लाइका** में डकार से कुछ भी आराम नहीं मिलता। पुराना शराबी हुइस्की या ब्रैन्डी की लालसा करता है।

बार बार अनायास अत्यन्त बद्‌बूदार पाख़ाना होता है और उसके बाद जलन होती है। कभी कभी मुलायम पाख़ाना भी मुशकिल से निकलता है (ऐलूम)।

अर्जीण रोग से यदि पेट के अन्दर कैन्सर रोग उत्पन्न हो और उस में जलन हो तो कार्बो-वेज से अच्छा होता है, **रोगी पंखे की हवा बहुत मांगता है।**

रजोधर्म (Menses)—- रजोधर्म नियत समय से बहुत पहिले होता है, ख़ून अधिक जाता है (ऐमोन-कार्ब, कैल्क-कार्ब, नक्स-वोम), ख़ून गाढा और बद्‌बूदार होता है। रक्तस्राव जल्द बन्द नहीं होता, एक मासिक धर्म के दूसरे मासिकधर्म तक थोड़ा थोड़ा चूता रहता है।

जरायु ढीला और शिथिल हो जाता है, इसलिए ख़ून जल्द बन्द नहीं होता।

दुर्बल स्त्री के बच्चे को स्तन पिलाने के कारण अधिक दुर्बल हो जाने पर कार्बो-वेज उसके लिए लाभदायक (चायना) है। इस औषधि से स्त्रियाँ सबल हो जायंगी और उनके बच्चे भी हृष्टपुष्ट होंगे। स्त्रियों के स्तन में गाँठें पड़ कर दर्द होने पर और उन में जलन होने से यह उपकारी है।

बच्चों का कर्णमूल (Mumps) डाक्टरी ऊपरी दवा से दब जाने पर (Metastasis) यह लाभदायक है (ऐब्रोट, क्यूप्रम, पल्स)।

श्वास-यन्त्र (Respiratory Organs)—- अत्यन्त सङ्कटापन्न न्यूमोनिया (Pneumonia) रोग में जब छाती कफ से भर जाती है, मगर दुर्बलता के कारण रोगी उसे खखार कर बाहर निकाल नहीं सकता, तो ऐसी अवस्था में **ऐन्टिम-टार्ट** से कोई भी लाभ न होने पर, शरीर में जगह जगह पर नीला रङ्ग पड़ जाने पर, कफ़ में अत्यन्त सड़ा हुआ दुर्गन्ध और रोगी के सदैव हवा करो, हवा करो, चिल्लाने पर कार्बो-वेज से उत्तम फल मिलेगा। डाक्टरी दवा से कितने ही बिगड़े हुए न्यूमोनिया के रोगी इससे अच्छे हो चुके हैं।

रोगी सीने में दुर्बलता और थकान अनुभव करता है (स्टैन)। **धधकते हुए कोयले की तरह सीने में जलन होती है और दर्द होता है।** जुकाम बन्द हो जाने के बाद छाती में साँय साँय और घड़घड़हाट शब्द होता है। **आवाज़ भारी और बैठी हुई होती है, कोशिश करने पर भी आवाज़ नहीं निकलती ।** (कस्टि, चायना, कैलि-बाइ, फास): शाम की नम हवा से, गर्म नम मौसिम में उसकी वृद्धि होती है।

कुकर खाँसी (Whooping cough) के लिए कार्बो-वेज एक उत्तम औषधि है। खाँसते खाँसते चेहरा सुर्ख़ पड़ जाता है, दम घुटने लगता है और कै़ हो जाती है। नाना प्रकार को दवा से जब खांसी को कुछ लाभ नहीं होता और कोई दवा असर नहीं करती, तब कार्बो-वेज से बहुत जल्द प्रतिक्रिया (Reaction) आ जायगी और दूसरी दवा के लिए लक्षणों को स्पष्ट कर देगी। कुकर खांसी को होमियोपैथिक औषधि से 8/10 दिन के अन्दर आराम होता है, डाक्टरी इलाज में तो रोगी महीनों लटकता फिरता है। यह याद रहें फेफड़े की बीमारी

में जब सुनिर्वाचित औषधि से कोई फल नहीं होता, तब कार्बो-वेज के प्रयोग से बहुत जल्द प्रतिक्रिया आ जाती है।

कार्बो-वेज रोगी को अक्सर जुकाम हो जाया करता है, इसकी तकलीफ़ पहले नाक से आरम्भ होकर तब बाद को हलक़ और फेफड़े में होती है, और **फासफोरस** में शुरू ही से फेफड़े पर आक्रमण होता है।

तपेदिक (Phthisis) में भी यह विशेष लाभदायक है, रोगी बार बार हवा के लिए कहता है।

दमा (Asthma) के लिए कार्बो-वेज एक उत्तम औषधि है; रोगी लेट नहीं सकता, बहुत से तकियों के सहारे खिड़की के पास बैठा रहता है, हाथ, पांव, नाक, चेहरा, सिवाय ऊपर के धड़ के, सब ठण्डा हो जाता है, चेहरा नीला पड़ जाता है और **रोगी हवा करने के लिए बार बार कहता है।**

तपेदिक (Phthisis) की शेषावस्था में जब कि रोगी सूख कर दुबला और कमज़ोर हो जाता है, खांसी चैन नहीं लेने देती, चेहरा विकृत हो जाता है, रात के समय अधिक पसीना जाने से रोगी दिन प्रति दिन कमज़ोर होता चला जाता है, कुछ भी हज़म नहीं होता, मामूली से मामूली खाना खाता है, तिस पर भी पतले दस्त आते हैं, ऐसी अवस्था में कार्बो-वेज से रोगी को बल मिलेगा और रोग स्थगित रहेगा। दिल ही में धड़कन होती है। नब्ज़ बड़ी ही कमज़ोर रहती है।

ज्वर (Fever) –ऐसे रोगी जिनकी जीवनशक्ति किसी कठिन बीमारी से क्षीण हो गई हो और पारा, नमक और क्विनाइन के दुरुपयोग से शरीर नष्ट हो गया हो, उनके लिए कर्बो-वेज उपयोगी है।

शीत (Chill) प्यास रहती है, शरीर के एक तरफ़ शीत मालूम होता है; बाँया हाथ और बांह में; शरीर बर्फ़ की तरह ठण्डा होता है, ठण्डी सांस चलती है; ताकत बहुत जल्द घटती जाती है।

उत्ताप (Heat) –प्यास नहीं रहती; चेहरा तमतमाता है; बातें बहुत करता हैं; पंखे की हवा मांगता है।

पसीना (Sweat)— अधिक खट्टा और बद्‌बूदार पसीना; खाते समय पसीना निकलता है (कार्बो-ऐन)।

क्विनाइन से दबा हुआ बुख़ार, टाइफायेड ज्वर में अक्सर उपयोगी है।

दूध से नफ़रत, कारण कि इसे से पेट फूलता है। माँस और चर्बीदार चीजें रोगी नहीं पसन्द करता (माँस और चर्बीदार चीज़ें पसन्द, कार्बो-ऐन)।

पाठकों की सुविधा के लिए कार्बो-वेज के मुख्य - मुख्य लक्षण संक्षेप में कह कर इस अध्याय को समाप्त करूंगा।

नसों के अन्दर ख़ून की मन्दगति और रुकाव (Sluggishness and stagnation of the blood) शरीर की शीतलता, खाल और नसों का नीला रंग; मन्दाग्नि, अजीर्णता, पेट में हवा का भर जाना और दुर्गन्धयुक्त हवा का खारिज होना। यदि रोगी कहे कि अमुक बीमारी के बाद से मेरी तबीयत नहीं सुधरती (Never well since)। बच्चों को रात के समय भूत प्रेत का भय। पंखे की हवा की इच्छा, नाक से रक्तस्राव, ख़ून स्याह, रोगी का शरीर ठण्डा। पुरानी खाँसी और बैठी हुई आवाज़। पुराना दमा। पुराना अजीर्ण रोग, खट्टी डकारों का आना। फूली हुई नसों में घाव होने की प्रवणता (Varicose veins tending to ulcerate) दुर्बल मनुष्य के फेफड़े, नाक, पेट या मूत्राशय से रक्तस्राव।

सम्बन्ध (Relations)— कैलि-कार्ब-के साथ पूरक (Complementary) सम्बन्ध।

वृद्धि (Aggravation)— मक्खन, सुअर का माँस, चिकनी खाद्य पदार्थ से; क्निनाइन, सिङ्कोना और पारे के दुरुपयोग से; चिल्लाकर पढ़ने या गाने से; गर्म और नम मौसिम में।

ह्रास (Amelioration) डकार से; पंखे ही हवा से।

नोटः- एक बार मैंने स्वयं देखा था कि एक रोगी 65 वर्ष जो बिल्कुल बेहोश था तथा सिरकारी अस्पताल में भर्ती था, वहाँ उसे प्राण वायु (Oxygen) दी जा रही थी। ऐलोपैथिक चिकित्सकों ने जीवन की आशा न रहने के कारण उसे घर ले जाने को कहा था। यदि उसकी नाक से आक्सीजन की नली एक क्षण को भी हट जाती थी, तो वह मछली की तरह तड़फता था। ऐसी दशा में उसके जीवन से निराश उसके पुत्र ने उसी अस्पताल के होम्योपैथिक चिकित्सक को दिखाया जिन्होंने उस रोगी को कार्बो वेज 200 शक्ति की एक मात्रा उसी समय दी। दो घन्टे बाद ओपियम 200 की एक मात्रा दी।

परिणामः-
1. एक घन्टे में ही आक्सीजन की नली निकाल देने पर भी उसे कोई कस्ट नहीं हुआ ।
2. 48 घन्टे के भीतर ही रोगी होश में आ गया।

मात्रा (Dose) - आमाशय के लिए 1 से 3 शक्ति का विचूर्ण। जीर्ण रोगों तथा निपात या मरणासन्न (collapse) की दशा में 200 शक्ति।

(डा० पी० एस० बन्सल)

113 कार्बोलिकम ऐसिडम (Carbolicum Acidum)

Carbolic Acid

कार्बोलिक ऐसिड में किसी चीज़ के सड़ने, गलने और दुर्गन्ध के रोकने के लिए असीम गुण रहने के कारण ही पचन निबारक (Antiseptic) और संक्रामक रोग विनाशक वस्तु (Disinfectant) की तरह इसका अधिक इस्तेमाल होता है। इसकी परीक्षा से भी यह प्रमाणित हो चुका है कि जिनमें पचने और दूषित होने की प्रवणता पाई जाती है,उन रोगों के लिए यह उत्तम औषधि है। दूषित रोग, जैसे जले हुए स्थान का घाव में परिणित होकर उसमें से रस टपकने लगना, मुँह, नाक, हलक़, गुदा और योनिद्वार से सड़ा हुआ मवाद का जाना (ऐन्थ्र, सोरि, पाइरो), दूषित चेचक; कुन्द शस्त्र द्वारा चिरा हुआ घाव, माँस या हड्डी का टूट कर सड़ने लगना (कैलेन्डि) इत्यादि।

कार्बोलिक ऐसिड के **सिर दर्द की विशेषता यह है कि रोगी को मालूम होता है कि उसके माथे के चारों ओर मानो रबर का फीता कसा हुआ है** (Headache, as if a rubber band were stretched tightly around the forehead, ऐन्ट-टार्ट, चेल, मर्क, नाइट्र-ऐसिड, सल्फ) ; अजीर्ण रोग (Dyspepsia) के साथ अक्सर यह लक्षण पाया जाता है। सगर्भावस्था, कैन्सर रोग और शराबियों की कै़ में यह लाभदायक है। इसकी पेचिश में ऐसा मालूम होता है कि म्यूकस मेम्ब्रेन (Mucous membrane-श्लैष्मिक झिल्ली) खुरच कर पतले आँव की तरह निकल रहा है (कैन्थ, कैलि, बाइ), अत्यन्त मरोड़ रहती है; उसके साथ मैला, सब्ज़ रंग का वमन होता है (पाइरो)। बच्चों के हैज़े (Cholera infantum) के मल में सड़े हुए अण्डे की तरह बू आती है। कार्बोलिक ऐसिड का रोग बड़ा भयानक प्रकार का होता है, रोगी अति अल्प समय के अन्दर दुर्बल हो जाता है, शरीर पीला पड़ जाता है, शरीर ठण्डे पसीने से भर जाता है और मृत्यु अति सन्निकट मालूम होती पड़ती है (कैम्फ, कार्बो-वेज, वेरेट्र-ऐल्ब)।

क़ब्ज़ के साथ अत्यन्त दुर्गन्धयुक्त साँस का चलना। इसका एक विशेष लक्षण है (औपि, सोरि)।

बेलाडोना और मैग्निशिया फास की तरह इसका दर्द भी एकाएक ही आरम्भ होता है, कुछ देर रहता है और एकाएक ही घट जाता है।

घटनाक्रम से या आत्महत्या करने के अभिप्राय से कार्बोलिक ऐसिड पीने या शरीर के किसी स्थान में लग जाने, पानी में साइडर सिरका मिला कर पीने या उस स्थान में लगाने से उसका अक्सर नष्ठ हो जाता है।

कार्बोलिक ऐसिड में बीजाणुओं को नष्ट करने की शक्ति रहने के कारण, मैली, कुचैली, दुर्गन्धयुक्त नालियों के कारण जो नाना प्रकार के रोग उत्पन्न होते हैं, जैसे टाइफ़यड **ज्वर** (Typhoid fever) इत्यादि, उनको अच्छा करने के लिए यह एक उत्तम औषधि है।

सारे शरीर पर छोटी छोटी फुन्सियां निकलती हैं; उनमें बेहद खुजली होती है, रगड़ने से आराम मिलता है, मगर बाद में जलन होने लगती है (सल्फ)।

सम्बन्ध (Relations)–आग्निदाह में आर्स और क्रियोज़ोट के साथ तुलना करो।

नोटः– मधु मक्खियों के काटने पर डा. कैण्ट ने **एसिड कार्बोलिक** 3 शक्ति के प्रयोग का निर्देश दिया है।

मात्रा (Dose) - 3 से 30 शक्ति।

(114) कार्बोनियम सल्फ्यूरेटम
(Carboneum Sulphuratum)

Bisulphide of Carbon

यह औषधि शरीर में बहुत गहराई तक पहुंचती है एंव विघनकारी क्रिया करती है तथा इसका कार्यक्षेत्र और प्रभाव भी अत्यन्त व्यापक है। अत्यधिक शराब पीने से जिन व्यक्तियो का स्वास्थ्य नष्ट हो गया है अति संवेदनशील (sensitive) रोगी जो सर्दी वरदास्त न कर सकते हो, मांस पशियों क्षीण हो गई हों तथा त्वचा और श्लैष्मिक झिल्लीयां सुन्न पड़ गई हैं। आंखों से इस औषधि का विशेष सम्बन्ध है। हर चौथे या छठे सप्ताह दस्त लग जाते हों। अगों में चेतना का अभाव स्नायु केन्द्रो में अत्यधिक रक्तसंचित होने की शिकायत पाई जाती है पुराना शीसफ विष (chronic plumbism) बाजुओं हाथों और पैरों की चेतना शक्ति घट जाना। नपुंसकता और गृघ्रता इस औषधि के प्रभावक्षेत्र में आते हैं।

आंखें - आंखों के सामने जाला आ जाता है, दूर की चीज साफ नजर नही आती। रोगी रंगों को ठीक से पहचान नहीं सकता। आँख के आगे काले धब्बे उठते दिखाई देते है। लाल और हरे रंग को ठीक से नही पहचान पाता, केबल सफेद रंग ही पहचान सकता है। नेत्रों के सिकुड़ जाने की आशंका हो जाती है। नजर बहुत कमजोर हो जाती है।

सिर - सिर में दर्द रहता है और चक्कर आते हैं। रोगी को ऐसा महसूस होता है जैसे सिर पर तंग टोपी पहन रखी हो। सिर में तरह तरह की आवाजें होती है। लगता है जैसे कान बंद हो गये हों। जीभ और मुंह सुन्न पड़ जाते है। होठों पर घाव बन जाते हैं।

कान - कानों में भिनभिनाहट और गाने की आवाजे आती हैं, ठीक से सुनाई नही देता, कानों में गुंजन होती रहती है। कानों की खराबी से सिर चकराने लगता है (कर्णनाद)।

आमाशय लक्षण - रोगी का स्वभाव चिड़चिड़ा, अधीर और गहन निद्रा परिव्रर्तनशील स्वभाव। पेट में दर्द के साथ भुमणकारी सूजन, जिसमें सूजन जगह बदलती रहती है, लगता है जैसे पेट में हवा भर गई हो। पुरुषों में संभोग की इच्छा समाप्त हो जाती है, लिंग सिकुड़ जाता है तथा विपुल मात्रा में बार–बार वीर्यपात होता है।

वाह्यांग - हाथ पैरों में दुखन और कुचलन, हाथों के पिछले भाग में परिसर्प (herpes) अंगों में ऐंठन, बाजू सुन्न। लड़खड़ती चाल, हाथ की उंगुलियां सूजी हुई, कठोर तथा अकड़ी हुई। उड़ान भरते हुए दर्द। हाथों और पैरों में ऐंठन के साथ दर्द। छोटे-छोटे घाव जो फैलते चले जाते हैं। खुजली तथा फोड़े फुंसी । यह औषधि कैंसर को रोकने के लिए उपयोगी है।

सम्बन्ध - तुलना कीजिए - पोटास एक्सेन्टट , दुबर कुलीनय, रेडियम, कार्बो, सल्फर, कास्टिकम, सैलोसिलिक, सिनकोना।

मात्रा - 1 शक्ति।

115 कार्सिनोसिन (Carcinosin)

Carcinoma *A Nosod*

जहां कहीं कैन्सर रोग की विद्यमानता होती है या इस रोग के स्पष्ट लक्षण विद्यमान हों, वहां यह औषधि विशेष गुणकारी होती है।

स्तनग्रन्थियों का कैन्सर, जिसमें बहुत तेज दर्द होता है और ग्रन्थियां कठोर हो जाती हैं। जरायु कैन्सर में जब दुर्गन्धित स्राव, रक्तास्राव और दर्द होता है तो इस औषधि के प्रयोग से आराम होता है। आमवात, कैंन्सर रोग के कारण होने वाली दुर्बलता,अपच, अमाशय और आतों में अफारा।

सम्बन्ध (Relations) - ब्यूफो, कोनियम, फाइटो, आस्टेरियम से तुलना करो।

मात्रा - 30 शक्ति से 200 शक्ति तक । नित्य रात को एक मात्रा दें।

116 कार्डूअस मेरियेनस (Carduus Marianus)

St. Mary's thistle. *Compositæ*

जिगर (Liver) की ख़राबियों को दूर करने के लिए यह एक उत्तम औषधि है। जिगर में जलन और दर्द होता है. पित्त की कै़ होती है। कभी कभी जिगर की ख़राबी के कारण रोगी रक्तवमन करता है; पेट में जलन होती है। पाख़ाना क़ब्ज़ के साथ स्याह रंग का होता है। पाँडुरोग (Jaundice) को दूर करने के लिए यह एक उत्तम औषधि है (मर्क)। पित्त की थैली (Gall-Bladder) में पथरी पड़ जाने पर, जिगर को निरोग बना कर, भविष्यत में उसके बनने को यह रोकती है। खान खोदने वालों (Miners) के जिगर की ख़राबी के लिए यह एक बहुमूल्य औषधि है, विशेष करके जब कि उनको कंवल रोग भी हो जाय; इसके साथ कभी कभी

उनके दमे की बीमारी में भी यह लाभदायक होती है। बाई तरफ़ लेटने से दाहिनी तरफ जिगर के स्थान में दर्द होता है (आर्नि, मैग्न-म्यूर, नेट्रम-सल्फ़. टेलिया), हरकत से दर्द में वृद्धि होती है। चेलिडोनियम की तरह इस में कन्धे की दाहिनी हड्डी के नीचे दर्द होता है। पित्त ज्वर में भी लाभदायक है।

सम्बन्ध (Relations) - चेल, चायना, आयोड. मर्क और पाडो के साथ तुलना करो।

मात्रा (Dose) - मूलार्क और निम्न शक्तियां।

117 कार्ल्सबाड (Carlsbad)

Waters of the Sprudel Springs.

यकृत पर इस औषधि की प्रधान क्रिया होती है, मोटापन, कब्ज, वात और बहुमूत्र की बीमारी में ही इसका पानी काम में लाया जाता है। होम्योपैथिक शक्तियों में यह सभी अंगों की दुर्बलता, कब्ज और सर्दी जुकाम की प्रवणता से मुक्ति दिलाने में लाभदायक है। इसके लक्षण दो से चार सप्ताह का अन्तर देकर पुन प्रकट हो जाते हैं सारा शरीर आग की तरह गरम मालूम होना, खुजली, मुंह में बदबू, खटटा या नमक का स्वाद। रोगी अपने कर्त्तव्यों के प्रति अधीर रहता है। चेहरा मुरझाया हुआ, गाल की हड्डी में भी दर्द। सिर में दर्द साथ ही कनपटियों की शिराऐं फूली हुईं। जीभ पर सफेद परत जम जाती है, हिचकियां और जम्माइयां आती हैं। पेशाब की धार कमजोर, तलपेट को दवाये बिना पेशाब नही निकलता, पेट को दबाये बिना पाखाना नही होता, मल अन्दर ही। मलद्वार में जलन होती है। खूनी बवासीर, पाखाना काला होता है।

सम्बन्ध (Relations)- नैट्रम सल्फ, नक्स से तुलना करो।

मात्रा - निम्न शक्ति।

118 कैस्टेनिया वेस्का (Castanea Vesca)

Chestnut Leaves

हूपिंग खांसी की प्रथमावस्था में यह औषधि अत्यन्त उपयोगी है। हूपिंग खांसी की प्रथमावस्था में जब अत्यन्त आक्षेपिक सूखी खांसी घंटी बजने जैसी आवाज के साथ होती है, ऐंठनयुक्त बहुत तेज खांसी। गरम पेय पदार्थो की इच्छा, अत्यधिक प्यास भूख का अभाव, गाढ़ा पेशाब, पतले दस्त। कमर में तेज दर्द, सीधा खड़ा नही हुआ जाता।

सम्बन्ध (Relations) - पर्टूसिन, ड्रासेरा, मेफाइटिस, नैफ्थालिन, अमोनि-ब्रोमै से तुलना करो।

मात्रा - मूलार्क।

(119) कैस्टोरियम (Castoreum)

Beaver

यह औषधि 'बीवर' नामक एक प्रकार के जन्तु की योनि से बनाई जाती है, स्त्रियों की कुछ बीमारी जैसे हिस्टीरिया और अत्यन्त कष्ट के साथ ऋतु स्राव बूंद बूंद टपकता है। ऋतु स्राव बिल्कुल बन्द हो जाता है और उसके साथ ही पेट फूलना, पेट में दर्द, पेट में वायु, कमजोरी और स्नायु प्रधान स्त्रियों का हरवक्त चिड़चिड़ा स्वभाव, दुर्बल करने वाला पसीना आना, दिवान्धता (day blindness) बीमारी में आखों में रोशनी सहन न होना, हरवक्त जम्माई आना इत्यादि बीमारियों में इस औषधि के सेवन से लाभ होता है।

सम्बन्ध (Relations) - अम्बरा, मास्कस, म्यूरि-एसिड, वैलेरियाना से तुलना कीजिए।

मात्रा - Q, 3, 6, और 30 शक्ति।

(120) कटारिया नेपिटा (Cataria Nepeta)

Catnip

डा॰ बोरिक के अनुसार यह औषधि बच्चों के उदरशूल, स्नायविक, सिरदर्दों, वातोन्माद (hysteria), उदर रोगों (abdominal complaints) दर्दों, जांघों के लचीलेपन, शरीर में स्फुरण (twitching) और चिल्लाने आदि विकारों में प्रयुक्त की जाने वाली एक प्रमुख औषधि है। यह कमोमिला और मैग्नीशिया फास्फोरिका से मिलती जुलती है।

मात्रा - मूलार्क की 3 बूंदो से लेकर 10 बूंदो तक।

(121) कोलोफ़ाइलम (Caulophyllum)

Blue Cohosh. *Berberidaceæ.*

कोलाफ़ाइलम स्त्रियों की औषधि कही जाती है, इसका उपयोग सगर्भावस्था, प्रसवावस्था और बच्चों को स्तनपान के समय होता है। इस औषधि का प्रभाव जरायु और अंगुलियों के छोटे छोटे जोड़ों पर पड़ता है।

जरायु के मुँह की माँसपेशी की सख़्ती के कारण प्रसव-वेदना पूर्णाभाव से प्रकट नहीं होती (बेल, सिमिस, जेल्स, Deficient labour from spasmodic rigidity of os uteri) और प्रसव होने में विलम्ब होता है, प्रसव-वेदना रह रह कर अनियमित रूप से होती है, दर्द

अल्प काल स्थायी होता है; प्रसव के प्रारम्भ में कष्टदायक और निष्फल दर्द होता रहता है (सिमिसि); दर्द के कारण प्रसव-क्रिया प्रवर्द्धित नहीं होती। यदि लक्षण मिलें, तो इस औषधि से विकृत जीवनशक्ति का सुधार होता है और फलप्रद वेदना उत्पन्न हो जाती है। जरायु के मुँह में सुई के छिदने का सा दर्द होता है। प्रसव के बाद नीचे के पेट में रह रह कर आड़ा टेढ़ा दर्द होता है। जाँघ के ऊपर तक फैलता है (पिंडुली की हड्डी तक फैलता है, कार्बो-वेज, कक)।

प्रसवान्त में और गर्भपात हो जाने के बाद यदि क्षीण रक्तस्राव रहे (Passive haemorrhage— अप्रबल रक्तस्राव) अर्थात् धीरे धीरे खून चूता रहे, तो कालोफ़ाइलम के प्रयोग से बन्द हो जायगा (सिकेल, थ्लैस्पि)। जरायु की कमज़ोरी के कारण अभ्यस्त गर्भपात (Habitual abortion) में यह उपकारी है।

प्रसव के बाद जरायु की नसों के कमज़ोर और ढीली हो जाने के कारण, मैले पानी (Lochia) का दीर्घकाल तक जारी रहना और बूँद बूँद चूना इससे बन्द हो जाता है (सिकेल)।

अत्यधिक प्रदर स्राव (Profuse leucorrhoea) के कारण गर्भ नहीं ठहरता। प्रदर इस क़दर दुर्बल करने वाला होता है कि रोगिणी आँख के ऊपर के पपोटों को उठा नहीं सकती , उँगली से उठाना पड़ता है। माथे पर मसुदे के दाग़ (Moth spots) होते हैं। **कैल्केरिया** की तरह छोटी बालिकाओं के प्रदर में यह लाभदायक है। यौवन में प्रथम रजःस्वला होने के समय कोरिया (Chorea— ताण्डव रोग), हिस्टीरिया या मृर्गी में यह लाभदायक है (सिमिसि)।

कलाई और अङ्गुलियों के छोटे छोटे जोड़ों में वात का दर्द होता है (ऐक्टि-स्पाइ, लिड), अङ्गलियां सब कड़ी पड़ जाती हैं, हिलाई नहीं जाती (Severe pain in wrists and joints of fingers) **पल्सेटिला** की तरह इसका भी दर्द चंद मिन्टों में स्थान परिवर्तन करता रहता है।

सम्बन्ध (Relations) ऐक्टि-स्पाइ, सिमिस, पल्स, सैबैड, सिके।

मात्रा (Dose) - मूलार्क से तीसरी शक्ति।

(122) कास्टिकम (Causticum)

Hahnemann's preparation of Caustic Lime and Bisulphate of Potash.

कास्टिकम एक गूढ़ क्रिया करने वाली ऐन्टि-सोरिक (Anti-psoric) औषधि है। पुराने रोगों ही में यह उपयोगी है, नये रोगों में यह कम व्यवहृत होती है। इसकी शिकायतें धीरे धीरे वृद्धि पा कर दीर्घ काल के बाद अपनी चरमावस्था में पहुँचती है। सोरा-दोष-ग्रस्त, रुग्ण, कमज़ोर, पीले और मैले रंग के, श्वास-पथ तथा मूत्रपथ पीड़ा-ग्रस्त मनुष्यों के लिए कास्टिकम उपयोगी है। कमज़ोर करने वाले रोगों में अथवा अत्यन्त शोकजनित मस्तिष्क तथा रीढ़ के क्रिया-विकार और उसके कारण उत्पन्न हुए पक्षाघात में यह लाभदायक है। कास्टिकम

रोगी दूसरों की तकलीफ़ में अत्यन्त सहानुभूति प्रकट करता है। निराशा, दुश्चिन्ता, शोक और दुख से उदास होकर रोगी रोता है। कास्टिकम बच्चा सामान्य कारण ही से रो देता है। कास्टिकम द्वारा कितने ही पागल अच्छे हो चुके हैं, पागलपन की प्रचण्ड अवस्था में इसकी क्रिया की विशेष उपयोगिता नहीं है, परन्तु जब रोग पुराना पड़ जाता है और मस्तिष्क के पक्षाघात के कारण उसकी हरकत नहीं सुधरती, या वह बात नहीं कर सकता, तब कास्टिकम के सिवाय और दूसरा उपाय नहीं है। रोगी यही ख़्याल किया करता है कि प्रत्येक काम का बुरा फल होगा, सदैव दुखी और चुप-चाप बैठे रहने का स्वभाव होता है, सब विषय में उसे निराशा सूझती है। बहुत दिनों से किसी प्रकार का शोक या दुख भोग करने के बाद दिमाग़ की ख़राबी हो जाने पर यह विशेष लाभदायक है। रोगी बहुत ही चिड़चिड़े मिज़ाज का होता है (कैल्क फ़ास,कैमो, सिना), वह बेपरवाह होता है और किसी काम में चित्त नहीं लगता। बच्चे देर में चलना सीखते हैं, (कैल्फ-फ़ास) टख़ने बहुत कमज़ोर होते हैं।

शरीर के किसी विशेष अङ्ग के पक्षाघात में **कास्टिकम** लाभदायक है, शरीर की दाहनी तरफ़ इसका प्रभाव अधिक पड़ता है (बाँयी तरफ, लैकेसिस), ख़ुश्क ठण्डी हवा लग कर चेहेरे का पक्षाघात (Facial paralysis) ऊपर के पपोटों का पक्षाघात, हाथ की सहायता के बिना पपोटों को उठाया नहीं जाता (Ptosis) होंठ, ज़बान और कण्ठ का पक्षाघात; अन्ननाली (Esophagus) का पक्षाघात, कुछ भी निगला नहीं जाता; मूत्राशय का पक्षाघात, अनायास पेशाब निकल पड़ता है; वात और डिफ़थीरिया रोग के बाद पक्षाघात इत्यादि।

गठिया वात में नाना प्रकार के मालिश के तेल व्यवहृत होने और डाक्टरी प्रलेप द्वारा छाले (Blisters) पैदा होने के बाद जोड़ों की नसें इस तरह से जकड़ जाती हैं कि बांह या टांग सीधी नहीं की जाती, मानो कुहनी या घुटना जकड़ कर छोटा पड़ गया है। (Contractures of muscles and tendons, limbs drawn up); पुट्ठों और नसों के कड़ापन को यह दूर करती है।

आंख (Eyes)— **बालू पड़ने की तरह आंख में किरकिराहट होती है** (Pressure in eyes as if sand were in them, सल्फ़), आँख से पानी आता है, खुली हवा में वृद्धि होती है। ऊपर के पपोटों में खुजली होती है, रगड़ने से आराम मिलता है। ऊपर के पपोटों का पक्षाघात, पपोटे भारी मालूम देते हैं, बग़ैर हाथ से उठाये नहीं उठते (Drooping eyelids, जेल्स, प्लम्ब, सिपि, ज़िङ्क)।

कान में भनभनाहट की आवाज़ आती है (बेल, चायना)। **अपनी ही बात और पैर का शब्द उसके कान में गूँजता है** (मर्क, फ़ास)।

इस औषधि में मस्से (Warts) अच्छा करने की शक्ति है। चेहरा. नाक, अंगुलियों के अग्रभाग और हाथ के मस्सों को यह अच्छा करता है। पुराना मस्सा जिसमें से रस निकलता हो, इससे अच्छा होता है। मुँह नाक, आँख और होंठ के कोने चिटक जाने पर यह लाभदायक है।

चेहरे के एक तरफ़ के पक्षाघात में कास्टिकम एक उत्तम औषधि है। जबड़ों में इस क़दर खिंचाव और दर्द होता है कि मुँह आसानी से खुलता नहीं और अच्छी तरह से खाया नहीं जाता, क्योंकि ऐसा मालूम होता है कि एक दांत बहुत बड़ा है (मर्क)।

बाग्यन्त्र के पक्षाघात के कारण रोगी मुँह से शब्द उच्चारण नहीं कर सकता (Speechless from paralysis of organs of speech, डलक, जेल्स, हायोस, लैक, नेजा, नक्स-मस); ज़बान का पक्षाघात, बात करने के समय ज़बान लड़खड़ाती है; कुछ चबाते समय ज़बान और गला काट लेता है।

हलक़ में बार बार कफ़ जमा हो जाता है, खखारने से नहीं निकलता, इस लिए बार बार निगलना पड़ता है। हलक़ में खुश्की, दर्द और सरंसराहट होती है (ऐमोन-कार्ब, कार्बो-वेज, फ़ास, पल्स)।

पेट (Stomach)— कास्टिकम रोगी को भूख तो लगती है, मगर खाना उसके सामने आने से भूख चली जाती है, खाने की बू से या उसे देखने से जी मिचलाने लगता है (आर्स, चायना,कालचि. कैलि-कार्ब, सिपि); ठण्डा पानी पीने को मांगता है मगर अच्छा नहीं लगता (लैक)। बियर शराब, भुना हुआ मांस और चटपटी चीज़े रोगी पसन्द करता है, मीठी चीज़े उसे पसन्द नहीं। काफ़ी और रोटी से उसकी तकलीफें बढ़ जाती हैं, **मगर ठण्डे पानी का दो एक घूंट लेने से उसे आराम मिलता है।** कास्टिकम रोगी की बहुत सी तकलीफ़े थोड़ा सा पानी पी लेने से घट जाती हैं। गर्म पानी छूने से शिकायतें तुरन्त बढ़ जाती हैं। पेट में जलन होती है। पेट पर कसी हुई धोती वह बरदाशत नहीं कर सकता।

बवासीर (Piles) के लिए कास्टिकम एक उत्तम औषधि है। मस्सों में जलन और दर्द होता है; बवासीर के मस्सों के कारण मल के निकलने में विघ्न पहुंचता है। चलने से अत्यन्त तकलीफ़ होती है। मल सख़्त, गाँठदार और चर्बी की तरह चिकना होता है। बार बार निष्फल पाख़ाने की हाजत होती है। **खड़ा होकर मल-त्याग करने से मल आसानी से निकल जाता है** (Stool passes better when standing) ।

खाँसते, छींकते, या नाक छिड़कते समय अनायास पेशाब का निकल पड़ना इसका बड़ा ही विश्वास योग्य लक्षण है (Involuntary passage of urine when coughing, sneezing or blowing nose, (नेट्रम-म्यूर पल्स, ज़िङ्क)। **रात्रि में जो बच्चे बिस्तर पर पेशाब कर डालते हैं** उनके लिए यह बड़ी ही लाभदायक औषधि है। किसी कारण बहुत देर तक पेशाब रोकने के बाद यदि पेशाब न उतरे, तो उसके लिए कास्टिकम औषधि है।

रजोधर्म (Menses) देर में होता है मगर स्राव अधिक होता है, इसके मासिक धर्म में एक विशेषता यह है कि **रात के समय ख़ून बिल्कुल नहीं जाता, केवल दिन ही में बहता है, लेटने से बन्द हो जाता है** (No discharge at night) । मासिक रुधिर की तरह प्रदर स्राव भी अत्यधिक होता है और उसमें बू भी मासिक रुधिर की तरह होती है।

श्वास-यन्त्र (Respiratory organs)— **स्वर भङ्ग** (Aphonia, loss of voice) के लिये कास्टिकम सर्वोत्तम औषधि है, **गला बैठा हुआ होता है, आवाज़ भारी** रहती है, रोगी ज़ोर से बात नहीं कर सकता, बार बार खखार कर हलक़ को साफ़ करना पड़ता है; सुबह और शाम के वक्त़ उसकी अधिकता होती है।

खाँसी (Cough) कास्टिकम की खांसी बहुत ही कष्टदायक होती है, खांसी सूखी आती है और सारे शरीर को हिला देती है, रोगी को ऐसा मालूम होता है कि वह काफ़ी ज़ोर से खाँस नहीं सका, इसलिए वह बलग़म को बाहर निकालने में असमर्थ हैं, कफ़ को निगल जाना पड़ता है (आर्नि, कैलि-कार्ब); **बर्फ़ की तरह ठण्डे पानी का दो एक घूँट लेने से थोड़ी देर के लिए खाँसी रुक जाती है।** सांस छोड़ते समय खाँसी आती है। (ऐकोन)। इन्फ्लूयेंजा, कुकर खाँसी, तपेदिक इत्यादि में इस प्रकार खाँसी रहने पर यह लाभदायक है। छाती में पके फोड़े की तरह दर्द होता है, छूने से तकलीफ़ होती है। कूल्हों में दर्द के साथ खाँसी आने पर यह लाभदायक है।

आग का जला हुआ घाव, पुराने घाव के बार बार फूट कर निकलने पर (Cicatrices freshen up, old injuries reopen) कास्टिकम लाभदायक है। रोगी कहता है इस अग्नि-दाह के बाद से उसका स्वास्थ्य कभी अच्छा नहीं रहा।

यदि रोगी कहे कि कुछ समय तक तो सभी दवा फ़ायदा करती हैं मगर फिर असर नहीं करती, तो कास्टिकम को स्मरण करो (सोरि, सल्फ)।

ज्वर (fever)- **शीत** (Chill)— शरीर के बांये हिस्से में शीत का अनुभव (left sided chill) होना इसका विशेष लक्षण है। शीत के बाद ही पसीने का निकलना इस औषधि का विशेषत्व है। जाड़े के समय प्यास नहीं रहती, बिस्तर में रहने से और पानी पीने से आराम मिलता है।

बुख़ार चढ़ आने पर और पसीना के समय प्यास नहीं रहती।

संक्षेप में कास्टिकम के यह लक्षण हैं: -खांसने या नाक छिड़कने से पेशाब का अनायास निकल पड़ना; खांस कर कफ़ को निकालने में समर्थ न होना, दो एक घूँट पानी से खांसी का घट जाना। पेशाब की हाजत को बहुत देर तक रोके रहने के कारण मूत्राशय की बीमारी। बालक और बूढ़ों का बिस्तर पर पेशाब कर डालना; मूत्राशय की दुर्बलता। शरीर के किसी एक विशेष अङ्ग का पक्षाघात। स्वर-भङ्ग। पपोटों का पक्षाघात और उनका लटक पड़ना। आंख में बालू की तरह किरकिराहट। रोगी का बैठ कर मलत्याग न कर सकना, खड़ा होकर आसानी से मलत्याग कर सकना। शरीर के किसी भी स्थान में जल जाने की तरह दर्द और स्पर्शद्वेष। हर मौसिम की तबदीली में स्नायवीय दर्द (Neuralgia) बच्चे का जल्द चलना न सीखना, टख़्ने का कमज़ोर होना।

सन्बन्ध (Relations)- कार्बो-वेज और पेट्रोस के साथ पूरक (Complementary) सम्बन्ध।

फ़ास्फोरस, ऐसिड्स (Acids) और काफी के साथ विरोधी सम्बन्ध। फास्फोरस के पूर्व या पश्चात कास्टिकम व्यवहृत नहीं होता।

वृद्धि (Aggravation)—**साफ़ उत्तम मौसिम में** (In clear, fine weather); खुली हवा में गर्म कमरे के अन्दर जाने पर (ब्रायों); ठण्डी हवा से, खास कर ठण्डी हवा के झोंक से ; ठण्डा होने पर; भीगने या स्नान करने से।

ह्रास (Amelioration)— **नम और तर मौसिम में** (In damp wet weather); **गर्म हवा में।**

नोटः- प्रसवोपरान्त यदि माता को मूत्र त्याग न हो, तो कास्टिकम (200 शक्ति) एक अमोघ औषधि है। यदि किसी कारण सफल न हो, तो आर्सेनिकम दें।

मात्रा (Dose) - 3 से 30 शक्ति। पुराने रोगों, पक्षाघात की दशा में सप्ताह में एक या दो बार ऊँची शक्ति दें।

(123) सियानोथस (Ceanothus)

New Jersey Tea.

इस औषधि को प्लीहा रोग की पेटेण्ट दवा कहा जाता है। यह मलेरिया रोग के कारण होने वाला प्लीहा विवर्धन रक्त की कमी वाले रोगी का जब यकृत एंव प्लीहा दोनो खराब हों। जीर्ण श्वसनिकाशोथ जिसमें बलगम अधिक आता है। इस औषधि में बढ़े हुये रक्ताचाप को घटाने की अद्‌भुत क्षमता है। यह रक्तास्त्राव रोकने, रक्त को जमने और उसके थक्के बनने से भी रोकती है। प्लीहा शोथ (splenitis) समूचे बाएँ पार्श्व में दर्द होता है जो ऊपर तक चला जाता है और कभी-कभी यकृत में भी दर्द मालूम होता है प्लीहा बहुत अधिक बढ़ जाता है, श्वेताणुह्रास (Leucaemia), अत्यधिक श्वासकष्ट। रोगी बायी करवट सो नही सकता कब्ज रहता है। ऋतुस्त्राव विपुल परिणाम में तथा पीले रंग का होता है, पतले दस्त तथा मलान्त्र के नीचे की ओर दबाव महसूस होता है, रोगी को पेशाब ही हाजत हर समय बनी रहती है। पेशाब हरा झागदार तथा पित्त और चीनी से भरभूर होता है।

सम्बन्ध - बर्बेरिस माइरिका, सेड्रान, एगारिकस से तुलना कीजिए।

मात्रा - पहली शक्ति। बालों में लगाने से बल देती है।

(124) सिड्रान (Cedron)

Simaruba Cedron. *Simarubaceæ.*

नियत समय पर रोग का प्रकाश (Periodicity of disease which is often clock-like in its regularity)— ठीक घड़ी का घन्टा पकड़ कर किसी भी रोग का बार-बार प्रकाश होना, सिड्रन का सर्व प्रधान लक्षण है। सविराम ज्वर (Intermittent fever) सिर दर्द, स्नायुशूल (Neuralgia) मृगी, कोरियæ (Chorea) रजोस्त्राव, प्रदर इत्यादि कोई भी रोग इस प्रकार यदि नियमित समय पर उपस्थित हो, तो उसी रोग में यह औषधि उपयोगी है। मलेरिया बुख़ार यदि इस तरह से नियमित समय पर दिन प्रति दिन उपस्थित होता रहे, तो

सिड्रान उसे रोक देगा। ठीक समय पर बुख़ार के आने के लक्षण पर **अरेनिया** के साथ इसकी तुलना होती है, फ़र्क़, यह है कि **अरेनिया** रोगी गर्मी के मौसिम में अच्छा रहता है, जाड़े या बरसात के मौसिम में रोग हो सकता है। **अरेनिया** में शीत की ही अधिकता होती है, उत्ताप नाम मात्र रहता है। सिड्रान में शीत के बाद बुख़ार की तेज़ी हो जाती है, इससे एक विशेष बात यह है कि रोगी गर्म पानी पीने को मांगता है, पसीना भी अधिक रहता है।

सिर दर्द (Headache)—- जी मिचलाने के साथ सिर दर्द में विशेषत: बांई आंख के ऊपर की नसों में दर्द होने से सिड्रान विशेष उपयोगी है। एक दिन छोड़ कर ठीक 11 बजे दिन के समय दर्द का होना ही इसका लक्षण है। प्रति दिन 11 बजे सिर दर्द होने से **नेट्रम-म्यूर।**

पुरुष प्रसंग के बाद ही यदि कोरिया (Chorea) का आक्रमण और स्नायवीय दुर्बलता हो, तो सिड्रान लाभदायक है। प्रत्येक महींने में रजोधर्म के 5/6 दिन पूर्व प्रदरस्राव का होना, इसका एक विशेष लक्षण है (कैलि-कार्ब)। प्रत्येक रजोधर्म के समय हाथ पांव की ऐंठन में यह उपयोग है।

क्विनाइन के दुरुपयोग से कान की भनभनाहट इस दवा से दूर होती है।

सम्बन्ध (Relations)- आर्नि, आर्स, चायना, जेल्स और लैक के साथ तुलना करो।

वृद्धि (Aggravation)- हरकत से कपकपी बढ़ जाती है; आंधी के पहले।

ह्रास (Amelioration)- गर्म पानी से; गर्म कमरे के अन्दर।

मात्रा (Dose) - मूलार्क से 3 शक्ति।

(125) सेंफ्रिस कण्टोट्रिक्स
(Cenchris Contortrix)

Ancistrodon. *Copperhead Snake.*

यह औषधि सांप के विष से तैयार की जाती है अन्य विषों के समान यह औषधि भी मानव शरीर पर गहरी क्रिया करती है। इसमें भी (आर्सेनिक) की तरह श्वास कष्ट होता है और शरीरिक तथा मानसिक बैचेनी पायी जाती है। रोगी थोड़ा-थोड़ा पानी पीने को मांगता है, कपड़े ढीले करने पड़ते हैं (लैकेसिस की तरह)। रोगी का स्वभाव निरन्तर बदलता रहता है, डरावने सपने देखता है। स्त्री व पुरुष दोनों में ही काम इच्छा बढ़ जाती है। दायें डिम्माशय में दर्द होता है रोगी बिस्तर में लेटने की अपूर्ण कोशिश करता है। यह एक गूढ़ क्रिया करने वाली औषधि है।

हृदय - रोगी को ऐसा लगता है जैसे उसका हृदय फैल गया हो और उसने सारी छाती को घेर लिया हो, जैसे पेट में हृदय आ गिरा हो। बाये कन्धे के जोड़ के नीचे तेज चुभन तथा कड़कड़ाहट होती है।

सिर - माथे की हड्डी के बाये उभार पर और बायी ओर के दांतों में दर्द रहता है। आखों के आसपास सूजन, दर्द और आंखों में खुजली रहती है। रोगी भुलक्कड़ अन्यमनस्क और स्वभाव बदलता रहता है, रोगी भयानक और कामुक स्वप्न देखता है।

सम्बन्ध - आर्स, लैकेसिस, क्लोथो अरिक्टेन्स से तुलना कीजिए।

मात्रा - 6 शक्ति।

126 सीरियम आक्सेलिकम (Cerium Oxalicum)

Oxalate of Cerium.

यह औषधि सिर्फ कै रोकने के लिये ही ज्यादा काम में आती है। चाहे कै किसी भी कारण से हो, खासकर गर्भावस्था के वमन में, इससे ज्यादा आराम मिलता है। यदि रोगी की कै किसी औषधि से बन्द न हो रही हो, जबकि रोगी के लक्षणों के अनुसार आप अनुकूल औषधि अनुकूल मात्रा में दे रहे है, फिर भी कै बन्द नही होती, तो इस औषधि के प्रयोग करने से अवश्य फायदा होगा। डा॰ हेल के अनुसार खायी हुई चीज, अजीर्ण या अर्द्ध-अजीर्ण अवस्था में कै हो जाय, वमन के साथ खून मिला रहे, कै के समय पेट में सहन न होने वाला दर्द हो, तो इसका प्रयोग करने से बहुत जल्द फायदा होता है।

मात्रा - 1x शक्ति का विचूर्ण।

127 कैमोमिला (Chamomilla)

Chamomile *Compositæ*

धैर्यहीन, उत्तेजनशील स्त्री और बच्चों के लिए क़ैमोमिला उपयोगी है और यह इतनी जल्दी स्नायवीय उत्तेजना को शान्त कर देती है कि कैमोमिला को होमियोपैथी की क्लेशनाश़क और नींद लाने वाली दवा कहते हैं (Pain-killer and Opium of Homoeopathy)। नवजात शिशु और बच्चों के दांत निकलते समय की शिकायतों में ही इसकी विशेष उपयोगिता पाई गई है। कैमोमिला रोगी बड़ा ही चिड़चिड़ा और बद्मिज़ाज होता है; दर्द से बेचैन, बेसब्र और निराश हो जाता है (काफ़ि) वह बड़ा रूखा होता है, सभ्य उत्तर कभी भी नहीं देता। **बच्चा बहुत ही चिड़चिड़ा और क्रोधी होता है, इतना रोता है कि उसे किसी तरह से शान्त नहीं किया जा सकता, सिर्फ़ गोद में लेकर घुमाने से चुप रहता है** (Quiet only when carried), बड़ा ही बेसब्र होता है, यह नाना प्रकार की चीज़े मांगता है, न देने से नाराज़ हो जाता है अथवा मिलने पर झुँझलाहट के साथ फेंक देता है (ब्रायो, सिना, क्रियोज़)। बच्चा मांगी हुई चीज़ को न मिलने पर सिसक कर रोता है और बेचैनी के साथ कराहता है। रोगी

किसी का अपने पास रहना पसन्द नहीं करता, बात करने से उसे चिढ़ रहती है (साइली), प्रत्येक बात का उत्तर झुँझलाहट के साथ देता है।

किसी प्रकार का दर्द क्यों न हो, कैमोमिला रोगी से सहा नहीं जाता, बहुत जल्द अधीर हो जाता है, वह कहता है, मुझसे तकलीफ़ बरदाशत नहीं होती; **आक्रान्त स्थान सुन्न सा मालूम होता है,** दर्द की तेज़ी से उसे मूर्छा आ जाती है। दर्द में गर्मी से, आधी रात के पूर्व, शाम के वक्त और डकार से वृद्धि होती है। दर्द के साथ बुख़ार और प्यास रहती है। रोगी खुली हवा बिल्कुल पसन्द नहीं करता। हवा ख़ास कर कानों में बुरी मालूम होती है। कैमोमिला रोगी का एक गाल सुर्ख़ और गर्म और दूसरा गाल पीला और ठण्डा होता है।

क्रोध से पीड़ा (Bad effect from anger or violent excitement) का होना कैमोमिला का एक विशेष लक्षण है, क्रुद्ध होने से बच्चे की खांसी में वृद्धि होती है, बुख़ार आ जाता है; माता के क्रोधित होने से बाद स्तन पान करने के बच्चे को बांयटा (Convulsions) आने लगता है (नक्स-वोम, माता के डर जाने के बाद, ओपि)।

यदि कैमोमिला का मानसिक लक्षण वर्त्तमान रहे, अर्थात् बच्चा सदैव रोता रहे, उसे बार बार पुचकारना पड़े और सिर्फ़ गोद में लेकर घुमाने ही से शान्त हो, तो कोई भी रोग क्यों न हो, कैमोमिला की एक दो ख़ुराक लेने से वह अच्छा हो जायगा। जैसे बच्चों के दांत निकलते समय के पतले दस्त, बुख़ार, कान और पेट का दर्द इत्यादि। गोद के बच्चे को पतले, हरे और लेसदार दस्त आते हैं, अक्सर अण्डा और कतरे हुए पालक के साग की तरह होते हैं। मलसे सड़े अण्ड़े की तरह बू आती है। नीचे की तरफ़ गति से पतले दस्त का आना, इसका एक लक्षण है (बोर, सैनि)। ठण्ड लगकर या दांत निकलते समय **पेट में दर्द** (Colic) होने पर भी यह लाभदायक है।

ठण्ड, क्रोध या खिजावट से, तमाख़ू खाने के बाद और प्रसूतावस्था में पतले दस्त की बीमारी में यह उपयोगी है।

सिर दर्द (Headache)— नाजुक मिज़ाज की स्त्रियों के सिर दर्द में कैमोमिला लाभदायक है। उनको मामूली सिर दर्द तुफ़ान की तरह मालूम पड़ती है; सिर में तपकन होती है, ऐसा मालूम होता है कि मानो सिर फटा पड़ता है। शाम के समय दर्द की वृद्धि होती है; आधे सिर में दर्द होता है; दर्द के बारे में सोचने से उसकी वृद्धि होती है (इग्ने) एकाएकी झुकने और मानसिक परिश्रम से वृद्धि होती है। सिर के दर्द में गर्मी से आराम मिलता है।

बच्चों की आंख की बीमारी को और कान के दर्द को कैमोमिला से अति शीघ्र आराम होता है, यदि इसका मानसिक लक्षण चिड़चिड़पन वर्त्तमान रहे। अक्सर माता को कहते हुए सुनोगे कि न मालूम बच्चे को कहां तकलीफ़ है, वह इस क़दर रोता है कि उसे किसी तरह से शान्त नहीं किया जा सकता, सारी रात बच्चे को गोंद में लेकर टहलते बीता है। बड़े बड़े नामवर डाक्टर लोग आवेंगे, कोई बड़ी गम्भीरता से कहेंगे गैस्ट्राइटिस (Gastritis) हुआ है,कोई कहेंगे ऐपोन्डिसाइटिस (Appendicitis) हो गया है इत्यादि, मगर बच्चे की तकलीफ़ और रोना बन्द नहीं होगा। अक्सर देखोगे बच्चा रोते रोते अपनी छोटी मुठ्ठी को कान के पास ले जा कर रगड़ता है, इससे यह अनुमान होता है कि शायद कान में किसी प्रकार की तकलीफ़

है। बीमारी का कोई भी नाम क्यों न हो, यदि तुम्हें यह लक्षण मिले कि सिवाय गोद में लेकर घुमाने के और किसी तरह से बच्चे का रोना बन्द नहीं होता, तो 30 शक्ति कैमोमिला की एक गोली से बच्चे का चित शान्त हो जायगा; वह तुरन्त सो जायगा और जगने पर हँसने खेलने लगेगा। जिसने कैमोमिला की इस आरोग्यकारिणी शक्ति को एक बार देखा है, वह उसे जीवन में कभी नहीं भूलेगा।

कैमोमिला का दांत का दर्द (Toothache) ध्यान देने के योग्य है; ठण्ड लग कर दांतों में दर्द हो जाता है; बड़ा ही कष्टदायक दर्द होता है, टीस मारता हुआ, सुई छिदता सा दर्द होता है, रोगी को बेचैन कर देता है, रोगी चिड़चिड़ा हो जाता है, उसे कुछ भी अच्छा नहीं लगता, प्रतिकूल वचन कहने से वह भला बुरा कहने लगता है। कुछ खाने से, गर्म कमरे के अन्दर, बिस्तर में गर्म होने से (मर्क), **गर्म वस्तु पीने से** (पल्स) और रात के समय दाँत के दर्द में वृद्धि होती है। मसूड़े फूल जाते हैं। रोगी ऐसा अनुभव करता है कि दांत मानो लम्बे हो गए हैं। इसके दांत के दर्द में यह एक विशेषता है कि कोई भी गर्म वस्तु मुँह में लेने से दर्द बढ़ जाता है (बिस, ब्रायो, काफ़ि) मगर ठण्डा पानी, ठण्डा खाना मुँह में रखने से रोगी को आराम मिलता है, परन्तु इसकी और सब तकलीफों में ठण्ड ही से वृद्धि होती है, गर्मी से आराम मिलता है। रजोधर्म और सगर्भावस्था में दांत के दर्द में यह उपयोगी है।

प्रसव-वेदना (Labour pains) के समय जरायु में इस क़दर ऐंठन और दर्द होता है कि रोगिणी अधीर हो पड़ती है, उससे मुक्ति पाने के लिए भागना चाहती है; दर्द ऊपर की तरफ़ फैलता है, टांगों के नीचे तक फाड़ता हुआ दर्द होता हैं, सेंकने से आराम मिलता है।

स्तन में सूजन होती है, छू जाने से अत्यन्त दर्द होता है। (हेलोन, फ़ाइटो), बच्चा यदि स्तन को छू लेता है तो अत्यन्त दर्द होता है (पल्स)। दूध पिलाने वाली स्त्रियों के स्तन से अपने आप दूध निकलने पर कैमोमिला लाभदायक है। (बच्चे को दूध छुड़ाने के बाद निकलने से, कोन)।

किसी कारण बच्चे के नाराज़ हो जाने के बाद यदि खांसी आने लगे या कुकर खांसी (Whooping cough) की तकलीफ़ के कारण बच्चा इस क़दर रोने लगे कि गोद में घुमाने के सिवाय और किसी तरह से चुप न हो, तो यह लाभदायक होगी। सोते समय और रात में खांसी की वृद्धि होती है। बच्चा निंदासा रहता है मगर सो नहीं सकता (बेल,लैक,औपि)। सोते सोते बच्चा चौंक चौंक उठता है, कराहता है, बेचैनी के साथ करवटें बदलता रहता है।

वात का दर्द (Rheumatism) जब अत्यन्त कष्टदायक होता है, बेचैनी के कारण रोगी रात के समय बिस्तरा छोड़ कर इधर उधर टहलने को मजबूर होता है (रस-टाक्स)। बाँहें अक्सर सुन्न पड़ जाती हैं (Arms go to sleep, लाइको) विशेष करके जब कि रोगी कोई चीज़ पकड़ता है। वात के दर्द में यदि झनझनाहट हो, तो यह विशेष लाभदायक है।

कैमेमिला रोगी भी रात के समय तलुओं में जलन होने के कारण पैरों को रज़ाई के बाहर कर देता है (मेडो, पल्स, सल्फ)।

ज्वर (Fever)—- चिड़चिड़े मिज़ाज के बच्चों के बुख़ार में यह उपयोगी है। गुस्सा और खिजवाट के बाद बुख़ार होने पर यह लाभदायक है।

उत्ताप (Heat)— एक गाल सुर्ख़ और गर्म, दूसरा गाल पीला और ठण्डा। बदन ठण्डा, मगर चेहरा अत्यन्त गर्म (आर्नि)।

पसीना (Sweat) -- चेहरे और सिर दर्द पर गर्म पसीना आता है, ढके हुये स्थानों पर अधिक पसीना निकलता है (चायना)।

यह याद रहे मानसिक सुस्थिरता रहने पर कैमोमिला का प्रयोग नहीं होना चाहिए (Mental Calmness contra-indicates Chamomilla) ।

संक्षेप में कैमोमिला के यह लक्षण हैं:-रोगी बड़ा ही क्रोधी और चिड़चिड़े मिज़ाज का होता है; रोग की गम्भीरता की तुलना में रोगी तकलीफ़ को बहुत ज़्यादा अनुभव करता है। ''उससे दर्द सहा नहीं जाता''। बच्चा बद्मिज़ाज होता है, गोद में घुमाया जाना पसन्द करता है, नाना प्रकार की चीज़ों के लिए ज़िद करता है, मगर देने पर लेने से इन्कार करता है। एक गाल सुर्ख और दूसरा पीला होता है। पेट में दर्द रहता है और सड़े अण्ड़ें की तरह पतले दस्त होते हैं। वात के दर्द की तेज़ी के कारण रोगी बेचैन हो जाता है और तड़पता है, बिस्तरा छोड़ कर टहलने के लिए मजूबर हो जाता है, मगर **ऐकोनाइट** की तरह मृत्यु भय नहीं रहता। शरीर गर्म और प्यास रहती है। वायु शूल (Wind colic)। चमड़ा भीगा और गर्म। बच्चों की निद्राहीनता।

सम्बन्ध (Relations)— ऐकोन, बेल, ब्रायो, सिना, काफ़ि, हायो,, इग्ने, नक्स-वोम, पल्स और सल्फ के साथ तुलना करो।

वृद्धि (Aggravation)— गर्मी से ; क्रोध से; शाम के वक्त; आधी रात के पहिले; खुली हवा में; डकार से।

ह्रास (Amelioration)— गोद में लेकर घुमाने से; उपवास से; गर्म और नम मौसिम में।

मात्रा (Dose) - तीसरी से 30 वीं शक्ति।

(128) चपारो ऐमारगोसो
(Chaparro Amargoso)

Goat Bush

यह औषधि एक तरह के वृक्ष की छाल से तैयार की जाती है। डा० बोरिक के अनुसार यह औषधि पुराने अतिसार, यकृत के ऊपर दर्द, मलत्याग करते समय दर्द कम होता है परन्तु उसमें आंव की अधिकता होती है। यह औषधि बलवर्द्धक तथा दस्त को घटाने वाली होती है। जो रोगी बहुत दिनों से पुराने अतिसार या रक्तामाशय की बीमारी से पीड़ित हो, उसके आमाशय में श्लेष्मा की मात्रा अधिक हो, किन्तु पेट में दर्द थोड़ा हो, यकृत में दर्द हो और उसे किसी औषधि से फायदा न होता हो, तो इस औषधि का सेवन कराना चाहिए।

मात्रा - 5 बूंद से 10 बूदं टिंचर, 3 शक्ति भी फायदा करती है।

(129) चेलिडोनियम मेजस
(Chelidonium Majus)

Celandine *Papaveraceæ.*

चेलिडोनियम गम्भीर क्रिया करने वाली औषधियों में से नहीं है। इस औषधि का असर शरीर की दाहिनी तरफ़ ही पड़ता है कदाचित बांयी तरफ़ काम करता है (लाइको)।

दाहिने कन्धे की हड्डी के नीचे और अन्दर के कोने के नीचे सदैव दर्द का होना ही इसका सर्वप्रधान लक्षण है (Constant pain under the lower and inner angle of right scapula, कैलि-कार्ब, मर्क-बांये कन्धे की हड्डी के नीचे, चिनोप, सैंग्वि)। इस प्रकार का दर्द जिगर (Liver) की बीमारी में देखा जाता है। जिगर की बीमारी के लिए चेलिडोनियम एक उत्तम औषधि है। दाहिनी आंख की नसों में दर्द, दाहिने फेफड़े का न्यूमोनिया, दाहिने कन्धे में दर्द और इस दर्द की तीर की तरह नीचे के पेट तक फैलना, दाहिना पैर बर्फ़ की तरह ठण्डा, बांया पैर स्वाभाविक (लाइको), इत्यादि लक्षण रहने पर चेलिडोनियम का स्मरण करना चाहिये। **चेलिडोनियम** और **लाइकोपोडियम** दोनों के लक्षण बहुत मिलते-जुलते हैं, इसलिए चेलिडोनियम के बाद **लाइको** और **लाइको** के बाद चेलिडोनियम विशेष उपकारी है।

जिगर का रक्ताधिक्य, सूजन, पाण्डुरोग (Jaundice) और पित्त पथरी (Gall-stones) में, यदि इसका सूचक लक्षण दाहिने कन्धे की हड्डी के नीचे दर्द रहे, तो इससे विशेष लाभ होगा। इसके जिगर के लक्षण सुस्पष्ट हैं-दाहिनी तरफ़ लिवर के स्थान में सूजन और दर्द, ज़बान पर गाढ़े पीले रंग का लेप, किनारों पर सुर्ख़ी, दांतों पर मैल, या ज़बान पर सफ़ेद लेप, पीले या मटीले रंग के पतले दस्त, खाल और आंख की सफेदी या-पीलापन, पाख़ाने का कभी कभी पतली लेई की तरह होना। **बहुत ही गर्म पानी पीने की इच्छा होती है,** जब तक वह खौलता हुआ गर्म पानी न हो, पेट में नहीं ठहरता (आर्स-कैस्क)। चेलिडोनियम रोगी को क़ब्ज़ भी अधिक होता है, मल भेड़ की लीद की तरह सख़्त और गोल गोल गेंद की तरह होता है (ओपि, प्लम्ब)।

दाहनी आंख के गड्डे की नसों में दर्द निर्धारित समय पर हुआ करता है (Periodic orbital neuralgia) आंसू प्रबल वेग से निकलते हैं (रस)। दाहिनी या बायीं आँख के स्नायविक शूत्र में यदि आंसू दाहिनी आँख से ही बहते हों, तो औषधि चेलिडोनियम ही है।

जिगर की बीमारी के साथ दाहिने फेफड़े के **न्यूमोनिया** (Billous Pneumonia) में यह लाभदायक है (मर्क)। एकाएक ही बड़े ज़ोरों के साथ खांसी आने लगती है (Spasmodic cough), खांसते समय मुँह से कफ के छोटे छोटे टुकड़े ज़ोर से बाहर निकल पड़ते हैं (बैड, कैलि-कार्ब)।

कभी कभी यह वात रोग (Rheumatism) में भी उपयोगी होता है, यदि जिगर की तकलीफ़ आदि कारण हो।

ज्वर (Fever) शीत (Chill)— शरीर की दाहनी तरफ़ किसी एक विशेष अङ्ग में जाड़ा मालूम होता है।

उत्ताप (Heat)— किसी एक विशेष अङ्ग में जलन होती है, गाल सुर्ख़ होकर उन पर चकत्ते चकत्ते दाग़ पड़ जाते हैं। जिगर या दाहिने कन्धे की हड्डी के नीचे दर्द होता हैं।

पसीना (Sweat)— सो जाने पर पसीना निकलता है और दर्द ग़ायब हो जाता है।

सम्बन्ध (Relations)— यकृत पीड़ा में ब्रायोनिया के दुरुपयोग से बुरे फल को चेलिडोनियम नष्ट करता है।

ऐकोन, ब्रायो, लाइको, मर्क, नक्स, सैंग्वि, सिपि और सल्फ़र के साथ तुलना करो।

चेलिडोनियम के बाद आर्स, लाइको और सल्फ़र की क्रिया अच्छी होती है, और आरोग्य सम्पूर्ण करने के लिए अक्सर आवश्यक होते हैं।

वृद्धि (Aggravation)— सुबह के वक्त (ब्रायो, नक्स)।

ह्रास (Amelioration) –शाम के वक्त़ (पल्स)।

मात्रा (Dose) – मूलर्क और निम्न शक्तियां ।

130 चेनोपोडियम अन्थेलमिण्टिकम
(Chenopodium Anthelminticum)

Jerusalem Oak

इस औषधि का मुख्य लक्षण कन्धों में एक विशेष प्रकार का दर्द होना है। इसमें एपीप्लेक्सी के बहुत से स्पष्ट लक्षण दिखलाई देते है। अचानक सिर चकरा जाना, शरीर के दायें भाग का अधरंग और बोलने की शक्ति का ह्रास, गला घड़घड़ाना। कान की खराबी से आने वाला चक्कर, कान में गुन गुन झो-झो की आवाज मानो गाड़ी चल रही हो।

पीठ - मेरूदण्ड के समीप दाये कन्धे के जोड़ में तेज दर्द, जो छाती से पार हो जाता है।

पेशाब - पेशाब अधिक मात्रा में पीला तथा झागदार आने के साथ मूत्रपथ में तीखी अनुभूति होती है पीला सा तलछट।

कान - मनुष्य की आवाज ठीक से सुनाई नही देती, अधिक ऊंची आवाज ही साफ सुनाई देती है। श्रवण नाड़ी की शिथिलता। अन्य आवाजें असहनीय बन जाती हैं जैसे पास से गुजरती हुई घोड़ा गाड़ी की आवाज। नीची धीमी आवाज से शरीर में कपकपी होती है। कानों में भिनभिनाहट होती हैं। गलतुण्डिकाये (tonsils) बढ़ जाती हैं। कान की खराबी के कारण सिर में चक्कर आने लगता है।

सम्बन्ध - ओपियम, चायना, चेलिडो से तुलना करो।

मात्रा - 3 शक्ति।

(131) चिमाफिला अम्बेलाटा
(Chimaphila Umbellata)

Pipsissewa

इस औषधि की मसाने तथा जननेन्द्रिय पर प्रधान क्रिया होती है। जिन स्त्रियों का स्तन बढ़ा होता है और जो रक्त प्रधान होती है उनकी धातु में यह विशेष फायदा करती है। लिम्फैटिक- ग्लैण्ड (लसिका ग्रन्थि) उदर ग्रन्थि और स्तन की ग्रन्थियों पर भी इसकी विशेष पकड़ है।

स्त्री - योनि के ऊपरी भाग में सूजन, दर्द और प्रदाह, स्तनों का दर्दनाक अर्बुद, स्तनों में बहुत अधिक दूध का इकट्टा होना, स्तनों का सुकड़ाव, उन स्त्रियों के लिए विशेष लाभदायक है, जिनके स्तन बहुत बड़े रहते हैं।

पेशाब - रोगी को हर समय मूत्रत्याग की इच्छा बनी रहती है, पेशाब गदला, दुर्गन्धित, उसमें रेशे या खून मिला श्लेष्मा आता है। पेशाब करते समय जलन की अनूभति होती है और बाद में अधिक जोर लगाना पड़ता है, पेशाब कम मात्रा में होता है। पेशाब में चीनी, वृक्कप्रदेश (region of kidney) में फड़फड़ाहट होती है।

दांतों में दर्द, जो भोजनोपरान्त और बढ़ता है। माथे के बाये उभार में दर्द होता है, पलकों में खुजली।

सम्बन्ध - चिमाफिला मैक्यूलेटा (अत्यधिक भूख, जैसे कोई अंतड़ियों को दांतों से कुतर रहा हो, जलन के साथ ज्वर, कक्षा गर्तों में सूजन की अनुभूति) लीडम, इपीजिया।

मात्रा - Q से x शक्ति।

(132) चायना — सिनकोना आफिसिनैलिस
(China — Cinchona Officinals)

Peruvian Bark *Rubiaceæ*

पेरूवियन वृक्ष की छाल से यह औषधि बनाई जाती है। चायना का दूसरा नाम सिङ्कोना भी है। होमियोपैथिक चिकित्सा तत्व का प्रथम आविष्कार पेरूवियन छाल (Peruvian bark) ही से हुआ है।-महात्मा हैनिमैन को डाक्टरी पास किये अभी केवल दस वर्ष ही हुए थे, किन्तु इतने ही समय में उन्हें ऐलोपैथिक चिकित्सा से इस क़दर घृणा हो गई कि इस प्रणाली से चिकित्सा करना उन्हों ने बन्द कर दिया और साहित्यिक जीवन व्यतीत करना पसन्द किया। साहित्य क्षेत्र में कार्य करते हुए भी वह रसायनिक खोज (Chemical Labours and investigations) में लगे रहते थे। इस समय में उन्हों ने रसायन शास्त्र (Chemistry) में कितने

ही आवश्यकीय तत्वों का आविष्कार किया और बहुत से वैज्ञानिक ग्रन्थों का जर्मन भाषा में अनुवाद किया और आवश्यकीय और प्रधान प्रधान विषयों पर बहुत से निबन्ध लिखे। इन दस वर्षों में भविष्य के लिए उनके जीवन का किस प्रकार संगठन हो रहा था, इसकी केवल चिन्ता करने से ही आनन्द सागर में मग्न होना पड़ता है। बैरन ब्रकेनथाल (Baron Bruckenthal) के पुस्तकालय में उनका कालयापन, हंगरी (Hungary) में उनकी चिकित्सा व्यवस्था, निरानन्द गोमर्न (Gommern) में नाना प्रकार का सन्देह और अनिश्चयता, ड्रेसडेन (Dresden) में बड़े बड़े विद्वानों के साथ आनन्दाजनक संसर्ग का फल, इत्यादि उन्हें इस योग्य बना रहे थे कि वह अल्प काल ही में एक महान आविष्कार जगत के समाने प्रचार करने जाएँ । औषधियों की मिलावट (Adulteration of drugs) देख कर उन्हें दवासाजों (Pharmacists) से घृणा हो गई और औषधि के प्रधान परीक्षक (Inspector of drugs) रहने के समय में वह सब जान गये कि किस प्रकार एक औषधि के बदले दूसरी औषधि व्यवहत होती है तथा औषधि में कितनी बेईमानियां की जाती हैं। भविष्य में अपने हाथ से औषधि बनाने और अपने ही हाथ से देने का उन्होंने संकल्प किया। पुस्तकों का अनुवाद करने में उन्हें विशेष परिश्रम करना और अधिक समय व्यतीत करना पड़ता था । उनकी इच्छा अदूर भविष्य में एक नई चिकित्सा शैली का आविष्कार करने की थी, अस्तु वह असीम धैर्य, अदम्योत्साह तथा अविचल एकाग्रता के साथ अनुवाद कार्य में लगे हुए भी अपनी चेष्टापूर्ति के लिये अभ्यास तथा अनुभव प्राप्त कर रहे थे । कभी उन्हों ने यह कल्पना भी नहीं की थीं कि ईश्वर उनके भाग्य पर प्रसन्न होंगे और वर्षो के निर्य्यातन तथा कोयथेन (Coethen) के निर्जन बाग़ में एकान्त जीवन व्यतीत करने के पश्चात् वह पृथ्वी के सर्वोत्कृष्ट स्थान पेरिस (Paris) शहर में सुख से जीवन यापन करेंगे और अन्त में इस कोलाहल पूर्ण जगत से इस सन्तुष्टि के साथ शान्ति के वातावरण में प्रस्थान करेंगे कि मैंने जीवन व्यर्थ नहीं नष्ट किया।

वास्तव में हैनिमैन यदि प्रतिद्वन्दियों के द्वारा सताये न जाते, दरिद्रता में न पड़ते, तो उन्हें वृद्धावस्था में कभी भी सुख नहीं होता अथवा चिकित्सा जगत में यह नया उन्नति का सोपान भी निमित न होता।

कितने ही ग्रन्थों का उन्होंने अनुवाद किया, उन सबका यहां पर वर्णन करना एक प्रकार असम्भव है, मगर डाक्टर कुलेन (Cullen) की मेटीरिया मेडिका (Materia Medica—भैषज्य ग्रन्थ) के अनुवाद ही से हैनिमैन की होमियोपैथी के प्रचार का सूत्रपात हुआ। बहुतेरे यह प्रश्न किया करते हैं कि हैनिमैन ने इस पुस्तक का क्यों अनुवाद किया? बुहतेरों का दृढ़ता से यह कहना है कि अपने निर्दिष्ट विज्ञान का झण्डा फहराने के लिए इसी पुस्तक का उन्होंने अनुवाद किया। वास्तव में उन्होंने किसी उद्देश्य से इसका अनुवाद नहीं किया था। पहले ही मैंने कहा कि हैनिमैन प्रचलित चिकित्सा प्रणाली से पूर्णतया विरक्त होकर एक मात्र रुपये के लिए ही पुस्तकों का अनुवाद करते थे और पुस्तक प्रकाशक लोग जिस पुस्तक का अनुवाद करने को कहते थे, हैनिमैन रुपये के लिये ही उसी पुस्तक का अनुवाद करने को मजबूर होते थे।

उस समय कुलेन (Cullen) एक बहुत ही तजुर्बेकार चिकित्सक थे, उनकी तरह दूरदर्शी, उपदेशक, बुद्धिमान, रसायन-शास्त्र के जानने वाले उपयुक्त शिक्षक एडिनवर्ग

(Edinburgh) में और दूसरा कोई नहीं था। इसलिए जर्मनी के लोग कुलेन की पुस्तकें पढ़ने के लिए स्वभावतः उत्सुक थे और हैनिमैन की तरह चिकित्सा शास्त्र की पुस्तकों के सुदक्ष अनुवादक भी उस समय सुलभ नहीं थे । क्योंकि वह भिन्न भिन्न दस भाषाओं के पण्डित थे, यथा ग्रीक, लैटिन, अङ्गरज़ी, इटैलियन,, हिबरु, साइरियाक, अर्बी, स्पैनिश, जर्मन और कुछ कुछ कैल्डेक (Chaldaic) ।

कुलेन ने इस पुस्तक का प्रथम संस्करण लन्दन (London) में 1773 ई0 में छपवाया था । इसका दूसरा संस्करण दो भागों में 1789 ई0 में प्रकाशित हुआ था, महात्मा हैनिमैन ने इसी संस्करण का अनुवाद किया था। इसी पुस्तक के द्वितीय भाग में कुलेन ने क़रीब 28 सफ़ों में पेरूवियन छाल के सम्बन्ध में वर्णन किया है और सविराम और अविराम ज्वर में किस तरह से पेरूवियन छाल का प्रयोग करने से रोगी अच्छा हो सकता है, शीत को किस तरह से रोकना चाहिए और बीमारी के किस समय पर इसका प्रयोग निरापद है, इन सब विषयों को उन्होंने बहुत ही अच्छी तरह से समझाया है। हैनिमैन कुलेन के इस औषधि के वर्णन पर मुग्ध हुए, क्योंकि इसके गुणागुण से वह पहले ही से विशेष रूप से परिचित थे। कुलेन ने इस औषधि को इस तरह से वर्णन किया था कि हैनिमैन ने अपने ऊपर इसकी परीक्षा करने का सङ्कल्प किया और यह देखना चाहा कि पूर्णतया निरोग मनुष्य पर इसका क्या असर होता है।

1790 ई० में विलियम कुलेन की मेटीरिया मेडिका के द्वितीय खण्ड के 108 पृष्टों का अनुवाद करते समय हैनिमैन ने निम्न लिखित टीका लिखी:-

''अत्यन्त कड़ुवी और सङ्कोचक औषधि'' (Astringent) एक साथ मिलाने से जो पदार्थ तैयार होता है, वह इस छाल से अधिक कार्यकारी होता है। मगर तिस पर भी इस रसायनिक संयोग को भी बुखार को दूर करने के लिए अमोध औषधि नहीं कहा जा सकता। ग्रन्थकार (कुलेन) ने कभी इसकी कल्पना भी नहीं की थी। **सिङ्कोना** की तरह उपर्युक्त मिश्रित पदार्थ एक प्रकार बुख़ार की दवा हो सकती है। कुलेन ने एक बार उल्लेख नही किया है।- काफि, काली मिर्च, **ऐकोनाइट, इग्नेशिया, आर्सेनिक** व्यवहार करके जिस जिस प्रकार के बुख़ार का विकाश होता है, यह सब औषधियां भी उसी प्रकार के बुख़ार को दूर कर सकती हैं। परीक्षा के उद्देश्य से मैं ने प्रति दिन 4 ड्राम उत्तम चायना का दो बार सेवन करना आरम्भ किया। पहले पैर, अङ्गुलियों के अग्रभाग इत्यादि ठण्डे होने लगे, मुझे थकावट और सुस्ती मालूम होने लगी, फिर मेरे दिल में धड़कन होने लगी, नब्ज़ कमज़ोर और तेज़ चलने लगी, अत्यन्त बेचैनी होने लगी, सारा शरीर काँपने लगा (मगर जाड़ा बिल्कुल नहीं था), समस्त हाथों पैरों में कमज़ोरी मालूम होने लगी; उसके बाद सिर में तपकन, गालों पर सुर्खी प्यास इत्यादि सविराम ज्वर के समस्त लक्षण एक-एक करके प्रकाश पाने लगे, मगर सविराम ज्वर का प्रधान लक्षण जाड़ा और कपकपी प्रकाश में नहीं आया। इस प्रकार के लक्षण प्रति दिन 2/3 घन्टे के लिए प्रकट होते थे, औषधि की मात्रा दुहारने ही से बुख़ार चढ़ आता था, वरना नहीं। कुलेन यदि यह जानते कि इस छाल में एक कृत्रिम उपर्युक्त प्रकार का बुखार पैदा करने की शक्ति है, तो वह इसकी इस तरह से व्याख्या करने का परिश्रम नहीं करते। कुलेन कहते हैं कि इस छाल

का असर मानव शरीर में अधिक दिन स्थायी नहीं होता, क्योंकि देखा गया है कि अधिक मात्रा में इस छाल का सेवन करने से भी बुख़ार का आक्रमण बन्द नहीं होता।''

शरीर पर इस छाल का क्या असर होता है। इसकी जांच करने के लिए उन्होंने कई खुराकें लीं, जैसा कि चिकित्सक लोग जाड़े के बुख़ार के लिए व्यवस्था किया करते है। इसका फल यह हुआ कि उनके तन्दुरुस्त शरीर पर जाड़े के बुख़ार के सब लक्षण प्रकट हुए। इस परीक्षा से अपनी आशा के अतिरिक्त उन्होंने और भी बहुत कुछ सीखा। उनको सिर्फ़ यही शिक्षा नहीं मिली थी कि उस छाल का यथार्थ गुण उनको मालूम हो गया, बल्कि उन्होंने देखा कि उस बीमारी के जिन लक्षणों पर इसका प्रयोग हुआ करता था, इस छाल के गुण प्रत्यक्षरूप से वैसे ही थे। इस पर हैनिमैन ने अपने से ही प्रश्न किया, क्या यह पेरूवियन छाल उन्हीं लक्षणों को पैदा करती है, जिन्हें वह दूर करती हैं? क्या यह जैसे जूड़ी पैदा करती है उसी तरह से उसे दूर भी करती है? उस वक्त चिकित्सकों के पास जुड़ी के लिए यह रामबाण दवा (Specific) थी। क्या हुक्मी दवाओं (Specific drugs) की ईजाद इसी उसूल पर है? क्या वे समान भाव के कृत्रिम बीमारियाँ पैदा करती हैं जिनकों आराम करने की वे औषधि हैं? अब हैनिमैन के चित्त में यह उदय होने लगा कि जिस औषधि से जिस प्रकार का रोग आराम हो सकता है, उसी औषधि का तन्दुरुस्त शरीर में व्यवहार करने से वास्तव में उसी प्रकार के लक्षण पैदा होते हैं। इस सिद्धान्त पर पहुँच कर, एक एक करके अनेक औषधियां खुद और अपने तन्दुरुस्त दोस्तों को सेवन करा कर उन्होंने देखा कि इन औषधियों के द्वारा जो जो लक्षण प्रकाश में आते हैं, उसी प्रकार के लक्षणयुक्त रोग में इन सब औषधियों से उत्तम फल मिलता है। सिर्फ़ यही उन्होने नहीं देखा कि किसी एक औषधि से केवल एक विशेष रोग आराम होता है, किन्तु उन्हें मालूम हुआ कि उसी औषधि का तन्दुरुस्त शरीर में व्यवहार करने से उपयुक्त रोग के सिवाय अन्याय रोग के लक्षण उत्पन्न होते हैं। ख़्याल करो किसी को न्यूमोनिया हुआ है और बेलाडोना के प्रयोग से उसका रोग अच्छा हो गया, मगर तन्दुरुस्त शरीर में बेलाडोना व्यवहार करके देखा जाता है कि व्यक्ति विशेष में न्यूमोनिया के अलावा उन्माद इत्यादि अन्यान्य रोग के लक्षण भी यह उत्पन्न कर सकता है। अतएव बेलाडोना एक मात्र न्यूमोनिया की ही औषधि नहीं हैं, परन्तु अन्यान्य रोगों की भी औषधि है। औषधियों का इस प्रकार की आश्चर्य जनक शक्ति देख कर हैनिमैन कलेन के भैषज्य ग्रन्थ में जितनी विषाक्त (Poisonous) औषधियों के नाम पाये, उन सबकी परीक्षा एक एक करके वह स्वस्थ शरीर पर करने लगे और उनके लक्षणों के समूह लिखने लगे। हैनिमैन परमुखापेक्षी होकर, अन्धकार में भटक कर, भ्रमपूर्ण तत्व (Flase theory) की खोज में नहीं लगे थे। पहले ही मैं कह चुका हूँ कि प्रचलित चिकित्सा प्रणाली से हैनिमैन को एक दम घृणा हो गयी थी और उन्हों ने इस चिन्ता में कि किस प्रकार औषधि के प्रयोग से मानव जाति का मङ्गल हो सकता है, अपना जीवन बलिदान कर दिया था। कुलेन के भैषज्य ग्रन्थ के अनुवाद करने के बाद छ: वर्ष तक नाना प्रकार औषधियों की परीक्षा करके, सम्पूर्णरूप से सन्देहशून्य होकर उन्होंने अपना मत जगत के सामने प्रकट किया–जिस औषधि के स्वस्थ शरीर में व्यवहार करने से जो लक्षण प्रकाशित होते हैं, बीमारी की अवस्था में उसी प्रकार के लक्षण रहने पर उसी औषधि का प्रयोग ही युक्तिसंगत है।

एवरेस्ट (Everest) कहते हैं कि हैनिमैन यह बख़ूबी समझते थे कि औषधियों को केवल मात्र स्वस्थ युवकों पर प्रयोग करने से यथार्थ सब लक्षण नहीं जाने जा सकते। इसलिये बालक बालिका, युवक युवती, वृद्ध, वृद्धा इत्यादि विभिन्न उम्र की स्त्री और पुरुषों पर प्रत्येक औषधि की परीक्षा की गई थी। हैनिमैन के घर के सब बाल बच्चे, भाई बन्धु सभी ने औषधि की परीक्षा में सहायता की थी।

उपर्युक्त इतिहास से यह सहज ही में जाना जा सकता है कि इस नई चिकित्साशैली के आविष्कार करने के लिए हैनिमैन किस तरह से जीवन संग्राम में प्रवृत्त हुए थे। किस प्रणाली से औषधि सेवन करने से मनुष्य निरोग शरीर और दीर्घायु लाभ कर सकता है इस चिन्ता में मग्न होकर, संसार के दु:ख कष्ट भूलकर, आहार, निद्रा, भय, विसर्जन कर हैनिमैन स्वीय परीक्षित चिर सत्य लोक समाज में प्रचार करने के लिए अग्रसर हुए। बाल्यावस्था में पिता ने जो शिक्षा दी थी, वही मूलमन्त्र-''जिस विज्ञान की तुम स्वयं परीक्षा करके सत्य कह कर विवेचना न करो, उसे कभी भी सत्य कह कर स्वीकार न करना''- मन ही मन में जप करके कठोर साधना में व्रती हुए थे। एक जीवन की साधना से, एक जीवन के कठोर परिश्रम से, चिकित्सा जगत में जो चिर सत्य का प्रचार करने में समर्थ हुए हैं, वह नररूप में देवता स्वरूप हैं।

अब हम लोग चायना के विशेष लक्षणों पर ध्यान देंगे। स्वभावतः पुष्ट, बलवान तथा श्याम वर्ण के मनुष्य यदि किसी प्रकार बलहारी स्राव (Ailments from loss of vital fluids especially hae norrhages) विशेष करके रक्तस्राव, बच्चों को बहुत ज़्यादा स्तन का दूध पिलाने, पतले दस्त, पीव स्राव, तपेदिक के पसीने, अत्यधिक वीर्यक्षय, हस्तमैथुन, प्रदर स्राव इत्यादि से, निर्बल हो जाँय, तो उनके लिए यह औषधि उपयोगी है। चिकित्सा करते समय कितने ही रोगी तुम पाओगे जो कि अत्यधिक हस्तमैथुन (Onanism) स्वप्नदोष, स्त्री-प्रसंग, व्यर्थ बिहार आदि कुक्रियाओं से धातु क्षीण हो कर मग़ज ख़ाली और रगें निस्तेज होने पर अपने अपराध पर बहुत शोक करते हैं। रोगी को मानसिक दुर्बलता इतनी अधिक हो जाती है कि वह किसी से बात चीत करना नहीं चाहता, नामर्दी आ जाती है जिस कारण चित्त में अशान्ति और सोच रहता है; चित्त आशाहीन और उदास रहता है, ज़िन्दगी से बेज़ार हो जाता है, जीवित रहना नहीं चाहता, मगर आत्महत्या करने का साहस नहीं होता। शरीर अत्यन्त दुर्बल हो जाता है, काँपता है, किसी प्रकार परिश्रम करने की इच्छा नहीं होती। चेहरे पर झुरियां पड़ जाती हैं, आँखें बैठ जाती हैं और उनके चारों ओर नीला दाग़ पड़ जाता है, चेहरा पीला और रुग्ण हो जाता है, जैसे अत्यधिक इन्द्रिय सेवा के बाद हो जाया करता है। स्कूल के उन लड़कों की जो कि हस्त-मैथुन के आदी हो जाया करते हैं, सूरते अक्सर इस प्रकार की हो जाया करती हैं अपने कुकर्म के कारण वे बहुत लज्जित रहते हैं, दूसरों से आँख मिला कर बात नहीं कर सकते, रंजीदा रहते हैं, आरोग्यता से निराश हो जाते हैं, उनके चित्त में सदैव यह खटका रहता है कि लोग उनके कुकर्म के बारे में जान गए हैं।

ज़रा ही छू जाने से दर्द का अनुभव (Sensitive to touch) चायना का एक चरित्रगत लक्षण है। समस्त शरीर में स्पर्श असहिष्णुता (Sensitiveness) यहां तक कि बालों

में भी छू जाने से दर्द होता है। बालों के जड़ों में दर्द रहता है, यहां तक कि यदि बाल हवा से हिलें, तो भी रोगी को तकलीफ़ होती है। कुल स्नायु-मन्डल (Nervous system) की अत्यन्त अनुभूति, यहां तक कि हवा के **प्रवाह से अनुभूति** (Sensitive to drafts of air) **दर्द का स्थान ज़रा ही छू जाने से दर्द में अत्यन्त वृद्धि होना, मगर ज़ोर से दबाने से आराम मालूम होना, इसका एक बड़ा ही विश्वास योग्य लक्षण है** (Pains are worse by slightest touch but better by hard pressure कैप्स, प्लम्ब)। बड़े बड़े फोड़ों में अक्सर रोगी को कहते हुए सुनोगे कि फोड़े में ज़रा ही हाथ से छू जाने से असहनीय तकलीफ़ होने लगती है, परन्तु यदि हाथ को उस पर रख कर आहिस्ते आहिस्ते दबाते चले जाँय, यहाँ तक कि उसे ख़ूब ज़ोर से दबाये रहें, तो रोगी को आराम मालूम होता है। दाँत के दर्द में रोगी कहता है कि मसूड़ों को हाथ से दबाये रहने से आराम मिलता है। सिर और कान के दर्द में भी खूब ज़ोर से दबाये रहने से आराम मिलता है। कहीं की भी नसों के दर्द (Neuralgia) में यदि ज़ोर से दबाने से आराम मिले, तो चायना को स्मरण करो। **हिपर सल्फर, ऐसोफेटिडा और लैकसिस** में भी स्पर्शद्वेष है, मगर चायना की तरह ज़ोर से दबाने से आराम नहीं मिलता।

चायना के रोगी की सारी तकलीफ़े ठण्ड से बढ़ जाती हैं (He is a chilly patient) रोगी को गर्म कमरे के अन्दर अच्छा मालूम होता है।

एक दिन बाद अन्दर आने वाला रोग (Ailments returning every other day)— मैलेरिया बुख़ार सिर-दर्द, दाँत का दर्द, नसों का दर्द इत्यादि कोई भी बीमारी क्यों न हो, यदि एक दिन बाद होती हो, तो चायना को स्मरण करना चाहिए।

पर्य्याय शीलता (Periodicity)— पर्य्यायशीलता अर्थात रोग का सम्पूर्ण रूप से आराम होकर फिर निर्दिष्ट दिन और समय पर लौट आना, चायना का एक विशेष लक्षण है, परन्तु क्विनाइन में पर्य्याय शीलता इस से कहीं अधिक है।

रक्तस्राव (Haemorrhages) मुँह, नाक, अँतड़ी, जरायु इत्यादि शरीर के किसी भी निकास (Orifice) से रक्तस्राव होने पर और **धीरे-धीरे दीर्घकाल तक ख़ून का बहना जारी रहने पर चायना** लाभदायक है। रक्तस्राव का लक्षण अनेक औषधियों में है, मगर चायना का विशेषत्व यह है कि धीरे धीरे दीर्घकाल तक रक्तस्राव होकर (Passive haemorrhage) रोगी को कमज़ोर कर देता है। चेहरा फीका पड़ जाता है, आँखों के चारों ओर नीला रंग पड़ जाता है और सिर में तपकन होने लगती है। रक्तस्राव जनित कमज़ोरी को यह दूर करती है। अत्यधिक रक्तस्राव से कान में भिनभिनाहट का शब्द, मूर्छा, दृष्टिहीनता, सारे शरीर के ठण्डा हो जाने और ऐंठन होने (Convulsions) को यह दूर करता है (फेर-मेट, फास)। अत्यधिक रक्तस्राव हो जाने के बाद, हाथ पाँव या सारा शरीर फूल जाने पर (Dropsy after haemorrhage) यह लाभदायक है।

एक हाथ बर्फ़ की तरह ठण्डा और दूसरा गर्म होना, इसका एक विशेष लक्षण है (डिंजि, इपि, पल्स)।

चायना की शिकायतें रात के समय, आधी रात में और खाने के बाद बढ़ती हैं।

सिर दर्द (Headache)— सिर में इस क़दर तेज़ दर्द होता है कि मानो सिर फट जायगा (ब्रायो, मर्क, नेट्रम-म्यूर), कैरोटिड रगों (Carotid arteries) में अत्यन्त तपकन (Throbbing) होती हैं, सिर के पीछे और चारों ओर दर्द होता है, चेहरा तपतमाता है (Flushed face), उठने या लेटने से तकलीफ़ में वृद्धि होती है, तब खड़ा होना या घूमना पड़ता है। खुली हवा में, हवा में झोंक से और छू जाने से दर्द बढ़ना ज़ोर से दबाये रहने से आराम मिलता है (बेल)। खोपड़ी की खाल छूने से दर्द होता है (ऐकोन, बेल, मर्क); बाल को हिलाने से उसके जड़ में दर्द होता है। खुली हवा में घूमने से सिर में अत्यन्त पसीना निकलता है (साइली)। जुकाम के दब जाने से सिर के दर्द, रक्तस्राव या अति मैथुन के बाद सिर के दर्द में यह लाभदायक है।

आंख (Eyes) -- आँख की सफेदी पर पीलापन आ जाता है। रतौंधी (Nocturnal blindness) होने लगती है, धुँधलापन नज़र आता है। आँख के अन्दर बालू गिर जाने की तरह करकराहट होती है। रोशनी से आंख के दर्द में वृद्धि होती है (ऐकोन, बेल), अँधेरे में अच्छा मालूम होता है। ठण्डी हवा से आँख की नसों में दर्द होता है, स्थिर और गर्म कमरे में रहने से दर्द में कमी रहती है।

कान (Ears) -- अत्यधिक क्विनाइन सेवन करने और रक्तस्राव के बाद कान में भनभनाहट शब्द को यह दूर करती है। कान में घन्टे की आवाज सुनाइ देती है (कैल्क-कार्ब, मर्कसाल,नक्स वोम)। कान से कम सुनाई पड़ता है (Hardness of hearing)।

नाक (Nose) -- अक्सर सुबह के समय नाक से खून निकलता है (ब्रायो), विशेष करके रक्तहीन रोगी की नाक से,कान में घन्टे की आवाज सुनाई देती है। मुर्छा आती है। नाक की जड़ में दर्द होता हे (ऐकोन, कैलि-बाइ, हिपर)। पतला जुकाम हो जाता है, छींकें आती है, जुकाम के रुकने से सिर में दर्द होने लगता है।

मुँह (Mouth) -- सब दाँत हिलते हैं और सिर्फ चबाने के समय ही दर्द होता है (कार्बो-ऐन,मैर्क, नाइट्र-ऐसिड)। दांत का दर्द छूने और हवा की झोंक से बढ़ जाता है, दाँत के ऊपर दाँत केा दबाने से आराम मिलता है। रोगी को हर एक चीज का स्वाद कडुआ मालूम पड़ता है (ब्रायो,नक्स-वोम, पल्स, सल्फ)। पारे के दुरुपयोग से दिन रात मुँह से राल निकलती है। **बच्चे को स्तन पान कराते समय माता के दांत में दर्द का होना** (Toothache while nursing the child) इसका एक विशेष लक्षण है। **साइलीशिया** में बच्चे को स्तन पान कराते समय, माता के योनिद्वार से रक्तस्राव होता है और **क्रोटन-टिग** में बच्चा जिस तरफ का स्तन पीता है उस स्थान से उसी तरफ के कन्धे की हड्डी की नसों तक दर्द फैलता है।

पेट (Stomach)- खाने या पीने की बिल्कुल इच्छा नहीं रहती, मगर खाने को आरम्भ करने पर भूख और स्वाभाविक स्वाद लौट आता है। खटाई (एन्ट-क्रूड, ऐन्ट-टार्ट), फल खाने और शराब पीने (ब्रायो) की इच्छा होती है। ठण्डा पानी पीने की प्रबल इच्छा

(ऐकोन,ब्रायो, ओपि) रहती है : पानी बार बार मगर थोड़ा थोड़ा पीता है (आर्स)। ख़ाली डकार आती हैं : खट्टी (केलि-कार्ब, नक्स-वोम), दूध पीने के बाद (कार्बो-वेज, सल्फ), कड़वी (ब्रायो, नक्स-वोम), खाने के स्वाद की (ऐन्ट-क्रूड्,पल्स) डकारें आती हैं । दूध पीने से सहज की में पेट खराब हो जाता है (कार्बो-वेज,सल्फ)। **पेट और अँतड़ियों में अत्यन्त हवा भर जाती है, पेट में गड़गड़ाहट का शब्द होता है, बहुत थोड़ा खाने पर भी पेट फूल जाता है** (लाइको) **और सांस लेने में तकलीफ होती है, डकार से कुछ आराम नहीं मिलता** (डकार से आराम, कार्ब्रो- वेज), **फल खाने से वृद्धि होती है** (पल्स)।

जिगर (Liver) के स्थान में दर्द होता है, छूने से दर्द होता हैं। (इसक्यू, ब्रायो, चेलि, मर्क) : जिगर की सूजन और सख्ती (फ़ास, सल्फ) । तिल्ली की सूजन और दर्द (फास)।

पेट में हवा का भर जाना चायना का एक विशेष लक्षण है, पेट में हवा भर जाने के कारण रोगी को बड़ी बेचैनी रहती है, रोगी बार बार डकार लेने की चेष्टा करता है और ख्याल करता है कि पेट भरा हुआ है, मगर **डकार से जरा भी आराम नहीं मिलता।** इस प्रकार के रोगी को खाना अच्छी तरह से हज्म नहीं होता, जो कुछ खाता है सड़ कर हवा बन जाती है । **कार्बो-वेज** और **लाइको** में भी बहुत ज्यादा हवा बनती है, फ़र्क यह है कि **कार्बो-वेज** में ऊपर के पेट में, **लाइको** में पेट के नीचे के हिस्से में और **चायना में ऊपर नीचे सारे पेट में हवा भर जाती है,** इसके अलावा चायना के रोगी को डकारें आने पर भी पेट के फूलने में कमी नहीं मालूम होती ।

हर रोज किसी एक खास घन्टे पर **वायु-शूल** (Colic) होना, इसका एक विशेष लक्षण है । सामयिक (Periodical), पित्त-पथरी (Gall-stones) के दर्द में यह लाभदायक है (कार्ड-मेर), रात्रि में और भोजन के बाद वृद्धि होती है, टेढ़ा होकर टाँगों को सिकोड़ कर लेटने से आराम मिलता है (कालोस) ।

फलादि खाने से पानी की तरह पतले, पीले तथा मटीले दस्तों के होने पर यह लाभदायक है । चायना के पतले दस्त का और एक विशेष लक्षण यह है कि पेट में किसी प्रकार की तकलीफ नहीं होती (आर्स,पाडो)। मल के साथ अत्यधिक हवा निकलती है। इस प्रकार के दस्त (Diarrhoea) अक्सर बालकों को हुआ करते हैं । **खाना अजीर्ण अवस्था में मल के साथ निकलता है** (Undigested faeces)। **ओलियन्डर** में पहले दिन का खाया हुआ पदार्थ दूसरे दिन अजीर्ण अवस्था में निकलता है और इसमें चायना की तरह उस कदर कमजोरी नहीं रहती । अत्यधिक पतले दस्त और हैजे के बाद शरीर की दुर्बलता इससे बहुत जल्द दूर हो जाती है । बहुत पुरानी पतले दस्त की बीमारी (Chronic diarrhoea) में जब रोगी सूख कर अत्यन्त दुर्बल हो जाता है और **दस्त रात के समय** अधिक आते है तब चायना लाभदायक है। पुरानी पतले दस्त की बीमारी के लिए **पेट्रोलियम** भी उपयोगी है, मगर इसके दस्त दिन ही में आते हैं ।

पुरुष जननेन्द्रिय (Male Organs) -चायना स्वप्न दोष की एक उत्तम औषधि है। युवकों का यह परम मित्र है । नये नये स्वप्न दोष होने पर यह बड़ी ही लाभदायक है। जब

यह रोग पुराना हो जाता है, तब ऐसिड-फास उपयोगी है । एक रात में कई बार स्वप्न दोष हो जाना और कमजोरी मालूम होना इसके लक्षण है। कामोद्दिपक चिन्ता (Lascivious fancies) और हस्तमैथुन से वीर्य पतला पड़ जाता है और नामर्दी आ जाती है।

स्त्री : जननेन्द्रिय (Female Organs) - रजोधर्म के समय अत्यधिक रक्तस्राव (Metrorrhagia) । ऋतुस्राव निव्रत्त होने के बाद (After climacteric) अतिशय रक्तस्राव। अत्यधिक रक्तस्राव के कारण दुर्बलता, कान में तरह तरह का शब्द सुनाई देना, मूर्छा, नजर में कमजोरी इत्यादि लक्षण होते है : रोगी पंखे की हवा मांगता है । प्रसव के बाद दीर्घ काल तक मैले पानी (Lochia) का जारी रहना : नये रोग में रक्तस्राव के बाद अक्सर जलोधर (Dropsy) हो जाता है । अत्यधिक पुरूष प्रसगं के कारण डिम्भाशय के प्रदाह (Ovaritis) में, जरायु छु जाने से दर्द होने (Parts very sensitive to touch) और अत्यधिक रक्तस्राव और प्रदरस्राव के कारण दुर्बलता आ जाने पर यह लाभदायक है। जो औरतें बहुत दिनों तक बच्चों को स्तन का दूध पिलाती हैं, या दो दो बच्चों की एक साथ परवरिश करती हैं (Exceessive lactation), उनका शरीर दुर्बल हो जाने पर चायना विशेष उपकारी है ।

श्वास यन्त्र (Respiratory Organs)-बैठी हुई आवाज़ (कार्बो-वेज)। हलक़ में सरसराहट के साथ खांसी आती है, रोगी को ऐसा मालूम होता है कि मानो गंधक का धुँआ हलक़ में चढ़ रहा है, दिन या शाम को खाँसते समय दानेदार बलग़म निकलता है, रात के समय या सुबह को बिलकुल नहीं निकलता। खाने के बाद (नक्स-वोम), हँसने, बात करने (फ़ास), सिर को नीचा करके लेटने, हलक़ छू जाने, हवा की झोक़, किसी प्रकार के बलहारी स्राव में खाँसी में वृद्धि होती है। तपेदिक के रोगी को अत्यधिक पसीना होता है।

दिल में धड़कन होती है हाथ ठण्डे रहते हैं।

कमर (Back) में एक भारी बोझ सा मालूम होता है, झुकने से दर्द होता है (आर्नि, डलक, पल्स), हरकत से दर्द में वृद्धि होती है।

प्रत्येक जोड़ और हड्डी में खिंचाव और चीरने फाड़ने की तरह दर्द होता है। हड्डियों की झिल्लियों में खिँचाव और उसके चारों तरफ़ दर्द होता है; रोगी अक्सर हाथों-पैरों को हिलाने को मजबूर होता है कारण कि हरकत से उसे आराम मिलता है, छूने से ज़्यादा होता है और फिर धीरे धीरे ज़्यादा हो जाता है।

लिखते समय हाथ कांपते हैं (कैल्क-कार्ब)। टागों की ऐसी अवस्था होती है कि मानो बहुत दूर चल कर ये थक गई हैं (आर्ज-नाइट्र, कैल्क-कार्ब, नाइट्र-ऐसिड)।

नींद (Sleep)— गाढ़ी नींद नहीं आती या सदैव ऊँघाई आती है, रात्रि तीन बजे के बाद बेचैनी मालूम होती है, रोगी बहुत तड़के जाग उठता है।

ज्वर (Fever)-चायना का बुख़ार प्रत्येक बार दो तीन घन्टे पहले आता है (Anticipating fever) हर सातवें या चौदहवें दिन बुख़ार आता है, चायना का बुख़ार कभी रात के समय नहीं होता; रज़ाई ओढ़ने या सो जाने पर अत्यधिक पसीना निकलता है।

यह याद रहे कि यदि प्रत्येक बार बुख़ार दो तीन घन्टे पहले आता हो, तो यह बुरी निशानी है (चिनि-सल्फ) और यह निश्चय जानना कि तुम्हारी दवा से कोई लाभ नहीं हुआ है। यदि बुख़ार अपना वक्त टाल कर देर में आवे, तो वह अच्छी निशानी है।

चायना की प्यास का लक्षण बड़ा ही विश्वास योग्य है। जाड़ा चढ़ने के बहुत पहले अत्यन्त प्यास मालूम होती है (कैप्स, यूपे)।

शीत (Chill) — प्यास नहीं रहती, या जाड़े के चढ़ने के साथ-साथ वह दूर हो जाती है।

उत्ताप (Heat) — प्यास नहीं रहती, जाड़े के बाद ज्यों ही बुख़ार चढ़ने वाला होता है, त्यों ही प्यास लगती है, मगर ख़ूब चढ़ आने पर प्यास नहीं रहती; बुख़ार घटने पर प्यास आरम्भ हो जाती है।

पसीना (Sweat) — पसीने की अवस्था में बहुत प्यास लगती है।

संक्षेप में चायना के यह लक्षण हैं:-शरीर से किसी प्रकार का तरल पदार्थ निकल जाने से कमज़ोरी, जैसे मवाद, ख़ून, दूध, वीर्य, राल इत्यादि। रक्तहीनता (Bloodlessness) चेहरा पीला, आँखें बैठी हुई और उसके चारों ओर स्याही छाई हुई, बहुत ज़्यादा पसीना आना और सिर में दर्द होना। कानों के अन्दर भनभनाहट का शब्द होना। गर्म कमरे के अन्दर रहने से रोगी को अच्छा मालूम होना। ज़रा ही छू जाने से रोगी को अत्यन्त तकलीफ होना; बालों को छूने से दर्द होना। इसकी शिकायतें एक दिन बाद हुआ करती हैं। पुरानी जिगर और तिल्ली की बीमारी फल खा कर पतले दस्तों का आना; वेदनाशून्य दस्त। तपेदिक का शाम के वक्त बुखार (Hectic fever) ।

सम्बन्ध (Relations) - फेरम के साथ पूरक (Complementary) सम्बन्ध।

अग्रवर्ती अन्तरे के ज्वर (Anticipating fever) में चिनि-सल्फ के साथ तुलना करो।

डिजि और सेलेन के बाद चायना का इस्तेमाल बेमेल है, विरोधी सम्बन्ध रखता है।

बहुत ज़्यादा चाय पीने के बुरे फल से रक्तस्राव होने पर चायना उपयोगी है।

वृद्धि (Aggravation) - **ज़रा ही छू जाने से; वायु के प्रवाह से;** एक दिन छोड़ कर; सुबह और रात के समय ; खाने या पीने के बाद; दूध से; चलने से; हरकत से ; चित्त की उमङ्ग से; प्राणाधार रस के अपव्यय से।

ह्रास (Amelioration) - गर्मी से; आराम करने से; ज़ोर से दबाने से; टेढ़ा होकर टागों को सिकोड़ कर लेटने से।

मात्रा (Dose) — मूलार्क से तीसवीं शक्ति तक।

133 चिनिनम आर्सेनिक
(Chininum Arsenic)

Arsenite of Quinine

होम्योपैथिक चिकित्सा में यह एक प्रकार की टॉनिक या ताकत बढ़ाने वाली औषधि है। बहुत दिनों तक मैलेरिया ज्वर, दमा और खांसी आदि बीमारी भोगते रहने की वजह से रोगी धीरे-धीरे कमजोर, रक्तहीन और बहुत जीर्ण शीर्ण हो जाय, तो इस औषधि के नियमित रूप से सेवन कराने से फायदा होता है।

आंखें - आंखों से गरम गरम आंसू गिरते हैं प्रकाश सहन नही होता है और नेत्रकोटरों में ऐंठन होती है। आँखों के आगे काली-काली मक्खियां सी उड़ती दिखाई देने के साथ दर्द होता है।

मुहं - जीभ पर पीली चिपचिपी मोटी परत जम जाती है। मुंह का स्वाद कड़ुवा हो जाता है, रोगी को भूख नही लगती।

सिर - सिर बहुत भारी सा लगता है, थकान की अनूभुति तथा सिर में तपकन होती है, सिर में चक्कर, भारी क्षोभ, माथे पर तथा सिर के पिछले भाग में हल्का हल्का दर्द होता है, जो ऊपर की ओर देखने से बढ़ता है।

हृदय - हृदपेशी - अपजनन (Myocardial degeneration) हृदपेशी विनाश की प्रथमावस्था। लगता है जैसे हृदय की धड़कन बन्द हो गयी है, दम घुटने के दौरे एक नियत समय पर ही पड़े हैं। रोगी खुली हवा में रहना चाहता है। किसी तरुण संक्रामकता के बाद जब रक्तसंचार मन्द पड़ जाता है। सीढ़ी पर चढ़ते समय दम फूल जाता है।

आमाशय - पेट में कभी अम्लता घट जाती है कभी बढ़ जाती है। पानी की प्यास बहुत लगती है, मगर पानी पीने से कष्ट बढ़ता है। अण्डे खाने से रोगी को पतले दस्त आने लगते है भूख नही लगती।

ज्वर - रोगी को लगातार बुखार रहता है और दुर्बलता आ जाती है। हाथ-पैरों में तेज दर्द रहता है तथा हाथ-पाव ठण्डे रहते है।

सम्बन्ध - चिनिनम, फेरम साइट्रिकम (गुर्दे की सूजन में जब रक्त की कमी हो) तुलना करो।

मात्रा - 2 या 3 शक्ति का विचूर्ण।

134 चिनिनम सल्फ़्यूरिकम
(Chininum Sulphuricum)

Quinine. *Sulphite of Quinine*

चिनिनम सल्फक्विनाइन (Quinine) के सिवाय और कुछ भी नहीं है। ऐलोपैथिक चिकित्सकगण की राय में एक मात्र क्विनाइन के सिवाय मलेरिया की और कोई दूसरी दवा नहीं है। यहां तक कि किसी भी बीमारी के साथ यदि वे ज्वर देखते हैं, तो उसके लिये आंख बन्द करके क्विनाइन देने में ज़रा भी आगा पीछा नहीं करते। इसीलिए डाक्टर गर्डन नें स्पष्ट भाषा में कहा है कि यदि क्विनाइन का आविष्कार न होता, तो ऐसा अनुमान होता है कि इतने दिनों में हम लोग मलेरिया का नाना प्रकार से प्रतीकार करने में समर्थ होते। परन्तु एक मात्र क्विनाइन के आविष्कार के कारण ही हम लोग सम्पूर्णभाव से उस पर निर्भर होकर अन्य प्रकार उसके प्रतीकार के लिए चेष्टा नहीं करते। क्विनाइन में बुख़ार रोकने की क्षमता है इस में कोई सन्देह नहीं है। अस्तु , बुख़ार देखते ही क्विनाइन का प्रयोग करना किसी तरह से यथोचित नहीं है। कारण बुद्धिमान चिकित्सक मात्र ही जानते हैं कि कितने ही विभिन्न प्रकार के मलेरिया बुख़ार होते हैं। तो फिर क्या यह स्वीकार करना पड़ेगा कि सर्व प्रकार के बुखार के लिये क्विनाइन ही एक मात्र अमोध औषधि है? यदि यही बात है तो फिर चिकित्सक का उपदेश लेने और चिकित्सा शास्त्र सीखने की क्या आवश्यकता है? **क्विनाइन एक विशेष प्रकार के ज्वर में फलप्रद है,** यह सत्य है। मगर सर्व प्रकार के ज्वरों में इसके प्रयोग से जैसा भयङ्कर विषमय फल होता है उसका स्मरण करने से शरीर थर्राने लगता है। परन्तु ऐलोपैथिक सहयोगीगण उस विषय में चिन्ता नहीं करते हैं या करने की इच्छा भी नहीं करते। वे खुद ही स्वीकार करते हैं कि क्विनाइन एक भयानक ज़हरीली वस्तु है, अधिक मात्रा में प्रयोग करने से शरीर के सब लाल रक्तकर्ण (Red blood-corpuscles) नष्ट करके शरीर यंत्र में रोग की सृष्टि करता है। स्नायु मण्डली के अन्दर भी वह जो विषमय फल प्रदान करता है वह अचिन्तनीय है। प्रत्येक मलेरिया रोगी, जिसने ऐलोपैथिक चिकित्सा कराई है, अच्छी तरह से जानता है कि क्विनाइन के अधिक मात्रा में सेवन करने के बाद बहिरापन, सिर के अन्दर झनझनाहट, हाथ-पैरों की सुन्नता इत्यादि से किस तरह का कष्ट भोगना पड़ता है। यह सभी जानते है कि क्विनाइन का अधिक मात्रा में प्रयोग करने से तिल्ली बढ़ जाती है, तिल्ली के बढ़ने के साथ ही समस्त रक्त कण ध्वंस-प्राप्त होकर रोगी को एक दम शय्याशायी कर देते हैं। क्विनाइन केवल स्नायु-मण्डली के ऊपर ही नहीं, बल्कि परिपाक यन्त्र के ऊपर भी विशेष रूप से विषमय फल उत्पादन करता है। अधिक मात्रा में क्विनाइन सेवन से लोगों को पुराने अजीर्ण रोग से कष्ट पाते हुए देखा जाता है।

महात्मा हैनिमैन के मत में प्रत्येक औषधि का मनुष्य शरीर में विभिन्न प्रकार के लक्षण समूह प्रकाश करने की शक्ति है। इसी तरह से क्विनाइन भी मनुष्य शरीर में कुछ विशेष लक्षण प्रकाश करता है। परीक्षा (Proving) द्वारा यह स्थिर किया गया है कि यदि **किसी बीमारी**

में अपने आप मनुष्य शरीर में क्विनाइन के लक्षणसमूह प्रकाश पाते हों, तो ऐसी अवस्था में क्विनाइन मन्त्रशक्ति की तरह कार्यकारी होता है। मगर यदि उनके लक्षण समूह वर्त्तमान न हों, तो क्विनाइन के व्यवहार से मनुष्य शरीर में अनिष्ट होता है। क्विनाइन के दुरुप्रयोग से क्षण काल के लिए ज्वर दब जाता है, यह सत्य है, मगर ज्यों ही उसकी क्रिया मनुष्य शरीर से अदृश्य हो जाती है, त्यों ही रोगी को फिर प्रबल वेग से ज्वराक्रान्त होते हुए देखा जाता है। ऐलोपैथिक चिकित्सकगण इसके कारण के खोज में ज़रा भी यत्नवान न हो कर फिर रोगी को अधिक मात्रा में क्विनाइन सेवन करने का उपदेश देते हैं। इसी तरह से अक्सर अधिकांश क्षेत्र में देखा जाता है कि अधिक मात्रा में क्विनाइन सेवन करने पर भी रोगी रोग से छुटकारा नहीं पाता और फिर और भी अधिक प्रबल वेग से ज्वराक्रान्त होकर अत्यधिक क्षीण होकर क्रमशः शय्याशायी हो जाता है। मैं पहले ही कह चुका हूँ कि क्विनाइन का मनुष्य शरीर में नाना प्रकार की क्रिया करने की विशेष क्षमता है। अतएव जिन रोगियों के लिए क्विनाइन औषधि नहीं है अथवा क्विनाइन से जिनका कुछ भी उपकार नहीं हो सकता, यदि लगातार ऐसे रोगियों को अधिक मात्रा में क्विनाइन सेवन कराया जाए, तो सब रोगियों के शरीर में उसका विष क्यों न प्रकट होगा ? इस विषय में कोई नहीं चिन्ता करता। यह एक स्वयंसिद्ध बात है कि जो एक के लिए महौषधि है, वह दूसरे के लिए भयङ्गर विष है। बङ्गाल देश में लक्ष-लक्ष मनुष्य प्रति वर्ष मलेरिया रोग (जिसे ऐलोपैथ लोग मलेरिया कहते हैं) में प्राण त्याग कर रहे हैं। इतनी अधिक मात्रा में दुकान, हाट बाज़ार, डाकख़ानों में क्विनाइन बेचकर इस घातक रोग का कुछ प्रतिकार करने में लोग समर्थ हुए हैं या नहीं उस विषय में सब का ज़रा विवेचना करना उचित है। इसी बङ्गाल देश में जहाँ हम लोग सहस्त्रों वर्षो तक सुख से कालातिपात कर चुके हैं, पहले जहां पर प्रति वर्ष मनुष्य संख्या ने वृद्धि पाई है, उसी स्थान को अब देखने से स्पष्ट ही मालूम होता है कि यह सब जनपूर्ण स्थान मलेरिया ज्वर के आक्रमण से प्रति दिन जनहीन होता जाता है। इसका कारण क्या है? क्विनाइन का प्रचार होने के पहले क्या मलेरिया की तरह का बुख़ार हमारे देश में नहीं था? आयुर्वेद पाठ करने से देखा जाता है कि इस प्रकार की शारदीय बुख़ार हमारे देश में बहुत दिनों से वर्त्तमान है। तथापि हमारा देश श्रीहीन नहीं हुआ था, मगर क्विनाइन के प्रचार होने के बाद ही से हमारा देश जनहीन होना आरम्भ हुआ है। ऐलोपैथ् लोगों के मत के अनुसार यदि क्विनाइन ही मलेरिया का एक मात्र प्रतिकार स्वीकार कर लिया जाय, तो फिर उसकी प्रतिष्ठा के साथ देश जनपूर्ण न होकर जनहीन क्यों हो रहा है? और भी सोचने का विषय यह है कि आसाम में कालाज्वर (Kala Azar) नामक भीषण ज्वर का, जिसका नाम किसी ने कभी इस देश में सुना भी नहीं था, इतना प्राधान्य क्यों दिखाई दे रहा है? प्रत्येक रोगी के ख़ून की जांच करने से अवश्य कुछ न कुछ उसकी विकृति पाई जाती है, विशेषतः ज्वर रोग में । कारण कि ज्वर ख़ून के उत्ताप की वृद्धि करता है और उस पर कुछ रसायनिक क्रिया भी करता है। इसीलिए बड़े बड़े ऐलोपैथिक चिकित्सकगणों ने प्रत्येक प्रकार के बुख़ार में ख़ून की जांच करके भिन्न-भिन्न प्रकार के जीवाणु का अनुसन्धान किया है। इसके अलावा क्विनाइन के दुरुपयोग से शरीर के रक्तकण ध्वंस होते है। लगातार क्विनाइन का दुरुपयोग करके मनुष्य शरीर की विकृत अवस्था और तिल्ली की भयावह वृद्धि देख कर चिकित्सकगण आंख

बन्द करके रोग को कालाज्वर स्थित करते हैं। दो-चार क्षेत्र में क्विनाइन व्यवहार करके विशेष सफलता लाभ करके और क्विनाइन द्वारा बुख़ार को कुछ काल के लिए बन्द होता देख कर हमारी दयालु सरकार हर कहीं क्विनाइन बिकने की सुविधा कर देती है और सब को आंख बन्द करके जलपान की तरह क्विनाइन सेवन करने के लिए उपदेश देती है। यह बात किस क़दर युक्तिपूर्ण है बुद्धिमान पाठक आसानी से समझ सकते हैं। इसके अलावा यूरोप और अमेरिका के आधुनिक चिकित्सकगण भी स्पष्ट भाषा में स्वीकार कर रहें हैं कि क्विनाइन में मलेरिया को नाश करने की कोई शक्ति नहीं है, सिर्फ़ क्विनाइन व्यवहार करने से रक्त के अन्दर के तैरते हुए मलेरिया के जीवाणु के कुछ काल के लिए स्थानान्तरित होने के कारण ही रोगी अपने को अच्छा मालूम करता है। मगर ज्यों ही क्विनाइन की क्रिया अदृश्य हो जाती है, त्यों ही फिर रोगी भीषण रूप से ज्वराक्रान्त होता है। रोगी को पहले बुख़ार होता है और बार-बार क्विनाइन के विष से जर्ज्जरित हो जाता है। मृदु विष की क्रिया भीषण होती है यह कोई भी चिकित्सक अस्वीकार नहीं करेगा, सिर्फ यही नहीं बल्कि उसकी क्रिया एक बार आरम्भ होने से फिर उसे नष्ट करना इस क़दर कठिन है वह चिकित्सक मात्र ही जानते हैं। अतएव यदि शरीर में लगातार क्विनाइन की मृदु विषक्रिया (Slow poison) होती रहे, तो क्यों न शरीर में रक्त का विकार, तिल्ली की अत्यधिक वृद्धि, स्नायुविक उत्तेजना इत्यादि लक्षण प्रकाश पायंगे? यह ज्वर जिसे चिकित्सकगण साधारणतः कालाज्वर कह रहे हैं और कुछ भी नहीं है, केवल क्विनाइन की विषक्रिया का फल है। हमारे बङ्गाल की बस्तियों में किसी किसी रोगी को तीन महीने में 800 से 1000 ग्रेन तक क्विनाइन का सेवन कराया जाता है, तिस पर भी हमारे बहुदर्शी चिंकित्सक सन्तुष्ट न होकर रोगी के शरीर में क्विनाइन का इन्जेक्शन (Quinine injection) देने में आगा पीछा नहीं करते। इस प्रकार के चिकित्सकों का व्यवहार देख कर आश्चर्य करना पड़ता है और यह सब रोगी बिना चिकित्सा केवलमात्र जलवायु के परिवर्त्तन से ही आराम होते हुए देखे जाते हैं। यदि रोगी बिना चिकित्सा के अच्छा होता है तो क्या यह स्वीकार करना नहीं होगा कि स्थान परिवर्त्तन के कारण स्वास्थ्यकर जलवायु और यथोचित पथ्य की सहायता से विषक्रिया नष्ट होने के कारण ही रोगी ने आरोग्य लाभ किया? अतएव आँख बन्द करके क्विनाइन व्यवहार करके हमारे देश को ध्वंस करने का उनका कोई अधिकार नहीं है।

डाक्टर ओआर्टस ने 'इन्डियन मेडिकल जर्नल' में स्पष्ट कहा है कि जिन लोगों ने कभी भी क्विनाइन का सेवन नहीं किया है, उन में से बहुतेरों को मलेरिया बुख़ार होता ही नहीं। यदि होता भी है तो बहुत ही हलका। जो लोग मलेरिया के डर से लगातार क्विनाइन का सेवन किया करते हैं, वे ही लोग ज़्यादातर मलेरिया द्वारा आक्रान्त होते हैं और उन्हें इस प्रकार के ज्वर के पुनराक्रमण (Relapse) से अच्छा करना कष्टजनक होता है और लगातार भीषण ज्वर से आक्रान्त होकर क्रमशः शय्याशायी हो जाते हैं। वह कहते हैं कि सम्भवतः लगातार क्विनाइन सेवन करने के कारण शरीर में उसके गुण को ध्वंस करने वाले एक प्रकार के जीवाणु की सृष्टि होती है, इसीलिए क्विनाइन और भी अधिक हानिकारक होता है। उन्हों ने और भी दिखाया है कि जो रोगी लगातार क्विनाइन सेवन करते हैं वे ही अन्त में मलेरिया के रक्तहीन (Malarial cachexia) रोगी के नाम से कहलाये जाते हैं।

डाक्टर जान्स्टन ''ब्रिटिश मेडिकल जर्नल'' में क्विनाइन की मलेरिया प्रतिषेधक क्षमता (Antidotal power) के सम्बन्ध में कहते हैं कि जो लोग यह राय ज़ाहिर करते हैं कि यद्यपि क्विनाइन की किसी प्रकार की प्रतिषेधक क्षमता नहीं है तथापि क्विनाइन सेवन करने से ज्वर का आक्रमण उतना भीषण नहीं होता, उनका समर्थन मैं अपने पूर्व अफ्रिका के तजुर्बे के फल से ज़रा भी नहीं कर सकता। वह कहते हैं कि मैं ने लगातार 28 वर्ष तक अफ्रीका में इतने अधिक प्रकार के और इतनी संख्या में मलेरिया देखा है कि पृथवी के अन्य किसी देश में इतने अधिक परिणाम में नहीं देखा है। मगर इस में यह विचार करने की बात है कि उक्त अफ्रीका महादेश के अधिकांश मनुष्य क्विनाइन का प्रतिषेधकरूप से इस्तेमाल करते थे।

डाक्टर कोयान और स्ट्रांग ने 1919 अक्टूबर महीने के **''कोयार्टालि जर्नल ऑफ मेडिसिन''** में स्पष्ट कहा है कि हम लोग जिन रोगों को मलेरिया ठहराते हैं, उनमें से अधिकांश क्विनाइन की विषक्रिया के फल हैं। नातजुर्बेकार चिकित्सकगण बिना सोचे विचारे लगातार अधिक मात्रा में क्विनाइन का सेवन कराया करते हैं। कभी कभी रोगी को मलेरिया से बचने के लिए दीर्घकाल तक अल्प मात्रा में क्विनाइन सेवन करने के लिए परामर्श देते हैं, इसके फल से रोगी का शरीर क्रमशः निस्तेज हो जाता है । बारम्बार क्विनाइन सेवन करने से कभी भी मलेरिया अच्छा नहीं हो सकता।

सविराम ज्वर (Intermittent Fever) में चिनिनम-सल्फ का अक्सर प्रयोग हुआ करता है, इसके लक्षण रहने पर अति अल्प समय में रोगी को बिना किसी प्रकार हानि पहुँचाये स्थूल (Crude) चिनिनम सल्फ की अपेक्षा शंक्तिकृत (Potentized) चिनिनम-सल्फ ज्वर को दूर कर देगा। जैसे मार्फ़िन (Morphine) प्रत्येक प्रकार के दर्द या पतले दस्त को दबा देने में सक्षम है, उसी प्रकार क्विनाइन भी बुख़ार को दबा देने में समर्थ है। इसीलिए बिन पढ़े मूर्ख होमियोपैथ भी ऐलोपैथिक चिकित्सकों को देखा देखी होमियोपैथिक औषधि के साथ साथ क्विनाइन का व्यवहार किया करते हैं और उनकी मार्फ़िया इन्जेक्शन (Hypodermic syringe and morphine) पर अचरज करते हैं। बीमारी को कुछ काल के लिए दबा देना एक बात है और अति अल्प समय के अन्दर स्वाभाविकरूप से, विश्वास योग्य, विघ्नहीन, समाज बोधनीय उपाय से, स्थायी और पूरे तौर पर नष्ट स्वास्थ्य को आरोग्य करना दूसरी बात है। बुख़ार के तोड़ने (Breaking up of fever) और आरोग्य (Cure) करने में बड़ा फ़र्क़ है।

डाक्टर हेल कहते हैं कि क्विनाइन के दुरुपयोग से अक्सर सविराम या स्वल्पविराम ज्वर (Intermittent or remittent) टाइफ़ायेड और न्यूमोनिया (Typhoid and pneumonia) में परिणत हो जाता है। - होमियोपैथ होकर आदर्श आरोग्य को छोड़ कर दो नाव में पैर रखना लज्जा का विषय है।

ज्वर (Fever) -- इसके बुख़ार का समय सुबह 10 बजे, तीसरे पहर 3 बजे और रात के 10 बजे है। तिजारी अर्थात हर तीसरे दिन बुख़ार का आना इसका विशेष लक्षण है। (Tertian type) **प्रति दिन ढाई घन्टे पहले बुख़ार चढ़ आता है** (आर्स, ब्रायो, चायना, नेट्रम-म्यूर, नक्स वोम; (Anticipating type)।

शीत (Chill) — **तीसरे पहर 3 बजे अत्यधिक कपकपी लग कर बुख़ार चढ़ता है। प्यास लगती है। रीढ़ को दबाने से दर्द होता है।**

उत्ताप (Heat) — मुँह और हलक़ ख़ुश्क रहते हैं, **प्यास रहती है। रीढ़ को दबाने से दर्द होता है।**

पसीना (Sweat) — **और भी ज़्यादा प्यास लगती है।** स्थिर रहने से बहुत ज़्यादा पसीना निकलता है। कमर के पास रीढ़ में दर्द होता है।

शीत और उत्ताप के समय यदि प्यास न रहे और उत्ताप के बाद ही यदि पसीना न आवे तो चिनिनम सल्फ़ के प्रयोग से कोई भी लाभ न होगा। तिल्ली बढ़ी हुई होती है और उस में दर्द होता है ।

क्विनाइन के दुरुपयोग से जिनका शरीर जर्ज्जरित हो गया हो, जिगर और तिल्ली बढ़ गई हो, शोथ हो गया हो, पतले दस्त आते हों. हाथ पावों में बात हो गया हो, उनको प्रतिषेधक स्वरूप (Antidotal treatment) लक्षणानुसार **आर्नि, आर्स, कार्बो-वेज, फेरम, लैके, नेट्रम-म्यूर और पल्स देना चाहिये।**

सम्बन्ध (Relations) — **आर्स, सिड्रन, चायना, यूपेटो, फ़ेरम लैक और नेट्रम-म्यूर** के साथ तुलना करो।

वृद्धि (Aggravation) - छूने से (पीठ की रीढ़); ओढ़ने से (अत्यधिक पसीना निकलता है)।

मात्रा (Dose) — 1 से 3 शक्ति का विचूर्ण। 30 शक्ति का विचूर्ण तथा उच्च शक्तियां भी।

(135) चियोनैन्थस वर्जिनिका
(Chionanthus Virginica)

Fringe Tree.

यह औषधि यकृत रोग में प्रयोग की जाती है जिस तरह सियानोथस प्लीहा रोग में पेटेण्ट दवा के रूप में प्रयोग की जाती है चियोनैन्थस भी यकृत रोग में पेटेण्ट औषधि है, पैत्तिक और ऋतुस्राव के समय का सिर दर्द, कामला, ऋतु रुक जाने के साथ पीलिया और यकृत की बीमारी में यह फायदा करती है।

यकृत और यकृत की शिराओं पर इसकी प्रधान क्रिया होती है, यकृत अगर खूब बड़ा हो जाये और उसके आनुषंगिक उपसर्ग-कब्ज, कीचड जैसा मल, गरम पीले रंग का मल, पेशाब पीला प्रतिवर्ष गर्मी के दिनों में तथा कभी-कभी प्लीहा रोग हो जाता है, यकृत में दर्द, समस्त खाने की चीजों से अनिच्छा, पित्त पथरी में भी फायदा करती है।

पेट - पेट में ऐसा महसूस होता है जैसे कोई चीज या जीवित पदार्थ हिल रहा है। पाकस्थली तनी हुई और खिंची हुई सी लगती है। इसका एक विशेष लक्षण यह है कि जुलाब

लेने जैसे दस्त आते हैं, ऐसा मालूम होता है जैसे पाखाना जाते ही खूब पाखाना होगा, पर नहीं होता। इस लक्षण के साथ कभी-कभी मिचली भी रहती है और ऊवकाई भी आती है।

पेशाब - पेशाब गाढ़ा और लाल, पेशाब का आपेक्षिक गुरुत्व खूब अधिक, पेशाब करने की इच्छा हमेशा बनी रहती है, पेशाब में पित्त और चीनी रहती है। रंग काला होता है।

सम्बन्ध - सिनकोना, सियानौथ, चेलिडो, कार्डुअस, पोडो, लेप्टैण्ड्रा से तुलना कीजिए।

मात्रा - मूलार्क 2 से 2 X शक्ति।

136 कलोरैलम हाइड्रेटम (Chloralum Hydratum)

Chloral Hydrate.

इस औषधि की क्रिया साधारणतः मस्तिष्क और चर्म रोगों पर होती है। मस्तिष्क पर क्रिया करके मनुष्य को गहरी नींद सुला देती है और त्वचा पर क्रिया प्रकट करके शरीर में लाल रंग की छोटी-छोटी फुन्सियां और छाले जैसे दाने पैदा करती है। हृत्पिण्ड पर क्रिया करके यह हृत्पिण्ड की क्रिया को घटाती है और उसमें सुस्ती पैदा परती है।

रोगी बेहोश होकर कई घण्टों से लेकर कई दिनों तक एक ही अवस्था में पड़ा रहता है, होश में नहीं आता।

सिर - रोगी के सिर में सुबह के समय दर्द रहता है, दर्द बहुत बढ़ जाता है। समूचे माथे में दर्द, कनपटी में विशेष रूप से जरा भी हिलने से दर्द का बढ़ जाना। किसी भी तरह दर्द कम नहीं होता, सिर्फ खुली हवा में जाने से कुछ आराम मिलता है।

श्वास - रोगी को सांस लेने में बहुत कठिनाई होती है, किसी किसी क्षण ऐसा लगता है जैसे सांस बन्द होकर वह मर जायेगा। रोगी हांफता रहता है।

आमवात - जरा सी सर्दी या ठण्डी हवा लगते ही खुजली बढ़ जाती है। दिन की अपेक्षा रात को खुजली बहुत बढ़ जाती है, जो लोग नशा करते हैं उसकी बीमारी में अन्य दवाओं की अपेक्षा ज्यादा फयादा करती है, चर्म रोग में रोगी के शरीर पर खसरा के समान लाल रंग के दाने और उसमें बहुत खुजली होती है ।

भयभीत - छोटे बच्चे सोते-सोते जोर से चिल्लाकर जाग उठते है। ऐसा लगता है जैसे वे डर के कारण ऐसा कर रहे हैं, माता पिता कोई भी कारण खोजने में असमर्थ हो जाते है। बच्चों के इस लक्षण में क्लोरैलम ज्यादा फायदा करती हैं। छोटी माता (chicken pox) में क्लोरैलम से फायदा हुआ करता है।

सम्बन्ध - प्रतिविष : अमोनियम, एट्रोपियम, डिजिटै, मास्कस।

मात्रा - प्रथम शक्ति का विचूर्ण या उच्च शकितयां।

(137) सिक्यूटा वाइरोसा
(Cicuta Virosa)

Water Hemlock *Umbellieræ.*

हर एक प्रकार की ऐंठन (Convulsions) के लिए, जिसमें रोगी को बेहोशी आजाये, सिक्यूटा एक बहुमूल्य औषधि है– मृगी, हिस्टेरिया, अजीर्णता, दांत निकलते समय या कृमि, फुन्सियां दब जाने इत्यादि किसी भी कारण से ऐंठन क्यों न आने लगे। **नक्स-वोमिका** रोगी का होश बिल्कुल ठीक रहता है, जो कुछ घटना घटती होती है उसे याद रहती है और **सिक्यूटा रोगी ऐंठन के समय बिल्कुल बेहोश हो जाता है।** सिक्यूटा में ऐंठन ऊपर से नीचें की तरफ फैलती है, जैसे सिर, आंख, हलक़ और छाती में पहले आरम्भ होकर, पीठ और हाथ-पांव की तरफ़ फैलती है, और **क्यूप्रम** में पहले अङ्गुलियों, फिर हाथ, छाती और सारे शरीर में फैल जाती है।

मिर्गी या हिस्टेरियाग्रस्त रोगिणी कहती है कि ऐंठन होने का पूर्व लक्षण उसे यह मालूम होता है कि ठण्डी हवा पेट से उठ रही है। **बेहोशी के साथ** प्रत्येक अङ्ग भयानक डरावने तौर पर ऐंठने लगता है, शरीर के ऐंठने से पीठ, पीछे की तरफ़ टेढी पड़ जाती है (Opisthotonos); छूने, शोर गुल और धक्के से उसकी वृद्धि होती है। हलक़, खाल या नाख़ून के नीचे कील, खपाच या कांटा के चुभने पर ऐंठन होने पर, यह विशेष लाभदायक औषधि है (बेल, हाइपर, लिडम)। प्रसवान्त में यदि प्रसूति के हाथ-पांव ऐंठ कर बेहोश हो जाय (Puerperal convulsions), सांस बन्द हो जाय और ऐसा जान पड़े मानो मर गई है, यदि यह अवस्था बहुत देर तक रहे, तो इसके प्रयोग से तुरन्त होश आ जायगा। चोट लग कर ऐंठन (Traumatic tetanus) और दांत के ऊपर दांत बैठ जाने पर (Lockjaw) यह लाभदायक है।

सिक्यूटा रोगिणी ख़रिया मट्टी और सक़ील चीज़ें खाने की अस्वाभविक इच्छा प्रकट करती है। बच्चे पत्थर या लकड़ी का कोयला बड़े स्वाद से खाते हैं (ऐलूम, सोरि), सिक्यूटा रोगी अकेला रहना पसन्द करता है, आदमियों की संगत उसे बिलकुल पसन्द नहीं। वह शक्की होता है, लोगों से घृणा करता है, अहंकारी होता है (प्लैट)। उसके चित्त में डर बहुत होता है, डर जाने से ऐंठन होने लगती है (ऐकोन, इग्ने, ओपि)। वह रोता और विलाप करता है, भविष्य के बारे में नाना प्रकार की आशंका करता है, नाचता, कूदता, चिल्लाता और गाता है। बच्चा डर कर जो पास रहता है उसे चिपट जाता है। वह सन्तोषी, खुश और कोमल स्वभाव का होता है। शोकजनक कहानियां उसके चित्त पर बहुत असर डालती हैं।

पढ़ते समय अक्षर घूमता हुआ नज़र आता है, ऊपर या नीचे जाता हुआ मालूम पड़ता है या अदृश्य हो जाता है (कक्यू)।

बुडढों के बहिरापन (Deafiness) के लिए यह एक उत्तम औषधि है, आकस्मिक भयंकर शब्द सुनाई देता है विशेष करके कुछ भी चबाने में।

सिर, पेट, बांह, टांग और अङ्गुलियों के अन्दर अत्यन्त झनझनाहट होती है, जिससे उन अङ्गों में झटका पहुंचता है (क्यूप्र)।

सिर और चेहरे पर मटर की तरह फुन्सियां मिलकर पीली मोटी पपड़ियां बन जाती हैं। खोपड़ी और दाढ़ी के बालों के अन्दर की फुन्सियां (Sycosis menti) इससे अच्छी होती हैं। **सिक्यूटा के एक्ज़िमा** (Eczema) में खुज़ली नहीं होती, रस के जम जाने से नीबू के रंग की सख़्त पपड़ियां बन जाती हैं।

सम्बन्ध (Relations) - हाइडो-ऐसिड्, हिपर, नक्स-वोम और स्ट्रिक्निया से साथ तुलना करो।

वृद्धि (Aggravation) -- तमाखू के धुंए से (इग्ने), छूने से।

मात्रा (Dose) — छठी से दो सौंवी शकित।

(138) साइमेक्स लेक्टुलैरिअस
(Cimex Lectularius)

Bedbug.

यह औषधि शीत, ज्वर या पारी से आने वाले ज्वरों में लाभदायक होती है, जिनमें थकान और अंगड़ाइयों की प्रमुखता रहती है। पैर की टेण्डन (आस्थि बन्धनी) छोटी मालूम होती है, जिससे रोगी पैर लम्बे नहीं रख सकता, पैरों को मोड़कर सोता है।

संकोचक पेशियों को विशेष रूप से प्रभावित करती है। लगता है जैसे बाजू की कण्डरायें खिंच रही हैं अंगडाइयां आती हैं।

ज्वर - सारे शरीर में कंपकपी रहती है, लगता है, घुटनों पर पंखा चल रहा हो। जब ज्वर नही होता, प्यास लगती है। जैसे जैसे ताप बढ़ता है वैसे वैसे प्यास कम हो जाती है, बुखार तेज होने पर यह और भी कम हो जाती है। गले में एक तरह की तकलीफ रहती है, जिससे ऐसा लगता है जैसे गला किसी चीज से दबा हुआ है, पानी पीने से गले में तकलीफ होती है।

सिर - सिर में तेज दर्द रहता है, जो अधिक शराब पीने के कारण होता है। शीतावस्था के आरम्भ में उत्तेजना, अत्यधिक आक्रोश रहता है। हाथ में आई हर चीज के टुकड़े टुकड़े कर देने को मन करता है, माथे की दायी हड्डी के नीचे दर्द रहता है।

कब्ज - गल सूखा, कड़ा, गोल-गोल गुठली- शुदा और मलद्वार में घाव। स्त्रियों में योनि के बाए डिम्ब तक गोली लगने जैसा दर्द।

सम्बन्ध - ऐमोन म्यूर, कांस्टि , एपिस, युपेट पर्फो।

मात्रा - 3x शक्ति से 200 शक्ति तक।

(139) सिमिसिफ़्यूगा रेसमोसा -(एक्टिया रेसमोसा)
(Cimicifuga Racemosa - Actaea Racemosa)

Black Cohosh. *Ranunculaceæ.*

सिमिसिफ़्यूगा की सम्पूर्ण परीक्षा (Proving) नहीं हुई। मगर इस औषधि के जितने लक्षण हमें मालूम हुए हैं उन में हम ख़ूब जानते हैं कि स्त्रियों के लिए यह एक विशेष उपयोगी औषधि है। रजोधर्म के दिनों में स्त्रियाँ बहुत कष्ट पाती हैं, जिनको मूर्छारोग (Hysteria-हिस्टीरिया) है और जो वात रोग के कारण शरीर, हाथ पाँव का दर्द और सुन्नभाव और मांसपेशी के कम्पन के कष्ट से बहुत ही व्याकुल होती हैं उनके लिए यह औषधि विशेष उपयोगी है। मगर सिर्फ़ शारीरिक ही लक्षणों पर सिमिसिफ़्यूगा का प्रयोग नहीं होना चाहिए। केवल एक लक्षण लेने से बहुतेरी औषधियाँ हो सकती हैं। इस प्रकार का शरीर दर्द **आर्निका, ब्रायोनिया, बैप्टिशिया, रस-टाक्स, डल्कामारा, नेट्रम-सल्फ** इत्यादि; सुन्नभाव लेने से **ऐनाकार्डियम, बर्बेरिस, कार्बो-सल्फ, लिडम, ग्रैफाइटिस** मांस पेशी के कम्पन में **इग्नेशिया, ऐगारिकस**; इत्यादि हो सकते हैं। जहाँ पर ऐक्टिया का प्रयोग होना चाहिए, वहाँ पर हम लोग भूल से अक्सर **पल्सेटिला, रस-टाक्स , कैलि-कार्ब, फ़ाइटोलक्का, रेननक्यूलस या ऐगारिकस** का दुरुपयोग किया करते हैं। इसलिए हम यहां पर ऐक्टिया अर्थात् सिमिसिफ़्यूगा के स्वरूप का विशेषभाव से वर्णन करेंगे। सिमिसिफ़्यूगा की रोगिणी को सहज में पहचाना नहीं जाता। कारण कि वह आज एक प्रकार के लक्षण प्रकट करती हैं, कल फिर अन्य प्रकार के। वह मन की अवस्था के सहज ही में परिवर्तन होने के कारण ही ऐसा करती हैं। हिस्टीरिया व मूर्छावायुग्रस्त स्त्रियों में ही यह विशेषत्व पाया जाता है। बहुतेरे चिकित्सक ऐसी रोगिणी की बातों पर अधिक ध्यान देना नहीं चाहते और सहजही में **इग्नेशिया** इत्यादि का प्रयोग कर देते हैं। मगर कोई लाभ नहीं होता। वास्तव में रोगी को यदि चिकित्सक के भाग्य से आराम न होकर सुविचारपूर्वक प्रयुक्त औषधि के गुण से ही आरोग्य लाभ होता हो, तो इस प्रकार लापरवाही के साथ चिकित्सा से कोई लाभ नहीं हो सकता। **पल्सेटिला** रोगिणी के लक्षण भी इस प्रकार परिवर्त्तनशील होते हैं। अन्त में इस परिवर्त्तनशीलता को ही एक आवश्यक लक्षण समझ लेने से उपयुक्त औषधि मिल सकती है । **सिमिसिफ़्यूगा** रोगिणी एक दिन आकर कहती है हमारे हाथ-पाँव, सारे शरीर में अत्यन्त दर्द मालूम हो रहा है, किसी करवट लेट नहीं सकती; ज़रा ठण्ड लगने से, मानसिक उत्तेजना से या रात के समय लेटने से सब मांसपेशी काँपती और धड़ धड़ करती हैं; और फिर दूसरे दिन कुछ बोलना ही नहीं चाहती या बहुत पूछने के बाद अपने दुःख की कहानी रो रो कर कहती है, मगर अब की बार सारे शरीर के दर्द के बारे में कुछ भी नहीं कहती, सिर्फ़ "हमें कुछ भी अच्छा नहीं लगता, चित्त की अवस्था बहुत ख़राब है, रोने को दिल चाहता है, चारों तरफ़ अँधेरा छाया हुआ मालूम देता है, मृत्युभय होता है, औषधि सेवन करने को डर मालूम होता है, ऐसा मालूम होता है कि उसमें कुछ गोलमाल है इत्यादि।" इसका आशय यह है कि मानसिक और शारीरिक लक्षणों का इस प्रकार की परिवर्त्तनशीलता **सिमिसिफ़्यूगा** का लक्षण है। मगर, रोगिणी ने एक दिन शारीरिक दर्द के बारे

में कहा और मानसिक लक्षणों के बारे में कुछ भी नहीं कहा, दूसरे दिन फिर वह मानसिक तकलीफ़ों के बारे में ही बहुत कुछ कहती रही और शारीरिक तकलीफ़ें कुछ भी नहीं कहीं, यह देख कर चिकित्सक को दोनों प्रकार के लक्षणों को तुच्छ नहीं समझना चाहिए, दोनों प्रकार के लक्षणों को लिख लेना चाहिए। इसी से समझना चाहिए कि रोगिणी के जब शारीरिक लक्षण रहते हैं तब मानसिक लक्षण नहीं रहते, जब मानसिक लक्षण रहते हैं तब शारीरिक नहीं रहते या उनका एकाएक ही परिवर्त्तन होता है या मानसिक लक्षण स्राव आदि से कम हो जाते हैं इत्यादि। इसलिए रोगिणी के समस्त लक्षण यत्नपूर्वक लिख कर पुराने रोग की चिकित्सा करना विशेष आवश्यक है। मैं यहां पर और एक बात कह देना आवश्यक समझता हूँ। इस प्रकार की रोगणियों का घर के लोग अक्सर विश्वास नहीं करते, वे उन्हें बुरी तरह से हँस कर उड़ा देते हैं। बहुतेरे चिकित्सक भी उन्हीं का समर्थन करते हुए ''कुछ भी नहीं है।'' कह कर हँस कर टाल देते हैं। इसलिए इन स्त्रियों की चिकित्सा भी होने नहीं पाती। हमारे घरों में ऐसी भी बहुत स्त्रियां हैं जो लज्जा के कारण अपनी तकलीफ़े किसी से कहती नहीं और सारा जीवन कष्ट भोगती रहती हैं।

सिमिसिफ़्यूगा रोगिणी को ज़रा ठण्ड लगने से ही तिल्ली (Spleen), यकृत (Liver), जरायु (Uterus), या हृद्पिन्ड (Heart) में दर्द अनुभव होने लगता है। ज़रा में ही जाड़ा मालूम होने लगता है, मगर सिर में ठण्डी हवा अच्छी लगती हैं (Cimicifuga is a chily patient) ।

स्त्री की चिकित्सा में रजोधर्म के लक्षणों को जानना ही चिकित्सक का प्रधान कर्त्तव्य है। परन्तु अक्सर लज्जाशील स्त्रियों के लज्जावश कुछ न कह सकने के कारण चिकित्सा में कठिनता पड़ती है। इसलिये जैसे हो तैसे रजोधर्म की तकलीफ़ें के बारे में जान लेना चाहिए। घर की वयोवृद्धा स्त्रियों को चाहिए कि इस विषय में चिकित्सक को सहायता दें। **रजोधर्म सम्बन्धी पीड़ा में दर्द रह सकता हैं, खून ज़्यादा या कम जा सकता है, रजोधर्म का समय घट या बढ़ सकता है।** अलग अलग इनका सब निश्चय कर लेना चाहिए। रजोधर्म का दर्द तीन प्रकार का हो सकता है। (1) **ख़ून जारी होने के पहले जरायु और डिम्भकोष** (Uterus and ovaries) **में दर्द होता हैं**, इसको स्त्रियाँ साधारणत: "नीचे के पेट का दर्द" कहा करती हैं। (2 **) किसी किसी का यह दर्द ख़ून के जारी होते ही घट जाता है–और किसी किसी का बढ़ता रहता है** (3) किसी किसी का दर्द खून बन्द होने पर आरम्भ होता है। इस तरह से रजोधर्म के दर्द के विषय में पूछना या कहना चाहिए। **रजोधर्म के पहले, रजोधर्म के दिनों में या रजोधर्म बन्द होने पर दर्द होता है या नहीं**, जानना आवश्यक है। यह दर्द भिन्न भिन्न स्थान में से उठकर भिन्न भिन्न स्थान को जा सकता है। कोई-कोई कमर या पीठ का दर्द आरम्भ होते ही रजोधर्म का पूर्वलक्षण मालूम कर लेती हैं, किसी किसी का यह दर्द जरायु से जांघ तक फैल जाता है, किसी किसी के जरायु से उत्पन्न होकर छाती या कमर की तरफ फैल जाता है। इस प्रकार के भिन्न भिन्न दर्द के लिए भिन्न भिन्न औषधि होमियोपैथिक शास्त्र में हैं और वे सम्पूर्ण स्थायीभाव से रोग को दूर कर सकती हैं, स्त्रियों को यह जान लेना चाहिए। परन्तु दु:ख का विषय यह है कि बहुतेरे चिकित्सक उक्त असुविधाओं के कारण लक्षणों को संग्रह

करने में अक्षम होकर निराश हो जाते हैं या औषधि पर श्रद्धा नहीं रखते। ऐसा करना उचित नहीं है। रोगिणी के दोष से या चिकित्सक के दोष से अथवा कुनिर्वाचित औषधि के दोष से रोग दूर न होने पर होमियोपैथी का दोष नहीं हो सकता।

ऐक्टिया या सिमिसिफ़्यूगा में विशेषत्व यह है कि रजोधर्म के दिनों में रोगिणी के मानसिक और शारीरिक समस्त लक्षणों में ही अधिकता पायी जाती हैं। उन दिनों में उदासीनता, रोआई, अविश्वास, मृत्युभय, हाथ पैरों का दर्द, मांसपेशी का कम्पन, सुन्नभाव इत्यादि सब तकलीफ़ें बढ़ जाती हैं। रोगिणी रात के समय किसी भी करवट नहीं लेट सकती, जिस करवट लेटती हैं उसी तरफ़ का अङ्ग ऐसा काँपता है कि उससे स्थिर नहीं रहा जाता, उठ कर बैठ जाती हैं तिस पर भी चैन नहीं मिलता। इस औषधि का प्रधान लक्षण यह है कि **रजोधर्म के दिनों में जितना अधिक ख़ून निकलता है उतनी ही अधिक तकलीफ़ों में वृद्धि होती हैं** (The more profuse the flow, the greater the suffering)। **लैकेसिस** और **ज़िङ्कम** में इसके विपरीत लक्षण हैं। ऐक्टिया का असर बाईं तरफ अधिक होता हैं। जरायु के दोष के कारण दिल की धड़कन होने से ऐसा मालूम होता है कि मानों दम घुट जायगा। बाँयी तरफ़ के स्तन के नीचे दर्द होता है (आस्टि) और बाँया हाथ पैर काँपते हैं।

वास्तव में ऐक्टिया रेसीमोसा अतिरज की दवा है। ऐसे अतिरज की जिसमें कमर में तीव्र शूल होता है जो निम्न प्रदेश से होता हुआ जाँघों में चला जाता है। डा. नैश ने कहा है कि भाले की तरह चुभाते हुए दर्द चाहे पेशीय हो या स्नायविक, जब गर्भाशय विकार के साथ हो तो इससे बहुत लाभ होता है।

स्नायुशूल (Neuralgia)— स्नायुशूल भी ऐक्टिया का एक प्रधान लक्षण है। जिन को उक्त प्रकार की रजोधर्म की ख़राबी रहती हैं उनके शरीर में कभी कभी बिजली के प्रवाह की तरह दर्द होता है, रोगिणी बेचैन हो जाती है और कभी कभी बेहोश भी हो जाती है।

चक्षुस्नायुशूल (Ciliary neuralgia) — कभी कभी आँख के गढ़े, आँख के ढ़ेले और कनपटियों की नसों में दर्द होता है, यह दर्द सिर के ऊपर और गुद्दी तक फैलाता है और उसमें ज़ीने पर चढ़ने या लेटने से वृद्धि होती हैं।

सिर दर्द (Headache) — इसका सिर दर्द भी वात रोग से सम्बन्ध रखता हैं। सारे सिर में चोट लगने या कुचल जाने की तरह दर्द होता है। गुद्दी (Occiput) में दर्द होता है। चोटी पर इस क़दर दर्द होता है कि मानों वह फट कर उड़ जायगी। ठण्डी या नम हवा से सिर दर्द होने लगता है। रोगिणी ऐसा ख़्याल करती हैं कि सिर पर ठण्डी हवा बह रही है, ताहम उसी से उसको आराम पहुँचता है (Worse indoors better in the open air)। हिस्टीरिया रोगग्रस्त लड़कियों की गर्दन पर दर्द होता है। सख़्त दर्द के, आँख के अन्दर और बाहर हो कर सिर के ऊपर फैल जाने पर यह औषधि विशेष लाभदायक है। इस प्रकार का स्नायुशूल (Neuralgic headache) **स्पाइजीलिया** में भी हैं, फ़र्क़ यह है कि दर्द सिर के पीछे बाँई तरफ़ आरम्भ होकर, सिर के ऊपर से हो कर बाँई आँख में जम जाता हैं, और इसका दर्द सूर्योदय से आरम्भ होता है और सूर्यास्त के बाद घट जाता है। सिमिसिफ्यूगा का दर्द आँख से आरम्भ होकर सिर की चोटी या उसके ठीक पीछे तक फैलता है, इसका दर्द

दिन की अपेक्षा रात ही में अधिक होता है। हर रोज़ ठीक एक ही समय यदि बांई आँख की नसों में दर्द और जलन हो, तो सिड्रन श्रेष्ठ हैं।

स्त्रीः जननेन्द्रिय (Female Organs)— वात धातु की हिस्टीरिया रोग ग्रस्त स्त्रियों में नाना प्रकार के रजोदोष रहते हैं; रजोस्राव अत्यल्प या अत्यधिक अथवा बिलुप्त हो सकता हैं। अक्सर देखा जाता है कि रजोधर्म आरम्भ होने के पहले ही अत्यन्त दर्द होता हैं और स्राव आरम्भ होते ही दर्द में कमी होने लगती हैं, परन्तु इस औषधि में **जिस क़दर अधिक रक्तस्राव होता है, उतनी ही अधिक तकलीफ़ होती हैं** (The more profuse the flow, the greater the suffering। ऐसा दर्द होता है कि मानों नीचे का पेट, कमर, कूल्हे और जांघ की सब नसें फटी पड़ती हैं, कष्ट के कारण रोगिणी व्याकुल हो जाती हैं और रोती है।

सगर्भावस्था की बहुत सी तकलीफ़े (Many complaints during pregnancy) इस औषधि से दूर होती हैं। सगर्भावस्था की वमनइच्छा (Nausea during pregnancy) सिर का दर्द और सारे शरीर के वात की तरह दर्द में यह औषधि लाभदायक है। हिस्टीरियाग्रस्त लड़कियां जब गर्भिणी होती हैं, उस अवस्था में हिस्टीरिया रोग दब कर तरह तरह की शिकायतें उत्पन्न करता हैं, जब एक लक्षण बहुत प्रबल होता है, दूसरा दब जाता है; इस प्रकार की तबदीली **पल्सेटिला** में भी हुआ करती हैं। साधारणतः लोगों का ऐसा ख़्याल है कि यदि सिमिसिफ्यूगा प्रसव होने के 1/2 महीने पहिले से गर्भवती स्त्री को सेवन कराया जाय, तो प्रसव आसानी से हो जाता है। वास्तव में कभी कभी ऐसा होता भी है, परन्तु साधारण नियम नहीं हैं, इस लिए इस प्रकार की चिकित्सा प्रशंसा के योग्य नहीं हो सकती, क्योंकि यह विचार करने की बात है कि सब रोगिणी एक ही प्रकृति की कभी नहीं होतीं, सब के लक्षण एक प्रकार के नहीं होते। जब तक रोगी या रोगिणी के सारे लक्षण न मिलें, सिर्फ़ रोग के नाम या 1/2 लक्षणों पर औषधि की व्यवस्था करना बुद्धिमान चिकित्सकों का कर्तव्य नहीं है, ऐसा करने से उन्हें अक्सर चिकित्सा में निराश होना पड़ेगा। नौसिखिया या जो लोग शौकियां होमियोपैथिक औषधि दिया करते हैं उन से मेरा कुछ कहना नहीं है, क्योंकि वे तो त्रैलोक्य चिन्तामणि (Panacea) अर्थात् सब रोगों को अच्छा करने वाली एक औषधि की तलाश में रहते हैं। होमियोपैथिक विज्ञान के अनुसार औषधि का निर्वाचन करने के लिए विद्या, बुद्धि और कौशल आवश्यक हैं।

प्रसव वेदना का सूत्रपात होते ही शीत और कपकपी मालूम देना, हिस्टीरिया के लक्षणों का प्रकाश होना, प्रसव वेदना का रुक जाना, जरायु का मुँह न फैलना, यह सब सिमिसिफ़्यूगा के लक्षण हैं। यह औषधि दर्द को नियमित कर देगी और दर्द आरम्भ होने पर प्रसव के शेष तक रहेगा। सगर्भावस्था या प्रसव वेदना के समय यदि दर्द पेट के एक तरफ़ से दूसरी तरफ़ को (Crosswise) जाय, तो ऐक्टिया उसके लिए निर्दिष्ट औषधि है। दर्द की दाहिनी तरफ़ से बाँई तरफ़ को जाने पर **लाइकोपोडियम** और बाँई तरफ से दाहनी तरफ जाने पर **इपिकैक** उपयोगी है।

जरायु की नसों और मांस पेशी के ढीले हो जाने के कारण रोगिणी ऐसा ख़्याल करती

हैं कि जरायु योनिद्वार से बाहर निकल पड़ेगा (Prolapsus of the uterus) और जरायु के एक तरफ़ से दूसरी तरफ़ को दर्द फैलता है। ऐसा कभी भी नहीं ख्याल करना चाहिए कि होमियोपैथिक औषधि हटे हुए जरायु को फिर अपने स्थान पर कैसे जमा सकेगी। यह निस्सन्देह है कि यदि औषधि और रोगी के लक्षण मिल जांय, तो रोगिणी अवश्य ही नीरोग हो जायगी। जरायु का बाहर निकल पड़ना या अपने स्थान से हट जाना सिर्फ़ इसी लक्षण पर औषधि का निर्वाचन नहीं हो सकता; रोगिणी के सारे लक्षणों पर ध्यान रख कर औषधि निर्वाचन करने पर ही आशातीत फल मिल सकता है। औषधि की व्यवस्था करने के कुछ दिनों के बाद जरायु की परीक्षा करने पर तुम्हें आश्चर्य होगा कि वह कैसे अपने स्वाभविक स्थान पर आ गया। सिर्फ जरायु की स्थान भ्रष्टता पर ही औषधि का निर्वाचन नहीं हो सकता। औषधि का सम्बन्ध उस स्त्री या रोगिणी से साथ होना चाहिए।

जहरीला प्रदर (Excoriating leucorrhoea) के कारण जरायु की दुर्बलता, गर्भवती न होने या होने पर जल्द गर्भ का गिर जाना। इसके लक्षण हैं। प्रसव के बाद जरायु का अच्छी तरह से सङ्कोचन न होने के कारण मैले पानी (Lochia) या खेढ़ी (Placenta) का कुछ हिस्सा नहीं निकलता ।

हृदयरोग (Heart disease)— जरायु और डिम्बकोष की उत्तेजना से दिल की धड़कन, मृगीरोग (Epilepsy) और बाँई तरफ़ के तान्डव रोग (Chorea) में यह औषधि विशेष लाभदायक है।

रजोधर्म के समय स्त्रियों की स्नायुमण्डली (Nervous system) कमज़ोर और उत्तेजित रहती हैं, ऐसी अवस्था में यदि औषधि का प्रयोग करना पड़े, तो ज़रा सावधानता के साथ करना चाहिए। सब ऐन्टिसोरिक औषधियों का असर बहुत ही गम्भीर और चिरस्थाई होता है और यदि वह समलक्षण विशिष्ट और उच्चशक्ति सम्पन्न हों, तो अत्यन्त प्रबल क्रिया के साथ रोग वृद्धि कर सकती हैं। इसीलिए महात्मा हैनिमैन पहले नक्स-वोमिका का प्रयोग करके औषधि की शक्ति सहिष्णुता प्राप्त कर लेने का उपदेश दिये हैं। ऐसा यदि न किया जायगा, तो औषधि से आकाँक्षित लाभ नहीं होगा। रजोधर्म के दिनों में यदि कोई नया रोग भयानक रूप धारण करे, तो उच्चशक्ति की औषधि या औषधि का बार-बार प्रयोग नहीं करना चाहिए। ऐसी अवस्था में एक ख़ुराक नक्स-वोमिका की दे कर कुछ घन्टों के बाद लक्षणानुसार दूसरी औषधि देनी चाहिए।

प्रसवान्त पर भी बहुत उच्चशक्ति की औषधि का प्रयोग नहीं होना चाहिए। बहुत उच्चशक्ति प्रिय और विचारशून्य अज्ञानी चिकित्सक उच्चशक्ति औषधि का प्रयोग करके रोगिणी को सङ्कटापन्न कर देते हैं।

सम्बन्ध (Relations) - जरायु और वात रोग में कालोफ़ाइलम और पल्सेटिला के साथ समगुण सम्बन्ध।

वृद्धि (Aggravation) - रजोधर्म के दिनों में; जितना अधिक रक्तस्राव होता हैं उतनी ही अधिक तकलीफ़ होती हैं।

मात्रा (Dose) — 1 से 3 शक्ति।

140 सिना
(Cina)

Worm Seed *Compositæ.*

सिना प्रधानतः कृमि धातु ग्रस्त बच्चों के लिए ही उपयोगी औषधि है (Cina is a pre-eminent remedy for worms in children)। इसके कीड़े (Worms) बहुत ही छोटे और पतले (Round and thread worms) होते हैं। सिना **बच्चा बड़ा चिड़चिड़े स्वभाव का होता है।** उसका चेहरा पीला रुग्ण होता है, उसकी आंख के चारों ओर स्याही की तरह स्याह दाग़ छाया रहता हैं; एक गाल सुर्ख़ और दूसरा पीला होता है (कैमो)। बच्चा सदैव रोता हैं, गोद में चढ़कर घूमना चाहता है, मगर घुमाने से उसे आराम नहीं मिलता हैं (कैमोमिला का विपरीत); **किसी का छूना वह पसन्द नहीं करता, अपने पास किसी का आना वह नहीं चाहता; लाड़ या प्यार उसे ज़रा भी पसन्द नहीं; नाना प्रकार की वस्तुएँ वह मांगता है, मगर देने से झुंझलाहट के साथ उन्हें फेंक देता है** (ऐन्ट-टार्ट, ऐन्ट-क्रूड, ब्रायो, कैमो, स्टैफ)।

सिना बच्चा सदैव भूख भूख चिल्लाता है (Canine hunger); पेट भर कर खा लेने पर भी कुछ ही देर के बाद फिर खाने के लिए ज़िद्द करता हैं, दूध की बोतल के लिए रोता है, कै़ हो जाने पर भी फ़ौरन ही दूध पीने को मांगता है; माता का स्तन पीने से अनिच्छा प्रकट करता है।

कृमि से पीड़ित बच्चा नींद से जग कर इस क़दर रोता हैं कि उसे देख कर दया उत्पन्न होती हैं; निद्रितावस्था में दांत पीसता है (सिक्यू, स्पाइजी), **चौंक और चीख़ उठता है। बच्चा सदैव नाक खुजलाता और खोदता है** (Bores its fists at nose or picks it), नाक में खुज़ली होती है, तकिये या दाई के कन्धे में नाक रगड़ता है (मेरम-वेरम)।

कृमि के कारण बच्चे को एकाएक ही ऐंठन (Convulsions) **आने और सारा शरीर कड़ा पड़ जाने पर यह लाभदायक है; हलक़ से पेट तक एक प्रकार की गड़गड़ाहट का शब्द होता है, मानो एक बोतल से पानी उड़ेला जा रहा है।**

अक्सर देखोगे कि सिना बच्चा पेट के बल लेट कर सोता है, यदि उसे करवट दिला कर लेटा दिया जाए, तो वह तुरन्त जग उठता है। यदि किसी बच्चे को अत्यधिक दुर्गन्धयुक्त वेग से पतले दस्त आते हों और पेट के बल लेटने से उसे आराम मिलता हो, किसी करवट लेटने ही से दस्त आने लगें, तो उसके लिए **पाडोफ़इलम** औषधि है। सिना का दस्त बहुत ज्यादा नहीं होता और इसके दस्त अक्सर सफ़ेद होते हैं।

पेशाब करते समय गँदला, थोड़ी देर रखे रहने से दूध की तरह सफ़ेद और गाढ़ा हो जाता है, पेशाब अनायास निकल पड़ता है।

सुबह के समय छींक के साथ सुखी खांसी आती है। खाँसी आने के डर से बच्चा बात चीत करने या हिलने से परहेज करता है (ब्रायो)। कुकर खांसी (Whooping cough)

में **ड्रासेरा** के बाद जब कष्टदायक लक्षणों में कुछ शान्ति आ जाय, तब सिना के प्रयोग से लाभ होगा। ठण्ड लगने से स्वर-भङ्ग होने पर ऐकोन, **फ़ास** और **स्पञ्जिया** के उपकारी साबित न होने पर, सिना के प्रयोग से उपकार होता है।

सिना के लक्षण रहने पर भी जब इस से कृमि रोग में उपकार नहीं होता, तो सैन्टोनाइन का प्रयोग करने से कभी कभी वह आरोग्य हो जाता है (ट्यूक्रियम-मेरम-वेरम, स्पाइजी)।

दो से दस वर्ष तक की उम्र के बालकों की बीमारी में सिना को अवश्य स्मरण करना चाहिए।

ज्वर (Fever) - कृमि धातु ग्रस्त बच्चों के बुख़ार में सिना उपयोगी है। ज्वर चिकित्सा में इसके मानसिक लक्षण पर विशेष ध्यान रखना चाहिए। सिना रोगी में मिठाई खाने की प्रबल इच्छा होती है।

सिना रोगी की ज़बान हमेशा साफ़ रहती हैं (Tongue is always clean) चिन-सल्फ, सोरि, सल्फ)

ऐन्टिम-क्रूड की मानसिक अवस्था सिना की तरह होती है। मगर ज़बान पर गाढ़ा सफ़ेद लेप जमा रहता है।

इपिकैक में भी ज़बान कभी कभी साफ़ रहती हैं, मगर दस्त के साथ कै़ और जी की मिचाहलट की अधिकता रहती है।

सम्बन्ध (Relations)- बच्चों के चिड़चिड़े मिज़ाज पर ऐन्ट-क्रूड, ऐन्ट-टार्ट, ब्रायो, कैमो, क्रियोज़, साइली और स्टैफ़ के साथ तुलना करो।

वृद्धि (Aggravation) -- रात के समय।

मात्रा (Dose) — 3 शक्ति। स्नायविक, चिड़चिड़े स्वभाव वाले बच्चों को 30 तथा 200 शक्ति।

(141) सिनाबेरिस (Cinabaris)

Mercuric Sulphide.

यह औषधि पलकों के स्नायुशूल के दर्द और उपदंश रोग से पैदा हुवे घावों में ज्यादा फायदा करती है।

रक्तस्राव - बहुत लोगों को शायद जानकारी होगी कि कट जाने पर जिससे खून बहता हो, वहाँ सिन्दूर लगा कर पट्टी बाधं देने से खून निकलना बन्द हो जाता है। सिनाबेरिस में खून रोकने का गुण होने के कारण नाक से खून निकलने तथा रक्तामाशय और अर्श आदि से रक्तस्राव हो और वह किसी दवा से आराम न होता हो, तो सिनाबेरिस का प्रयोग करने से अवश्य लाभ होगा।

उपदंश प्रमेह - लिंग मुण्ड का फुलना, उस पर मस्से, मम्सों से खून निकलना, अण्डकोष का बढ़ जाना। पुराने सुजाक के साथ अण्डकोष बढ़ गया हो।

उपदंश और सुजाक दोनों ही विष रोगी के शरीर में प्रवेश करके उसे कमजोर कर चुके हों। सिफिलिस का घाव अगर लाल रंग का हो, तो सिनाबेरिस का ही प्रयोग करना चाहिए।

आंख - आंखों में अश्रुनली से दर्द आरम्भ होकर आँख के चारों ओर कनपटी तक फैल जाता है तथा अन्दरूनी कोण से शुरू होकर भौंह और कान तक चला जाता है। आंखों में कुटकुटाहट और करकराहट होती है सफेद अंश (आंख की कौडी) लाल हो जाती है, पलकें सूज जाती हैं देखने की शक्ति कम हो जाती है। पुतलियों में दाग पड़ जाते हैं। इन सब लक्षणों के रहने पर सिनाबेरिस से लाभ होगा।

नाक - नाक की जड़ में भार मालूम होता है, नाक की जड़ पर दवाब, पुराने सर्दी जुकाम में गोंद की तरह लेसदार श्लेष्मा इकट्ठा होना, जो नाक के भीतर गले में चला जाता है।

सम्बन्ध - हिपर, नाइट्रि-एसिड, थूजा, सीपिया से तुलना करो।

मात्रा - 1, 3x, 30, और 200 शक्ति।

(142) सिनामोनम
(Cinnamonum)

Cinnamon.

कैंसर में जब घाव में बहुत तेज दर्द और बदबू रहती है - तथा शरीर के नाना स्थानों से रक्तस्राव रोकने के लिये इस औषधि का प्रयोग होता है।

नाक से खून का जाना, आंतों से रक्तस्राव, फेफड़े से रक्तस्राव, चलते फिरते समय पैर ऊपर नीचे पड़ जाने से चमकदार लाल रंग का खून अधिक मात्रा में गिरने लगता है, प्रसव के बाद बहुत ज्यादा रक्तस्राव। ऋतुस्राव समय से पहले, अधिक मात्रा में, अधिक देर तर गतिशील रहने वाला। हाथ की अंगुलियाँ सूजी हुई महसूस होती हैं। प्रसव के समय जरायु से रक्तस्राव इत्यादि, कई प्रकार के रक्तस्रावों में, इस औषधि का प्रयोग करने से बहुत जल्द लाभ होता है।

सम्बन्ध - इपिकाक, साइली, ट्रिलियम से तुलना कीजिए।

मात्रा - मूलार्क से 6 शक्ति। कैंसर की अवस्था में दालचीनी का काढ़ा नित्य कम से कम 12 छंटाक पीना चाहिए। हिचकी के लिये औषधि की 3 बूंदे थोड़ी सी चीनी से मिलाकर दे।

(143) सिस्टस कैनाडेंसिस
(Cistus Canadensis)

Rock Rose. *Cistaceæ.*

सिस्टस एक ऐन्टि-सोरिक (Anti-psoric) और गम्भीर क्रिया करने वाली औषधि है। कण्ठमालाग्रस्त रोगियों (Scrofulous diathesis) के लिये यह उपयोगी है और कैल्कोरिया कार्ब के साथ मिलती-जुलती है। इसका रोगी शीतप्रधान रोगी होता है (He is a chilly patient-sensitive to cold air)। इसकी कुल शिकायतें, जैसे खाँसी, सिर दर्द, दर्द इत्यादि मानसिक परिश्रम से बढ़ जाती हैं (कैल्क,बोर)। सिर का दर्द कुछ खा लेने से घट जाता है (लाइको), ठण्डक से बढ़ जाता है। सारे शरीर में चींटी या कीड़े मकोड़े रेंगते हुए मालूम होते हैं। शरीर को बल देने के लिए रोगी चटपटी चीजें बहुत पसन्द करता है।

सिस्टस कण्ठमालाग्रस्त रोगियों की शिकायतों के लिए उपयोगी पाया गया है, विशेष करके सूजे हुए और सख्त गिलटियों के लिए या जिनमें मवाद पड़ गया हो । कण्ठामालाग्रस्त रोगी की बहुत दिनों की आँख की बीमारी में आँख से मवाद आता है । हलक में दर्द और अत्यन्त खुश्की और कैाआं में सूजन होती है, खाने के बाद खुश्की में कमी मालूम होती है । साँस लेने से हलक़ में दर्द होता है। मानसिक बेचैनी से खाँसी आरम्भ होती है। ऐसा मालूम होता है कि मानो हल्क में बालू भरी हुई है।

फल खाकर (चायना) या कहवा पीकर भूरे पीले रङ्ग के पतले दस्त होते है, सुबह के वक्त, उसकी अधिकता होती है ।

दमे (Asthma) की बीमारी में श्वास -नली बहुत तंग मालूम होती है, ताजी हवा से रोगी को आराम मिलता है और लेटने से तकलीफ बढ़ जाती है ।

स्त्रियों के स्तन की गिलटियों में सख्ती होती है और दर्द होता है ।

सम्बन्ध (Relations) - बेल, कैल्क-कार्ब, ग्रैफ,हिपर -सल्फ, कैलि-बाइ, नाइट्र-ऐसिड़, फास और सल्फ के साथ तुलना करो।

वृद्धि (Aggravation) - मानसिक परिश्रम से ।

मात्रा (Dose) — 1 से 3 शक्ति।

144 क्लिमैटिस इरेक्टा
(Clematis Erecta)

Upright. Virgin's Bower. *Ranunculaceæ.*

कण्ठमाला और पारा दोषग्रस्त (Scrofulous and mercurial affections) - रोगी के लिए यह उपयोगी है, विशेष करके उनकी गिलटियों की बीमारी और चर्म रोग में यह लाभदायक है । हाल की सुजाक की बीमारी के दबने के कारण, अण्डकोष की वृद्धि और सूजन (Orchitis form suppressed gonorrhoea) में यह विशेष लाभदायक औषधि है । **क्लिमैटिस का असर दाहिने पोते पर अधिक होता है,** दाहिने पोते की नसें सख़्त, कड़ी और गठीली पड़ जाती है (Epididymitis), - पोता सूज कर फूल जाता है (पल्स), पोता ढीला हो जाता है और लटक पड़ता है (केम्फ़, सल्फ़), पोते में टीस मारता हुआ दर्द होता है और यह दर्द जँघा और नीचे के पेट तक फैलता है (राडो, स्पजं)। दर्द में रात के समय और बिस्तर की गर्मी से वृद्धि होती है। मूत्र-नली की सूजन की प्रथमावस्था में और पेशाब करते समय कड़क (Stricture) होने पर यह लाभदायक है, पेशाब करते समय पेशाब बहुत धीरे धीरे उतरता है ।

एक्ज़िमा (Eczema) में खुजली होती है और मवाद आता है (पेट्रोल,ग्रैफ, मर्क), ठण्डे पानी से धोने और बिस्तर की गर्मी से (मर्क) वृद्धि होती है । क्लिमैटिस के एक्ज़िमा में विशेषता यह है कि अमावस्या के बाद उस में से रस निकलता रहता है और पूर्णिमा के बाद खुश्क हो जाता है (Moist during an increasing moon and dry when the moon is waning) -

सम्बन्ध (Relations) -- कोन, ग्रैफ ,मर्क, पेट्रोल, पल्स, राडो और रस-टक्स के साथ तुलना करो।

मात्रा (Dose) -- 3 से 30 शक्ति।

145 कोबाल्टम
(Cobaltum)

Metal Cobalt.

यह औषधि कामांगो के विकार, थकान, सघर्ष एंव अस्थिवेदना, जो प्रातः काल बढ़ती है। मेरुदण्ड की स्नायविक दुर्बलता में हितकर। किसी प्रकार की मानसिक उत्तेजना से शारीरिक कष्ट बढ़ जाना। सिर में मन्द मन्द दर्द, सिर को आगे की तरफ झुकाने से अधिक कष्ट, खोपड़ी और दाढ़ी के बालों में खुजली, जीभ के आस-पास दरारें पड़ जाती हैं। जीभ पर सफेद मैल जम जाना, दांतो में दर्द। यकृत में गोली लगने जैसा दर्द। मलद्वार से हर वक्त खून टपकता रहता है, परन्तु मल खून रहित होता है। लिगोद्रेकहीन वीर्यपात, नपुंसकता, कमर दर्द, मूत्रपथ के पीछे वाले भाग में दर्द। वासना भरे स्वप्न। पीठ और त्रिक भाग में वेदना, जो बैठने पर बढ़ती है और चलते समय या लेटने पर घट जाती है। कलाई के जोड़ में मन्द-मन्द दर्द, घुटने दुर्बल, अंगों में कम्पन, पैरों पर पसीना।

सम्बन्ध - कैना इण्डिका, सीपिया, जिंकम, ऐंग्नस, सेलीनियम।

मात्रा - 3 X से 30 शक्ति तक।

146 कोका - गिरथ्रोकसीलन कोका
(Coca - Erythroxylon coca)

Erythroxylon Coca *Linece.*

यह औषधि उन मेहनती मनुष्यों के लिए उपयोगी है, जो हर समय किसी न किसी घन्धे में लगे रहते हैं, यहां तक कि उनके शरीरिक और मानसिक परिश्रम से शरीर कमजो़र और दुबला होता चला जाता है (फ्लोरिक -ऐसिड के साथ तुलना करो)। ऐसे मनुष्य सदा उदास रहते हैं, चिड़चिड़े मिजाज के हो जाते हैं, एकान्त में चुपचाप रहना पसन्द करते हैं, किसी से मिलना या किसी तरह की सभा में जाना नहीं चाहते ।

शराब और तम्बाकू पीने की लालसा होती है। ऐसे मनुष्य जो शराब और तम्बाकू अधिक पीते हैं, वह पूरे तौर से सांस नहीं ले सकते व हांपते रहते हैं ।

नींद भी आती है, मगर कहीं भी आराम नहीं मिलता है ।

दिल की धड़कन (Palpitation) - आँतों में वायु रुक जाने से (आर्ज -नाइट्र, नक्स-वोम), बहुत ज्यादा मेहनत से, दिल में जो़र पड़ने से (आर्निका, बोर, कास्टि) धड़कन होती है ।

बुरा फल (Bad effects) - पहाड़ या गुब्बारे (Balloon) में चढ़ने का (आर्स) , जोशीली चीजों का व शराब और तम्बाकू का बूरा फल इस औषधि से अच्छा होता है ।

यह औषधि दांतों को घुनने के रोग से बचाती है (Prevents caries of teeth)।

सम्बन्ध (Relations) - तुलना करो :- रोगी रोशनी और संगत पसन्द करता है, स्ट्रैमो, अन्धेरा और एकान्त पसन्द करता है, कोका ।

ह्रास (Amelioration)-खुले हुए स्थान की हवा में; भोजन के बाद सब लक्षणों में कमी।

मात्रा (Dose) – मूलार्क से तीसरी शकित।

(147) कॉक्सिनेला सेप्टैम्पंक्टैटा (Coccinella Septempunctata)

Lady Bug.

विभिन्न प्रकार के स्नायविक दर्दों, जैसे दांत का दर्द, जिसमें मुंह दांत और मसूढ़े में बहुत ठण्डक मालूम होती है, मुंह में इतना लार जमा हो जाता है कि मुंह भर जाता है, इन लक्षणों में इस औषधि से बहुत फायदा होता है। जलांतक रोग (hydrophobia) इसमें रोगी शीशा या कोई चमकीला पदार्थ देख कर डरता है और पागल जैसा हो जाता है दाहिनी आंख के ऊपरी हिस्से तथा कनपटी और माथे के पिछले भाग में दर्द हो, तो इस औषधि के प्रयोग से लाभ होगा। साथ ही हूपिंग खांसी या उसके समान अन्य किसी भी प्रकार की आसेपिक खांसी में, जिसमें खांसी तेजी से घटते ही मुंह से अण्डे के लासे के समान चमकीला लार डोरी की तरह लम्बा होकर निकलता है, दमा, और श्वास कष्ट।

हिचकी के साथ पाकस्थली में जलन हो, तो इसका प्रयोग सबसे पहले करे। किसी भी प्रकार की गुर्दे की बीमारी और कमर में दर्द हो तो लाभ मिलेगा। स्नायु की उत्तेजना की वजह से बच्चा अगर बहुत बैचैन रहे और रात को सो न सके।

सम्बन्ध - आर्से, केमो, नैफ्थ लाइन से तुलना करो।

मात्रा - Q से 30 शक्ति।

148 कक्यूलस
(Cocculus)

Indian Berries/Cockle. *Meinspermaceæ.*

तबीयत का मिचलाना (Nausea or Vomiting) समुद्र की यात्रा, गाड़ी,ट्रैम गाड़ी, नाव या रेल गाड़ी में चढ़ने से या चलती हुई नाव की तरफ देखने से, यदि जी मिचलाय तो कक्यूलस मुख्य औषधि है । गाड़ी पर चढ़ कर घूमने से मिचलाहट में कमी होना **नाइट्रिक-ऐसिड** का लक्षण है ।

समय की अति शीघ्र गति (Time passes too quickly) रोगी ख्याल करता है कि समय बहुत जल्दी-जल्दी गुजरता जाता है, यह इस औषधि का एक विशेष लक्षण है । समय बीतता ही नहीं, ऐसा ख्याल होना **अर्जेन्टम और कैनैबिस इन्डिका** में है।

दुष्परिणाम (Bad effects) - नींद के न आने, मानसिक उत्तेजना और रात के जागने का दुष्परिणाम,क्रोध और शोक का बुरा फल इस औषधि से दूर होता है।

सिर दर्द (Headache) - दर्द गुद्दी में और गर्दन के पीछे और रीढ़ तक फैलता है, मानों सिर रस्सी से जकडा़ हुआ है , जी की मिचलाहट के साथ, मानो समुन्द्र पर है; रजोर्धम के दिनों में, < सिर को चित करके लेटने से रोग में वृद्धि हो, तो यह औषधि उपयोगी है ।

काल्चिकम में पकते हुए खाने की बास अगर नाक में जाय, तो जी मिचलाता है, कक्यूलस में भी यह लक्षण है।

कक्यूलस रोगी बहस पसन्द नहीं करता (Cannot bear contradiction)। जरा ही देर में छोटी छोटी बातों से नाराज हो जाता है और जल्दी जल्दी बात करता है (ऐनाक)।

ऋतुस्राव के दिनों में दुर्बलता (Weakness during menstruation):- रजोर्धम के दिनों में दुर्बलता इस कदर अधिक होती है कि रोगिणी खड़ी नहीं हो सकती या जोर से बोल तक नहीं सकती, ऋतुस्राव के दिनों में इस तरह की दुर्बलता **कार्बो-ऐनिमैलिस** में भी है, मगर अत्यन्त स्राव (खून के निकलने) के कारण ही **कार्बो-ऐनि** में दुर्बलता होती है। कक्यूलस की दुर्बलता सारे नसों की (Nervous weakness) कमजोरी से होती है । कक्यूलस में **कार्बो-ऐनिमैलिस** की तरह खून बहुत नहीं जाता, बल्कि रजोधर्म के दिनों में या बाद को खून के अतिरिक्त मांस के धोये हुए पानी की तरह प्रदरस्रावही (Leucorrhoea) इस का प्रधान लक्षण है।

अत्यन्त कब्जियत के साथ नाभि की अन्त्रवृद्धि (Umbilical Hernia) में **नक्स वोम** से फल न हो, तो इस औषधि से विशेष उपकार होता है।

सम्बन्ध (Relations) - तुलना करो: ताण्डव रोग (Chorea— जिसमें हाथ पैर ऐंठते हों) और पक्षाघात के लक्षण में इग्ने और नक्स-वोम के साथ; रोगाक्रान्त स्थान पर अधिक पसीना होने पर ऐन्ट-टार्ट के साथ।

पश्चादुपयोगी औषधि (Followed by) – आर्स, बेल, हिपर, नक्स, पल्स, सल्फ।

विषक्रिया नाशक (Antidotes) – कैम्फ़, कैमों, क्यूप्रम, इग्ने, नक्स।

वृद्धि (Aggravation)–खाने, पीने, सोने, तमाख़ू पीने, बातचीत करने, गाड़ी की सवारी, हरकत, या जहाज़ के चलने और सगर्भावस्था में उठने से।

मात्रा (Dose) – तीसरी से तीसवीं शक्ति।

(149) कोकस कैक्टाइ
(Coccus Cacti)

Cochineal. *Hemiptera.*

इस औषधि का प्रधान उपयोग वायु-नली के प्रदाह (Larynigitis) जुकाम और कुकर खाँसी में है। **चिपचिपे लेसदार बलग़म का खींचने से डोरे की तरह लम्बा ख़िंच जाना** कोकस कैक्टाइ का सर्व प्रधान सूचक लक्षण है (Secretion of mucus usually ropy and tenacious)। नाक, हलक़, वायुनली और स्त्रियों के गुप्तस्थान (Vagina) से इस प्रकार का श्लेष्मा निकलने पर **कैलि-बाइक्रोमिकम** की तरह इसे भी स्मरण करना चाहिये। कोकस-कैक्टाइ की शिकायतें जाड़े के मौसिम में आरम्भ होती हैं, उसके रोगी को आसानी से ठण्ड लग जाती है। यद्यपि उसकी शिकायतें ठण्ड से उत्पन्न होती हैं तथापि उसे गर्म कमरे के अन्दर तकलीफ़ होती है और ठण्डी हवा में आराम मिलता है। उसकी खाँसी की गर्म कमरे के अन्दर, बिस्तर की गर्मी और गर्म पीने की वस्तु पीने से वृद्धि होती है।

कोकस रोगी को अक्सर जुकाम हो जाया करता है, बार बार छीकें आती हैं, नाक से चिपचिपा लेसदार पानी निकलता है। नाक के अन्दर ख़ुश्की मालूम होती है और अन्दर पीली पपड़ियाँ जम जाती हैं।

श्वास यन्त्र (Respiratory Organs)— **वायुनली में अत्यधिक बलग़म जम जाता है (ऐन्ट-टार्ट, इपि)। रोगी को ऐसा अनुभव होता है कि वायु नली** (Air-passages) **में अख़रोट का टुकड़ा अटका हुआ है, उसे बार बार निगलने के लिए मजबूर होता है। रात के समय हलक़ के अन्दर अत्यन्त सिरसिरहाट के कारण नींद टूट जाती है, खांसी आरम्भ हो जाती है और बहुत सा लेसदार बलगम़ निकल जाता है। सांस लेने और बात करने में तकलीफ़ होती है, आवाज़ बैठ जाती है। ब्रश** (Brush) **से दाँत साफ करने या पानी से मुँह धोने से खाँसी आरम्भ हो जाती है, खाँसी के साथ चिपचिपा लेसदार बलग़म निकलता है, कभी कभी बलग़म के सख्त गोल गोल टुकड़े निकलते हैं।**

खाने के बाद साँस लेने में तकलीफ़ और दिल में धड़कन होती है। रोगी को ऐसा मालूम होता है कि कोआ बढ़ गया, जिसके कारण बार बार खखारना पड़ता है। हलक़

की तकलीफ़ों की बिस्तर की गर्मी से वृद्धि होती है। रोगी को बहुत ज़्यादा प्यास लगती है, बार बार और अधिक परिणाम में पानी मांगता है।

गुर्दे के दर्द के लिए यह एक उत्तम औषधि है, दर्द गुर्दे से मसाने तक फैलता है। बार बार पेशाब की हाजत होती है; ख़ून का पेशाब होता है; पेशाब में यूरिक ऐसिड और यूरेट्स (Uric acid and urates) जाता है।

सम्बन्ध (Relations) -- कैन्थ, आयोड, कैलि-बाइ और कैलि-आयोड के साथ तुलना करो।

वृद्धि (Aggravation) — जाड़े के मौसिम में, गर्म कमरे के अन्दर; गर्म पीने की वस्तु से; बिस्तर की गर्मी से; खाने के बाद; जागने पर; परिश्रम से।

ह्रास (Amelioration)— ठण्डी हवा में; ठण्डा पानी पीने से।

मात्रा (Dose) — निम्न शकितयां।

(150) कोडीनम
(Codeinum)

Alkaloid from Opium

सारा शरीर काँपता है, हाथ व निम्नांग की पेशियाँ अनजानें में फड़कती है। खुजली के साथ गरमी का अहसास, सुन्नपन और काँटा गड़ने जैसी अनुभूति होती है। आँख की पलकें फड़कना, पाकस्थली के ऊपरी भाग में आक्षेपिक दर्द, डकारें, बहुत प्यास के साथ कड़वे पदार्थ खाने की इच्छा। सिर के पिछले भाग और गर्दन में दर्द, स्नायुशूल के बाद चेहरे और खोपड़ी की चमड़ी में दुखन। बार-बार रात को उत्तेजित खांसी, विपुल मात्रा में पीब जैसा बलगम। क्षय रोगियों को रात के समय होने वाली खासी इत्यादि इस औषधि के लक्षण है।

सम्बन्ध - ओपियम, एगारि, हायोसाय, अमोनि-ब्रोमे।

मात्रा - 3 शक्ति वाली एक ग्रेन की चौथाई मात्रा।

(151) काफ़िया क्रूडा (Coffea Cruda)

Coffee *Rubiaceæ.*

स्नायविक उत्तेजना ही काफ़िया का सूचक लक्षण है, किसी भी बीमारी में यदि बिना क़हवा पीये, इस प्रकार की उत्तेजना रहे या रोगी काफी पीने का आदी न हो, तो काफ़िया क्रूडा को स्मरण करना चाहिए (Nervousness is the leading indication of this durg. It is to be considered in every case where the nervousness is not the result of coffee drinking)। **सब इन्द्रियों की शक्ति बढ़ जाती हैं, शरीर और मन में बेहद फ़ुर्ती आ जाती है** (Unusual activity of body and mind); काफ़िया रोगी बहुत ही जल्दबाज़ होता है, जिस्मानी या दिमाग़ी किसी भी काम के लिए रोगी इस क़दर उतावला होता है कि नींद तक छोड़ कर और जल्दी से भोजन करके जिस से फ़ौरन वह काम पूरा कर सके, वह करना चाहता है। आंख, कान, नाक ,जीभ इत्यादि ज्ञानेन्द्रियों की शक्ति इतनी तेज़ हो जाती है कि काफ़िया का रोगी बहुत छोटा अक्षर भी आसानी से पढ़ सकता है, बहुत ही धीमी आवाज़ भी आसानी से सुन लेता है, मामूली गन्ध को ज़्यादा समझता है और सामान्य विषय भी बहुत कठिन मालूम होता है।

असहनीय दर्द (Pains seem almost Intolerable)— दर्द या बीमारी की तकलीफ़ से रोगी इस क़दर बेचैन हो जाता है कि वह पागल हो जाता है और बेचैनी से तड़पता है। इस लक्षण पर ऐकोनाइट और कैमोमिला के साथ इसकी तुलना होती है, फ़र्क़ यह है कि इस में ऐकोनाइट की तरह मौत का डर नहीं है और कैमोमिला में इसकी तरह मन की बहुत ज़्यादा फ़ुर्ती नहीं होती।

दाँत का दर्द (Toothache) — नाक़ाविल बरदाश्त दांत के दर्द में काफ़िया विशेष लाभदायक है, विशेषता यह है कि इस औषधि में मुँह में बर्फ़ की तरह ठण्डा पानी रखने से दर्द नहीं रहता, मगर मुँह में पानी गर्म होने पर फिर दर्द होने लगता है (बिस, ब्रायो, पल्स, कास्टि, सिपि, नेट्रम-सल्फ)। कैमोमिला में ठण्डा पानी मुँह में रखने से दर्द में कमी तो होती ही नहीं, बल्कि गर्म चीज़ रखने से भी दर्द बढ़ जाता है।

निद्राहीनता (Sleeplessness)— उपयुर्क्त स्नायविक प्रकृति के रोगी को नींद नहीं आती, मानसिक और शारीरिक उत्तेजना के कारण रोगी के चित्त में नाना प्रकार की कल्पनायें और तस्वीरें आती हैं और वह सो नहीं सकता। करोबार की फ़िक्र इस क़दर ज़्यादा रहती है कि उसके कारण रोगी को ज़रा भी नींद नहीं आती।

अत्यधिक आनन्द (Excessive joy)— एकाएक ही कोई खुशी की ख़बर पाते ही कोई रोग पैदा हो जाय या वर्त्तमान रोग में वृद्धि हो जाय, तो यह लाभदायक है; अत्यन्त हर्ष के कारण रोगी कभी रोता है कभी हँसता है। कोई अशुभ ख़बर से रोग की वृद्धि में **जेल्सेमियम** उपयोगी है।

सम्बन्ध (Relations) — ऐकोन, कैमो, इग्ने और सल्फ़र के साथ तुलना करो।

विरोधी औषधि (Inimical) — कैन्थ, कास्टि, कक्यू, इग्ने।

वृद्धि (Aggravation) – आकस्मिक, चित्त की उमङ्ग से; अत्यधिक ख़ुशी से; ठण्डी और ख़ुली हवा में; नशीली चीज़ों से।

ह्रास (Amelioration) -- गर्मी से; आराम करने से; शाम से आधी रात तक।

मात्रा (Dose) -- 3 से 200 शक्ति।

(152) कािल्चकम अटम्नेल
(Colchicum Autumnale)

Meadow Saffron *Melanthaceæ.*

रसोई की गन्ध से उबकाई आने लगती है (Nausea from the odour of cooking food) — यह कािल्चकम का सर्वप्रधान लक्षण है। दस्त, पेचिश, गठिया आदि की पीड़ा के साथ अगर यह लक्षण हो, तो कािल्चकम अवश्य देना चाहिए। कािल्चकम में रोग के लक्षण और रसोई की गन्ध से वृद्धि, सिर्फ़ इसी लक्षण पर भरोसा करके कई असाध्य रोग अच्छे हो गये हैं। एक समय कानपुर के एक बड़े घराने की मारवाड़ी औरत के एक घुटने में गठिया हुआ। घुटना इस क़दर सूज़ गया कि डाक्टर लोग कहने लगे कि उसमें मवाद पड़ गया है, ऐलोपैथिक डाक्टरों ने महीनों इलाज किया, मगर सब निष्फल हुआ, अन्त में मुझे लखनऊ से बुलवाया, भूख के बारे में प्रश्न करने पर रोगिणी कहने लगी, डाक्टर साहब,भूख के बारे में आप क्या पूछते हैं, मेरा जी खाने की चीज़ देखने ही से ऊबने लगता है, मेरी बेटी या बहू जब खाना मेरे सामने रखती है, मैं देख देख कर रोती हूँ कि कैसे खाऊँ, यहां तक कि पास के कमरें में बच्चों के लिए हलुआ इत्यादि जब बनता है, उसकी बू से इस क़दर नफ़रत होती है कि अपने कमरे के दरवाज़ों को बन्द करवा लेती हूँ। सिर्फ़ इस लक्षण पर मैने 1000 कािल्चकम की एक खुराक दी और तीन ही सप्ताह में रोगिणी बिस्तर छोड़ कर फिरने लगी।

पेट में जलन या बर्फ़ की तरह ठण्डक (Burning or icy coldness in stomach and abdomen) — पेट के ऊपर या नीचे के हिस्से में जलन और साथ ही बर्फ़ की तरह ठण्डक मालूम होना, इसका और एक अद्भुत लक्षण है।

पेचिश (Dysentry)— पेचिश में पाख़ाना सफ़ेद अथवा खून मिला हुआ होता है और पाख़ाने के साथ ऐसी तेज़ ऐंठन होती हैं कि रोगी ख़्याल करता है कि पाख़ाना आंत की झिल्ली खुरच कर निकल रहा है । **कैन्थैरिस** में भी इस प्रकार की खुरचन होती है मगर उसमें विशेषता यह है कि **कैन्थैरिस** रोगी के इस प्रकार के पाख़ाने के साथ इसके पेशाब के विशेष लक्षण भी रहते हैं।

कालोसिन्थ में इस प्रकार का पाख़ाना आता है, मगर इसमें पेट का दर्द रहता है और पांव को सिकोड़ कर लेटने से आराम मिलता है, काल्चिकम रोगी के पेट में बहुत वायु पैदा हो जाती है और ऐसा मालूम होता है कि मानों पेट फट जाएगा।

बद्हज़्मी में पेट में यदि बहुत जलन के साथ बर्फ़ की तरह ठण्डक मालूम हो और पेट बहुत फूल गया हो, तो देखते ही काल्चिकम दे दो (कार्बो-वेज, चायना और लाइकों के साथ तुलना करो)।

सम्बन्ध (Relations) — गठिया में जोड़ों में पानी भर आने से (Serous effusions) और गर्म मौसिम के गठिया में ब्रायोनिया के साथ तुलना करो।

एपिस और आर्सेनिक यदि फ़ायदा न पहुँचाए, तो इस औषधि से अक्सर जलोदर (Dropsy) अच्छा हो जाता है।

वृद्धि (Aggravation)— मानसिक उमङ्ग या थकावट से; ज़्यादा किताब पढ़ने से; रसोई की बास से।

ह्रास (Amelioration)— रोगी बिलकुल चुप चाप रहे, तो उबकाई में कमी रहती है। हिलने जुलने से वृद्धि ब्रायोनिया का लक्षण है।

मात्रा (Dose) — 30 से 200 वीं शक्ति।

153 कालिन्सोनिया-कैनाडेन्सिस
(Collinsonia - Canadensis)

Stone-root *Labiatæ.*

बवासीर (Piles)— **रोगी को पाख़ाने की जगह** (Rectum) **में कुछ पतली लकड़ियां या बालू ठुसी हुई का सा अनुभव होना** (Sensation as if sticks, sand or gravel had lodged in rectum) यह लक्षण यदि बवासीर या गुदा सम्बन्धी किसी रोग में हो, तो कालिन्सोनिया, **इस्क्यूलस, ऐलो, नक्स-वोमिका** इत्यादि दवाएँ लाभदायक हैं। बवासीर में कालिन्सोनिया और इस्क्यूलस के बहुत लक्षण मिलते हैं और इन दोनों में यह लक्षण पाया जाता है (कि गुदा में ऐसा मालूम होता है कि पतली लकड़ियां ठुसी हुई हैं)। कालिन्सोनिया में बवासीर से बहुत ख़ून गिरता है, क़ब्ज़ रहता है, पेट में हवा भर जाती है और शूल (Colic) रहता है। अक्सर इस दवा का क़ब्ज़ इस प्रकार का होता है कि तीन-तीन चार-चार दिन तक दस्त नहीं होते, फिर एक दिन तीसरे पहर गांठे सी गिरती हैं। **इस्क्यूलस** में बवासीर से ख़ून अक्सर नहीं जाता, मगर कमर में बहुत दर्द रहता है। कालिन्सोनिया रोगी के कमर में दर्द नहीं रहता।

जिन औरतों का गर्भाशय बिलकुल बाहर निकल आता है (Prolapsus Uteri) उनके बवासीर और क़ब्ज़ में कालिन्सोनिया उपयोगी है और जिन स्त्रियों का गर्भाशय बाहर निकल

आता है और साथ ही साथ गुदा भी बाहर निकल आता है (Prolapsus Recti) उनके लिए तो अत्यन्त उपयोगी है।

सम्बन्ध (Relations)-- किसी को हृदय-रोग (heart disease) और बवासीर साथ साथ हो और कैक्टस, डिजिटैलिस इत्यादि दवाएँ काम न दें, तो कालिन्सोनिया का विचार करो।

यदि शूल में कालोसिन्थ और नक्स-वोमिका से लाभ न हो, तो कालिन्सोनिया से लाभ पहुँचेगा।

इस्कयू, ऐलो, कैमो, नक्स-वोम और सल्फ़र के साथ तुलना करो।

वृद्धि (Aggravation)— ज़रा भी चित्त की चंचलता या मानसिक उत्तेजना से रोग के लक्षणों की वृद्धि होती है।

मात्रा (Dose) — मूलार्क से तीसरी शक्ति। अंगरचना सम्बन्धी हृदय-रोग में ऊँची शक्तियाँ।

(154) कालोसिन्थिस (Colocynthis)

Squirting Cucumber *Cucurbitaceæ*

पेट और लिवर की ख़राबी, जल वायु का दोष, कृमि, बेसिलाई (Bacilli) इत्यादि के बिना रोग हो नहीं सकता, ऐसा जिनका विश्वास है और रोग का कारण स्थूल है ऐसी जिनकी धारण है उन्हें यह कैसे समझाया जाय कि कालोसिन्थ सूचक रोग मानसिक कारण से उत्पन्न होता है? नासमझ अविश्वासियों के लिए हमें चिन्ता करने की कोई आवश्यकता नहीं है। **रोग का कारण सूक्ष्म, रोगी सूक्ष्म और रोग सूक्ष्म हैं** जिनकी समझ में यह बातें आ गई हैं, वे अवश्य ही सहज में समझ जायंगे कि जो लोग लगातार मानसिक अशान्ति के कारण दुर्बल हो जाते हैं उन्हीं में, पुरुष की स्वस्थावस्था में कालोसिन्थ सेवन करने से जिस प्रकार के रोगलक्षण उत्पन्न होते हैं, उस प्रकार के रोगलक्षण दिखाई देते हैं। साधारणतः हम लोग कहा करते हैं कि कालोसिन्थ का रोग मानसिक कारण से उत्पन्न होता है।

कालोसिन्थ की परीक्षा (Proving) के समय देखा गया है कि ज़रा ही घृणामिश्रित क्रोध से रोगी का चित्त अत्यन्त दुर्बल हो जाता है, जिस कारण वह नौकरों और रिश्तेदारों से लड़ बैठता है । यदि कोई इस प्रकार की मानसिक अवस्था के स्त्री पुरुषों में से किसी - एक के चाल चलन पर सन्देह करे, तो अक्सर पेट, मुँह, सिर, कमर या डिम्भकोष (Ovaries) में दुःखदायी स्नायुशूल (Neuralgic pain) उपस्थित हो जाता है। रोगी या साधारणतः रोगिणी इस प्रकार के स्नायुशूल में अत्यन्त कष्ट पाती है। चीख़ चीख़ कर रोती है और असहनीय तकलीफ़ भोगती है।

रोगी बहुत ही बद्‌मिज़ाज और बेसब्र होता है, गुस्से में चीज़े दूर फेंक देता है और कुछ पूछने पर क्रुद्ध हो जाता है। अक्सर देखा जाता है कि नौकर या नौकरानी ने यदि कोई क़ीमती चीज़ तोड़ डाली या नये धुले हुए कपड़े या चद्दर पर रोशनाई गिरा दी जिस कारण घर में कुछ तकरार भी हो गई हों, तो शीघ्र ही पेट में स्नायुशूल (Colic) आरम्भ हो जाता है। कभी कभी किसी के उन्नतिशील व्यापार के एकाएक ही नष्ट होने की सम्भवना होने पर उसी के सोच में इस प्रकार का दर्द उपस्थित होता है। जो स्त्री अपने दुश्चरित्र पति को सदैव अपने अधीन रखना चाहती हैं या चेष्टा करती हैं किन्तु उसे अपने वश में नहीं रख सकती, किसी से अपना दु:ख कह भी नहीं सकती, और मन ही मन में अत्यन्त अशान्ति भोगती रहती है, अक्सर उनके पेट में दर्द, ऋतुस्राव के एकाएक ही रुक जाने से दर्द, डिम्बकोष का स्नायुशूल (Ovarian neuralgia) मुख मन्डल का स्नायुशूल, नेत्रों का स्नायुशूल इत्यादि दुखदाई बीमारियां होती हुई देखी जाती हैं। इस प्रकार के रोगों के लिए कालोसिन्थ अमोध औषधि है । **कैमोमिला, स्टैफ़िसैग्रिया** इत्यादि औषधियों की तरह कालोसिन्थ का रोग अक्सर मानसिक कारण से उत्पन्न होता है। तन्दुरुस्त मनुष्यों के अचानक बीमार हो जाने पर उन में कालोसिन्थ के लक्षण कदाचित् प्रगट होते हैं, इन में **ऐकोनाइट** या **बेलाडोना** के लक्षण पाए जाते हैं।

पेटू, वातरोग धातु के मनुष्य, जिन स्त्रियों को अत्यन्त ऋतुस्राव होता है, जो लोग सुस्ती में बैठे बैठे दिन बिताते हैं और जो लोग मोटे होकर फूलते जाते हैं, ऐसे रोगियों में कालोसिन्थ के लक्षण प्रकट होते हैं।

वायुशूल (Colic - पेट का दर्द) – यह वायुशूल की एक बहुत अच्छी औषधि है। इसे लक्षणों के अनुसार प्रयोग करने से फ़ौरन अत्यन्त कष्टदायक वायुशूल अच्छा हो जाता है। **रोगी सामने की तरफ़ झुक कर दोनों टाँगों को सिकोड़ कर या पेट को किसी कठिन वस्तु के ऊपर दाबकर लेटे रहने से कुछ आराम पाता है** (Has to bend double; > by hard pressure) यह कालोसिन्थ का विशेष लक्षण है। यदि पेट दर्द में यह लक्षण रहे, तो कालोसिन्थ के प्रयोग करने में ज़रा भी देर नहीं करनी चाहिए। इस प्रकार के पेट दर्द के साथ अक्सर कै और पतले दस्त रहते हैं। पेचिश (Dysentry) में भी यह दवा इस्तेमाल की जाती है।

बालकों के पेट के दर्द में यह **मैग्निशिया फ़ास** के मुक़ाबिले का है। इस प्रकार का दर्द और टांगों को सिकोड़ कर लेटने से आराम पाना, यह लक्षण **मैग्निशिया फ़ास** और **वेरेट्रम ऐल्बम** में भी है। फ़र्क़ यह है कि **मैग्निशिया फ़ास** के दर्द में फोमेन्ट (Fomentation) यानी गर्म पानी बोतल में भर कर पेट को सेंकने से रोगी को आराम मिलता है, कालोसिन्थ में यह बात नहीं होती। **वेरे ट्रम** रोगी कभी-कभी उठ कर चलता है और उसके माथे में ठंडा पसीना रहता है, कालोसिन्थ में नहीं रहता।

कालोसिन्थ और **मैग्निशिया फ़ास** शरीर के भिन्न-भिन्न स्थान का न्यूरैल्जिया (Neuralgia- नसों का दर्द) जैसे जरायुशूल (गर्भाशय का दर्द), स्नायु-शूल (रगों का दर्द), डिम्बकोष का दर्द (Ovarian neuralgia— नलों का दर्द), सायेटिका, (Sciatica —

कूल्हे या कमर का गठिया रोग) इत्यादि में दोनों उपयोगी हैं, मगर उनके विशेष लक्षण रहने चाहिए, तभी फ़ायदा होगा।

कैमोमिला भी कुछ कुछ कालोसिन्थ से मिलती हुई औषधि है। यह दोनों औषधियां ऐसे शूल में फ़ायदा पहुँचाती हैं जो बहुत गुस्सा करने से पैदा हो।

कैमोमिला में बच्चों के पेट के दर्द में, पेट फूल जाता है, बच्चा दर्द से बेचैन हो जाता है, रोता है, मगर कालोसिन्थ की तरह पैरों को सिकोड़ कर नहीं लेटता।

स्टैफिसैग्रिया–जिन बच्चों की आँख की पलकों में घाव हो और कीड़े लग कर, जिनके दाँत काले हो गए हों, उनके पेट के दर्द (Colic) में यह औषधि अधिक लाभदायक है।

बोविस्टा के उदर शूल में भी पैरों को सिकोड़ कर लेटने से आराम मिलता है, मगर इसके पेट का दर्द भोजन के बाद बढ़ता है।

डायस्कोरिया–का उदर-शूल नाभि में उत्पन्न हो कर सारे पेट में और यहाँ तक कि हाथ पैरों तक फैल जाता है। कालोसिन्थ और इस दवा में यह फ़र्क़ है कि कालोसिन्थ रोगी के पेट का दर्द पैरों को सिकोड़ने से कम होता है, **डायस्कोरिया** में ठीक इसका उल्टा होता है यानी सिकोड़ कर लेटने से दर्द बढ़ जाता है और पीछे की तरफ़ झुकने या सारे शरीर को सीधा और तान कर रखने से दर्द कुछ कम मालूम होता है, इसमें दर्द के स्थान को दाबने से दर्द और भी बढ़ जाता है।

स्टैनम – बालकों के पेट के दर्द में उपयोगी होता है। कालोसिन्थ और इस में फ़र्क़ यह है कि बच्चे के पेट को माँ अपने कन्धे से दबा कर घूमे, तो बच्चा आराम पाता है।

घुमरी (Vertigo — चक्कर आना)– घुमरी में "बाँयी तरफ़ गिर पड़ने का ख़्याल" इस लक्षण के लिए कालोसिन्थ श्रेष्ठ औषधि है। इस लक्षण के विषय में **ऐकोनाइट, स्पाइजीलिया, आर्निका, सिक्यूटा** और **कोनायम्** के साथ कोलिसिन्थ की तुलना करो।

बाँये अङ्ग की बीमारियां–चेहरा, आँख, कान, दाँत, डिम्बाशय (Ovary) जाँघ, हाथ पैर इत्यादि देह की बाँयी तरफ़ के सब स्थानों या अङ्गों में तेज़ बिजली की तरह न्यूरैलजिक दर्द में यह औषधि उत्तम है; मगर हमेशा कुल लक्षणों पर ध्यान रख कर दवा करनी बुद्धिमान डाक्टर का काम है।

सम्बन्ध (Relations) -- पूरक औषधि (Complementary) मरोड़ के साथ पेचिश में मर्क्यूरियस से कालोसिन्थ का सम्बन्ध।

समस्त दाहिनी सायेटिक नस में दाहिने कूल्हे के जोड़ (Hip joint) से पाँव तक सख़्त दर्द; लेटने से, हरकत से और क़दम रखने से बढ़ना, बैठने से दर्द में कमी, यह सब लक्षणों के विषय में नफेलियम के साथ तुलना करो।

गुस्सा, दबाया हुआ गुस्सा या अफ़सोस, इनके बुरे असर से उत्पन्न डिम्बाशय यानी नलों के रोग में या और रोगों में स्टैफ़िसैग्रिया के साथ तुलना करो।

वृद्धि (Aggravation) — क्रोध से; अपने ही अपराध के रञ्ज से (स्टैफ, लाइको); पनीर (Cheese) खाने से पेट के दर्द में ।

ह्रास (Amelioration) - आगे की ओर झुक कर पैरों को सिकोड़ने से; ज़ोर से दबाने से।

मात्रा (Dose) — छठी से तीसवीं शक्ति।

155 कोमोक्लैडिया डेंटाटा (Comocladia Dentata)

Guao

यह औषधि आंख और त्वचा सम्बन्धी लक्षणों के लिए अत्यन्त महत्वपूर्ण है। दर्द तपकन के साथ आते हैं और गर्मी से बढ़ते हैं, अस्थि-गह्वरों के विकार। कमर के निचले भाग, त्रिकास्थि और पेट के दर्द, जोड़ों और टखनों में दर्द।

आंख - पलकों का न्युरैलजिया (स्नायुशूल का दर्द) होने के साथ लगता है जैसे आंखें बहुत बड़ी हो गयी हैं और बाहर निकल आयी हैं, दाहिनी आंख के भीतर दर्द और अंधेरा दिखायी देता है, रोशनी धुधंली हो जाती है, दाहिनी आंख से सिर्फ इतना ही दिखलाई देता है कि एक रोशनी चमक रही है।

वक्ष - बायें स्तन की गांठ का फूलना और उसके कारण दर्द होता है खांसते समय बायी ओर की छाती के नीचे दर्द मालूम होता है और उस दर्द का बायें कन्धे के जोड़ तक फैल जाना।

चर्म - लाल रंग की फुन्सियां तथा खुजली। सारी त्वचा लाल जैसे आरक्त ज्वर में होता है। विसर्प, गहरे घाव और कठोर किनारे, त्वचा पर धारियां। फुन्सियों या छालों जैसा छाजन।

सम्बन्ध - ऐनाकार्डि, यूफोर्बिया, रस से तुलना कीजिए।

मात्रा - पहली से 30 शक्ति तक।

156 काण्डियुरैंगो (Condurango)

Condor Plant

यह औषधि पाचन क्रिया को उत्तेजित करती और पाकस्थली की जिन ग्रन्थियों से पाचक रस निकलकर मांस, दाल इत्यादि प्रोटिड-खाद्यों को पचाता है उन सभी ग्लैण्डों पर इसकी प्रधान क्रिया होती है। पेट के उस दर्द को हटाती है, जो आमाशय के कैंसर के कारण प्रकट होता है। मेरूमज्जा क्षय होने से प्रत्यंगादि की चालक पेशियाँ क्रमश निष्क्रिय हो जाती है, जिससे चलने की शक्ति नष्ट हो जाती है, यह लोकोमोटर एटैक्सी नामक रोग का लक्षण है। ओठ के किनारे फटना और फटकर घाव हो जाना, ये इस औषधि के चुनाव का अन्तिम लक्षण है।

पेट - पाक स्थली की श्लैष्मिक झिल्ली का पुराना प्रदाह, पाक स्थली के भीतर घाव और जलन के साथ दर्द। ऐसा मालूम होता है जैसे पेट में आग जल रही हो। अन्ननली का सिकुड़ जाने के साथ वक्षोस्थि के पीछे जलन के साथ दर्द, जहाँ ऐसा लगता है जैसे खाया पिया वहीं रखा हो। भोजन का वमन तथा बायी कोख में सख्ती और जलन के साथ निरन्तर दर्द रहता है।

सम्बन्ध - आस्टेरियस, कोनियम, हाइड्रै, आर्से से तुलना करें।

मात्रा - Q या 2x, छाल का चूरा 5 ग्रेन भोजन के पहले पानी के साथ। अबुर्द्ध में तीस शकित।

157 कोनियम मैक्यूलेटम (Conium Maculatum)

Poison Hemlock. *Umbelliferæ*

घुमरी (Vertigo)— **बिस्तर पर करवट लेते समय अत्यन्त घुमरी का आना** (Vertigo particularly when lying down and when turning over in bed, बेल) इस औषधि का सर्वप्रधान लक्षण है। किसी भी रोग में यह लक्षण देखते ही कोनायम का स्मरण होता है। डॉक्टर नैश का कहना है "चाहे लेटे रहने से हो, या खड़े रहने से हो, किसी भी एक तरफ़ सिर मोड़ने से चक्कर का आना ही इस औषधि का स्पष्ट लक्षण है।" पर बाँई तरफ सिर मोड़ने से चक्कर आना **कालोसिन्थ** में है।

थेरिडियन में ठीक कोनायम की तरह घुमरी है, इसमें भी सिर को ज़रा हिलाने से या किसी भी एक तरफ़ फेरने से घुमरी बढ़ जाती है । मगर इसके साथ उबकाई रहती है।

साइलीशिया में ऊपर की तरफ़ देखने से सिर के चक्कर में वृद्धि होती है। वृद्धों की और जिन स्त्रियों के जरायु या डिम्बाशय में कोई पीड़ा हो, उनकी सिर की घुमरी में कोनायम विशेष उपकारी है।

पक्षाघात (Paralysis) – यह औषधि सेवन करने से मस्तिष्क सुन्न होने लगता है और यह सुन्न भाव क्रमशः पाँव, शरीर और मस्तिष्क को अक्रान्त करता है, इसीलिए जो पक्षाघात पैर से लेकर क्रमशः ऊर्द्धाङ्ग को फैलता है उसमें कोनायम विशेष उपकारी है।

नेत्र रोग (Eye disease) – रात्रि में आँख के दर्द में वृद्धि, ज़रा ही रोशनी से आँखों में तकलीफ़ होने लगती। अँधेरे कमरे में और दबाने से आराम मिलता है। आँखों में किसी तरह का प्रदाह न रहने पर भी रोगी रोशनी की तरफ़ ताकने से कष्ट अनुभव करता है। यह लक्षण कृत्रिम रोशनी (Artificial light) में पढ़ते-पढ़ते विद्यार्थियों ही में अक्सर उत्पन्न हो जाता है, डॉक्टर ऐलेन इसीलिए इसे विधार्थियों की औषधि कहा करते थे।

जननेन्द्रिय (Genital Organs) –जननेन्द्रिय पर भी कोनायम की क्रियासिद्ध देखने में आती है। कामेन्द्रिय की अत्यन्त दुर्बलता, रोगी चित्त में नाना प्रकार की कुचिन्तायें किया करता है मगर उससे कुछ होता नहीं। **स्त्रियों को देखने अथवा आलिङ्गन करने से वीर्यपात हो जाता है** (Emissions even while frolicking with a woman) अथवा कामेन्द्रिय उत्तेजित होकर भी आलिङ्गन करते-करते शिथिल हो जाता है उक्त प्रकार के रोग से क्रमशः एक प्रकार का मानसिक रोग उत्पन्न होता है। जैसे रोगी को कुछ भी अच्छा नहीं लगता, चुप बैठा रहता है, ज़रा ही में खिजने लगता है; इस प्रकार मानसिक अवस्था स्त्री और पुरुष दोनों मे देखने में आती है। **स्त्री या पुरुष अतिरिक्त कामाचार से या बिलकुल रतिक्रिया न करने से, कौमार्य्य व्रत अवलम्बन से** (Especially useful in Both sexes for the bad effects of suppressed sexual appetite; also for bad effects from excessive indulgence) यदि उक्त प्रकार रोगग्रस्त हो और उसके साथ कोनायम की चरित्रगत सिर की घुमरी रहे, तो कोनायम बहुत ही उपकारी है।

संयम का बुरा फल (Bad effects of suppressed sexual appetite)– जो सब पुरुष और स्त्रियां दीर्घकाल से इन्द्रिय संयम करते आ रहे हैं, उनकी सुस्ती, उदासीनता, कार्य में अनिच्छा, चिड़चिड़ा स्वभाव, मनुष्य संगत नापसन्द, कामेन्द्रिय की बलहीनता (Impotency), पक्षाघात इत्यादि रोग में यह औषधि विशेष लाभदायक है।

मूत्र-यन्त्र (Urinary Organs)–पेशाब का रुक-रुक कर होना (The flow of urine suddenly stops, and continues again after a short interruption, (क्लिम), इस प्रकार मूत्र रोग अक्सर वृद्धों में हुआ करता है।

स्तन की सख्ती (Hardaness of breasts) –**ऋतुमती स्त्रियों की ऋतु के कुछ पूर्व स्तन की सख्ती और दर्द में** (Soreness and Hardness of the breasts preceding menses) यह औषधि अक्सर व्यवहृत होती है। दाहिनी तरफ़ के स्तन की सख़्ती, ट्यूमर (Tumour) या सूजन में और प्रतिबार रजःस्राव के समय यदि स्तन सूज कर बड़ा हो जाय और उसमें दर्द हो, तो कोनायम विशेष उपकारी है, बाँयी तरफ़ के स्तन की सख़्ती में साइलीशिया विशेष उपयोगी है।

स्तन, जरायु या पाकस्थली में चोट लग कर कैन्सर या ट्यूमर (Cancer or tumour) पैदा होवे, और वह सूज कर पत्थर की तरह सख़्त हो जावे और उसमें सुई छिदता सा दर्द होवे तो भी, कोनायम प्रधान औषधि है।

खाँसी (Cough) –कोनयम में दिन में ज़रा भी खा़सी नहीं रहती, रात्रि में एक प्रकार की सूखी खाँसी उठती है, हलक़ में एक खा़स स्थान पर एकाएक ख़राश होते ही खाँसी आरम्भ हो जाती है (A dry spot in the larynx where there is a crawling and almost a constant irritation to a dry cough) ।

स्वेद (Sweat) – रोगी को ज़रा भी निद्रालु होते या निद्रा आते ही पसीना आने लगता है (Sweat immediately on falling asleep) यह लक्षण कोनायम का बड़ा ही प्रिय है, अति कठिन पीड़ा का दूर होना सिर्फ़ इसी लक्षण पर निर्भर है।

सम्बन्ध (Relations) – जिन रोगियों के लिए कोनायम उपयोगी है, उनको रुग्णावस्था में शराब या उत्तेजक पदार्थ सेवन करने से लाभ होता है, मगर स्वस्थावस्था में कोनायम रोगियों को शराब बरदाश्त नहीं होती।

तुलना करो – चोट में आर्निका और रस-टाक्स के साथ, कैन्सर रोग में आर्स और ऐस्टेर के साथ, गिल्टियों की सूजन में कैल्क और सोरि के साथ।

वृद्धि (Aggravation) – रात्रि में; लेटने से; बिस्तर पर करवट लेने या उठने से; कौमार्य्य से।

मात्रा (Dose) – 6 से 30वीं शक्ति। ग्रंथियों के बढ़ जाने पर और आंशिक लकवा की दशा में उच्चशक्ति।

158 कॉनवैलेरिया मैजेलिस
(Convallaria Majalis)

Lily of the Valley.

यह औषधि तालाब में पैदा होने वाले कमल जाति के एक तरह के फूल से बनायी जाती है जिसको लिलि आफ दि वैली (lily of the valley) कहते हैं। इसकी प्रधान क्रिया हृत्पिण्ड पर होती है। विष की मात्रा में सेवन करने से हृत्पिण्ड की क्रिया में गड़बड़ी, वमन और हिमांग पैदा हो जाता है, थोडी या सुक्ष्म मात्रा से-नाडी की तेज गति धीमी हो जाती है, पेशाब का परिमाण बढ़ जाता और फेफड़े की कमजोरी दूर होकर समूचे श्वासयंत्र की क्रिया बढ़ जाती है।

हृदय की बीमारी – हृदयावरणो का प्रदाह और उसके साथ लेट कर श्वास न ले सकने का कष्ट ऐसा लगता है जैसे दिल सारी छाती में धड़क रहा हो। जरा सा परिश्रम करने से हृदय कांपने लगता है, लगता है जैसे हृदय की धड़कन बन्द हो गई हो और फिर एकाएक शुरू

हो गई हो। अधिक तम्बाकू पीने या खाने के फलस्वरूप, सिगरेट पीने से होने वाला हृदरोग। नाड़ी की चाल बहुत तेज और अनियमित।

स्त्री - योनि और पेशाब की नली में कुटकुटाहट और खुजलाहट का होना। जरायु में दर्द, जिसकी बजह से जोर जोर से कलेजा धड़कना और कलेजे में उथल-पुथल होना, कमर के नीचले भाग के जोड़ों में दर्द, जो नीचे टांगो तक फैल जाता है।

पेशाब की बीमारी - मूत्राशय में मन्द-मन्द दर्द ऐसा लगता है जैसे मूत्राशय फूल गया हो। रोगी बार-बार और जल्दी जल्दी पेशाब करता है। पेशाब में दुर्गन्ध आती है, पेशाब कम मात्रा में होता है, रोगी के शरीर पर सूजन आ जाती है। वह सो नही सकता।

सम्बन्ध - डिजिटेलिस, क्रैटिगस, लिलियम से तुलना करो।

मात्रा - Q से 3 शक्ति धड़कन सम्बन्धी लक्षणों में मूलार्क।

159 कोपेवा (Copaiva)

Balsam of Copaiva

इस औषधि का प्रयोग ऐलोपैथिक चिकित्सा में अधिक किया जाता है। साधारणत: मूत्रयंत्र, मूत्रनली और श्वासयंत्र की श्लैष्मिक झिल्ली के ऊपर ही इसकी क्रिया होती है, मूत्रयंत्र और मूत्रनली पर क्रिया होने के कारण इससे सुजाक के नये प्रदाह के लक्षण पैदा हो जाते हैं, इसलिये प्रमेह रोग की पहली अवस्था में जब पेशाब करते समय बहुत जलन, बार-बार पेशाब लगना, दर्द के साथ बूंद बूंद पेशाब निकलना, पीब जैसा सफेद और पतला मवाद आना आदि लक्षण रहते हैं तब प्रदाह धीरे-धीरे मूत्राशय तक जाकर पेशाब के साथ गोंद जैसा लेसदार श्लेष्मा और खून निकलता है और पेशाब गंदला दिखाई देता है, उस समय भी इससे फायदा होता है, सूजाक की बीमारी में कॉपेवा के लक्षण बहुत कुछ कैन्थरिस के समान है।

श्वास की बीमारी - खांसी के साथ विपुल मात्रा में मटियाले रंग का पीब जैसा बलगम निकलता है, बलगम में बहुत बदबू और कभी-कभी उसका रंग हरा हो, खांसने के पहले गले में सुरसुराहट होती है। तो उस समय कापेवा के प्रयोग से फायदा होगा।

चर्म - एक प्रकार का चर्म रोग, जिसमें शरीर पर आमवात या आमवात की तरह छोटे-छोटे दाने तथा मसूर की दाल की तरह उद्‌भेद निकलते है, उसमें भी कॉपेवा फायदा करती है।

सम्बन्ध - कैन्थर, कैनाबिस, एपिस, सीपिया, वेस्पा।

मात्रा - 1 से 6 शक्ति।

160 कोरैलियम रूब्रम (Corallium Rubrum)

Red Coral.

यह औषधि एक तरह की आक्षेपिक स्नायविक खांसी और हूपिंग खांसी में विशेषत: जब खांसी का दौरा बहुत ही तेजी के साथ पड़ता है और अधिक अन्तर न देकर खांसी के दौरे बार बार पड़ते हैं तब इस औषधि के प्रयोग से विशेष लाभ होगा। खांसी के दौरे पड़ने से पहले दम घुटने जैसी अनुभूति होती है और फिर रोगी का शरीर निढ़ाल हो जाता है। बच्चे का चेहरा नीला पड़ जाता है, वह जो कुछ भी खाता पीता है सब वमन के साथ निकल जाता है, वमन के साथ कड़ा और डोरी की तरह श्लेष्मा निकलता है, नाक से बिपुल मात्रा में स्राव बहने लगता है, हवा सहन नही होती। नजला, जिसमें बलगम की अधिक मात्रा गले के अन्दर गिरती है। खांसते समय ऐसी आवाज आती है जैसे कुत्ता भौंकता है, गहरा श्वास लेने पर ठण्डी हवा लगती है।

चर्म - मूंगे की तरह लाल रंग के चौड़े-चौड़े घाव हो जाते है, जिनका रंग बाद में गहरा लाल फिर बदल कर तांबे जैसा हो जाता है। हाथ और पैर के लक्षणों में एक्जिमा होना।

शरीर से कपड़े उतार देने से जाड़ा मालूम होना और कपड़े पहनने से गरमी लगना। बांये निचले जबड़े में दर्द होता है तथा रोगी की नमक खाने की अत्यधिक इच्छा होती है।

सम्बन्ध - ड्रासेरा, बेला, मेफाई, कास्टि से तुलना करो।

मात्रा - 3 से 30 शक्ति।

161 कोर्नस सर्सीनाटा (Cornus Circinata)

Round-leaved Dogwood.

यह औषधि पुराना मलेरिया, पीलिया, यकृतशोध। सुबह के समय बहुत कमजोरी महसूस करना, उदरगर्त में पीड़ा होने के साथ उदरगह्व में अफारा। छाले दार फुन्सियां और उनके साथ यकृत में कोई बीमारी या मुंह के छाले जीभ मसूड़ों और मुंह में घाव, अमाशय, मुंह और गले में जलन। मल पतला तथा हवा के साथ निकलता है। खाना खाते ही मलद्वार में जलन होने लगती है। गहरे रंग के पीले तथा बदबूदार दस्त होने के कारण चेहरा पीला पड़ जाता है। दूध पीने वाले बच्चों के मुंह के घाव और उसके साथ ही मुंह पर फफोले जैसे उदभेद, जिनमें पानी भरा रहता है, सारे शरीर में खुजली तथा जलन रहती है।

सम्बन्ध-- कार्नस आस्टर, नोफोलिया, कार्नस फ्लोरिडा से तुलना करो।

मात्रा-- मूलार्क से 6 शक्ति तक।

162 कोटिलिडन (Cotyledon)

Pennywort

इस औषधि का ह्रदय पर विशेष प्रभाव होता है। पेशियों और तन्तु-ऊतक (Fibrous tissue) में सुन्नापन के साथ लगातार दर्द रहता है वक्ष रोध (oppression of chest), गला भरा हुआ लगता है, मृगी, गृध्रसी। दर्द स्तनों से शुरू होकर कन्धे के जोड़ों तक चला जाता है। यह इस औषधि का एक प्रमुख लक्षण है। स्वरयंत्र और श्वास प्रणाली का नजला। सारे जोड़ों में दर्द के साथ वातोन्माद की अवस्था भी गतिशील रहती है।

सिर - सिर दर्द के साथ खोपड़ी पर दबाव। भावनाओं का दमन करने से उत्पन्न होने वाले विकार। रोगी खोया सा रहता है जैसे किसी उलझन में हो। जगने के कुछ देर बाद तक साफ-साफ नही बोल सकता। रोगी को ऐसा लगता है जैसे उसके शरीर से कोई एक भाग गायब हो गया है।

वक्ष - कन्धे के कोणों के नीचे दर्द और दाये स्तन में लगातार वेदना रहती है बाये चूचुक में दर्द। ऐसा महसूस होता है जैसे ह्रदय भरा हुआ हो और किसी रुकावट के कारण फट जायेगा। ऐसा लगता है जैसे दम घुट जायेगा।

वाह्यांग - त्वचा अधिक सूक्ष्मग्राही, कमर, जाधों तथा सभी जोड़ों में निरन्तर वेदना का अहसास। टागों तथा बाजू भारी सी लगती है तथा उनमें दर्द होता है।

सम्बन्ध - अम्बरा, एसाफीटिडा, टेपाटिका, इग्ने, लैकेसिस से तुलना करो।

मात्रा - मूलार्क से 3 शक्ति तक।

163 क्रैटेगिस (Crataegus)

Hawthorn Berries

यह औषधि ह्रतपेशियों पर क्रिया करती है और ह्रदय को बल देती है। ह्रदयावरण पर इसका कोई प्रभाव नही होता। हत्पेशियों का प्रदाह, जब ह्रदय अपने विकारों को स्वयं सुधारने में विफल रहता है। ह्रद्गति की अनियमितता, अनिद्रा, खून की कमी, त्वचा की शीतलता, धमनियों का भारी तनाव, चिड़चिड़े स्वभाव वाले हदय रोगी के लिये यह एक उत्तम औषधि है।

पुराने ह्रदय रोग, ज़िसमें अत्यधिक दुर्बलता बनी रहती है, साथ ही सिर के पिछले भाग और गर्दन में दर्द रहता है। हाथ पैर और सारे शरीर का रंग पीला पड़ जाता है। आंतों में रक्तस्राव, नाड़ी और श्वास की चाल अनियमित हो जाती है। कन्धे के जोड़ छाती के बाये भाग में दबाव का अहसास होता है।

हृदय - जरा सी मेहनत करने से ही सांस लेने में बहुत परेशानी होती है, परन्तु नाड़ी की चाल अधिक नहीं बढ़ती। खांसी, हृदय फैला हुआ लगता है। हृत्प्रदेश तथा बाये कन्धे के जोड़ के नीचे दर्द रहता है, ऐसा लगता है जैसे हत्पेशियां दुर्बल पड़ गयी हों या रुक गयी हों। सक्रांमक रोगों में हृदय को प्रतिरक्षण प्रदान करती हैं।

सिर - रोगी निराश तथा शंकालु हो जाता है। मन्द बुद्धि स्नायविक और चिड़चिड़ा होने के साथ सिर के पिछले भाग और गर्दन में पीड़ा होती है। आंख के सफेद पर्दे का क्षोम और नासिक स्राव।

वाह्यांग - बच्चों में मधुमेह का रोग हो जाता है। पसीना अधिक मात्रा में आता है। रोगी की त्वचा पर दाने से हो जाते हैं। महाधमनी के रोगियों को नींद नही आती। गरमी से रोग की वृद्धि होती है। रोगी शान्त रहना पसन्द करता है।

सम्बन्ध - डिजिर्ट, आइबैटिस, नैजा, कैक्टस, स्ट्रोफेथस।

मात्रा - मूलार्क, 10 बूंद तक। उत्तम परिणाम के लिए कुछ समय लगातार लेना चाहिए।

(164) क्रोकस सैटाइवस
(Crocus Sativus)

Saffron. *Iridaceæ.*

क्रोकस का खून गाढ़ा, जमा हुआ लेसदार होता है और वह गाढ़ा खून खींचने से तार की तरह खिंच जाता है और बाहर निकलते ही थक्का सा जम जाता है, यही इसका सर्वप्रधान लक्षण है (Haemorrhage from any part, blood black, viscide clotted, forming into long black strings hanging from the bleeding surface)। इलैप्स में भी इस प्रकृति का खून निकलता है। नाक, मुँह, जरायु (Uterus-गर्भाशय) मूत्रद्वार (Urethra - पेशाब का रास्ता) मलद्वार (Rectum— पाख़ाने का रास्ता), योनि (Vagina— स्त्रियों का गुप्त स्थान) इत्यादि किसी भी स्थान से क्यों न हो, यदि ख़ून निकलते ही जम जाये या ख़ून काले रंग का हो और गाढ़ा तार की तरह बाहर निकलता रहे, तो क्रोकस से फ़ायदा होगा।

हर्ष (ख़ुशी) और विषाद (रञ्ज)–बारम्बार चित्त की अवस्था का बदलना, कभी बहुत खुश और थोड़ी देर में बहुत रञ्जीदा होना (Frequent and extreme changes in sensations; sudden from the greatest hilarity to the deepest despondency, इग्रे, नक्स-मस) । जब खुश होता है तो सब को प्यार करता है और हर एक को चूमना चाहता है, फिर थोड़े ही देर में क्रोध से आग बबूला हो जाता है (Excessively happy, affectionate, wants to kiss everybody, the next moment in a rage) ।

इसमें एक अद्भुत लक्षण यह है कि रोगिणी ख्याल करती है कि उसके पेट, गर्भाशय, बाँह अथवा शरीर के और हिस्सों में कोई क्रीड़ा हरकत कर रहा है। (सेबाइना, थूजा, सल्फ़र - Sensation as if something alive were moving in the stomach, abdomen, Uterus, arms or other parts of the body)

सम्बन्ध (Ralations) – अक्सर सब रोगों में क्रोकस के बाद नक्स, पल्स और सल्फ़र अच्छा काम देते हैं।

रजोधर्म सम्बन्धी रोगों में अस्टिलैगो के साथ तुलना करो।

मात्रा (Dose) – मूलार्क से तीसवीं शक्ति तक।

165 क्रोटेलस होराइडस (Crotalus Horridus)

Poison of Rattle Snake, *Crotalidæ.*

यह दवा एक साँप के ज़हर से होमियोपैथिक रीति से बनाई जाती है। यह सत्य है कि जिन रोगों में ऐसी औषधियों की, जो **क्रोटेल्स, लैकेसिस, एपिस** इत्यादि ज़हरीले जानवरों के विष से बनती हैं, आवश्यकता है, वे रोग भयानक होते हैं ।

रक्तस्राव (Haemorrhage) – आँख, कान, नाक इत्यादि शरीर के प्रत्येक निकास से इस औषधि द्वारा ख़ून निकल सकता है। खून इतनी अधिकता से निकलता है कि रोगी के घर के लोग सब घबरा जाते हैं और कहने लगते हैं "डॉक्टर साहब, किसी उपाय से इसे बचाइये, वरना रोगी हाथ से जाता है।" जीवन शक्ति इस क़दर घट जाती है कि नब्ज़ नहीं मिलती, खून विषैला (Septic) हो जाता है ।**स्कार्लेट ज्वर** (Typhoid fever – मोती छरा)और डिफ़्थीरिया (Diphtheria — गले का एक भयानक रोग) जब विषैले हो जाते हैं तो शरीर के किसी छेद से काला और सड़ा हुआ सा खून आता है। कामला रोग (Jaundice) अति शीघ्र बढ़ जाता है, सारा शरीर पीला पड़ जाता है और काले रंग का खून शरीर से निकलता है। सेप्टिक या ज़ाइमोटिक (Septic or Zymotic विषैली) रोगों में जबकि शरीर के किसी छेद से ख़ून निकल जाता हैं, क्रोटेलस का अवश्य स्मरण करना चाहिए; यदि ठीक - ठीक लक्षण मिल गये हों, तो इस का फल निःसन्देह होता है।

एक 12 वर्ष के लड़के को ज़ाइमोटिक (विषैली) अवस्था के ज्वर में ऊपर के एक दाँत से इस क़दर ज्यादा खून गिरने लगा कि दो दिन तक एलोपैथिक डॉक्टरों ने खून को बन्द करने के लिए कितने ही उपाय किए, मगर सब निष्फल हुए, आख़िरकार उसके पिता को होमियोपैथी की सूझी और उसने मुझे बुलाया, कुल लक्षणों पर विचार करके 200 शक्ति क्रोटेलस की एक खुराक देते ही पाँच मिनट के बाद खून कम होने लगा और फिर क्रमशः तीन घन्टे के अन्दर बिल्कुल बन्द हो गया।

सम्बन्ध (Relations) - इलैप्स, लैक, नेजा और पाइरो के साथ तुलना करो।

लैकेसिस में चमड़ा ठण्डा और चिपचिपा रहता है; क्रोटेलस में चमड़ा ठण्डा और सूखा रहता है।

इलैप्स दाहने फेफड़े की बीमारी में और काले रंग के खकार में उपयोगी होता है।

मात्रा (Dose) — तीसरी से छठी शक्ति।

(166) क्रोटन टिग्लियम
(Croton Tiglium)

Croton Oil Seeds, *Euphorbiaceoe*

क्रोटन टिग्लियम को हिन्दी में जमालगोटा कहते हैं, वैद्य लोग इसे जुल्लाब के काम में लाते हैं और होमियोपैथी में पतले दस्तों को बन्द करने के लिए इसका प्रयोग होता है।

ज़रा भी खाने या पीने के बाद पाखाने की हाजत होना (Bowels are moved from least food or drink) क्रोटन का प्रधान लक्षण है। यह लक्षण **आर्सेनिक और आर्जेन्ट-नाइट्र** में भी है; फ़र्क़ यह है कि क्रोटन में **आर्सेनिक** की तरह जलन और प्यास नहीं होती और आर्सेनिक में दस्त व कै़ क्रोटन की तुलना में बहुत कम। **अर्जेन्टम** में क्रोटन की तरह कै़ करने की इच्छा नहीं होती और क्रोटन में **आर्जेन्टम** की तरह साँस लेने में तकलीफ़ नहीं होती।

ज़ोर से पाखा़ने का निकलना (Stools coming out like a shot)-इस औषधि में बन्दूक के छर्रों की तरह फट्-फट् शब्द करते हुए बड़े वेग के साथ पाखा़ना निकलता है। खूब जो़र से पाखा़ना निकलने का लक्षण **पाडोफा़इलम, इलेटीरियम, जैट्रोफा़** और **आइरिस** में भी है। फ़र्क यह है कि **पाडोफा़इलम** के दस्तों में अक्सर दर्द नहीं होता, क्रोटन में पाखा़ना होने से पहिले पेट में दर्द होता है और पेट गुड़-गुड़ बोलता है; पाडो के दस्त आख़री रात और सुबह के समय शुरू होते हैं और क्रोटन का रोग खाने पीने के बाद ही बढ़ता है।

क्रोटन का मल ज़्यादातर पीला और पनीला होता है, **इलेटीरियम** के दस्त हरे और फेनेदार होते हैं और उसमें क्रोटन की तरह उतनी कै़ करने की इच्छा नहीं होती।

जैट्रोफ़ा के दस्त में भी पेट में दर्द रहता है, ख़ास तौर पर **जट्रोफ़ा** में कै़ अण्डे की तरह सफ़ेद और अधिक मिक़दार में होती हैं, क्रोटन में यह बात नहीं।

ग्रैटियोला के लक्षण ज़्यादातर क्रोटन की तरह हैं। गर्मी के मौसिम में यदि अधिक पानी पीने से तकलीफ़ शुरू हो, तो **ग्रैटियोला** दो, यह क्रोटन से अधिक लाभदायक होगा।

यूफ़ारबिया कारोलेटा-इसके ज़्यादातर लक्षण जैट्रोफा़ की तरह हैं परन्तु, इसमें सारा शरीर ठण्डे पसीने से भर जाता है (वेरेट्रम में सिर्फ माथे पर ठण्डा पसीना रहता है)।

चर्म रोग (Skin disease) –सारे शरीर में खुजली होती है, मगर खुजलाया नहीं जाता, दर्द होता है, धीरे-धीरे खुजलाने से आराम मिलता है । सारे शरीर में उकौता, एक्ज़िमा (Eczema) । स्त्री पुरुष दोनों ही के गुप्तस्थान में बेहद खुजली होती है (रस-टाक्स); पुरुष के लिङ्ग पर की फुन्सियों पर इस क़दर दर्द होता है कि खुजलाया नहीं जाता।

पोतों में उकौता (Eczema of Scrotum) –इस रोग के बहुत पुराने रोगियों को मैंने 1000 शक्ति क्रोटन द्वारा अच्छा किया है, जिनमें ऐलोपैथिक मरहम वर्षों लगाने से कुछ भी लाभ नहीं हुआ था।

खाँसी (Cough)–सिर को तकिये से छूते ही खाँसी आने लगती है, जिससे दम घुटने लगता है और रोगी के हाथ पैर ऐंठने लगते हैं, कमरे के अन्दर फिरना पड़ता है या कुर्सी पर बैठकर सोना पड़ता है।

स्तन में दर्द (Excruciating pain running from nipple through to scapula of same side when child nurses)–इस औषधि का एक प्रधान लक्षण यह भी है कि जब कभी बच्चा स्तन मुँह में लेता है, तभी **जिस स्तन को पीता है उसी तरफ़ के सीने के अन्दर कन्धे की हड्डी तक सख़्त दर्द होता है** (बच्चे को स्तन पिलाते समय दाँत में दर्द, **चायना**; –स्तन पिलाते समय योनिद्वार (Vagina) से खून बहना, **साइली**)।

सम्बन्ध (Relations)–बच्चों के पुराने दस्तों में कैलि-ब्रोम और फ़ास के साथ तुलना करो।

वृद्धि (Aggravation)–गर्मी के मौसिम में; फल और मिठाई खाने से; ज़रा भी खाने या पीने से।

मात्रा (Dose) – 6 से 30वीं शक्ति।

(167) क्यूबेबा ऑफिसिनैलिस
(Cubeba Officinalis)

Cubebs.

यह औषधि मूत्रनली की श्लैष्मिक झिल्लियों पर विशेष क्रिया करती है। मूत्रनली का प्रदाह, मूत्राशय, मुखशायी ग्रन्थि प्रदाह, सुजाक, रक्तमूत्र, मसाने का प्रदाह, छोटी बच्चियों को होने वाला प्रदर इत्यादि कई बीमारियों में इसका प्रयोग किया जाता है।

मूत्रनली प्रदाह रोग में पेशाब हो जाने के बाद काटता हुआ दर्द होने के साथ मूत्रमार्ग में सुकड़ाव आ जाता है। पेशाब के साथ श्लेष्मा निकलना और सुजाक की बीमारी में जब पीले रंग का गाढ़ा पीब जैसा स्राव निकलता है, उस समय इस औषधि से विशेष लाभ होगा। नाक और गले का नजला उसके साथ ही दुर्गन्ध और बलगम आता है और रोगी का स्वर भंग हो जाता है।

सम्बन्ध - कुकुरविटा, कोपेवा, पाइपर, मथिस्टिकम से तुलना कीजिए।

मात्रा - 2 से 3 शक्ति।

168 क्यूप्रम आर्सेनिटम
(Cuprum Arsenictum)

Arsenite of Copper

यह औषधि उन रोगों के निराकरण के लिये लाभदायक होती है, जो गुर्दों की मन्द क्रिया विभिन्न प्रकार के आंत्र-विकार, सामान्य विसूचिका तथा शिशु विसूचिका आंत्र-बृहदांत्रशोथ, अतिसार तथा पेचिस जैसी अवस्थाओं पर आधारित रहते हैं। इन्फ्लुएंजा और टाइफायड, यूरिमी आक्षेप अर्थात ऐसे आक्षेप जो गुर्दों और मसाने में स्वाभविक कार्य बिगड़ जाने के कारण और रक्त में विष फैल जाने से उत्पन्न होते हैं, सिर में दर्द, चक्कर और ऐसी अचेतन अवस्थाऐं, जो मस्तिष्क-शोथ के कारण प्रकट होती है, स्त्रियों का पाण्डु रोग, जिससे चेहरा हरा या पीला हो जाता है, हृदय की धडकन बढ़ जाती है। दमा के साथ फेफड़े के गोल तन्तुओं में हवा भर जाती है। वातनाड़ियों की वेदना तथा मेरूदण्ड की कम्पन आदि लक्षणों में इस औषधि का प्रयोग किया जाता है।

कमर - कमर और बाएं कन्धे के जोड़ के निचले भाग में दर्द रहता है, रोगी को अपनी छाती तंग महसूस होती है तथा निरन्तर लंगराहट महसूस होती है। पेट में गुड़गुड़ाहट और काटता हुआ तेज दर्द, गहरे रंग के पतले दस्त आते हैं।

मुंह तथा हृदय - दूषित प्रक्षेप के कारण हृदय की चाल और शक्ति बदल जाती है। जीभ पर मैल की मोटी परत जम जाती है। प्यास अधिक लगती है तथा मुंह खुश्क रहता है।

पुरुष - वृषणकोष पर फोड़े बनते हैं। गुर्दे की अक्षमता, पेशाब में मूत्रक्षार। पेशाब में लहसुन जैसी गंध आती है, मधुमेह, वृषणकोष पर पसीना आता है। वह हर समय गीला रहता है। मूत्रपथ से सफेद रंग का पीब जैसा स्राव निकलता है तथा जलन होती है, शिश्न में दर्द होता है (Pain in penis)।

बाह्यांग - शरीर बर्फ जैसा ठण्डा रहता है, ऐसी हालत में पसीना भी आता है। पसीना ठण्डा, लेसदार, तथा रुक रुक कर आने वाला होता है। पिण्डलियों में ऐठन, जो आधी रात के बाद बढ़ जाती है। बिस्तर छोड़ देने या खड़ा हो जाने से ही आराम मिलता है। चेहरे पर मुहांसे, रानों तथा जननेन्द्रियो पर फुंसियां, घाव दिखायी देते हैं।

मात्रा - 3 से 6 शक्ति।

(169) क्यूप्रम मेटैलिकम
(Cuprum Metallicum)

Copper.

अङ्ग सङ्कोच (Spasms and Cramps), **ऐंठन-हाथ पैरों में ऐंठन, क्यूप्रम का सर्वप्रधान लक्षण है।** हैज़ा (Cholera), ऐंठन (Convulsions), बेहोशी (Delirium) या कोई भी रोग क्यों न हो, रह-रह कर हाथ पैर या अङ्गुलियों में अधिक ऐंठन (Cramps) हो, तो क्यूप्रम को सबसे पहले याद करो। ऐंठन में क्यूप्रम के साथ सिकेल की तुलना होती है। फ़र्क़ यह है कि क्यूप्रम की ऐंठन में हाथ और पैर की अङ्गुलियों को रोगी अन्दर की तरफ़ सिकोड़ लेता है और **सिकेल** में सब अङ्गुलियां अलग-अलग फैली रहती हैं। हैज़े में क्यूप्रम की ऐंठन के साथ कै अधिक होती है और सिकेल की ऐंठन के साथ दस्त अधिक होते हैं। चावल के धोये हुए पानी या सड़े हुए कद्दू के पानी की तरह लगातार दस्त, कै होने, शरीर में जलन, अत्यन्त प्यास, दिल की कमज़ोरी, नब्ज़ के न मिलने और हाथों पैरों की अङ्गुलियों में ऐंठन होने पर क्यूप्रम का प्रयोग करने से आश्चर्यजनक फल मिलता है।

डॉक्टर डनहैम कहते हैं कि हैज़े में जहाँ कोलैप्स अवस्था (Collapse, अर्थात् जब कुल जिस्म ठण्डा हो जावे) अत्यन्त अधिक हो वहाँ **कैम्फर**, जहाँ दस्त और क़ै अत्यन्त अधिक हो, वहाँ **वेरट्रम-ऐल्बम** और जहाँ हाथ-पैरों में ऐंठन अधिक हो, वहाँ क्यूप्रम लाभदायक होगा।

ग़लल ग़लल पानी का शब्द (When drinking, the fluid descends with a gurgling sound)-पानी या कोई पीने की चीज़ पीते समय ग़लल-ग़लल शब्द का होना, इसका और एक विशेष लक्षण है; यह लक्षण **आर्सेनिक** और **थूजा** में भी है, मगर क्यूप्रम में ज़्यादा है।

कुकर खांसी (Whooping cough)-कुकर खाँसी में बच्चा खाँसते-खाँसते ऐंठ जाता है और साँस बन्द हो जाती है। कुछ देर बाद होश में आता है तथा क़ै करता है, फिर धीरे-धीरे ठीक हो जाता है, ऐसी अवस्था में क्यूप्रम देना चाहिए। हर तरह की ऐंठन में क्यूप्रम उपयोगी होता है।

ऐंठन (Convulsions)-बच्चा ऐंठन में अंगूठे को मुट्ठी में बन्द करके शरीर को टेढ़ा मेढ़ा करता है, चेहरा पीला पड़ जाता है, कुछ भी पीने से गले में उतरते समय गड़-गड़ शब्द होता है, ऐसी अवस्था में क्यूप्रम उपयोगी है। ऐंठन का नाम सुनते ही बहुत डॉक्टर **बेलाडोना** दे देते हैं; ऐसी लापरवाही से चिकित्सा करना बहुत बुरा है।

बेलाडोना, ओपियम, इग्नेशिया, सिक्यूटा, ग्लोनायन इत्यादि औषधियों की वक्ष्यमाण लक्षणसमष्टि अर्थात् केवल लक्षणों (Totality of symptoms) पर ध्यान देना चाहिए, केवल एक ही लक्षण पर दवा देनी उचित नहीं है।

बेलाडोना–चेहरा और आँखे लाल, सिर आग की तरह गर्म, तेज बुख़ार और कनपटियों में तपकन रहती है।

ओपियम–सिर में ख़ून का जमाव, चेहरा पीला और फूला-फूला, ऐंठन के समय रोगी ज़ोर से चिल्ला कर रो उठता है, सारा शरीर कड़ा पड़ जाता है। जिस औरत के हाल ही में बच्चा हुआ हो, उसके किसी कारण से डर जाने के बाद, बच्चे को ऐंठन हो, तो इसके द्वारा उपकार होता है।

इग्नेशिया–दाँत निकलते समय बहुत कमज़ोर बच्चों को ऐंठन; माता पिता के किसी प्रकार की ताड़ना आदि के कारण एकाएक ही डरकर ऐंठन हो, इसके सिवाय भय, शोक, दुःख इत्यादि के कारण से जो ऐंठन हो, उस में यह उपयोगी है।

सिक्यूटा–सिर और गर्दन पीठ की तरफ़ धनुष की तरह टेढ़ी हो जावे और ऐंठन में रोगी नाना प्रकार की हरकतें करे, तो इसके द्वारा विशेष उपकार होता है। सेरिब्रो-स्पाइनल-मेनिञ्जाइटिस (Cerebro-Spinal-Meningitis) रोग में यह औषधि विशेष करके उपयोगी है।

ग्लोनायन-**ओपियम** की तरह सिर में ख़ून जमा होने से ऐठन; इस में ऐंठन के समय अंगुलियाँ अलग-अलग फैल जाती हैं; क्यूप्रम रोगी मुट्ठी बन्द कर लेता है।

हायोसाएमस–और औषधियों की अपेक्षा इस की ऐंठन में कुछ विशेषता है, पहले एक हाथ में ऐंठन होती है दूसरी बार दूसरे हाथ में, इसी तरह से ऐंठन चलती रहती है, हाथ काँपता है और टेढ़ा पड़ जाता है और मुँह से फेन निकलता है।

ख़सरा, चेचक इत्यादि किसी प्रकार के दाने दब जाने के बाद तकलीफ़ (Bad effects of Suppressed eruptions)-चेचक आदि के दाने दब जाने पर या कुछ थोड़े से निकल कर ग़ायब हो जाने पर ऐंठन, बेहोशी में रोगी का रह-रह कर चिल्ला उठना, ऐंठन से हाथ पैरों का टेढ़ा मेड़ा हो जाना, इन सब लक्षणों पर क्यूप्रम अधिक उपयोगी है (ज़िङ्क)।

जीभ का बाहर निकलना (Protrusion of the tongue, like a snake)-साँप की तरह बार-बार जीभ को बाहर भीतर करना क्यूप्रम का और एक विशेष लक्षण है। जीभ का काँपना और बाहर निकालने में कष्ट होना, यह लक्षण **लैकेसिस** में है।

सम्बन्ध (Relations)-पूरक औषधि (Complementary)-कैल्केरिया।

हैज़े में आर्सेनिक और वेरेट्रम के साथ तुलना करो।

कुकर खाँसी और हैज़े में क्यूप्रम के बाद वेरेट्रम अच्छा काम देता है।

दाने दब जाने से ऐंठन होने पर एपिस और ज़िङ्कम के साथ तुलना करो।

वृद्धि (Aggravation)-ठण्डी हवा से; रात में; दाने या पैर का पसीना दब जाने से (साइली)।

ह्रास (Amelioration)- एक घूँट पानी पीने से जी मिचलाने में, क़ै और खाँसी में।

मात्रा (Dose) — छठी से तीसवीं शक्ति।

170 कुरारी-वूरारी
(Curare - Woorari)

Arrow Poison

चालक पेशी में पक्षाघात, चलने की शक्ति लोप हो जाती है। श्वसन पेशियों का पक्षाघात, अंगों की मुड़ने की क्षमता लोप हो जाना, स्नायु दौर्बल्य, शर्करामेह के साथ नाड़ियों का लकवा इत्यादि।

रोगी कोई काम करना नही चाहता, न कुछ सोचना चाहता है। सारे सिर में तेज दर्द रहता है सिर के बाल झड़ने लगते हैं दाई आंख के ऊपर तेज सुई गड़ने जैसा दर्द रहता है। नजरों के आगे काले धब्बे दिखाई देते है। कानों में असहनीय दर्द रहता है। नाक पर गांठे उभर आती है तथा नाक से बदबूदार पीब निकलता है। कर्ण खण्डकों में सूजन रहती है। जीभ और मुंह दाई ओर को खिंच जाते है। स्त्रियों में ऋतुस्राव नियत समय से बहुत पहले तथा ऋतुस्राव के दौरान सिर तथा गुर्दो में दर्द। रोगी को खांसते खांसते वमन हो जाती है। छाती दबाने पर दुखती हैं। बाहें भारी व कमजोर महसूस देती हैं। हाथ की उंगलियां नही उठती, टांगे कापती हैं। त्वचा पर भूरे रंग के दाग दिखाई देते है, त्वचा से खून टपकता रहता है।

सम्बन्ध - सिस्टिसिन, कोनियम, कास्टिकम, क्रोटेलस से तुलना करो।

मात्रा - 6 शक्ति से 30 शक्ति तक।

171 साइक्लामेन
(Cyclamen)

Sow Bread, *Primulaceæ*

जो स्त्रियां **रजोधर्म की ख़राबी** में ख़ून की कमी के कारण तकलीफ़ पाती हों, उनके लिए यह औषधि विशेष उपयोगी है। सिर में चक्कर आता है, दर्द होता और धुँधला नज़र आता है। तबीयत बहुत गिरी हुई (Dejected) और मिज़ाज चिड़चिड़ा होता है, वह ज़रा ही में रोने लगती है और एकान्त में रहना पसन्द करती है। **रोगिणी को हवा या खुली हुई जगह अच्छी नहीं लगती** (पल्स के विपरीत)।

रजोधर्म (Menses)-ठीक समय से बहुत पहिले, बहुत ज़्यादा, काले रंग का जमा हुआ खून, झिल्ली का सा (Membranous); (बहुत देर में, पीला और बहुत थोड़ा पल्स), ऋतुस्राव के दिनों में तकलीफ़ों में कमी मालूम होती है। (तकलीफ़ों में वृद्धि सिमिसि, पल्स)। रज: स्राव के बाद स्तनों में दूध आ जाता है।

रोगिणी को भूख़ बिल्कुल नहीं लगती, दो चार कौर खाने के बाद ही मालूम होता है कि पेट भर गया (लाइको), फिर कोई खाना अच्छा नहीं लगता। राल का स्वाद और सब प्रकार के भोजनों का स्वाद नमकीन मालूम होता है।

सम्बन्ध (Relations) - ऐसे रोगों में जो खून की कमी (Anaemia) की वजह से होते हैं, पल्स, चायना और फ़ेरम के साथ तुलना करो। पेट में कोई ज़िन्दा चीज़ मालूम होने के लक्षण में क्रोकस और थूजा के साथ तुलना करो।

वृद्धि (Aggravation) - खुली हुई जगह की हवा में; ठण्डे पानी से नहाने से; ऋतुस्राव की रात के समय बैठने और लेटने से वृद्धि होती है।

ह्रास (Amelioration)- गर्म कमरे में, चलने फिरने से, रजोधर्म की तकलीफों में कमी रहती है (प्रदर में बैठने से वृद्धि और चलने फिरने से कमी, कैक्टस, क्रयूलस)।

मात्रा (Dose) — तीसरी शक्ति।

172 साइप्रिपेडियम (Cypripedium)

Yellow Lady's Slipper

इस औषधि का प्रयोग बच्चों की स्नायविकता जो दांत निकलने के कारण या आंतो की बीमारियों के कारण उत्पन्न होती है, गठियोत्तर दुर्बलता, दिमाग के पर्दों में पानी आने के लक्षण, जो लम्बे समय तक गतिशील रहने वाले तथा दुर्बल कर देने वाले दस्तों के कारण उत्पन्न होते हैं, बड़ी आयु के बच्चों में मस्तिष्क की संवेदनशक्ति बढ़ जाती है, जो मास्तिष्क के अतिउद्दीपन के कारण होती है। बड़ी आयुं वाले व्यक्तियों का तथा रजोनिवृतिकालीन सिरदर्द । बच्चा रात को चीख मार कर रोता है, जगता रहता है, फिर हंसने लगता है। इस औषधि के चर्म सम्बन्धी लक्षण रस (Rhus) के विषैले प्रभाव से मिलते-जुलते हैं। उसके विषैले प्रभाव को दूर करने के लिये इसे प्रभावशाली पाया गया है।

सम्बन्ध - अम्बरा, काली-ब्रोमें, वैलेरियाना, इग्नेशिया।

मात्रा - मूलार्क से 30 शक्ति तक।

(173) डिजिटैलिस परप्यूरिया
(Digitalis Purpurea)

Foxglove. *Scrophulariaceæ.*

नब्ज भरी हुई, अनियमित, बड़ी धीमी और कमज़ोर; नब्ज़ का हर तीसरी, पांचवी या सातवी हरकत मालूम नहीं पड़ती (Pulse full, irregular, very slow and weak, intermitting every third, fifth or seventh beat)। रोगिणी ऐसा ख़्याल करती है कि ज़रा भी हिलने से दिल की हरकत बन्द हो जायगी (कोकेन,-हर वक़्त हरकत न करने से दिल की हरकत बन्द हो जायगी, ऐसा अनुभव, जेल्स), यही डिजिटैलिस का विशेष लक्षण है।

ऐलोपैथिक डॉक्टर इसे दिल क़ा टोनिक (Tonic) कहा करते हैं, परन्तु वे खुद जानते हैं कि डिजिटैलिस के बहुत अधिक देने से कितने ही रोगियों की अवस्था शोचनीय हो जाती है। वे खुद अपने मुँह से कहा करते हैं कि इसके ज़्यादा इस्तेमाल से बुरा नतीजा होता है, मगर यह समझ में नहीं आता कि तो भी क्यों लगातार दिये चले जाते हैं ? उनसे पूछो तो वे कहते हैं कि ''क्या करें, दिल की और कोई दवा हमारे पास है ही नहीं।'' ठीक है अगर वे रोगियों को न बिगाड़ें तो होमियोपैथिक डॉक्टर के पास रोगी क्यों आवे ? इस हितैषिता के लिए हमें उन्हें धन्यवाद देना चाहिये !

शोथ (Dropsy) -दिल के रोग के कारण यदि शोथ हो, तो डिजिटैलिस उपकारी होता है। डिजिटैलिस के शोथ में रोगी का चमड़ा नीला पड़ जाता है, आँख के पपोटे, होंठ, जीभ और नाख़ून नीले पड़ जाते हैं।

पेट का धँसना (Faintness or sinking at the stomach)-रोगी ख़्याल करता है कि मेरा पेट अन्दर की तरफ़ धँसता चला जा रहा है और मैं मर जाऊँगा, यह इसका एक और विशेष लक्षण है।

सांस ठीक-ठीक समय पर नहीं चलती, बहुत कष्टदायक होता है, रोगी रह रह कर गम्भीर सांस लेता है (Respiration irregular, difficult, deep sighing)। शरीर की मामूली ताक़त एकाएक ही घट जाती है और कमज़ोरी मालूम होती है। सोते वक़्त मालूम होता है कि मानों धीरे-धीरे दम बन्द हो जायगा और साँस लेने के लिए रोगी उठ बैठता है, इस कारण वह सो नहीं सकता।

कमज़ोर और धीरे-धीरे चलने वाली नब्ज़ डिजिटैलिस का विशेष लक्षण है। चाहे-कोई भी बीमारी क्यों न हो, यदि यह लक्षण साफ़-साफ़ मिले, तो इस औषधि का ख़्याल करो।

सम्बन्ध (Relations) - चायना, डिजिटैलिस की मुख्य क्रिया को नष्ट करती है और मानसिक उद्वेग को बढ़ाती है।

वृद्धि (Aggravation)बैठने से, ख़ास कर सीधे होकर बैठने से, हरकत से।

मात्रा (Dose) — मूलार्क से तीसवीं शक्ति।

(174) डायस्कोरिया विलोज़ा
(Dioscorea Villosa)

Wild Yam. *Dioscoreaceæ.*

डायस्कोरिया कालोसिन्थ की तरह पेट के दर्द (Colic) में उपकारी है। पेट के दर्द का आगे की ओर झुक कर लेटने से बढ़ना और खड़े होने से या पीछे की तरफ़ झुकने से कम (Worse from bending double, only being relieved by stretching the body out or standing erect) होना ही इसका विशेष लक्षण है (कालोसिन्थ का विपरीत)।

स्वप्न दोष (Nightly emissions) - इस बीमारी में **नक्स-वोमिका, लाइकोपोडियम, सेलेनियम , कोनायम, कैलेडियम, जेल्सेमियम, ऐसिड-फ़ास, डिजिटैलिस, नेट्रम फ़ास, फ़ासफ़ोरस** इत्यादि की तरह डायस्कोरिया भी उपयोगी है। डायस्कोरिया में पुरुष रात भर स्वप्न में औरतों को देखता है (स्टैफ़), एक रात में दो तीन बार स्वप्नदोष हो जाता है और रोगी को सुबह उठकर बहुत कमज़ोरी मालूम होती है। घुटने इस क़दर कमज़ोर मालूम होते हैं कि खड़े होते समय कष्ट होता है। स्वप्नदोष के बाद घुटनों में यदि दर्द हो, तो डायस्कोरिया सबसे अच्छी औषधि है।

सम्बन्ध (Relations) - कालोसिन्थ, फ़ास, पाडो, रस-टाक्स और साइली के साथ तुलना करो।

वृद्धि (Aggravation) - लेटने से; बैठने से; टाँगों को सिकोड़कर आगे की तरफ़ झुकने से।

ह्रास (Amelioration) - हरकत से; चलने फिरने से थकावट आती है तो भी रोगी चलता फिरता है, क्योंकि उसकी तकलीफों में कमी मालूम होती है।

मात्रा (Dose) — मूलार्क से तीसरी शक्ति।

(175) डिफ्थेरिनम
(Diphtherinum)

ऐलोपैथ चिकित्सकगण डिफ्थीरिया की बीमारी में ऐण्टि-टॉक्सिन इन्जेक्शन दिया करते हैं, होमियोपैथी चिकित्सक भी कुछ शीक्त कृत नोजोड्स दवाएं- 'ऐण्टि-टॉक्सिन' के रूप में सेवन कराकर कितने ही स्थलों में आशा से अधिक फायदा उठाते हैं।

डा॰ ऐलेन का कहना है कि गले के भीतर अच्छी तरह परीक्षा करके तथा अन्यान्य लक्षणों से जब तय हो जाय कि वास्तव में डिफ्थीरिया ही है, तो डिफ्थेरिनम 200 या एम, सी. एम शक्ति की एक मात्रा देनी चाहिए। इतने से ही बीमारी की तेजी घट जायेगी और ऐसा भी हो

सकता है कि किसी दूसरी दवा की जरुरत ही न पड़े। इस औषधि की 30 से नीची शक्ति का प्रयोग करने से लाभ के बदले हानि की सम्भावना अधिक है, इसका प्रयोग कभी दुबारा नही करना चाहिए।

डिफ्थेरिनम के प्रधान लक्षण - रोग आरम्भ होते ही नाक से खून निकलता है और बहुत कमजोरी आ जाती है, शरीर का ताप स्वाभविक की अपेक्षा घट जाता है, नाड़ी तेज और क्षीण हो जाती है। रोगी अर्द्ध चेतन अवस्था में पड़ा रहता है, बीमारी शुरू से ही भंयकर रूप धारण कर लेती है। गले की ग्रन्थि और जीभ फूल जाती है, जीभ लाल हो जाती है और ज्यादा मैली नही रहती, नाक-मुंह और थूक बलगम इत्यादि सभी स्रावों में तथा सांस में बड़ी तेज बदबू आती है, तालुमूल और उसके आस पास की जगह फूल जाती है और काली दिखाई देती है। झिल्ली मोटी और काली हो जाती है। कोई भी पीने की चीज सहज में पी लेता है, किन्तु पीने के बाद या तो कै हो जाती है या नाक के रास्ते से बाहर निकल जाती है।

डिफ्थीरिया और लैरिञ्जियल डिफ्थीरिया आरोग्य हो जाने के बाद (लकवा) हो जाय, तो भी इस औषधि से फायदा होगा।

मात्रा - तीसवीं से 200 से उच्च शक्ति। बार-बार नहीं दी जानी चाहिए।

डौलीकौस प्यूरियन्स

176 (Dolichos Puriens)

Cowhage

इस औषधि में यकृत एवं चर्म के लक्षणों की प्रमुखता पायी जाती है। बुढ़ापे की खुजली, बवासीर की प्रवणता (haemorrhoidal diathesis) बढ़ी हुई स्नायविक चेतना (nervous sensibility), उद्भेद (eruption) बिना भी सारे शरीर में तीव्र खुजली होती है।

उदर - पाखाना सफेद, यकृत की सूजन, रक्तार्श (haemorrhoids) के साथ जलन की अनुभूति। मलबद्धता (constipation) के साथ तीव्र खुजली, पेट फूला हुआ। पैर भीग जाने के कारण होने वाला उदरशूल।

गला - जबड़े के दायें कोणं के नीचे बढ़ा हुआ जैसे वहां लम्ब रूप में कोई कांटा अड़ गया हो। मसूढ़ों में दर्द के कारण नींद नही आती, गले में दर्द रहना आदि।

चर्म - परिसर्पीय छाजन (herpes zoster) कन्धों के आर पार कुहनियों और घुटनों के आस पास तथा बालों वाले भागों में अधिक खुजली रहती है, किन्तु न सूजन होती, न दाना ही पड़ता है। खुजली रात में अधिक होती है। पीलिया।

सम्बन्ध - रस-टा, बेला, नाइट्रिक एसिड, पैगोपाई, हीपर।

मात्रा - मूलार्क (रक्तार्श - haemorrhoids) में, 6 शक्ति।

(177) ड्रासेरा रोटन्डिफ़ोलिया
(Drosera Rotundifolia)

Sundew. *Droseraceæ.*

ड्रासेरा अक्सर कुकर खाँसी (Whooping cough) में उपयोगी है । "आवाज़ भारी, गला बैठा हुआ, खाँसी की आवाज़ भूँ-भूँ की सी होती है। गर्मी, कुछ पीने, गाने, हँसने, रोने, लेटने से और आधी रात के बाद खाँसी में वृद्धि होती है। गले में सरसराहट के साथ बच्चों को लगातार खाँसी आती है, रात में तकिये पर सिर रखते ही खाँसी शुरू हो जाती है (बेल, हायोस, रूमेक्स)। बच्चा खाँसते-खाँसते क़ै कर देता है, जिसमें पानी या बलग़म गिरता है और अक्सर नाक व मुंह से खून जाने लगता है। कुकर खाँसी में अक्सर देखोगे कि बच्चा खाँसते-खाँसते नीला पड़ जाता है और दम घुटने से साँस बहुत देर में लौटती है, हाथ-पैर ऐंठने लगते हैं, ऐसा मालूम होता है कि साँस नहीं लौटेगी । खाँसते-खाँसते सारे शरीर में पसीना आने लगता है और रोगी बहुत कमजोर हो जाता है। खसरे (Measles) के होने के समय या उसके बाद, इस प्रकार की कुकर खांसी में यह बड़ी ही लाभदायक औषधि है। **पल्सेटिला** और **कार्बोवेज** भी ख़सरे के बाद की खाँसी में गुणकारी हैं।

महात्मा हैनिमैन अपनी पुस्तक मेटीरिया मेडिका प्यूरा (Materia Medica Pura) में लिखते हैं कि 30 शक्ति ड्रासेरा की एक ख़ुराक सेवन करने से महामारी कुकर खाँसी (Epidemic whooping cough)जड़ से दूर हो जाती है। सात आठ दिन के अन्दर निश्चितरूप से आरोग्य होता है। पहली ख़ुराक के बाद बहुत जल्द दूसरी ख़ुराक कभी नहीं देनी चाहिए; उससे यही नहीं कि यह पहली ख़ुराक के असर को ख़राब करे, बल्कि रोगी को हानि पहुँचावेगी।

महात्मा हैनिमैन द्वारा की-हुई औषधियों की परीक्षा इस क़दर सत्य है कि हम लोग चिकित्सा क्षेत्र में उनके उपदेशानुसार होमियोपैथिक औषधियों का व्यवहार करके उनकी शक्ति को अक्षरशः सत्य पा रहे हैं और उस महापुरुष की कीर्ति पर दंग हो रहे हैं। होमियोपैथिक औषधि की शक्ति असीम होती है इस बात को याद रखना चाहिए। यह असीम शक्ति सम्पन्न औषधियां लेकर जो लोग चिकित्सा करते हैं, उन्हें सदा सावधान रहना चाहिए। कारण इस असीम शक्ति के व्यवहार से रोगी को आरोग्य प्राप्त करना अथवा उसकी हत्या करना दोनों ही सहज हैं। अत: जो होमियोपैथिक चिकित्सक महात्मा हैनिमैन के उपदेशानुसार नहीं चलते और हठ करके बार-बार वृथा औषधियां दुहराया और बदला करते हैं, वह हमेशा धोखा खाते हैं।

सम्बन्ध (Relations)-नक्स-वोमिका की पूरक औषधि (Complementary)।

सैम्ब्यू, सल्फ़ और वेरेट्रम के बाद अच्छा काम देता है।

ड्रासेरा के बाद कैल्के , पल्स और सल्फ़ अच्छा काम देते हैं।

ऐसी खाँसी में कि जिसमें सारा शरीर ऐंठने लगे, सिना, कोरल, क्यूप्रम, इपि और सैम्ब्यू के साथ तुलना करो।

क्षय रोग (Tuberculosis-तपेदिक़) में लगातार, कष्टदायक रात की खाँसी में ड्रासेरा लाभदायक होता है।

वृद्धि (Aggravation)-गर्मी, पीने, गाने, हँसने, रोने, लेटने से और आधी रात के बाद।

मात्रा (Dose) — 1 से 12वीं शक्ति।

(178) डियुबाँयसिया
(Duboisia)

Corkwood Elm

यह औषधि साधारणतः स्नायुमण्डल, आंख और श्वास मन्त्र के ऊपरी अंश पर ज्यादा प्रभाव करती है। स्नायुमण्डल पर क्रिया रहने के कारण रोगी को ऐसा दिखाई दे कि अंग प्रत्यगों में ताकत नहीं है, चलते समय ठोकर खाता है, पैर शुन्य में गिरते है, हाथ-पैर कांपते या सुन्न पड़ जाते है, रोगी आंख बन्द कर के खड़े होने पर गिर जाता है, तो इस औषधि के प्रयोग से फायदा होगा।

आंख की बीमारी में आइराटिस (चक्षुतारा-प्रदाह) आदि बीमारियों में जहां ऐट्रोपिया की जरूरत हो, वहां इसकी 1/80 से 1/20 ग्रेन की मात्रा का हाइपोडर्मिक इजेक्शन दिया जाता है। नयी या पुरानी दोनों ही प्रकार की आंख आने की पीड़ा (conjunctivitis), रेटिना (चक्षुगोलक के पीछे की झिल्ली) में खून की अधिकता, आंख के ऊपरी भाग में और भौंह के बीच के दर्द, आँख के सामने अंधेरा दिखाई देना, आंख की पुतली फैल जाना (dilated), श्वासयंत्र के ऊपरी अंश में इसका प्रभाव होने के कारण इससे स्वरयंत्र का सूखापन, गले में भारीपन, सूखी खांसी के साथ सांस लेने में कठिनाई आदि उपसर्ग इससे दूर हो जाते हैं। ज्वर विकार में इस औषधि में बैप्टि, आर्नि, एसिडफास, हायोसि आदि ओषधियों के सभी लक्षण पाये जाते हैं। फैरिज्जाइटिस बीमारी में कालें रंग का गोंद जैसा बलगम निकलने पर इससे फायदा होगा।

मात्रा - 3 से 12वीं शक्ति।

(179) डलकैमेरा
(Dulcamara)

Bitter-sweet. *Solanaceæ.*

नम, बरसाती मौसिम में ठण्ड लगने के कारण जुकाम, वात रोग या चर्म रोग हो, तो डलकैमेरा उपयोगी है। गर्मी के मौसिम में एकाएक ही वायु में नमी आ जा़ने से यदि कोई पीड़ा हो, तो इस़ औषधि का स्मरण करना चाहिए। **ऐकोनाइट** की पीड़ा भी ठण्ड लगने से हुआ करती है, परन्तु वह ऐसी ठण्डी हवा से होती है कि जिसमे नमी न हो और डलकैमेरा की पीड़ा ठण्ड लगने से तो होती है, परन्तु उस ठण्ड में नमी़ भी रहती है।

रस-टाक्स, कास्टिकम और **नेट्रम-सल्फ** के रोग की भी नमी और तरी से वृद्धि होती है।

चर्म रोग (Skin disease) -- ठण्ड लगकर यदि उकौता या छाजन (Eczema) हो या पित्त उछल (Uticaria) आवे, तो डलकैमेरा लाभ पहुँचायेगा।

वात रोग (Rheumatism) -- यदि ठण्ड लगकर हाथ-पैर और कमर में दर्द से उत्पन्न वात रोग ही धीरे-धीरे पक्षाघात (Paralysis लक़वा) में परिणत हो जावे, तो डल्कैमेरा विशेष उपकारी होता है।

ज्वर (Fever) -- ठण्ड बरसाती मौसिम में, नम कमरे में रहने से, भीगे बिछौने पर लेटने से, यदि बुख़ार आवे, तो डलकैमेरा उत्तम औषधि है। इस के बुखा़र चढ़ने का कोई खा़स वक्त नहीं है।

सम्बन्ध (Relations)-यह बैराइटा कार्ब और कैलि-सल्फ की पूरक औषधि है।

विरोधी (Inimical) **सम्बन्ध**-ऐसेटिक एसिड, बेल और लैके के साथ। इनके पहले और पीछे डलकैमेरा का प्रयोग नहीं करना चाहिए।

कैल्क, ब्रायो, लाइको, रस-टाक्स और सिपि के बाद अच्छा काम देता है।

वृद्धि (Aggravation)- साधारणत ठण्ड से; ठण्डी हवा से; ठण्ड नम मौसिम में; रजोधर्म, फोड़े फुन्सियों और पसीने के दब जाने से।

ह्रास (Amelioration)-हरकत करने से (फेरम, रस-टाक्स)।

मात्रा (Dose) — 2 से 30वीं शकित।

(180) एचिनेशिया - रुडबेक्किया
(Echinacea - Rudbeckia)

Purple Cone-flower

यह औषधि एक विलक्षण रक्तशोधक औषधि है। मियादी बुखार, विसर्प (इरिसिपेलस)शय्याक्षत, सड़े हुऐ घाव, ग्रेग्रीन, ऐपोण्डिसाइटिस, कार्बङ्कल, मस्तिष्क झिल्ली-प्रदाह, विषैले जानवर या कीड़े मकोड़े आदि का काटना, विषैले उद्भेद का विष फैल जाना, पीब के साथ खून मिल जाने से खून जहरीला होकर सेप्टिक ज्वर और सूतिका ज्वर हो जाना इत्यादि पीड़ाओं में यह औषधि विशेष लाभ करती है। इसका प्रयोग खाने और लगाने दोनों ही तरह से होता है। इसके अलावा भी समस्त आस्रावों में यानी मल मूत्र प्रसव के बाद का स्राव, सांस में बदबू रहती, टाइफॉयड ज्वर के साथ जोर का अतिसार, टीका लगने के दोष से नाना प्रकार के उपसर्ग और घातक डिफ्थीरिया में भी इसका प्रयोग किया जाता है। सूखी या तर खुजली व उपदंश जनित चर्मरोग पाइमिया ऐब्सेस (एक प्रकार के विषाक्त बडे फोड़े जो एक साथ बहुत जगह निकल आते है) इस औषधि से इतना अधिक फायदा होता है कि नश्तर लगाने की आवश्यकता ही नही पड़ती, ऐलोपैथिक चिकित्सक भी इस औषधि की करामात देख कर चकित रह जाते हैं। बार-बार फोड़ा होना, टिबिया का पुराना घाव तथा अनेक प्रकार की चर्म रोगों की यह एक बढ़िया दवा है।

मात्रा - Q से 3 शक्ति।

(181) इलैप्स कोरालिनस
(Elaps Corallinus)

Coral Snake

शरीर के किसी भी भाग से काले रंग का रक्तस्राव हो, तो इस औषधि का प्रयोग करना चाहिए, इस औषधि में सब कुछ यहां तक कि कान का मैल भी काला होता है। रोगी ठण्ड सहन नहीं कर सकता।

पाकस्थली में अम्ल इकट्ठा होना, भूख लगने पर खुछ न खाने से सिर में दर्द होने लगना, यक्ष्मा-रोगी शरीर क्षयकारी अतिसार, वमन, मिचली, पाकस्थली में सहसा दर्द होना, अन्ननली का आक्षेप और कोई चीज खाने पीने पर अन्ननली में कुछ देर तक अड़ी रहने के बाद एकाएक उसका पाकस्थली में उतर आना, इस औषधि के प्रधान लक्षण है, 'इलैप्स', शरीर के दाहिनी तरफ ज्यादा असर करती है, रोगी ठण्डी चीज खाना, पीना, फल खाना बिल्कुल पसन्द नही करता, ठण्डी चीज खाते पीते ही ऐसा मालूम होना जैसे पेट में बरफ जम गयी हो। इन बीमारियों के अलावा, इस औषधि का प्रयोग और भी बीमारी में किया जाता है।

फेफड़े की बीमारी - यक्ष्मा, निमोनिया, तेज खांसी के बाद फेफड़े से उक्त प्रकार का काले रंग का खून निकलना आदि अन्य बीमारी में दाहिने फेफड़े के ऊपरी अंश पर बीमारी का हमला हो और प्रत्येक बार खांसी आने पर छाती फट जाने जैसा दर्द हो, तो यह औषधि लाभ करती है।

नाक - नाक के अन्दर हरे रंग का मैल जमना और नाक से खून गिरना, सूखे हुए मैल के कारण नाक की राह रुक जाना, नाक की जड़ में दर्द और चारों और उदभेद निकलना, बहुत दिनों का पुराना बदबूदार नाक का स्राव, स्राव का रंग हरा-पीला होना आदि सारे लक्षण इस औषधि के अन्तर्गत आते हैं।

कान - कान में सोसो की आवाज होना, कान में कटकट होना, कान का पुराना स्राव, कुछ सुनाई न देना, बहरा हो जाना, कान से पीब निकलना, रात में कान का बन्द हो जाना, किन्तु उसमें दर्द या तकलीफ न रहना।

बगल में बार-बार गाँठ निकल कर पक जाना तथा शरीर की दांहिनी ओर का लकवा आदि में भी इस औषधि से रोगी आरोग्य हो जाता है।

सम्बन्ध - आर्सेनिक, लैकेसिस, कार्बो, क्रेटेलस, ऐल्यूमिना।

मात्रा - 6 से 200 शक्ति तक ।

(182) इलाटिरियम - इकबालियम
(Elaterium - Ecbalium)

Squirting Cucumber

यह औषधि हाल के पैदा हुए बच्चों के पित्त के दस्त और कामला तथा हैजा, ज्वर, पेट की बीमारियों में सफलता पूर्वक प्रयोग की जाती है।

अत्यधिक मात्रा में पानी जैसे पतले जलशोथ (dropsy), बेरी -बेरी, बरसात और पानी शुदा तर मौसिम में बीमारी होना, इसके विशेष लक्षण है।

अतिसार, हैजा - आंतों में तेज काटता हुआ दर्द। मितली तथा वमन के साथ भारी दुर्बलता। पानी की तरह पतले और सात में फेन मिले दस्त आना, दस्त का रंग हल्का हरा होता है। पाखाना बड़े वेग के साथ निकलना और पाखाने की हाजत होने से पहले पेट में तेज दर्द होना। इस बीमारी के साथ रोगी को जाड़ा मालूम होना, जम्हाई और अंगडाई आना। हाथों की उंगलियों तथा अंगूठों में, घुटनों में, पैरो की उंगुलियों तथा उनके अन्दरुनी भागों में तेज दर्द होना, डंक मारने जैसी पीड़ा और जलन, त्वचा का रंग संतरे जैसा हो जाना।

ज्वर - रोगी को सर्दी बहुत लगती है, जब तक ठण्ड लगती है तब तक अंगड़ाइयां व जम्भाइयां आती रहती हैं। शीतकम्प तथा ज्वर से साथ पिचकारी के समान दस्त होते है। बाह्यांगों

तथा हाथ-पैर की उंगुलियों में पीड़ा होती है। इन लक्षणों में इस औषधि के प्रयोग से बहुत फायदा होता है।

सम्बन्ध - ब्रायो, क्रोटन, गम्बोजिया से तुलना करो।

मात्रा - 3, 30 शक्ति तक।

183 इयोसिन
(Eosin)

यह औषधि कैंसर तथा बहुसन्धिशोथ के लिये प्रयोग जी जाती है। डा॰ बी.सी. बूडबरी ने इस औषधि की शक्तियों की परीक्षा करके प्रमाणित किया है।

लक्षणों का संक्षेप में विवरण - इस में रोगी को अत्यधिक लम्बे होने की विचित्र अनुभूति होती है, जिसके कारण रोगी का सिर चकराने लगता है। हाथों-पैरों की उंगुलियों के नीचे तथा तलुओं में जलन होती है। हथेलियों की लाली, जीभ की लाली, जलन और सुन्नपन। घुटनों को आवृत्त करने वाली हड्डियों में खुजली और लाली रहती हैं। त्वचा पर विभिन्न भागों में जलन होती है। खुजलाने के बाद चर्म लक्षणों का स्थानान्तरण होना, जिससे राहत मिलती है।

मात्रा - दूसरी दशमिक शाक्ति (1% घोल)।

184 एपिजिया रेपेन्स
(Epigea Repens)

Trailing Arbutus

मूत्रपिण्ड का प्रदाह, असंयतमूत्रता (incontinence of urine) मूत्रत्याग के दौरान मूत्राशय ग्रीवा (neck of bladder) में जलन, तदुपरान्त कूथन (tenesmus)। मूत्र में कत्थई रंग की बारीक रेत। चिर मूत्राशय शोथ (Chronic Cystitis) के साथ मूत्रकृच्छ (dysuria), मूत्रत्याग के बाद कूथन, श्लेष्म-पूय तथा यूरिक अम्ल का तलछट, पथरी, वृक्काश्मरियां (renal calculi)। आंतों के अन्दर गों-गों करती हुई आवाज और गड़गड़ाहट आदि।

सम्बन्ध - लाइको, परेरा, चिमाफि, यूबा से तुलना करो।

मात्रा - मूलार्क, 5-5 बूंद, हर तीन घन्टे में।

185 इक्विजेटम हाइमेल
(Equisetum Hyemale)

Scouring-rush

इस औषधि का प्रयोग पेशाब सम्बन्धी रोगों में अधिक होता है। पेशाब के साथ बहुत अधिक मात्रा में श्लेष्मा रहना, हर समय पेशाब करने की इच्छा बनी रहना, पेशाब हो चुकने के बाद तेज दर्द होना, पेशाब पानी जैसा और अधिक मात्रा में होने पर भी पेशाब की इच्छा बनी रहती है। मूत्राशय में एक प्रकार का दर्द होता है रोगी को ऐसा लगता है जैसे मूत्राशय पेशाब से भरा हुआ है, पेशाब हो जाने पर यह भाव दूर नहीं होता, पेशाब करते समय मूत्रनली में काटने जैसा तेज दर्द और जलन होती है। बच्चों में शय्यामूत्रण के साथ सपने अथवा पेशाब करते समय निशाभीति, वृद्धाओं के मूत्राशय का पक्षाघात, गर्भकाल के दौरान तथा प्रसव के बाद पेशाब न होना।

दांई ओर दबाने से अथवा छूने या बैठने से रोग की वृद्धि होती है।

सम्बन्ध - चिमाफिला, लिनेरिया, कैन्थर, एपिस।

मात्रा - मूलार्क से 30 शक्ति तक।

186 इरेक्थाइटिस
(Erechthites)

Fire-weed

यह एक रक्तस्रावी औषधि है। रक्तस्राव को रोकना ही इसका मुख्य कार्य है। शरीर के किसी भी भाग से रक्तस्राव होने पर इसका प्रयोग किया जा सकता है, जिसमें चमकदार लाल रंग का खून निकलता हो, नाक, मुंह, पाकस्थली, फेफड़ा, जरायु, मलद्वार, मूत्र द्वार आदि से रक्तस्राव होने पर, कोई-कोई चिकित्सक पेचिश या अन्य किसी भी बीमारी में, मलद्वार से खून निकलने के साथ रोगी को ज्वर भी आता हो, तो एकोनाइट के साथ और पेट में बहुत ऐंठन के साथ दर्द होने पर, कॉलोसिन्थ के साथ इसका प्रयोग करने की राय देते हैं। इसका रोगी कभी-कभी शरीर में आग की लपट और कभी ठण्ड अनुभव करता है।

सम्बन्ध - टेमामेलिस, मिलिफोलियम, इरिजिरन।

मात्रा - मूलार्क से 2x शक्ति।

(187) इरिजरोन — लेप्टीलोन कैनाडेन्स
(Erigeron - Leptilon Canadense)

Fleabane

यह औषधि रक्तरोधी तथा रक्तस्रावी दोनों ही प्रकार की क्रिया करती है। जरायु से रक्तस्राव होने के साथ दर्दनाक मूत्रण, अधिक मात्रा में चकमदार लाल रक्त, मूत्राशय से अविराम रक्तस्राव, पेचिश होने के साथ मूत्राशय में दाहक पीड़ा और जलन होना, बाये डिम्बाशय तथा कूल्हे में दर्द, पुराना सूजाक के साथ जलनशील मूत्रण, पेशाब का बूंद-बूंद टपकते रहना, प्रचुर प्रदर, रक्तिम, सूतिस्राव (bloody lochia) जो जरा सी हरकत करने से भी वापस लौट जाता है, रक्तप्रदर के साथ मलाशय और मूत्राशय का प्रचण्ड क्षोभ एवं जरायुभ्रंश। चमकता हुआ लाल रक्तस्राव, ऋतुस्रावों की मध्यवर्ती अवधि के दौरान प्रदरस्राव होने के साथ मूत्रांगो का शोथ, खूनी बबासीर, ऋतुस्राव के बदले नाक से खून जाने लगता है।

सम्बन्ध - टेरीबिथिना

मात्रा - मूलार्क से 3 शक्ति तक।

(188) इरियोडिक्टन
(Eroidictyon)

Yerba Santa

यह औषधि दमा तथा श्वासनलियों से सम्बन्धित रोगो में प्रयोग की जाती है। श्वासनली का यक्ष्मा, साथ ही रात्रिकालीन पसीना एंव कृशता। इंफ्लुएजा के बाद खांसी, फुफ्फुसावरक गह्वर (pleural cavity) में होने वाले रिसाव का शोषण करती है। बलगम निकल जाने से दमा में आराम मिलता है। भूख बहुत कम लगती है पाचन भी ठीक से नहीं हो पाता। सिर चक्कराने लगता है, ऐसा लगता है जैसे नशे में हो, कानों में दर्द, गले में जलन, प्रातः काल मुंह से बदबू आती है, सर्दी जुकाम के साथ सिर में चक्कर और छींके आना। श्वास में सांयसायं करती हुई आवाज, दमा के साथ सर्दी जुकाम, जीर्ण श्वासनिकाशोथ, श्वासनली का यक्ष्मा, जिसमें बलगम आसानी से निकलता है, बलगम निकलने पर रोगी आराम महसूस करता है, दाये फेफड़े में मन्द मन्द दर्द तथा गलतोरणिका (fauces) में जलन होती है। वृषण (testicle) में दर्द और खिंचाव, किसी प्रकार का दबाव सहन न कर सकना, हल्का सा सहारा देने से आराम मिलना।

सम्बन्ध - आरेलिया, यूकैलिप्टस, इपिका, ग्रिडेलिया।

मात्रा - मूलार्क की 2 से 20 बूंदो तक।

189 यूकैलिप्टस ग्लोब्यूलस़ (Eucalyptus Globulus)

Blue Gum Tree

यह औषधि संक्रमणरोधी तथा जीवन के मन्द रूपों को नष्ट करने वाली, बलगम निकालने वाली और पसीना लाने वाली औषधि है। जठरांत्र प्रतिश्याय (gastric and intestinal catarrh) अतानिक मंदाग्नि (atonic dyspepsia), मलेरिया तथा आंतों की गड़बड़ी में इस औषधि की प्रमुख उपयोगिता पाई जाती है।

आमाशय - अधिजठर (epigastrium) तथा ऊपरी पेट के अन्दर दर्द, जिसमें खाना खाने से राहत मिलती है। आमाशय की दुर्दम (malignant) रोगावस्था के साथ रक्त एवं खट्टे द्रव्य का वमन, तिल्ली कठोर तथा सिकुडी हुई, पाचन क्रिया मन्द तथा अत्यधिक बदबूदार हवा। आंतों के अन्दर मन्द-मन्द दर्द होने के साथ अतिसार होने की आशंका। पेचिश के साथ मलांत्र में गर्मी, रक्तस्राव, मल पतला, पनीला, पाखाना जाने से पहले तेज दर्द। आंत्रिक ज्वर के कारण होने वाला अतिसार।

सिर, नाक तथा कण्ठ - व्यायाम करने की इच्छा। मन्द मन्द रक्तसंलयी (dull congestive) सिर दर्द, नजला आंखों में चीस व जलन। नाक बन्द होने जैसी अनुभूति, पतला, पनीला नजला, नाक लगातार बहती रहना, रुकने का नाम ही नहीं लेती, नाक की रीढ़ के आर पार घुटन। पुराना प्रतिश्यायी (catarrhal) पीबयुक्त और दुर्गन्धित स्राव। मुंह और गले में छाले, गले के अन्दर बलगम भरा हुआ होने का अहसास, घावों से युक्त गलतुण्डिकायें (tonsils) एवं प्रदाहित कण्ठ।

श्वास एवं मूत्र - तर दमा, बलगम सफेद, गाढ़ा श्लेष्मा, दमे के साथ अत्यधिक श्वास कष्ट। वयोवृद्ध जनों को होने वाला श्वासनिकाशोथ (bronchitis) शोथ पैदा करने वाली खांसी, रिक्केट रोग से पीड़ित बच्चों को होने वाली काली खांसी। श्वासनलियों से होने वाला श्लैष्मिक स्राव। बदबूदार श्लेष्मा तथा पीब युक्त विपुल बलगम। पेशाब में पीब रहती है तथा मिहेय (urea) कम मात्रा में रहता है, मूत्राशय में नि:सारक शक्ति के अभाव की अनुभूति होती है, जलन और कूथन पेशाब अधिक मात्रा में आता है। मूत्रमार्गी मांसाकुर वृद्धि, सिकुड़न, सुजाक तथा मूत्राशय का प्रतिश्याय (catarrh of bladder)। रोगिणी के मूत्रपथ के अगले भाग में चारों ओर घाव, प्रदर दुर्गन्धित तथा तीखा।

चर्म - परिसर्पीय उद्भेद (herpetic eruptions) दुर्गन्धित तथा न भरने वाले घाव, ग्रन्थि विवर्धन (glandular enlargement) तथा जोड़ों पर गांठदार सूजन। अकड़न तथा थकान की अनुभूति। चुभन जैसी अनुभूति, आमवाती दर्द, रात को चलते समय या किसी चीज को उठाने से अधिक दर्द बढ़ जाना। तेज ज्वर, नाड़ी तेज, अविराम एवं आंत्रिक ज्वर।

सम्बन्ध - ऐनाका, हाइड्रैस्टिस, काली सल्फ्यूरि, काइनो, यूकैलिप्टस, टरटीकोरिस।

मात्रा - निम्नत्तर शक्तियां, 1 से 20 बूंद मूलार्क।

(190) यूपेटोरियम पर्फोलियेटम
(Eupatorium Perfoliatum)

Boneset. *Compositæ.*

सारे शरीर में हड़तोड़ दर्द ही यूपेटोरियम का विशेष लक्षण है (Characterized by violent bone pains) शरीर में इस कद्र दर्द और हड़फूटन होती है कि रोगी ख़्याल करता है कि शरीर की हर एक हड्डी और जोड़ को किसी ने कुचल दिया है। डेङ्गू बुख़ार (Dengue fever) को हड़ फूटन बुख़ार कहते हैं, इसमें बुख़ार के साथ सारे शरीर में अत्यन्त दर्द रहता है। यह दवा इनफ्लूयेञ्ज़ा (Influenza) और मलेरिया बुख़ार (Malaria fever) में अक्सर लाभदायक होती है, मगर इसका विशेष लक्षण, हड्डियों में दर्द, रोगी में अवश्य रहना चाहिए।

बुखा़र (Fever)-**शीत** (Chill)-सुबह 7 से 9 बजे के अन्दर शीत आरम्भ होता है। जाड़ा चढ़ने के पहले और जाड़े के समय बेहद प्यास रहती है। जाड़ा पीठ से आरम्भ होता; रोगी जम्हाई और अङ्गड़ाई लेता है। **कमर और हड्डियों में दर्द होता है।** गर्म कपड़े ओढ़ना पसन्द करता है (नक्स-वोम)। जाड़ा घटने पर कड़ुवे पानी की कै़ होती है।

ताप (Heat)-बेहद कमज़ोरी मालूम होती है, सिर को उठा नहीं सकता। **सारे शरीर में सिर से पैर तक बेहद दर्द होता है।** प्यास अधिक नहीं रहती।

पसीना (Sweat)-पसीना थोड़ा होता है। **पसीना अधिक होने से, सिवाय सिर दर्द के, सब तकलीफों में कमी हो जाती है। जब जाड़ा ज़ोर का होता है, तब पसीना बहुत कम होता है और जाड़ा कम होने पर पसीना अधिक होता है।**

नेट्रम-म्यूर-इसमें दिन के 11 बजे बुखा़र चढ़ता है, शीत, ताप और पसीना तीनों अवस्थाओं में प्यास रहती है, इसमें यूपेटोरियम की तरह शरीर में दर्द नहीं रहता; इसमें सिर का दर्द पसीना निकलते ही घट जाता है, यूपेटोरियम में यह बात नहीं होती।

इग्नेशिया--इसमें सिर्फ़ जाड़े की हालत में ही प्यास रहती है, बुखा़र व पसीने की अवस्था में प्यास नहीं रहती, यह प्यास ही इग्नेशिय का सूचक लक्षण है। यूपेटोरियम में जाड़े के पहिले प्यास लगती है।

सम्बन्ध (Relations)-यूपेटोरियम के बाद नेट्रम-म्यूर और सिपिया अच्छा काम देते हैं।

ब्रायोनिया का इस औषधि से घनिष्ट सम्बन्ध है। फ़र्क यह है कि ब्रायोनिया में बहुत ज़्यादा पसीना आता है और दर्द में रोगी चुप चाप पड़ा रहता है; यूपेटोरियम में बहुत कम पसीना आता है और दर्द के कारण रोगी बेचैन हो जाता है।

मात्रा (Dose) — मूलार्क से तीसरी शक्ति।

191 यूपेटोरियम पर्पूरियम
(Eupatorium Purpureum)

Queen of the Meadow

यह औषधि मधुमेह, मूत्रकृच्छ, अन्नसारमेह, उत्तेजनशील मूत्राशय, विवर्धित पुरस्थग्रन्थि आदि रोगों में प्रयोग की जाती है। वृक्कशोथ (renal dropsy)। ठण्ड तथा दर्द ऊपर की तरफ फैलता है। नपुंसकता तथा बंध्यता, गुहातुरता (Homesickness)की एक उत्तम औषधि है।

सिर तथा मूत्र - वृक्कों में गहराई तक मन्द-मन्द दर्द। पेशाब करते समय मूत्राशय तथा मूत्रमार्ग में जलन। पेशाब का रंग दूधिया। बाय पार्श्वी सिर दर्द (left sided headache) के साथ चक्कर आना। बायें कन्धे से लेकर सिर के पिछले भाग तक दर्द रहना। सिर दर्द प्रातः काल आरम्भ होना और दोपहर बाद शाम को और ठण्डी हवा में अधिक बढ़ जाना। स्त्रियों में मूत्राशयिक उत्तेजना।

ज्वर - शीत का प्रकोप पीठ से आरम्भ होता है। कमर तथा पीठ पर कोई बोझ रखा होने तथा भारीपन का एहसास। शीत के दौरान प्यास का अभाव, माथें में अत्यधिक दर्द, हड्डियों में दर्द। स्त्रियों में बाई डिम्ब ग्रान्थि के चारों ओर दर्द, गर्भपात की आशंका बाहरी जननांग भीगे हुए महसूस होते हैं।

सम्बन्ध - कैना, सैटा, हेलोनि, फास्फो-एसिड, सेनेसियो।

मात्रा - पहली शक्ति।

192 यूर्फोबियम ऑफी
(Euphorbium Offi)

Spurge

इस औषधि में क्रोटांन और जैट्रोफा आदि की तरह बहुत ज्यादा मात्रा में दस्त, कै., और अतिसारिक हैजा के से लक्षण प्रकट होते हैं। हैजा के लक्षण के सिवा मस्तिष्क की उत्तेजना, उन्माद, विकार में अंटशंट बकना आदि और भी कई प्रकार के मस्तिष्क के लक्षण उत्पन्न होते हैं। जिनसे पाकाशय, आमाशय प्रदाह और विसूचिका आदि बीमारियों में जहाँ जैट्रोफा और यूर्फोबियम कारोलेटा आदि के लक्षणों के साथ मस्तिष्क के और भी कई लक्षण मौजूद हों, वहां इस औषधि का प्रयोग करना उचित होगा। कैन्सर का दर्द, इन्फ्लुएञ्जा की बीमारी में छींकें, हड्डी के भीतर जलन करने वाला दर्द, सूखी खांसी, आंख और नाक से पानी गिरना, कष्टदायक दमा, दिन रात आक्षेपिक सूखी खांसी, गले में होने वाला विसर्प, गेग्रीन, एक्जिमा में पीब शुदा दाने, काफी समय का धीमी गतिवाला दुरारोग्य घाव आदि बीमारियों में इस औषधि से लाभ मिलता है।

सम्बन्ध - कोट्रांन, कांलचि, जैट्रो।

मात्रा - 3 से 30 शक्ति।

(193) यूफ्रेशिया
(Euphrasia)

Eyebright. *Scrophularaceæ,*

सदैव आंख से पानी का बहना ही इस औषधि का सर्वप्रधान लक्षण है। इसके सिवाय आँख का लाल होना, रोशनी से डर, जलन, सूजन, आँख से कीचड़ आना इत्यादि लक्षण हों, तो आँख की नयी पुरानी हर तरह की बीमारी में यह औषधि लाभदायक है। आँख की बीमारी में पल्सेटिला से यह औषधि मिलती जुलती है।

जुकाम में नाक और आँख से लगातार पानी बहता हो, तो यह औषधि लाभदायक होती है, मगर इस लक्षण के विषय में **ऐलियम सिपा** के साथ इस दवा की तुलना करनी आवश्यक है, दोनों में आँख से पानी आया करता है, फ़र्क यह है कि **यूफ्रेशिया में आंख का पानी लगने से गाल पर ख़राश पैदा हो जाती है,** नाक के पानी से ऐसा नहीं होता (Excessively profuse acrid lachrymation and profuse bland discharge from the nose); **ऐलियम सिपा** में इसका उल्टा होता है अर्थात नाक के पानी से ख़राश पैदा हो जाती है, मगर आँख के पानी से ऐसा नहीं होता।

आँख की बीमारी में **मर्क-साल, आर्सेनिक** और **रस-टाक्स** भी इसके साथ तुलनीय हैं ।

मर्क-साल में आँख से बहुत अधिक कीचड़ आता है, मगर इसका कीचड़ यूफ्रेशिया से पतला होता है ।

आर्सेनिक में अत्यन्त जलन, आधी रात के बाद रोग में वृद्धि और आँच से सेंकने से कमी इसके सर्वश्रेष्ठ लक्षण हैं ।

रस-टाक्स में प्रधानत: दाहिनी आंख में अधिक कष्ट होता है और आँख का दर्द, सिर के पीछे तक फैलता है ।

ऐकोनाइट में सूरज की रोशनी से नफ़रत होती है ।

बेलाडोना में चिराग़ की रोशनी से नफ़रत होती है, परन्तु दोनों तरह की रोशनी से नफ़रत यूफ्रेशिया का लक्षण हैं ।

रजोधर्म (Menses)-रजोधर्म अत्यन्त कष्ट के साथ होता है और केवल **एक घन्टे तक रक्तस्त्राव का जारी रहना** इस औषधि का एक आश्चर्यजनक लक्षण है, या देर में रजोधर्म हो, थोड़ा हो, थोड़ी देर तक रहे या केवल एक दिन (बैरा) ।

खाँसी (Cough)-खाँसी अधिकतर रात ही में बढ़ा करती है, परन्तु इस औषधि में केवल दिन ही में खाँसी आती है, रात में बिलकुल नहीं (फेरम, नेट्रम)।

सम्बन्ध (Relations)-आँख की बीमारी में पल्सेटिला के साथ समगुण (Similar) सम्बन्ध । आँख से पानी और जुकाम में ऐलियम सिपा के विपरीत ।

वृद्धि (Aggravation)-शाम के वक्त; बिस्तर पर, कमरे के अन्दर; गर्मी से; नमी से; दक्षिणी वायु लगने से; छू जाने से (हिपर)।

मात्रा (Dose) — 3 से 6 शकित।

194 यूपियोन (Eupion)

Wood-tar distillation

यह औषधि स्त्रियों के लिये एक लाभदायक औषधि है (female symptoms) ऋतुस्राव का अपने समय से बहुत पहले होना, स्राव पतला तथा विपुल मात्रा में होना, जरा सा परिश्रम करने से ही पसीना बहुत आना, कमरदर्द, तदुपरान्त सौम्य प्रदर (bland leucorrhaea) जरायु भ्रंश आदि रोगों की एक उत्तम औषधि है।

सिर घूमने लगता है, बिस्तर पर बैठने पर प्रत्येक वस्तु घूमती हुई दिखाई देती हैं। माथे पर दर्द के साथ तपकन रहती है कपालशीर्ष में गर्मी के साथ चुभन होती है, जैसे कोई सुई चुभा रहा हो जो नीचे की ओर फैलती हुई जननांगो तक चली जाती है। रोगिणी ऋतुस्राव के दौरान चिड़चिडी हो जाती है, किसी से बोलना नही चाहती, छाती और दिल में सुई जैसी चुभन होती है। मूत्रत्याग के दौरान भगोष्ठो के मध्य दाहक दर्द, व सूजे हुए रहते है। दायें डिम्बाशय में जलन होती है, जरायु का मुड़ जाना, ऋतुस्राव के बाद पीला प्रदर साथ ही कमर में तेज दर्द रहता है, कमर का दर्द बन्द होते ही प्रदरस्राव शुरू हो जाता है रोगिणी की त्रिकास्थि दर्द करती है ऐसा लगता है जैसे टूट गई हो। पीठ को किसी चीज का सहारा देकर बैठना पड़ता है। इन सब लक्षणों में इस औषधि का प्रयोग करने से आशातीत सफलता मिलती है।

सम्बन्ध - क्रियोजोट, लैके, ग्रैफा से तुलना कीजिए।

मात्रा - 3 और 200 शक्ति। मैने बहुत सी स्त्रियों को 200 शकित की दवा देकर प्रदाह से आरोग्य किया है।

(डा० पी० एस० बन्सल)

195 फैबियाना इम्ब्रिकैटा (Fabiana Imbricata)

Pichi

यह एक बलवर्धक एवं पित्त निस्सारक औषधि है, नाक के नजले, कामला तथा मंदाग्नि (dyspepsia) की चिकित्सा तथा पित्तस्राव को बढ़ाने के लिये इस औषधि का प्रयोग किया जाता है। यह भी टेरीबिंथ की तरह ही मूत्रल औषधि है। मूत्राम्ल प्रवणता (uric acid diathesis) मूत्राशयशोथ (cystitis), मूत्रकृच्छ (dysuria), मूत्राशयिक प्रतिश्याय (vesical catarrh), सूजाक पुरस्थग्रंथिशोथ (Prostatitis), के साथ होने वाली पुरस्थग्रंथि की सपूय अवस्थाओं में इसका उपयोग किया जाता है, पित्तपथरी एंव यकृत सम्बन्धी रोग। सूजाकोत्तर मूत्रविकार मूत्रत्याग के बाद मूत्राशय की कूथन और जलन, त्वचा छील देने वाला पेशाब और मूत्रपथरियां आदि।

मात्रा - मूलार्क की दस से बीस बूंदें।

196 फैगोपाइरम (Fagopyrum)

Buckwheat

इस औषधि की क्रिया मुख्य रूप से त्वचा पर होती है। बुढ़ापे की खुजली, नाक के पिछले द्वार से बहने वाला नजला जुकाम, सूखी पपडियां, दुर्गन्धित स्राव, खुजलीदार त्वग्रक्तिमा (itching erythema) पिछले नासारंध्रों पर दाने से उभरे हुये दिखाई देते है, जिनमें खुजली होती है।

सिर, आंखें व नाक - रोगी का स्वभाव चिड़चिड़ा हो जाता है, वह निराश सा दिखाई देता है, सोचने की शक्ति में कमी आ जाती है। सिर के अन्दर गहराई में दर्द होने के साथ ऊपर की ओर दबाव, आंखों और कानों में खुजली। आंखों में सूजन, गर्मी, दुखन के साथ खुजली। बहता हुआ नजला साथ ही छीकें, तदुपरान्त खुश्की और पपड़ियां बन जाना।

हृदय - नाड़ी अनियमित, रुक-रुक कर चलने वाली तेज। छाती में हल्केपन की अनुभूति, धड़कन के साथ घुटन। हृदय के चारों ओर दर्द, बांये कन्धे और बाजू तक फैल जाता है, विश्राम करने पर सारी धमनियों में तपकन होती है।

चर्म - दाहक लाल-लाल दाग, सूखे फोड़े, घुटनों तथा कुहनियों और बालों से भरपूर भागों में खुजली, ठण्डे पानी से नहाने पर राहत मिलती है। खुजाने, स्पर्श करने तथा विश्राम करने से अधिक होती है। हाथों की गहराई तक खुजली। त्वचा सूजी हुई व गरम, छालेदार, फुंसीदार, प्लेगमोनी त्वकशोथ (Phlegmonous dermatitis)।

वाह्यांग - कन्धे में दर्द होने के साथ उँगुलियों में दर्द। बाजुओं और टागों में तेज खुजली शाम को अधिक, पैर सुन्न और चुभनशील बाजुओं और टांगों की नाड़ियों में दर्द, ग्रीवा-पेशियों में अकड़न तथा कुचलन की अनुभूति के साथ ऐसा लगता है जैसे गर्दन का जोड़ सिर को सहारा नही दे पाता। स्त्रियों में भग कण्डू (Pruritus valvae), साथ ही पीला प्रदर। प्रातः काल मुंह का स्वाद भद्दा, अविराम मितली, लारस्त्राव (drooling) झुलस देने वाली गरम-गरम खट्टी डकारें। गले में दुखन, गलतुण्डिकायें सूजी हुई ।

सम्बन्ध - बोविस्टा, अर्टिका, डालीकौस से तुलना कीजिए।

मात्रा - तीसरी शक्ति एंव 12x ।

197 फैल टौरी (Fel Tauri)

Ox-gall

यह औषधि हाजमें की गड़बडी, अतिसार और गर्दन में दर्द - इन तीन बीमारियों में फायदा करती है। पाक स्थली और निम्नोदर या पेडू में (in epigastric region) खूब जोर की गड़गड़ आवाज होना, जोर की कृमि होने की सी आँतों की क्रिया (violent Peristaltic movements) और उसकी वजह से अतिसार, डकारें तथा ग्रीवा सन्धि पर दर्द होना, और खाना खाने के बाद नींद आने लगना, इस औषधि के विशेष लक्षण है।

सम्बन्ध - कोलेस्टेरिन, चाइना, मर्क्यू डल्सि।

मात्रा - निम्न शक्ति के विचूर्ण।

198 फेरम आयोडेटम (Ferrum Iodatum)

Iodide of Iran

थोड़ा सा खाते ही पेट भर जाना, ऐसा लगता है जैसे बहुत ज्यादा खा लिया हो, खायी हुई चीज ऊपर गले तक चढ़ जाना, जिससे ऐसा लगता है कि पाकस्थली में कुछ भी नही पहुँचा, सामने की ओर झुकने में तकलीफ होती है, पेशाब में गाढ़ी सफेद तली जमना, जरायु पीछे की ओर टेढ़ी पड़ जाना, मांड के समान एक तरह का सफेद प्रदर स्राव होना, पाखाना होने के समय डोरी या तार की तरह एक प्रकार का लम्बा स्राव योनि से निकलना, योनि के ऊपरी भाग में खुजली, तनाव का दर्द और सूजन रहना, जरायु की स्थानच्युति, हर वक्त ऐसा मालूम होना जैसे पेट की कोई चीज योनिमार्ग से बाहर निकली आ रही है तथा मासिक ऋतुस्राव बन्द हो जाना आदि कई लक्षणों में इसके प्रयोग करने से फायदा होता है।

मात्रा - 3x विचूर्ण, 30 । लम्बी अवधि तक कार्य नहीं करती।

(199) फेरम मेटैलिकम
(Ferrum Metallicum)

Iron. *The Element.*

रक्त की कमी (Anaemia)- **रोगिणी का रक्त की कमी के कारण चेहरा फीका या पीला पड़ जाना और ज़रा ही परिश्रम या मानसिक उत्तेजना से लाल हो जाना, फेरम का सर्वप्रधान लक्षण है** (Extreme paleness of the face, lips and mucous membranes which become red and flushed on the least pain, emotion or exertion), होंठ, जीभ, आँख इत्यादि **लाल स्थानों का सफ़ेद पड़ जाना** (Red Parts become white) और रजोधर्म के समय चेहरा सुर्ख़ हो जाना, इसके विशेष लक्षण हैं । मस्तक में रक्त की अधिकता होती है और उसके कारण सिर की नसें फूल उठती हैं और सिर में दर्द और तपकन होती है (बेल, चायना, नेट्रम-म्यूर, ग्लोनायन)। सहज ही में चेहरे का लाल होना **ऐमिल, बेलाडोना और कक्यूलस** में भी है, मगर इन सब रोगिणियों में रक्त की कमी नहीं होती, बल्कि अधिकता होती है।

इस प्रकार की रक्तक्षीण रोगिणियों को ऐलोपैथिक डाक्टर **फेरम** बार-बार अधिक मात्रा में सेवन कराते हैं, मगर उनकी हालत और भी बिगड़ती जाती है, ऐसी हालत में होमियोपैथिक फ़ेरम अमृततुल्य है ।

खाद्य वमन (Regurgitation and eructation of food in mouthfuls, without nausea) पेट और दाँतों के ऊपर इस दवा का कुछ विशेष असर पाया जाता है। राक्षस की तरह भूख रहती है, रोगी बार-बार खाने को मांगता है और कभी-कभी ऐसा भी होता है कि बिल्कुल भूख नहीं लगती। भोजन के बाद डकार के साथ सब खाया हुआ खाना मुँह में आ जाता है। रोगी दिन में जो कुछ खाता है वह उसे आधी रात के बाद कै़ कर देता है।

कुछ भी खाते या पीते समय मलत्याग की इच्छा (Desire for stools while eating or drinking) इसका और एक प्रधान लक्षण है। यह लक्षण क्रोटन में भी है मगर **क्रोटन** के दस्तों में दर्द होता है जो फे़रम में नहीं होता और फे़रम का मल **क्रोटन** की तरह पिचकारी के जो़र से नहीं निकलता। **चायना** में भी भोजन के बाद बिना दर्द के दस्त होते हैं, मगर चायना में पेट फूलना अधिक रहता है, फे़रम में नहीं रहता।

चलने फिरने से रोग में कमी (Always feels better by walking slowly about)-धीरे-धीरे चलने फिरने, घूमने से तकलीफ़ों में कमी का होना, फे़रम का एक और विशेष लक्षण है। कोई भी रोग क्यों न हो, यदि दुर्बलता के कारण रोगी को चलने की ताक़त न रहे, तो भी रोगी धीरे धीरे चलता फिरता है क्योंकि चलने फिरने से उसे आराम मिलता है।

दिल की धड़कन, रक्त वमन, श्वास रोग, दमा इत्यादि रोगों में यदि धीरे धीरे चलने फिरने से तकलीफ़ में कमी हो, तो फे़रम से विशेष लाभ होगा।

लेटने से खाँसी में शान्ति (Cough relieved by lying)-लेटने से खाँसी में कमी हो जाना, फे़रम का एक विशेष लक्षण है। फे़रम में कुछ खा लेने से भी खाँसी में कमी हो जाती है। परन्तु **स्पञ्जिया** में यह लक्षण बहुत स्पष्ट है।

बुख़ार (Fever)-अधिक क्विनाइन के दुरुपयोग से जब बुख़ार पेचीदा हो जाता है, तिल्ली बढ़ जाती है, हाथ-पाँव सूज जाते हैं, तो ऐसी हालत में फे़रम काम देता है।

शीत (Chill)-चेहरा तमतमाता और लाल पड़ जाता है; हाथ पाँव ठण्डे और सुन्न पड़ जाते हैं (सिड्र, सिमेक्स, सिपि)। पाँव बर्फ़ की तरह ठण्डे हो जाते हैं। प्यास रहती है।

ताप (Heat)-प्यास नहीं रहती। चेहरा बहुत सुर्ख़ हो जाता है। हथेली और पाँव के तलुए बहुत गर्म रहते हैं। रोगी रज़ाई को दूर हटाना चाहता है, और चलने फिरने, खाने और बात करने से उसे शान्ति मिलती है।

पसीना (Sweat)-पसीना बहुत ज़्यादा निकलता है जिससे कमज़ोरी मालूम होती है।

सम्बन्ध (Relations)-ऐलूमिना और चायना के साथ पूरक (Complementary) सम्बन्ध।

नये और पुराने रोगों में फे़रम के बाद चायना अच्छा काम देता है।

नोट- सिफिलिस अर्थात आतशक में फेरम का प्रयोग नहीं करना चाहिये, यह हमेशा रोग को बढ़ा देता है।

वृद्धि (Aggravation)-रात में; आराम करने से, ख़ास कर चुप चाप बैठे रहने से।

ह्रास (Amelioration)-**धीरे धीरे चलने फिरने से;** गर्मी के मौसिम में।

मात्रा (Dose) — 2 से 6 शक्ति। रक्त में हेमाटिन की कमी में बड़ी-बड़ा मात्राओं की जरूरत।

(200) फ़ेरम फ़ास्फ़ोरिकम
(Ferrum Phosphoricum)

Phosphate of Iron.

फ़ेरम-फ़ास एक गम्भीर क्रिया करने वाली **ऐन्टि-सोरिक** (Anti-psoric) औषधि है। डॉक्टर शुसलर (बायोकेमिक चिकित्सा प्रणाली के प्रतिष्ठाता) के अनुगामी चिकित्सकगण प्रदाहयुक्त ज्वर (Inflammatory fever) की प्रथमावस्था में बड़ी सफलता के साथ इसका प्रयोग किया करते हैं, मगर हम लोगों ने इसे पुराने रोगों में भी लाभदायक पाया है।

किसी भी स्थान **प्रदाह** (सूजन) **फ़ेरम-फ़ास का निर्देशक लक्षण** है, विशेष करके उसकी प्रथमावस्था (Inflamation is the key-note and guide to Ferrum Phos., especially in first stages)। यह सूजन आँख, कान, मसूड़ा, पेट, जोड़, घाव, फोड़ा, कार्बङ्कल इत्यादि शरीर के किसी भी स्थान में क्यों न हो, यह सब स्थान सूज कर सुर्ख़ और गर्म हो जाते हैं। **इसकी तकलीफ़ें हरकत से बढ़ जाती हैं। मगर रोगी को ठण्डक से आराम मिलता है।**

शरीर के किसी भी निकास से रक्तस्त्राव (Bleeding) का होना फ़ेरम-फ़ास का एक प्रधान लक्षण है।

मानसिक लक्षण (Mental symptoms)-यह रोगी बातूनी और खुश मिजाज होता है, यह बहुत जल्द उत्तेजित हो जाता है, चित्त को किसी बात पर जमा नहीं सकता। इसकी स्मरण शक्ति कमज़ोर होती है, किसी का नाम या कोई घटना इसे याद नहीं रहती। तुच्छ बात बहुत भयङ्कर मालूम होती है, तुच्छ बातों पर गुस्सा आ जाता है।

सिर दर्द (Headache)-ठण्डक या सूरज की गर्मी से सिर दर्द होता है, सिर के अन्दर तपकन होती है, चेहरा सुर्ख़ हो जाता है। दर्द की तेज़ी के कारण कुछ दिखाई नहीं देता, जी मिचलाता है और कै़ होती है । नाक से खून निकल जाने से दर्द में कमी हो जाती है।

आँख (Eyes) की सूजन में विशेष करके उसकी प्रथमावस्था में यह लाभदायक है। आँखें सुर्ख़ हो जाती हैं, बालू के दाने गिर जाने की तरह आँख के अन्दर करकराहट होती है। खसरा (Measels) या चेचक में आँखें सूज जाती हैं, आँखों को हिलाने या उन्हें इस्तेमाल करने से दर्द होता है; कृत्रिम रोशनी में काम करने से वृद्धि होती है।

कान (Ears)- ठण्ड लग कर कान में सूजन और दर्द, कान से मवाद निकलता है सिर में अत्यधिक खून के दौरे के कारण कान में भनभनाहट का शब्द होता है। कान में तपकन और सुई छिदता सा दर्द होता है।

नाक (Nose)-बच्चों की नाक से **साफ़ चमकीला लाल खून** निकलता है; खून निकल जाने से सिर के दर्द में कमी हो जाती है। जुकाम में नाक के अन्दर सरसराहट होती है।

चेहरा (Face)-सारा चेहरा सुर्ख़ और गर्म होता है, ठण्डी चीज़ें लगाने से आराम मिलता है, गर्दन के पीछे ठण्ड मालूम होती है। रक्त की अधिकता के कारण गाल और चेहरे की नसों में दर्द होता है और वे सूज जाती हैं (Tic-douloureux)।

दांतों में दर्द (Toothache)-दाँत के दर्द में ठण्डक से आराम मिलता है और हरकत से वृद्धि होती है। पीने की गर्म वस्तु से दाँत का दर्द बढ़ जाता है, ठण्डी रसीली चीज़ों से आराम मिलता है। मसूड़े सूज कर सुर्ख़ हो जाते हैं, मसूड़ों में डङ्क छिदने की तरह दर्द होता है; खाने या चबाने से दर्द में वृद्धि होती है।

हलक़ (Throat)-हलक़ में दर्द, सुर्ख़ी और सूजन होती है, हलक़ में खुश्की होती है। गवैया और लेक्चर देने वालों का गला बैठ जाने पर यह लाभदायक है। कौआ (Tonsils) बढ़ जाता है।

श्वास-यन्त्र (Respiratory Organs)-जुकाम और ब्रङ्काइटिस की प्रथमावस्था में यह लाभदायक है। बुख़ार के साथ प्लुरिसी (Pleurisy-फेफड़े के ऊपर की झिल्ली की सूजन), पसलियों में सुई छिदता सा दर्द होता है, साँस लेने में तकलीफ़ होती है। न्यूमोनिया (Pneumonia) की प्रथमावस्था में यह एक प्रधान औषधि है। कष्टदायक और थोड़ी देर बाद खुश्क खाँसी आती है, रात के समय खुली हवा में वृद्धि होती है। न्यूमोनिया में खासी के साथ साफ़ ख़ून निकलता है। तपेदिक रोग में थूक के साथ ख़ून आने पर यह बड़ी ही लाभदायक औषधि है।

पेट (Stomach)-खाने के बाद एकाएक खाए हुए पदार्थ की कै़ हो जाती है; बदहज़्मी के खाने की या साफ़ चमकीले सुर्ख़ ख़ून की कै होती है। कै़ किया हुआ पदार्थ खट्टा होता है, दाँत खट्टे हो जाते हैं। डकार में खाने का स्वाद मिलता है। जिगर और पेट के दर्द (Gastralgia) में पेट से रक्तस्राव होने पर यह लाभदायक है (Hæmorrhage from the bowels)।

प्रदाहयुक्त बवासीर (Inflamed piles) में यह लाभदायक है; मस्सों से चमकीला ख़ून निकलता है।

बदहज़्मी के पतले दस्त आते हैं। पेचिश के साथ बुखा़र रहता है। बच्चों के पतले दस्त की बीमारी के साथ बुखा़र और प्यास रहती है; बच्चा तकिये पर सिर को इधर उधर फेरता और कराहता रहता है, आँखें आधी खुली रहती हैं, सोते में चौंक चौंक उठता है; दस्त हरा और पतला होता है। हैज़े की प्रथमावस्था में भी यह लाभदायक है। बद्हज़्मी के मल के साथ कीड़े (Worms) निकलते हैं।

मूत्र-यन्त्र (Urinary Organs)-मसाने की कमज़ोरी के कारण पेशाब का अनायास निकल पड़ना इसका एक उत्तम लक्षण है। बच्चे सोते समय रात में बिस्तर पर पेशाब कर डालते हैं; यदि पूर्णवयस्क मनुष्य में भी ऐसी अवस्था पाई जाय, तो भी यह लाभदायक है। पेशाब के साथ रक्तस्राव होता है। ब्राइट्स रोग और बहुमूत्र (Bright's disease and diabetes) में यदि बुख़ार रहे, तो यह लाभदायक होगा। पोता सूज कर फूल जाता है (Orchitis)। सुज़ाक

की बीमारी में जब तक बुख़ार रहता है, तब तक इसका प्रयोग होता है।

वात रोग (Rheumatism)- में यदि बुख़ार रहे, तो उसकी प्रथमावस्था में यह बड़ी लाभदायक औषधि है; इसका दर्द हरकत से बढ़ता है। प्रत्येक जोड़ में इस क़दर दर्द होता है कि रोगी उसकी तेज़ी के कारण चीख़ता और रोता है। दर्द फिरता रहता है, एक जोड़ से दूसरे जोड़ में चला जाता है।

चर्म रोग (Skin diseases)-फोड़ा, फुन्सी, कार्बङ्कल, ख़सरा, चेचक और इरिसिपिलस के साथ बुख़ार रहने पर यह लाभदायक है। फोड़े की सूजन की प्रथमावस्था में यदि इसका प्रयोग हो, तो अक्सर मवाद का बनना रुक जाता है।

फेरम फास की नीची शक्ति के प्रयोग से निद्राहीनता होती है। उच्च शक्ति में प्रयोग करने से नींद में सहायता करती है।

बुख़ार (Fever) की प्रथमावस्था में यदि लक्षणानुसार इसका प्रयोग किया जाय, तो बुख़ार को यह बहुत जल्द रोक देगी।

वृद्धि (Aggravation)-खुली और ठण्डी हवा में; खाने के बाद; शारीरिक परिश्रम से; ठण्डी वस्तु पीने से; खट्टा खाना से; बिस्तर पर लेटने से; स्थिर रहने से; खड़ा रहने से।

ह्रास (Amelioration)-धीरे-धीरे हरकत करने से (फेरम-मेट)।

मात्रा (Dose) — 3 से 12वीं शक्ति।

201 फिलिक्स मास - एस्पीडियम
(Filix Mas - Aspidium)

Male Fern

इस औषधि का प्रयोग कृमि लक्षणों विशेषत: जब कब्ज की शिकायत रहती है, लसीका ग्रंथियों का शिथिल प्रदाह, फीताकृमि (tapeworms)। युवा रोगियों में फुफ्फुस क्षय (pulmonary tuberculosis) ज्वर नही होता, सीमित घाव बनते हैं, जिसे पहले कण्डमाला के रूप में वगीकृत किया जाता है।

कृमि-शूल (worm colic) के साथ नाक में खुजली होती है, चेहरे का रंग पीला पड़ जाता है और आंखों के चारों तरफ नीले धब्बे हो जाते हैं। हिचकियां आती हैं। पेट फूला हुआ, बुडका भर दिये जाने जैसा दर्द होता है, ये दर्द मीठी चीज़ें, खाने से अधिक होता है। अतिसार और वमन। आंखों में एक नेत्री मन्द दृष्टिता (monocular amblyopia) तथा अन्धता।

सम्बन्ध - सीना, कूसो, एस्पीड़ियम, एल्हामैटिकम।

मात्रा - पहली शक्ति से तीसरी शक्ति तक।

(202) फ्लोरिक ऐसिड
(Fluoric Acid)

Hydrofluoric Acid.

इस औषधि की क्रिया बड़ी गम्भीर और स्थायी होती है। यह एक सोरा, सिफ़िलिस और गनोरिया दोष संशोधक (Anti-Psoric, antisyphilitic and anti-sycotic) औषधि है। फ़्लोरिक ऐसिड रोगी असाधारण तौर पर गर्म रक्त प्रधान होता है (He is an unusually hot-blooded patient)। गर्म चीज़ों से, कुछ ओढ़ने से और गर्म हवा से तकलीफ़ों में वृद्धि होती है, **पल्सेटिला** की तरह गर्म कमरे में दम घुटता सा मालूम होता है। रोगी बार बार मुँह और सिर ठण्डे पानी से धोना पसन्द करता है, क्योंकि वह इससे आराम पाता है । पैरों को लिहाफ़ के बाहर कर देता है।

केरीज़ और निक्रोसिस (Caries and necrosis)-हड्डी के रोगों में इसका असर अधिक होता है। खा़स कर लम्बी हड्डियों में नेक्रोसिस हो जाने पर यह अधिक लाभदायक है, परन्तु कान की हड्डी के नेक्रोसिस में भी यह उपयोगी पाया गया है। सोरा और सिफ़िलिस दोष से और पारे (Mercury) के दुरुपयोग से जो नेक्रोसिस होता है उसमें फ़्लोरिक ऐसिड से विशेष लाभ होता है। यह याद रखना चाहिए कि चाहे केरीज़ या निक्रोसिस हो या कहीं भी नासूर (Fistula) हो, **फ्लोरिक ऐसिड रोगी को ठण्ड से आराम मिलता है।** नासूर में **साइलीशिया** के साथ इसकी तुलना होती है, फ़र्क़ यह है कि **साइलीशिया** रोगी शीत प्रधान (Chilly) होता है, उसे ठण्ड ज़रा भी पसन्द नहीं, सदा ओढ़ कर गर्म कमरे के अन्दर रहना पसन्द करता है। पाठकों को चाहिए कि इस प्रकार के सर्वाङ्गीन लक्षणों पर अधिक ध्यान दें। अन्यान्य लक्षणों का कितना ही सादृश्य क्यों न रहे, हाथ, पाँव, नाक, कान, सिर इत्यादि समस्त अङ्गों के लक्षण मिल जाने पर भी यदि इस प्रधान लक्षण (अर्थात् रोगी को ठण्ड से आराम मिलता है) को छोड़ दिया जाय, तो फ्लोरिक ऐसिड रोगी को किसी तरह से आरोग्य लाभ नहीं कराया जा सकता।

दाँत और आँख के नासूर में यह एक मुख्य औषधि है।

चेहरे की हड्डी में अस्वाभाविक तौर पर वृद्धि होने पर फ्लोरिक ऐसिड विशेष लाभ पहुंचाता है।

सम्बन्ध (Relations)-पूरक औषधि (Complementary) **कोका** और **साइलीशिया**।

शराबियों के जलोदर रोग में आर्सेनिक के बाद, कूल्हे के रोग (Hip-disease) में कैलि-कार्ब के बाद, दाँतों की असाधारण अनुभूति (Sensitiveness) में काफी और स्टैफ के बाद, बहुमूत्र (Diabetes) में फास-ऐसिड के बाद, हड्डी के रोग में साइली और सिम्फ के बाद, घेंघा (Goitre) में स्पञ्जिया के बाद फ्लोरिक ऐसिड अच्छा काम देता है।

मात्रा (Dose) — 6 से 30 शक्ति।

203 फार्मलिन
(Formalin)

रोगोत्पादक सूक्ष्म जीवों को विकास रोकती है तथा उन्हें नष्ट करती है, सशक्त विसंक्रामक तथा दुर्गन्ध नाशक औषधि है, यह औषधि दुर्दम अर्बुदों के अन्दर होने वाली विशिष्ट विनाशक प्रक्रिया को रोक कर उनके आस-पास स्थित ऊतक को अक्षुण्ण (uncharred) तथा अपरिवर्तित ही छोड़ देती है।

गरम पानी में इस औषधि को डालकर भांप लेने से खांसी, यक्ष्मा तथा ऊर्ध्व वायुमार्गो के प्रतिश्यायी रोगियों को बहुत लाभ होता है। फार्मैल्डिहाइट के 20 प्रतिशत घोल में तर की हुई रुई को कुछ घन्टे तक चमड़ी पर लगाये रखने से परिगलित विशल्कन (necrotic slough) उत्पन्न हो जाता है, दुबारा इसी तरह की तर रुई लगने से पहले पपडी को हटा देना चाहिए।

रोगी का उपचार करने से पहले निम्न लक्षणों की ठीक से जांच कर लेनी आवश्यक है।

आमाशय - भोजन खाने के बाद ऐसा लगता है जैसे आमाशय के अन्दर गेंद रखी हुई है। मुंह और आमाशय के अन्दर जलन रहती है।

मुंह - स्वाद का लोप, लारस्त्राव, गाढ़ी लार।

मन - अधीरता, मूर्च्छा, भुलक्कड़।

उदर - पाखाना पानी जैसा, मलत्याग की तीव्र इच्छा।

मूत्र - मूत्ररोध, अन्नसारिक मूत्र।

सिर -आंखों से पानी बहना, चक्कर, नजला।

श्वास - स्वरयंत्र का आक्षेप, श्वास कष्ट, काली खांसी।

चर्म - नम पसीना जो ऊपरी दायें अंगों पर अधिक होता है। घाव के आस-पास छाजन, त्वचा चमड़े के समान दरारयुक्त रहती है झुर्रियां पड़ जाती हैं पपड़ियां झड़ती हैं।

ज्वर - दोपहर से पहले शीत का प्रकोप, तदुपरान्त दीर्घकालीन ज्वर। ज्वर काल में हड्डियों में दर्द रहता है, ज्वर के दौरान रोगी को होश नहीं रहता कि वह कहाँ है।

सम्बन्ध - तुलना कीजिए - यूरोट्रोपिन, सिस्टोजन।

मात्रा - श्वास सम्बन्धी रोगों में गरम पानी में मिलाकर भाप देनी चाहिए। 3 X शक्ति, छिड़काव के लिए 1% ।

204 फ्रागैरिया (Fragaria)

Wood-Strawberry

यह औषधि पाचन तथा आंत्रयोजनी ग्रन्थियों पर विशेष कार्य करती है सुग्राही व्यक्तियों (susceptible individuals) में विषाक्त लक्षण पैदा करती है जैसे छपाकी अथवा शीतपित्त सदृश दाने। पथरी बनना रोकती है दांतों पर जमी हुई मैल साफ करती है तथा गठिया के दौरों को रोकती है। तीव्रग्राहिता (anaphylaxis)। जीभ सूजी हुई शीतदंश (chilblains) गर्मियों के दौरान। अधिक स्तनों में दूध का घट जाना, बाल झड़ना, स्प्रुस (spruce)। शीतपित्त, सारे शरीर की सूजन बैगनी तथा विसर्प दाने इत्यादि लक्षणों में फ्रागैरिया का प्रयोग करने से लाभ होगा।

मात्रा - 3x शक्ति।

205 फ्रैक्सीनस अमेरिकाना (Fraxinus Americana)

White Ash

स्त्रियों के लिये यह उत्तम औषधि है। जरायु का बढ़ना (hypertrophy), जरायु का अपनी जगह से हट जाना (anteversion), जरायु का टियूमर, रजोदोष, प्रसव के बाद जरायु का स्वाभाविक अवस्था में न आना (subinvolution) होठों पर ज्वर जनित दाने, पैरों में ऐंठन, ठण्डी रेंगन तथा गरम तमतमाहट, सिर के पिछले भाग में तपकन युक्त दर्द (throbbing pain), विषाद, साथ ही स्नायविक व्यग्रता और अधीरता । सिर के ऊपरी भाग में गरम धब्बा। बाया वक्षण प्रदेश स्पर्शकातर, नीचे की ओर दबाव मारता हुआ दर्द, जो नीचे रान तक फैल जाता है। इसका नियमित रूप से सेवन करने से जरायु सम्बन्धी रोगों में लाभ मिलता है।

मात्रा - 2x, 3x विचूर्ण, मूलार्क ।

206 फ्युकस वेसिक्यूलोसस
(Fucus Vesiculosus)

Sea Kelp

बहुत से चिकित्सक इस औषधि का प्रयोग अब जबरदस्त कब्ज, मोटापन और गलगण्ड रोग में करने लगे हैं। बहुत ज्यादा चर्बी इकट्ठी होकर शरीर बहुत मोटा हो जाय, तो इस मोटापे को घटाने की यह बेजोड़ औषधि है। अमेरिका के चिकित्सक इस औषधि को भेद रोग (obesity) की पेटेण्ट औषधि के रूप में इस्तेमाल करते है।

सम्बन्ध - बादियागा, आयोडम, थाइरायडीन, फाइटोले।

मात्रा - 3 से 30 शक्ति। मदर टिंचर की एक चाय चम्मच मात्रा दिन में 2 बार सेवन करने से जल्दी फायदा होगा।

207 गौलिकम ऐसिडम
(Gallicum Acidum)

Glallic Acid

इस औषधि का स्मरण क्षय रोग में करना चाहिए। यह विषाक्त स्रावों को नियंत्रित करके आमाशय को शक्ति प्रदान करती है और भूख बढ़ाती है। निष्क्रिय रक्तस्राव (Passive haemorrhages), नाड़ी दुर्बल रहती है और कोशिकाऐं (Capillaries) ढीली-ढाली रहती है तथा त्वचा ठण्डी रहती है। हेमोफीलिया (haemophilia) चमड़ी की खुजली, रक्तमेह (haematuria), हृद्दाह (pyrosis)।

रोगी बिस्तर से कूद जाता है, एकाकीपन से डरता है, अभद्र व्यवहार करता है। प्रत्येक व्यक्ति को गालियां देता है, रात को जंगली प्रलाप, मन अत्यन्त व्यग्र। फेफड़ों में दर्द, प्रातः काल गले में अत्यधिक श्लेष्मा। रात को खुश्की। मूत्र नलियों से लेकर मूत्राशय के अन्दर तक पीड़ा। नाक से गाढ़ा रेशेदार स्राव, प्रकाशभीति (Photophobia) के साथ पलकों में जलन। सिर के पिछले भाग और गर्दन में दर्द। पाखाना विपुल मात्रा में, मलद्वार सिकुड़ा हुआ महसूस होता है, जीर्ण श्लैष्मिक स्राव। मलत्याग के बाद मूर्च्छा की अनुभूति। मूत्राशय में मन्द-मन्द भारी दर्द, जघानास्थि के ऊपर क्रीम जैसी रंगत वाला श्लेष्मा।

सम्बन्ध - फास्फो, आर्से, आयोड।

मात्रा - पहली शक्ति का विचूर्ण।

208 गैम्बोजिया - गार्सीनिया मोरेल्ला
(Gambogia - Garcinia Morella)

Gummi gutti

गैम्बोजिया का दूसरा नाम गम्मि-गुट्टी है। ऐलोपैथी चिकित्सक इसका प्रयोग जुलाब के लिये करते हैं किन्तु होम्योपँथी में यह हैजा और अतिसार इत्यादि पेट की बीमारियों में ही प्रयोग की जाती है। इस औषधि के लक्षणों के साथ बहुत सी औषधियों के कुछ-कुछ लक्षण मिलते हैं- (ग्रैटिओला, क्रोटाँन, इलटिरियम, चायना)।

गैम्बोजिया का दस्त क्रोटाँन की तरह बड़े वेग के साथ एकदम निकलता है, किन्तु इसमें क्रोटाँन की तरह पीले रंग के दस्त का लक्षण रहने पर भी स्वाभाविक सहज प्रकार के दस्त भी होते हैं। एकाएक पाखाने की हाजत होना और खूब जोर से हड़बड़ा कर पित्त के दस्त होकर पेट हल्का हो जाना। गैम्बोजिया का एक और मुख्य लक्षण है रोगी को पहले दस्त के लिए कुछ जोर देना पड़ता है, जोर देने के बाद खूब जोर से एक साथ सब मल निकल जाता है, इससे रोगी को बहुत आराम मिलता है, कभी-कभी पाखाना होने के बाद मलद्वार में जलन हुआ करती है। दस्त के बाद पेट में दर्द, पेट फूलना, अफारा तथा बच्चों के ग्रीष्ण कालीन, नवीन या पुराने अतिसार में यह औषधि बहुत लाभदायक है। दस्त पीला, हरा, गहरा हरा, आंव मिला, बदबूदार और अजीर्ण शुदा होता है, मलद्वार की खाल गल जाती है।

मात्रा - 3 से 30 शक्ति।

209 जेल्सेमियम
(Gelsemium)

Yellow Jesamine. *Loganiaceæ.*

जेल्सेमियम अधिकतर हाल की बीमारियों में व्यवहृत होता है। नई बीमारी में जो दीर्घकाल तक जारी रह कर पुराने रोग की तरह मालूम होता हो, यह उपयोगी है। यद्यपि इस औषधि की क्रिया विलम्ब में आरम्भ होती है तथापि वह दीर्घकाल तक स्थायी नहीं रहती। जैसे जेल्सेमियम रोगी को ठण्ड लगते ही जुकाम आरम्भ नहीं हो जाता, कुछ दिनों के बाद जुकाम के लक्षण प्रकट होते हैं, मगर **एकोनाइट** और **बेलाडोना** का जुकाम ठण्ड लगने से फौ़रन आरम्भ हो जाता है। **ऐकोनाइट** बच्चे को दिन में सूखी ठण्डी हवा लगने से आधी रात के पहले ही क्रुप खाँसी (Croup) आरम्भ हो जाती है और इसके लक्षण इतने भयंकर और प्रबल होते हैं कि घर के सब लोग घबरा जाते हैं। जेल्सेमियम की सब तकलीफे़ जुकाम, बुखा़र आदि ब्रायोनिया की तरह होती हैं।

पक्षाघात (Paralysis)- इस औषधि की मुख्य क्रिया स्नायुमन्डल पर (Nervous System) प्रकाश पाती है। जेल्सेमियम चालनकारी स्नायु सूत्र (Motor nervous system) पर पक्षाघात उत्पन्न करता है, इसी लिए शरीर की समस्त मांसपेशी सुन्न सी (General prostration and paralysis of the whole muscular system) हो जाती है। रोगी अपनी इच्छानुसार हाथों पैरों को हिला नहीं सकता, कारण, कि गति-सञ्चालक स्नायु सूत्र (Motor nerves) पहले की तरह कार्यक्षम नहीं रहते; यह अवस्था धीरे धीरे प्रकाश पाती है।

रोगी सर्व प्रथम थकावट और सर्वाङ्गीन दुर्बलता अनुभव करता है, रोगी सदैव चुप पड़ा रहना या सोना पसन्द करता है, अकेला रहना चाहता है, ज़रा भी हिलना नहीं चाहता, यदि कोई उसके पास रहे या उसके शरीर पर हाथ रखे, तो उससे वह नाखुश हो जाता है, उसका उसके पास ख़ामोश भी बैठना उसे पसन्द नहीं (इग्ने)।

दृष्टि की हीनता, नशे में चूर मनुष्य की तरह रोगी की आँख की पुतलियों का फैला रहना, प्रत्येक समय रोगी का नींद से भरा रहना, सिर में चक्कर आना आदि लक्षण द्वारा ही स्पष्ट समझा जा सकता है कि रोगी का प्रत्येक इन्द्रिय किस क़दर दुर्बल हो चली है। **आंख के ऊपर के पपोटे धीरे धीरे लटक पड़ते हैं।** (Drooping of the eyelids कास्टि, सिपि,.जिङ्क), रोगी अपनी इच्छानुसार उन्हें ऊपर उठा नहीं सकता, हाथों से उठाना पड़ता है। अङ्गुलियाँ अपने आधीन नहीं रहतीं, पियानो या हारमोनियम बजाते समय ठीक स्थान पर अङ्गुलियाँ नहीं पड़तीं।

कम्पन (Trembling)-जेल्सेमियम में कम्पन इतना अधिक होता है कि इसे कम्प रोग की औषधि कहा जा सकता है। किसी किसी रोगी में कम्पन इतना अधिक होता है कि मानों रोगी ठण्ड से थरथरा कर काँप रहा है, मगर रोगी के शरीर में ज़रा भी जाड़ा नहीं मालूम होता। इस प्रकार की दुर्बलता क्रमशः पक्षाघात में परिणत होती है। रोग की प्रथमास्था में चलते समय रोगी के पैर काँपते हैं, लिखने या हाथ उठाने से हाथ काँपते हैं; मुंह से बाहर निकालते समय जीभ काँपती है, फिर क्रमश इच्छानुसार बोल, चल फिर, आँख खोल और ज़बान को अच्छी तरह से बाहर निकाल नहीं सकता, सब अनिच्छा से इधर उधर हट जाते हैं, मगर रोगी को सम्पूर्ण ज्ञान रहता है, वह जानता है कि उसके अंङ्ग उसके इच्छानुसार काम नहीं करते हैं।

सिर दर्द (Headache)-रोगी सदैव एक ऊँचे तकिये पर सिर को रख कर चुप चाप पड़ा रहना चाहता है। सूरज की किरण, सिर को नीचा करके लेटने, तमाखू पीने और मानसिक परिश्रम से दर्द बढ़ जाता है (ग्लोन, लैक, लाइस, नेट्रम-कार्ब)। दबाने और उत्तेजक पदार्थ सेवन करने से कमी मालूम होती है। कभी कभी सिर में रक्ताधिक्य से दर्द सिरके पीछे (Occiput) से आरम्भ होकर सारे सिर में फैल जाता है। इस औषधि का एक बहुत ही सूचक लक्षण यह है कि **अधिक परिणाम में पेशाब हो जाने पर सिर के दर्द में कमी हो जाती है** (Heaviness of the head relieved after profuse emission of watery urine)। जेल्सेमियम में और एक प्रकार का सिर दर्द हुआ करता है, सिर दर्द आरम्भ होने के पहले, रोगी की दृष्टिशक्ति में कमी मालूम होती है (Headache preceded by blindness कैलि-बाइ) और सिर दर्द की वृद्धि के साथ साथ दृष्टिशक्ति फिर आ जाती है। जेल्सेमियम में सिर दर्द के साथ इसकी चरित्रगत दुर्बलता और कम्पन रहते हैं। **सैंग्विनेरिया, लैकडिल्फोरटेम** और **आइरिस वार्सिकालर** की तरह सिर दर्द के साथ मतली और कै नहीं रहती।

बच्चे को गिर पड़ने का डर (Fear of falling in children)-जेल्सेमियम में बच्चा बिना किसी कारण गिर पड़ने के डर से माता से दोनो हाथों से चिपट जाता है और चिल्ला उठता है। **बोरैक्स में** भी इस प्रकार का लक्षण है, मगर **बोरैक्स** शिशु केवल नीचे की तरफ़ उतारते समय डरता है और जेल्सेमियम शिशु सब अवस्था में डरता है।

पतले दस्त (Diarrhoea)-एकाएक ही किसी प्रकार का अशुभ समाचार सुनने, दुख या भय से दस्त आने पर जेल्सेमियम उत्तम औषधि है (Bad effects from fright, fear, exciting news and sudden emotions, (इग्ने) (एकाएक ही खुशी के संवाद से, काफि)। किसी स्थान या किसी काम में जाने के बारे में मन में चिन्ता करते ही पाखा़ने को जाना पड़ता है । कपड़े पहिन कर गिर्जाघर या थियेटर जाने या किसी के साथ मिलने के लिए बाहर निकलते समय पखा़ना लगना इसका एक विश्वास योग्य लक्षण है (Diarrhoea from the anticipation of any unusual ordeal)। रङ्गशाला (Stage) में साधारण मनुष्यों के सामने निकलने से डर **आर्जे-नाइड्र** का भी लक्षण है।

हृदपिन्ड का रोग (Heart disease)-जेल्सेमियम में एक अद्भुत लक्षण यह है कि रोगिणी को यह आशंका रहती है कि अगर वह हिलती डुलती हरक़त करती न रहे तो उसकी दिल की गति बन्द हो जायगी (Feeling as if the heart would stop beating if she did not move about)-। **डिजिटैलिस** की रोगिणी को यह आशंका होती है कि यदि वह ज़रा भी हरकत करेगी तो दिल की चाल बन्द हो जायगी इस लिए वह चुप पड़ी रहती है ।

रेमिटेन्ट और टाइफायेड ज्वर (Remittent and typhoid fever)-बच्चों के ज्वर में जेल्सेमियम बहुत ही उपकारी है। जेल्सेमियम का ज्वर **ऐकोनाइट** और **बेलाडोना** के ज्वर की तरह बहुत तेज़ नहीं होता। बच्चा चुप पड़ा रहता है, ज़रा भी हिलना डुलना पसन्द नहीं करता, हरकत करने की अनिच्छा का कारण दुर्बलता है।

जेल्सेमियम के साथ **बैप्टिशिया** के बहुत लक्षणों की सदृशता है, जैसे शरीर में दर्द, दुर्बलता, अचैतन्य-भाव, तीसरे पहर ज्वर की वृद्धि, स्नायविक उत्तेजना (Nervous excitement) दोनों औषधियों में हैं, इसलिए जेल्सेमियम के बाद अक्सर **बैप्टिशिया** का प्रयोग होता है। जेल्सेमियम रोगी अचैतन्यावस्था में चुप पड़ा रहता है, उदरामय या कोष्ठबद्ध रहता है। **बैप्टिशिया** रोगी बेचैन रहता है, बेहोशी में बकता है, रोगी किसी प्रश्न का उत्तर देते देते सो जाता है, मगर जेल्सेमियम में यह बातें नहीं होतीं, इसके अलावा जेल्सेमियम में **बेप्टिशिया** की तरह मल, मूत्र और पसीने में दुर्गन्ध नहीं रहती। जेल्सेमियम में सिर में रक्त की अधिकता रहती है, मगर बेलाडोना की तरह उतनी अधिक नहीं और बेहोशी (Delirium) भी नहीं रहती।

जेल्सेमियम के बुख़ार में प्यास नहीं रहती; इसकी चरित्रगत् कपकपी गर्दन से लेकर कूल्हों के नीचे की हड्डी तक सारे रीढ़ में बार बार लहर की तरह ऊपर और नीचे चढ़ती उतरती है।(Chill without thirst, especially along the spine, running up and down the back in rapid, wave-like succession from sacrum to occiput)। जेल्सेमियम में शीत (Chill) पीठ की दोनों हड्डियों (Between the scapulae) के बीच से आरम्भ होता है (कैप्सि, सिपि)।

कमर के पास शीत आरम्भ होने पर **यूपेटो-पर्प्यू** और नेट्रम-म्यूर व्यवहृत होता है। पीठ के बीच में शीत आरम्भ होने पर **यूपेटो-पर्फो** और **लैक** को पढ़ो।

यदि रोगी थरथरा कर काँपता रहे, मगर ज़रा भी जाड़ा न लगता हो और रोगी कहता हो कि मुझे ज़ोर से दबा कर पकड़े रहो (Patient wants to be held during the chill, लैक), गिरने का भय हो; बुख़ार में नींद हो; पसीने के समय प्यास रहे; अर्द्ध निद्रित अवस्था में बेहोशी के साथ बड़बड़ावे (मगर पेट की किसी प्रकार की ख़राबी न रहे) तो इन लक्षणों में रेमिटेन्ट या टाइफायेड बुख़ार (Cerebrospinal Meningitis) में जेल्सेमियम विशेष लाभदायक होगा।

जेल्सेमियम की क्रिया दीर्घकाल तक स्थायी नहीं रहती, सम्पूर्ण रूप से अच्छा करने के लिये इसके बाद लक्षणानुसार किसी ऐन्टि-सोरिक (Anti-psoric) औषधि का उपयोग होता है।

संक्षेप में इस गुणकारी औषधि के यह लक्षण हैं :- अत्यन्त कमज़ोरी, सुस्ती, निद्रालुता, हाथ-पाँव और सारे शरीर का कम्पन; इन्द्रियों का अपना अपना काम न करना। कम्पन जाड़े के कारण नहीं, बल्कि दुर्बल माँसपेशी के कारण। किताब लिखने वाले या पियानो बजाने वाले की अङ्गुलियों में ऐंठन । किसी एक विशेष अङ्ग का पक्षाघात। स्नायुशूल, सिर दर्द का पेशाब के बाद घट जाना, आँख के पपोटों का भारीपन। हल्का बुखार, प्यास की कमी। सारे शरीर की कंपकपी, मगर जाड़े का न रहना। जाड़े की अवस्था में रोगी को ज़ोर से पकड़े रहने की आवश्यकता।

सम्बन्ध (Relations)-आशंकित टाइफ़ायेड ज्वर (Typhoid fever) में बैप्टिशिया के साथ और क्विनाइन द्वारा जुड़ी-बुख़ार को दबा देने के बाद प्रयोग किये जाने वाले इपिकैक के साथ जेल्सेमियम की तुलना करो।

वृद्धि (Aggravation)-नम मौसिम में; कड़कती हुई बिजली और आँधी के पहिले; चित्त की उमङ्ग या उत्तेजना से; बुरे समाचार से; तमाखू पीने से; अपने रोग के विषय में चिन्ता करने से; किसी से अपने नुक़सान के बारे में सुनने से।

ह्रास (Amelioration)- ठण्डी खुली हवा में।

मात्रा (Dose) — मूलार्क से 30वीं शक्ति।

(210) जिरेनियम मैकुलेटम
(Geranium Maculatum)

Crane's bill

रक्तोटकाश (खून मिली खाँसी) और रक्त वमन या खूनी कै (haemoptysis & haematemesis) में साधारणत: ऐकालिफा, एकोनाइट, इपिकाक, आर्निका, हेमामेलिस, मिलिफोलियम, आर्सेनिक, बेलेडोना, चायना, फेरम, कार्बो, क्रोकस, सिकेल इत्यादि औषधियां लाभदायक होने पर भी- जब कि औषधि से फायदा न दिखई दे या स्थाई लाभ न हो, तो इसका मूल अर्क 10 से 30 बूंद तक की मात्रा में रोग की तेजी के अनुसार 2-3 बार 4 घण्टे का अन्तर देकर प्रयोग करने पर कभी-कभी जादू के मंत्र की तरह बीमारी घट जाती है। पाकस्थली का जख्म (gastric ulcer) और बच्चों के अतिसार में भी यह लाभ करता है।

डा॰ एच. आर. आर्णडे के ''प्रैक्टिस ऑफ मेडिसिन'' नामक ग्रन्थ में Simple ulcer of the stomach अध्याय के अन्तिम भाग में हिमाहिमेसिस नामक जो परिच्छेद लिखा है उसके अन्तिम स्तरों में लिखा है "It has been affirmed that Geranium maculatum given in half drachm doses relieves when all other medicines failed" अर्थात आधे ड्राम की मात्रा में जिरेनियम मैकुलेटम का प्रयोग उस समय रोग की तकलीफ घटा देता है, जब किसी दूसरी दवा से लाभ नहीं होता। डा॰ विलियम बोरिक ने अपनी '' मेटिरिया मेडिका'' में - जिरेनियम मैकुलेटम अध्याय के शुरू में ही लिखा है ''Profuse haemorrhages from different organs, vomiting of blood '' अर्थात भिन्न भिन्न यन्त्रों से बहुत अधिक रक्तस्राव, खून की कै आदि चाहे वह पाकस्थली के जख्म से हो, पाकस्थली से हो, या फेफड़े से, थोड़ा हो या अधिक, मुंह से बार-बार वेग से चमकीला रक्त निकलकर रोगी का मृत्युकाल भी यदि आसन्न आ गया हो, तो भी समय पर इसका प्रयोग होने से रक्त बन्द होकर जल्द ही रोगी पुनर्जीवन प्राप्त करेगा।

मात्रा - मूलार्क से तीसरी शक्ति तक।

(211) गेट्टिसबर्ग वाटर
(Gettysburg Water)

बन्धनियां कठोर, गठियावात की अर्धजीर्ण अवस्था। कण्ठ तथा नाक के पिछले छेदों से रेशेदार श्लेष्मा का स्राव। कच्चापन, गर्दन की पेशी कठोर, जोड़ दुर्बल, रोगी कोई चीज उठा नहीं सकता। वाष्पीकृत तथा अवशिष्ट जल को 6x शक्ति तक के विचूर्ण के रूप में तैयार किया जाता है। जीभ पर सफेद परत जम जाती है, गहरे रंग का खून जिसमें लाल रेतीला तलछट जम जाता है, कठोरता की अनूभुति, गति करने से अधिक होती है। रोगी अधिक समय तक

एक ही स्थिति में नही रह सकता। गति करते समय पेशियों में अकड़न होती है। बंधनियों में होने वाला दर्द, लेटने या आराम करने से कम हो जाता है कटिप्रदेश तथा कूल्हों के जोड़ों, कन्धों और कलाइयों पर विशेष क्रिया करती है, शांत रहने पर पता नहीं चलता। सुबह के समय अधिक होता है।

सम्बन्ध - फास्फोरस, रस-टा, पल्सटिल्ला।

मात्रा - निम्न शक्ति से 30 शक्ति तक ।

212 जिनसेंग - पनाक्स
(Ginseng - Panax)

Aralia Quinquefolia

यह औषधि स्त्रावी ग्रंथियों विशेषत: लार ग्रन्थि को उद्दीप्त करती है। सुषुम्ना (spinal cord) के निचले भाग पर क्रिया करती है। धसी (Sciatica) और आमवात (rheumatism) पक्षाघाती दुर्बलता। हिचकी (hiccough), कटिवेदना (Lumbago)। चर्म लक्षण, छाती और गर्दन पर खुजलीदार फुंसियां।

हाथ सूजे हुए मालूम होते हैं। खिंचाव चमड़ी तंग लगती है। मेरुदण्ड और पीठ पर ठण्ड का अहसास। कमर के निचले भाग तथा जाघों में कुचलता हुआ दर्द रहता है। उगुलियों के पोरों में जलन और गर्मी, रानों के ऊपर अन्दरूनी भागों पर दाना, जोड़ों में कड़कड़ाहट, पीठ में अकड़न। बार-बार वीर्यपात होने के बाद आमवाती दर्द, मूत्र मार्ग के अन्तिम सिरे पर कोमोन्मादी सरसराहट। पेट में दाई ओर दर्द तथा तीव्र गड़गड़ाहट। गले में गलतुण्डिकाशोथ (tonsillitis), आंखों के आगे भूरे धब्बे नजर आते हैं, पलकें अत्यन्त कठिनाई से खुलती हैं, हर चीज दोहरी नजर आती है। चक्कर आते हैं अर्ध कपाली (semi-lateral headache), पश्चकपालिक (occipital), आदि लक्षण इस औषधि के सेवन कराने से लाभ होता है।

सम्बन्ध - अरेलि, कोको, हेडरा - ivy ।

मात्रा - मूलार्क से 3 शक्ति तक।

213 ग्लोनायन (Glonoine)

Nitro-Glycerine.

ग्लोनायन सिर दर्द की एक उत्तम औषधि है। ठण्ड या गर्मी से, सर्दी गर्मी, लू, लपट से सिर में खून की अधिकता हो जाने पर यह विशेष उपकारी है। गर्मी से कोई भी रोग क्यों न हो, उसमें ग्लोनायन का स्मरण करना चाहिए, परन्तु यदि गर्मी से पतले दस्त आने लगें या हैज़ा हो जाय, तो **कार्बो-वेज** इसके अपेक्षा श्रेष्ठ है। ग्लोनायन के सिर दर्द का विशेष लक्षण यह है कि दर्द गर्दन से शुरू होता है और गर्दन की रक्त सञ्चालक नसें अत्यन्त पूर्ण मालूम होती हैं और तपकन होती है। ऐसा मालूम होता है कि सिर बहुत बड़ा हो गया है (Head feels enormously enlarged) और फट जायगा।

सिर में खून की अधिकता के लक्षण पर **बेलाडोना** और मेलिलोटस के साथ इसकी तुलना होती है; फ़र्क यह कि मस्तक में रक्त सञ्चय की प्रथमावस्था ही में ग्लोनायन विशेष उपयोगी है और पूरे तौर से प्रदाहिक (Inflammatory) अवस्था पर पहुँचने से **बेलाडोना** कार्यकारी है। गर्दन को पीछे की तरफ़ टेढ़ा करने से बेलाडोना रोगी आराम मालूम करता है मगर ग्लोनायन रोगी को तकलीफ़ होती है। ग्लोनायन रोगी सिर पर कपड़ा या टोपी रखना बरदाश्त नहीं कर सकता और **बेलाडोना** रोगी की तकलीफ़ें बाल काटने या सिर को खुला रखने से बढ़ जाती हैं। चुप लेटे रहने से ग्लोनायन के रोग में कमी और **बेलाडोना** में वृद्धि होती है।

ग्लोनायन का एक विशेष लक्षण यह है कि रोगी अपना सिर बहुत ही सावधानता के साथ रखता है, क्योंकि ज़रा ही धक्का या झटका लगने से दर्द में अत्यन्त वृद्धि होती है। तपकन के दर्द के साथ और एक लक्षण देखने में आता है, रोगी ख़्याल करता है कि उसकी नब्ज़ की चाल के साथ उसके सिर के अन्दर ताल के साथ तरंग उठ रही है (Shocks in the brain synchronous with the pulse)।

मेलिलोटस, बेलाडोना और **ग्लोनायन** तीनों मिलती जुलती हैं, मगर **मेलिलोटस** में चेहरे की सुर्खी़ उपर्युक्त दोनों औषधियों से कहीं अधिक होती है। **मेलिलोटस** में नाक से खून बहने से सिर के दर्द में कमी हो जाती है। गर्मी के मौसिम में चाहे लू या धूप लगकर (Sun-Stroke and sun headache), या आग की गर्मी में काम करने से, यदि सिर में असर पहुँच कर रोगी की नब्ज़ क्रमशः कमजोर पड़ती जाय, आँख की पलक न गिर कर स्थिर रहे, साँस लेने में कष्ट हो, अत्यन्त मतली और वमन, दिल में घबराहट इत्यादि लक्षण रहें तो ग्लोनायन उपयोगी है। रास्ते में चलते चलते यदि कोई बेहोश हो कर गिर पड़े और कहे कि मैं कहां हूँ मैं नहीं जानता, तो ग्लोनायन ही उसके लिए औषधि है।

हृदपिन्ड का रोग (Heart disease)-ग्लेनायन के साथ हृदपिन्ड का गोलमाल रहता है, रोगी ख़्याल करता है कि उसके सीने के अन्दर बहुत ज़्यादा ख़ून जा रहा है।

दोनों कन्धों के बीच के स्थान में जलन, यह लक्षण भी ग्लोनायन में पाया जाता है (लाइको, फास)।

शरीर के किसी स्थान में तपकन (Throbbing) हो सकती है, कभी कभी यह तपकन इस क़दर तेज़ होती है कि रोगी को बेचैन कर देती है।

सम्बन्ध (Relations)-एमिल, बेल, फेरम, जेल्स, मेलि और स्ट्रैमो के साथ ग्लोनायन की तुलना करो।

वृद्धि (Aggravation)-धूप, सूरज की किरण, गैस की रोशनी, अत्यधिक गर्मी, धक्का, झुकने, ऊपर चढ़ने, सिर में टोपी छू जाने और बाल कटवाने से वृद्धि।

मात्रा (Dose) — 6 से 30 शक्ति तक।

(214) नैफेलियम
(Gnaphalium)

Cud weed.

यह औषधि मुंह और निम्नांग के स्नायुशूल के दर्द में लाभ करती है। सायेटिका स्नायु जहां तक गयी है, वहां तक अर्थात कमर से उरु के पिछले भाग से होकर पैर की एँडी तक जोर का दर्द, इस दर्द के साथ सुन्न हो जाने का लक्षण रहे या एक बार दर्द और एक बार सुन्न, इस तरह होता रहे, तो इस प्रकार की सायेटिका की यह अव्यर्थ औषधि है। स्त्रियों में थोड़ा रज स्राव होना, पेट भारी मालूम होना, तथा दर्द के साथ बाधक पीड़ा हो, पैर के अंगूठे में वात की तरह का दर्द रहे, तो नैफेलियम लाभ पहुंचाती है। कमर का पुराना दर्द (Lumbago) जो आराम करने से घटता है, उसमें भी यह औषधि लाभदायक है।

पेट में जगह-जगह शूल का दर्द और पेट के भीतर गड़गड़ भड़भड़ की आवाज होने पर, बच्चों के हैजा की प्रथमावस्था के दस्तों में यह बहुत लाभकारी औषधि है।

सम्बन्ध - पल्सेटिला, जेन्थक्जाइलम, कैमोमिला।

मात्रा - 3 से 30 शक्ति।

215 ग्रैनेटम पुनिका
(Granatum Punica)

Pomegranate

यह औषधि अनार के पेड़ की छाल से तैयार की जाती है। पेट की फीता कृमि (tape-worm) बाहर निकालने के लिये अनार की छाल बहुत दिनों से आयुर्वेदीय चिकित्सा में प्रयोग की जाती है, हमारा कहना है कि होमियोपैथी के मत से सुक्ष्म मात्रा में इस औषधि का प्रयोग करने से केवल पीला कृमि ही नही, बल्कि सभी तरह की कृमियाँ दूर की जा सकती है, इसके मुख्य लक्षण- रोगी की नाभि की जगह दर्द और सूजन रहती है, मलद्वार कुटकुटाना, नाक खुजलाना, अंगुली और नखका खोटना, चेहरा सफेद या पीला हो जाना, शरीर में अकड़न, जबरदस्त भूख लगना, बहुत ज्यादा खाने पीने पर भी शरीर का दिनों दिन सूखता जाना, बादहजमी, पेट में दर्द रहना, मुंह में पानी भर आना, जी मिचलाना, आंखों की पुतली बड़ी हो जाना, आंखें गड़ढ़े में धँस जाना, क्षीण दृष्टि, लगातार सिर में चक्कर आना इत्यादि सभी लक्षणों में फायदा पहुंचाती है। इसका रोगी, कलह प्रिय, कृपण, अभिमानी प्रवृति का होता है और अपनी बीमारी के प्रति हमेशा सतर्क रहता है, बच्चों के लिये यह ज्यादा फायदेमन्द औषधि है।

अनार की छाल को पानी मे उबालकर एक चाय चम्मच की मात्रा में खाली पेट चार-पांच दिन सेवन कराने से कृमि रोग में फायदा होता है।

सम्बन्ध - क्वासिया, टियुक्रियम, सिना।

मात्रा - मूलार्क 2x से 3 शक्ति।

216 ग्रैफाइटिस
(Graphites)

Black Lead. *Amorphous Carbon.*

सल्फर आदि की तरह ग्रैफाइटिस भी एक ऐन्टि-सोरिक (Antipsoric) औषधि है। शरीर में सोरा (Psora) विष रहने से रोग शीघ्र दूर नहीं होता, शरीर बार बार रोगाक्रान्त होता है; ऐसी अवस्था में रोगी का स्वाभाविक सोरा दोष नष्ट करने से रोगी सहज ही में आरोग्य लाभ करता है। रोग आराम होने के बाद भी रोगी अपने को रोगग्रस्त ख्याल करता रहता है या रोगी बार बार बीमार हो जाता है, ऐसी अवस्था देख कर बहुतेरे होमियोपैथिक चिकित्सक अक्सर साधारण तौर पर (Routine Treatment) **सल्फर** का प्रयोग किया करते हैं। इस प्रकार की चिकित्सा करना होमियोपैथिक शास्त्र के विरुद्ध है। लक्षणसमष्टि ही होमियोपैथिक औषधि के प्रयोग करने का एक मात्र निर्दशन यन्त्र स्वरूप है।

सल्फर, ग्रैफाइटिस, **लाइकोपोडियम, कास्टिकम, सोरिनम** इत्यादि कितनी ही ऐन्टि-सोरिक औषधियां हैं, इनमें कौन सी अमुक रोगी के लिये उपयुक्त है, यह एक मात्र लक्षण

समष्टि द्वारा ही निश्चय किया जा सकता है।

जो पुरुष मोटे हैं और अक्सर क़ब्ज़ की शिकायत किया करते हैं, जो हमेशा चर्म रोग से कष्ट पाते है; जो स्त्रियां मोटी हैं; जिनके शरीर का माँस ढीला है, जो सदैव दुखी और विमर्ष रहती हैं, मन में हमेशा अशुभ चिन्ता करने के कारण सदैव उद्धिग्न रहती हैं, शीत बोध करती हैं, जिन्हें सहज ही में ठण्ड लग जाती है, रजोधर्म देर में प्रकाशित होता है, ऐसे मनुष्य और स्त्रियों की बीमारी में ग्रैफाइटिस उपयोगी है।

पल्सेटिला जैसे यौवन प्राप्त और नम्र स्वभाव की रमणियों के लिए एक विशेष औषधि है, वैसे ही ग्रैफाइटिस भी स्थूल शरीर वाली यौवन प्राप्त स्त्रियों के लिए एक खा़स औषधि है। शरीर की स्थूलता में यह कल्केरिया की समगुण औषधि है, संक्षिप्त फ़र्क यह है कि केल्केरिया में मासिक धर्म नियत समय से पहिले और अधिक होता है; ग्रैफाइटिस का ऋतुस्त्राव थोड़ा और देर में होता है।

ग्रैफाइटिस रोगी खुली हवा पसन्द करता है। ग्रैफाइटिस रोगिणी बहुत रञ्जीदा रहा करती है, अपनी मृत्यु के सिवाय और कुछ भी नहीं सोचती, भाव-अमङ्गल के बारे में सोच कर बहुत जल्द रो देती है। हर एक काम में पेशोपेश रहता है, चित्त डाँवाडोल रहता है, वह किसी काम के बारे में निश्चय संकल्प नहीं कर सकती। चित्त मे बेख़बरी रहती है। गाना बजाना सुनकर रो देती है। (नेट्रम-कार्ब, सैब)। बेशर्म, नटखट बालक घुड़कने या डांटने से हँसता है।

ग्रैफाइटिस रोगिणी के सिर के बाल बहुत झड़ा करते हैं (नेट्रम-म्यूर, नाइट्र-ऐसिड, पेट्रोल, फास, सल्फ़)।

आंख (Eyes)-चक्षुरोग में ग्रैफाइटिस अक्सर काम आता है, सुबह पलकें कीचड़ से जुड़ जाती हैं। पपोटे सूजे रहते हैं; बरौनियों में कीचड़ जम कर सूख जाता है।

बहिरापन (Deafness)-कोई भी चीज़ चबाने से कान में फड्‌ फड्‌ शब्द होता है, भिनभिनाहट शब्द सुनाई देता है। कान के अन्दर खुश्की मालूम होती है। ग्रैफाइटिस के बहरेपन में एक अद्भुत बात यह है कि रोगी किसी शोरोगुल के स्थान में या गाड़ी पर चढ़ कर जाते समय **जब तक गाड़ी के चलने का शब्द होता रहता है, खूब अच्छी तरह से सुन सकता है** (Hears better when in a noise; when riding in a carriage or car, when there is a rumbling sound),यहां तक कि खू़ब धीमा शब्द भी रोगी सुन लेता है, मगर गाड़ी रुक जाने पर फिर उस आसानी से वह सुन नहीं पाता, खू़ब ज़ोर से चिल्ला कर कहने से कुछ सुन पाता है। इस प्रकार का अनोखा बहरापन नाइट्रिक ऐसिड में भी है।

नाक (Nose)-गन्ध लेने की शक्ति इस औषधि में बहुत तेज़ होती है, रोगी फूल की खुश्बू बरदाश्त नहीं कर सकता। नथुने अन्दर चिटक जाते हैं, अत्यन्त दर्द होता है; पपड़ियां जम जाती हैं; नाक में खुश्की मालूम होती है (कैलि-बाइ, नाइट्र-ऐसिड, पल्स)।

चेहरा (Face)-ग्रैफाइटिस में एक अद्भुत लक्षण यह है कि, रोगी यह अनुभव करता रहता है कि उसके चेहरे पर मकड़ी के जाले की तरह कुछ लिपटा हुआ है और वह बार बार उसे हाथ से हटाने की कोशिश करता है (ऐलूम, बैर-कार्ब, बोरैक्स, कैलेड)।

पेट (Stomach and abdomen) - रोगी को कोई चीज़ अच्छी नहीं लगती, जी मिचलाता है, भोजन के बाद पेट में मानो हवा भर जाती है और पेट में दर्द होता है, मगर कुछ खा लेने से आराम मिलता है। रोगी को मछली, मांस, नमकीन और मीठी चीज़ों से नफ़रत होती है (ऐलूम, आर्निं, कार्बो-वेज, टेलिया, पल्स)। बार बार डकारें आती हैं, खाई हुई वस्तुओं का स्वाद आता है। पेट हवा से फूला हुआ मालूम होता है।

ग्रैफाइटिस का **मल बहुत सख़्त और लम्बा होता है और उसके चारों ओर आंव लिपटी रहती है** (Stool lumpy, united by mucous threads)। बवासीर (Piles) के लिए यह एक उत्तम औषधि है, **मलद्वार के चिटक जाने से उसमें दर्द और जलन होती है** (Haemorrhoids of the rectum with burning rhagades at the anus), खुजली होती है।

पुःजननेन्द्रिय (Male Organs)-मैथुन की इच्छा इस क़दर प्रबल होती है कि रात के समय शुक्रपात हो जाता है। विषयानन्द करने की इच्छा होते ही कामेन्द्रिय उत्तेजित हो उठता है। ग्रैफाइटिस में इसकी विपरीत अवस्था भी देखने में आती है, विषय भोग करने की अनिच्छा और कामेन्द्रिय की शिथिलता व निर्बलता और मैथुन शक्ति की हीनता भी रहती है। हस्थ मैथुन व गुदा मैथुन जैसे दुष्कर्म करने वाले युवकों व नवयुवकों की निर्बलता व कामहीनता को यह औषधि दूर करके उनको पुरुषत्व से परिपूर्ण बनाती है।

रजोधर्म (Menses) - रजोधर्म अक्सर देर में होता है, नियमित समय पर नहीं होता, मासिक रुधिर बहुत कम होता है और उसका रंग बहुत ही हल्का होता है। **पल्सेटिला** का लक्षण अक्सर ग्रैफाइटिस की तरह होता है, इसमें भी मासिक रुधिर की कमी, विलम्ब में प्रकाश, रोगिणी की रक्तहीनता, देखने में शरीर की स्थूलता, मासिक रुधिर का पानी की तरह होना और उसके रंग का अधिक लाल न होना, सदैव शीत का बोध होना इत्यादि सब लक्षण हैं, मगर फ़र्क यह है कि **पल्सेटिला** रोगिणी ज़रा ही में रो देती है, ग्रैफइटिस की तरह भावी अशुभ आशंका नहीं करती और चर्म रोगादि नहीं रहते। ग्रैफाइटिस में क़ब्ज़ और **पल्सेटिला** में अक्सर उदरामय, अजीर्णादि पेट के दोष रहते है।

प्रदर (Leucorrhoea)-रजोधर्म के पहिले और बाद **दिन और रात में प्रदर बड़े वेग से बह निकलता है** (Leucorrhoea occurs in gushes day and night) और वह स्राव शरीर के किसी भी स्थान से छू जाने पर, वहां खुजली और ख़राश पैदा कर देता है, इस लक्षण पर **सिपिया** के साथ तुलना होनी चाहिए। दाहिने डिम्भकोश (Ovary) में सख़्ती और सूजन रहती है और इस क़दर दर्द होता है कि हाथ से ज़राही छू देने से तकलीफ़ होती है।

स्त्रियों की छाती का फोड़ा (Mammary abscess) अच्छा होने के बाद घाव का खुरण्ट बार बार खुल जाता है और सीने में कैन्सर (Cancer of breast) हो जाता है इससे दूध निकलने में बाधा पहुंचती है, ऐसी अवस्था में ग्रैफाइटिस अनुपम औषधि है।

चर्म रोग, एक्ज़िमा (Eczema)-शरीर के किसी भी स्थान पर विशेष करके सिर, चेहरा, कान के पीछे और ऊपर, आँख के पपोटे और जननेन्द्रिय पर फुन्सियों की तरह या एक्ज़िमा की तरह किसी भी प्रकार का चर्म रोग क्यों न हो, यदि उनमें से शहद की तरह चिपचिपा

लेसदार रस निकले (Oozes a watery, transparent sticky fluid) तो ग्रैफाइटिस एक मात्र औषधि है। हम लोग अक्सर देखते हैं कि छोटे छोटे बच्चों के सिर पर, कान के चारों ओर ऐसी फुन्सियां निकलती हैं जिनका रस लगकर सारा सिर और कान फुन्सियों से भर जाते हैं और उनमें से शहद की तरह चिपचिपा रस निकलता है, ऐसे बच्चों के लिए ग्रैफाइटिस अत्यन्त लाभदायक है।

पेट्रोलियम-ग्रैफाइट्टिस की तरह कान के चारों ओर और सिर पर फुन्सियाँ बहुत ज़्यादा निकलती हैं, मगर विशेषता यह है कि पेट्रोलियम में फुन्सियों की अधिकता जाड़े के मौसिम में होती है और गर्मी के मौसिम में वे अपने आप घट जाती हैं।

ज्वर (Fever) प्रातकाल में 6 या 7 बजे और शाम को 4 से 8 बचे के अन्दर बुख़ार आता है।

शीत (Chill)-प्यास नहीं रहती; **भोजन करने के बाद शीत की वृद्धि और पानी पीने से कमी होती है;** शीत के समय पाँव बरफ़ की तरह ठण्डे रहते हैं और पैरों में एक बार शीत और एक बार जलन मालूम होती है।

उत्ताप (Heat)-बुख़ार की तेज़ी के कारण रात में बेचैनी रहती है, नींद नहीं आती, हाँथों पैरों में जलन रहती है, सिर और गर्दन में दर्द होता है।

पसीना (Sweat)-बहुत ज़्यादा और ज़रा ही हरकत करने से पसीना आता है, जो खट्टा और बदबूदार होता है। पैरों से इस क़दर पसीना निकलता है कि पैरों में बिवाई होने लगती है।

ज्वर छूटने पर बहुत भूख लगती है या बिल्कुल नहीं लगती; पेट हवा से भर जाता है, क़ब्ज़ रहता है, पेशाब मट्ठे की तरह होता है और उसके नीचे सफ़ेद मैल जम जाता है।

संक्षेप में इस बहुमूल्य औषधि के सूचक लक्षण यह हैं-चर्म रोग से शरीर में चित्तियाँ पड़ जाना; शरीर के किसी भी स्थान से शहद की तरह चिपचिपा रस निकलना; शरीर का मोटा हो जाना; पुराने घाव का आराम न होना, खुरण्ट का बार बार उधड़ जाना; नाख़ून का आसानी से टूट जाना; हाथ के चमड़े का चिटक जाना; मलद्वार का चिटक जाना; कठिन मल के चारों ओर आँव का लिपटा रहना।

सम्बन्ध (Relations)-कास्टिकम, हिपर और लाइको के साथ पूरक (Complementary) सम्बन्ध।

युवा स्त्रियों के मोटा पड़ जाने के रोग में कैल्केरिया के बाद यह उपयोगी है। चर्म रोग में सल्फ़र के बाद और स्त्रियों की योनि से बेड़ वेग से सफ़ेद पानी निकलने पर **सिपिया** के बाद **ग्रैफाइटिस** अच्छा काम देता है।

रजोधर्म की तकलीफ़ों में लाइको और पल्स से यह मिलती जुलती है।

वृद्धि (Aggravation) रात में; रजोधर्म के समय और रजोधर्म के बाद; गर्मी से; खाने के बाद।

ह्रास (Amelioration)-डकार से (कार्बो-वेज); चलते समय; खुली हवा में।

मात्रा (Dose) — 6 से 30वीं शक्ति।

217 ग्रैटिओला
(Gratiola)

Hedge Hyssop

यह औषधि विशेषत अतिसार और पेट की बीमारियों में ही काम आती है। स्थूल मात्रा में सेवन करने से - तेज वमन अत्यधिक परिमाण में, जोर का दस्त और पेशाब का परिमाण बढ़ जाता है। यह औषधि (emetic, purgative & diuretic) यानी वमन कारक, दस्तावर और पेशाब लाने वाली है। अगर बहुत ज्यादा ठण्डा पानी पीना बीमारी का कारण हो, तो सबसे पहले इस औषधि का प्रयोग करना चाहिए। पाखाना जाने के बाद मलद्वार में जलन रहना, पाखाने का रंग हरा, पाखाने के साथ फेन आना, पेट में दर्द रहना, सिर में तेज दर्द रहना इत्यादि इसके लक्षण हैं। मलद्वार में छोटी-छोटी कृमि रहना, जी मिचलाना, स्त्रियों के असमय में ऋतुस्राव आरम्भ होकर अधिक परिमाण में स्राव हो और वह स्राव बहुत दिनों तक चलता रहे, तो इससे फायदा होगा।

नींद न आने की बीमारी की भी यह एक बढ़िया औषधि है।

सम्बन्ध - टैबा, कमो, नक्स, डिजिटै, यूफ्रे।

मात्रा - 3x और 3 से 30 शक्ति तक।

218 ग्रिण्डेलिया
(Grindelia)

Rosin-wood

यहाँ पर ग्रिण्डेलिया रोबस्टा तथा ग्रिण्डेलिया स्वेरोंजा दोनों ही औषधियों के लक्षण दिये गये हैं। व्यवहारिक रूप से दोनों औषधियों की क्रियाओं में किसी प्रकार का अन्तर नही है, ग्रिण्डेलिया स्वेरोंजा में प्लीहा सम्बन्धी लक्षणों की प्रमुखता पाई जाती है, बायें अधः पर्शुक प्रेदश (hypochondrium) में मन्द-मन्द दर्द रहता है। प्लीहा की रक्तसंकुलता से सम्बद्ध पाकाशय शूल, पुराना मेलेरिया। पक्षाघात पैदा करती है जो वाह्यांगों से आरम्भ होता है। हृदय पर होने वाली क्रिया में हृदय की चाल तेज हो जाती है, किन्तु बाद में धीमी पड़ जाती है। हत्फुफुस विभाजन (cardio pulmonary distribution) सूखे नजले में फुफ्फुसावरण पर इसकी क्रिया होती है, फलस्वरूप श्वास लेने में कठिनाई होती है। नींद आने के बाद रोगी को ऐसा महसूस होता है जैसे उसका दम घुट रहा हो। श्वास नलियों के अन्दर ठोस श्लेष्मा जम जाता है जिसे बार-बार निकालना कठिन होता है। उदर व्रण (gastric ulcer) की अवस्था में मितली और उबकाई, मूत्र में शर्करा। योनि-प्रतिश्याय (vaginal catarrh), छाले (blisters), अग्निदाहक्षतो (burns) तथा परिसर्पी छाजन (herpes zoster) में इस औषधि का प्रयोग किया जाता है।

प्लीहा तथा चर्म - (Region of spleen) प्लीहा प्रदेश में काटता हुआ दर्द जो कूल्हों तक फैल जाता है। बड़ा हुआ प्लीहा। शरीर पर गुलाबी दाने हो जाते हैं तथा उनमें जलन और खुजली होती है। त्वचा का रंग बैगनी व सूजी रहती है।

सिर - रोगी को सिर भरा हुआ लगता है जैसे कुनीन खा रखी हो। नेत्रगोलकों में दर्द होता है, जो पीछे की ओर माथे तक पहुँच जाना है। आँखे हिलाने डुलाने से दर्द बढ़ जाता है, नैत्रपटल फैल जाते हैं।

श्वास - दमा, साथ ही विपुल मात्रा में चिपचिपा बलगम, बलगम निकलने पर रोगी को राहत मिलती है। श्वासनिकाशोथ से पीड़ित रोगियों में सांय सांय करती हुई श्वसन ध्वनि तथा घुटन के लिए विशेष लाभदायक औषधि। सीत्कारी घ्वनियां झागदार श्लेष्मा के साथ बिखर जाती हैं, जिसे थूकना कठिन हो जाता हैं। नींद आते ही श्वास बन्द हो जाता है, रोगी चौक कर उठता है और हाँफता है। श्वास लेने के लिए बैठना पड़ता है। काली खांसी के साथ विपुल श्लैष्मिक स्राव। श्वासनलियों से ठोस सफेद रंग का श्लैष्मिक बलगम निकलता है, रोगी-लेटे लेटे श्वास नहीं ले सकता।

सम्बन्ध- लैकेसिस, सैग्वीनेरिया, टार्टा-इमेटि।

मात्रा - मूलार्क की 1 से 15 बूंदो तक।

219 गुयेकम
(Guaiacum)

Resin of lignum Vitae

फाइब्रस टीशु के ऊपर इस औषधि की प्रधान क्रिया होती है। उपदंश रोग की दूसरी अवस्था के उपसर्ग में और वात की घातु में तथा नये वात रोग और उसके प्रदाह में-इससे ज्यादा फायदा होता है।

टॉनसिल और गलक्षत - टॉनसिल प्रदाह की प्रथम अवस्था में यह बहुत लाभकारी है। उपदंश रोग की दूसरी अवस्था में- मुंह के भीतर गले और तालु में घाव हो जाता है, जो क्रमशः रोगग्रस्त स्थानों में छेद कर डालता है, उसमें गुयेकम निम्न शक्ति (1 से 6) फायदा करती है, और औरम मेट, मर्क कॉर, हिपर, ऐसिड-नाइट्रिक आदि की अपेक्षा अधिक फायदा करती है।

गठिया - एड़ी की गाँठों में दर्द, जो पूरे पैर में फैल जाता है, माथे और गर्दन के पिछले भाग में वात का दर्द, खोपड़ी में दर्द, हाथ में वात, कन्धे में वात, गृध्रसी वात, कमर का दर्द, नया वात, घुटने फूलना, घुटने के प्रदाह का दर्द, जरा सा दबाते ही दर्द का बढ़ना, रोग की जगह पर स्राव का सहन न होना इत्यादि नये प्रदाह के लक्षणों में इसकी निम्न शक्तियों का प्रयोग करने से प्रदाह बहुत जल्द घट जाता है। घुटने में चोट लगकर जानु सन्धिका प्रदाह हो

जाने पर, गर्मी और पारा से उत्पन्न वात रोग में भी अगर उक्त प्रकार के लक्षण रहे, तो इस औषधि से फायदा होगा। पेशी बन्धनी, जिसमें अंग में विकार पैदा हो जाता है, रोगी इच्छानुसार चल फिर नहीं सकता। पुराने वात, गांठों में बारीक पत्थर का चूरा जैसा एक तरह का पदार्थ (cancretion) पैदा होता है, उसकी भी यह बढ़िया औषधि है।

पेशाब - पेशाब के बाद मूत्राशय के मुंह पर सुई गड़ने जैसा दर्द होता है, लगातार पेशाब में वेग, पेशाब में बहुत कड़वी बदबू आना।

श्वास - सूखी अत्यन्त कष्टदायक खांसी, जिसमें दम रुक सा जाना और वक्षावर झिल्ली प्रदाह या प्लुराइटिस की तरह कलेजे में सुई गड़ने जैसा दर्द होना।

इस औषधि से वात धातु के रोगियों की पेशाब की बीमारी, चक्षु पीड़ा, कान की बीमारी, दन्त रोग इत्यादि बीमारियों में फायदा होता है अतः उक्त लक्षणों में किसी दूसरी औषधि से लाभ न होने पर, अन्त में इस औषधि का प्रयोग करना चाहिए।

सम्बन्ध - मर्क, रॉडो, ऐसिड-नाइट्रिक, मेजेरियम, रस-टाक्स, कौस्टि।

मात्रा - मूलार्क और 1 से 6 शक्ति।

(220) गुआरिया
(Guarea)

Ballwood

इस औषधि के प्रयोग से श्लेष्म लाशोफ (chemosis) तथा प्रस्तारी अर्म (pterygium) की रोगमुक्तिकारक चिकित्सा की जा चुकी है। गेरु जैसे लाल रंग का ल्यूपस (चर्मक्षय)।

श्वास तथा सिर - खांसी के साथ पसीना आना, छाती में अकड़न तथा दर्द, स्वरयंत्र उत्तेजित होना। रोगी को ऐसा लगता है जैसे माथा आगे की ओर गिर रहा हो या सिर में गुम चोट लग गई हो।

आंखें - आंखें सूजी हुई, नेत्रश्लेष्मला (.conjunctiva) प्रदाहित। चीजें भूरी दिखाई देती हैं, ऊपर का भाग नीचे दिखाई देता है। नेत्रगोलकों में तेज दर्द रहता है, तनाव, लगता है जैसे आंखें बाहर की तरफ धकेली जा रही हों। अश्रु-परिवाह (epiphora) नेत्र लक्षणों का बहरेपन के साथ अदल-बदल कर प्रगट होना।

मात्रा - मूलार्क।

221 हेमैमेलिस वरजिनिका
(Hamamelis Virginica)

Witch Hazel. *Hamamelaceæ.*

हमैमेलिस रक्तस्राव बन्द करने के लिए एक उत्तम औषधि है (The chief characteristic of Hamamelis is a passive, venous hæmorrhage from any part)। इस में बहुत ज़्यादा काला काला और जमा हुआ थक्का-थक्का ख़ून निकलता है। इस प्रकार का रक्तस्राव शरीर के किसी भी स्थान जैसे-नाक, जरायु (Uterus), फेफड़ा (Lungs) इत्यादि से निकले, तो हेमैमेलिस से उपकार होता है।

गुदा से अथवा बवासीर रोग में उक्त प्रकार का रक्तस्राव होने पर इससे फल मिलेगा।

हेमैमेलिस के रक्तस्राव के समय किसी प्रकार का दर्द या रोगी के दिल में किसी प्रकार का डर या उद्वेग नहीं रहता।

आर्निका की तरह हेमैमेलिस में भी चोट लग जाने की तरह दर्द पाया जाता है। इस प्रकार दर्द अक्सर वात रोग के साथ प्रकाशित होता है। वात रोग में उक्त प्रकार के दर्द में **आर्निका** द्वारा फल न पाने पर, हेमैमेलिस का प्रयोग करने से अरोग्य प्राप्त होता है।

सम्बन्ध (Relations)-रक्त स्राव में और ज़रा ही में ख़ून निकालने के धातु में फेरम के साथ पूरक सम्बन्ध।

चोट लगने से खून निकलने पर और आखँ में जमे हुए ख़ून को हटाने के लिये **आर्निका** और कैलेन्डयूला के साथ तुलना करो।

222 हेक्ला लावा
(Hecla Lava)

दांत, मसूढ़ों और हड्डी पर इसकी प्रधान क्रिया होती है। यह औषधि हेक्ला नामक ज्वालामुखी से निकले हुऐ भस्म से बनायी जाती है।

दांत - दांतों में कीड़े लगकर दांतों का क्षय होना, मसूढ़े की हड्डी में घाव (Caricous teeth) मसूढ़ों में फोड़ा, घाव, नासूर (Pyorrhoea) मसूढ़े के चारों ओर सूजन के साथ दांतो में शूल का दर्द, मुंह में स्नायुशूल का दर्द, दांत उखड़वाने के बाद वहां दांत का कुछ अंश रह जाना और उसकी वजह से तकलीफ होना इत्यादि। पायेरिया में इसका टूथ-पाउडर भी प्रयोग किया जाता है। इसकी 2x शक्ति 25 ग्रेन ग्लिसरिन में मिलाकर दातों पर लगाये। हेक्ला लावा अन्यान्य सभी औषधियों की अपेक्षा ज्यादा लाभ करती है।

हड्डी - अस्थि - आवरक, परदे का प्रदाह, अस्थि का अर्बुद (osteosarcoma) हड्डी का प्रदाह इत्यादि हड्डियों की घातक बीमारियों में और उपदंश रोग से उत्पन्न (syphilitic) नाक की हड्डी के घाव में यह लाभकारक है, बच्चों की रेकाइटिस (rachitis) नामक हड्डी की बीमारी में बहुत फायदा करती है, गरदन की गांठ (cervical gland) फूल जाने, बड़ी और कड़ी हो जाने पर इससे फायदा होगा। पैर के नीचे की तरफ की सामने वाली हड्डी बढ़ जाना और बेकार हो जाने पर, इस औषधि का सेवन कराने से फायदा हो सकता है।

सम्बन्ध - गर्क, फांस, कैलि, कल्के-आयोड, साइलि।

मात्रा - 2x से 6 शक्ति तक।

(223) हैलियांथस (Helianthus)

Sunflower

सर्दी, जुकाम, नज़ला, नकसीर तथा नाक के अन्दर मोटी पपडियां। सविराम ज्वर की जीर्ण अवस्थायें। बाये घुटने में आमवाती दर्द, वमन, काला पाखाना, त्वचा की लाली व गर्मी, रक्तसंचय मुख तथा गर्मी की रूक्षता। इसके रोगी के गर्मी से लक्षण बढ़ जाते हैं और वमन हो जाने पर घट जाते हैं। आमाशयिक लक्षणों पर जब मितली और वमन की अवस्था गतिशील रहती है तब यह औषधि प्रभावी क्रिया करती है। मुंह खुश्क, काला पाखाना। कैलेण्डयूला और आर्निका के समान ही इसका वाह्य प्रयोग भी किया जाता है।

मात्रा - पहली शक्ति से 30 शक्ति तक।

(224) हेलेबोरस नाइगर (Helleborus Niger)

Christmas Rose, *Ranunculaceæ.*

बेहोशी (Delirium)-मेनिञ्जाइटिस (Meningitis-मस्तिष्क आवरण का प्रदाह) की तरह-मस्तिष्क की कठिन पीड़ा में, मस्तक के अन्दर जल जमने की सम्भावना पर या जल ज़मने पर (Hydrocephalus) हेलोबोरस अति उत्तम औषधि है। बालकों के ज्वर अथवा दस्त जब चरम अवस्था पर पहुँच जाते हैं और क्रमशः मस्तिष्क के सारे लक्षणों का उदय होता है, तब मस्तक में जल जमता है, ऐसी अवस्था में वक्ष्यमाण लक्षण रहने पर हेलेबोरस कार्य साधक है।

बालक रह रह कर चीख़ उठता है और सिर को तकिये के इधर उधर फेरता रहता है (Moving head in the pillow; rolls head day and night, with moaning)। रोगी बेहोश पड़ा रहता है, प्यास इतनी तेज़ लगती है कि बालक के मुँह के पास पानी का चमचा लाने से, वह मुँह फाड़ कर उसे मुँह के अन्दर लेने की कोशिश करता है, माथे पर का चमड़ा सर्वदा सिकुड़ा रहता है और उस पर ठण्डा पसीना आता रहता है। मुंह इस तरह चलाता है कि मानों कुछ चबा रहा है। टकटकी बाँधी हुई नज़र होती है। रोगी कुछ भी देख या सुन नहीं पाता। वह अपना एक हाथ और एक पैर लगातार हिलाता रहता है मगर दूसरे स्थिर पड़े रहते हैं (Automatic motion of one arm and foot)। चिन्ताशून्य होकर एक तरफ़ ताकता रहता है। गाढ़ी नीद, नींद में चिल्ला और चौंक उठता है। बेहोशी मे सर्वदा होंठ और कपड़ा कुरेदता रहता है, या नथुने के अन्दर अङ्गुली ठूसता रहता है (सम्पूर्ण सचेतन अवस्था में, एरम)।

हाथ पैर की हरकत (Automatic motion of one arm and foot)-एक हाथ और एक पैर बार बार उठाना और फेंकना हेलेबोरस का एक विशेष लक्षण है; यह लक्षण **ऐपोसाइनम** के साथ मिलता जुलता है। बाँये हाथ और पैर हिलाने का लक्षण **ब्रायोनिया** में भी है। सिर्फ़ दोनों पैरों की हरकत **ज़िङ्कम** का विशेष लक्षण है। मानों कुछ चबा रहा है इस प्रकार का लक्षण **ब्रायोनिया** में भी है, मगर उसमें **हेलेबोरस** की तरह मूर्छा और बेहोशी नहीं रहती।

चीख़ (Screaming)-नींद या बेहोशी की अवस्था में एकाएक ही चीख़ने के लक्षण पर **एपिस** के साथ इसकी तुलना होती है, मगर **एपिस** रोगी में अक्सर प्यास नहीं रहती, हेलोबोरस रोगी को बहुत ज़्यादा प्यास लगती है; बहुत ही चाह के साथ पानी पीता है, यहाँ तक कि पानी का चमचा दाँत से पकड़ लेता है।

पेशाब-पेशाब लाल, काले रङ्ग का, बहुत कम, और उसके नीचे काफी के बुरादे की तरह मैल जम जाता है, ऐसी अवस्था बहुत ही नाजुक होती है, इसके बाद रोगी क्रमशः बेहोश हो जाता है अथवा मूर्छा होते होते मृत्युमुख में पतित हो जाता है। हेलोबोरस द्वारा बहुत रोगियों के प्राण बचाये गये हैं। हेलोबोरस का प्रयोग करने के बाद, पहिले रोगी बहुत पेशाब करता है, फिर धीरे धीरे आरोग्य पथ में आता है। इन सब लक्षणों पर **एपिस** के साथ इसकी तुलना होती है। फ़र्क यह है कि **एपिस** के पेशाब की तकलीफ़ में पेशाब के रास्ते में जलन, दर्द और खुजली बहुत ज़्यादा रहती है। पेशाब भी बार बार और बहुत ज़्यादा होता है, मगर हेलेबोरस के पेशाब की धार बहुत पतली होती है। एपिस में पेशाब के तल छट के साथ माँस के टुकड़े भी रहते हैं, हेलेबोरस में नहीं रहते। सीना,पेट और अन्यान्य स्थान के शोथ में से ़उपर्युक्त प्रकार का पेशाब ही हेलेबोरस का पथ दर्शक लक्षण है।

टाइफाइड ज्वर (Typhoid fever) और मस्तिष्क-झिल्ली के प्रदाह (Meningitis) में हेलेबोरस अक्सर व्यवहृत होता है।

सम्बन्ध (Relations)- मस्तिष्क रोग या मस्तिष्क-झिल्ली के प्रदाह में एपिस, ऐपोसान, आर्स, बेल, ब्रायो, डिजि, लैक, सल्फ , टयूब और ज़िङ्क के साथ हेलेबोरस की तुलना करो।

नोटः- डॉ. कैन्ट ने जो हेलेबोरस का विवरण दिया है वह अपने में सम्पूर्ण है। उन्होंने लिखा हैं कि; "हेलेबोरस का बच्चा अधिकतर दो से दस वर्ष की आयु के बीच होता है। वह अधखुली आँखों से लगातार एक ओर देखता रहता हैं। उसके होंठ इस प्रकार हिलते हैं जैसे वह कुछ कहना चाहता हो पूछे जाने पर वह जिन शब्दों को बोलना चाहता है, उन्हें भूल जाता है।"

हाइड्रोसेफेलस रोग में एक तेज चीख निकलती है, बच्चा नींद में चीख उठता है, अपने हाथों को सिर के पास ले जाता है यही अवस्था **एपिस (Apis)** में भी देखी जाती है। किन्तु **एपिस** का रोग नया होता है तथा तीव्र होता है। **एपिस** में रोगी अपने ऊपर के कपड़े उतार कर फेंकता है तथा उसे प्यास नहीं लगती, जबकि **हेलेबोरस** में प्यास अधिक लगती है और ये तब काम करता है जब रोग की तेजी क्षीर्ण हो चुकी होती है।

एपिस का रोगी कमर के बल बिस्तर पर लेटा रहता है और सिर को दाहिने बांये घुमाता रहता है। आँखें शिव नेत्र की तरह आधी खुली हुई होती हैं, उसके हाथ और पैर स्वयं हिलते रहते हैं (Often making-automatic motions with the arms and Legs) कभी -कभी एक ओर के हाथ-पैर ये हरकत नहीं करते, किन्तु दूसरी ओर के हाथ और पैर बराबर हिलते रहते हैं।

हेलेबोरस में गुनूदगी अधिक होती है। प्रलाप या तो होता नहीं या बहुत हल्की सी बड़बड़ाहट होती है। रोगी न तो कुछ कहता है, न कुछ करता है, इसके रोगी को जब तक खुब झंझोड़कर न जगाया जाय, तब तक वह प्रश्नों के उत्तर नहीं देता और जब इस प्रकार झंझोडकर जगाने पर वह बोलता है तो आत्मा और भूतों की बात करता है।

औषधि की क्रिया एवं उसका प्रभावः- डॉ. कैन्ट लिखते हैं कि जो रोगी हफ्तों या महीनों तक इस तरह अर्धमूछित अवस्था में पड़े रहते हैं, उनमें **हेलेबोरस** देने के बाद ठीक होने की प्रक्रिया एक दम तो नहीं, किन्तु धीरे-धीरे शुरू हो जाती है, तथा एक दो दिन के बाद रोगी में निम्न तीन लक्षणों में से कोई भी प्रकट हो जाता है

(क) अत्यधिक पसीना

(ख) अधिक अतिसार

(ग) अधिक वमन

यह सब औषधि की प्रतिक्रिया के कारण होता है। इन लक्षणों का प्रकट होना प्रतिक्रया होने का लक्षण है। यदि बच्चे के शरीर में काफी शक्ति है, तो वह अब ठीक होने लगेगा। **ध्यान रहे कि प्रतिक्रिया स्वरूप उत्पन्न हुए इन लक्षणों को किसी प्रकार अथवा किसी दवा से रोकना नहीं चाहिए, अन्यन्था रोगी का जीवन संकट में पड़ सकता है।** इसके लिये डॉ. कैन्ट ने उपदेश दिया है, कि बालक के पिता को अलग ले जाकर समझा देना चाहिए। (यहां माता को अलग ले जाकर समझाने का प्रयत्न तभी करना चाहिए, जब वह अत्यधिक बुद्धिमान एवं समझदार हो), उन्हें ये समझा देना चाहिए कि इस औषधि की प्रतिक्रिया स्वरूप ऊपर कहे गये लक्षण प्रकट होने के बाद ये बच्चा जीवन प्राप्ति की ओर बढ़ने लगेगा और जिसमें निम्न लक्षण उत्पन्न होंगे ।

1. बच्चे में गर्मी आ जायेगी और कुछ ही दिनों में वह होश पकड़ जायेगा।
2. तदोपरान्त उसकी संख्या शून्य अंगुली हांथ-पाँव एवं संघायुक्त होने लगेगें, उसकी उगलियों में झंझनाहट या चुनचुनाहट प्रारम्भ हो जायेगी और इसी प्रकार की झंझनाहट नाक और कान में भी होगी जिसके कारण।
3. बच्चा रोयेगा, चीखेगा, हाथ पैर-पटकेगा और बिस्तर पर लुड़कने या घुमने लगेगा। इस समय पड़ोसी लोग आकर माता-पिता से कहेंगे कि देखिए बच्चा किस तरह तड़फ रहा है। यदि वह डॉक्टर महोदय इसकी इस परेशानी को दूर नहीं करते, तो हमें उसका ईलाज नहीं कराना चाहिए।

सावधानी:- किन्तु ध्यान रहें यदि आपने या किसी ने भी इस समय बच्चें में उत्पन्न हुवे इन लक्षणों को रोकने के लिए कोई औषधि दी, तो विश्वास रखें कि **अगले 24 घन्टे में उस बच्चे का देहान्त हो जायेगा।**

अब वह बच्चा ठीक होने की ओर चल रहा है और उसे बिना किसी अन्य दवा दिये ऐसे ही छोड़ कर देखना चाहिए।

पसीना, अतिसार या वमन के जो लक्षण ऊपर कहे गये है, उन्हें भी रोकने का प्रयत्न नहीं किया जाना चाहिए, ये तीनों लक्षण एक साथ या इनमें से कोई भी एक प्रकट हो, तो बिना कोई दवाई दिये, वो स्वयं ही एक या दो दिनों में ठीक हो जाता है।

मात्रा (Dose) — मूलार्क से तीसरी शक्ति।

(225) हलोनियस डायोइका
(Helonias Dioica)

Devil's bit. Blazing Star. *Melanthaceæ.*

गर्भाशय का बाहर निकल पड़ना (Prolapsus of uterus)-हेलोनियस अक्सर जरायु की कमज़ोरी में उपयोगी है। मानसिक और शारीरिक कठिन परिश्रम से कमज़ोरी होने पर जिन स्त्रियों का गर्भाशय बाहर निकल पड़ता है (Prolapsus of uterus from atony), उनके लिये यह लाभदायक है।

रजोधर्म (Menses)बहुत खून नष्ट होने के कारण कमज़ोर स्त्रियों के जरायु की दुर्बलता से नियत समय के बहुत पहिले बहुत ज़्यादा मासिक रुधिर जाता है। महीने में जिस क़दर ख़ून शरीर में पैदा होता है उससे अधिक ऋतुस्राव के साथ नष्ट हो जाता है। रजोधर्म के दिनों में आँचल में सूजन हो जाती है और स्तनग्र (Nipples) में इस क़दर दर्द होता है कि छुआ नहीं जाता (कोन, लैक-कैन)।

हेलोनियस में एक विशेष लक्षण यह है कि रोगिणी अपने जरायु की स्थिति के बारे में सचेत रहती है, जब वह हरकत करती है जरायु को भी हरकत करता हुआ महसूस करती है, जरायु में इस क़दर दर्द रहता है कि वह किसी को छूने नहीं देती (लाइसिन)।

बहुमूत्र (Diabetes)-बहुमूत्र की प्रथमावस्था में यह उपयोगी है, जब कि पेशाब साफ़ और बहुत ज़्यादा होता है, शक्कर रहता है; होंठ इस क़दर सूखे रहते हैं कि प्यास बहुत लगती है; बेचैनी, कमज़ोरी, चिड़चिड़ापन और उदासीनता आ जाती है।

ऐल्ब्यूमिन्यूरिया (Albuminuria)-चाहे नया हो या पुराना। सगर्भावस्था में अक्सर हो जाया करता है। रोगिणी अत्यन्त कमज़ोरी, सुस्ती और थकावट मालुम करती है, पर उसका कारण वह खुद नहीं बता सकती।

हेलोनियस का एक ख़ास लक्षण यह है कि **जब तक रोगिणी किसी काम में लगी रहती है और रोग के विषय में चिन्ता नहीं करती तब तक बहुत अच्छा मालूम करती है** (Always better when doing something, when the mind is engaged; कैल्क-फास, आक्ज़े-ऐसिड)।

क़रीब क़रीब सब रोगों में जब कभी हेलोनियस आवश्यक होता है, कमज़ोरी, थकावट और कमर में दर्द अवश्य रहता है।

सम्बन्ध (Relations)-ऐलेट्रिस, फेरम, लिलि, फास-ऐसिड के साथ तुलना करो।

जरायु का निकल आना, चिरस्थायी रोग और अच्छा पुष्टिकारक खाना न पाने से कमज़ोरी में ऐलेट्रिस के साथ समगुण सम्बन्ध है।

मात्रा (Dose) — मूलार्क से 6 शक्ति।

(226) हिपर सल्फ़र
(Hepar Sulphur)

Hepar Sulphuris Calcareum.

हिपर एक ऐन्टिसोरिक (Anti-psoric) औषधि है, चर्मरोग लुप्त हो जाने से कोई रोग उत्पन्न हो जाय और उसके समस्त लक्षण हिपर से मिलते हों, तो रोगी के शरीरगत धर्म का संशोधन करके रोग को हटाने में यह योग्य है। पारा मिली हुई औषधि के दुरुपयोग से दूषित शरीर के रक्त को शुद्ध करने के लिए हिपर एक परमोत्तम औषधि है।

छू जाने से दर्द में वृद्धि (Extreme sensitiveness of the affected part to the touch) - सूजन, वात, फोड़ा इत्यादि कोई भी रोग क्यों न हो, रोगी अक्रान्त स्थान को छूने नहीं देता। हाथ या किसी वस्तु से छू जाने पर रोगी फौरन चिल्ला उठता है। जरा भी छू जाने से दर्द की अत्यन्त अनुभूति, यह लक्षण **चायना** में भी है, धीमे हाथ से छूने से तकलीफ़, मगर धीरे-धीरे ज़ोर से दबाने से आराम पाना **चायना** का एक आश्चर्यजनक लक्षण है।

ठण्डी हवा बरदाश्त न कर सकना (Sensitiveness to slightest cold)- हिपर रोगी को ठण्डी हवा ज़रा भी बरदाश्त नहीं होती (He is a chilly patient), रोगी फोड़ा, सूजन, वातब्याधि का स्थान अति सावधानता के साथ कपड़े से ढांक रखता है, अथवा दरवाज़े, खिड़की, झरोखे बन्द रखता है, किसी तरह से खोलने नहीं देता, कारण खिड़की या दरवाज़ा ज़रा भी खुला रहने से, रोगी ख़्याल करता है कि उस स्थान से हवा आकर मेरे शरीर में लगती है और इससे मेरी बीमारी बढ़ जायगी। ज्वर, खाँसी, फोड़ा इत्यादि किसी भी बीमारी में इस प्रकार के लक्षण रहने पर फौरन हिपर का प्रयोग करना चाहिए।

मानसिक लक्षण (Mental symptoms)-जैसे पीड़ा का स्थान ज़राही छू जाने से तकलीफ़ों में अत्यन्त वृद्धि मालूम होती है, चित्त की अवस्था भी वैसी ही होती है। अति तुच्छ बात भी रोगी को क्रोधित कर देती है, रोगी झगड़ा करने के लिये तैयार हो जाता है, उत्तेजित हो जाता है, और भलाबुरा कहने लगता है। यह चित्त विकार उसे इस क़दर परवश कर देता है कि वह अपने सच्चे दोस्त को मार डालना चाहता है। हिपर में बिना किसी कारण के ऐसी चित्त वृत्ति हो जाती है। किसी किसी के दिल में ऐसा ख़्याल आता है कि अपने दोस्त को छुरी से घायल कर दूं। नाई के दिल में ऐसा ख़्याल आता है कि हजामत बनाते समय मनुष्य के गले में उस्तरा चला दूँ। माता के दिल में आता है कि बच्चे को आग में झोंक दूँ या खुद आग में जल मरूं; अन्याय और सत्यानाश करने को तैयार हो जाती है, हर एक वस्तु में आग लगाने को जाती है, (Pyromania)। यह सब लक्षण बढ़ते बढ़ते पागलपन में परिणत हो जाते हैं।

फोड़ा (Abscess)-फोड़े के मवाद के लिये हिपर विशेष शक्तिशाली है। फोड़ा या किसी प्रकार की सूजन में मवाद पड़ने के पहिले उच्च शक्ति, सहस्र या लक्षाधिक शक्ति हिपर

की एक खुराक का प्रयोग करते धीरज के साथ प्रतीक्षा करने पर आशातीत फल पाया जाता है। बहुतेरे अनुभवी चिकित्सकों का कहना है कि फोड़ा इत्यादि पकाकर फोड़ने के लिये नीची शक्ति की हिपर का बार-बार प्रयोग करना चाहिये। मैं इसमें कोई विशेषता नहीं देखता। इस प्रकार औषधि का प्रयोग करना होमियोपैथिक मत के विरुद्ध है। शुरू में चाहे फोड़े की सूजन को हटाने के लिये या फोड़े को पकाने के अभिप्राय से उच्च शक्ति की एक खुराक हिपर के प्रयोग से, अगर मवाद बनना शुरू न हुआ हो तो सूजन अवश्य हट जायगी और अगर मवाद बनना शुरू हो गया हो, तो फोड़ा पक कर फूट जायगा, इसमें ज़रा भी सन्देह नहीं। आप्रेशन (Operation) अर्थात छूरी से काटने की कभी भी ज़रुरत नहीं पड़ेगी। बड़ा-बड़ा फोड़ा, कारबङ्कल (Carbuncle) अर्थात बिना मुंह के फोड़े उच्चशक्ति हिपर सल्फ़र से अवश्य ही फूट जाते हैं, और विशेषता यह है कि होमियोपैथिक औषधि से फोड़ा फूटने पर एक ही दो सप्ताह में सूख कर आराम हो जाता है, और छूरी से चीर फांड़ करने से आराम होने में महीनों लग जाते हैं, और बाद को नासूर हो जाने का सन्देह रहता है। जो अनभिज्ञ होमियोपैथिक चिकित्सक नीची शक्ति की औषधि देकर रोगी के साथ खेल किया करते हैं, निम्नशक्ति की हिपर के बार बार प्रयोग से जब फोड़ा नहीं फूटता, तब कहते हैं, भाई, इसे कटाही डालो। ऐसे लोगों का चिकित्सा करना स्वाँग करना है।

सूजन को हटाने के लिये और भी बहुत सी औषधियां हैं, वह भी हिपर की तरह गुणकारी हैं; मगर हर एक औषधि के सारे लक्षणों को अच्छी तरह से रोग के साथ न मिलाकर प्रयोग करने से, होमियोपैथिक औषधि से कुछ भी लाभ नहीं होता।

आश्चर्य्य का विषय यह है कि जैसे हिपर मवाद बनाना रोक कर सूजन को दूर करता है, उसी तरह बहुत थोड़े ही समय में फोड़े को पका कर भी फोड़ देता है। इसका तात्पर्य यह है कि होमियोपैथिक औषधि रोगी के स्वभाव के अनुसार कार्य करती है। यदि सूजन में ज़रा भी मवाद पड़ा हो और स्वभाव उस मवाद को शोषण करने में अयोग्य हो अर्थात वह मवाद शरीर में समा जाने से हानि पहुँचने की सम्भावना हो, तो ऐसी अवस्था में लक्षणानुसार प्रयुक्त औषधि सूजन में काफी मवाद बनाकर और फोड़ कर बाहर निकाल देती है, यही होमियोपैथी की विशेषता है।

चक्षुरोग (Eye disease)-आँख आने पर पपोटों की सूजन में और पपोटे पर की बिलनी (Styes) पक जाने पर हिपर उपकारी है। पारा सेवन करने के दोष से आँख की पुतली में सूजन, आँख के अन्दर मवाद का आना, आँख में सूजन, बेहद तकलीफ़ और ज़रा ही छू जाने से अधीर हो जाने के लक्षण रहने पर हिपर उपकारी है। यह याद रहे कि शरीर से पारा दोष दूर करने के लिए हिपर एक उत्तम औषधि है। किसी भी चक्षुरोग में यदि ठण्डी हवा से आँख की तकलीफ़े बढ़ जाँय तो हिपर से विशेष उपकार होगा। मर्क्यूरियस में ठण्ड से आराम पहुंचता है।

क्रुप खाँसी (Croup)-फेफड़े पर हिपर का अति आश्चर्य्यजनक प्रभाव पड़ता है। क्रुप खाँसी में हिपर विशेष लाभदायक है। खुश्क ठण्डी हवा लगने से क्रुप खाँसी होने पर **ऐकोनाइट**

भी उत्तम औषधि है। **स्पञ्जिया** भी क्रूप खाँसी में विशेष उपकारी औषधि है। इनमें फ़र्क यह है कि **ऐकोनाइट** की खाँसी शाम को रात्रि में और नींद टूटने पर बढ़ जाती है; **स्पञ्जिया** की खाँसी आधी रात में और हिपर की खाँसी शेष रात्रि में बढ़ा करती है। शरीर का कोई भी अंश खुल जाने से खाँसी में वृद्धि हो जाना हिपर का ख़ास लक्षण है। खाँसते खाँसते मानों गला घुट जायगा, दम बन्द हो जायगा ऐसा अनुभव होने का लक्षण है। **बैराइटा-कार्ब, हिपर** और **रस-टाक्स** में सर्व प्रधान है। क्रूप खाँसी या किसी प्रकार के हलक़ की सूजन में खाँसते-खाँसते मानों कण्ठरोग हो जाएगा ऐसा अनुभव, निगलने या जमुहाई लेते समय हलक़ के अन्दर से कान तक सुई का सा चूभता हुआ सख़्त दर्द का लक्षण रहने पर हिपर का प्रयोग करने से विशेष लाभ होगा। बच्चों के न्यूमोनिया (Pneumonia) या खाँसी में **ऐन्टिम-टार्ट** उपयोगी होने पर भी अगर उससे सहज में फल न मिले, तो हिपर आवश्यक होता है।

हलक़ में मछली का कांटा या सुई चुभी हुई है (Sensation as if a fish bone or a splinter were sticking in the throat) ऐसा अनुभव हिपर का एक विशिष्ट लक्षण है। यह लक्षण **आर्जेन्टम नाइट्रेट** और **नाइट्रिक ऐसिड** में भी है और अन्य लक्षणों के द्वारा भिन्नता का विचार करना चाहिए।

उदरामय (Diarrhoea-पतले दस्त)-बच्चों के पतले दस्त यदि सफ़ेद रंग के हों और उनमें खट्टी बू आती हो, तो यह हिपर का लक्षण है। **मैग्निशिया-कार्ब, रियूम** और **कैल्केरिया-कार्ब** में भी यह लक्षण है। **ऐसी खट्टी बू आती है** कि बच्चे को बार-बार धुलाने पर भी उसके शरीर से बू नहीं जाती, मालूम होता है कि मानों उसके कपड़े मल से भरे हुए हैं।

मूत्राशय (Bladder)-मूत्राशय की दुर्बलता; पेशाब रुक रुक कर होता है; पेशाब करने के बाद मालूम होता है कि वह पूरे तौर से नहीं उतरा, बहुत देर तक बूँद बूँद गिरता रहता है।

पुरुषेन्द्रिय (Male Organs)-कामेन्द्रिय के अग्र भाग की खाल पर (Prepuce) आतशक (Syphilitic chancre) की तरह घाव होने पर हिपर से विशेष लाभ होता है (**मर्क्यूरियस, नाइट्रिक ऐसिड, फाइटोलक्का** के साथ तुलना करो)। पुरुषेन्द्रिय, पोते और जँघा की खाल में ख़रास हुआ करती है और चिपचिपा पानी निकलता है जिससे बहुत तकलीफ़ होती है।

स्त्री-जननेन्द्रिय (Female Organs)-जरायु और आँचल में धाव होता है जिसमें बड़ा ही बदबूदार विकार निकलता है, इसकी बू पुराने सड़े हुए पनीर की तरह होती है। प्रदर (Leucorrhoea) में से भी ऐसी ही बू आती है, इसलिये योनि पर कपड़ा बार बार बदलना पड़ता है। जिन स्त्रियों को हिपर की तरह प्रदह आता है, उस कमरे के अन्दर घुसते ही मालूम पड़ जाती है।

चर्म रोग (Skin disease)-यह याद रखने की बात है कि हिपर रोगी की खाल ज़रा ही कट जाने से पक जायगी और उसमें मवाद पड़ जायगा। एक्ज़िमा (Eczema) या सड़े घाव (Ulcers) में से यदि ज़रा ही छू जाने से खून निकलने लगे, उसके चौफेरे छोटी छोटी

फुन्सियां निकलें और मवाद सड़े हुए पनीर की तरह बू देती हो, तो हिपर से विशेष फल मिलेगा।

ज्वर (Fever)-रोगी खुली हुई जगह की हवा ज़रा भी बरदाश्त नहीं कर सकता, गर्म अँगीठी के पास बैठना चाहता है, शीतवस्था में शरीर में ददोड़े पड़ जाते हैं, उनमें बहुत सख़्त खुजली और डङ्क मारने की तरह जलन और दर्द होता है, उत्ताप शुरू होते ही ददोड़े ग़ायब हो जाते हैं (शीतावस्था शेष होने पर ददोड़ों का प्रकाश, **एपिस**;-धर्मावस्था में, रस-टाक्स;-उत्ताप के समय, इग्ने)। उत्तापावस्था में मुँह के अन्दर ज्वर के छाले पड़ जाते हैं (इग्ने, नेट्रम, नक्स, रस-टाक्स)। धर्मावस्था में ज़रा ही हरकत से दिन रात बहुत ज़्यादा, खट्टा बद्बूदार पसीना आता है; पसीने से ज़रा भी आराम नहीं मिलता। ज़रा भी मानसिक परिश्रम, यहाँ तक कि कुछ ही पंक्ति (Lines) लिखने पर पसीना चलने लगता है।

सम्बन्ध (Relations)-कोमल माँस में चोट लगने पर हिपर, कैलेन्डयूला की पूरक (Complementary) औषधि है।

हिपर, पारा और अन्याय धातु, आयोडीन (Iodine), आयोडाइड ऑफ पोटाश (Iodide of potash) और काडलिवर आयोल (Cod-liver Oil) के बुरे फल दूर करता है।

सल्फ़र का सोरा दोषजनित चर्मरोग (Psoric skin affections) सूखा और उसमें खजुली बहुत होती है, खुजलाने से अच्छा मालूम होता है. और छूने से कोई तकलीफ़ नहीं होती; हिपर का चर्म रोग ज़रा ही में पकने लगता है और ज़रा भी छू जाने से बेहद तकलीफ़ होती है।

वृद्धि (Aggravation)-जिस तरफ़ दर्द हो, उस करवट लेटने से (कैलि-कार्ब, आयोड); ठण्डी हवा से; खुले रहने से; ठण्डी चीज़ खाने या पीने से; रोगाक्रांन्त स्थान छू जाने से; पारे के दुरुपयोग से।

ह्रास (Amelioration) साधारणत: गर्मी से (आर्स); गर्म कपड़ा ओढ़ने से, खा़स कर सिर को गर्म कपड़े से ढाँकने से (सोरि, साइली); सील और नम मौसिम में (कास्टि, नक्स-वोम; नेट्रम-सल्फ़ के विपरीत)।

मात्रा (Dose) — 1 से 200 शक्ति तक। उच्चतर शक्तियां पीब बाहर निकालती है, जबकि निम्न शक्तियां पीब बनाती हैं। 2x शक्ति से घाव शीघ्र पक जाता है।

227 हेपाटिका
(Hepatica)

Liver Wort

कण्ठ की गुदगुदी और क्षोभ (irritation) खुरचन तथा खुरदरेपन की अनुभूति। ग्रसनी प्रतिश्याय (phoryngeal catarrh), जिसमें अत्यधिक सीरमी बलगम आता है तथा गले में खराश बनी रहती है। बलगम को बिना किसी कठिनाई और सरलता पूर्वक बाहर निकाल देती है। लेसदार, चिपचिपा, गाढ़ा बलगम, जिसे बाहर निकालने के लिये लगातार खखारना पड़ता है। कण्ठच्छद (epiglottis) के आसपास ऐसी अनुभूति होती हैं जैसे वहां भोजन के कुछ कण शेष रह गये हों। नथुनों में दुखन। मीठा, विपुल मात्रा में क्रीम जैसा बलगम।

मात्रा - दूसरी शक्ति।

228 हिप्पोजेनियम
(Hippozaenium)

Glandrine-mallein-farcine

इस औषधि का प्रयोग ओजिना, गण्डमाला, पाइमिया व खतरनाक रूप के इरिसिपेल में किया जाता है। नाक लाल व सूजी हुई। प्रतिश्याय (catarrh) व्रणग्रस्तता (ulceration)। स्राव तीखा, संक्षारक (corroding) रक्तिम दुर्गन्धित। अगले विवर (Sinus) और ग्रसनी में पिटक। मुंह के सभी गलैण्ड सूजे हुए तथा उनमें दर्द रहना, उनका फोड़े में परिवर्तित होना। बाजुओं में गांठें। ध्वनियुक्त श्वास, वयोवृद्ध लोगों में श्वासनिकाशोथ, लगता है जैसे अवश्य ही दम घुट जायेगा। वृद्धों का ब्राँकाइटिस।

सम्बन्ध - काली-बाइको, सोरा, बैसीली।

मात्रा - 3 से 30 शक्ति।

(229) हाइड्रैस्टिस कैनेडेन्सिस
(Hydrastis Canadensis)

Golden Seal. *Ranunculaceæ.*

शरीर के भिन्न हिस्सों के श्लैष्मायुक्त रोगों में हाइड्रैस्टिस का खा़स प्रयोग हुआ करता है और अक्सर वह श्लैष्मा बहुत ज़्यादा, गाढ़ा और पीला हुआ करता है। यह श्लैष्मा, नाक, मुँह, योनिद्वार चाहे कहीं से भी क्यों न निकले, वह हमेशा गाड़ा, पीला, चिपचिपा, लेसदार खींचने से सूत की तरह बढ़ जाता है (Secretions from mucous membranes thick, yellow, tenacious, ropy, capable of being draw out in long string, कैलि-बाइ)। हाइड्रैस्टिस धीरे धीरे असर पहुँचने वाली और गंभीर क्रिया करने वाली औषधि है। इसकी कुल बीमारियां हाज़मा ख़राब होने के कारण होती हैं।

सिर दर्द (Headache)-हाइड्रैस्टिस का सिर दर्द साधारणतः दीर्घकाल से हाज़मा ख़राब रहने के कारण और अर्से से जुकाम में मुबतिला रहने से होता है।

आंख (Eyes)-आँख और चेहरा पीला। पपोटों में सूजन, पपोटों के किनारे पर सुर्ख़ी रहती है, कार्निया (Cornea) में घाव और उसमें से गाढ़ा, पीला, चिपचिपा कीचड़ आता है।

कान (Ears)-कान पक जाता है। गाढ़ा, पीला चिपचिपा मवाद दिया करता है।

नाक (Nose)-नाक से लगातार गाढ़ा, पीला और लेसदार जुकाम बहा करता है, वह इतना **चिपचिपा और लेसदार होता है कि सूत की तरह ज़मीन तक लटक पड़ता है** (कैलि-बाइ, नेट्रम-आर्स)। नाक के अन्दर बड़ी बड़ी पपड़ियां जम जाती हैं। कमरे के अन्दर रहने से जुकाम कम बहता है, खुले स्थान में निकलने से जुकाम बढ़ जाता है। नाक के अन्दर पीनस (Ozoena) हो जाता है, घाव से मवाद आया करता है (मर्क, नाइट्र ऐसिड)। नाक के अन्दर हवा ठण्डी मालूम होती है (ऐन्टि-क्रूड, सोरि, आसभि)।

मुंह (Mouth)-पारा या क्लोरेट ऑफ पोटेश (Mercury or Chlorate of Potash) के दोष से मुँहा (Stomatitis) हो जाता है और बहुत ज़्यादा गाढ़ी, लेसदार राल आया करती (म्यूरियेटिक-ऐसिड)।

हलक़ (Throat)-हलक़ और मुँह में तालु का छेद जो नाक तक चला गया है वहां से पीला, लेसदार कफ आया करता है, ख़ास कर बहुत दिनों तक पारा (Mercury) व्यवहार करने के बाद। बच्चों और माता के मुंहा में यह बहुत फलदायक है।

पेट (Stomach and Abdomen)-**पेट का खाली खाली और अन्दर धँसता हुआ मालूम होना** (Faint, sinking, gone felling in the stomach, सिमिसि, इग्ने, फास, सिपि, सल्फ) इसका एक विशेष लक्षण है। वृद्ध मनुष्य, जो कि दीर्घकाल से खट्टी डकार और अजीर्ण रोग में कष्ट पाते हों, उनके लिए यह औषधि लाभदायक है। ऐसे रोगियों को दिल की धड़कन हुआ करती है। **भूख बिल्कुल नहीं लगती, खाने की चीज़ों से सख़्त नफ़रत,** बेहद क़ब्ज़ रहा करता है, कई दिनों तक पाख़ाने की हाजत नहीं होती। हाइड्रैस्टिस रोगी का हाज़मा बड़ा ख़राब रहता है।

बवासीर (Piles)-बहुत पुराना बवासीर और क़ब्ज़ियत हाइड्रैस्टिस से अच्छा हो जाता है (नक्स-वोम, सल्फ)।

मूत्र-यन्त्र (Urinary organs)-सुज़ाक में अगर पीला, गाढ़ा और सूतदार मवाद आता रहे, तो हाइड्रैस्टिस से फ़ायदा होगा (ऐग्नस, पेट्रोस, पल्स); सुज़ाक के बाद जिरियान (Gleet, सल्फ, पेट्रोस)।

स्त्री:जननेन्द्रिय (Female organs)-हाइड्रैस्टिस का प्रदर (Leucorrhaea) हमेशा पीला, गाढ़ा, लेसदार और सूत की तरह हुआ करता है (कैलि-बाइ)।

ज्वर (Fever)-बुख़ार होने के कई दिन पहिले से भूख जाती रहती है, पेट ख़ाली ख़ाली और अन्दर धँसा जाता मालूम होता है।

शीत (Chill)-सुबह या शाम; पीठ, कन्धा, सीने और जाँघ में।

उत्ताप (Heat)-चेहरा, गर्दन और हाथ में। सारे शरीर में उत्ताप होने के बाद बेहद कमज़ोरी मालूम होती है।

पसीना (Sweat)-बहुत ज़्यादा, जननेन्द्रिय से बद्बूदार पसीना आता है (पेट्रो)।

सम्बन्ध (Relations)-बोरैक्स, कैलि-बाइ, पल्स, सिपि और सल्फ के साथ तुलना करो।

मात्रा (Dose) — मूलार्क से 30वीं शक्ति।

(230) हाइड्रोकोटाइल एशियाटिका
(Hydrocotyle Asiatica)

Water Pennywort. *Umbelliferæ.*

मनुष्य के चमड़े के ऊपर की क्रिया के लिए हाइड्रोकोटाइल प्रसिद्ध है। कोढ़ (Leprosy), पील पाँव (Elephantiasis), क्षय कोढ़ (Lepra tuberculosis), खाल का क्षय (Lupus exudens), पुराना एकज़िमा (Chronic eczema), बहुत सी छोटी छोटी फुन्सियों का झुण्ड (Impetignoides); नाक पर गुलाबी रंग की छोटी छोटी फुन्सियां (Acne Rosacea); सोरियासिस (Psoriasis) अर्थात एक प्रकार का चर्म रोग, जिसमें खाल ज़रा ज़रा उभड़ आती हैं और सफ़ेद छिलके गिरने लगते हैं; लिम्फैटिक फोड़े (Lymphatic tumours), ऐसे चर्म रोगों में हाइड्रोकोटाइल का बहुत ही सफलता के साथ प्रयोग किया गया है। खाल का बहुत मोटा पड़ जाना और उसमें से छिलकों का गिरना इस औषधि का विशेष लक्षण है।

हाइड्रोकोटाइल सहस्त्र या लक्षाधिक शक्ति में प्रयोग करने से पील पाँव (Elephantiasis) बहुत जल्द घट कर अपनी अवस्था में पहुँच जाता है।

सम्बन्ध (Relations)-आर्स, लाइको और साइली के साथ तुलना करो।

मात्रा (Dose) — 1 से 6 शक्ति।

231 हाइड्रोसियानिकम ऐसिड (Hydrocyanicum Acid)

Prussic Acid

इस औषधि का दूसरा नाम–प्रूसिक ऐसिड है। इसकी एक बूंद से क्षण भर में किसी का जीवन नष्ट हो सकता है, परन्तु यही शक्तिकृत होने पर, हैजा की अन्तिम अवस्था में और अकड़न, धनुष्टंकार तथा हत्पिण्ड की बीमारी इत्यादि में यह औषधि मुर्दे में जान डाल देने वाला काम करती है।

हैजा – डा॰ सलजर का कहना है – पैरालिटिक अर्थात पक्षाघातिक जाति के हैजा में, जहां एकाएक 2-4 दस्त- कै होकर नाड़ी दब जाती है, सारा शरीर बर्फ की तरह ठण्डा हो जाता है, या नीला पड़ जाता है, रोगी मुर्दे की तरह सुन्न होकर पड़ा रहता है। एकाएक नाड़ी छूटकर सारा शरीर बर्फ की तरह ठण्डा और पाखाना, पेशाब वमन सभी बन्द हो गये हों, सांस छोड़ने में बहुत कष्ट होता हो इत्यादि लक्षणवाले हैजा में शीत आ जाने की अवस्था में यह अधिक लाभ करती है, परन्तु यह भी देखा जाता है कि इसकी क्रिया ज्यादा देर तकनही ठहरती, ऐसी अवस्था में सियानाइट अधिक लाभ करता है और उससे स्थायी फायदा भी दिखाई देता है। नाड़ी क्षीण और असम हत्पिण्ड की तेज गति, हत्पिण्ड और फेफड़े में रक्त इकट्टा होना, वहां बहुत अधिक दर्द, उसके बाद पेशियों में बहुत सुस्ती, बेहोशी का भाव, श्वास में कष्ट, सारा शरीर बर्फ की तरह ठण्डा पड़ जाना इत्यादि – हाइड्रोसियानिक प्रयोग के मुख्य लक्षण है।

सम्बन्ध – कैम्फर, सिक्यूटा, लौरोसे, ओनांथे से तुलना करो।

मात्रा – छठी शक्ति तथा उच्चतर शकितयां।

232 हाइड्रोफोबीनम (Hydrophobinum)

Lyssin

यह औषधि मुख्य रूप से स्नायु प्रणाली को ही प्रभावित करती है। सम्भोग की बढ़ी हुई इच्छा के कारण उत्पन्न होने वाले रोग, बहता हुआ पानी अथवा तेज रोशनी देखने का कारण होने वाला आक्षेप।

रोगी निरन्तर थूकता रहता है, पानी निगलते समय गले में घुटन होती है। लार ठोस तथा चिपचिपी। समस्त ज्ञानेन्द्रियों की अतिसम्वेदनशीलता। जलांतक (Lyssophobia), पागल हो जाने का भय। तरल पदार्थो के बारे में सोचने से तथा कोई बुरा समाचार सुनने से कष्ट बढ़ जाता है। माथे में बरमें द्वारा छेद किये जैसा दर्द रहता है। आवाज बदली हुई, कुछ देर के लिए श्वास रुक जाता है। श्वास पेशियों में खिचांव।

रतिक्रिया के दौरान वीर्यस्खलन नही होता। वासनालोलुप, अविरत शिश्नोत्थान के साथ वीर्यपात। जरायु की सम्वेदनशीलता, गर्भ रह जाने का अहसास। सम्भोग के दौरान अत्यधिक कष्ट। बहता हुआ पानी देख कर पाखाने की हाजत होना तथा निरन्तर मूत्रत्याग की इच्छा बनी रहना। कष्ट शाम को बढ़ना।

सम्बन्ध - बेला, स्ट्रामो, लैके, नेट्र-म्यूरि से तुलना कीजिए।

मात्रा - 30 शक्ति।

233 हायोसाएमस (Hyoscyamus)

Henbane. *Solanaceæ.*

बेहोशी (Delirium) हायोसाएमस उन्माद की एक अनुपम औषधि है। डॉक्टर नैश **बेलाडोना, स्ट्रैमोनियम** और हायोसाएमस को ट्रायो (Trio) अर्थात त्रयी कहा करते हैं। हायोसाएमस उन्माद (Delirium)-में **बेलाडोना** और **स्ट्रैमोनियम की** मध्यवर्ती औषधि है।

बेलाडोना रोगी का उन्माद (Delirium) बीमारी के शुरू ही से प्रबल होता है, रोगी का चेहरा खूब लाल होता है, बेहोशी में ज़ोर ज़ोर से बकता है, बार बार ज़ोर से उठ बैठता है, भागने की कोशिश करता है, भला बुरा कहता है, काटने और मारने दौड़ता है। रोगी निद्रालु रहता है, मगर सो नहीं सकता, आँखें बन्द करने से रोगी को डर मालूम होता है और चिल्ला उठता है। बेलाडोना रोगी के शरीर में काफी ताक़त रहती है और सिर में खून की अधिकता होती है।

हायोसाएमस - हायोसाएमस रोगी में अधिक प्रलाप रहने पर भी बेलाडोना की तरह प्रचण्ड़ता नहीं रहती। शुरू में कुछ प्रचण्डभाव रहता है, फिर क्रमश: स्थिर हो जाता है और दुर्बलता भी बढ़ जाती है, यह कमज़ोरी और बेहोशी इस कदर बढ़ जाती है कि **ओपियम** और हायोसाएमस का भेद बतलाना कठिन पड़ जाता है।

हायोसाएमस की टाइफायेड (Typhoid)**अवस्था**-जीभ शुष्क, रोगी उसे बड़ी मुश्किल से बाहर निकाल सकता है। अचेत अवस्था की यह विशेषता है कि रोगी आँखें खोले रहता है, टकटकी बाँध कर चारों तरफ़ ताकता रहता है, मगर अचैतन्य। रोगी चारों तरफ़ टकटकी बाँधकर ताकता रहता है, मगर कुछ देखता नहीं। सर्वदा शून्य स्थान में हाथ उठा कर एक प्रकार की हरकत करता है मानों कुछ पकड़ रहा है। बिस्तर को अङ्गुलियों से कुदेरता है, सर्वदा बड़बड़ाया करता है या कुछ देर तक एक दम चुप हो जाता है। रोगी, बार बार पूछे जाने पर प्रश्न का ठीक ठीक उत्तर देता है, मगर बात कहते कहते अचेतन हो जाता है। दांतों पर एक प्रकार का मैल जम जाता है, जिसे सार्डिस (Sordes) कहते हैं नीचे का जबड़ा लटक पड़ता है, पेशाब और मल अनायास निकल पड़ते हैं। **टाइफो-न्यूमोनिया** (Typho-pneumonia), टाइफायेड ज्वर (Typhoid fever),स्कारलैटिना (Scarlatina), ख़सरा और चेचक (Measles and Small pox)-इत्यादि रोगों की चरमावस्था में उक्त प्रकार के सारे

टाइफायेड लक्षण अक्सर पाये जाते हैं। इस प्रकार की अवस्था में हायोसाएमस के प्रयोग से जो अनिर्वचनीय फल मिलता हैं, बिना स्वयं प्रत्यक्ष किये उसका विश्वास होना कठिन है।

रोगी बड़ा ही संशयालु (Suspicious)-सब को सन्देह की दृष्टि से देखा करता है। किसी बात पर विश्वास नहीं करता। यह लक्षण पुराने मानसिक रोग में देखा जाता है। उपर्युक्त रोगों में अरोग्य लाभ करने के बाद अक्सर मानसिक रोग पुराना और उन्माद होने पर रोगी किसी का भी, यहाँ तक कि अपने बेटा, बेटी, निकट के रिश्तेदार और हितैषी व्यक्ति का भी विश्वास नहीं करता। दवा पीना नहीं चाहता, क्योंकि वह ख़्याल करता है कि मुझे ज़हर दिया जा रहा है। रोगी की बातों से ऐसा प्रगट होता है कि उसके विरुद्ध कोई भयानक षडयन्त्र या कपट प्रबन्ध चल रहा है। इस प्रकार के मानसिक गोलमाल के कारण रोगी यदि किसी की तरफ़ लगातार बैर भाव प्रकट करे, तो हायोसाएमस उत्तम औषधि है। हायोसाएमस में और एक मानसिक व्याधि पायी जाती है, वह यह कि रोगी इस कदर कामोन्मत्त हो जाता है कि वह विषयानन्द के बारे में बार-बार चिन्ता करता है, बार-बार कामेन्द्रिय में हाथ ले जाता है, उसे खोल-खोल कर सब को दिखाता है; बड़ा ही निर्लज्ज हो जाता है। टाइफायेड ज्वर अक्सर देखा गया है कि रोगी के होश वगैरा सब कुछ ठीक है, मगर अपना हाथ या अङ्गुलियों को लेकर खेलता रहता है, इस लक्षण पर 200 शक्ति हायोसाएमस की एक ही खुराक से बहुत फल मिलेगा, और 2/3/4 दिन अर्थात जब तक उसका असर रहे और फ़ायदा मिलता रहे, दूसरी खुराक नहीं देनी चाहिए। यह हमेशा याद रहे कि जब तक एक खुराक औषधि से फ़ायदा मिलता रहे, अर्थात रोगी के लक्षण सुधरते मालूम हों, तब तक दूसरी खुराक देना रोगी को हानि पहुंचाना है।

स्ट्रैमोनियम रोगी अकेला और अँधेरे कमरे में रहने से डरता है, इसलिए वह चाहता है कि रोशनी और कोई मनुष्य उसके पास रहे, यह लक्षण **बेलाडोना** के विपरीत हैं। **स्ट्रैमोनियम** रोगी गाता है, हँसता हैं, भला बुरा कहता है, और कभी-कभी बड़ी भक्ति के साथ प्रार्थना करता है, कविता बनाया करता है, बिस्तर से उठकर भागने की कोशिश करता है।

ओपियम में बेसुधी और अचेतनता इस क़दर ज़्यादा रहती है कि इतनी और किसी भी औषधि में नहीं रहती, रोगी आँखें आधी खोले रहता है, मक्खी बैठने पर भी पलकें नहीं गिरती, आँखों पर जाला सा पड़ जाता है, साँस लेने के साथ नाक से खर्राटा लेता है मानों गहरी नींद ले रहा है। हायोसाएमस में भी नाक से ख़र्राट लेना और अचैतन्य होना है, मगर ओपियम की तुलना में वह कुछ भी नहीं है।

जल से डर-हायोसाएमस रोगी पानी से डरता है, बहता हुआ पानी देखने से चौंकता और डरता है; जैसे कि पागल कुत्ते के काटने से होता है (Hydrophobia)। जल से भय यह लक्षण **बेलाडोना, कैन्थैरिस, हाइड्रोफोबिनम** और **स्ट्रैमोनियम** में भी है।

ख़सरा (Measles), **चेचक** (Small-pox) **के साथ बेहोशी**-फुन्सियों के दब जाने या अच्छी तरह न निकलने पर, नाख़ून से बिस्तर कुरेदना, बेहोश रहना, यकायक ही चिल्ला उठना, पुट्टों (Muscles) की तपकन, अनायास मल और पेशाब निकल पड़ना, इत्यादि लक्षणों पर हायोसाएमस उपयोगी है। हायोसाएमस रोगी इस तरह से मुँह चलाता है कि मानों कुछ खा या चबा रहा है।

सोहर में सिड़ीपन (Purperal Mania)-जापा में दिमाग़ ख़राब हो जाने पर हायोसाएमस विशेष उपकारी है। इसके अलावा प्रेम में निराश हो कर पागल हो जाने और उसके साथ इसका मानसिक लक्षण रहने पर, जैसे बड़ा ही शक्की, किसी का विश्वास न करना, ख़्याल करता है कि मानों कोई उसे ज़हर देगा, दवा नहीं पीता, रोगी कभी तो प्रचण्ड और कभी नम्र, अपने आप धीरे-धीरे बड़बड़ाता है, हायोसाएमस विशेष लाभदायक है।

प्रसव के बाद प्रसूतियों का पेशाब रुक जाने पर हायोसाएमस हितकारी औषधि है (आर्निका, ओपियम)।

बाँयटा (Spasms)-हायोसाएमस रोगी के बाँयटा में बेहोशी और बेचैनी मुख्य लक्षण है, आँख से लेकर पैरों की अङ्गुलियों तक हर एक पुट्टे की कम्पन हो सकती है। यह याद रखने की बात है कि नक्स-वोमिका रोगी के बाँयटा में होश व हवास बिलकुल ठीक रहते हैं।

हिचकी (Hiccough)-उन्माद (Delirium) के रोगी में बेहोशी और हिचकी रहने और हिचकी आते ही पैर से सिर तक काँप उठने और पेट में किसी प्रकार का आप्रेशन (Operation, चीरफाड़) करने के बाद हिचकी आने पर हायोसाएमस उपयोगी है। **नक्स-वोमिका, मस्कस, इग्नेशिया, स्ट्रैमोनियम, वेरेट्रम, पल्सेटिला, आर्सेनिक, मैग्निशिया-फास** इत्यादि औषधि भी हिचकी में उपयोगी हैं।

खाँसी (Cough)- खुश्क रह रह कर आती है। **लेटने से खाँसी की वृद्धि और उठ बैठने से कम हो जाना,** इसका एक विशेष लक्षण है (ड्रासेरा); इसकी खाँसी रात्रि में, भोजन के बाद, कुछ पीने के बाद, बात चीत करने से और गाने से बढ़ जाती है (ड्रासेरा, फास)। लेटने से खाँसी में कमी हो जाना मङ्गेनम में है।

अनिद्रा (Sleeplessness)-चिड़चिड़े मिज़ाज के उद्यमी पुरुषों के दिन रात रोज़गार के धन्धे में लगे रहने के कारण नींद न आने पर हायोसाएमस सर्व श्रेष्ठ औषधि है।

सम्बन्ध (Relations)-बेल, स्ट्रैमो और वेरेट्रम के साथ तुलना करो।

हायोसाएमस से उपकार न होने पर अक्सर **फासफोरस** के प्रयोग से स्त्री संभोग की प्रबल इच्छा (Satyriasis) शान्त हो जाती है।

शराबियों के रक्त खखार में हायोसाएमस विफल होने पर, नक्स या ओपियम का प्रयोग करना चाहिए।

मृगी रोग (Apoplexy) के बाद बहिरापन में बेलाडोना के बाद हायोसाएमस अच्छा काम देता है।

वृद्धि (Aggravation)-रात में ऋतुस्राव के दिनों में; मानसिक पीड़ा से; ईर्षा से; असुखी प्रेम से; लेटने से।

मात्रा (Dose) — 6 से 200 शक्ति।

(234) हाइपेरिकम (Hypericum)

St. Johs's Wort. *Hypericaceæ.*

ज्ञान सूचक नसों (Sentient nerves) **में चोट**-हाथ और पैर की अङ्गुली, नाख़ून, हथेली, तलुआ इत्यादि जिन स्थानों में ज्ञान-सूचक नसें ज़्यादा हों, ऐसे स्थानों में किसी तरह की चोट लगने से नसों में सख़्त हानि पहुंची हो और वह दर्द असहनीय हो पड़े, तो ऐसी अवस्था पर हाइपरिकम का अधिकार है। होम्योपैथी की शस्त्रविद्या (Surgery) में ज़्यादातर **आर्निका, लिडम, रूटा, हेमैमेलिस, रस-टाक्स, स्टैफिसैग्रिया, कैल्केयिा कार्ब** और हाइपरिकम आवश्यक होते हैं। अङ्गुली या शरीर का कोई भी स्थान किसी प्रकार यदि कुचल जाय और वहां की नसें फट जाँय और बाँयटा (Opisthotonus) या जबड़े जम जाँए (Tetanus of lockjaw), तो हाइपरिकम विशेष उपकारी है।

आर्निका-किसी स्थान में चोट लग, जाय मगर नसें और माँस न फटे हों, तो **आर्निका** ही उसके लिए औषधि है।

लिडम-शरीर में कहीं पर चोट लगने से काला दाग़ पड़ जाने पर लिडम उसे दूर करता है। यदि किसी स्थान में खपाच, कील, सुई, पिन इत्यादि छिद जाय, तो लिडम से उपकार होगा।

कैलेन्डयूला-चोट का स्थान फट कर छितर बितर हो जाने पर, कैलेन्डयूला अधिक उपकारी है।

किसी स्थान के कुचल जाने पर **आर्निका** की तरह **हेमैमेलिस** और **रूटा** भी उपकारी है।

किसी तेज़ औज़ार जैसे छुरा से कट जाने पर स्टैफिसैग्रिया उपकारी है।

सभी चिकित्सक जानते हैं कि ज्ञान-सूचक नसों में चोट लगने से अक्सर जबड़े बैठ (Lock-jaw) जाते हैं। चोट लगने के बाद बाँहों में टीस मारता हुआ दर्द होने से ऐलोपैथिक डॉक्टर डर जाते हैं। मोची के अँगूठे में सूजा छिद जा सकता है या बढ़ई की अङ्गुली में पीतल का छोटा काँटा धँस जा सकता है, जिसके बारे में उस समय वह कुछ भी ख़्याल नहीं करता, परन्तु दूसरी रात को सारी बाँह में बड़ा ही कष्टदायक टीस मारता हुआ दर्द अनुभव करता है, जबड़े बैठ जाते हैं। ऐलोपैथिक चिकित्सक ऐसी हालत देखकर घबड़ा जाते हैं और क्या करना चाहिए उनकी समझ में नहीं आता, इसका कारण यह है कि वह लाक-जा (Lock-jaw or tetanus) का इलाज करना चाहते हैं और उसी की दवा ढूंढते हैं, इस भूल के कारण वह कभी भी सफलता लाभ नहीं करते और उनके इलाज से 80 फीसदी मृत्युमुख में पतित होते हैं। जब तक वह रोग के नाम पर इलाज करेंगे, तब तक मनुष्य जाति को लाभ की बजाय हानि ही पहुँचती रहेगी और अकाल मृत्यु होती रहेगी। लक्षण समष्टि ही प्रत्येक रोग की एक मात्र निदर्शक और औषधि निर्वाचन की परिचालक है, जब तक यह बात उनकी समझ में नहीं आती, तब तक आदर्श आरोग्य किसे कहते हैं वह नहीं जान सकते।

मात्रा (Dose) — मूलार्क से 3 शक्ति तक।

235 इक्थियोलम
(Ichthyolum)

यह एक तीव्र कीटाणु-नाशक औषधि है, त्वचा, श्लेष्म कलाओं तथा वृक्कों पर इसकी विशेष क्रिया होती है। प्रदाह, सूजन व लाली, तनाव को कम करती है। वृद्ध व्यक्तियों की जाड़े के दिनों की- सर्दी, खांसी मे विशेष फायदा करती है। मूत्राम्ल प्रवणता, परागज-ज्वर, जीर्ण शीतपित्त, यक्ष्मा रोग, पोषण में सहायता करती है।

सिर - सिर में मन्द-मन्द दुखन, ठण्ड और दबाव से राहत। माथे पर तथा नेत्रकोटरों के ऊपर धीमा -धीमा दर्द, आंखें घुमाने से, ठन्डी हवा में घूमने से आराम मिलता है, गर्मी से वृद्धि होती है।

आंखें - आंखों में जलन तथा लाली रहती है। मौसिम में किसी प्रकार की तबदीली आने से कष्ट बढ़ जातां है। चेहरे की त्वचा खुश्क लगती है और उसमें खुजली होती है। ठोडी पर मुंहासे निकलते हैं।

गला - उत्तेजित स्वर, कानों तक दर्द, गला खुश्क रहने के साथ खखारना पड़ता है तथा बलगम आता है। रोगी का स्वभाव चिड़चिड़ा और खिन्न हो जाता है। वह एकाग्र होकर कुछ भी सोच नही सकता तथा भुलक्कड़ हो जाता है।

श्वास - सूखी, तंग कर देने वाली खांसी। नजला, श्वासनलियों का विस्फार एवं यक्ष्मा रोग। श्वासनिकाशोथ (bronchitis) विशेषतः बूंढ़े व्यक्तियों को आक्रांत करने वाला।

उदर - नाभि तथा बायें अधपर्शुक प्रदेश (umbilical and left hypogastric region) में टीस मारता दर्द। प्रातः कालीन अतिसार, नरम आकारहीन मल होने की स्ववृत्ति। आमाशय में जलन की अनुभूति, भद्दा स्वाद, मितली, अत्यधिक भूख, अत्यधिक प्यास।

नाक - नाक बन्द हो जाने जैसी अनुभूति, नजला, नाक के अन्दर दर्द, छींकने की इच्छा।

मूत्र - पेशाब की मात्रा और आवृत्ति बढ़ी हुई। मूत्रक्षार का जमाव। कुहर में जलन के साथ दर्द का होना। स्त्रियों में ऋतुस्राव के दौरान मितली का आना।

चर्म - पपड़ीदार तथा खुजलीदार छाजन। ताप एवं क्षोभ, खुजली। झुण्ड रूप फोड़े। विचर्चिका, गुलाबी मुहांसे, विसर्प। सगर्भकालीन खुजली।

सम्बन्ध - सल्फर, सिलीका, कल्के, आर्से, पेट्रोलि, हीपर से तुलना करो।

मात्रा - निम्न शक्ति। बाह्य प्रयोग के लिए 1 X शक्ति 10 से 20 ग्रेन 1 औंस बेसलिन में मिलाकर लगाना चाहिए।

इग्नेशिया

236 (Ignatia)

St. Ignatius Bean. *Loganiaceæ.*

हिस्टीरियाग्रस्त (Hysterical) नाजुक स्त्रियों और बच्चों के लिए इग्नेशिया अक्सर आवश्यक होता है। स्वाभाविक **हिस्टीरिया इग्नेशिया** से आरोग्य नहीं होता, परन्तु, नम्र, नाजुक, सुशीला, अत्यन्त परिश्रम से निर्बल स्त्रियों की शिकायतों को दूर करता है, जो लक्षण अक्सर हिस्टीरिया से मिलते जुलते हैं। हिस्टीरिया रोगिणी की प्रकृति बड़ी ही अद्‌भुत होती है और उसका समझना बड़ा कठिन है।

मानसिक लक्षण (Mental Symptoms)-**मानसिक लक्षण का परिर्वतन होना** (Changeable disposition) इग्नेशिया का एक विशेष लक्षण है। रोगिणी अभी बहुत ही ख़ुश थी, फिर फ़ौरन ही विमर्ष चित्त और निराश हो जाती है, शोक करने और रोने लगती है। किसी प्रकार का गम्भीर रंज या शोक बहुत दिनों तक ख़ामोशी के साथ सहने से मानसिक रोग होने पर, यह औषधि उपकारी है। रोगिणी सदैव अकेली एकान्त स्थान पर बैठ कर शोक करना चाहती है, अपना रंज किसी से भी कहना नहीं चाहती। लड़कियाँ जब किसी से प्रेम करती हैं और उनका प्रेम पात्र समय पर नहीं मिलता, तो उस निष्फल प्रेम के कारण वह अकेली एकान्त स्थान में बैठकर रोया करती है, सिर दर्द हुआ करता है। यदि किसी स्त्री के बच्चा या पति के वियोग से शोक से शरीर टूटता चला जाता हो, बावजूद इसके कि वह अपने चित्त को सम्भालने की कोशिश करती हो, हमेशा सिर में दर्द रहा करता हो, तो इग्नेशिया के प्रयोग से थोड़े काल के लिये उसकी चित्त की अवस्था सुधर जायगी, और चित्त मज़बूत हो जायगा, मगर इग्नेशिया उसे सम्पूर्णरूप से नीरोग नहीं कर सकता, पूर्ण आरोग्य प्राप्त करने के लिये **नेट्रम-म्यूर** आवश्यक होगा।

रंज से बीमारी (Ailments from grief)-शोक, दुःख या रंज से रोग का होना ऐसिड-फास में भी है। सुकुमार स्त्रियों को किसी प्रकार का गंभीर रंज या शोक दीर्घकाल तक ख़ामोशी के साथ सहने के किसी नई प्रकार के रोग के उत्पन्न होने पर इग्नेशिया ही औषधि है; और बलग़मी मिज़ाज के मनुष्यों में चिरस्थायी शोक के बुरे फल से अत्यन्त निर्बलता होने पर और धर्म संयुक्त अवस्था में **ऐसिड-फास** अधिक उपयोगी है। रंज से बुरे फल का लक्षण **नक्स-वोमिका** और **पल्सेटिला** में भी है। फर्क यह है कि इग्नेशिया रोगिणी अपने दुःख को किसी को जताना नहीं चाहती, अपने मन ही में भोगती है; **नक्स-वोमिका** रोगी में प्रचण्डता और क्रोध रहता है, **पल्सेटिला** रोगिणी क्रन्दनशीला होती है और अपने चित्त की शान्ति और मन बहलाव की आशा से अपनी दुःख की कहानी कहना चाहती है।

इग्नेशिया रोगिणी का चित्त इस कदर शीघ्र ग्राहक और नाज़ुक (Sensitive) होता है कि वह अति तुच्छ बात या विरुद्ध वचन से नाराज़ हो जाती है, रोने पीटने लगती है। ज़रा भी शोर गुल पसन्द नहीं करती, सब बातों में बेपरवाही करती है।

बालकों को डाँट डपट कर सुला देने के बाद अक्सर देखा गया है कि उनको बाँयटा (Spasms) आने लगता है, या बुख़ार आ जाता है, ऐसी अवस्था में इग्नेशिया बड़ी ही उपकारी औषधि है। डरने से किसी प्रकार की सख़्त बीमारी हो जाने पर **ऐकोनाइट, वेरेट्रम** और **ओपियम** के साथ इग्नेशिया की तुलना करो।

लक्षणों की प्रतिकूलता (Ignatia is characterized by a singularly contradictory action in its symptoms, both mental and physical, which is found in no other remedy)-लक्षणों की प्रतिकूलता इग्नेशिया का सर्वप्रधान लक्षण है। जैसे किसी मनुष्य के हलक़ में दर्द रहने पर खाने की कोई वस्तु निगलने से उसकी वद्धि होना ही स्वाभाविक है, परन्तु इग्नेशिया रोगी में ऐसा न होकर दर्द में कमी और कुछ न निगलने से तकलीफ़ होती है। चलने फिरने से बवासीर का दर्द बजाय बढ़ने के कम मालूम होता है। बुख़ार के समय प्यास नहीं लगती और ओढ़ने को जी चाहता है, परन्तु शीतावस्था में प्यास मालूम होती है और कुछ ओढ़ना नहीं चाहता। कुछ न चबाने से दाँत के दर्द में वृद्धि मालूम होती है। खाँसने की सरसराहट खाँसने से और ज़्यादा होती है। रंज के समय हँसी आती है, सुख के समय रोना इत्यादि अस्वाभाविक लक्षण इग्नेशिया में रहते हैं।

निगलते समय हलक़ के दर्द में कमी का लक्षण **कैप्सिकम** में भी है, मगर **कैप्सिकम** की काली मिर्च की तरह जलन इग्नेशिया में नहीं होती।

पतली चीज़ निगलने में तक़लीफ़ होने मगर गाढ़ी चीज़ को आसानी से निगलने के लक्षण पर **लैकेसिस** के साथ इग्नेशिया की तुलना करो।

सिर्फ़ रसदार चीज़ आसानी से निगलने का लक्षण **बैप्टिशिया** में है।

हिस्टीरिया इत्यादि रोग में मानों एक गेंद की तरह गोला हलक़ में लगता है, लीलने से नीचे तो उतर जाता है मगर फ़ौरन फिर ऊपर उठता है (Globus Hystericus), ऐसा मालूम होना, इग्नेशिया का एक विशेष लक्षण है।

पेट में अफ़ारा और साँस लेने में कष्ट होने के साथ उपर्युक्त गोला उठना मालूम होने पर **ऐसाफेटिडा,** और सख़्त सिर दर्द और सामान्य कारण से मूर्छा होने के लक्षण के साथ इस प्रकार गोला उठने पर **वैलेरियाना** से अधिक फा़यदा होता है।

ठंडी सांस लेना (Desire to take a deep breath-Frequnt sighing)-रोगिणी रह रह कर अनिच्छा से गहरी सांस लिया करती है, कारण पूछने से कहती है "मुझे आह भरने की आदत पड़ गई है, कोई विशेष कारण नहीं है।" मगर रोगिणी के रोग के बारे में पूरा इतिहास जानने से पता चल जायगा कि रोगिणी कोई शोक दीर्घकाल से सहती चली आ रही है, जैसे किसी से प्रेम होने का उचित प्रतिफल नहीं मिला, पुत्र या पति का वियोग, बहु के प्रति सास का बुरा बर्ताव, इत्यादि। कोई-कोई लड़की आह भरने की ऐसी आदी हो जाती है कि अपने रोग की कहानी कहते-कहते बीच-बीच में गहरी सांस लेती रहती है।

सिर दर्द (Headache)- **सिर दर्द में हिस्टीरिया रोगी ख्याल करता है कि मेरे सिर में एक तरफ़ से एक कील चुभ रही है, दर्द की तरफ़ दबा कर लेटने से आराम मिलता है** (Pain as if a nail were driven out through the side of the head, relieved when lying on the painful side)-चित्त में किसी तरह का सख़्त दुःख पहुँचने से इस प्रकार का सिर दर्द होने पर इग्नेशिया उत्तम औषधि है। सिर के पीछे दाहिनी तरफ़ दर्द। क़हवा, तमाखू या शराब से, सुबह के समय, आँखों की हरकत से, झुकने से, शोर गुल से सिर दर्द बढ़ जाता है। बार-बार करवट बदलने से और दर्द की तरफ़ लेटने से कमी मालूम होती है। यदि बहुत ज़्यादा पेशाब होने पर सिर दर्द घट जाय, तो इग्नेशिया से विशेष लाभ होगा। **ऐकोनाइट, जेल्सेमियम, साइलीशिया, वेरेट्रम ऐल्बल** इत्यादि औषधियों में भी बहुत ज़्यादा पेशाब होने से सिर दर्द घट जाता है। इग्नेशिया के सिर दर्द में एक और लक्षण है- दर्द का स्थान बदलता रहता है, दर्द का स्थान बदलने के साथ कभी-कभी दर्द की प्रकृति भी बदल जाती है। **सलफ्यूरिक एसिड** की तरह दर्द धीरे-धीरे आरम्भ होकर यकायक ही घट जाता है। इग्नेशिया में **सोरिनम** की तरह भूख के साथ ही सिर दर्द आरम्भ हो जाता है।

पेट का ख़ाली मालूम करना (Sensation of emptiness in the stomach, सिमिसि, हाइड्रेस्ट, पेट्रोल, सिपि, सल्फ़) इग्नेशिया का और एक विशेष लक्षण है। इग्नेशिया रोगी में अक्सर इस लक्षण के साथ गरम सांस छोड़ना अर्थात् गंभीर रंज प्रकाश करने का लक्षण रहता है। **हाइड्रैस्टिस** और **सिपिया** में भी इस प्रकार का लक्षण है, मगर अन्यान्य लक्षण द्वारा इग्नेशिया के साथ तुलना करो। रोगी ख़्याल करता है कि पेट की नसें ढीली होकर नीचे लटक पड़ी हैं, **इपिकैक** में भी इस प्रकार का लक्षण है। हिस्टीरियाग्रस्त स्त्रियों के उदर शूल (Colic) रोग में ऐसे लक्षण रहने पर इग्नेशिया उत्तम औषधि है।

खांसी (Cough)-हलक़ में सरसराहट के साथ खांसी शुरू होती है, खुश्क और बहुत देर तक ठहरने वाली खांसी; रोगी ख़्याल करता है कि मानों गंधक के धुँए या धूल से हलक़ में सरसराहट पैदा हो गई और खांसी शुरू हो गई है। इग्नेशिया का यह विशेष लक्षण है कि **जिस क़दर ज़्यादा वह खांसता है, उतनी ही ज़्यादा खांसी और हलक़ में सरसराहट की वृद्धि होती है।**

हिचकी (Hiccough)-खाने पीने के बाद और तमाखू के गन्ध से हिचकी की वृद्धि होने पर इग्नेशिया उपकारी है।

कांच का निकल पड़ना (Prolapsus of the rectum)-पाख़ाने के समय ज़रा ही ज़ोर लगाने से काँच बाहर निकल पड़ता है। काँच का निकल पड़ना **पाडोफाइलम** और **रूटा** में भी है। पाख़ाना हो आने के बाद कई घन्टों तक बवासीर के मस्सों में दर्द हुआ करता है; यह लक्षण **नाइट्रिक-ऐसिड** में भी है। इग्नेशिया में बवासीर का दर्द बैठने या खड़ा होने से ज़्यादा होता है, मगर चलने फिरने से दर्द में कमी मालूम होती है।

इग्नेशिया रोगी बार-बार बिल्कुल साफ़ पानी की तरह पेशाब करता है। (फास-ऐसिड)

ज्वर (Fever)-मलेरिया ज्वर में इग्नेशिया अक्सर आवश्यक होता है। याद रखने की बात

है कि रोगी को **सिर्फ़ शीतावस्था ही में प्यास लगती है,** और शीतावस्था में गर्म कमरे में और अँगीठी के पास रहना चाहता है। उत्तपावस्था में प्यास नहीं रहती और कुछ ओढ़ना भी नहीं चाहता, (उत्तापावस्था में ओढ़ने को जी चाहना, नक्स-वोमिका)। कैप्सिकम में भी शीतावस्था में प्यास रहती है, मगर इसमें शीत और उत्ताप दोनों अवस्था में रोगी गर्मी से आराम पाता है।

सम्बन्ध (Relations)-विरोधी (Inimical) औषधियां-काफि, नक्स, टैब।

इग्नेशिया के बुरे फल को पल्स नष्ट करता है।

वृद्धि (Aggravation)-तमाखू; काफि; ब्रैन्डि शराब; छू जाने से; हरकत से; तेज़ खुशबू से; मानसिक उत्तेजना से; रंज से।

ह्रास (Amelioration)-गर्मी से; ज़ोर से दबाने से (चायना); निगलने से; घूमने से।

मात्रा (Dose) — 6 से 200 शक्ति।

(237) इण्डिगो
(Indigo)

यह औषधि स्नायु प्रणाली पर मुख्य क्रिया करती है, तथा मृगी की उस अवस्था में इसकी महान उपचारकता पायी जाती है, जब भारी उदासी रहती है। व्यस्त रहने की इच्छा, उत्तेजित स्वभाव। नील को विचूर्ण सांप तथा मकड़ी के काटने के कारण उत्पन्न होने वाले घावों को भी ठीक कर देता है, विचूर्ण को घावों पर छिड़का जाता है।

आमाशय - भूख का अभाव। डकारें (eructations); धात्विक स्वाद, गर्मी की चौंध, जो आमाशय से उठती महसूस होती है और सिर की ओर जाती है।

सिर - माथे के चारों ओर पट्टी बंधी जैसी अनुभूति, चक्कर के साथ मितली आना। सिर बर्फ से जमा हुआ लगता है। कपालशीर्ष से बाल खीचे जाने जैसी अनुभूति, खिन्न (gloomy), रात को चिल्लाना। सारे सिर के आर-पार लहरदार अनुभूति।

नाक, कान - नाक से खून का बहना तथा अत्यधिक छीकें आना। कानों में गर्जना और दवाब।

मल, मूत्र - मलद्वार में रात के समय इतनी तेज खुजली होती है कि रोगी की नींद टूट जाती है, मलाशय भ्रंश (falling of rectum)। मूत्र गदला, मूत्राशयिक प्रतिश्याय (catarrh of bladder), रोगी की मूत्रत्याग की निरन्तर इच्छा बनी रहती है।

तंत्रिकायें - अत्यधिक स्नायु उत्तेजना। वातोन्मादी लक्षण, जिनमें दर्द एक मुख्य लक्षण के रूप में विद्यमान रहता है, मिर्गी, उदर से सिर तक गर्मी की चौंध, दौरा तंद्रा के साथ शुरू होता है। दौरे का केद्र कन्धों के मध्यवर्ती भाग में एक दर्दनाक धब्बा रहता है। कृमि रोग के कारण होने वाला प्रतिवर्त उद्वेष्ट (reflex spasms)

बाह्यांग - खाना खाने के बाद अंगो में दर्द होता है। घुटने के जोड़ में बरमें द्वारा छेद किये जाने जैसा दर्द रहता है, चलने फिरने से राहत मिलती है। रान के बिचले भाग से घुटने तक दर्द। गृध्रसी (Sciatica)

सम्बन्ध - क्यूप्रम से तुलना कीजिए।

मात्रा - 3 से 30 शक्ति तक।

238 इण्डोल (Indol)

इस औषधि की प्रमुख क्रिया इण्डिकैन का बढ़ाना है। रोगी को अत्यधिक नींद आना, नींद में लगातार सपने आते रहते हैं। मन्द असन्तुष्ट मानसिक अवस्था, छुपने की प्रवृत्ति। आन्त्र-पूतिता (intestinal putrefaction) उंगुलियों और पैरों की अविराम गति। नेत्रगोलक गरम रहते हैं तथा हिलाने पर उनमें कष्ट होता है। आंखों के ऊपर मन्दानुभूति (dull sensation)। दोपहर बाद सिर के पिछले भाग तथा माथे में हल्का हल्का दर्द। पूरा भोजन करने के बाद भी भूख का अहसास, अत्यधिक प्यास का लगना। पेट अफरने जैसी अनुभूति, मलबद्धता (constipation), पैरो में जलन, घुटनों में दर्द।

मात्रा - छठी शक्ति।

239 इन्सुलिन (Insulin)

इन्सुलिन मधुमेह (diabetes) की चिकित्सा के अलावा कार्बोहाइड्रेट के मन्द ऑक्सी करण में सुधार लाती है और यकृत के अन्दर पुन ग्लाइकोजिन का भण्डारण करती है। डा॰ विलियम एफ॰ बेकर ने इसका प्रयोग हौम्योपेथिक सिन्द्धान्तों के अनुसार भी किया है। मुहांसो (acne) तथा त्वग्रक्तिमा (erythema) के साथ होने वाले खुजलीदार छाजन (itching eczema) में इसे उपयोगी पाया है। गाठियावाती शर्करा मेह में जब चर्म लक्षणों की निरन्तरता बनी रहती है, तब इसे रोज खाना खाने के बाद तीन बार दे। फोडे फुंसिया निकलना अथवा बहुमूत्रता के साथ स्फीत व्रगग्रस्तता होना, शरीर में निरन्तर खुजली होते रहना। ये सब लक्षण उसे प्रयोग करने का स्पष्ट संकेत देते हैं।

मात्रा - 3x से 30x तक।

(240) आयोडियम
(Iodium)

Iodine.

यह एक ऐन्टि-सोरिक औषधि है। **आयोडियम रोगी को हमेशा भूख लगती रहती है**, मामूली तीन चार वक्त़ का खाना उसके लिये काफी नहीं है। बीच-बीच में खाता रहता है तो भी भूख लगती है। खाने के बाद उसकी तकलीफ़ें कुछ कम मालूम होती हैं। खाली पेट में दर्द मालूम होता है, खाने के कुछ देर तक नहीं मालूम होता जैसे कि **नेट्रम-म्यूर** और **ऐब्रोटेनम** में होता है। हाजमा इस क़दर ख़राब हो जाता है कि माँस बनता ही नहीं और इसी लिये दुबालापन आ जाता है। इसी लिए यह दवा मैरेस्मस (Marasmus) यानी बच्चों के सूखे की बीमारी में बहुत ही लाभदायक है। **ऐब्रोटेनम, आर्ज-नाइट्र, सार्सा, साइली** और **नेट्रम-म्यूर** के साथ इसकी तुलना करनी चाहिए। **ऐब्रोटेनम** में भी सूखता चला जाता है, मगर नीचे के धड़ यानी पैर ज्यादा सूखते जाते हैं। **आर्ज-नाइट्र** में बच्चे के चेहरे पर बूढ़ों की तरह झुर्रियां पड़ जाती हैं, और मीठी चीज़ें बहुत खाने को मांगता है। **सार्सापैरिला** में गर्दन ही ज़्यादा सूखती है। **साइलीशिया** और **कैल्केरिया** में बच्चों के सारे शरीर के सूख जाने पर भी पेट का हिस्सा बड़ा रहता है। **नेट्रम म्यूर** में गर्दन के पीछे का हिस्सा ज़्यादा सूख जाता है।

आयोडियम में यह एक विशेष बात है कि शरीर तो सूखता जाता है, मगर गाठें बड़ी होती जाती हैं। यकृत, तिल्ली, डिम्भकोष, अण्डकोष, लिम्फैटिक गिलटियां (Lymphatic glands), गर्दन की गिलटियां, शरीर की सब गिलटियां, सिवाय आँचल के गिलटियों के, बढ़ जाती हैं। स्तन घटते जाते हैं परन्त शरीर की दूसरी गिलटियां बड़ी गठीली और सख़्त हो जाती हैं। पेट की मेसेन्ट्रिक ग्लैन्डस (Mesenteric glands) भी सूज जाते है। सारा शरीर सूखता जाता है, खाल में झुरियाँ पड़ती जाती हैं और बच्चे का चेहरा बुड्ढे की तरह होता जाता है, मगर बग़ल, जाँघ और पेट की गाठें बड़ी और सख़्त हो जाती हैं। पुराने मलेरिया रोगियों का जिनको ऐलोपैथिक डॉक्टर लोग बहुत ज़्यादा क्विनाइन और आर्सेनिक खिला कर बिगाड़ चुके होंगे, उनका शरीर सूखा, चेहरे और खाल पर झुरियां पड़ी हुई, शरीर पीला, पतले दस्त, यकृत, तिल्ली और पेट की गिलटियाँ अक्सर बढ़ी हुई पाओगे।

मानसिक लक्षण (Mental Symptoms)-आयोडियम रोगी में मानसिक उत्तेजना, जैसे घबड़ाहट, बेचैनी और उदासीनता रहती है। वह कभी-कभी इस कदर उत्तेजित हो जाता है कि किसी को मार डालना चाहता है। **आर्सेनिक** और **हिपर-सल्फर** रोगी में भी इस तरह की उत्तेजना रहती है और बिना किसी कारण के दूसरे को मार डालने की इच्छा होती है, मगर इन औषधियों में फर्क फ़ौरन मालूम हो जाता है; **आयोडियम रोगी ठण्डक, आर्सेनिक** और **हिपर रोगी** गर्मी पसन्द करता है। हिपर के अध्याय में, मैं कह चुका हूँ कि नाई के दिल में हजामत बनाते समय हजामत बनवाने वाले के गले में उस्तरा फेर देने का ख़्याल आता है। **नक्स वोमिका** रोगिणी अपने बच्चे को आग में झोंक देना चाहती है या अपने प्यारे पति को मार डालना चाहती है। नेट्रम सल्फ रोगी के दिल में आत्महत्या करने का ख़्याल आता है। आयोडियम की

तरह **पल्सेटिला** रोगी भी ठण्डक और खुला हुआ स्थान पसन्द करता है; आयोडियम रोगी सदैव भूख-भूख चिल्लाता रहता है, दुबला होता चला जाता है, पल्सेटिला रोगी बड़ा ही क्रन्दनशील होता है, अति तुच्छ कारण से भी आँखें आँसू से भर आती हैं, भूख घटती ही जाती है। **पल्सेटिला** रोगी में अक्सर मोटापन आता जाता है, मगर साथ-साथ निर्बलता बढ़ती जाती है। आयोडियम रोगी को खाना न मिलने पर ही उसकी सारी शिकायतें बढ़ जाती हैं।

इस दवा में हरकत करने से भी तकलीफ़ों की कमी मालूम होती है।

न्यूमोनिया (Pneumonia)-आयोडियम रोगी की आँखें और बाल काले होते हैं, गिलटियाँ बहुत ज़्यादा निकला करती हैं, अत्यन्त कमज़ोर और दुबला हो जाता है। इस प्रकृति को रोगी के न्यूमोनिया में यदि बहुत ज़्यादा बुख़ार रहे, **ब्रायोनिया** की तरह टीस मारता हुआ दर्द (Pleuritic Pains) न रहे, फेफड़े का बलग़म सूखता न हो और रोगी काफ़ी पथ्य खाने पर भी बहुत ज़्यादा दुबला होता जाय, तो आयोडियम से अन्य औषधियों की अपेक्षा अधिक फल मिलेगा।

क्रुप खाँसी (Croup) - क्रुप खाँसी में **ऐकोनाइट, स्पञ्जिया, हिपर** इत्यादि औषधियों के निष्फल होने पर **ब्रोमियम** और आयोडियम सफल होंगे। चाहे Catarrhal या diphtheritic croup क्यों न हो, आयोडियम के विशेष लक्षण रहने पर बड़ा ही आश्चर्यजनक फल मिलता है। आयोडियम रोगी की आँखें और बाल काले होते हैं, खाँसते समय बच्चा मानो दर्द से अपने गले को पकड़ लेता है; बुख़ार और बेचैनी क़रीब-क़रीब **ऐकोनाइट** की तरह होती है। **हिपर** के बाद आयोडियम अच्छा काम देता है। **ब्रोमियम** रोगी गोरा और खूबसूरत होता है।

हृद्रोग (Heart disease)-हाइपरट्राफि-आव्-दि-हार्ट (Hypertrophy of the heart) के साथ यदि दिल की धड़कन बहुत ज़्यादा रहे और थोड़ा भी परिश्रम करने से वृद्धि हो (डिजि), रह रह कर मालूम होता हो कि मानों कोई छाती को दबा रहा है, बोल न सकता हो, तो यह सब लक्षण रहने पर आयोडियम से विशेष लाभ होगा।

उदरामय (Diarrhoea)-मल का रंग देखने में छाँछ की तरह सफ़ेद, उदरामय के साथ बहुत भूख, बहुत दिनों से पतले दस्तों से अथवा तरह-तरह के रोग भुगतने या सूखे (Marasmus) की बीमारी आदि रोगों से बहुत कमज़ोर हो जाने और उसके साथ उदरामय रहने पर आयोडियम विशेष उपयोगी है। इसके साथ तिल्ली और यकृत की वृद्धि रहने पर आयोडियम से और भी अधिक उपकार होगा।

घेंघा (Goitre)-काले बाल के मनुष्य जिनकी सारी शिकायतें कुछ खाने से ही कम मालूम होती हों, उनके गले का सख़्त घेंघा आयोडियम से दूर होता है। भूरे रंग के मनुष्य का घेंगा **ब्रोमियम** से दूर होता है।

प्रदर (Leucorrhea) आयोडियम रोगी के शरीर का स्राव जहाँ छू जाता है, वहां की खाल छिल जाती है। जैसे नाक से बलग़म निकलने से होंठ का चमड़ा छिल जाता है, आंख़ के स्राव से गाल का चमड़ा छिल जाता है, स्त्रियों के योनिद्वार का स्राव जाँघ में छू जाने से खाल छिल जाती हैं। ऋतुस्राव से साथ पुराने प्रदर का प्रवाह बढ़ जाता है, उससे जाँघ

की खाल छिल जाती है, यहाँ तक कि कपड़ा भी फट जाता है। डिम्भकोष का फोड़ा (Overian tumour) और जरायु का कैन्सर (Uterine cancer) आयोडियम से अच्छे हो जाते हैं।

ज्वर (Fever)-आयोडियम का बुख़ार क्षय रोगियों में पाया जाता है और क्विनाइन द्वारा सविराम ज्वर (Intermittent fever) के दब जाने के बुरे फल को दूर करने के लिए आयोडियम का प्रयोग हुआ करता है। भूख और खाने के लक्षण द्वारा आयोडियम को पहिचानना चाहिए।

सम्बन्ध (Relations)-लाइकोपोडियम के साथ पूरक (Complementary) सम्बन्ध।

झिल्लीदार क्रुप (Membranous croup) और साधारण क्रुप के रोग में, ख़ासकर गण्डमाला धातु विशिष्ट (Scrofulous diathesis) बहुत बड़े बालकों के रोग में ऐसेट-एसिड, ब्रोम, कोना, कैलि-बाइ और स्पञ्जिया के साथ तुलना करो।

हिपर और **मर्क-साल** के बाद आयोडियम अच्छा काम देता है। क्रुप रोग में आयोडियम के बाद कैलि-बाइ अच्छा काम देता है।

डॉक्टर लिपि का कहना है कि पूर्णमा के बाद या चन्द्रमा के क्षय प्राप्ति के समय प्रयुक्त होने पर आयोडियम सर्वोत्तम पाया जाता है।

डॉक्टर हेरिंग कहते है कि ज़च्चे में, उच्च शक्ति के सिवाय, आयोडियम् का प्रयोग नहीं करना चाहिए।

वृद्धि (Aggravation)-उत्ताप से; सिर को ढांकने से; सिर में टोप नहीं रख सकता (हिपर और सोरिनम के विपरीत)

ह्रास (Amelioration) ठण्डी हवा से; ठण्डे जल से धोने से।

मात्रा (Dose) — 3 से 30 शक्ति।

(241) इपिकैकुआन्हा
(Ipecacuanha)

Ipecac. *Rubiaceæ.*

मिचलाहट (Nausea)-नयी बीमारियों पर इपिकैक का पूर्ण प्रभाव पड़ता है। इसकी शिकायतें जी की मिचलाहट और कै़ के साथ शुरू होती हैं। सदैव जी का मिचलाना इपिकैक का स्वभाव है (The principal feature of Ipecac is a persistent nausea and vomiting, which is its chief indication in all diseases)। क़ै हो जाने पर भी जी का मिचलाना दूर नहीं होता। क़ै करने के पहले और बाद भी जी का मिचलाना एकसा बना रहता है। रोग चाहे कोई भी क्यों न हो, जी मिचलाने पर **इपिकैक** सदैव उपयोगी है। जुकाम, खाँसी, बुख़ार, रक्तस्राव, पतले दस्त इत्यादि किसी भी रोग के साथ उबकाई रहने पर इपिकैक का प्रयोग करना चाहिये।

चर्बी या अधिक घी या तेल से बना हुआ खाना, गोश्त, मिठाई इत्यादि भारी सक़ील खाना अनियमित रूप से भोजन करने के बाद न पचने से पीड़ा होने पर **इपिकैक** और **पल्सेटिला** अक्सर काम में लाये जाते हैं। फ़र्क यह है कि इपिकैक में सदैव जी का मिचलाना है, मगर **पल्सेटिला** में नहीं। पेट में खाया हुआ पदार्थ जमा रहने पर **पल्सेटिला** उपकारी है और यदि खाद्य पदार्थ के कै़ होकर निकल जाने के बाद भी जी की मिचलाहट बनी रहे, तो इपिकैक उत्तम है।

पल्सेटिला में रोगी की जीभ पर **ऐन्टिमोनियम क्रूडम** की जीभ की तरह गाढ़ा मैला जमा रहता है, मगर इपिकैक रोगी की जीभ पर बहुत ही पतली मैल रहती है या जीभ एक दम साफ़ रहती है। साफ़ जीभ के साथ वमन-इपिकैक, **सिना** और **डिजिटैलिस** इन तीनों औषधियों में पाया जाता है। जीभ साफ और कृमि के कारण वमन होने पर **सिना**, साफ़ जीभ के साथ हृद्रोग के कारण वमन में **डिजिटैलिस** उपयोगी है। ज़रा ही हरकत से मिचलाहट के साथ कै़ में **टैबेकम** और बहुत ही कमज़ोरी व पसीना के साथ उबकाई में **लोबेलिया** अधिक लाभदायक है।

इपिकैक की कै़ के साथ कोई ख़ास खाया हुआ पदार्थ नहीं निकलता, सिर्फ़ पित्त वमन होता है, पीया हुआ पानी पित्त के साथ निकलता है, मुँह कड़आ हो जाता है, ख़ाली डकारें आया करती हैं और बार-बार इस क़द्र उबकाई आती हैं कि पेट की सारी नसें तन जाती हैं और दर्द होने लगता है, रोगी लगातार उबकाई के कारण व्याकुल हो जाता है, किसी तरह से चैन नहीं मिलता। इस में प्यास नहीं रहती।

नयी बीमारी के साथ मिचलाई और कै़ होने पर इपिकैक का प्रयोग करना चाहिए, पुराने रोग के साथ मिचलाई और कै़ रहने पर **वेरेट्रम ऐल्बम** लाभदायक है।

इपिकैक के प्रधान लक्षणों में से एक लक्षण यह है कि पेट की सारी अँतड़ियों में इसका असर पहुँचता है और रोगी ख़्याल करता है कि **मेरा पेट और सारी अँतड़ियाँ ढीली होकर लटक पड़ी हैं** (Distressing feeling as though the stomach were hanging down relaxed, टैबेक)।

उदरामय (Diarrhoea)-मल कुचले हुए घास या शाक की तरह हरे रंग का, पतला झाग सा होता है। उदरामय के साथ मिचलाई भी रहती है। इपिकैक सदैव उबकाई से पहिचाना जाता है। पुरानी दस्तों की बीमारी में इपिकैक बहुत कम प्रयुक्त होता है।

ऐकोनाइट और मर्कसाल का मल भी हरे रंग का होता है, मगर वह झाग सा नहीं होता। **इलेटेरियम** के मल में बहुत ज़्यादा झाग रहता है, मगर कुछ पीले रंग का होता है।

श्वास यन्त्र (Respiratory Organs)- फेफड़े पर इपिकैक का बड़ा असर पड़ता है। फेफड़े के अन्दर बहुत ज़्यादा बलग़म जम जाने से रोगी को दम घुटने की तरह कष्ट होता है, सीना भारी मालूम होता है, गले से सांय सांय की आवाज आती है और रोगी बहुत बेचैन हो जाता है। ऐन्टिम टार्ट में गले से घड़-घड़ की आवाज़ आती है। सीने में बहुत ज़्यादा कफ़ जम जाने से दमे की तरह साँस चलती है।

इस क़दर खाँसी आती है कि कै़ करने को जी चाहता है मगर उबकाई नहीं रहती। दम घुटने वाली खाँसी जिस से शरीर बिल्कुल कड़ा पड़ जाता है और उसका चेहरा नीला पड़ जाता है (कोरेल-रुब्र)। बच्चों की कुकर खाँसी पर इपिकैक का बड़ा असर पड़ता है, **कुकर खाँसी** (Whooping cough) में बच्चा खाँसते-खाँसते कै़ कर देता है, उसमें पतला-पतला झाग सा बहुत ज़्यादा लसलसा कफ़ रहता है, खाँसते-खाँसते चेहरा पीला अथवा नीला पड़ जाता है और सारा शरीर ऐंठ कर कड़ा पड़ जाता है। कभी-कभी नाक से खू़न आता है, कफ़ के साथ भी खू़न रहता है।

ऐन्टिम-टार्ट में भी फेफड़े में कफ बहुत जमता है, खाँसते समय गला घड़-घड़ करता है, जब खाँसने लगता है तब मालूम होता है कि मानों ज़रा ही खाँसने से कफ मुँह में उठ आवेगा, मगर बहुच ज़्यादा खाँसने पर भी कुछ नहीं उठता, **ऐन्टिम-टार्ट** में इपिकैक की अपेक्षा खाँसी कम आती है, मगर फेफड़े में जमा हुआ कफ़ का हिस्सा अधिक होता है। **ऐन्टिम-टार्ट** में रोगी आँखें बन्द करके चुपचाप मानों नशे में है, पड़ा रहता है, इपिकैक में यह बात नहीं होती। छोटे-छोटे बच्चों की कुकर खाँसी में **कोरेलियम रुब्रम** और **ड्रासेरा** के साथ तुलना करो।

रक्त-स्राव (Haemorrhage)-शरीर के, नाक, मुँह, फेफड़ा, मलद्वार, मूत्र-द्वार, पेट, जरायु इत्यादि किसी भी स्थान से क्यों न हो, उज्जवल लाल रक्तस्राव होने पर इपिकैक उपकारी है। **क्रोटेलस** में भी शरीर के हर एक छेद से खू़न निकल सकता है, मगर याद रहे कि इपिकैक का रक्तस्राव उज्जवल होता है और मैले रङ्ग का या सड़ा हुआ नहीं होता।

डॉक्टर नैश ने अपनी मेटीरिया मेडिका (Materia Medica)में रक्तस्राव की कुछ औषधियों की तुलना की है, जिन्हें पाठकों की सुविधा के लिये मैं नीचे लिखे देता हूँ।

इपिकैक-अत्यधिक परिमाण में चमकीला सुर्ख़ रङ्ग के रक्तस्राव के साथ स्वाँस भारी और उबकाई। इपिकैक का ख़ून बिलकुल ताज़ा मालूम होता है।

ऐकोनाइट-उज्जवल सुर्ख़ रंग के रक्तस्राव के साथ मृत्युभय और मानसिक उत्कण्ठा रहती है।

आर्निका-शरीर थकावट अथवा चोट लगने से रक्तस्राव होने पर।

बेलाडोना-कनपटियों के दोनों तरफ़ की दोनों नसों में तपकन, सिर में रक्त की अधिकता और गर्म रक्तस्राव।

कार्बो वेजिटैबलिस-सारा शरीर बरफ़ की तरह ठण्डा और बेहद कमज़ोर, रोगी लगातार सिर में पंखे की हवा चाहता है, कुरूप, मृतक की तरह पड़ा रहता है और रक्तस्राव होता है।

चायना-बहुत ज़्यादा रक्तस्राव और बहुत ज़्यादा ख़ून निकल जाने के कारण कमज़ोरी, कान में भनभनाहट और मूर्छा।

क्रोकस-काला-काला डोरे की तरह जमा हुआ थक्का सा रक्तस्राव।

फेरम-रक्तस्राव कुछ जमा हुआ कुछ पतला। रक्तस्राव के साथ रोगी का चेहरा बहुत ही सुर्ख़ अथवा कभी सुर्ख़ कभी स्याह पड़ जाता है।

हायोसाएमस-रक्तस्राव के साथ बेसुधी, शरीर की मांस पेशी फड़कती है।

लैकेसिस-सड़ा हुआ रक्तस्राव और उसमें जले हुए भूसे की तरह मैल रहती है।

क्रोटेलस, इलैप्स और सल्फयूरिक ऐसिड-शरीर के सब छिद्र से काले रङ्ग का रक्तस्राव।

नाइट्रिक ऐसिड-उज्जवल सुर्ख़ रङ्ग का रक्तस्राव।

फास्फोरस-जरा सा घाव अथवा ट्यूमर (Tumour) से लगातार रक्तस्राव। ज़रा ही चोट से ख़ून निकलने की प्रकृति।

प्लैटिना-कुछ पतला और कुछ काला, सख़्त और जमा हुआ थक्का सा रक्तस्राव।

पल्सेटिला-रुक-रुक कर रक्तस्राव होता है।

सिकेल-दुर्बल रुग्ण स्त्रियों के काले रंग का रक्तस्राव।

सल्फर-शरीर में सोरा (Psora) धातु रहने से अथवा उपयुक्त औषधि से फल न होने पर इसका प्रयोग करना चाहिए।

रक्तस्राव की और बहुत औषधियां हैं; रक्तस्राव एक उपलक्षण मात्र है, अन्यान्य विशेष लक्षणों के साथ उत्तम रूप से मिला कर औषधि का प्रयोग करना चाहिए।

ज्वर (Fever)-शीत (Chill)-प्यास नहीं रहती; गर्म कमरे के अन्दर रहने से जाड़े की वृद्धि; या गर्मी से वृद्धि; पानी पीने से और खुली जगह की हवा में कमी (खुली हवा में कमी, एपिस;-गर्मी से कमी, आर्स, इग्ने)। (पानी पीने से और खुली हवा में जाड़े की कमी, कास्टिकम; पानी पीने से जाड़े में वृद्धि, कैप्स, चायना, यूपे, नक्स-वोम)।

उत्ताप (Heat)-बहुत ज़्यादा प्यास रहती है; बुख़ार बहुत देर तक रहता है; तेज़ उबकाई रहती है, बार-बार पित्त के वमन होते हैं।

पसीना (Sweet)-सिर्फ़ बहुत ज्यादा क्विनाइन का प्रयोग करने के बाद पसीना अधिक आता है।

सदैव जी की मिचलाहट (Constant nausea) इपिकैक का विशेष लक्षण है। क्विनाइन बहुत ज़्यादा सेवन करने के बाद मलेरिया बुख़ार दब जाने पर इपिकैक के प्रयोग से आशातीत फल मिलेगा।

कुपथ्य से बार-बार बुख़ार आ जाने पर इपिकैक लाभदायक है।

इपिकैक रोगी शीतावस्था में अपने को बहुत कमज़ोर मालूम करता है; और **आर्सेनिक** रोगी उत्तपावस्था के बाद कमज़ोरी मालूम करता है।

सम्बन्ध (Relations)-क्यूप्रम के साथ पूरक (Complementary) सम्बन्ध।

इनफ्लुयेञ्ज़ा (Influenza), शीत, क्रुप (Croup), दुर्बलता और बच्चों के हैज़े में इपिकैक के बाद आर्सेनिक अच्छा काम देता है। हलक़ में कोई वस्तु रह जाने पर इपिकैक के बाद ऐन्टिम टार्ट उपयोगी है।

पेट के गोलमाल में पल्स और ऐन्टिम क्रूड के साथ मिलता जुलता है।

वृद्धि (Aggravation)-जाड़ा और साफ़ मौसिम में; गर्मी नमी, दक्षिणी वायु में (यूफ्रे), जरा भी हरकत से।

मात्रा (Dose) — 3 से 200 शक्ति।

242 आइरीडियम
(Iridium)

The Metal

यह औषधि विषरक्तता (septicaemia) आत्र-पूतिता (intestinal putre faction) तथा अरक्तता (anaemia) इत्यादि में प्रयोग की जाती है। एनिमिया में यह रक्त के लाल कणों को बढ़ाती है। आमवात (rheumatism) और गठिया। मृगी, ल्यूपस (lupus), जरायु-अर्बुद (uterine tumours)। रीढ़ की हड्डी का आंशिक पक्षाघात (paresis)। रोगोत्तर थकान, ऐसे बच्चे, जो बौने, निर्बलांग (weak limbed) होते है, और बड़ी तेजी से बढ़ते हैं, उन सबके रोगों में यह शीघ्र फायदा करती है।

सिर - रोगी किसी विषय पर मन स्थिर नहीं कर पाता। ऐसी अनुभूति होती है जैसे दिमाग खाली हो गया हो। भ्रामक विचार, दांई ओर की खोपड़ी सम्वेदन शील। नाक से लगातार कच्चा पानी गिरता रहता है। जो अन्दर रहने से घटता है(पीनस)। ऐसा लगता है जैसे मन दो भागों में बंट गया है।

पीठ तथा बाह्यांग - दोनो जांघों में तनाव, विशेष रूप से बाई जांघ में। बाई नितम्ब सन्धि (left hip joint) में अलगाव की अनुभूति तथा बायें नितम्बपेशी-प्रदेश (gluteal region) में भारीपन की अनुभूति होती है। वृक्क प्रदेश में दुर्बलता, रीढ़ की हड्डी का आंशिक पक्षाघात, विशेष रूप से बूढ़ों में तथा किसी रोगावस्था के बाद ऊरुसन्धि (groin) तथा बांई जांघ में दबाव।

श्वास - स्वरयंत्र का जीर्ण प्रतिश्याय (chronic laryngeal catarrh) कर्कश खांसी, बोलने से अधिक, नाक के पिछले द्वार कच्चे प्रदाहित (inflamed) रहते हैं, जिनसे प्रचुर मात्रा में गाढ़ा पीला स्राव होता है।

सम्बन्ध - पैलेडियम, ओसमियम, प्लैटीना से तुलना करो।

मात्रा - छटी और उच्च शक्ति।

(243) आइरिस वर्सिकालर
(Iris Versicolor)

Blue Flag. *Iridaceæ.*

हैज़ा, दस्त की बीमारी, मेदे का प्रदाह इत्यादि किसी भी रोग में, अन्न जाने की नली (Alimentary canal), जैसे हलक़, जीभ, पेट, अँतड़ियाँ, गुदा इत्यादि में जलन के साथ खट्टा और पित का वमन होता है और पीले रङ्ग के पतले दस्त होते हैं।

सिर्फ़ हलक़में जलन **आर्सेनिक** और **कैप्सिकम** में हलक़ से पेट तक जलन **आर्निका** में, सिर्फ पेट में जलन **फासफोरस** और **आर्सेनिक** में है, मगर इसकी तरह समस्त अन्न जाने की नली में जलन और किसी भी औषधि में नहीं है। इंगलिश कालरा (English Cholera), कालेरिक डायरिया (Choleric diarrhoea) और ग्रीष्मकाल के उदरामय में इसका प्रयोग हुआ करता है। रोग का नाम कुछ भी क्यों न हो, इस तरह की जलन और वमन रहने ही से इस औषधि का प्रयोग होना चाहिए। लगातार वमन् के साथ पित्त-शूल होता है (Bilious colic with incessant vomiting)। **पतले दस्त के साथ मलद्वार में आग की तरह जलन होती है** (Diarrhoea with burining like fire in anus)।

मतली और क़ैके साथ सिर दर्द (Sick headache)-खट्टी वमन और आँख में अँधेरा छाने के लक्षण के साथ सिर दर्द, ख़ास कर आधे सिर के दर्द यह विशेष लाभदायक है। (Sick headache, often beginning with a blur before eyes, sour vomiting and nausea)। ऐसे रोगी जिनको मतली और क़ै के साथ सिर दर्द हुआ करता है उनके एक्ज़िमा और चर्म रोग और क़ब्ज में यह उपयोगी है (Eczema and skin disease and constipation of those subject to sick headache)। आइरिस में अक्सर दाहनी कनपटी ही में दर्द होता है।

सम्बन्ध (Relations)-खट्टी वमन के साथ सिर दर्द में कैल्केरिया, काफिया और नेट्रम-म्यूर; मतली और मुँह में राल के साथ सिर दर्द में **ऐमोन-कार्ब, मर्क-साल**; आँख में अँधेरा छाने के लक्षण के साथ सिर दर्द में बेल, कास्टि, जेल्स, कैलि-बाइ और नेट्रम-म्यूर के साथ तुलना करो।

मात्रा (Dose) — मूलार्क से 30वीं शक्ति। उच्चतम शक्तियां भी।

244 जेबोरैण्डी (Jaborandi)

यह औषधि लार और पसीना निकालने वाली ग्रन्थियों में क्रिया प्रकट करके उन ग्रन्थियों में बहुत देर तक उपदाह पैदा करती है, जिससे लगातार लार बहा करती है और पसीना हुआ करता है। वायुपथ, टेंटुआ और गलकोष से बलगम निकलना। नाक से श्लेष्मा और आंखों से बड़े वेग से पानी गिरना। स्राव या बलगम निकलना बन्द होने के बाद मुंह और गला सूख जाना, शरीर में रक्त की संचालन-क्रिया बढ़ जाना, किन्तु उत्ताप घटता जाना, तेज प्यास लगना।

निम्न बीमारियों में जैबोरेण्डी खास तौर से फायदा करती है। किसी भी नई बीमारी के आराम होने पर और कोई पुरानी बीमारी भोगने के समय जैसे थाइसिस वगैरह बीमारियों में बहुत पसीना आना, फेफड़ा और फुसफुस वेस्ट जल इकट्ठा होना, प्रसूता के मुंह में पानी भर आना, हृत्पिण्ड या मसाने की बीमारी की वजह से शोथ या डायबिटीज-इनसिण्डिस बिना चीनी वाला बहूमूत्र रोग), मूत्रनली और तलपेट में दर्द, पेशाब का आपेक्षिक गुरुत्व (specific gravity) घटना, झोंक से होने वाले पतले दस्त, ऋतुस्राव बहुत थोड़ा होना या बन्द होना, आंख की कई बीमारयिां-जैसे ऐस्थेनोपिया (asthenopia of cataract) इत्यादि।

सम्बन्ध - एमिल नाई (बहुत पसीना निकलने पर)।

मात्रा - 6 शक्ति।

245 जकारैण्डा कैरोबा (Jacaranda Caroba)

यह औषधि पुरुषों के कुछ रोगों में ही अधिक प्रयोग की जाती है। सूजाक की वजह से पैदा हुए वात में और दाहिने घुटने के वात में भी यह लाभ पहुंचाती है।

उपदंश, सूजाक, सूजाक में यंत्रणादायक लिड्रोद्गम (chordee), बैलानोरिया- इस बीमारी में लिंगमुण्ड और उसके आवरण के भीतर पीब पैदा हो जाती है, (मर्क साल भी इसकी अच्छी दवा है)। इसमें कोई भीतरी दवा सेवन करते समय 'कैलेण्डुला आंयण्टमेण्ट' लगाने से और भी जल्दी फायदा होता है। गरमी का घाव, लिंग के ऊपर जगह-जगह लाल रंग के फोड़े, जिसे अंग्रेजी में (chancroid) कहते हैं, प्रिप्यूस यानी लिंगाग्र-चर्म की सूजन- जिसमें लिंगाग्र चर्म पीछे की ओर फूल जाता है, खींचकर आगे नही लाया जा सकता। लिंग के ऊपर मस्से जैसे उद्भेद, जो बहुत खुजलाते हैं और सूख जाने पर वहां लाल चिन्ह छोड़ जाते हैं- इत्यादि की बीमारियों में इसका प्रयोग होता है। मूत्रनली के प्रदाह और मूत्रनली की राह से पीले स्राव निकलने की भी, यह बढ़िया दवा है।

सम्बन्ध - मर्क कॉर, थूजा, कोरैल, रूब, मर्क साल।

मात्रा - मूलार्क से 6x शक्ति तक।

246 जेलापा - एकसोगोनियम पर्गा
(Jalapa - Exogonium Purga)

Jalap. *Exogonium.*

शिशु ख़ूब मज़े से दिन भर सोता है, मगर सारी रात चीख़ता और रोता है, माता को व्याकुल कर देता है। बच्चों को पतले दस्त आने पर यदि उसके साथ इस प्रकार का रोना रहे, तो जेलापा ही एक मात्र औषधि है। जेलापा के दस्त में खट्टी बू रहती है।

सोरिनम बच्चा भी दिन भर ख़ूब ख़ामोशी के साथ सोता रहता है और रात भर रोता है।

लाइकोपोडियम में विपरीत लक्षण है, बच्चा दिन भर रोता हैऔर सारी रात सोता है।

मात्रा (Dose) — 3 से 12वीं शक्ति।

247 जैट्रोफा
(Jatropha)

Purging Nut

साधारणतः यह औषधि अतिसार और हैजा में ही अधिक प्रयोग होती है। इसके अलावा, उदर लक्षण रोमांतिका (measles) की दबी हुई अवस्था।

उदर - अवपर्शुका प्रदेश में दर्द, यकृत प्रदेश (region of liver) तथा दाये कन्धे के जोड़ के नीचे से कन्धे तक दर्द, प्रचण्ड मूत्रावेग। उदर फूला हुआ, साथ ही गदगदाहटयुक्त ध्वनि।

मल - विपुल मात्रा में पनीला चावलों की मांड जैसा मल। अतिसार, पाखाना तेजी से निकलता है, उदर के अन्दर बहुत तेज आवाजें होती है, जैसे बम्बे से पानी निकल रहा हो और इसका सम्बन्ध ठण्ड, ऐठंन, मितली और वमन से जुड़ा रहता है।

आमाशय - आमाशय के अन्दर गर्मी और जलन, साथ ही अधिजठर (epigastrium) में ऐंठनयुक्त, संकीर्णकारी दर्द, अत्यधिक प्यास। अत्यन्त सरलता पूर्वक वमन हो जाता है। हिचकी, शराब पीने से मितली और वमन, साथ ही गले के अन्दर तीखी अनुभूति।

वाह्यांग - टखनों, पैरों तथा पैरों की उंगुलियों में दर्द, ऐडियां संवेदनशील, पेशियों में ऐंठन, विशेषरूप से पिण्डलियों, टांगों तथा पैरों की पेशियों में, सारे शरीर में ठण्डक रहती है।

सम्बन्ध - वेराट्र, गम्बोजि, जैट्रोफा, यूरेन्स से तुलना करो।

मात्रा - 3 शक्ति से 30 शक्ति तक।

248 जॉनोसिया अशोका
(Jonosia Asoka)

यह अशोक नामक वृक्ष की छाल से तैयार की जाती है। स्त्रियों की अनेक प्रकार की बीमारियों में बहुत लाभप्रद है। काफी समय से आयुर्वेदिक चिकित्सक इसका प्रयोग करते आ रहे हैं। अशोक धृत, अशोकारिष्ट आदि नामों से इसका प्रयोग करते हैं। कलकत्ते के माननीय डा॰ डी. एन. राय ने होमियोपैथी में सबसे पहले इसका प्रचार किया। ऋतुशूलका दर्द होना, रजोलोप या रजोरोध (amenorrhoea) ऋतु प्रकट होने के पहले डिम्बकोष में दर्द, अतिरज (menorrhagia) ऋतु स्राव प्राय: ही अनियमित तथा बहुत देर से होना इत्यादि में- इसका मूल अर्क या 2 X शक्ति 5- 10 बूंद की मात्रा पानी के साथ तीन घण्टे के अन्तर से नित्य 4-5 बार सेवन करना चाहिए। मूत्राशय उपदाह (irritation), प्रदर बगैरहा कितनी ही बीमारियों में इस औषधि से बहुत लाभ होता है, ज्यादा कब्ज तथा अर्श रोग की यह एक उत्तम औषधि है।

सम्बन्ध - बाइबर्नम ओपुलस, बाइबर्नम प्रनिफोलियम।

मात्रा - मूलार्क से 3X शक्ति।

249 जुग्लान्स सिनेरिया
(Juglans Cinerea)

Butternut

इस औषधि के मुख्य लक्षण सिर के पिछले भाग में तेज सिर दर्द होना, जिसका सम्बन्ध यकृत की खराबियों से जुड़ा रहता है। छाती (chest), कांख (axilla) और स्कन्धफलक (scapula) में दर्द होने के साथ घुटन की अनुभूति, ऐसा लगता है जैसे समस्त अन्तरांग (internal organs) विशेषरूप से दाई ओर के अन्दरुनी अंग बहुत वुरी तरह से बढ़ गये हो। पित्त-पथरी रोग (cholelithiasis) ।

नाक, सिर तथा मुख - नाक के अन्दर सुरसुराहट, छीकें। जुकाम लगने से पहले उरोस्थि के नीचे दर्द, साथ ही दम घुट जाने की आशंका। बाद में प्रचुर मात्रा में सौभ्य प्रकार का गाढ़ा श्लैष्मिक स्राव। सिर भरा हुआ, खोपड़ी पर दाना, सिर के पिछले भाग में तेज दर्द। पलकों तथा आंखों के चारो ओर फुंसियाँ। गलतुण्डिका प्रदेश (region of tonsils) में बाहर की ओर दुखन।

जिह्वामूल (root of tongue) तथा गलतोरणिका (fauces) की रूक्षता। मुख और कण्ठ के तीखेपन की अनुभूति।

आमाशय तथा पीठ - यकृत प्रदेश में दुखन (region of liver) अतानिक मंदाग्नि (atonic dypepsia) के साथ अत्यधिक डकारें और आघ्मानयुक्त फुलाव। कटि कशेरूकाओं (lumbar vertebrae) में दर्द। ग्रीवा - पेशियां (muscles of neck) कठोर, लूंज (lame), स्कन्ध फलक के नीचे दाई ओर दर्द। मलद्वार में कूथन तथा जलन। पखाना पीला हरा।

चर्म - पीलिया, साथ ही यकृत प्रदेश तथा स्कन्धफलक में दर्द। गर्मी से खुजली और चुभन फुसियां। छाजन विशेष रूप से निम्नांगो (Lower extremities), त्रिकास्थि (sacrum) और हाथों पर। त्वग्रक्तिमा तथा विसर्पमय लाली (erysipelatous redness)।

सम्बन्ध - ब्रायो, आइरिस, चेलिडो।

मात्रा - मूलार्क से 3 शक्ति तक।

(250) काली आर्सेनिकम
(Kali Arsenicum)

इसके रोगी में दुर्दमता और असाध्य चर्म रोगों की प्रवृति पायी जाती है। वह बेचैन, स्नायविक एंव अरक्तक होता है।

त्वचा शुष्क, पपड़ीदार, झुर्रीदार। मुहांसे, फुसियां, जो ऋतुस्राव के दौरान बढ़ जाती हैं। असहनीय खुजली, जो कपड़े उतारते समय अधिक होती है। जीर्ण छाजन गर्मी में चलने-फिरने से अत्यधिक खुजली होती है। विचर्चिका (psoriasis) लाइकेन, जिसमें शरीर पर लाल लाल फुसियां निकल आती हैं। विनाशीव्रण (phagedenic ulcers) बाहों तथा घुटनों के अन्दरूनी जोड़ों पर दरारें। जलवायु परिवर्त्तन होने पर कष्ट बढ़ जाता है। चर्म कैंसर, जिसमें प्रत्यक्ष लक्षण प्रकट हुए बिना ही अचानक गम्भीर दुर्दमता (malignancy) आ जाती है, त्वचा के नीचे असंख्य छोटी-छोटी गांठे निकल जाती हैं। स्त्रियों में जरायु मुख पर गोभी के फूल जैसे उद्‌भेद निकलने के साथ उड़ान भरते हुए दर्द, बदबूदार स्राव।

मात्रा - 3 शक्ति से 30 शक्ति तक।

(251) कालि बाइक्रोमिकम
(Kali Bichromicum)

Potassium Bichromate.

हमेशा नज़ले से पीड़ित, आतशक और सोरा (Psora) दोषग्रस्त पुराने रोगी तथा मोटे और कम बल के रोगियों के लिये कैलि बाइक्रोमिकम अक्सर काम में आता है। मोटे, सुन्दर और पतली गर्दन के बच्चों के लिए, जो कि अक्सर क्रुप (Croup) रोग के रोगी रहा करते हैं, कैलि बाइक्रोमिकम विशेष उपयोगी है।

चिपचिपे लेसदार बलग़म का खींचने से डोरे की तरह लम्बा खिंच जाना (Discharge of a tough, stringy mucus which adheres to the parts and can be drawn into long strings) कैलि बाइक्रोमिकम का प्रधान लक्षण है। किसी भी म्यूकस मेम्ब्रेन (Mucous membrane), आँख, नाक, मुँह, हलक़, फेफड़ा, पेट, अँतड़िया, मूत्र-पथ, जननेन्द्रिय इत्यादि से उक्त प्रकार का लेसदार और सूत की तरह की मैल निकलने में कैलि बाइक्रोमिकम का प्रयोग करना चाहिए (हाइड्रैस्टिस, लाइसिन)।

स्थान परिवर्त्तनशील दर्द (Pains rapidly shifting from one part to another)-छोटे-छोटे स्थान यहाँ तक कि एक अङ्गुली के अग्रभाग द्वारा जिस कदर स्थान ढाँका जाय, ऐसे थोड़े स्थान में दर्द; और इस दर्द का एक स्थान छोड़ कर दूसरे स्थान पर चले जाना, इसका एक विशेष लक्षण है। **कैलि-सल्फ, पल्सेटिला, लैक, केनाइनम और मैङ्गनम** में भी इस प्रकार का चलता हुआ दर्द है; अङ्गुली के अग्रभाग द्वारा ढाँका जाय ऐसे थोड़े से स्थान में दर्द का होना कैलि ब्राइक्रोमिकम ही का विशेष लक्षण है। बोलाडोना की तरह इसका दर्द एकाएक शुरू होता है और एकाएक ही ग़ायब हो जाता है (इग्ने, मैग्र-फास)।

नाक (Nose) -नाक के घाव और पुराने जुकाम में कैलि ब्राइक्रोमिकम विशेष उपकारी है। पारा या आतशक के कारण अथवा शरीर के किसी प्रकार के स्वाभाविक निकास के एकाएक बन्द हो जाने से नाक के रोग में कैलि बाइक्रोमिकम विशेष उपकारी है। इस प्रकार के घाव से यदि डोरे की तरह मैल निकलती रहे, तो अन्यान्य औषधियों के बारे में चिन्ता न करके कैलि बाइक्रोमिकम का प्रयोग करना उचित है। नाक की जड़ में दर्द, दबाने से दर्द मालूम होता है। नाक के अन्दर पपड़ियाँ और खुरण्ट जम जाते हैं। उसे अङ्गुली से छुड़ा डालने से फिर नया खुरण्ड जम जाता है। इस प्रकार का नाक का घाव क्रमशः गहिरे से और भी गहिरा होता जाता है (Ozoena) और रोगी नाक से बात करता हुआ मालूम होता है। शरीर में सिफलिस दोष रहने से अक्सर ऐसा हो जाता है।

सिर दर्द (Headache)-सिर दर्द शुरू होने के पहिले रोगी आँखों से कुछ नहीं देख पाता। दर्द शुरू हो जाने के बाद रोगी फिर स्वाभाविक दृष्टि प्राप्त करता है। सिर दर्द के पहिले दृष्टि हीनता का लक्षण और भी बहुत औषधियों में हैं (आइरिस, नेट्रम-म्यूर, लैकडि), मगर **कैलि बाइक्रोमिकम** उनमें से सर्वश्रेष्ठ है। यदि यह दर्द सिर के किसी ख़ास स्थान में होता हो,

जो कि सिर्फ़ अंगूठे से ढाँका जा सके , तो कैलि बाइक्रोमिकम से आशातीत फल मिलेगा, गो कि दर्द थोड़े से स्थान में होता है मगर उसकी तेज़ी सही नहीं जाती।

अर्जीण रोग (Gastric complaints)-शराबियों के अजीर्ण रोग में कैलि बाइक्रोमिकम विशेष उपकारी है। जो शराबी बियर (Beer) शराब बहुत ज़्यादा पीते हैं, उनको अजीर्ण रोग होने से और उनकी कै़ से डोरे की तरह पदार्थ निकलने से उनके लिए कैलि बाइक्रोमिकम अमोध औषधि है। भूख न लगना, पेट का भारीपन, पेट में हवा भर जाना और खाने के ब्राद ही फ़ौरन पेट में दर्द हो जाना, कैलि-बाइ का विशेष लक्षण है। पेट में गोल चकत्ता सा घाव (Round ulcer) कैलि-बाइ द्वारा आरोग्य होता है।

दस्त (Diarrhoea) -- पेचिश की बीमारी में केलि-बाइक्रोमिकम अक्सर व्यवहृत होता है। जेलि (Jelly-लवाबदार) की तरह मल कैलि-बाइ का विशेष लक्षण है, मल में माँस खुरचा हुआ मालूम होता है, मानों अँतड़ियाँ सड़ कर निकलती हैं, ख़ून मिला रहता है। मल में माँस का खुरचन **कैन्थैरिस का** लक्षण है, मगर उसमें पेशाब की तकलीफ़ रहती है। **कैन्थरिस** द्वारा मांस के खुरचन के समान मल में परिवर्त्तन होने पर कैलि-बाइ सुन्दर काम करती है। पेचिश के रोग में जीभ का लक्षण देख कर कैलि-बाइ का प्रयोग होता है। जीभ पीले रङ्ग की अथवा ख़ुश्क, सुर्ख़, चमकीली, और फटी फटी होती है। हर साल शरद और ग्रीष्मकाल के पूर्व जो लोग अक्सर पेचिश से बीमार रहते हैं, उनके लिए यह औषधि उपकारी है।

श्वास यन्त्र (Respiratory Organs)-भारी, बैठी हुई आवाज़। हलक़ में सरसरहाट से खाँसी शुरू हो जाती है, यह सरसराहट कान के अन्दर तक मालूम होती है। कपड़ा खोलने पर, सुबह नींद टूटने पर, खाने के बाद, गहरी साँस लेने से खाँसी में अधिकता होती है। कपड़े से शरीर को ढाँक कर गर्म में रहने से खाँसी में कुछ कमी मालूम होती है। **लेसदार, सख्त, डोरे की तरह लम्बा कफ़, जो कि ज़मीन तक ख़िंच कर लम्बा हो जाता है।** खाँसी और दमा भोर में 3/4 बजे के अन्दर बढ़ जाते हैं।

हलक़ से इस कदर सख़्त बलगम होता है कि दाँत से काटा नहीं जाता, ज़ोर से थूकने से कंकड़ की तरह बहुत दूर जा गिरता है।

गले का कौआ (Uvula) -- सूजकर छोटी सी थैली की तरह मालूम होता है; मगर सुर्ख़ी बहुत नहीं होती (रस-टाक्स)।

डिफ़थीरिया (Diphtheria)-सख़्त रेशेदार, मोती सा चमकीला मल, हलक़ में जम जाता है (लैक-कैन)।

कैलि बाइक्रोमिकम रोगी ख्याल करता है कि मानों कुछ रूतूबत दिमाग़ से हलक़ में बूँद-बूँद टपकता है।

कैलि बाइक्रोमिकम के घाव में एक बड़ी भारी विशेषता यह है कि उसका क़िनारा ऐसा साफ़ होता है कि मानों किसी ने पंच (Punch) से बड़ी सफाई से काटा है मर्क्यूरियस का घाव छिछला (Superficial) और विस्तीर्ण (Widespread) होता है। गर्मी अर्थात आतशक के रोग में इस प्रकार का गोल घाव हो और उस में से सूत का सा मवाद निकलने पर कैलि-बाई अमूल्य औषधि है। जीभ पर गर्मी का घाव होने पर यह औषधि फलदायक है।

सायटिका (Sciatica)— सम्पूर्ण बाँईं सायटिक नस (Sciatic nerve) में दर्द, जो कि कूल्हे से पिण्डली तक फैलता है, नस दब जाने से सारी टाँग में टीस चलने लगती हैं। चलते समय एड़ी में दर्द होता है।

इसका और एक विशेष लक्षण यह है कि वात रोग और पेचिश एक के बाद दूसरा, बारी बारी से शुरू होता है (Rheumatism and dysentry alternate) । **ऐब्रोटेनम** की भी ऐसी ही प्रकृति है।

बहुत मोटे पुरुष में स्त्री के साथ विषय भोग में अनिच्छा का होना, इसका एक लक्षण है।

सम्बन्ध (Relations)-क्रुप रोग में ब्रोम, हिपर और आयोड के साथ इसकी तुलना करो।

कैन्थैरिस और **कार्बोलिक** ऐसिड प्रयोग करने के बाद, अँताड़ियों के खुरचन की तरह के पदार्थ दूर होने पर पेचिश की बीमारी में इसे प्रयोग करना चाहिये।

क्रुप रोग में आयोडियम के बाद, बैठी हुई आवाज़ के साथ खाँसी, चिमड़ी कृत्रिम झिल्ली, सर्वाङ्गीन कमज़ोरी और शीतलता के लक्षण पर कैलि बाइक्रोम काम में आता है।

नये या पुराने में **कैल्केरिया के** बाद यह औषधि उपयोगी है।

जुकाम और चर्म रोग में कैलि बाइक्रोम के बाद **ऐन्टिम-टार्ट** अच्छा काम करता है।

वृद्धि (Aggravation)-ग्रीष्मऋतु में; गर्मी से।

ह्रास (Ameloration)-जाड़े के मौसिम में चर्म रोग के लक्षणों में कमी (ऐलूमिना और पेट्रोलियम के विपरीत)।

मात्रा (Dose) — तीसरी, तीसवीं शकित तथा उच्च शकितयां भी।

252 काली ब्रोमेटम
(Kali Bromatum)

Bromide of Potash.

स्मरण शक्ति की कमी (Loss of memory)-याददाश्त में बहुत ही कमी, इस औषधि का प्रधान लक्षण है। शून्य मन (Absent minded), कोई बात यदि उसे कहना हो, तो वह शब्द यदि एक बार कह न दिया जाय, तो वह नहीं बोल सकता, क्या कहना होगा यह उसे याद नहीं आता। इस लक्षण पर ऐनाकार्डियम के साथ इस औषधि की तुलना होती है। फ़र्क़ यह है, कैलि-ब्रोम रोगी सदैव शून्यचित्त रहता है और बड़ा ही चिन्तित रहता है कि शायद वह दीवाना न हो जाय; ऐनाकार्डियम रोगी का दिल बुरे कर्म की तरफ़ बहुत जाता है, लोगों को कोसता है और भला बुरा कहता है।

हाथ और अँगुलियों की हरकत (Fidgety hands)-दोनों हाथों की बेचैनी इसका एक विशेष लक्षण है। रोगी दोनों हाथों को बगैर हरकत किये नहीं रह सकता, मजबूर होकर हाथ या हाथ की अङ्गुलियों को लगातार हिलाता रहता है। इस प्रकार पैर की बेचैनी और हिलाना, जिङ्कम का लक्षण है। हाथ की अङ्गुली इत्यादि की अपने आप हरकत के लक्षण पर **सिक्यूटा, आर्निका और बाइबर्नम** के साथ तुलना करो।

अनुभव शक्ति की कमी (Loss of sensibility)-हलक़ मूत्र-पथ, क़रीब क़रीब सारे शरीर की अनुभव शक्ति घट जाती है। शरीर डगमगाता है, पैर लड़खड़ाते हैं, कहीं के कहीं पैर गिरते हैं, शरीर अपने वश में नहीं रहता। पागलों के लिये यह एक उत्तम औषधि है।

बालकों को रात में डर लगना (Night terrors of children)-रात में बालक सोते सोते चिल्ला उठता है, करहाता है, दाँत पीसता है; डरावने स्वप्न देख कर इस क़दर डर जाता है कि उसकी माता पिता के समझाने पर भी वह विश्वास नहीं करता। नींद में उठ कर चलने फिरने का स्वभाव इस औषधि से दूर हो ज़ाता है। भय, क्रोध या चित्त की उमङ्ग से ऐंठन (Spasms) होने पर यह औषधि उपकारी है।

चिन्ता, शोक, जायदाद या इज़्जत की हानि, कारोबार की परेशानी से बेचैनी और नींद न आना, इसमें यह औषधि विशेष उपकारी हैं।

रोज़ मर्रा सुबह 5 बजे बच्चे के पेट में दर्द (Colic) होना, इसका विशेष लक्षण है। **कालोसिन्थिस** और **लाइकोपोडियम** का शूल शाम को 4 बजे हुआ करता है।

चेहरे पर फुन्सियां (Acne)— जवानी में या लम्पट पुरुष के चेहरे पर फुन्सियां एक के बाद दूसरी निकलती हों, तो यह औषधि उपकारी है।

तुतलाहट में भी इस औषधि का प्रयोग किया जाता है (बोविस्टा, स्ट्रैमोनियम)।

सम्बन्ध (Relations)— रांगा के विष (Lead poisoining) के दोष का यह नाश करता है।

जवानी में चेहरे के फुन्सियों में यूजिनिया जैम्बोस के बाद यह औषधि लाभदायक है।

मात्रा (Dose) — अपकव लवण से तीसरी शक्ति

253 काली कार्बोनिकम
(Kali Carbonicum)

Potassium Carbonate

कैलि-कार्ब रोगी को समझना जैसा कठिन है, उसी तरह इस औषधि के बारीक लक्षणों का भी विचार करना कठिन हैं। कैलि-कार्ब रोगी बहमी, गुस्से बाज़, अत्यन्त चिड़चिड़ा मिज़ाज का होता है, घर में भाई-बन्धु से लड़ बैठता है , यहां तक कि अपने मालिक से भी लड़ बैठता है, अपनी रोज़ी के बारे में ज़रा भी ख़्याल नहीं करता। वह कभी अकेला रहना पसन्द नहीं करता, जब अकेला रहता है वह ख़्याली बातें बहुत सोचता है, भविष्यत, मृत्यु और भूत के बारे में भय होता है। रात को मकान में अकेले रहने से वह जागता रहता है, नींद नहीं आती, या उसकी नींद स्वप्नों से भरी हुई होती है। उसे अंदेशा होता रहता है, "शायद मकान में आग लग जाय। शायद मैं कोई ऐसी बुरी हरकत कर डालूं। शायद ऐसी कोई घटना हो जाय।"

वायु का ज़रा ही परिवर्त्तन उसके चित्त पर असर पैदा करता है। कमरे में हवा का आना, उसे बरदाशत नहीं; जंगले, खिड़कियां खुली रखना पसन्द नहीं करता, रात में सब जंगल बन्द कर देता है। उसकी सारी तकलीफें नम और ठण्डे मौसिम में बढ़ जाती हैं। ठण्डक उसे बरदाश्त नहीं।

यह एक ऐन्टि-सोरिक (Anti-psoric) और गूढ़ क्रिया करने वाली औषधि है।

शरीर के रसदार पदार्थ अथवा जीवनी शक्ति के अपव्यय के बाद, ख़ास कर रक्तशून्य व्यक्ति के लिए यह औषधि उपयोगी हैं (चायना, फास-ऐसिड़, फास, सोरि)।

आंखों के ऊपर की पलकों की सूजन (Bag-like swelling between the upper eyelids and eyebrows) - कैलि कार्ब का सर्व प्रधान लक्षण है, ऐसा मालूम होता है कि पलक सूज कर एक छोटी थैली की तरह हो गयी है। यह लक्षण किसी भी रोग में मिले, तो कैलि-कार्ब का अवश्य ही प्रयोग करना चाहिए। अजीर्ण रोग में यह लक्षण अक्सर पाया जाता है। एपिस में नीचे की पलक के नीचे पानी भरी थैली जैसी सूजन होती है तथा फास्फोरस में आंखों के चारों ओर तथा गालों पर भारीपन आ जाता है।

सुई का सा छिदता हुआ दर्द, बरछा चुभने की तरह दर्द, चुपचाप लेटे रहने से और **जिस तरफ़ दर्द हो, उस करवट लेटे रहने से उसकी वृद्धि** (Pains stitching, darting, worse during, rest and lying on affected side) यह कैलि-कार्ब के विशेष लक्षण है। सुई के से छिदते हुए दर्द में **ब्रायोनिया** के साथ इस औषधि की तुलना होती हैं, फ़र्क़ यह है कि जिस तरफ़ दर्द हो, उस तरफ़ दबा कर लेटने से आराम पाने से **ब्रायोनिया** का प्रयोग करना चाहिए-वृद्धि होने से कैलि-कार्ब का। ब्रायोनिया के दर्द की ज़रा भी हिलने डुलने से वृद्धि होती है, चुपचाप ख़ामोश पड़े रहने से आराम मिलता है; मगर कैलि-कार्ब रोगी हरकत न करने पर भी लगातार एकसा दर्द अनुभव करता है। काली कार्ब का रोग ठण्ड से बढ़ता है जबकि ब्रायोनिया का रोगी ठण्ड चाहता है। कैलि-कार्ब का दर्द, अक्सर दाहिने

सीने के नीचे की तरफ़ हुआ करता है, उस स्थान में सुई चुभने के समान दर्द, अगर सामने की तरफ़ से पीछे की तरफ़ फैले, तो कैलि कार्ब से विशेष उपकार होगा। न्यूमोनिया (Pneumonia) इत्यादि रोग में स्वाँस और हरकत से कोई सम्बन्ध न रहने पर भी यदि लगातार दर्द होता रहे, तो उसमें कैलि-कार्ब उत्तम औषधि है। कभी कभी सुई चुभने के समान दर्द एकाएक ही उठता है, रोगी ज़ोर से चीख़ मारता है, मगर तुरन्त ही कुछ नहीं रहता। इस प्रकार का दर्द शरीर के किसी स्थान में क्यों न हो कैलि-कार्ब उत्तम औषधि है। यह याद रहे **ब्रायोनिया** में सिर्फ़ सिरस मेम्ब्रेन (Serous Membranes, The pleura, peritoneum, arachnoid etc.) में और कैलि-कार्ब शरीर के किसी भी स्थान में, यहाँ तक कि दाँत में भी दर्द हो सकता है। **मर्क्यूरियस साल** में भी दाहिने सीने के नीचे के हिस्से में दर्द होता है, मगर **मर्क्यूरियस** में काफ़ी पसीना होने पर रोगी को कुछ भी आराम न मिलना ही प्रधान लक्षण है।

रात 3 बजे ख़ास कर फ़ेफड़े के रोग की वृद्धि - कैलि-कार्ब का प्रधान लक्षण है। खाँसी, दमा (Asthma) और हर तरह का दिल का रोग (Heart disease) यदि भोर 3/4 बजे बढ़े, तो कैलि-कार्ब के प्रयोग से वह रोग जड़ से दूर हो जायेगा। हाइड्रोथोरैक्स (Hydrothorax) और सारे शरीर की सूजन (Dropsy) में यदि रोग की वृद्धि 3/4 बजे हो या बढ़ता हो, तो कैलि-कार्ब से अवश्य आरोग्य होगा।

छूना बरदाश्त नहीं होता (Cannot bear to be touched) - ज़रा भी छू जाने से रोगी चौंक उठता है। ख़ास कर पैर का तलुआ छू जाना बड़ा ही अप्रिय मालूम होता है (Starts when touched even so lightly, especially on the feet)।

कमर का दर्द (Backache)— गर्भपात, प्रसव या जरायु से रक्तस्त्राव (Metrorrhage) के बाद और भोजन के बाद कमर में दर्द होना, इसका विशेष लक्षण है, साथ ही पसीना आता है और कमज़ोरी मालूम होती है, इस क़दर कमज़ोरी मालूम होती है कि चलना छोड़ कर लेट जाने को मन चाहता है।

मासिक धर्म होने के एक सप्ताह पहिले तबीयत ख़राब मालूम होने लगती है। (Feels badly week before menstruation) - माहवारी के पहिले और माहवारी के दिनों में रोगिणी कमर में दर्द मालूम करती है।

कैलि-कार्ब रोगी अकेला रहना पसन्द नहीं करता (आर्स, बिस, लाइको, Great aversion to being alone— अकेला रहने की इच्छा, इग्ने, नक्स)।

आंखों की कमज़ोरी (Weak eyes)— मैथुन के बाद (After coition), स्वप्रदोष, गर्भपात और ख़सरे (Measles) के बाद आँखों की कमज़ोरी हो जाने से कैलि-कार्ब के प्रयोग से विशेष लाभ होगा।

मुँह धोते समय सुबह नाक से ख़ून आना, इसका एक विशेष लक्षण है (Nosebleed when washing the face in the moring, ऐमोन-कार्ब, आर्निका)।

सिर्फ़ भोजन करने ही के समय दांत में दर्द (Toothache only when eating) होता है, तपकन होती हैं; कुछ भी गर्म या ठण्डा छू जाने से, दांतों में दर्द की अधिकता हो जाती हैं।

पेट का रोग (Gastric complaints)— अक्सर पुराने अजीर्ण रोग में कैलि-कार्ब उपयोगी है। रोगिणी जो कुछ खाती हैं ख़्याल करती है कि मानो वह सब गैस (Gas) हवा बन गई और पेट फूल कर चर्राने लगता है, मानो पेट फट जायगा (आयोड)। आँख के ऊपर की दोनों पलकों की थैली की तरह फूल जाना, पेट की बीमारी में अक्सर यह लक्षण सुबह के वक्त नज़र आता है।

रक्तक्षीणता (Anaemia)— चेहरे पर कुछ कुछ सूजन ख़ासकर आँख के ऊपर के पपोटों में सूजन, चमड़े का रङ्ग फीका या सफेद पड़ गया हो, युवती स्त्रियों की रक्तक्षीणता के कारण यदि पहिला ऋतु होने में देर हो और ऊपर लिखे हुए लक्षणों के साथ कमर दर्द और कमज़ोरी पाई जाय, तो कैलि-कार्ब उत्तम औषधि है। आँख के ऊपर के पपोटों में सूजन आ जाना, कैलि-कार्ब का विशेष लक्षण है। इस प्रकार के रोगों में अक्सर दिल की कमज़ोरी देखने में आती है। कमर में सदा इस क़दर कमज़ोरी और दर्द मालूम हुआ करता है कि रोगी ख़्याल करता है कि कमर और नीचे का धड़ बिलकुल सुन्न पड़ गये हैं, रोगी चौकी या बिस्तर पर आसानी से बैठ नहीं सकता, एक बार ही बैठ जाता है। रोगी को सहज ही में पसीना आया करता है। **एक साथ इस प्रकार का पसीना, कमज़ोरी और कमर में दर्द और दूसरी औषधि में नहीं है।**

निगलने में तकलीफ़ (Diffcult swallowing) हलक़ में मछली के काँटे की तरह अटका हुआ दर्द (Sticking pain in pharynx as a of fishbone, हिपर, नाइट्र-ऐसिड); टेटुवे में आसानी से खाद्य पदार्थ का घुस जाना और निगलते समय पीठ में दर्द होना, इसका एक विशेष लक्षण है।

दिल (Heart)— दिल की चर्बी बिगड़ (Fatty degeneration of heart) जाने पर यह औषधि विशेष उपकारी है (फास); रोगी ऐसा ख़्याल करता है कि मानों दिल डोरे से लटका हुआ है (As if heart suspended by a thread) लैकेसिस में भी यह लक्षण है।

बार बार जुकाम हो जाना, कैलि-कार्ब रोगी की प्रकृति है। गठिया से पीड़ित रोगी को बहुत ही विचार और सावधानता के साथ कैलि-कार्ब देना चाहिए। जब कभी तुम कोई गठिया रोगी पाओगे जिसके पांव का बड़ा अगूठा और हाथ की अङ्गुलियों की गाठें सूजी हों, वायु के परिवर्तन से रोगी की तकलीफ़ें बढ़ जाती हों, चेहरा फीका और रोगिया मालूम होता हो, उसकी तकलीफें सुबह 2 और 3 बजे के अन्दर बढ़ जाती हों, टीस मारता हुआ दर्द होता हो, तुम्हें यही ख्याल आवेगा कि यह कैलि-कार्ब रोगी है। मगर ऐसे गठिया से पीड़ित रोगी की हालत असाध्य है, और ऐसे रोगी को पूरे तौर से आरोग्य करने की चेष्टा करना भयानक विपत्ति लानी है। अगर तुम ऐसे रोगी को कैलि-कार्ब ऊँची शक्ति का दोगे, तो रोगी की हालत और भी ख़राब हो जायेगी, और तुम्हारी दवा से रोग की वृद्धि (Aggravation) बहुत

ज्यादा हो जायगी और दीर्घकाल तक रहेगी; ऐसी हालत में 30 शक्ति अधिक उपयोगी होगी। गठिया के रोग में कैलि-आयोड के लक्षण रहने पर रोगी को कुछ शान्ति मिल सकती है। मगर कैलि-कार्ब बड़ी भयानक औषधि है, इसे बड़े विचार के साथ प्रयोग करना चाहिए। जब ऐसी सूजन और गाँठे पुराने गठिया में बहुत ज्यादा हों, तो पूरे तौर से आराम नहीं हो सकता। जब कि रोगी बिलकुल कमज़ोर हो गया हो और उसकी जीवनशक्ति में औषधि से प्रतिक्रिया (Reaction) नहीं आ सकती, तो उसे ऊँची शक्ति की औषधि देने से मृत्यु को खींच लाना है। यह औषधि उसे 20 वर्ष पहिले देने से फ़ायदा होता, मगर अब देना बेकार है। नातजुर्बेकार चिकित्सकों को यह बातें असत्य मालूम होगीं, मगर दीर्घकाल चिकित्सा करने के बाद, असाध्य रोगी को आरोग्य करने की चेष्टा करेंगे और बहुत सी ग़लतियाँ करने के बाद, तब होमियोपैथिक औषधि की भयानक शक्ति को स्वीकार करेंगे। पुराने गठिया रोग में, पुराने ब्राइट्स रोग (Bright's disease) अर्थात् गुर्दे की बीमारी में, क्षय (Phthisis) रोग की शेष अवस्था में कैलि-कार्ब की ऊँची शक्ति का प्रयोग नहीं करना चाहिए।

औरतों के नले और डिम्भकोष (Ovary) में सोजिश और फोड़े (Tumour) हों, तो कैलि-कार्ब के लक्षण रहने से इससे आरोग्य होता है।

सगर्भावस्था की मतली और कै़ में कैलि-कार्ब अक्सर काम में आता है। गर्भावस्था की मतली को दूर करने के लिए चिकित्सकों को चाहिए कि रोगिणी की देह के स्वभाव (Constitutional) पर ध्यान दें। **ऐसेरम, चेलिडोनियम, कालचिकम, जैट्रोफा, क्रियोज़ोटम, लैक्टिम-ऐसिड, नेट्रम-सल्फ, नक्स-मस, नक्स-वोम, सिपिया, सल्फ, टैबेकम,** कैलि-कार्ब का अक्सर लक्षणों के अनुसार प्रयोग करना पड़ता है। **इपिकैक** से मतली थोड़ी देर के लिए बन्द रहती है, मगर इसका असर बहुत देर तक नहीं रहता। इसीलिए देह के स्वभाव (Constitutional state) पर विचार करना चाहिए। जहाँ पर रोगिणी के देह का स्वभाव न मिले, ऐसी अवस्था में **सिम्फोरीकार्पस** के प्रयोग करने से फल होगा।

सम्बन्ध (Relations)— पूरक (Complementary) सम्बन्धः- कार्बो-वेज के साथ।

ब्रायो, लाइको, नेट्रम-म्यूर, नाइट्रिक-ऐसिड और स्टैनम के साथ तुलना करो।

ढीला, घड़ घड़ शब्द के खाँसी में कैलि-सल्फ़, फ़ास और स्टैनम के बाद अच्छा काम करता है।

नेट्रम-म्यूर के प्रयोग से मासिक धर्म न होने से कैलि-कार्ब का प्रयोग करने से वह जारी हो जायेगा-हैनिमैन।

वृद्धि (Aggravation) रात 3 और 5 बजे के अन्दर, स्थिर रहने से, दाहनी तरफ़ लेटने से, दर्द के स्थान को दाब कर लेटने से।

ह्रास (Amelioration)— गर्मी से, साफ़ हवा में।

मात्रा (Dose) — 3 से ऊँची शकित। छठी शकित का विचूर्ण। बार-बार न दोहरायें। पुराने गठियावात, उन्नत वृक्कशोध तथा क्षयरोग में सावधानी से प्रयुकत करें।

254 काली सायनैटम
(Kali Cyanatum)

Potassium Cyanide

जीभ के कैंसर घाव तथा बेचैन कर देने वाले स्नायुशूल में इस औषधि का प्रयोग लाभदायक पाया गया है। मृगी (epilepsy) गृध्रसी (sciatica)।

रोगी की जीभ पर छाले अथवा घाव हो जाते है, जिनके किनारे खूब कड़े होते हैं। वाक्शक्ति का लोप हो जाता है किन्तु बौद्धिक - अक्षुण्णता बनी रहती है। कोटरप्रदेश तथा अधःहनुप्रदेश (supramaxillary region) में दर्द होने के साथ, चीख मारना और मुर्च्छित हो जाना। कनपटियों में उग्र स्नायुशूल जो प्रतिदिन एक ही समय पर प्रकट होता है, श्वास की दुर्बलता, रोगी गहरा सांस नहीं ले सकता, खांसी के कारण नींद नहीं आती।

सम्बन्ध - स्टैनम, सेड्रान, मेजीटियम, प्लैटीना से तुलना करो।

मात्रा - 6 से 200 शक्ति।

255 काली आयोडेटम
(Kali Iodatum)

Kali Hydriodicum. *Iodide of Potash.*

कैलि-आयोड एक ऐन्टि-सोरिक (Anti-psoric) और ऐन्टि सिफिलिटिक (Anti-syphilitic) औषधि है। ऐलौपैथिक चिकित्सक कैलिआयोड अर्थात् पोटैश आयोड को एक अमूल्य औषधि जान क़र सिफिलिस और पारे के बुरे तौर पर सेवन किये हुए सारे रोग में बहुत ज़्यादा इस्तेमाल करते हैं, जिससे रोगियों को बहुत नुक़सान होता है।

कैलि-आयोड रोगी पित्त प्रधान (Warm-blooded Patient) होता है, परन्तु वह ठण्डा पानी, ठण्डा दूध, मलाई, बर्फ नहीं ले सकता, क्योंकि उसे खुली हवा बहुत पसन्द है। कैलि-आयोड रोगी की सिवाय ज़ुकाम के सारी तकलीफ़ें खुले स्थान की हवा में कम रहती हैं।

यह औषधि विशेष करके पारा (Mercurial), गर्मी (Syphilitic) और गण्डमाला (Scrofulous) सम्बन्धी रोग में प्रयोग की जाती है। उपदंश विष (Syphilitic poison) से पैदा होने के कारण कुछ लक्षण या अवस्था होमियोपैथिक मालूम होती हैं, परन्तु सिफिलिस की द्वितीय अवस्था (Secondary syphilis) में अधिक परिणाम में इसका अंधाधुन्ध व्यवहार होमियोपैथिक नहीं कहा जा सकता। पारे के दुरुपयोग के बाद दोयम दर्जे के सिफिलिस (Secondary syphilis) में यह विशेष करके उपकारी है, जब कि गण्डमाला के साथ

इसका सम्बन्ध रहे। हर तरह के पारा दोष नाश करने के लिए इसे सर्वोत्तम औषधि कहा गया है, जब कि इसमें कोई शक नहीं है कि नाइट्रिक ऐसिड भी एकसा आदरणीय है। बध (Buboes) शैङ्कर (Chancres) अर्थात् पीब देने वाला गर्मी का गहरा घाव, पारे के चकत्ता घाव (Rupia) में यह औषधि अक्सर प्रयोग की जाती हैं, पुराना वात (Chronic rheumatism) साइनोवाइटिस (Synovitis) अर्थात् जोड़ों के बीच में रहने वाली एक प्रकार की थैली का प्रदाह (जिनमें चिकना तरल पदार्थ भरा रहता है और जिसके ऊपर फिसलकर) ही जोड़ का प्रदाह मुड़ता या फैलता है) (Sciatica) अर्थात् कूल्हे या कमर से नीचे पाँव तक जाने वाली स्नायु जिसे शियाटिक नर्व (Sciatica Nerve) कहते हैं, उसका शूल, यदि दर्द की रात में वृद्धि हो और पारा दोष रहे, तो यह औषधि उपयोगी है। पारे या उपदंश दोष के कारण आँख की तकलीफ़ में यह विशेष उपकारी है। पारा दोष के कारण आँख की पुतली में धुंधलापन छा जाना, सफ़ेदी आ जाना, पलकों में सूजन आ जाना (एपिस, कैलि-बाइ, रस-टाक्स), नज़र में धुधंलापन आ जाना (कैलि-कार्ब, लैकेसिस, मर्क-साल, पल्स) यह सब इसके लक्षण हैं। आतशक के रोगी में अक्सर देखोगे कि नज़र कमज़ोर हो जाती हैं और अन्त में पुतली भी ख़राब हो जाती हैं। उपदंश सम्बन्धी बहुत कठिन-कठिन आँख की बीमारियां **स्टैफिसैग्रिया, हिपर, नाइट्रिक ऐसिड, मर्क्यूरियस, कैलि-आयोड** इत्यादि औषधियों से आरोग्य होती हैं।

यह याद रहे कैलि आयोड का **सारा रूतूबत सब्ज़ रङ्ग** का होता है (Kali Iod. discharges are of green colour) नाक या मुँह से बलग़म, आँख या कान का मवाद, प्रदर (Leucorrhoea) इत्यादि सारे रूतूबत गाढ़े और सब्ज़ रङ्ग के होते हैं।

नाक (Nose) –जिनके शरीर में उपदंश दोष है उनको ज़रा ही ठण्ड लग जाने पर, ज़रा ही वायु के परिवर्त्तन से जुकाम हो जाता है। गाढ़ा, पीला, सब्ज़ रङ्ग का बहुत ज़्यादा रूतूबत आता है। बार बार छींके आती हैं, नाक से जहरीला (Acrid) पानी निकलता है (सिपा, मर्क-कार)। नाक झिड़कने पर बड़ी बड़ी पपड़ियां (कैलि-बाइ) और हड्डी के टुकड़े निकलते हैं। नाक की हड्डी बहुत ही कोमल और नाज़ुक हो जाती हैं, हड्डी सड़ने (Bones of the nose become necrosed) लगती है और नाक बैठ कर चिपटी (Syphilitic Ozaena) हो जाती है, जिसे पिनस कहते हैं। हिपर की तरह नाक की जड़ में सख़्त दर्द होता है। याद रहे कि यह जुकाम खुली हवा में बढ़ता है, परन्तु रोगी की और सब शिकायतें खुली हवा में कम रहती हैं। नाक की जड़ में भरा हुआ और कसाव सा मालूम होता है (ऐकोन, कैलि-बाई)।

हलक़ (Throat)— तुम यह अनुमान कर सकते हो कि पारा और उपदंश से संबन्ध रहने के कारण हर तरह की तकलीफ़ हो सकती है, हलक़ में गहरा घाव हो जाता है, सुराख़ बन जाते हैं, गले की कौड़ी क्षय होने लगती हैं। हलक़ से गाढ़ा कफ़ निकलने के लक्षण कैलि-आयोड की तरह **सैंग्विनेरिया और स्टैनम** में भी हैं, फर्क़ यह है कि सैंग्विनेरिया के कफ़ में अत्यन्त दुर्गन्ध रहता है यहां तक कि रोगी खुद उस से घृणा करता है। **स्टैनम** के क़फ का स्वाद मीठा और कैलि-आयोड का क़फ नमकीन होता है। **पल्सेटिला** में भी गाढ़ा, सब्ज़ रङ्ग

का कफ़ होता है, मगर उसका स्वाद कडुआ होता है। **सिपिया** में कैलि-आयोड की तरह नमकीन कफ़ है।

न्यूमोनिया (Pneumonia)— न्यूमोनिया में फेफड़े में जब सख़्ती अर्थात् Hepatization आरम्भ हो जाती हैं, **ब्रायोनिया, फासफोरस, सल्फर** इत्यादि औषधियों का ठीक ठीक लक्षण न मिलने पर डाक्टर फैरिङ्गटन कैलि-आयोड का प्रयोग करने का परामर्श देते हैं। Hepatization के कारण दिमाग़ में ख़ून की अधिकता, आँखों की सुर्ख़ी, बेहोशी (Delirium), दिमाग में जल सञ्चार; स्वाँस के जल्दी जल्दी चलने, आँखों के फैल जाने और बेहोशी में सिर को लगातार इधर उधर हिलाने के लक्षण पर भी यह औषधि उपकारी है। कैलि-आयोड में भी टीस मारता हुआ सुई चुभता हुआ सा दर्द होता है (कैलि-कार्ब, ब्रायो)।

गाउट (Gout)— पुराने गठिया से पीड़ित रोगी दर्द में कमी के लिए लगातार चलते रहते हैं, जिनको सदा गर्मी मालूम हुआ करती हैं, वे खुले स्थान की हवा में रहना चाहते हैं, जोड़ सूजे रहते हैं, बहुत ही बेचैन रहते हैं और चिड़चिड़े मिज़ाज के होते हैं, ऐसे लक्षण देख कर साधारण तौर पर होमियोपैथिक चिकित्सक **रस-टाक्स** दे देते हैं। परन्तु चिकित्सक को यह याद रहना चाहिए कि **रस-टाक्स** रोगी ठण्ड से डरता है, सदा ठिठुरता रहता है, अंगीठी के पास रहना चाहता है, दर्द के स्थान में सेंक देना पसन्द करता है, उसकी सारी तकलीफ़ें गर्मी से कम रहती हैं, गर्म कमरे में रहने से उसे आराम मिलता है और लगातार हरकत से थक जाता है, परन्तु कैलि-आयोड रोगी नहीं थकता और गर्मी से उसका रोग बढ़ता है।

सिर्फ़ गठिया के रोगी ही के लिए नहीं, बल्कि ऐसे रोगी के लिए भी, जिनको क्षय रोग हो जाने की आशङ्का है तथा पुराने मलेरिया (Malarial troubles) के लिए भी यह फलदायक है।

पित्त उछलना (Hives, Urticaria)— जिनको बार बार पित्त उछला करता है, उनके लिए यह औषधि विशेष गुणकारी है।

(Barber's itch) नाई के उस्तुरे से दाढ़ी में खाज हो जाने पर, यह औषधि उपकारी है (नेट्रम-सल्फ़)।

कान:- कान की सांय सांय आवाज होने में काली आयोड का चमत्कारी प्रभाव होता है। डॉ. कूपर के अनुसार **काली आयोड** 30 की एक ही मात्रा से इस रोगी के अनेक रोग ठीक हुए हैं। डॉ. मूर के अनुसार जब यह रोग किसी तरह भी ठीक नहीं होता, तो **कियोसिनेमाईन** 1 x से इसमें लाभ हो जाता है।

वृद्धि (Aggravation)— रात के समय; ठण्डी हवा में; आराम से।

ह्रास (Amelioration)— घूमने से; खुली हवा; लगातार हरकत से।

मात्रा (Dose) — 1 से 3 शक्ति।

(256) काली म्यूरिएटिकम
(Kali Muriaticum)

Chloride of Patassium

बेलेडोना, फेरम फॉस, एकोनाइट आदि प्रदाह की पहली अवस्था की औषधियां हैं, उनकी अवस्था बीत जाने पर दूसरी अवस्था में एकजुडे़शन अर्थात् रस जमना आरम्भ हो जाता है, उस समय कैलि-म्यूर जैसी दवाओं की आवश्यकता होती है।

होम्योपेथिक चिकित्सकों को जिन बीमारियों में इस औषधि का प्रयोग करके फायदा दिखाई देता है, उनमें से कुछ का विवरण निम्न प्रकार है:-

पहली अवस्था के प्रदाह के बाद प्रदाहित स्थानों में रस इकट्टा होकर सूजन, सब तरह की ग्रन्थियों की सूजन, पीब, बलगम, प्रमेह, श्वेत प्रदर, बाघी, उपदंश, कर्णमूल और स्तन की सूजन आदि, सब तरह का स्राव गाढ़ा, सफेद और लेसदार हो जाना। प्लीहा और यकृत बढ़ जाना, तालुमूल की सूजन, विसर्प के छाले, आग में जल जाने के कारण फफोले पड़ जाना। यकृत की क्रिया की गड़बड़ी की वजह से पीलिया हो जाना। आंख के प्रदाह में-आंख लाल हो जाना, जलन और तकलीफ इत्यादि नये उपसर्ग गायब होकर सफेद रंग की कीचड़ जमना व पीब का स्राव होना। कब्ज, जीभ की जड़ में सफेद या खाकी मैल जमना, दस्त का रंग सफेद, फीका, उसमें पित्त नही रहना इत्यादि इस औषधि के चरित्रगत लक्षण है।

अन्य लक्षण, जिनमें 'कैलि-म्यूर' फायदा पहुंचाती है- आमाशय में, पेट में बहुत, दर्द वेग और कूथन, बार-बार और जल्दी जल्दी दस्त आना, दस्त में आंव और खून मिला रहना व लेसदार, मलद्वार में छोटी-छोटी कृमि और उसकी वजह से मलद्वार कुटकुटाना, पेरिटोनाइटिस, टाइफिलाइटिस आदि बीमारियों की दूसरी अवस्था में पेट में दर्द और सूजन, गले के भीतर छोटे-छोटे दाने जैसी सफेद रंग की फुन्सियां, मुंह और जीभ पर सफेद रंग का घाव, जीभ फट जाना, मुंह के भीतर दर्द, सूतिका ज्वर, स्कन्ध सन्धि में दर्द, जिसके दबाने पर विशेष कुछ मालूम नही होता, परन्तु हाथ उठाने पर हड्डी के भीतर जोर का दर्द होता है। लिखते-लिखते हाथ का अकड़ जाना, पुराना वात का दर्द, हिलने-डुलने पर दर्द का बढ़ जाना। चर्म रोग के साथ या कोई चर्म रोग आरोग्य होने पर मृगी । स्त्री रोग-रजस्राव बिलकुल बन्द या देर से होना या बहुत जल्दी-जल्दी होना, यहां तक कि तीन सप्ताह के बाद ही ऋतुस्राव हो जाना, खून थक्का-थक्का और उसका रंग काला और गहरा, श्वेत प्रदर का रंग दूध की तरह सफेद। निमोनिया आदि बीमारियों की दूसरी अवस्था में जब कि बलगम लेसदार और गोंद की तरह निकलता है। इस तरह की अनेक बीमारियों में केलि-म्यूर का प्रयोग करने के लाभ होता है।

मात्रा -3 X से 200 शक्ति।

(257) काली नाइट्रिकम - नाइट्रम
(Kali Nitricum - Nitrum)

Nitrate of Potassium *Salt Peter*

यह औषधि ह्रत्पिण्ड मेरूदण्ड, फेफड़ा, मसाना और खून पर अपनी क्रिया करती है। कार्डियक-ऐज्मा, सहसा सारा शरीर फूल जाना, दाहिनी नाक के भीतर रक्त अर्बुद (polypus), खूनी पेचिश, मूत्रकृच्छता, अतिसार, बिना चीनी का बहूमूत्र, दमा इत्यादि कितनी की बीमारियों में इसका प्रयोग होता है।

दमा - श्वास कष्ट, किन्तु बलगम सहज में निकल जाता है, साथ ही कलेजे में सुई गड़ने जैसा दर्द या जलन तथा आपेक्षिक खांसी और गले में कोंकों की आवाज होती है, इन लक्षणों में कैलि-नाइट्रि का प्रयोग करना लाभ दायक होता है।

आमाशय - आमाशय की पहली अवस्था में एकोनाइट इत्यादि के प्रयोग से जब पेट का काटने-फाड़ने जैसा दर्द दूर नही होता, बहुत वेग, कूथन, प्यास और हाथ-पैर ठण्डे रहते हैं, कब्ज में मल कड़ा खूब वेग देने पर निकलता है, अतिसार में मल पतला और मल के साथ खून जाना। उस समय कैलि-नाइट्रि से फायदा होगा।

ह्रत्पिण्ड की बीमारी - -प्रात: काल कलेजे में दर्द के साथ सूखी खांसी और बलगम के साथ खून निकलना, ह्रदरोग की वजह से श्वास कष्ट, हांफा करना, साथ ही सारा शरीर फूल उठना, गला जकड़ जाना आदि।

पेशाब - गुरदे की राह से 'पोटाश-नाइट्रेट' पेशाब के साथ निकल जाता है, जिससे मूत्रयंत्र और मूत्रपथ में उत्तेजना पैदा होती है और उसके कारण अधिक मात्रा में रक्तस्राव होता है। पेशाब का गुरुत्व बढ़ जाता है। सूजाक का प्रदाह, मूत्रनली के पीछे की ओर चला जाने से मूत्रशय में भी प्रदाह हो जाता है। स्त्रियों में स्राव का रंग काली स्याही की तरह।

मात्रा - 3 से 30 शक्ति।

(258) काली फासफोरिकम
(Kali Phosphoricum)

Kali Phosphate *Phosphate of Potassium.*

यह एक बहुत ही गूढ़ क्रिया करने वाली औषधि है। यह औषधि नसों की कमज़ोरी में विशेष गुणकारी है। नाजुक मिज़ाज, नरवस, (Nervous), कमज़ोर मनुष्य, बहुत दिनों की बीमारी से दुर्बल, बहुत दुख भोगे हुए मनुष्य, दीर्घकाल तक दिमाग़ी काम करने वाले, अधिक मैथुन और दुष्कर्म करने के कारण, जिनके शरीर निर्बल पड़ गये हों, उनके लिए यह उत्तम औषधि है।

कैलि-फास रोगी खुली हवा पसन्द नहीं करता, उसकी तकलीफ़ें ठण्डी हवा में बढ़ जाती हैं। कमज़ोरी, दुबलापन, रक्तक्षीणता और क्षय रोग होने की आशङ्का इस एन्टि-सोरिक (Anti-psoric) औषधि का विशेष लक्षण है।

मानसिक लक्षण (Mental symptoms)— कैलि-फास रोगी बहुत ही चिड़चिड़ा होता है, इस क़दर गुस्सा हो जाता है कि बात नहीं कर सकता। किसी से मिलना पसन्द नहीं करता, आदमियों की भीड़, मृत्यु से, रोग से और एकान्त में रहने से डरता है। ख़्याली बातें सोचा करता है। उसकी स्मरण शक्ति कमज़ोर होती हैं। थोड़ा परिश्रम भी बहुत ज़्यादा मालूम होता है। रात को सोते में चौंक चौंक उठता हैं। अपना बच्चा, पति तथा घर के लोगों से नफ़रत करता हैं, घर के काम में उसका दिल नहीं लगता, वह सब से लड़ बैठता हैं, रोता है और अपनी ज़िन्दगी से बेज़ार होता है।

सिर दर्द (Headache)— सिर की गुद्दी में दर्द (Occipital headache), सो कर उठने के बाद कुछ कम मालूम होता है। लेटने, बैठने, खड़े होने और ऊपर की तरफ़ देखने से चक्कर (Vertigo) आता है। विद्यार्थियों के सिर दर्द में यह औषधि उपकारी हैं। पेट मानों धँसा जाता है और खाली होता जाता है, ऐसे लक्षण के साथ सिर दर्द (इग्ने, सिपि) रहता है।

आँख (Eyes) -- डिफ्थीरिया (Diphtheria) के बाद नज़र कमज़ोर हो जाने पर इस औषधि का प्रयोग करना चाहिए। आंख के पपोटे लटक पड़ने पर यह औषधि विशेष उपकारी है, यह लक्षण **कास्टिकम, जेल्सेमियम** और **सिपिया** में भी हैं।

कान में भिनभिनाहट होने पर इससे विशेष फल मिलेगा।

साँस लेते समय मुँह से दुर्गन्ध आना इसका एक विशेष लक्षण है। प्रात:काल में **मुँह में खुश्की** रहती है।

हलक़- हलक़ का माँस सड़ने लगता है और बोलने की शक्ति क्षीण हो जाती हैं।

पेट- पेट का अंदर की ओर धंस जाना, इसका एक अद्भुत लक्षण है (इग्ने, सिपि, सल्फ)। डर कर पतला दस्त होना, सड़ा हुआ बदबूदार दस्त होना, भोजन करते समय दस्त का होना, पेचिश, ख़ूनी दस्त, मूर्छा और पेट फूल जाना, इन सब लक्षणों पर कैलि-फास लाभदायक है।

हैंज़े में चावल धुले हुए पानी की तरह दस्त होते हैं (वेरेट्रम, आर्स) कभी कभी गुदा बाहर निकल आता है (इग्ने, पाडो)।

रजोधर्म (Menses)— रजोधर्म बहुत देर में और बहुत थोड़ा, हलके रङ्ग का होता है। स्त्रियों बहुत ही नाजुक, चिड़चिड़े मिज़ाज की हो जाती हैं और तुच्छ कारण से रो देती है (पल्स)।

पु:जननेन्द्रिय (Male Organs)— अक्सर स्वप्न दोष हो जाया करता है, विषय शक्ति (Sexual power) क्षीण हो जाती है, रोगी मैथुन के बाद बहुत ही कमज़ोरी (कैलि-कार्ब) अनुभव करता है।

दमे (Asthma) के लिए यह औषधि बहुत उपकारी है, कुछ भी खाना खाने पर दमा बढ़ जाता है। बलग़म पीले रङ्ग का होता है।

सम्बन्ध (Relations)— आर्स, कास्टि, लैक, जेल्स और म्यूर-ऐसिड के साथ तुलना करो।

वृद्धि (Aggravation)— खाने से; ठण्ड से; सुबह को।

ह्रास (Amelioration)— गर्मी से।

मात्रा (Dose) — 3 से 12 शक्ति। उच्च शक्तियां भी।

(259) काली सल्फ्यूरिकम
(Kali Sulphuricum)

Kali Sulphate *Sulphate of Potassium*

यह औषधि **पल्सेटिला** के साथ बहुत बातों में मिलती-जुलती है। **पल्सेटिला** की तरह इसका सारा रूतूबत गाढ़ा, पीले रङ्ग का होता है। **पल्सेटिला** की तरह कैलि-सल्फ रोगी भी खुली और ठण्डी हवा पसन्द करता है। गर्म कमरे के अन्दर रहने से सारी तकलीफ़ें बढ़ जाती हैं । **पल्सेटिला** की तरह इसमें भी फिरता हुआ दर्द रहता है (Wandering pains)। **पल्सेटिला** की तरह कैलि-सल्फ रोगिणी डरपोक होती है, ज़रा ही में आँसू आ जाते हैं। मानसिक परिश्रम से तकलीफ़ें बढ़ जाती हैं। **पल्सेटिला** की तरह इसकी भी सारी तकलीफ़ें शाम के वक्त़ वृद्धि पाती हैं।

सिर (Head) - सिर दर्द दिन में शाम के वकत आरम्भ होता है और गर्म कमरे में बढ़ जाता है। केश हीनता, गञ्जापन और रूसी के लिए यह विशेष उपकारी है।

कान (Ears)— **पल्सेटिला** की तरह बहिरापन और कान से पीला मवाद आने पर यह विशेष उपकारी है (हाइड्रैस्टिस)।

नाक (Nose)— **पल्सेटिला** की तरह नाक से गाढ़ा और पीला रूतूबत निकलता है। नाक बन्द हो जाती है। खूश्बू या बद्बू कुछ भी नहीं आती (नेट्रम-म्यूर)।

सुज़ाक जब पुराना पड़ जाता है, मवाद गाढ़ा और पीला आने लगता है या सुज़ाक क़रीब-क़रीब अच्छा हो जाने के बाद, पतला चिटचिटा मवाद (Gleet) आने पर कैलि- सल्फ विशेष उपकारी है। अण्डकोष के सूजन (Orchitis) में **पल्सेटिला** की तरह इसका प्रयोग किया जाता है।

रजोधर्म (Menses)— मासिक धर्म देर में और थोड़ा होता है, पेट में भारीपन रहता है (पल्स)।

स्वाँस यन्त्र (Respiratory Organs)— क्रुप खाँसी में सीने में बलग़म घड़घड़ करता है (ऐन्टिम-टार्ट)। पीले बलग़म के साथ दमा (Asthma)। खाँसी की शाम के वक़्त और गर्म कमरे में वृद्धि होती है। क्रूप खाँसी में आवाज़ बैठी हुई होती है (हिपर, स्पञ्ज)।

ज्वर (Fever)— पुरानी तिजारी (Chronic intermittent fever) में कैलि-सल्फ लाभदायक है, ज्वर की वृद्धि रात में होती है। ज़बान पीली और लसलसी रहती है।

चर्म रोग (Skin-disease)— सोरियासिस (Psoriasis, आर्स), छाजन (Eczema), मांसार्बुद (Polypi) और एपिथिलियोमा (Epithelioma) में कैलि-सल्फ के प्रयोग से विशेष उपकार होगा।

नींद (Sleep)— नींद में स्वप्न बहुत दिखाई देते हैं। डरावने स्वप्न, मृत्यु, चोर, डाकू, बीमारी, भूत-प्रेत दिखाई देते हैं। शाम को और खाने के बाद ऊँघाई आती है।

वात रोग का दर्द (Rheumatic Pains) गर्म कमरे में बढ़ जाता है, खुले स्थान में घूमने से कम रहता है, टीस मारता और फिरता हुआ दर्द (Stitching and wandering pains) होता है।

पल्सेटिला की पूरक (Complementary) औषधि **साइलीशिया** है, हाल की बीमारी (Acute disease) में **पल्सेटिला** का प्रयोग करके पूरे तौर पर रोग दूर न होने पर और रोग पुराना पड़ जाने पर **साइलीशिया** का प्रयोग किया जाता है (Because Silicea is chronic of Pulsatilla)। परन्तु अक्सर यह देखोगे कि काफ़ी समय तक **पल्सेटिला** व्यवहार करने के बाद **साइलीशिया** देने पर भी रोग सम्पूर्णरूप से दूर नहीं होता, इसका कारण यह है कि **साइलीशिया** शीत प्रधान है और **पल्सेटिला** रोगी पित्त प्रधान (Warm-blooded) है, इस लिए ऐसी अवस्था में कैलि-सल्फ से अधिक उपकार होगा।

सम्बन्ध (Relations) -पल्सेटिला, हाइड्रैस, कैलि बाइ और नेट्रम-म्यूर के साथ तुलना करो।

वृद्धि (Aggravation)— शाम के समय; गर्म कमरे में।

ह्रास (Amelioration)— ठण्डी और खुली हवा में।

मात्रा (Dose) — 3 से 12 शक्ति।

(260) कालिमया लैटिफोलिया
(Kalmia Latifolia)

Mountain Laurel *Ericaceæ.*

हाल के स्नायुशूल (Acute neuralgia), वात या गठिया रोग, ख़ास कर वात या गठिया के बुरे तौर से इलाज होने के कारण, उसके बुरे फल से दिल का रोग (Organic disease of the heart) हो जाने पर, एक के बाद दूसरा रोग होने पर (Alternation of disease) कैल्मिया का प्रयोग किया जाता है।

वात (Rheumatism)— कैल्मिया का वात का दर्द ऊपर से नीचे की तरफ़ फैलता है अर्थात ऊपर की बाजू में दर्द कन्धों से उंगलियों तक, निम्न भुजाओं में ऊपर से नीचे पैर की तरफ, तथा मेरु दण्ड में ऊपर से नीचे की ओर चलता है। कैक्टस का दर्द भी नीचे की तरफ़ फैलता है। **लिडम** में वात का दर्द नीचे की तरफ़ पहिले शुरू हो कर क्रमश: ऊपर की तरफ़ फैलाता है। कैल्मिया का दर्द बहुत जल्द स्थान परिवर्त्तन करता है; **पल्सेटिला, लैक, कैनाइनम** और **कैलि बाइक्रोमिकम** की भी ऐसी ही परिवर्त्तनशील प्रकृति है, मगर यह याद रहे यदि ऐसे परिवर्त्तनशील दर्द के साथ दिल की कोई पीड़ा रहे, तो कैल्मिया ही उसके लिए औषधि है। कैल्मिया का दर्द अक्सर बाँये हाथ के ऊपर से नीचे की तरफ़ फैलता है। ऐसी एक दूसरी दवा भी है जिसका दर्द बायें हाथ में ऊपर से नीचे की ओर फैलता है वह है **एस्टीरियस रूब्रम**। किन्तु इसका दर्द भुजा के पीछे की ओर (Posterior Aspect) पर उतरता है। कैल्मिया का दर्द बरछी या भाला सा भोंकता हुआ, टीस मारता हुआ, जकड़ा हुआ होता है, दर्द के स्थान सुन्न पड़ जाता है। दर्द बहुत ही सख़्त होता है, एकाएक ही स्थान परिवर्त्तन करता है, एक जोड़ से दूसरे जोड़ पर चला जाता है; जोड़ में सुर्ख़ी, गर्मी और सूजन होती है और ज़रा ही हरकत से दर्द बढ़ जाता है।

दिल का रोग (Heart disease)— श्वाँस की तकलीफ़ और बेचैनी के साथ दिल की धड़कन होती है (ऐकोनाइट, आर्सेनिक); रोगी ख़्याल करता है कि मानों गश आ जायगा। ज़ीने पर आहिस्ते आहिस्ते चढ़ने पर भी दिल में धड़कन और घबराहट पैदा होती है। दिल के वात रोग पर यह औषधि उपयोगी है (रस-टाक्स, स्पाइजी)। नब्ज़ कमज़ोर, अनियमित, तेज़ मगर कमज़ोर चलती है। नाड़ी अपने स्पन्दन में बीच - बीच में एक स्पन्दन छोड़ जाती है।

वात रोग के बाद दिल की बीमारी (Hypertrophy and valvular insufficiency or thickening after rheumatism) होने से कैल्मिया उपकारी है। टीस मारता हुआ, चुभता हुआ दर्द दिल से बाँये पखौड़े (Scapula) तक फैलता है, जिसके कारण दिल की गति बहुत तेज़ हो जाती है।

रग पीड़ा (Neuralgia)— स्नायु शूल अर्थात नसों के दर्द में यह औषधि विशेष फलदायक है। आँख और चेहरे की नसें, मानों फटी जाती हैं, इस प्रकार के दर्द में कैल्मिया विशेष उपकारी है। कभी कभी यह स्नायुशूल (Neuralgia) सिर्फ़ रात ही के समय होता

है और कभी कभी दिन में भी। दिन का दर्द सूरज निकलते शुरू होता है और डूबने पर बन्द हो जाता है। रात का दर्द लेटते ही शुरू हो जाता है। चेहरे पर सख़्त बेचैनी छायी रहती है, इस दर्द के साथ दिल के वात रोग का सम्बन्ध रहता है।

दाहिनी आँख की भौं की नसों के दर्द (Supra orbital neuralgia) होने में, नज़र के धुँधलेपन में और आँख की ज़रा सी हरकत से तकलीफ़ होने में (ब्रायो) कैल्मिया के प्रयोग से विशेष फल होगा। इस रोगी को ऐसा मालूम होता है कि मानो आँख और पलक जकड़ कर सख़्त हो गई हैं (रस-टाक्स)।

चेहरे की दाहिनी तरफ़ नसों में सख़्त तकलीफ़ देह दर्द (Neuralgia of the face) जिस में दिल के वात रोग का सम्बन्ध रहे, कैल्मिया का प्रयोग करना चाहिये।

खाज, खुजली, दाद, छोटी छोटी फुन्सियों के झुण्ड, लेप, मरहम इत्यादि से यदि एकाएक ही दब जाँय या अदृश्य हो जाँय और उन नसों में, जिनके द्वारा उस स्थान में खून पहुँचता था, टीस मारता हुआ दर्द शुरू हो जाय और जब तक दबा हुआ चर्म रोग फिर न निकल आये, दर्द में शान्ति नहीं होती, ऐसी हालत में कैल्मिया उपयोगी है अगर इसके लक्षण रहें। दर्द एकाएक ही बड़े ज़ोरों से होने लगता है और एकाएक ही छूट भी जाता है। अक्सर देखोगे कि रोगी बात करते करते कहेगा आह! दर्द शुरू हो गया, और फिर चन्द मिनट बाद कहेगा, दर्द गायब हो गया है; फिर थोड़ी देर बाद कहेगा आह! दर्द शुरू हो गया, जो कि चन्द मिनटों तक फिर रहेगा। बिजली की तरह आता है और जाता है।

स्पाइजीलिया बाँयी तरफ़ के सब प्रकार की नसों के दर्द में उपयोगी है, इसमें जिस क़दर दिन चढ़ता है उसी क़दर दर्द में भी वृद्धि होती जाती है और जिस क़दर दिन छिपता जाता है उतना ही दर्द घटना शुरू होता है।

सिमिसिफ्यूगा में दर्द गर्दन से शुरू होकर कनपटी के सामने दाहिनी या बाँयी भौं के ऊपर जम जाता है, इसका दर्द रात ही में ज़्यादा होता है।

कैल्मिया रोगी को सिर झुकाने या नीचे की तरफ़ देखने से चक्कर (Vertigo) आता है।

अक्सर देखोगे कि कितने ही नीम हकीम या कठवैद सड़कों में मालिश का तेल लेकर घूमा करते हैं और अपने तेल के गुण के बारे में शेख़ी मारा करते हैं, इसके सिवाय कितने ही तरह के पेटेन्ट मालिश के तेल आज कल बाज़ार में निकले हैं जिनके मोहक विज्ञापन से लोग धोखा खा रहे हैं। इन तेलों की मालिश से घुटने से दर्द हो हट जाता है, मगर शरीर के अत्यन्त नाजुक स्थान यथा दिल और दिमाग़ को आक्रमण करता है। इस प्रकार के दिल के रोग कैल्मिया, **आर्स्म, ब्रायोनिया, रस-टाक्स, लिडम, कैल्केरिया, ऐब्रोटेनम और कैक्टस** उपयोगी होते हैं। वात रोग, जो कि इस तरह से हटाया जाता है उसे आरोग्य करना नहीं कहा जाता। मालिश के द्वारा जिस परिमाण में वात का दर्द दूर होता है उसी क़दर जीवन शक्ति कमज़ोर होती जाती है। किसी किसी मौके में रगड़ने और मलने से फ़ायदा होता है, मगर वात रोग में नहीं। लक़वा के मारे हुए पुट्ठों को रगड़ने से लाभ होगा। मालिश दर्द को दूर करने की मनशा से नहीं होनी चाहिये। मालिश से जिस क़दर मरीज़ को आराम पहुँचता

है, उसी क़दर नुक़सान भी पहुँचता है। **फासफोरस** रोगी को देखोगे कि उसे मलने और रगड़ने (From being rubbed or mesmerized) से बेइनतहा आराम मिलता है और यह भी ग़ौर किया होगा कि **फासफोरस** रोगी के समान निर्बल जीवन शक्ति वाला और दूसरा रोगी नहीं होता। इन पेटेन्ट दवाओं और तरह तरह के मालिश के तेलों से मरीजों को किस क़दर हानि पहुँच रही है, यह बतलाना व्यर्थ है।

सम्बन्ध (Relations)— वात और गठिया रोग में लिडम, स्पाइजीलिया और राडोडेन्ड्रन से मिलता जुलता है।

दिल के रोग में स्पाइजीलिया के बाद, कैल्मिया अच्छा काम करता है।

वृद्धि (Aggravation)— सूरज निकलने पर, दिमाग़ी परिश्रम से, नीचे की तरफ़ देखने से।

ह्रास (Amelioration)— सूरज छिपने पर; चित्त लेटने से।

मात्रा (Dose) — मूलार्क से 6 शक्ति।

(261) क्रियोज़ोटम
(Kreosotum)

Kreosote. Wood Tar. *Beechwood.*

क्रियोज़ोट में तीन विशेष लक्षण हैं:- 1. इसके स्राव (Excoriating discharges)- शरीर में कहीं भी लग जाय, वहाँ जलन होने लगती है और उस स्थान की खाल उधड़ने लगती है। 2. सारे शरीर में तपकन होती है। 3. कहीं ज़रा भी चोट लग जाय, उस स्थान से बहुत ज़्यादा खून निकलने लगता है।

सुई, कील, आलपिन, खूँटी ज़रा भी कहीं चुभ जाय, फ़ौरन उस स्थान से सुर्ख़ ख़ून जारी हो जाता है। आँख के आँसू से पलकों और गालों में जलन होने लगती है। गाल की खाल उधड़ने लगती है। मुँह का किनारा चिटकने लगता है और उनमें जलन होती है। प्रदर से योनि द्वार (Vagina) में जलन होती है, योनि के दोनों किनारे सुर्ख़ हो जाते हैं और उनमें घाव सा हो जाता है, सूजन आ जाती है और सदा जलन हुआ करती है। विषयानन्द (Coition) के बाद योनि में जलन होती है और ख़ून आने लगता है। मैथुन के स्राव योनि का रूतूबत इन्द्री में लगने से जलन होने लगती है। मैथुन के बाद यदि योनि से ख़ून जारी हो जाय, क्रियोज़ोट से विशेष लाभ होगा। उक्त लक्षणों से यह मालूम होता है कि क्रियोज़ोट रोगी के रूतूबत से जलन होती है और खाल उधड़ने लगती है, ज़रा ही में ख़ून निकलना शुरू हो जाता है। पेशाब से भी जलन और चिनक (Smarts) होता है।

हर एक उमङ्ग और उत्तेजित घटना से सारे शरीर में तपकन होने लगती है, यहाँ तक कि उङ्गुलियों के सिरे पर भी तपकन होती है। ज़रा ही उमङ्ग से आँसू आने लगते हैं। जोश

या करुणाजनक रोग जो चित्त को उत्तेजित कर सकता हो उससे आँसू आ जायेंगे, जिससे गाल में चरपराहट (Acrid) होने लगेगी, दिल में घड़कन और तपकन होने लगेगी, जो कि अङ्गुलियों के सिरे तक मालूम होंगी।

अगर ऊपर लिखे हुए लक्षणों को समझ लोगे, तो क्रियोज़ोट मरीज़ को फ़ौरन पहचान लोगे। रोगी का स्वभाव और औषधि के स्वभाव को समझ लेने ही से यथार्थ औषधि का निर्वाचन हो सकता है, कुछ परवाह नहीं, चाहे कितने ही विशेष लक्षण (Particular Symptoms) एक रोगी में क्यों न रहें।

मानसिक लक्षण (Mental symptoms) -- क्रियोज़ोट रोगी का स्वभाव इस क़दर चिड़चिड़ा होता है कि उसे किसी बात से सन्तोष होता ही नहीं। तरह-तरह की चीजें वह मांगता है, मगर चीज़े मिलने पर भी वह खुश नहीं होता। बच्चा माँ की गोद में रहना पसन्द करता है, खिलौने मांगता है मगर देने पर गुस्से से उसे दूर फेंक देता है, फिर किसी नये खिलौने के लिये ज़िद करता है और रोता है, मगर देने पर उससे भी वह खुश नहीं होता। होठ सुर्ख़ होते हैं उनमें से ख़ून निकलता है, मुँह के किनारे चिटके होते हैं, उनमें घाव पड़ जाते हैं, पलकें सुर्ख़ और गाल का चमड़ा उधड़ने लगता है। ऐसी हालत में अगर बच्चे को दस्त आते हों और पुट्टे की खाल चिटक गई हो, छूने ही से दर्द के कारण रोने लगे और बड़ा ही जिद्दी हो, तो वह क्रियोज़ोट रोगी है, याद रक्खो।

स्त्री जननेन्द्रिय (Female Organs)-रह-रह कर बहुत ज़्यादा और दुर्गन्धियुक्त मासिक रुधिर या जनने के बाद अधिक खून और बदबूदार मैल (Lochia) जाना, इसका विशेष लक्षण है। रह-रहकर मासिक रुधिर के जाने के लक्षण में **बेलाडोना** के साथ इसकी तुलना होती है; मगर इसमें **बेलाडोना** की तरह बहुत दर्द और खून का एकाएक ही शुरू होना और एकाएक ही बन्द हो जाना नहीं है। खून का लगातार जाना, जननेन्द्रिय मानों बाहर निकल पड़ेगी ऐसा दबाव, मैथुन में कष्ट, ख़ून में दुर्गन्ध इत्यादि लक्षण में **सिपिया** के साथ इसकी तुलना होती हैं, मगर सिपिया का रक्तस्राव थोड़ा, क्रियोजोट का अधिक; सिपिया का रक्तस्राव हरकत से अधिक, ख़ामोश रहने से कम होता है। क्रियोजोट में ठीक इसके विपरीत अर्थात खामोश रहने से अधिक और हरकत से कम होता है । मासिक धर्म के समय कान में बिजली की कड़क का सा शब्द या बहिरापन क्रियोज़ोट का लक्षण है।

रजोधर्म (Menses)-नियमित समय के पहिले मासिक धर्म आरम्भ होता है, ख़ून बहुत ज़्यादा जाता है, बहुत दिनों तक जारी रहता है। रजोधर्म के दिनों में दर्द होता है, रजोधर्म के बाद दर्द में अधिकता हो जाती है। **लेटने से मासिक रुधिर जारी हो जाता है,** बैठने या चलने से बन्द हो जाता है; ठण्डा पानी या शरबत पीने से रजोधर्म का दर्द घट जाता है; **मासिक रुधिर रह-रह कर जाता है** (Flow intermits), कभी तो क़रीब-करीब़ बन्द रहता है और कभी फिर शुरू हो जाता है (सल्फ़)। वृद्धावस्था के कारण हमेशा के लिए मासिक धर्म बन्द होने के समय रोग होने पर (Post climacteric diseases of Women) यह औषधि उपकारी है। (लैके)।

प्रदर (Leucorrhoea)-प्रदर अत्यन्त क्षयकारी (Acrid corrosive, excoriating) होता है, इस क़दर क्षयकारी होता है कि जिस स्थान में छू जाता है, वही घाव पैदा हो जाता है, खुजली होने लगती है। इस तरह का क्षयकारी रूतूबत होने के कारण योनि और जरायु के मुँह में सूजन और जलन होती है और रोगिणी छूने तक नहीं देती, यहां तक कि आखिर में जरायु का कष्टसाध्य कैन्सर (Cancer) रोग हो जाता है। इतना क्षयकारी रूतूबत और किसी औषधि में नहीं है।

दांत की बीमारी-दाँत के रोग में क्रियोजोट की तरह निश्चित क्रिया और किसी औषधि में नहीं है। मसूड़े में सूजन, दर्द, दाँतों का नीला और मैला रंग, दाँत निकलते ही क्षय और नष्ट होना, इसके विशेष लक्षण हैं। जिन बच्चों के दाँत क्षय होते जाते हैं और दर्द होता है उनके लिये यह औषधि विशेष गुणकारी है। अक्सर देखोगे ऐसे बच्चों के दाँतों में कीड़े लग जाने के कारण दाँत काले पड़ जाते हैं। दाँत निकलने की तकलीफ़ के समय बच्चों को हैज़ा होने से और ज़रा सा घाव से ख़ून निकलने के लक्षण पर क्रियाज़ोट का स्मरण करना चाहिये। स्टैफिसैग्रिया में भी दांतों का यह लक्षण पाया जाता है। इसमें दाँतों पर काली रेखायें दीखती हैं, जो कितनी की सफाई करने पर भी नहीं जाती।

पेशाब की बीमारी-पेशाब की बीमारी में सिवाय लेटकर और किसी प्रकार से पेशाब का न आना इसका एक आश्चर्य्यजनक लक्षण है; पीछे की ओर झुक कर टेढ़ा होकर बैठने के सिवाय और किसी प्रकार से पेशाब का न आना ज़िङ्कम का लक्षण है। क्रियोज़ोट में पेशाब करने की हाजत इतनी ज़्यादा होती है कि रोगी दौड़ता हुआ जाकर भी कामयाब नहीं होता, कपड़े ख़राब हो जाते हैं (एपिस, पेट्रोस)। बिस्तर पर पेशाब हो जाना-नींद आते ही बिस्तर पर पेशाब कर देना और उस नींद में आसानी से बच्चे को न जगा सकना, इसका और एक विश्वासयोग्य लक्षण है।

टाइफायेड ज्वर (Typhoid fever)-बुख़ार ख़त्म होने पर, ख़ूनी दस्त होने पर, क़ै होने पर, और इस क़ै से मुँह के किनारों में घाव पड़ जांय, ओठ चिटकने लगें, सारे शरीर में तपकन होने लगे, तो क्रियोज़ोट का प्रयोग करना चाहिये।

सम्बन्ध (Relations)-कैन्सर और अन्यान्य दूषित रोग में क्रियोज़ोट के बाद आर्स, फास और सल्फ़ अच्छा काम करता है।

कार्बो-वेज और क्रियोज़ोट में विरोधी भाव (Inimical) है, एक के बाद दूसरे का प्रयोग नहीं करना चाहिये।

वृद्धि (Aggravation)- खुले स्थान की हवा में; जाड़े के मौसिम में; ठण्डे होने के समय; ठण्डे पानी से शरीर धोने या नहाने से; आराम करने से ख़ास कर लेटने से।

ह्रास (Amelioration)-साधारण तौप पर गर्मी से।

मात्रा (Dose) — 3 से 30 शक्ति। संवेदनशील व्यक्तियों में 200 शक्ति।

262 लैबर्नम (Laburnum)

Cystisus Laburnum

इस झाड़ी के सारे भाग विषाक्त हैं, अत: वह अमाशय तथा आंतों का प्रदाह पैदा करती है, जिसके साथ वमन, अतिसार, सिर दर्द, चेहरे का पीलापन और त्वचा की ठण्डक जैसी अवस्थायें गतिशील रहती हैं। गहन निश्चेतना तथा आक्षेप इस औषधि के कुछ प्रमुख प्रभाव हैं। प्रमस्तिष्तक-मेरू-मस्तिष्कावरणशोथ (Cerebrospinal meningitis)। महावसाद (great prostration) कण्ठ के अन्दर सिकुड़न की अनुमति, गर्दन की अकड़न, गर्दन के जोड़ से लेकर सिर के पिछले भाग में अन्दर तक फाड़ता हुआ दर्द, निस्तेज आँखें।

सिर- जड़िमा (stupefaction); विरक्ति (फास्फो-एसिड)। पलकों का विषम फैलाव, चक्कर, चेहरे की पेशियों का स्फुरण (एगारिकस)। जलशीर्ष (hydrocephalus)। अविराम चक्कर, अत्यधिक निन्द्रा।

आमाशय- अत्यधिक प्यास। अविराम मितली, वमन, अधिजठर (epigastrium) में जलन के साथ दर्द।

पुरुष- कूथन (tenesmus) और लिंगोद्रंक। घास जैसा हरा मूत्र।

वाह्यांग- हाथों में सुन्नपन और दर्द। उन्हें हिलाने-डुलाने में कठिनाई।

सम्बन्ध- तुलना कीजिए, **नक्स, जेल्सी**, सिस्टिन (कुरारी से मिलता-जुलता प्रेरक पक्षाघात पैदा करती है और श्वास संस्थान के पक्षाघात के कारण रोगी की मृत्यु हो जाती है)।

मात्रा- तीसरी शक्ति।

263 लैक कैनीनम (Lac Caninum)

Bitch's Milk

इस औषधि की क्रिया बहुत गूढ़ होती है और दीर्घकाल तक रहती है। यह औषधि कुतिया के दूध को शक्तिकृत (Potentized) करके बनाई गई है। इस औषधि के द्वारा कठिन से कठिन रोग आश्चर्य्यरूप से दूर हुआ है। लैक-कैनीनम रोगिणी की कल्पना शक्ति बहुत प्रबल होती है। तरह-तरह की दुखदाई चिन्ता चित्त में रहा करती है, कभी तो चित्त की अवस्था चैतन्य रहती है और कभी बेसमझ की तरह रहती है, किसी विषय पर चित्त को जमा नहीं सकती, किसी काम को आरम्भ करते ही तुरन्त छोड़ देती है, चित्त बहुत ही अस्थिर रहता है। वह ख़्याल करती है कि जो कुछ मैं कहती हूँ ठीक नहीं हैं, झूठ है। उसकी मानसिक अवस्था

ऐलूमिना की मानसिक अवस्था के साथ मिलती जुलती है। हर एक बात की असलियत में उसे सन्देह मालूम होता है। कोई भी तकलीफ़ उसे हो वह ख़्याल करती है कि उसे बहुत कठिन रोग हो गया है, डरावनी सूरतें, चोर, डाकू, भूत प्रेत, साँप इत्यादि दिखाई देते हैं, जैसे कि **लैकेसिस** में दिखाई देते है। वह ख़्याल करती है कि नाक मेरी नहीं है और घर की सामग्री भी मेरी नहीं है। लैक-कैनीनम रोगिणी अकेली रहना पसन्द नहीं करती। लैकेसिस रोगिणी अकेली रह कर ऐसी ख़्याली बातें सोचना पसंद करती है। **लैक- कैनीनम** रोगिणी इस प्रकार सीड़न और बहमी हुआ करती है, गो कि ऐसे अद्भुत ख़्यालात उसके दिल में आया करते हैं, ताहम वह सारे दिन घर के कुल काम साधारण तौर पर किया करती है और कोई उसके चित्त की अवस्था जान नहीं पता, जब तक वह खुद नहीं कहती । वह सदा उदास रहती है।

लैक-कैनीनम रोगी बड़ा ही भुलक्कड़ होता है, चीज़े ख़रीद कर उन्हें छोड़ कर चला जाता है (ऐग्नस, ऐनाका, कास्टि, नेट्रम)। वह लिखने में ज़रूरत से ज़्यादा बातें लिखता है, यथार्थ बातें छोड़ जाता है, पढ़ते समय चित्त को एकाग्र नहीं कर सकता; बड़ा ही धैर्यहीन होता है (बोविस्टा, ग्रैप, लैके, नेट्र-कार्ब, सिफि)। रोगिणी उदास और निराश होती है, ख़्याल करती है कि मेरी बीमारी कष्टसाध्य है; और मेरा कोई मित्र जीवित नहीं है, मेरे जीते रहने की कोई आवश्यकता नहीं है, ज़रा ही में आँसू आ जाते हैं (एक्टि, आरम, कैल्क-कार्ब, लैके)। अकेली रहने से (कैलि-कार्ब) और मृत्यु से उसे भय (आर्स) होता है, वह ख़्याल करती है कि मैं पागल हो जाऊँगी (लिलि), जीने से गिर पड़ने का डर होता है (बोरेक्स)। किसी बात में हर्ष नहीं होता, सब विषय में रंज और शोक देखती है (लाइको, पल्स)। बच्चा हर समय विशेष करके रात को रोता और चीखता है (जेलापा, नक्स, सोरि), बड़ा ही चिड़चिड़ा मिज़ाज का होता है। रोगिणी जब घूमती है ख़्याल करती है कि मै हवा में चल रही हूँ, लेटे रहने पर ख़्याल करती है कि मैं बिस्तर से नहीं छुई हूँ (ऐसैरम)।

दर्द के स्थान में परिवर्तन, एक तरफ़ से दूसरी तरफ़ चला जाना (Pains constantly flying from one part to another; changing from side to side every few hours or days)-किसी प्रकार की तकलीफ़ क्यों न हो, अगर वह रोग एक तरफ़ से दूसरी तरफ़ चला जाय और इसी तरह से दाहिनी तरफ़ से बाँयी तरफ़ और बाँयी तरफ़ से दाहिनी तरफ़ चलता रहे, तो लैक कैनीनम ही औषधि है (कैलि-बाइ, पल्स,)। वात रोग (Rheumatism) पहिले एक टख़ने में फिर दूसरी बार दूसरे टख़ने में, और फिर अपने पहिले स्थान पर चला जाता है। दर्द घुटने या कूल्हा या कन्धा इनमें कहीं भी हो, एक तरफ़ से दूसरी तरफ़ फिरा करता है। सिर दर्द या नसों के दर्द (Neuralgias) में भी ऐसा ही हुआ करता है। इरिलिपिलस (Erysipelas) चर्म रोग पहिले एक तरफ़ हो कर यदि दूसरी तरफ़ जाय तो लैक-कैनीनम का प्रयोग करना चाहिए। डिम्भाशय (Ovary) की सूजन और रग दर्द (Neuralgia) यदि इसी प्रकार स्थान बदलता रहे, तो इसके लिए लैक कैनीनम उपयोगी औषधि है। हलक़ की तकलीफ़ डिफथीरिया (Diphtheria), टान्सिल (Tonsils) इत्यादि में सूजन या दर्द एक तरफ़ से दूसरी तरफ़ जाय, तो इसके लिए भी लैक-कैनीनम उपयोगी औषधि है। अक्सर देखोगे कि तकलीफ़ दाहनी तरफ़ आरम्भ होकर

बाँयी तरफ गई और **लाइकोपोडियम** से कुछ फ़ायदा नहीं हुआ, मगर जब यह मालूम हुआ कि बाँयी तरफ़ से फिर दाहनी तरफ़ तकलीफ़ आ गई, तब लैक - कैनीनम का लक्षण समझना चाहिए।

हलक़ (Throat)-डिफ्थीरिया (Diphtheria) में यह एक बहुत ही गुणकारी औषधि है। **हलक़ में चाँदी की तरह चमकीला और चिकना मैल जम जाता है** (Shining, Glazed appearance of diphtheritic deposit), वह पहिले बाँयी तरफ़ जम कर फिर दूसरी तरफ़ जाता है। हलक़ बहुत नाज़ुक होता है, रोगी किसी को छूने नहीं देता (लैकेसिस); ख़ाली लीलने में तकलीफ़ होती है (इग्ने), दर्द कान तक पहुँचता है। (हिपर, कैलि-बाइ)।

हलक़ में दर्द और खाँसी माहवारी के साथ आरम्भ होती है और महावारी के साथ ही बन्द हो जाती है।

रजोधर्म (Menses)- रजोधर्म समय से पूर्व और बहुत ज़्यादा होता है, ख़ून चमकीला, सुर्ख़, चिटचिटा और सूतदार होता है (क्रोकस) **रजोधर्म के पूर्व और उसके दिनों में स्तनों की गिलटियों में सूजन और दर्द होता है** (Breasts swollen, painful, sensitive before and during menses, कोन), इसका एक मुख्य लक्षण और भी है अर्थात **मासिक धर्म के प्रारम्भ से लेकर अन्त तक गले में दुःखन रहती है।** मासिक धर्म से पहिले- **मैग कार्ब** मासिक धर्म के समय **कैल्के-कार्ब,** जो मासिक धर्म के पूर्व दाहिने डिम्बकोष में तीव्र पीड़ा होती है, जो रजः स्राव प्रारम्भ होने पर घट जाती है। इस प्रकार के दर्द **लैकेसिस** व **जिकंम** में भी होते हैं किन्तु इसके दर्द पहलू बदलते हैं। जो **लैकेसिस** में नहीं होता। **जिंकम** भी रोगिणी हिस्टीरिया ग्रस्त होती है तथा उसके पैर हिलते रहते है (Fidgety Feet)। चलते समय या ज़ीने से उतरने समय स्तनों को मज़बूती से पकड़े रहना पड़ता है, ज़रा भी धक्के से दर्द होने लगता है (Must hold the breasts firmly when going up or down stairs, ब्रायो)। योनिद्वार से हवा निकलती है (Discharge of flatus from vagina, ब्रोम, लाइको, नक्स-मस, सैग्वि)।

बच्चा मर जाने के बाद स्तन का दूध सुखाने के लिए अक्सर सब रोगिणियों के लिए यह औषधि (ऐसैफ, पल्स) और स्तन का दूध फिर लाने या बढ़ाने के लिए लैक-डिल्फोरेटम उपकारी हैं। यदि दूध पिलाने के समय एकाएक बन्द हो जाय, तो लैक-कैनीनम से उपकार होगा (ऐसैफ)।

कमर का दर्द (Backache)-कमर के नीचे असहनीय दर्द, दाहिने कूल्हे और सायेटिक नस (Sciatic nerve) तक फैलता है, स्थिर रहने और हरकत के आरम्भ में दर्द में वृद्धि होती है (रस-टाक्स); गर्दन से पुट्ठों (Coccyx) तक रीढ़ में अत्यन्त दर्द, छूने या दबाने से तकलीफ़ (चिनि-सल्फ, फास, जिङ्क) होती है।

सम्बन्ध (Relations)-एपिस, कोन, म्यूरेक्स, लैक, कैलि-बाइ, पल्स, सिपि, और सल्फ से मिलता जुलता है।

अक्सर एक ही खुराक में इस औषधि की उत्तमता पाई जाती है।

मेटीरिया मेडिका में लैक-कैनीनम के हलक़ के लक्षणों के अनुकूल शायद ही दूसरी औषधि है।

वृद्धि (Aggravation)-एक दिन सुबह, दूसरे दिन शाम को, रात्रि में, बाँयी तरफ़ लेटने से, ठण्डी हवा में, हरकत से और गर्मी से।

ह्रास (Amelioration)-वात रोग का ठण्डक से। उच्च शक्ति में प्रयोग करने से इस औषधि की क्रिया से मुग्ध होगें।

मात्रा (Dose) — तीसरी से उच्चतर शक्तियां।

(264) लैक डिफ्लोरेटम
(Lac Defloratum)

Skimmed Milk.

यह औषधि उन लोगों के लिए अति उत्तम है जिनको दूध नहीं पचता, वे कहते हैं कि हम दूध पीने ही से बीमार हो जाते हैं। ऐसे पुराने रोगी, जो दूध हज़म नहीं कर सकते, वे बहुत शीत प्रधान रक्त (Chilly) के होते हैं, कितना ही गर्म कमरे में रहें या गर्म कपड़ा पहिनें, जाड़ा नहीं जाता। वे ठण्डी हवा बिलकुल पसन्द नहीं करते। सिर का दर्द ठण्डक से कम रहता है परन्तु और दूसरे स्थान का दर्द गर्मी ही से कम रहता है। सारी तकलीफें हरकत से बढ़तीं और स्थिर रहने से कम होती हैं, दबाने से भी दर्द में कमी रहती है। उन रोगियों के लिए जो दूध किसी सूरत में हज़म नहीं कर सकते, जिन्हें अगर पतले दस्त की बीमारी, जी मिचलाना, कै, सिर दर्द, डँकारें, दूध पीने ही से बदहज़मी हो जाया करें और बहुमूत्र (Diabetic patients) हो, तो इस औषधि को स्मरण करना चाहिए।

लैक-डिफ्लोर रोगिणी हर बात में निराश रहती है, वह जीवित रहना नहीं चाहती, उसे मृत्यु भय बिलकुल नहीं होता और वह समझ लेती है कि मेरी मृत्यु निश्चय होगी।

सिर दर्द (Headache)-सुबह उठने के बाद दर्द माथे पर से आरम्भ हो कर गुद्दी पर प्रसरित होता है (ब्रायो), तपकन होती है, जी मिचलाता है, कै होती है, इस क़दर दर्द होता है कि कुछ दिखाई नहीं देता **और सख्त क़ब्जियत रहती है** (आइरिस, सैंग्वि); शोर गुल, रोशनी और हरकत से वृद्धि होती है (मैग्न-म्यूर, साइली); माहवारी के दिनों में सिर में दर्द (क्रियोज़, सिपि) और बहुत कमजोरी मालूम होती है; सिर को दबाने और कस कर बांधने से आराम मिलता है (आर्ज-नाइट्र, पल्स); पीले रंग का बहुत ज्यादा पेशाब आता है। दर्द में सूरज निकलने के बाद वृद्धि और सूरज छिपने के बाद ह्रास होता है ।

सगर्भावस्था में कै और जी मिचलाना (Vomiting of pregnancy)-

सगर्भावस्था में जी मिचलाने पर यह एक बहुमूल्य औषधि है (लैक्टिक-ऐसिड, सोरि)।

कब्जियत (Constipation)-बहुत पुरानी कब्ज़ी को यह औषधि दूर करती है। डॉक्टर ऐलेन कहते हैं ''एक रोगिणी को क़ब्ज़ियत की बीमारी 15 वर्ष से थी, हर रोज़ 10/12 पिचकारी लिया करती थी, कभी कभी चार पाँच सप्ताह तक उसे पाख़ाना नहीं होता था, अन्त में इस औषधि से नीरोग हो गई ।''

रजोधर्म (Menses)-देर में होता है। ठण्डे पानी में हाथ रखने से माहवारी का बन्द हो जाना, इसका एक विशेष लक्षण है (कोना); एक ग्लास दूध पीते ही माहवारी का दूसरे माहवारी के समय तक फ़ौरन बन्द हो जाना, इसका एक आश्चर्यजनक लक्षण है (फास)

शोथ (Dropsy)-दिल के रोग से, लिवर यानी यकृत रोग से, ऐलब्यूमिन्यूरिया (Albuminuria) से, अन्तर के ज्वर (Intermittent fever) से शोथ यानी शरीर फूल जाने पर यह औषधि विशेष उपकारी है।

मात्रा (Dose) — 6 से 30 शक्ति तथा उच्च शक्तियां।

265 लैकेसिस
(Lachesis)

Surukuku Snake Poison. *Ophidia*

लैकेसिस का सर्वप्रधान लक्षण यह है कि **नींद के बाद सारी तकलीफें बढ़ जाती हैं** (आपि, ऐपिस)। जब तक रोगी जगा रहता है उस वक्त तक उसकी तकलीफें इतनी ज्यादा नहीं होतीं, मगर जैसे ही नींद आती है सारी तकलीफें बढ़ने लगती हैं और नींद जिस कदर गाढ़ी होती जाती है इतनी ही तकलीफें भी बढ़ती जाती हैं और आँख खुलने पर उसकी तकलीफें बहुत ज्यादा मालूम होती हैं और सुबह के वक्त रोगी का चित्त बड़ा बेचैन हो जाता है। तकलीफें बढ़ जायेगी इसी भय से वह सोना नहीं चाहता (All symptoms, especially the mental, worse after sleep, or the aggravation wakes him from sleep, sleeps into the aggravation, unhappy, distressed, anxious, sad < in morning on waking) ।

लैकेसिस रोगी बड़ा **बातूनी** होता है (ऐगार, स्ट्रैमो), लगातार एक विषय छोड़कर दूसरे विषय पर बात करने लगता है (Great loquacity, wants to talk all the time; jumps from one idea to another) वह अहङ्कारी होता है, अपने को सब से बड़ा और बहुत समझदार ख्याल करता है (प्लैटि, स्ट्रैमो); ईर्षा से भरा होता है (एपिस, हायोस); शक्की और बहमी होता है; रोगिणी ख्याल करती है कि मेरा दोस्त, खाविंद, लड़के, घर के और लोग मेरे विरुद्ध षड़यन्त्र कर रहे हैं, ख्याल करती है कि मुझे यह लोग विष दे देंगे

(हायोस); ख्याल करती है कि मुझे कोई कठिन बीमारी हृद्रोग (Heart-disease) इत्यादि हो गयी है; मेरा दिमाग़ ख़राब हो गया है, मैं पागल हो गयी हूँ और लोग मुझे पागलखाने में भेजने के लिये षडयन्त्र कर रहे हैं। वह ख़्याल करती है कि मैं मर गई हूँ लोग मुझे ले जाने की तैयारी कर रहे हैं। वह दवा पीना नहीं चाहती, खाने की चीज़े लेने से इन्कार करती है। ख़्याल करती है कि मुझे ज़हर दिया जा रहा है, ख़्याल करती है कि मुझे कोई दैविक या अलौकिक शक्ति चला रही है (Thinks herself under superhuman control) और ख़्याल करती है कि भूत प्रेत मुझ से सब काम ले रहे हैं। स्वप्न में उसे तरह तरह की डरावनी सूरतें दिखाई देती हैं। वह प्रेत वाणी सुनती है। वह ख्याल करती है कि मुझे चोरी करने , हत्या करने और ऐसी बातें स्वीकार करने के लिए कहा जाता हैं, जो मैंने कभी नहीं कीं। वह ख़्याल करती है कि मेरा कोई पीछा कर रहा है। वह ख्याल करती है कि मैंने कुछ चोरी की है। लैकेसिस रोगी में मज़हबी बातें ख़्याल करते-करते अक्सर सिड़ीपन आ जाता हैं और धर्म सम्बन्धी बातें किया करता है।

जनने के बाद जापे में प्रसूत ज्वर होने पर (Puerperal fever) अक्सर स्त्रियों के दिमाग़ ख़राब हो जाते हैं वे पागल की तरह बकती हैं इन लक्षणों पर लैकेसिस विशेष उपकारी है। चिरस्थायी शोक, दुःख, भय, विरक्ति और निराश प्रेम के कारण पीड़ा में लैकेसिस उपकारी है (आरम, इग्ने, फास-ऐसिड)। शोक दुःख के कारण वह आत्मघात करने का भी इरादा करती है, घर के काम में ज़रा भी ध्यान नहीं देती है।

बांयी तरफ़ का रोग (Left side principally affected) इसके रोगों की बाँयी तरफ़ उत्पन्न होकर दाहिनी तरफ़ जाना एक विशेष लक्षण है। (Diseases begin on the left and go to the right side)। बाँयी तरफ़ का सिर दर्द, पक्षाघात (Paralysis), हलक़ की पीड़ा, फेफड़े की बीमारी, बाँया डिम्भकोष (Ovary) का रोग इत्यादि में लैकेसिस उत्तम औषधि है। बायी तरफ के हलक़ की बीमारी में **लैक-कैन** और **सैबैडिला** के साथ इसकी तुलना होती है। बाँयी तरफ़ के डिम्भकोष के रोग में **ग्रैफाइटिस** के साथ इसकी तुलना होती है; फ़र्क यह है कि **ग्रैफाइटिस** मोटी स्त्रियों के जिनके मासिक धर्म का ख़ून बहुत थोड़ा जाता है और लैकेसिस, दुर्बल शरीर की स्त्रियों के जिनके रजोधर्म का ख़ून बहुत ज़्यादा जाता है, उपयोगी है। दाहिनी तरफ़ आरम्भ होकर बाँयी तरफ़ ज़्यादा जाना **लाइकोपोडियम** का लक्षण है।

छूने से तकलीफ़ (Great sensitiveness to touch) गला, पेट और कमर में क़मीज, कपड़ा या बिस्तर का चादर छू जाने से बुरा मालूम होता है, क़मीज़ का कालर ढीला या खुला रखना पसन्द करता है, शरीर में कहीं भी कसाव पसन्द नहीं करता। पेट के पर्दे में (Peritoneum), डिंम्भाशय (Ovary) या जरायु (Uterus) में यदि सूजन हो तो वह रज़ाई पेट में छू जाना पसन्द नहीं करती, घुटनों को ऊँचा किये रहती है, ताकि रज़ाई पेट में छू न जाय। **एपिस** और **बेलाडोना** की तरह छूने से दर्द नहीं होता, बल्कि एक तरह का आलकस (Uneasiness) मालूम होता है।

रजोधर्म हमेशा के लिए बन्द होने के समय रोगः- (Dissease of climacteric Period)- स्त्रियों के रजोधर्म सदा के लिए बन्द होने के समय तरह तरह की तकलीफ़ों के लिए लैकेसिस एक बहुमूल्य औषधि है। रजो निवृत्ति काल की पीड़ा के समय स्त्रियों के सिर में दर्द, जलन, गर्मी, रक्त की अधिकता और खून के दौरान में विघ्न पड़ता है। बहुतेरों का इस समय मस्तिष्क खराब हो जाता है, पागलपन आ जाता है ऐसी अवस्था में लैकेसिस उत्तम औषधि है (सैग्वि)।

रजोधर्म (Menses)-स्त्रियों का स्राव चाहे वह मासिक रुधिर हो या साधारण रक्तस्राव हो, काले रङ्ग का होता है। बाँये डिम्भाशय (Ovary) में दर्द और सूजन, या बाँयी तरफ़ से आरम्भ हो कर दाहिनी तरफ फैलता है, डिम्भाशय में सख़्ती और उसके पक जाने पर भी लैकेसिस से आरोग्य होता है। जरायु (Uterus) बहुत नाजुक होता है रोगिणी किसी को छूने नहीं देती, ज़रा सा कपड़ा छू जाने पर बेचैनी मालूम होती है। रजोधर्म ठीक वक्त पर होता है, थोड़े समय तक रहता है और बहुत कम ख़ून जाता है। ख़ून जारी होने ही पर दर्द में कमी हो जाना, इसका विशेष लक्षण है, रोगिणी हमेशा महावारी के दिनों में आराम पाती है (ज़िङ्क)। यह याद रहे कि लैकेसिस में ख़ून जारी होने के पहिले और ख़ून बन्द होने के बाद तकलीफ़े ज़्यादा होती हैं। रजोधर्म के दिनों में सिर में बेहद दर्द होता है, जी मिचलाया करता है और क़ै भी हो जाती हैं।

रक्तस्राव स्वभाव (Haemorrhagic diathesis)-ज़रा सी चोट से सहज ही में और बहुत ख़ून निकलना, लैकेसिस रोगी का स्वभाव होता है (क्रोटेलस, क्रियोज़, फास); मैले रङ्ग का और जल्द न जमने वाला ख़ून निकलता है (क्रोटेलस, सिकेल)।

जीभ का काँपना (Trembling of the tongue)-बेहोशी (Stupor) या बेहोशी में धीरे-धीरे बकना (Muttering delirium) जीभ काली, ख़ुश्क और बहुत मुशकिल से जीभ बाहर निकलती है, निकालते समय जीभ काँपती है (Tongue trembles), दाँत के नीचे अटक जाती है । शराबी की तरह तुतलाना और जीभ का काँपना इसका एक विशेष लक्षण है। बुख़ार में जीभ के काँपने में **जेलसेमियम** के साथ इसकी तुलना होती है परन्तु **जेलसेमियम** रोगी की जीभ लैकेसिस की तरह खुश्क और मैली नहीं होती।

पंखे की हवा की इच्छा (Desire for fanning)-रोगी सदा पंखे की हवा चाहता है, परन्तु पंखा दूर रख कर धीरे-धीरे पंखा चलाने को कहना, इसका और एक विशेष लक्षण है (Wants to be fanned, but slowly and at a distance), पंखा, ज़ोर ज़ोर से चलाने को कहना **कार्बो-वेज** का लक्षण है। मुँह या नाक के पास कोई भी चीज़ आने से तकलीफ़ होती है या दम घुटता सा लगता है।

हलक़ (Throat)-कठिन खाद्य पदार्थ की अपेक्षा पतली चीज़ यहाँ तक कि राल भी निगलने में कष्ट होना (Liquids more painful than solids, when swallowing) लैकेसिस का एक विशेष लक्षण है (बेल, ब्रायो, इग्ने)। गले के रोग में लैकेसिस की उपकारिता सबसे अधिक है। डिफ़थीरिया (Diphtheria); टान्सिलाइटिस (Tonsillitis)

रोग में बाँयी तरफ़ से दाहिनी तरफ़ रोग की गति, अत्यन्त स्पर्शद्वेष, पतली चीज़ लीलने में कष्ट और नींद टूटने पर रोग की वृद्धि इत्यादि लक्षण पर यह औषधि विशेष लाभदायक है। डिफ़थीरिया इत्यादि रोग में नाक और मुँह से खून निकलने पर **क्रोटेलस,** स्वरयन्त्र आक्रान्त हो कर दम घुटना अनुभव करने से नेजा और हलक़ के अन्दर सूजन होने पर डङ्क चुभने की तरह दर्द और जीभ में छाला पड़ने में एपिस अधिक उपयोगी है।

यह याद रहे लैकेसिस रोगी कोई भी पीने की गर्म वस्तु नहीं ले सकता, पीने की गर्म वस्तु से रोग की वृद्धि होती है।

घाव-फोड़ा कारबङ्कल (Carbuncles), तकलीफ़ देह घाव (टैरेन्ट), दूषित व्रण, (Malignant pustules); बिस्तर के घाव (Decubitus) में मैला, नीला और बैंजनी रंग का होना, इसका विशेष लक्षण है। आतशक, पारा दोष,मृत शरीर चीर फाड़ करने के समय का घाव (Bad effects of poison wounds; post-mortem;पाइरो) या अन्य किसी प्रकार के क्षय रोग में क्षत स्थान का नीला या बैजनी रंग अत्यन्त स्पर्शद्वेष, दुर्गन्ध, मवाद और रात्रि में दर्द की अधिकता रहने पर यह औषधि विशेष लाभदायक है। बैंजनी रंग के क्षत होने से **हिपर-सल्फर, ऐसैफेटिडा, लाइकोपोडियम , साइलीशिया** और आर्सेनिक के साथ, काला रंग का क्षत होने से **आर्सेनिक, सिकेल, साइलीशिया, प्लम्बम, कार्बो-वेज, यूफारबिया** और **म्यूरिऐटिक-ऐसिड** के साथ तुलना होनी चाहिए।

इरिसिपिलस (Erysipelas) इरिसिपिलस का स्थान काला, नीला और बैंजनी रंग का होता है। अपिस में आक्रान्त स्थान सूज उठता है पहले डंक चुभने की तरह दर्द होता है बाद को जलन प्रारम्भ होती है, एपिस में छाले नहीं पड़ते और अपिस की पीड़ा दाहनी तरफ से शुरू होकर बांयी तरफ फैलती है।

सिर दर्द (Headache)-कनपटियों में दाबता या फटता हुआ दर्द; हरकत, दबाब, झुकने, लेटने और नींद के बाद वृद्धि; सोने में डर मालूम होता है, क्योंकि आँख खुलने या जगने पर दर्द में वृद्धि होती है, शराब पीने के बाद; मानसिक उत्तेजना से; रुकी हुई या अनियमित माहवारी से; रजोनिवृत्ति के समय (At climaxis),बाँयी तरफ़ का मृगी रोग (Left-Sided apoplexy)। शराबियों के सिर दर्द में और बवासीर से पीड़ित रोगी के सिर दर्द में विशेष, उपकारी है। सूरज की गर्मी या ज़रा भी धूप लग कर सिर दर्द होने पर लैकेसिस उपयोगी है। **ग्लोनायन** भी धूप से सिर दर्द और सर्दी गर्मी पीड़ा में उपयोगी है। फ़र्क यह है कि पीड़ा की प्रचण्ड अवस्था में **ग्लोनायन** और प्रचण्डता घट जाने से थोड़ी गर्मी से सिर दर्द, अधिक दिन रहने में लैकेसिस उपयोगी है। जुकाम रुककर सिर दर्द होने पर लैकेसिस का प्रयोग करना चाहिए।

हृद्रोग (Heart disease)-दिल पर दबाव या खिंचाव की तरह तकलीफ़ लेटने से मानों दम बन्द हो जायेगा, छाती पर बोझ, दिल धड़कता और काँपता है, जी मिचलाता है, नींद आने या नींद टूटने पर इन लक्षणों के अधिक होने पर लैकेसिस उपकारी है।

खांसी (Cough)-गला बैठा हुआ हलक़ में खुश्की और ख़राश (ऐकोन, कास्टि, कैमो, फास)। हलक छू जाने से आलकस (Sensitive to touch, ऐकोन, स्पञ्ज)। नींद के बाद, हलक़ में कुछ छू जाने से खाँसी में वृद्धि। रोगी बार-बार गहरी साँस लेता है (इग्ने)। जो लोग हमेशा नाक झिड़का करते हैं। (Subacute and chronic bronchial catarrh), दमा (Asthma), कुकर खाँसी (Whooping cough) इत्यादि फेफड़े के रोग में, न्यूमोनिया (Pneumonia), बाँया फेफड़ा आक्रान्त होने पर, नींद के बाद तकलीफ़ों में वृद्धि, रोगी गले का कपड़ा ढीला रखना पसंद करता हो, दूर से आहिस्ता-आहिस्ता हवा मांगता हो, तो लैकेसिस से विशेष उपकार होगा।

बवासीर (Piles)-मस्से खाँसते या छींकते समय दर्द के साथ बाहर निकल आते हैं (ऐलो, कैल्के-कार्ब, म्यूर, ऐसिड, पल्स)। गुदा में अत्यन्त दर्द मालूम होता है। मलद्वार मानों बन्द है (कास्टिक, नाइट्र-ऐसिड), बड़ी बेचैनी रहती है, पाख़ाने की हाजत नहीं होती। सख़्त क़ब्जी रहती है (ऐलूमि, नक्स-वोम, ओपि, प्लम्ब) मल स्याह मानों जला हुआ पुआल (Like charred straw) की तरह होता है।

लीवर (Liver)-शराबियों के लिवर अर्थात् यकृत पीड़ा में लैकेसिस उपकारी है। लिवर के दोष से कंवल रोग (Jaundice), लिवर के फोड़े (Liver abscess) में उपयोगी है। **लाइकोपोडियम** में लिवर का दर्द सदा नहीं रहता, मुँह का स्वाद ख़राब रहता है, रोगी खाने के बाद कष्ट अनुभव करता है, पेट चड़चड़ाता है, इस लिए पेट का कपड़ा खुला रखना पसन्द करता है। लैकेसिस का पेट का दर्द अधिक और हर समय रहता है; **लाइकोपोडियम** में सिर्फ़ खाने के बाद ही दर्द अधिक होता है।

मूत्राशय (Bladder) में मानो एक गोला सा फिर रहा है, इसका एक अद्भुत लक्षण है।

ज्वर (Fever)— शीत (Chill)— कमर से जाड़ा आरम्भ होता है; अंगीठी के पास रहना चाहता है, गर्मी से कमी, वह चाहता है कि जाड़ा और कपकपी को रोकने के लिए मज़बूती से कोई पकड़े रहे।

उत्ताप (Heat)— सिर दर्द, चेहरा नीला या सुर्ख़ गाल, श्वाँस में तकलीफ़ बड़ा ही बातूनी या निद्रालु।

पसीना (Sweat)— बहुत ज़्यादा जिससे आराम मिलता है; ठण्ड सुर्ख़, पीले रङ्ग का पसीना (क्रोटे, लाइको)।

Fever:- Septic, typhoid, typhus, yellow; बेसुधी या बेहोशी में बड़बड़ाना (Stupor or muttering delirium) , बैठा हुआ चेहरा, नीचे का जबड़ा लटका हुआ; ज़बान खुश्क, स्याह, काँपती है, बहुत मुशकिल से बाहर निकाल सकता है या निकालते समय दाँत के नीचे अटक जाती है; आँखें पीली।

पाठक को लैकेसिस के पाठ करने में अधिक ध्यान देना चाहिए, यह बहुत ही आवश्यक औषधि है।

सम्बन्ध (Relations) — पूरक औषधि (Complementary) हिपर, लाइको, नाइट्रिक-ऐसिड।

विरोधी औषधि (Incompatible) - ऐसेटिक-ऐसिड, कार्बोलिक ऐसिड।

अन्तरे के ज्वर में (In Intermittent fever) -- लैकेसिस प्रयोग करने बाद ज्वर की प्रकृति बदल जाने पर लैकेसिस के बाद नेट्रम-म्यूर अच्छा काम करता है।

वृद्धि (Aggravation)—- नींद के बाद; छूने से; शीत और उत्ताप की अधिकता से; खट्टी चीज़; शराब सिङ्कोना, पारा, दबाव और खिंचाव से, सूरज की किरणों से, बसन्त काल और गर्मी के मौसिम में वृद्धि।

ह्रास (Amelioration)— कपड़ा ढीला कर देने पर; डकारने पर।

मात्रा (Dose) — 8 से 200वीं शक्ति। मात्रा को बार-बार नहीं दोहराना चाहिए। सुनिश्चित संकेत होने पर एक मात्रा देकर परिणाम देखना चाहिए।

(266) लैकनैंथिस
(Lachnanthes)

Red Root. *Hæmodoraceæ.*

लेटने के दोष से या और किसी कारण से गर्दन टेढ़ी पड़ जाने पर (Wry-neck लाइको) इस औषधि का विशेष करके प्रयोग हुआ करता है। ऐसा मालूम होता है कि मानो गर्दन की हड्डी या जोड़ उखड़ गये हैं, गर्दन कड़ी पड़ जाती है हिलाने से तकलीफ़ होती है (रस-टाक्स)।

कन्धों के बीच में पीठ पर ऐसा मालूम होना कि मानो एक टुकड़ा बरफ़ का रक्खा हुआ है (Sensation: as if a piece of ice was lying on the back between the shoulders) इसका एक विशेष लक्षण है। कन्धे की हड्डी के बीच में जलन का होना **लाइकोपोडियम** और **फासफोरस** का लक्षण है।

कूल्हों के बीच में पुट्टों में और कमर के ऊपर रीढ़ के अन्दर, हथेली और पाँव के तलुओं में जलन हुआ करती है (Sensation of burning, in sacrum, in spine four inches above the small of back of palms, of hands and soles of feet)।

मात्रा (Dose) — तीसरी शक्ति। मूलार्क की एक मात्रा। सप्ताह में एक या दो बार।

267 लैक्टिक ऐसिड
(Lactic Acid)

Lactic Acid

वात का रोग (Rheumastim)—- जोड़ों और पुट्ठों (Muscles) दोनों के वात रोग में इस औषधि का प्रयोग हुआ करता है। कन्धों, कलाई, कुहनी और हाथ के छोटे छोटे जोड़ों में सूजन और दर्द (ऐक्टियास्पाइ, कालो) होता है, रात के समय और हरकत से वृद्धि होती है।

बहुमूत्र (Diabetes Mellitus) - बहुमूत्र रोग में शक्कर जाने पर यह औषधि गुणकारी है। रात दिन बार बार पेशाब करने की हाजत हुआ करती है, पेशाब रोकने से तकलीफ़ होती है।

अजीर्ण रोग (Dyspepsia)— अजीर्ण रोग और मन्दाग्नि में यह औषधि विशेष उपकारी है। खाद्य पदार्थ खट्टा पड़ जाता है, जलन पैदा करने वाली गर्म डकारें आया करती हैं, मुँह में पानी चढ़ आता है, जी मिचलाता है। ऐसा मालूम होता है कि मानो खाना सीने पर रक्खा हुआ है, जो कि घन्टों बेचैन करता है।

सगर्भावस्था में जी मिचलाना (Nausea and vomiting during pregnancy) - पीली, रक्तहीन औरतों की सगर्भावस्था में जी मिचलाने पर इस औषधि से विशेष फल मिलेगा, विशेष करके उन स्त्रियों के लिए अधिक गुणकारी होगी, जिनके माहवारी के समय अधिक ख़ून जाया करता है।

हर रोज़ सुबह नाक से ख़ून निकलने पर (Epistaxis) यह औषधि लाभदायक होगी। (सुबह मुँह धोने पर नाक से रक्तस्राव होना - **एमोनियम कार्ब**)

मात्रा (Dose) — 3 से 30 शकित।

268 लैक्टुका विरोसा
(Lactuca Virosa)

Acrid Lettuce

यह औषधि स्त्रियों तथा पुरूषों के कष्टदायक प्रमेह रोग में - जिसमें रोगी को बैठे रहने पर ऐसा लगता है जैसे मूत्रनली से बूंद बूंद पेशाब टपक रहा है और स्त्रियों के ओवेरियन टियुमर में बहुत दर्द और तकलीफ रहने पर इस औषधि के सेवन से लाभ होता है। इसके अलावा हूपिंग खांसी, आक्षेपिक खांसी, कलेजे में दबाव का दर्द, गला कुटकुटाकर खांसी आना, शरीर के अन्यान्य स्थानों में दर्द, जम्हाई लेना, मेरुदण्ड में दर्द जो नितम्ब की हड्डी के नीचे तक फैल जाता है, शरीर पर हल्का और गर्म मालूम होना इत्यादि लक्षणों की भी यह बढ़िया दवा है।

मात्रा - मूलार्क 1 और 30 शक्ति।

269 लैपिस ऐल्बा
(Lapis Alba)

Silico-fluoride of Calcium

यह गांठो की सूजन और गलगण्ड, कैंसर में घाव बनने से पूर्व की अवस्था, ग्रन्थियों के आसपास का संयोजक ऊतक विशेष से आक्रान्त होता है। स्तन, आमाशय व जरायु में जलन, डंक मारने जैसी वेदना। 'आयोडम' की तरह राक्षसी भूख। जरायु कैन्सर तथा फाइब्रॉयड टियुमर में बहुत जलन और रक्तस्राव। छाती, पाकस्थली और जरायु में काँटा बिंधने जैसा दर्द के साथ जलन हो, तो लैपिस का प्रयोग करना चाहिए।

कण्ठ माला की बीमारी में- गाँठों में कड़ापन और सूजन, गरदन और गले में छोटी-छोटी गाँठे, उसमें दर्द, तथा मांसाबुर्द (sarcoma), मेदका अर्बुद (lipoma), कैन्सर (carcinoma), फोड़ा, घाव, गले की गांठों में सूजन इत्यादि बीमारियों में इसका प्रयोग कर लेना चाहिए।

सम्बन्ध - कैल्केरिया आयोड, कोनियम, कैलि आयोड, बैडिमागा।

मात्रा - 1 से 6 शक्ति।

270 लैथाइरस सैटाइवस
(Lathyrus Sativus)

Chick-pea

यह औषधि निम्नांगों का पक्षाघात, गतिशक्ति राहित्य (लोको मोटर ऐटैक्सी), बेरी-बेरी आदि कई बीमारियों में फायदा करती है।

पक्षाघात - पैराप्लिजिया पक्षाघात (नीचे या ऊपर) एकाएक पैदा हो जाता है। पैर का आंशिक पक्षाघात-चलने में पैर कांपना, ठोकर खाना, पैर कड़े पड़ जाना, रोगी लेटे-लेटे तो हाथ पैर फैला और सिकोड़ सकता है, किन्तु बैठकर न फैला सकता है न सिकोड़ सकता है। वात से पैदा हुआ पक्षाघात (rheumatic origin), नितम्ब की मांसपेशियां और निम्नाद्र शीर्ष हो जाता है।

लोकोमोटर ऐटैक्सी - चलते समय शरीर ढलमलाना, पैर में पैर जुड़ जाना, आंख बन्द करके खड़े होने पर शरीर कांपना, गिर जाने का उपक्रम होना, चोट लगना, कोई चीज उठाने या रखने के समय हाथ कांपना, स्थिर होकर खड़े होने पर भी हाथ का कांपना, झुककर कुबड़े की तरह बैठना, सिर उठाकर सीधे नही बैठ सकना आदि। लैथाइरस का एक और भी लक्षण है-घुटने और पैर की एडी कड़ी हो जाना तथा अकड़ जाना, पैर की एडी जमीन में न लगा सकना, बच्चों का पक्षाघात। कुर्सी या बेंच पर पैर लटकाकर बैठने की वजह से पैर फूल जाना।

बेरी बेरी - बेरी बेरी रोग का प्रधान लक्षण है। शरीर में बहुत कमजोरी आ जाना, पैर फूलना तथा कलेजा धड़कना। जहाँ सूजन के साथ हृत्पिण्ड पर भी बीमारी का दौरा हो- ऐपोसाइनम Q और 200 शक्ति और जहां हृप्तिण्ड में कोई गड़बड़ी न हो, केवल कमजोरी व सूजन ही एकं प्रधान उपसर्ग हो, वहां एपिस और लैथाइरस का प्रयोग करना चाहिए।

मात्रा - 3X से 6 शक्ति।

(271) लारोसिरेसस (Laurocerasus)

Cherry Laurel. *Rosaceæ.*

जब कि रोगी फ़ेफड़े और दिल के रोग में बहुत दिनों तक तकलीफ़ पा कर कमज़ोर हो जाता है, शरीर से गर्मी नहीं रहती, उसे कितना ही गर्म कपड़ों में लपेट कर या गर्म कमरे में या अंगीठी के पास रक्खों, शरीर गर्म नहीं होता। लक्षणानुसार एक के बाद दूसरी औषधि के प्रयोग करने पर कुछ ही फ़ायदा पहुंचता है विशेष नहीं, प्रतिक्रिया के अभाव (Want of reaction) के कारण रोगी अच्छा नहीं होने पाता, तो प्रतिक्रिया के लिए यह महौषधि लाभदायक हैं प्रतिक्रिया के लिए और भी बहुत औषधियां है जैसे **ऐम्ब्रा, ऐमोन कार्ब, कैल्के-कार्ब, कैप्स, कार्बो-वेज, कोन, जेल्स, हेल, हाइड्रो ऐसिड, ओलियन, औपि, फास ऐसिड, सोरि, सल्फ।** सोराविष दोषग्रस्त रोगी (Psoric patient) में औषधि से कुछ लाभ न होने पर **सल्फर** और **सोरिनम**; प्रमेह अर्थात् सुज़ाक दोषग्रस्त रोगी (Sycotic patient) में प्रतिक्रिया के निष्फल होने पर **मेडोरिनम;** भद्दे, बेडौल, मोटे रोगी में उस से लाभ न होने पर कैप्सिकम; रोगी के अचैतन्य या स्थिर पड़े रहने पर ओपियम; रग पीड़ा (Nervous disease) में प्रतिक्रिया से फल न होने पर **वैलेरियाना** और **ऐम्ब्रैग्रिशिया**; उपदंश अर्थात आतशक रोगी में (Syphilitic patient) उस से फल न होने पर मर्क्यूरियस; हाथ-पैरों के बरफ़ की तरह ठण्डे हो जाने पर यहाँ तक कि ठण्डी साँस आने पर **कार्बो वेज** का प्रयोग होता है।

हलक़ (Throat) — निगलने में तकलीफ़ (बेल, हायोस, स्ट्रैमो)। हलक़ और खाद्यनली (Eusophagus) में खिंचाव और सिकुड़न (बेल, हायोस, स्ट्रैमो)। **खाद्यनी और अँतड़ियों से पानी उतरने के समय ऐसी गड़गड़ाहट होना** (Drink rolls audibly through cesophagus and intestines) जिसे दूसरा भी सुन सके, यह इसका विशेष लक्षण है। यह लक्षण अक्सर हैज़े के रोगी में पाया.जाता है।

स्वाँस यन्त्र (Respiratory Organs)— छाती इस क़दर जकड़ी हुई मालूम होती है कि मानों फेफड़ा काफी तौर पर फैलता नहीं (ऐसाफ, क्रोट टिग), दम घुटता सा मालूम होता है, साँस लेने के लिए हाँफता है, क्षय (Phthisis) या दिल के रोग में बहुत ही कष्टप्रद सूखी खाँसी होती है। दिल के स्थान पर टीस मारता हुआ दर्द (कैल्मिया, कैलि-कार्ब)। फेफड़ा इस क़दर कमज़ोर हो जाता है कि वह कुछ भी काम नहीं दे सकता।

दस्त (Stool)— पतला, सब्ज़ रङ्ग का आँव मिला हुआ, पेट में ऐंठन होती है। हैंज़े में यदि पानी गले से उतरते समय गड़गड़ाहट हो, तो लारोसिरेसस से आश्चर्यजनक फल मिलेगा। उदरामय (Diarrhoea) के साथ यदि दिल में ऐसा मालूम हो कि दम बन्द हो जायेगा, तो इसका प्रयोग करना चाहिए।

मात्रा (Dose) — मूलार्क से 3 शक्ति।

272 लेसीथिन (Lecithin)

पुष्टिकर अवस्था और विशेषकर रक्त पर इस औषधि का गुणकारी प्रभाव होता है अतः रक्ताल्पता और रोगोत्तर दुर्बलता को दूर करने तथा स्नायु दौर्बल्य और अनिद्रा में इसका प्रयोग किया जाता है। यह औषधि लाल रक्तकणों को बढ़ाती है। शरीर को स्वस्थ बनाती है। क्षय रोग में पोषण में सुधार लाती है दुर्बल योनशक्ति, मानसिक शान्ति और नपुंसकता। मन निष्क्रिय, भटका हुआ, भुलक्कड़, सिर के पिछले भाग में दुखन, कानों में घन्टी बजने जैसी ध्वनि, चेहरा पीला, गंडास्थि में दर्द। आमाशय फूला हुआ, उसमें दाहक पीड़ा, काँफी पीने की तीव्र इच्छा, भूख का न लगना, पानी पीने की हर समय इच्छा। पुरुषों में कामशक्ति का लोप हो जाना या दुर्बलता डिम्ब ग्रन्थियों की अकर्मण्यता। पेशाब अल्प मात्रा में साथ ही शर्करा या अन्नसार (albumen)

सम्बन्ध - फास्फोरस से तुलना कीजिए।

मात्रा - Q से 30 शक्ति।

273 लिड़म पैलस्टर (Ledum Paluster)

Marsh Tea. *Ericaceæ.*

वात रोग से पीड़ित (Rheumatic diathesis) और गठिया रोगी के लिये (कालचि) और पुराने शराबियों के लिए भी यह औषधि विशेष उपकारी है। **वात या गठिया नीचे के अंग से आरम्भ हो कर ऊपर की ओर फैलता है। कैल्मिया** में ऊपर के अङ्ग से आरम्भ होकर नीचे की तरफ़ फैलता है। जोड़ों में यदि सख़्त गांठ (Nodosites) पड़ जाँय, तो लिडम से उपकार होगा। जिस अङ्ग में वात हो, वह अङ्ग-पतला पड़ जाने पर लिडम का प्रयोग करना चाहिए (ग्रैफ)। इसका दर्द तिरछा चलता है, जैसे बांये कन्धे पर से दाहिने कूल्हें के जोड़ में (ऐगार, ऐन्टि-टार्ट, स्ट्रैमो)। दर्द में तपकन और टीस चलती है, मानो फटा जाता है, हरकत करने से और रात के समय, बिस्तर की गर्मी और ओढ़ने से (मर्क) वृद्धि होती है। पैर को बर्फ़ के पानी में रखने से आराम मिलता है (पल्स)। घुटनों तक पाँव की सूजन,

टख़्ने की सूजन, चलने में ऐसा दर्द होता है कि मानो मोच खा गया है। पाँव के अँगूठे और एड़ी में अत्यन्त दर्द के साथ सूजन।

हाथ और पाँव की अङ्गुलियों के जोड़ों के वात रोग में लिडम उत्तम औषधि है। औरतों की अङ्गुलियों के जोड़ों में दर्द होने पर **कालोफाइलम** विशेष उपयोगी है और इस दर्द की शाम के वक़्त वृद्धि में और खाने की वस्तु की गन्ध से जी मिचलाने पर **कालचिकम** अधिक उपयोगी है। छोटे छोटे जोड़ों के दर्द में **एक्टिया-स्पाइकेटा** भी एक प्रधान औषधि हैं, फ़र्क़ यह है कि **ऐक्टिया** के दर्द की चलने से वृद्धि और लिडम के दर्द की रात के समय बिस्तर पर और बिस्तर की गर्मी से वृद्धि होती है। रात में बिस्तर की गर्मी से वृद्धि **मर्क्यूरियस** में भी है, मगर फ़र्क़ यह है कि मक्यूरियस रोगी को पसीना बहुत आता है और लिडम के रोगी को पसीना नहीं आता। एड़ी का दर्द **ऐन्टिम-क्रूड, लाइकोपोडियम** और **साइलीशिया** में भी है। लिडम वातग्रस्त रोगी के शरीर में अस्वाभाविक शीतलता वर्तमान रहती है, **साइलीशिया** में भी इस प्रकार की शीतलता रहती है और रात्रि में वृद्धि और एड़ी में पुराने वात का लक्षण भी है, मगर लिडम रोगी का वात बिस्तर की गर्मी से बढ़ जाता है और **साइलीशिया** रोगी गर्मी में रहना पसन्द करता है। **शीतलता से आराम पाना लिडम का एक प्रधान लक्षण है, साइलीशिया** में यह बात नहीं है।

चोट लग कर वात रोग होने पर लिडम विशेष गुणकारी है।

शरीर में कहीं भी **चोट लग कर चमड़ा नीला** (Black and blue) पड़ जाय, तो इसके अनुकूल है; **आर्निका** से भी यह दाग़ दूर हो जाता है पर लिडम के समान नहीं।

सूआ, कील इत्यादि चुभ कर घाव (Punctured wounds by sharp-pointed instruments , as awls, nails, हिपर), हो जाने पर लिडम उत्तम औषधि है। चूहे के काटे हुए घाव, कीड़े मकोड़े, बरैया के डङ्क, विशेष करके मच्छर से काटे हुए घाव (Rat bites, stings of insects, especially mosquitoes) में भी लिडम विशेष उपकारी है।

टख़ना और पाँव में सहज ही में मोच आ जाने पर लिडम के प्रयोग से उपकार होगा (कार्बो-ऐनि)।

शरीर की नसों में चोट पहुँचने से **हाइपरिकम**, हड्डी के ऊपर की भिल्ली (Periosteum) में चोट लगने पर **रूटा**; आँख की पुतली में चोट लगने पर सिम्फाइटम, हड्डी टूट जाने **पर कैल्कैरिया-फास** और **सिम्फाइटम**, चोट लग कर कट जाने पर कैलेन्ड्यूला, अर्थात् गेंदे के पत्ते के रस का प्रयोग करना चाहिए।

ब्रैन्डि शराब पीने वालों की तरह माथा और गाल में सुर्ख़ फुन्सियां निकलने पर इस औषधि का प्रयोग किया जाता है।

सम्बन्ध (Relations)— चोट लगने पर आर्नि, क्रोटेलस, हैमे, बेलिस, और रूटा के साथ तुलना करो। चोट लगने के बाद, उसका असर बहुत दिनों तक रहने से कोनायम के साथ तुलना करो।

वृद्धि (Aggravation)— गर्मी से; बिस्तर की गर्मी सह नहीं सकता; शराब पीने से।

ह्रास (Amelioration)— ठण्डे पानी में पाँव रखने से; सिर खुला रखने से।

मात्रा (Dose) — तीसरी से तीसवीं शक्ति।

(274) लेम्ना माइनर
(Lemna Minor)

Duckweed

यह औषधि नाक, नाक की हड्डी और नाक की श्लैष्मिक झिल्ली पर विशेष क्रिया करती है। नाक की हड्डी फूल जाना, नाक के अन्दर अर्बुद, नाक से अधिक मात्रा में पीब शुदा श्लेष्मा निकलना, नाक से बदबू आना, नाक के भीतर की श्लैष्मिक-झिल्ली की सूजन के कारण श्वास पथ बन्द हो जाता है , नथूनों से कान तक डोरी बंधी होने जैसा दर्द, इत्यादि में यह औषधि लाभदायक है।

सम्बन्ध - कल्के, टियूकि, कैलैड, नैट्रम - सल्फ से तुलना करो।

मात्रा - 3 से 30 शक्ति तक।

(275) लेपटैन्ड्रा वरजिनिका
(Leptandra Virginica)

Black Root *Scrofulariceæ*

तारकोल की तरह काला बद्बूदार दस्त (Profuse black,tar-like , very foetid stool, आर्स) इसका सर्वप्रधान लक्षण है।

लिवर (Liver) की विकृति, लिवर में दर्द, तारकोल की तरह काला मल, किसी भी बीमारी में यह लक्षण पाने ही से लेपटैन्ड्रा का प्रयोग करना चाहिए। पित्ताधिक के कारण सिर दर्द (Bilious headache), क़ब्ज़ियत, मुँह का स्वाद कड़ुआ, कंवल रोग (Jaundice), पित्त ज्वर (Bilious Fever), पेचिश या टाइफायेड ज्वर (Typhoid fever) किसी भी बीमारी के साथ यदि कोलतार की तरह काला दस्त आता हो, तो लेपटैन्ड्रा से विशेष फल मिलेगा।

सम्बन्ध (Relations)— आर्स, ब्रायो, चेलि, चायना, डिजि, आइरिस, मर्क-साल और पाडो के साथ तुलना करो।

मात्रा (Dose) — मूलार्क से तीसरी शक्ति।

276 लियाट्रिस स्पाइकैटा सेर्राटुला
(Liatris Spicata Serratula)

Colic Root

यह रक्तवाहिनियों को उत्तेजित करने वाली औषधि है। श्लेष्मिक और चर्म झिल्लियों की क्रियात्मक शक्ति बढ़ती है। अतिसार के साथ प्रचण्ड गलावेग और पीठ के निचले भाग में दर्द। व्रणों व अस्वस्थ घावों पर स्थानिक प्रयोग। यह तीव्र मूत्रनिवारक औषधि है। यकृत और प्लीहा सम्बन्धी रोगों से उत्पन्न शोथ में तथा वृक्करोग जनित शोथ में भी लाभदायक है, यहां यह अवरुद्ध मूत्रस्राव की अवस्था में भारी सुधार लाती है।

मात्रा - मूलार्क 1 ड्राम से 4 ड्राम तक।

277 लिलियम टिग्रिनम
(Lilium Tigrinum)

Tiger Lily *Liliaceæ*

यह औषधि विशेष करके शरीर की बाँयी तरफ़ आक्रमण करती है (लैक, थूजा, (Affects principally the left side of the body)। यह स्त्रियों की औषधि है, इसकी सारी तकलीफ़ें जरायु या डिम्भाशय (Uterine or ovarian disease) के रोग पर निर्भर हैं। लिलियम रोगिणी का मानसिक लक्षण भी जरायु के रोग पर निर्भर है। यह अपनी मुक्ति के बारे में सन्देह करती है (लाइको, सल्फ , वेरेट्र), ख़्याल करती है कि मेरा दिमाग़ ख़राब हो गया है कि मेरी बीमारी बहुत कठिन है। उसका चित्त बहुत ही उदास रहता है, वह ज़रा ही में रो देती है और बहुत ही डरपोक होती है। सभी कामों में असावधान रहती है और एक जगह पर स्थिर नहीं रह सकती है। काम उत्तेजना (Sexual desire) को रोकने के लिए वह अपने को किसी न किसी काम में लगाये रहना पसन्द करती हैं, निर्लज्ज बातें सोचा करती है (ऐनाक, लैक-कैन)। धीरज या दिलासा देने पर और भी नाराज़ हो जाती है (Consolation aggravates)। सिर दर्द भी जरायु की उत्तेजना और अपनी जगह से हट जाने पर (Displacement) निर्भर है।

पेट और उसके दोनों तरफ़ ऐसा मालूम होता है कि मानों **जरायु इत्यादि सब यन्त्र योनिद्वार से बाहर निकल पड़ेगे** (वेल, नक्स-मस, म्यूरेक्स, लैक-कैन, सिपि (Bearing-down sensation)। भग देश में हाथ से दबाये रहने से आराम मिलता है (supporting vulva with hands)। डिम्भाशय (Ovaries) के स्थान में सख़्त दर्द, (बेल, सिमिसि)। डिम्भाशय, जरायु (Uterus) और निम्नोदर (Pelvis) की दुर्बल अवस्था, उससे जरायु का सामने झुक आना (Ante version), उल्टी तरफ़ झुक जाना (Retroversion) और

थोड़ा सङ्कोच (Subinvolution; हेलोन, सिपि); प्रसव के बाद अच्छा होने में विलम्ब इत्यादि लक्षण हैं।

रजोधर्म (Menses) – जल्द थोड़ा, स्याह रंग का और बद्‌बूदार सिर्फ़ घूमने फिरने से ख़ून जाता है, जब चलना बन्द करती हैं, ख़ून का जाना भी बन्द हो जाता है (कास्टि; Menses flow only when moving about, cease to flow when she ceases to walk); लेटने ही से ख़ून के जाने के लक्षण **क्रियोज़ोटम** और **मैग्नेशिया कार्ब** में है। यहाँ मासिक रज: स्राव अलपमात्रा में होने से यह **पल्साटिला** से मिलती है। दोनों की औषधियों (1) रोगी रोने वाला होता है (2) खुली हवा में सुख मिलता है। किन्तु अन्तर यह है कि **लिलियम** में मल व मूत्र त्याग की बार-2 व जल्दी इच्छा होती है तथा नाड़ी की गति तीव्र होती है, जो **पल्सटिला** में नहीं पाई जाती है।

सिपिया रोगिणी में भी जरायु के अपने स्थान से हट जाने का और योनिद्वार से सब यन्त्र बाहर निकल पड़ने का लक्षण है। लिलियम रोगिणी योनि को हाथ से दबाये रहने पर आराम पाती हैं परन्तु सिपिया रोगिणी जांघ के ऊपर जाँघ रखने से आराम पाती है। लिलियम और म्यूरेक्स में पुरुष संग की प्रवृति अधिक रहती है, सिपिया में यह लक्षण नहीं पाया जाता। म्यूरेक्स रोगिणी जरायु में घाव का सा दर्द अनुभव करती है। म्यूरैक्स रोगणि की कामेच्छा, योनि की जरा सा छू ने भर से ही भड़क उठती है। **(आरीगैनम व जिकंम)**

हृद्‌रोग (Heart disease)— हृदरोग भी जरायु की विकृत अवस्था पर निर्भर है। रोगिणी ऐसा अनुभव करती है कि मानों दिल लोहे के शिकञ्जे से कसा हुआ है (कैक्टस); उसे ऐसा मालूम होता है कि दिल में ख़ून दौड़ गया है, दिल फट जायगा और वह सीधी होकर चल नहीं सकती। दिल की गति बहुत तेज़ 150 से 170 तक फी मिनट। छाती में बाई तरफ दर्द रहता है। वह रात को जागती है।

पेशाब की बार बार हाजत (Constant desire to urinate with prolapsus)— जरायु की विकृति के लक्षण के साथ पेशाब करने की बार बार हाजत इसका एक विशेष लक्षण है, यह लक्षण कैन्थैरिस में भी है, फ़र्क़ यह है कि लिलियम में मूत्र वेग रोकने से छाती में ख़ून इकट्टा होने की तरह बेचैनी होती है, कैन्थैरिस में यह बात नहीं होती।

सम्बन्ध (Relations)— ऐगैर, कैक्ट, सिमिसि, हेलोन, म्यूरेक्स, नेट्रम-फास, प्लैटि, सिपि, स्पाइजी और टैरेन के साथ तुलना करो।

वृद्धि (Aggravation) –शाम को, रात के समय; चित्त को वश में न रखने के कारण। गर्म कमरे में तथा भीड़ भरे स्थान में।

ह्रास (Amelioration)— दिन में, खुली हवा में, काम में लगे रहने पर; ठण्ड से।

मात्रा (Dose) – मध्यम से उच्चतर शक्तियां।

278 लाइनैरिया
(Linaria)

Toad flax *Snap Dragon*

यह औषधि जठरांगो पर प्रमुख किया करती है। डकारें मिचली, मुख से लार बहना, पाकस्थली में दबाव महसूस करना, अदम्य निद्रा। जीभ खुदरी, सुखी हुई तथा कण्ठ सिकड़ा हुआ। शय्यामूत्रण, मलान्त्र के उपसर्ग। आन्त्रिक लक्षणों की प्रमुखता, गहन तन्द्रा, यकृत प्लीहा की वृद्धि। हृद्रोग जनित मूर्च्छा। धनुष्टांकर व जीभ के पक्षाघात में लाभदायक है।

मात्रा - 3 शक्ति।

279 लिथियम कार्बोनिकम
(Lithium Carbonicum)

Carbonate of Lithium

हृद्पिन्ड की पीड़ा (Heart disease) के साथ वात रोग (Rheumatism and gout) में लिथियम से विशेष फल मिलता है। इस औषधि का असर दिल, गुर्दा और आँखों पर भी पहुंचता है। यह औषधि वात और गठिया विशेष कर के छोटे छोटे जोड़ों के दर्द में उपयोगी है। वात रोग के साथ हृद्पिन्ड में दर्द (Chronic rheumatic endocarditis), विशेष करके पेशाब करने के पूर्व और करते समय इसका एक विशेष लक्षण है। रजोधर्म के समय और इसके पूर्व हृद्पिन्ड में दर्द होता है (लिलि-टिग)।

आंख (Eyes)— नज़र की कमज़ोरी (Asthenopia) में यह औषधि लाभदायक है। अनिश्चित दृष्टि; हर एक चीज़ का दाहिना हिस्सा न दिखाई देना, इसका विशेष लक्षण है; अगर दो छोटे छोटे शब्द बहुत पास पास हों, तो दाहिना शब्द नज़र में नहीं आता (कैल्के-कार्ब, लाइको)। किसी चीज़ या अक्षर के नीचे का हिस्सा दिखाई न देने पर आरम उत्तम औषधि है। आँखें करकराती हैं मानो बालू पड़ी हुई हैं; पढ़ने के बाद ख़ुश्की और दर्द मालूम होता है।

रजोधर्म (Menses)— रजोधर्म के पूर्व शरीर की बांयी तरफ़ के सब लक्षणों में अधिकता मालूम होती हैं और रजोधर्म के बाद दाहिनी तरफ़ के लक्षणों में अधिकता मालूम होती है।

सम्बन्ध (Relations)— कैक्टस, डिजि, लैक, लाइको, ग्रैफ, मैग्ने-कार्ब के साथ तुलना करो।

मात्रा (Dose) — 1 से 3 शक्ति।

(280) लोबेलिया इनफ्लेटा
(Lobelia Inflata)

Indian Tobacco. *Lobeliaceæ.*

लोबेलिया का विशेष प्रयोग ऐसे स्वाँस यन्त्र के रोग (Diseases of the respiratory tract) में हुआ करता है जिस में जी का मिचलना, कै, बेहद कमज़ोरी, छाती में बोझ और साँस लेने में तकलीफ़ (आर्स, फास) और दमा (Asthma) हों; ब्रङ्काइटिस (Bronchitis), क्रुप खाँसी (Spasmodic croup), कुकर खाँसी (Whooping cough), दम भर जाना (Emphysema) और क्षय रोग (Phthisis) रहें।

पेट–ऐसे पेट के दर्द और अजीर्ण रोग में यह औषधि लाभदायक है, जिस में छाती में जलन रहे, पेट का ऊपरी हिस्सा धँसता हुआ मालूम हो, जी मिचलता हो और छाती पर बोझ सा मालूम हो।

सगर्भावस्था में सुबह के समय जी मिचलाने (Morning sickness of pregnancy) पर यह औषधि लाभदायक है। डाक्टर हेरिङ्ग कहते हैं कि सगर्भावस्था में जी मिचलाने पर **ऐन्टिम-टार्ट** और **इपिकैक** के निष्फल होने पर, लोबेलिया से उपकार होगा।

अँतड़ियाँ उतर आने या गाँठ खा जाने (Incarcerated hernia) पर लोबेलिया से उपकार होगा।

शराब के बुरे फल में हलके रंग के बाल वाले , नीली या भूरी आँख वाले, मोटे और गोरे रंग वाले पुरुष के लिए लोबेलिया उपकारी है, जैसे दुबले, चिड़चिड़े मिज़ाज वाले, काले बाल वाले और सुस्त, बैठ बैठ दिन बिताने और दिमाग़ी काम करने वालों के लिए नक्स-वोमिका है।

मुँह का स्वाद बहुत बिगड़ जाता है और राल अधिक निकला करती है (आयोड, आइरिस, मर्क)। हलक़ में ऐसा मालूम होता है कि मानों कुछ अटका हुआ है (बेल,लैक)। मतली के साथ चक्कर (Vertigo with nausea; ऐलूम, ऐन्टिम क्रूड, कक्यू)। मतली के साथ सिर में ठण्डा पसीना आता है (टैबेक, वेरेट्र)।

सम्बन्ध (Relations)— आर्स, ऐन्टि-टार्ट, कक्यू, डिजि, इपि, टैबेक, वेरेट्र ऐल्ब के साथ तुलना करो।

वृद्धि (Aggravation)— ठण्डक से, खासकर ठण्डे पानी से, हाथ पाँव धोने से।

ह्रास (Amelioration)— शाम के वक्त।

मात्रा (Dose) — मूलार्क से तीसवीं शक्ति।

281 लोनीसेरा जाइलौस्टियम
(Lonicera Xylosteum)

Fly-woodbine

इस औषधि का प्रयोग बेहोशी, अकड़न, आक्षेप के लिये होता है। इसमें छाती व सिर में रक्त की अधिकता होती है। रोगी अज्ञान हो जाता है। एक पुतली सिकुड़ी हुई दूसरी फैली रहती है। अधमुँदी आंखें कर रोगी निद्रा भाव में पड़ा रहता है। चेहरा लाल दिखाई देता है। सारा शरीर कांपने लगता है, भयानक रूप का आक्षेप सिर और अंगादि इस प्रकार गिर पड़ते हैं जैसे पक्षाघात हो गया हो, हाथ-पैर ठण्डे हो जाते हैं तथा पसीना आता है।

सम्बन्ध - लोमी सेरा पैटिसिलमेनम, क्राकस से तुलना करो।

मात्रा - 3 से 6 शक्ति।

282 लुपुलस हुमुलस
(Lupulus Humulus)

Hops

इस औषधि की स्नायु की शिथिल अवस्थाओं में उत्तम क्रिया होती है। जी मिचलाता है, चक्कर, मूत्रमार्ग में जलन। स्नायविक कम्पन, नशा करने वाले व्यक्तियों में निद्रा का न आना तथा प्रलाप। प्रातः प्रत्येक पेशी में स्फुरण।

धीमी नाड़ी, सिर चकराना और मूर्च्छा, पसीना चिपचिपा तथा अधिक मात्रा में आता है।

सिर में दर्द के साथ चक्कर आना, प्रत्येक पेशी में खिंचाव अत्यधिक उत्तेजना। रोगी में तन्द्रालू रहता है तथा गहरी नींद आती है। रति दौर्बल्य और हस्तमैथुन के कारण होने वाला स्वप्नदोष। दर्दनाक लिंगोद्रैक, शुक्रमेह। त्वचा के नीचे कीड़े रेंगने जैसा मालूम होता है, खाल फट जाती है, उसमें से पपड़ियां उतरती हैं। चेहरे पर आरक्त ज्वर जैसा उद्भेद।

सम्बन्ध- अर्टिका, कैनाबि, नक्स से तुलना करो।

मात्रा- मूर्लाक से तीसरी शक्ति।

283 लाइकोपोडियम
(Lycopodium)

Wolf's Foot; Club Moss. *Lycopodiaceæ.*

लाइकोपोडियम एक ऐन्टि-सोरिक (Anti-psoric), ऐन्टि-सिफिलिटिक (Anti-syphilitic) अर्थात् गर्मी, उपदंश दोष नाशक और ऐन्टि-साइकोटिक (Anti-sycotic) अर्थात् सुज़ाक; प्रमेह दोष नाशक औषधि है और इसका प्रभाव बहुत गम्भीर है। इस औषधि से कठिन से कठिन रोग दूर हो जाता है। यह औषधि महात्मा हैनिमैन का स्मारक चिन्ह स्वरूप है (It is monument to Hahnemann)। लाइकोपोडियम शीत प्रधान रोगी (Cold and chilly patient) है।

मानसिक लक्षण (Mental symptoms)— इस औषधि के मानसिक लक्षण बहुत ही ध्यान देने के योग्य हैं। इसके रोगी का चित्त हमेशा थका सा रहता है, किसी काम में चित्त नहीं लगता। किसी सभा या समाज में उपस्थित होने से जी चुरता है, रोज़गारी मनुष्य जैसे वकील, पादरी, व्याख्यान देने वाले, आम लोगों के सामने उपस्थित होने से हिचकिचाता और अपनी योग्यता पर सन्देह करता है, गोकि वह इस पेशे का काम हमेशा से करता आ रहा है। इसका रोगी वकील जब तक वह मजबूर नहीं होता, उस वक्त तक वह कचहरी में उपस्थित होने से जी चुराता है, कारण उसे यह भय होता है कि शायद वह मुक़दमे के बारे में कुछ भूल जाय, गलती कर जाय, ताहम जब वह काम में लग जाता है, तो उस काम को वह आसानी से कर डालता है। **साइलीशिया** में भी यह लक्षण है। लाइकोपोडियम रोगी लालची, पेटू, कंजूस और कायर होता है।

लाइकोपोडियम रोगिणी धर्म के सम्बन्ध में हठी होती है, धर्म का विषय सोचते-सोचते सनकी हो जाती है। उसे आदमियों की संगत पसन्द नहीं, इसलिए कि वह अकेली एक छोटे कमरे में अपनी चिन्ता के विषय में डूबी रहे। वह अकेली रहना भी नहीं चाहती, परन्तु साथ ही चाहती है कि उसके कमरे के पास दूसरे कमरे में कोई रहे, ताकि जब दिल चाहे उसे वह बुला सके। इस तरह से वह अकेली भी रह सकती है और वह डरेगी भी नहीं। लाइकोपोडियम रोगिणी के पास कोई दोस्त या मुलाक़ाती या अन्जान व्यक्ति आने से उसे भय होता है। किसी दोस्त या मुलाक़ाती का स्वागत करते समय रोगिणी की आँखों से आँसू आ जाते हैं। कोई उसे भेट दें या दया प्रकाश करे या किसी बात पर उसे धन्यवाद दे या कोई ख़ुशी की बात हो, इन पर वह रो देती है।

लाइकोपोडियम रोगी ख़्याली विषय बहुत सोचा करता है । मामूली मामूली बातों पर ख़ुश हो जाता है और हँस देता है। सुबह जब वह उठता है, बड़ा उदासीन रहता है। उसके चित्त में बुरे बुरे ख़्यालात, जैसे इस जगत का यदि अन्त हो जाय, घर के सब लोग यदि मर जांय, यदि मकान जल जाय तो क्या होगा, इस तरह की बातें चित्त में आया करती हैं। उसे उसका भविष्यत अंधकार मय मालूम होता है, उसके चित्त में खुशी है ही नहीं। इसी तरह से उसे पागलपन आ जाता है, वह अपनी जिन्दगी से बेज़ार हो जाता है और वह आत्मघात करने

को चाहता है। यह रोगी शक्की होता है और दूसरे के गुण दोष पर बहुत विचार किया करता है। उसे शोर गुल पसन्द नहीं, घण्टे की आवाज़ बन्दूक की आवाज़, दरवाज़ा ज़ोर से बन्द करने की आवाज़ से, वह चौंक उठता है, चेहरा सिकोड़ लेता है।

उसकी स्मरण शक्ति कमज़ोर होती है, बोलने या लिखने में गलती करता है। रोज़ मर्रा के विषय में गलतियाँ किया करता है, परन्तु बुद्धिमान की तरह गूढ़ और कठिन विषय पर सम्भाषण करता है।

पेट के ऊपर के हिस्से में एक तरह की बेचैनी होना, इसका एक विशेष लक्षण है।

लाइकोपोडियम रोगी को ठण्डक मुआफिक नहीं है, ख़ून में गर्मी की कमी मालूम होती है; ठण्डक, ठण्डी हवा, ठण्डा खाना और ठण्डी पीने की वस्तु से तकलीफ़ें बढ़ जाती हैं। दर्द, सिवाय सिर और रीढ़ के दर्द के, गर्मी से कम रहता है। परिश्रम से लाइकोपोडियम रोगी की तकलीफ़ें बढ़ जाती हैं। हलक़ की तकलीफ़ सेंकने और गर्म चाय पीने से कम रहती है। पेट का दर्द गर्म वस्तु के खाने पीने से कम रहता है।

होमियोपैथिक चिकित्सा में व्यापक लक्षणों (General symptoms) पर ध्यान रख कर औषधि का निर्वाचन करने ही से सफलता प्राप्त होती है, इस लिये पाठकों को चाहिए पूर्वोक्त व्यापक लक्षणों पर विशेष ध्यान दें और हृदयङ्गम करें। अपूर्ण लक्षणों के रोग पर औषधि का निर्वाचन कभी ठीक नहीं होता।

दाहिनी तरफ़ (Affects right side, or pain goes from right to left)— शरीर का दाहिनी तरफ़ इस औषधि का लक्षण अधिक प्रकाश पाता है, इस लिये हलक़, फेफड़ा, पेट, लिवर, डिम्भाशय, जरायु, गुर्दा, छाजन, एक्जिमा (Eczema) इत्यादि कोई भी बीमारी क्यों न हो, जो दाहिनी तरफ़ आरम्भ होकर बाँयी तरफ़ को जाय, तो लाइकोपोडियम का प्रयोग करना चाहिये। पहिले रोगी के ऊपर का हिस्सा दुबला होना आरम्भ होता है (Emaciation from above down ward) विशेष करके गर्दन दुबली पड़ जाती है, परन्तु नीचे का धड़ काफी मोटा रहता है। जैसे सूखे की बीमारी (Marasmus) में बच्चे की गर्दन पहिले दुबली पड़ जाती है और **नेट्रम-म्यूर** में भी बच्चे का ऊपर का धड़ पहिले दुबला पड़ जाता है, बाद को नीचे का। रोगी का चेहरा देखते ही तजुर्बेकार चिकित्सक के चित्त में रोग और औषधि की तस्वीर खिंच जाती हैं।

शाम को 4 बजे से 8 बजे के अन्दर रोग की वृद्धि (Nearly all diseases worse from 4 to 8 P.M.)— शाम को चार बजे से रात 8 बजे तक रोग की वृद्धि का होना इस औषधि का विशेष लक्षण है। बुख़ार, खाँसी, वात ज्वर, वात का दर्द, न्यूमोनिया, अजीर्ण इत्यादि किसी भी रोग की इस समय के अन्दर वृद्धि होने से लाइकोपोडियम का स्मरण करना चाहिए। 4 से 9 बजे के अन्दर पेट के दर्द का बढ़ना कालोसिन्थ और इसी समय में जुकाम के साथ सिर दर्द की वृद्धि होना, हेलोबोरस का प्रधान लक्षण है।

पेट में अफरा (Flatulence) लाइकोपोडियम रोगी का पेट इतना फूल कर ढोल-सा हो जाता है कि साँस लेने में भी तकलीफ़ होती है। लाइकोपोडियम रोगी हमेशा शिकायत किया

करता है कि मैं जो कुछ खाता हूँ, सब गैस (Gas) बन जाती है। एक दो कौर खाते ही उसका पेट फूल जाता है, फिर नहीं खाया जाता। पेट फूलने पर वह बहुत बेचैन हो जाता है, चिड़चिड़ापन आ जाता है, तुच्छ और छोटी छोटी बातों से गुस्सा आता है, शोर गुल, घंटे की आवाज़ या दरवाज़े का जोर ज़ोर से खटखटाना बिलकुल पसन्द नहीं, ग़श आने लगता है, जैसे ऐन्टिम-क्रूड, बोरैक्स और नेट्रम-म्यूर में होता है। ऐसी व्यापक अवस्था (General conditions) हाल के और पुराने दोनों रोगों में पाओगे। लाइकोपोड़ियम में **पेट के नीचे का हिस्सा, कार्बो-वेज** में पेट के ऊपर का हिस्सा और **चायना** में सारा पेट फूल जाता है। लाइकोपोडियम में पेट फू लने पर गड़गड़ाहट होती है और पेट में हवा इधर उधर उठती है। **नक्स-वोमिका में** भी पेट अफर जाता है, फ़र्क़ यह है लाइकोपोडियम की हवा पेट में इधर उधर घूमती और फूलती रहती है, परन्तु **नक्स-वोमिका** की हवा अँतड़ियों में नीचे की तरफ़ जाकर मल मूत्र त्याग करने की इच्छा मात्र पैदा करती है। क़ब्ज़ियत और बार बार निष्फल मल त्याग का लक्षण लाइकोपोडियम में भी है, परन्तु यह इच्छा मलद्वार का सङ्कोचन (Constriction of rectum) होने के कारण होती है। **कैलि-कार्ब** के पेट के अफारे में रोगी ख़्याल करता है कि मेरा पेट फट जायगा। उसके पेट में इस क़दर दर्द होता है कि वह उसे हाथ से छूने नहीं देता। लाइकोपोडियम में हवा ख़ारिज होने से (Better by passing flatus) और डकार आने से भी आराम मिलता है (कार्बो-वेज)। अँतड़ियों में हवा के रुक जाने से (Incarcerated flatulence) सख़्त तकलीफ होती है।

अजीर्ण रोग (Dyspepsia)— इसके रोगी को भूख बेहद लगती है, मगर दो चार कौर खाने के बाद फिर खाने को उसका दिल नहीं चाहता, उसे मालूम होता है कि पेट भर गया (चायना) और वह पानी पी कर उठ बैठता है। मन्दाग्नि (Dyspepsia) में रोगी को बार बार खट्टी डकारें आया करती हैं, दिन भर खाली डकारें आया करती हैं। खाने में अरुचि होती है, सीने में जलन होती है, मुँह में खट्टा पानी आता है और डकार के साथ खाद्य पदार्थ का कुछ अंश मुंह में आ जाता है। शाम के वक्त़ तबीयत ख़राब होती है, कुछ थोड़ा सा भी खाने से पेट फूल जाता है। पेट के ऊपर के हिस्से में एक प्रकार का आलकस और बेचैनी मालूम होती है।

लाइकोपोडियम रोगी सीप (Oysters) खा कर हज़म नहीं कर सकता, खाने ही से बीमार हो जाता है। **थूजा** रोगी प्याज़ खाने से बीमार हो जाता है। **अक्ज़ैलिक ऐसिड** रोगी स्ट्राबरी का फल (Strawberries) खाने से बीमार हो जाता है। यदि कभी कोई रोगी स्ट्राबरी का फल, बिलायती बैगन या सीप खा कर बीमार हो जाय और तुम्हारे पास उस वक्त़ होमियोपैथिक औषधि न हो, तो यह याद रहे कि पनीर (Cheese) इन सब को हज़्म कर देगा।

लाइकोपोडियम का असर लिवर पर अधिक पड़ता है। खाने के बाद ही लिवर या पेट में दर्द, पित्त के कारण पथरी का दर्द (Gall stone colic) बहुत ही कठिन से कठिन पथरी का रोग लाइकोपोडियम से दूर हो जाता है, पथरी को गला कर निकाल देता है। पेट खाली सा मालूम होता है, पेट अंदर की तरफ धंसता जाता मालूम होता है, खाने से कुछ आराम नहीं मिलता । ठण्डी पीने की वस्तु पीने से पेट की तकलीफ़ बढ़ जाती है, अक्सर

गर्म चीज़ पीने से आराम मिलता है। पुराने अजीर्ण रोगियों (Dyspeptics) के लिए जो दीर्घकाल से बदहज़मी से तकलीफ़ पाते हैं, लाइकोपोडियम अमोध औषधि है।

चेलिडोनियम, ब्रायोनिया, मर्क्यूरियस इत्यादि औषधियों की लिवर के ऊपर विशेष क्रिया है। **चेलिडोनियम** में पेशाब का पीला रङ्ग, मुंह का स्वाद कडुआ, पेट में बहुत दर्द, दाहिने कन्धे में दर्द रहता है, मल भेड़ की मेंगनी की तरह गोल गोल होता है। **ब्रायोनिया** में लिवर में बहुत दर्द रहता है और मल बहुत कठिन होता है। **मर्क्यूरियस** में लिवर में दर्द रहता है, मल पीले सब्ज़ रङ्ग का होता है और मरोड़ रहती हैं। चिकित्सा में मल के रंग का ख़्याल इतना मुख्य नहीं है, जितना रोगी की चेष्टा का।

बवासीर (Piles)— जिनकों लिवर का दोष है, उनके मस्सों में से बहुत ज़्यादा खून जाने और गुदा (Rectum) में दर्द रहने पर इससे उपकार होता है, यह याद रहे कि रोगी के स्वभाव के साथ औषधि का स्वभाव मिलने पर ही उपकार होगा, वरना नहीं (Treat the patient and not the disease)।

पेशाब में बालू की तरह लाल चूरा (Red sand in urine)— मूत्र यन्त्र के ऊपर लाइकोपोडियम का प्रभाव अधिक है। पेशाब में लाल रंग की बालू की तरह चूरा रहना, इसका एक प्रधान लक्षण है। इसी तरह से क्रमशः मूत्र यन्त्र में पथरी पैदा होकर गुर्दे में दर्द (Renal colic) होता है, जिस से रोगी को बहुत सख़्त तकलीफ़ भोगनी पड़ती है; यदि इस प्रकार का दर्द दाहिनी तरफ़ हो, तो लाइकोपोडियम अमोध औषधि है, बाँये गुर्दे में दर्द होने से **बरबेरिस**। पेशाब करने के बाद कमर के दर्द का घट जाना लाइकोपोडियम का लक्षण है। **सार्सापैरिला** के पेशाब के नीचे सफ़ेद चूरा जम जाता है, लाइको की तरह लाल नहीं। इस प्रकार के पेशाब में लाल चूरे का लक्षण **फासफोरस** में भी हैं, परन्तु लाइको की तरह इतना अधिक नहीं। बच्चा पेशाब करते समय चीख़ मारता है, पेशाब सूखने पर बिस्तर पर लाल रंग की कुछ चीज़ बालू के चूरे की तरह जम जाती है। **बोरैक्स, सैनिक्यूला** और सार्सापैरिला में भी बच्चा पेशाब करने के पूर्व चीख़ मारता है।

डिफ़थीरिया (Diphtheria) -- हलक़ भूरा और लाल, रोग दाहिनी तरफ़ आरम्भ होकर बाँयी तरफ जाता है या नाक से दाहिने टान्सिल (Tonsil) में जाता है। नींद के बाद और ठण्डी पीने की वस्तु पीने से बढ़ता है। लैकेसिस में गर्म पानी या गर्म वस्तु पीने से उसकी वृद्धि होती है।

ज़ुकाम, नज़ला (Catarrh)— ख़ुश्की से रात के समय नाक बन्द हो जाने और मुँह से साँस लेने पर यह औषधि विशेष उपयोगी है। साँस रुक जाने के कारण तकिये में बच्चा नाक रगड़ते रगड़ते चीख़ कर चौंक उठता है। **ऐमोन-कार्ब, हिपर-सल्फ, नक्स-वोम** और **सैम्ब्यू-कस** में भी नाक बन्द होकर मुंह से साँस आने का लक्षण है। ऐमोन-कार्ब मोटी युवती स्त्रियों में और लाइको दुबला बच्चा या बुड्ढों की पीड़ा में अधिक लाभदायक है। हिपर सल्फर के रोगी के हलक़ में घड़घड़ शब्द होता है और रोगी ठण्डी हवा पसन्द नहीं करता। **नक्स-वोमिका** का ज़ुकाम दिन में पतला और बहता हुआ, रात में ख़ुश्क; गर्म कमरे में वृद्धि और ठण्डी हवा में ह्रास। **सैम्ब्यूकस** में बच्चे की नाक बन्द रहने के कारण, मां की छाती से दूध नहीं खींच सकता।

कैलि-बाइ और ट्यूकरियम की तरह नाक में खुरण्ट और चिमड़ी पपड़ियां जम जाती हैं। पुराने नज़ले या जुकाम में जो सैदव नाक झिड़का करते हैं, उनके लिए लाइको विशेष उपकारी होगा, यदि लक्षण मिलें। नाक का रूतूबत **कैलि-बाइ** की तरह गाढ़ा और सख़्त होता है।

बच्चे का दिन भर रोना और रात भर सोना इसकी विशेष लक्षण है, **जेलैपा** और **सोरिनम** में बच्चा रात में रोता है, दिन भर सोता है।

सिर दर्द (Headache)—- लाइको रोगी का सिर दर्द पेट की तकलीफ़ के साथ सम्बन्ध रखता है। अगर वह नियत समय पर भोजन करने से चूक जाय, तो सिर दर्द आरम्भ हो जाता है (Headache, with ravenous hunger, better from eating) कैक्टस रोगी की भी यही प्रकृति है, यदि वह ठीक समय पर भोजन न करे, तो सिर दर्द होने लगता है। फ़र्क़ यह है कि लाइको रोगी के कुछ खा लेने से उसका सिर दर्द कम रहता है और **कैक्टस** रोगी के खाने से दर्द और भी बढ़ जाता है। लाइकों, **फासफोरस** और **सोरिनम** रोगी का सिर दर्द भूख के साथ सम्बन्ध रखता है, दर्द आरम्भ होने के कुछ पहिले ही से भूख लगने लगती है। लाइको का सिर दर्द गर्मी से, बिस्तर की गर्मी से और लेटने से बढ़ जाता है, ठण्ड से, ठण्डी हवा से, कमरे के दरवाज़े और खिड़कियां खुली रहने से कम रहता है। ठण्डक से कमी , शोर गुल और बातचीत करने से और शाम 4 बजे से रात 8 बजे के अन्दर वृद्धि और शरीर के ऊपर का धड़ पहिले दुबला होना लाइको का सर्व प्रधान लक्षण है (Emaciates from above downwards)। जो रोगी बारहों महीना जुकाम में मुबतिला रहते हैं और गाढ़े पीले रंग का रूतूबत झिड़का करते हैं, अगर उन्हें कभी ठण्ड लग कर नया जुकाम हो जाय और नाक से पतला पानी आने लगें, तो देखोगे उनको सिर दर्द होने लगता है; और फिर जब पतला जुकाम गायब होकर असली हालत पर आ जाता है, तो उनका सिर दर्द बन्द हो जाता है।

आँख (Eyes)-आँख के लिए यह एक उत्तम औषधि है। आँख में सूजन, खुजली और खुश्की रहती है और रात में कीचड़ से चिपक जाती है (मर्क-साल, ग्रैफ, पल्स,सल्फ)। पलकों पर बिलनी के लिए (Styes) लाइको उपकारी है (ग्रैफ, पल्स, स्टैफ)। रतौधीं (Night blindness) दूर करने के लिए यह एक उत्तम औषधि है, उच्च शक्ति की एक खुराक से थोड़े ही वक़्त के अन्दर दीख पड़ने लगेगा। नज़र तिल मिलाती है, सामने एक पर्दा सा मालूम होता है काली-काली चित्तियां नज़र आती हैं (साइक्लै, फास, सल्फ)। हर एक वस्तु का सिर्फ़ बाँयी तरफ़ का आधा हिस्सा दिखाई देता है (कैल्के-कार्ब, लिथियम)। किसी वस्तु का ऊपर का आधा हिस्सा दिखाई देना **आरम** का लक्षण है।

कान (Ears)-बहुत ही तेज़ सुनने वाला (Hearing oversensitive)। कान में भिनभिनाहट की आवाज़ आती है। (ऐकोन, बेल, चायना)। कान से पतला, जहरीला (Ichorous discharge) मवाद आता है (आरम, ग्रैफ, हिपर, मर्क-साल, नाइट्रिक-ऐसिड)।

न्यूमोनिया (Pneumonia)-बहुत कठिन प्रकार के ब्रङ्काइटिस या न्यूमोनिया (Bronchitis or pneumonia) में, जब कि फेफड़ा कफ़ से भरा हुआ होता है, यह

देखा जाता है कि अन्दरूनी तकलीफ़ के कारण रोगी के चेहरे या माथे पर सिकुड़न पड़ती है और नाक के दोनों नकुरे तकलीफ़ से सांस लेने की चेष्टा से हिलते हैं (Fan like motion of alae nasi), मूल ग्रन्थों में लिखा है कि नाक के नकुरे पंखे की तरह हिलाते हैं। **ऐन्टिम-टार्ट** में भी यह लक्षण है, इसमें दोनों नकुरे फैल जाते हैं, काले पड़ जाते हैं, और हिलते रहते हैं। **ऐन्टिम-टार्ट** रोगी के फेफड़े में कफ़ इतना अधिक घडघड़ाता है कि कमरे में दूर से भी सुनाई देता है। परन्तु लाइकोपोडियम रोगी को तुम अक्सर बिस्तर पर देखोगे कि उसके नकुरे हिल रहे हैं और माथे का चमड़ा सिकुड़ा हुआ है; सीने में घड़घड़ाहट भी हो सकती है या सूखी खाँसी रहती है और कफ़ कुछ भी नहीं निकलता। फेफड़े में कफ़भी निकल कर जमने की अवस्था (The stage of hepatization) में लाइको ने कितने ही प्राणियों की रक्षा की है। इस अवस्था (Stage of hepatization) में वह **फास्फोरस** और **सल्फर** के साथ बहुत कुछ मिलता जुलता है। **सल्फर** रोगी का शरीर ठण्डा रहता है, सुनिर्वाचित औषधि से कोई फल नहीं मिलता, प्रतिक्रिया (Reaction) नहीं आती, छाती भरी हुई मालूम होती है, फेफड़े की परीक्षा करके देखने से, वह कफ़ से भरा हुआ मालूम पड़ता है, वह चुपचाप पड़ा रहता है, मालूम होता है कि बचेगा नहीं; ऐसे रोगी को **सल्फर** से विशेष फल मिलेगा। लाइको की तरह उसके नकुरे हिलते नहीं, न तो माथे में सिकुड़न ही पड़ती है। **स्ट्रैमोनियम** रोगी के दिमाग़ की तकलीफ़ में माथे के चमड़े पर सिकुड़न पड़ जाती हैं। लेकिन लाइकोपोडियम रोगी के फेफड़े की तकलीफ़ में माथे पर सिकुड़न पड़ जाती है। ऐसे लक्षणों पर ध्यान देने से तुम फौ़रन बता सकोगे कि किसे दिमाग़ की तकलीफ़ अधिक है और क़िसे फेफड़े की ।

खांसी (Cough)-दिन और रात सूखी खांसी आया करती है, खांसी के साथ पेट में दर्द होता है। हलक़ में पर की सी सरसराहट मालूम होती है, उसमें धुँआ सा होकर खांसी आने लगती है।

नामर्दी (Impotency)-नामर्दों के लिए यह एक अति उत्तम औषधि है। ऐसे पुरुष, जो अधिक कुकर्म करके कमजोर हो गये हैं, उनकी स्त्री से सङ्गम करने की इच्छा तो दिन प्रति दिने प्रबल होती जाती है, परन्तु विषयनन्द करने की शक्ति नहीं रहती, लिङ्ग कमज़ोर, छोटा और ढीला पड़ जाता है। डॉक्टर नैश कहते हैं, "जो सब बुड्ढे दूसरी या तीसरी बार शादी करने केबाद नाताक़ती अनुभव करते हैं, वे उच्च शक्ति लाइको की एक मात्रा सेवन करने ही से शक्ति लाभ करेंगें"। नामर्दी में **कैलेडियम, ऐग्नस, कैस्टस** और **सेलेनियम** के साथ तुलना करो। सुज़ाक में मवाद आने पर और मूत्रनली (Urethra) में सूजन होने पर लाइकोपोडियम से लाभ पहुँचेगा। वह ऐन्टि-साइकोटिक (Anti-sycotic) औषधि है, पुरुष और स्त्री के जननेन्द्रिय पर के सुज़ाक के मस्सों (Fig warts)- को यह दूर करती है।

हर्निया (Hernia) विशेष करके बच्चों का, इस औषधि से कितने ही आराम हो चुके हैं। यह दाहिनी ओर के हर्निया की औषधि है। (बाँई ओर - **नक्स वोमिका**)

स्त्री जननेन्द्रिय (Female Organs)-लाइको स्त्रियों का परम मित्र है। डिम्भाशय (Overies) और जरायु (Uterus) में सूजन और रग दर्द (Neuralgia) होने पर इससे लाभ होगा। यह दर्द विशेष करके दाहिने डिम्भाशय में पहिले होता है, बाद को बाँयी तरफ़

जाता है। इससे डिम्भाशय के फोड़े भी नीरोग हो जाते हैं।

लाइको योनि (Dryness of vagina) की उस ख़ुश्की को दूर करता है, जिसके कारण सङ्गम (Coition) में तकलीफ होती है। खुश्की के कारण संगम करते समय और करने के बाद जलन होती है। योनि से हवा का निकलना (Discharge of wind from the vagina)इसका एक अद्भुत लक्षण है (ब्रोम, सैंग्वि)।

ऐसी दुबली लड़कियाँ, जिनकी छाती बढ़ती नहीं, डिम्भाशय क्रिया नहीं करती, 17 या 18 वर्ष उम्र होने पर भी रजस्वला नहीं होतीं (मर्क-साल, सल्फ़), उनको लाइको देने से उनका शरीर पुष्ट होगा, छाती बढ़ने लगेगी और ऋतुमति भी होंगी (कैल्क-फास)।

इसका और एक लक्षण यह है कि गर्भावस्था में पेट में बच्चा उछलता और कूदता मालूम होता है।

पखौड़ों के बीचों बीच पीठ पर मानों आग जल रही है (Burning, as from glowing coals, between the scapulae) ऐसी जलन इसका विशेष लक्षण है (फास, सल्फ) कन्धों के बीच में मानों बर्फ़ का टुकड़ा रक्खा हुआ है, लैकनैन्थिस का लक्षण है। जिन रोगों में रोगी को ऐसा अद्भुत अनुभव (Sensations) हुआ करे, उनमें औषधि का चुनाव बहुत ठीक होता है।

वात रोग (Rheumatism)-पुराने बात रोग में यह औषधि विशेष उपकारी है। गर्दन टेढी़ पड़ जाने और हरकत करने से दर्द होने पर (Torticollis or Wry neck) **लैकनैन्थिस** की तरह इससे भी लाभ होगा। कमर दर्द अर्थात् वात (Lumbago) में **ब्रायोनिया** के बाद, अक्सर लाइको प्रयोग हुआ करता है, लाइको के कमर के दर्द में एक विशेष लक्षण यह है कि पेशाब करने के बाद दर्द की कमी मालूम होती है। पुराने गठिया में, जिसमें जोड़ों में कैल्केरिया कण (Calcarea deposits) जम जाते हैं, लाइको उपकारी है। इसमें एक ध्यान देने की बात यह है कि पुराने गठिया से पीड़ित रोगियों को यदि सिर दर्द बहुत शिद्दत का हो, तो जोड़ों का दर्द बहुत घट जाता है और जब जोड़ों में दर्द ज़्यादा होता है तब सिर दर्द बहुत घट जाता है। पेशाब में लाल रेत जाने पर वात का दर्द बहुत कम रहता है। सायेटिका (Sciatica -कूल्हे या कमर का गठिया रोग) रोग में, जिसका दौरा कभी-कभी हुआ करता है इसमें में लाइको से लाभ होगा, वह दर्द गर्मी और चलने फिरने से कम रहता है। पाँव की नसें फूली हुई होती हैं (Varicose veins of the legs)। एक पाँव गर्म और दूसरा ठण्डा रहना, इसका एक विशेष लक्षण है।

बग़ल की गिलटियों की सूजन इस औषधि से बहुत जल्द बैठ जाती हैं (बैराइटा-कार्ब, साइली)। हाथ और अङ्गुलियाँ सुन्न पड़ जाती हैं (कैमो, सल्फ़)।

रात के समय नींद टूटने पर भूख मालूम होना इसका और एक लक्षण है (सिना, सोर)।

त्वचा (Skin)-मवाद लेकर फुन्सियां या दाने (हिपर, ग्रैफ)। पुराना एकज़िमा (Eczema) चिटचिटा रस देता है और उसमें खुजली चलती है(ग्रैफ, हाइड्रैस)। स्िर, मुँह,

नाक, कान, पाँव इत्यादि शरीर के किसी स्थान पर चर्मरोग क्यों न हो, यदि लाइको का लक्षण रहे, तो इससे बहुत -बहुत पुराने चर्म रोग दूर हो सकते हैं। खुश्क और छिलकेदार लाइको; मोटा और सख़्त पपड़ी **मेज़्र;** पपड़ियों के आसानी से छुट जाने के बाद घाव का बन जाना और ख़ून आना **हिपर** का लक्षण है।

ज्वर (Fever)-बुख़ार आने का समय:-शाम 4 बजे से रात के 8 बजे के अन्दर, या शाम 6 और 7 बजे के अन्दर

खट्टी डाकारें, स्वाद मीठा और वमन।

बुख़ार चढ़ आने पर खट्टी वमन।

शीत (Chill)-इस क़दर जाड़ा मालूम होता है कि मानो बर्फ़ के अन्दर लेटे हुए है।

उत्ताप (Heat)-रोगी की गर्म वस्तु पीने की इच्छा होती है; वह कुछ ओढ़ना नहीं चाहता।

पसीना (Sweat)-जाड़े के बाद ही फ़ौरन पसीना आना आरम्भ हो जाता है; पसीने के बाद प्यास अधिक लगती है।

चाहे कितना ही थोड़ा खाय पेट भर जाता है।

पेशाब में लाल लाल रेत आती है।

सम्बन्ध (Relations)-आयोडियम के साथ पूरक (Complementary) सम्बन्ध है।

प्याज़, रोटी, शराब, तमाखू, खाने और पीने के बुरे फल को लाइको दूर करती है (आर्स)।

कैल्कैरिया, कार्बो-वेज, लैक के बाद मगर सल्फर के पहिले अच्छा काम करता है।

स्पष्ट लक्षण न रहने पर पुराने रोग की चिकित्सा लाइको से शुरू करना उचित नहीं है, किसी दूसरी ऐन्टि-सोरिक (Anti-psoric) औषधि का प्रयोग करना चाहिए। लाइको एक बहुत ही गम्भीर और दीर्घ काल तक असर करने वाली औषधि है, इस औषधि से फायदा नज़र आने पर इसका बार-बार प्रयोग करना नहीं चाहिए।

वृद्धि (Aggravations)-शाम ४ बजे से रात ८ बजे के अन्दर; खाने के बाद; ठण्डी खाने या पीने की वस्तु से; सीप (Oysters) से; नमकीन खाद्य पदार्थ से।

ह्रास (Amelioration)-गर्म खाने और पीने की वस्तु से; सिर को खुले रखने से; कपड़ा ढीला रखने से; ठण्डा होने पर।

मात्रा (Dose) — निम्नतर और उच्चतम शकितयां। उच्च शकितयों को बार-बार दोहराया नहीं जाता।

(284) लाइकोपस वरजिनिकस
(Lycopus Virginicus)

Bugle-weed

यह औषधि हरी सब्जियों के रस से तैयार की जाती है। हृत्पिण्ड और ब्लड प्रेशर की बीमारी में उत्तम औषधि है। हृत्पिण्ड रोग जनित हिमाप्टिसिस मुंह से खून आना। नाड़ी की गति दुर्बल और सविराम नाड़ी, हृत्पिण्ड में दर्द, कलेजा जोर से धड़कना, ब्लड प्रेशर का घट जाना और नाड़ी का स्पन्दन कम होना इत्यादि लक्षणों में इस औषधि के सेवन से लाभ होता है।

मात्रा- 1 से 30, 200 शक्ति।

(285) लाइसीन
(Lyssin)

Hydrophobinum, *Saliva of a Rabid Dog.*

यह औषधि बावले कुत्ते की राल से शक्तिकृत (Potentized) की गई है। लुइस पैस्टियर (Louis Pastuer जिनके नाम से कसौली आदि स्थान में बावले कुत्तों के काटे हुए मनुष्यों की चिकित्सा होती है) द्वारा इस विष की परीक्षा होने के 50 वर्ष पूर्व, 1833 साल में होमियो पैथिक चिकित्सक डॉक्टर हेरिङ्ग ने इसके गुण की परीक्षा करके चिकित्सा जगत में इसका प्रचार किया था। इस औषधि का प्रभाव बहुत ही गम्भीर, दीर्घकाल, स्थायी और निश्चित है।

पानी उबलने या बहने का शब्द सुनने या बहता हुआ पानी देखने से सारी तकलीफों का बढ़ जाना (The sight or sound of runing water or pouring water aggravates all complaints) इसका सर्व प्रधान लक्षण है।

पानी देखकर डर जाने पर बावले कुत्ते के काटे से पागल हो जाने के डर पर, इस औषधि का प्रयोग करने से विशेष फल होगा।

सिर दर्द (Headache)-कुत्ते के काटने से चाहे कुत्ता बावला हो या न हो, मानसिक उमङ्ग या परिश्रम से, बहते हुए पानी की आवाज़ या चमकीली रोशनी से सिर दर्द की वृद्धि होती है।

बहता हुआ पानी देखने पर बार-बार पेशाब करने की प्रबल इच्छा (कैन्था, सल्फ) इसका एक अद्भुत लक्षण है। पेशाब थोड़ा और धुन्धले रङ्ग का होता है, पेशाब में शक्कर रहती है।

सूरज की गर्मी सह नहीं सकता (जेल्स , ग्लोन, लैके, नेट्रम;) (Cannot bear heat of sun)।

ऐंठन (Convulsions)-पानी या आईना पर चकाचौंध या अक्स पड़ी हुई रोशनी से (स्ट्रैमो), पानी के समान किसी पतले पदार्थ के बारे में सोचने से, ज़रा भी छू जाने या हवा की झोंक से ऐंठन होने पर, लाइसीन से उपकार होगा।

पानी या पतले पदार्थ के निगलने में तकलीफ़। बार-बार निगलने की इच्छा रहती है और हलक़ में दर्द होता है। (लैक-कैन, मर्क-साल)।

मन उत्तेजक और दुखदाई ख़बर से हमेशा सब तकलीफ़ें बढ़ जाती हैं।

घाव के रंग में कुछ नीलापन (लैके)।

बहुत ज़्यादा विषयानन्द करने की इच्छा (Abnormal sexual desire) से तकलीफ़े; विषयानन्द करने की इच्छा को रोकने से कुफल, **कोनायम** का लक्षण है।

वर्षो से जरायु का योनि (Vagina) से बाहर निकल आने की शिकायत इस औषधि से दूर हुई है।

प्रदर (Leucorrhoea)-बहुत ज़्यादा, टाँगों तक लटक पड़ता है (ऐलूम, सिपि, ट्यूब)।

योनि का नाज़ुकपन (Sensitiveness of vagina), पुरुष के साथ सङ्गम में तकलीफ़ होती है।

सम्बन्ध (Relations) बेल, कैन्थ, हायोस, लैके और स्ट्रैमो के साथ तुलना करो।

ऐसे जानवर जो पागल नहीं है, उनके द्वारा काटे जाने के बुरे फल को नष्ट करता है।

वृद्धि (Aggravation)-पानी देखने या उसके शब्द से, चमकीली या चका चौंध रोशनी से (स्ट्रैमो), गाड़ी की सवारी से (कक्यू, सैनिक्यू;-गाड़ी की सवारी से कमी- नाइट्रिक ऐसिड), झुकने से, सूरज की गर्मी से , ज़रा भी छू जाने से, हवा या बिजली के पंखे की झोंक से, गर्मी और नम हवा से।

ह्रास (Amelioration)-गर्दन का दर्द सिर को पीछे की ओर झुकाने से कम रहता है; सिर दर्द ठण्डी हवा से कम रहता है; गर्म भाप या गर्म पानी से कमी।

मात्रा (Dose) – मूलार्क।

(286) मैग्नेशिया कार्बोनिका (Magnesia Carbonica)

Carbonate of Magnesia,

इस औषधि का व्यापक लक्षण (General symptoms) यह हैं:-हरकत से कमी; खुली हवा की इच्छा, लेकिन हवा से तकलीफ़ भी होती है; ज्वर की हर एक अवस्था में ओढ़े रहना, रोगी पसन्द करता है; हर रोज़ शाम के वक्त बुख़ार; हर एक्कीसवीं दिन किसी ख़ास लक्षण का उपस्थित होना। गर्म चीज़ खाने और पीने से गर्मी मालूम होती है और पसीना आता है; शाम के वक्त प्यास मालूम होती है।

नसों का दर्द (Neuralgic pains)- **मैग्नेशिया** से बनी हुई और औषधियों की तरह इसमें भी नसों में सख़्त दर्द होता है, दर्द इस क़दर तेज़ होता है कि रोगी स्थिर नहीं रह सकता और घूमता रहता है, क्योंकि उसे हरकत करने से आराम मिलता है। रात के समय न्यूरैलजिया (Neuralgia) के कारण वह बिस्तर छोड़ कर टहलता रहता है। ज्योंही वह स्थिर खड़ा हो जाता है, त्योंही दर्द तेज़, काटता, फाड़ता और टीस मारता हुआ मालूम होता है (रस-टाक्स)।

इसका दर्द अक्सर चेहरे की बाँयी तरफ होता है। सगर्भावस्था में दाँत के दर्द की रात में अधिकता होने पर इस औषधि के प्रयोग से विशेष लाभ होगा। जब कोई विशेष लक्षण नहीं रहता, तो सगर्भावस्था के दाँत के दर्द में **मैग्नेशिया-कार्ब** और **चायना** फलदायक है।

पतला दस्त (Diarrhoea)-**मैग्नेशिया के मल का रंग सब्ज़ झाग-झाग और उसके ऊपर चिकनी चर्बी का सा तैरना** (Stools green and frothy, like the scum of a frog pond, or with white floating lumps, like tallow) इसका विशेष लक्षण है। मैग्नेशिया पेट में अत्यन्त दर्द पैदा करता है। चिकनी चर्बी की तरह मल के ऊपर बहना **फासफोरस** में अधिक स्पष्ट है, **डलकैमेरा** में भी ऐसा लक्षण है। **हिपर** के बच्चे की तरह, मैग्ने-कार्ब बच्चे के शरीर से भी खट्टी बू आती है। बच्चे को चाहे कितना ही धुलाओ, खट्टी बू नहीं जाती, पसीने में से खट्टी बू आती है, सिर्फ मल ही से खट्टी बू नहीं आती, बल्कि सारे शरीर से । रिऊम के मल से भी खट्टी बू आती है।

दस्त के पूर्व पेट में दर्द होता है, फर्क यह है कि रिऊम का मल पतला और भूरे रंग का होता है और मैग्ने-कार्ब का मल ज़रा गाढ़ा कींच की तरह और सब्ज़ रंग का होता है। मगर फ़र्क यह है कि **मर्क्यूरियस** में पाख़ाने के समय बराबर ऐंठन होती है और **मैग्नेशिया** में यह बात नहीं रहती। **मर्क्यूरियस** में और एक विशेषता यह है कि रोगी के शरीर में बहुत ज़्यादा पसीना होने पर भी रोग में कुछ कमी नहीं होती। मैग्ने कार्ब मे पाख़ाने के पूर्व पेट में मरोड़ होती है, **कालोसिन्थिस** की तरह रोगी टाँगो को सिकोड़ लेता है। हर तीसरे हफ्ते दस्त होना, इसका एक विशेष लक्षण है। गोद के बच्चों को दूध हज़म नहीं होता।

क्षयी रोगी के बच्चे में मांस खाने की अत्यन्त इच्छा होना, इसका एक विशेष लक्षण है (ऐबिज़-कैन)। ऐसे बच्चे दुबले होते जाते हैं।

शाम के वक़्त बुखार के पहिले सूखी खाँसी आती है, इस तरह से धीरे-धीरे उसे क्षय रोग उत्पन्न हो जाता है, ऐसी अवस्था बहुत ख़तरनाक है।

आर्सेनिक, कैल्केरिया, लाइको, मैग्ने-कार्ब और **ट्यूबरक्यूलिनम** को स्मरण करो।

रजोधर्म (Menses)-मासिक धर्म होने के पहिले हलक़ में दर्द (लैक-कैन), प्रसव दर्द की तरह कमर में दर्द और जाड़ा मालूम होता है। **सिर्फ़ रात के समय या लेटने पर ख़ून का जाना और चलने फिरने पर बन्द हो जाना** (ऐमोन-म्यूर, क्रियोज़; Flows only at night or when lying, ceases when walking;-लिलि के विपरीत) इसका विशेष लक्षण है। इसमें एक ध्यान देने की बात है कि रजोधर्म के ठीक पहिले रोगिणी को जुकाम हो जाया करता है। जो स्राव शुरू होने के बाद घट जाता है या ठीक हो जाता है। मैग कार्ब में हर मासिक धर्म से पहिले जुकाम होता है या गला खराब होता है। इसीलिए रोगिणी कहती है कि **''मैं जानती हूँ कि मुझे रजः स्राव होने वाला है, क्योंकि मुझे नजला हो गया या गला खराब हो गया है।** इन रोगियों का स्वास्थ गिरता जाता है फिर भी वर्षो खींच जाते हैं। उन्हें **मासाहार की बड़ी इच्छा रहती है तथा शाकाहार से घृणा।** परिणाम स्वरूप वह कमजोर होते जाते हैं। मांसपेशियां ढीली पड़ जाती है और फिर जरायु प्रोलैप्स की प्रवृति हो जाती है। रजः स्राव गाढ़ा-गहरे रंग का या काला तथा जलन करने वाला होता है तथा कपड़े पर पड़ा दाग कठिनाई से छूटता है **(मेडोरीनम)**। रोगी की कमर में दर्द, कमजोरी व ठण्ड लगती है।

सम्बन्ध (Relations)-कैमोमिला के साथ पूरक (Complementary) सम्बन्ध।

वृद्धि (Aggravation)-वायु के परिवर्तन से; हर **तीसरे हफ्ते;** स्थिर रहने से; दूध से; रजोधर्म के समय।

ह्रास (Amelioration)-गर्म हवा से, मगर बिस्तर की गर्मी से वृद्धि (लिटम, मर्क, बिस्तर की गर्मी से कमी, आर्स)।

मात्रा (Dose) — तीसरी से तीसवीं शक्ति।

(287) मैग्नेशिया म्यूरियेटिका
(Magnesia Muriatica)

Chloride of Magnesia,

मैग्नेशिया-म्यूर एक गम्भीर क्रिया करने वाली **ऐन्टि-सोरिक** (Anti psoric) औषधि है और ऐसे स्नायुदुर्बल रोगियों (Nervous) के लिये, जो हमेशा पेट और लिवर (Liver) की बीमारी में मुबतिला रहते हैं, यह औषधि उपयोगी है। मैग्नेशिया म्यूर रोगी अक्सर शीत प्रधान है, लेकिन इसे खुली हवा पसन्द है। इसकी तकलीफ़ें, सिवाय सिर की उन तकलीफ़ों के , जो गर्मी से कम रहती हैं, खुली हवा में कम रहती हैं।

सिर दर्द (Headache)-हर छटे हफ़्ते माथा और आँखों के चारों तरफ़ दर्द होना इसका विशेष लक्षण है, इस क़दर दर्द होता है कि मानों सिर फट जायगा, हरकत से और खुली हवा में वृद्धि होता है। लेटने से, दबाव से (पल्स), और गर्म कपड़ा लपेटने से (साइली) दर्द में कमी होती है। **कैल्केरिया, सैनिक्यूला** और **साइलीशिया** की तरह सिर में पसीना आता है। सिर दर्द रात में ज़्यादा होता है, आँख बन्द करने से तकलीफ़ और भी ज़्यादा हो जाती है, बेचैनी और भी ज़्यादा हो जाती है। चन्द औषधियों की प्रकृति ऐसी है कि आँखें बन्द करने से चक्कर आता है, कुछ ऐसी औषधियाँ भी हैं जिन में आँखें बन्द करने से बेचैनी बढ़ जाती है। **कोनायम** में आँखें बन्द करने से पसीना आना शुरू हो जाता है। **अर्निका, चेलिडोनियम, लैकेसिस, सिपिया** और **थेरिडियन** में आँखे बन्द करने से चक्कर आने लगता है। **कैलि-कार्ब** और **ज़िंकम** रोगी आँखें बन्द करने से आराम पाता है।

आँख (Eyes)- कंवल (Jaundice) और लिवर के रोग में आँखें पीली पड़ जाती हैं। आँखों में सूजन आ जाती हैऔर सुबह के वक्त आँखें चिपक जाती हैं (कैल्के-कार्ब, लाइको, मर्क, पल्स, रस-टाक्स, सल्फ)।

शोर गुल से तबीयत बहुत जल्द बेचैन हो जाती है (इग्ने, नक्स, थेरि)।

क़ब्ज़ियत (Constipation)-जैसे **मैग्नेशिया-कार्ब** पतले दस्त (Diarrhoea) के लिए एक उत्तम औषधि है, उसी प्रकार **मैग्नेशिया म्यूर** क़ब्ज़ (Constipation) के लिए उत्तम औषधि है। इसका मल सख़्त गांठ गांठ, भेड़ की मेगनी की तरह होता है (ऐलूम, कैलि-कार्ब, ओपि)। मल इस क़दर सख़्त होता है कि एक बड़ी मुश्किल से निकलता है, इस क़दर खुश्क होता है कि गुदा के पास आकर टूट-टूट कर निकलता है । जितने म्यूरियेट्स (Muriats) हैं, सब का मल ख़ुश्क होता है और टूट-टूट कर निकलता है। **नेट्रम-म्यूर और ऐमोन-म्यूर** की कब्ज़ियत के साथ यह मिलता जुलता है।

पुराने लिवर (Liver) के दोष, में यह औषधि विशेष उपकारी है। लिवर में दर्द,टीस चलना, दबाव से तकलीफ़, दाहिनी तरफ़ लेटने से तकलीफ़, लिवर सख़्त और बढ़ा हुआ होता है। **टेलिया** में बाँयी तरफ़ लेटने से लिवर में दर्द होता है।

दूध का न पचना (Children are unable to digest milk)-दाँत निकलते समय बच्चे को दूध न पचना, इसका एक प्रधान लक्षण है, दूध से पेट में दर्द होता है और बग़ैर पचे निकल जाता है। यह औषधि दुबले पतले बच्चों के लिए जिनके सिर पर पसीना आया करता है और जो मिठाई खाने के लिए बहुत ज़िद्द किया करते हैं, विशेष उपकारी है। दाँत निकलते समय बच्चों को क़ब्ज़ रहने पर और मेंगनी का सा गठीला और सख़्त मल आने पर मैग्नेशिया-म्यूर का प्रयोग करना चाहिए।

पेशाब पीला और बूँद-बूँद सा उतरता है, जब तक पेट के पुट्ठों को न दबाये पेशाब नहीं उतरता, (Urine can only be passed by bearing down with abdominal muscles)।

रजोधर्म (Menses)-हर मासिक धर्म के समय अत्यन्त उत्तेजना, ख़ून स्याह और जमा हुआ; चलने फिरने से कमर में दर्द, जो कि जाँघों तक फैलता है। ज़रायु (Uterus) से पर्य्याप्त रक्तस्राव, रात के समय बिस्तर पर लेटने से उसकी अधिकता होती है, जिससे मूर्छा (Hysteria) आने लगती है(सिमि, कालो)।

प्रदर (Leucorrhoea)-रजोधर्म के दो सप्ताह बाद तीन या चार दिन के लिए प्रदर का बहना इसका विशेष लक्षण है (बैराइटा, बोविस्टा, कोन)। पाख़ाना करते समय या परिश्रम के बाद प्रदर बहने लगता है।

बैठे रहने से दिल में धड़कन बढ़ती है, हरकत से और भी ज़्यादा हो जाती है। **जेलसेमियम** रोगिणी ख़्याल करती है कि अगर मैं हरकत न करूं, तो दिल का काम बन्द हो जाएगा।

सम्बन्ध (Relations)-बच्चों की बीमारी में कैमोमिला के साथ तुलना करो।

वृद्धि (Aggravation)-दाहिनी तरफ़ लेटने से; मानसिक परिश्रम से; गर्म कमरे में और बैठे रहने से।

ह्रास (Amelioration)-ज़ोर से दबाने से; खुली हवा में।

मात्रा (Dose) — मूलार्क, 30 से 200 शक्ति।

(288) मैग्नेशिया फास्फोरिका
(Magnesia Phosphorica)

Phosphate of Magnesium.

नसों के हर एक प्रकार के दर्द में मैग्नेशिया-फास विशेष उपकारी है। शरीर की दाहिनी तरफ़ इसका असर अधिक पाया गया है (**बेल, ब्रायो, चेल, कैलि-कार्ब लाइको, पाडो**), लेकिन इसका असर सिर्फ़ दाहिने तरफ़ ही सीमाबद्ध नहीं, बल्कि शरीर के किसी भी स्थान पर नसों के दर्द होने पर यह आश्चर्यजनक फल दिखाता है। दर्द इस क़दर तेज़ टीस मारता हुआ, सुई चुभाता सा, काटता हुआ होता है कि रोगी को बेचैन और पागल कर देता है (Pains almost unbearable, driving patients to frenzy)। वह दर्द बिजली की तरह एकाएक ही आरम्भ होता है और एकाएक ही छूट जाता है (बेल, Pains lightning like in coming and going)। दर्द एक स्थान से दूसरे स्थान को चला जाता है (**लैक-कैन, पल्स**)। पेट और कोख में बेहद ऐंठन और मरोड़ होती है (कालोफाइलम, कालोसिन्थ)। यह न्यूरैलजिक दर्द (Neuralgic pain) सिर, कान, मुँह , छाती , डिम्भाशय (Ovary), सायेटिक नस अर्थात् कूल्हे या कमर का गठिया रोग, कोई भी क्यों न हो, मैग्नेशिया फास का लक्षण रहने से इससे अवश्य ही फल मिलेगा।

इसका दर्द सेंक और दबाव से कम होता (Ameliorated by heat and pressure)।

वायुशूल (Colic)-पेट में हवा भरने से या और किसी भी कारण से शूल होने, सेंकने, ज़ोर से दबाने और टाँगों को पेट की ओर सिकोड़ लेने से आराम मिलने पर मैग्नेशिया-फास अमोघ है। घोड़े और गायों के पेट फूलकर शूल होने पर **कालोसिन्थ** के द्वारा कोई फल न मिलने पर, इस औषधि से विशेष लाभ होगा, **कालचिकम** भी उपयोगी है।

रोगी ठण्डी हवा, कपड़ा खोलना, नहाना या हाथ पाँव धोना और हरकत करना पसन्द नहीं करता। दर्द के स्थान के छू जाने से दर्द बढ़ जाने के भय से किसी को छूने नहीं देता। इसकी शिकायतें अक्सर ठण्ड लग कर, ठण्डे पानी में खड़े रहने से या भीगी मिट्टी लेकर काम करने से (कैल्के-कार्ब) होती हैं।

सिर दर्द (Headache)-स्कूल की लड़कियां जिनको मानसिक परिश्रम करना और अधिक पढ़ना पड़ता है उनके सिर दर्द में यह विशेष लाभदायक औषधि है। दर्द गुद्दी से आरम्भ होकर सिर के ऊपर फैलता है, दोपहर के पहिले 10 और 11 के अन्दर या शाम को 4 और 5 के अन्दर इसकी वृद्धि होती है; दबाव और सेंक से आराम मिलता है।

दांत का दर्द (Toothache)-दांत का दर्द बहुत ही परेशान करने वाला होता है, अक्सर रोगी को पागल कर देता है, किसी तरह चैन पड़ने नहीं देता । इसका दर्द एक स्थान से दूसरे स्थान को चला जाता है, खाने,पीने, विशेष करके ठण्डी वस्तु दांत में लगने से दर्द बढ़ जाता

है, परन्तु सेंकने से कम होता है। ठण्डक से दांत के दर्द में कमी **ब्रायो, काफि** और **फेरम फास** का लक्षण है।

रजोधर्म (Menses)-अक्सर स्त्रियों के रजोधर्म के कुछ पहिले नीचे के पेट में, पेड़ू में बहुत सख़्त दर्द होता है, और रजोधर्म शरू होने पर तकलीफ़ घट जाती है (लैक, ज़िङ्क)। दाहिनी तरफ़ डिम्भाशय (Ovary) और जरायु (Uterus) में बिजली की तरह टीस मारता हुआ दर्द होता है, सेंकने से और टाँगों को आगे की ओर सिकोड़ लेने से (Bending double) आराम मिलता है।

दांत निकलते समय ऐंठन (Spasms during dentition)-बच्चों के दांत निकलते समय यदि ज्वर न रहे और हाथ पांव ऐंठने लगें, तो **मैग्नेशिया-फास** का प्रयोग करना चाहिए। अगर सिर और बदन गर्म रहे और ज्वर रहे तो **बेलाडोना** उपयोगी होगा।

पेशाब के नले (Urethra) में कैथिटर (Catheter) चलाने के बाद नसों में उत्तेजना के कारण रात के समय बिस्तर पर अपने आप पेशाब हो जाने पर मैग्नेशिया-फास का प्रयोग करना चाहिए।

सगर्भावस्था में स्त्रियों की, लेखकों की, पियानो या सारङ्गी बाजा बजाने वालों की अङ्गुलियों में ऐंठन (Cramps) होने पर इस औषधि के प्रयोग से फल मिलेगा।

सम्बन्ध (Relations)-बेल, कालो, कालोसिन्थ, लाइको, लैक-कैन और पल्स के साथ तुलना करो।

कभी-कभी गर्म पानी में मिला कर देने से उत्तम काम करता है।

वृद्धि (Aggravation)-ठण्डी हवा से, ठण्डे पानी से नहाने या हाथ-पांव धोने से, छूने से।

ह्रास (Amelioration)-टांगों को सिकोड़ लेने से, सेंकने से और दबाव से (जलन के साथ दर्द में गर्मी से कमी, आर्सेनिक)।

नोटः- तजुर्बा यह कहता है कि जब जलन के साथ दर्द हो और वह गर्मी पहुँचाने से घटता हो, तो **आर्सेनिक** निश्चित रूप से लाभ - पहुँचाता है। बाकी सभी दर्दों में जब जलन के साथ दर्द न हो, किन्तु गर्मी पहुँचाने से घटता हो, तो **मैग्नेशिया फास** से निश्चित रूप से लाभ होगा।

मात्रा (Dose) — 1 से 12 शक्ति। उच्चतम शक्तियां भी सफल।

289 मैग्नोलिया ग्रैंडिफ्लोरा
(Magnolia Grandiflora)

यह औषधि आमवात और हृत्पिण्ड की बीमारी में प्रयोग के लिए प्रसिद्ध है। इसमें बीमारी का असर शरीर के बांये अंश पर ही अधिक होता है। रोगी थका हुआ और अकड़ा हुआ, प्लीहा और हृदय में पर्यायक्रमिक दर्द। शान्त रहने पर दुखन।

हृदय- हृत्पिण्ड में ऐंठन युक्त पीड़ा। श्वास लेने में कष्ट, तेज चलते समय या बांई करवट लेटने पर दम घुटने की अनुभूति। रोगी को ऐसा लगता है जैसे आमाशय के अन्दर भोजन का कोई बहुत बड़ा ढेला रखा हो, जिसके कारण उसे कष्ट महसूस होता है। रोगी को महसूस होता है जैसे हृदय की गति बंद हो गई हो। हृदयन्त्र के चारों ओर दर्द होने के साथ पैरों में खुजली होती है। मूर्च्छित होने की प्रवृत्ति, अन्तहृद्शोथ (endocarditis) हृच्छूल (angina pectoris) तथा परिहृद्शोथ (pericorditis)।

बाह्यांग- कण्ठास्थियों में आमवाती दर्द, पैरों में खुजली, बांये बाजू में सुन्नपन, अकड़न और तेज भ्रमणकारी दर्द, स्त्रियों की बीमारी में बांये डिम्बकोष में रक्त-संचय और दर्द, प्रदर गाढ़ा, सफेद रंग का, पेशाब में कूथन। दिन में सूखी खांसी इत्यादि में यह औषधि फायदा करती है।

सम्बन्ध- औरम, डल्का, रस-टाक्स।

मात्रा- मूर्लाक से 3 शक्ति तक।

290 मैङ्गेनम एसेटिकम
(Manganum Aceticum)

Carbonate or Acetate of Manganese.

रक्तशून्य दुबले मनुष्य, जिनको क्षय रोग होने की आशङ्का रहती है, उनके रोगों में मैङ्गेनम याद आता है। अक्सर देखोगे लड़की १८/१९ वर्ष की हो गई है, कुच, पुष्प सम्भव नहीं हुआ, पेट में दर्द बताया करती है, पेट की परीक्षा करने से छोटी-छोटी चने की तरह गिलटियां हाथ में लगती हैं, शाम को हरारत हो आया करती है, दिन प्रति दिन दुबली होती चली जाती है, ख़ून बनता ही नहीं, भूख नहीं लगती। वह ९/१० वर्ष की ही मालूम पड़ती है। ऐसी अवस्था देखकर यही अनुभव होता है कि इसकी बीमारी क्षय रोग में परिणत होगी।

खाँसी (Cough)-सूखी खाँसी आती है लेकिन कफ़ कुछ भी नहीं निकलता। मैङ्गेनम की खाँसी का यह अद्भुत लक्षण है कि **लेटने ही से खांसी बन्द हो जाती है** (Cough ceasing on lying down), यही कारण है कि रात भर खाँसी नहीं आती। लेटने से खाँसी का आरम्भ होना बहुत सी औषधियों में है, मगर लेटने से खाँसी बन्द हो जाना, बहुत कम औषधियों में है। **यूफ्रेशिया** की खाँसी लेटने से बन्द हो जाती है।

मात्रा (Dose) — 3 से 30 शक्ति।

(291) मेडोराइनम
(Medorrhinum)

The Gonorrhoel Virus *A Nosode.*

सुजाक के विष से यह औषधि बनाई जाती है । कुचिकित्सा से सुजाक के दब जाने के बुरे फल में सुनिर्वाचित औषधि से भी स्थायी फल न मिलने पर मेडेराइनम का प्रयोग होता है । चिकित्सा करते समय अक्सर तुम्हारे पास छोटे-छोटे बच्चे लाये जायेंगे, जो कि दुबले होते और सूखते जाते होंगे, किसी को दमे का रोग है, किसी को सदैव जुकाम लगा रहता है, किसी की आँख आया करती है, किसी की चांद या चेहरे पर दाद या चर्मरोग है। किसी औरत के डिम्भाशय में दर्द, रजोधर्म का गोलमाल, पुरुष से सङ्गम की इच्छा नहीं होती, दिन व दिन दुबली होती जाती है और नाजुक मिज़ाज की होती जाती है। तुम ऐसे रोगियों की चिकित्सा बहुत दिनों तक करते चले आ रहे हो और सुनिर्वाचित औषधि का प्रयोग करने में भी त्रुटी नहीं की है लेकिन तिस पर भी औषधि से स्थायी फल नहीं हुआ। बहुत दिन इलाज और समय नष्ट होने के बाद घटनाक्रम से तुम्हें पता चल गया कि बच्चे के पिता को बहुत ही सख्त सुजाक हो गया था, सुनते ही औषधियों से अच्छा फल न होने का कारण फौरन मालूम हो गया कि इसकी जड़ में प्रमेह अर्थात सुजाक का विष है जो कि चिकित्सा में बाधा दे रहा है । अब मेडोराइनम देने पर फल बहुत जल्द मिलने लगा और पूरी आरोग्यता प्राप्त हुई। स्त्रियाँ कहेंगी कि जब तक शादी नहीं हुई थी उस समय तक हमें कोई भी स्त्री रोग नहीं था, शादी होने के बाद ही से डिम्भाशय में दर्द, माहबारी का गोलमाल, प्रदर इत्यादि आरम्भ हुआ है, पति से प्रश्न करने पर मालुम हुआ कि उसे सुजाक की बीमारी हुई थी, और कितने ही इन्जेक्शन (Injections) ले चुका था; यहाँ भी मालूम हुआ कि प्रमेह विष चिकित्सा में बाधा दे रहा था। ऐसी अवस्था में मेडोराइनम का प्रयोग करने से विशेष फल मिलेगा। प्रमेह होने के बाद, सुचिकित्सा न होने के कारण तरह-तरह की पेटेन्ट दवा और इन्जेक्शन द्वारा दब जाने पर शरीर में सुजाक का विष रह ही जाता है, ऐसे पुरुषों के वात और गठिया रोगों में मेडोराइनम का अवश्य ही प्रयोग करना चाहिए।

मानसिक लक्षण (Mental symptoms) - स्मरण शक्ति (Memory) -बहुत ही कमज़ोर होती है। रोगी परिचित मनुष्यों का नाम भूल जाता है, बहुत ही दिली दोस्त का नाम याद दिलाने के लिए दूसरों से पूछना पड़ता है, कभी-कभी अपना भी नाम भूल जाता है; जो कुछ पढ़ा जाता है याद नहीं रहता; लिखने में हिज्जे और अक्षरों में गलतियां हो जाती हैं। वक्त बहुत ही आहिस्ते आहिस्ते गुजरता मालूम होता है। बात चीत करते समय ध्यान ठीक नहीं रहता। रोगिणी ख्याल करती है कि मेरे पीछे कोई खड़ा हुआ है और कान के पास आहिस्ते आहिस्ते बोल रहा है। तरह-तरह की सूरतें दिखाई देती हैं। सब चीजें उसे झूठी मालूम देती हैं (ऐलूमिना)। बात करते-करते रो देती है। चित्त की अवस्था परिवर्तनशील, कभी उदासीन, कभी प्रसन्न, अपनी मुक्ति के बारे में सोच और अँधेरे में भय होता है, मृत्यु के बारे में पहिले ही से चिन्ता।

साइकोसिस (Sycosis) अर्थात सुजाक दोष से उत्पन्न गठिया, वात, स्नायुशुल (Neuralgia) -और रीढ़ के गुदे का (Spinal Cord) और उसकी झिल्ली का रोग- यहाँ तक कि उसके असली हिस्से में नुक़सान पहुँचने के कारण पक्षाघात (Organic lesions ending in paralysis) हो जाने पर भी मेडोराइनम उपयोगी है।

नारियों के पुराने डिम्भाशय की सूजन (Ovaritis), फैलोपियन ट्यूब की सूजन (Salpingitis), पेलविक सेलुलाइटिस (Pelvic cellulitis), अर्बुद (Fibroids, cysts) और जरायु में तरह तरह की अस्वभाविक वस्तु की उत्पत्ति में, विशेष करके यदि यह सब लक्षण कोई भयानक रोग होने की सम्भावना प्रकाश करे, साइकोसिस-दोष-मूलक हो या न हो, इस औषधि का प्रयोग होता है।

सिरस, कार्सिनोमा या कैन्सर (Scirrhus, carcinoma or cancer) रोग, चाहे नया या पुराना हो, लक्षण मिलने पर और साइकोसिस दोष का पता चलने पर यह औषधि उपयोगी है।

जिस प्रकार सोरिनम का सम्बन्ध त्वचा और म्यूकस मेमब्रेन (Mucous membrane) के कठिन रोग से है उसी तरह साइकोसिस (Sycosis) दोष जनित रीढ़ और सहानुभौतिक स्नायुमण्डल (Spinal and sympathetic nervous system) के कठिन पुराने रोग में मेडोराइनम का है ।

पीला रङ्ग रेकाइटिस ग्रस्त (Rachitic) लड़के या लड़कियां, जिनकी बाढ़ रुक गई, हो (बैर-कार्ब), गावदी और कमजोर हों, उनके लिए यह उपयोगी है।

लिम्फैटिक गिलटियों (Lymphatic glands) के बढ़ने के साथ सारे शरीर में गर्मी और दर्द। बच्चों का सिर बड़ा हो जाता है और कुबड़ निकल जाता है (Rachitis)।

क्षय रोगी में सुस्ती; थकावट; जीवन शक्ति की उदासीनता रहती है।

दर्दः-सुजाक दब जाने के परिणाम स्वरूप, गठिया और वात का दर्द (क्लिम); खिंचाव सी तकलीफ, ऐसा मालूम होता है कि सारा शरीर कसा हुआ है (कैक्ट); सारे शरीर में दर्द, मानो किसी ने कुचल दिया है (आर्नि, यूपे)।

सारा शरीर काँपता है, रोगी बड़ा नाजुक मिज़ाज और बेहद कमजोर होता है।

शरीर ठण्डा पड़ जाता है (State of collapse) , हर वक्त पंखे की हवा मांगता है (कार्बो-वेज); खुली हवा की बेहद इच्छा; बदन ठण्डा रहने पर भी ओढ़ना फेंक देता है (कैम्फ, सिकेल); बदन ठण्डा रहता है और ठण्डे पसीने से भर जाता है (वेरेट्रम)।

बेहद इच्छा-शराब, जिसे वह पहिले घृणा करता था, उसकी इच्छा, नमक की इच्छा (कैल्क, नेट्रम); मिठाई की इच्छा (सल्फ, ट्यूब); बियर, बर्फ़, खटाई, सन्तरा, सब्ज फल और कहवा की इच्छा।

रात के समय बिस्तर पर पेशाब का हो जाना (Nocturnal Enuresis); हर रात को बिस्तर पर तेज़ बदबूदार ज़र्द रङ्ग का पेशाब कर देना, ज्यादा मेहनत या ज्यादा खेलने से और ज़्यादा गर्मी या ठण्ड से वृद्धि, जब कि साइकोसिस दोष रहे और सुनिर्वाचित औषधि से आरोग्य न हो।

टांगों में बेहद बेचैनी रहती है ।

हाथ और पाँव में जलन, रोगिणी उन्हें सिर्फ़ खुला ही रखना नहीं चाहती, बल्कि पंखे की हवा भी मांगती है (लैक, सल्फ)।

सम्बन्ध (Relations)—सूखी खाँसी में इपिकैक के साथ; जीवन शक्ति के बिल्कुल घट जाने और हाथ-पाँव ठण्डे हो जाने पर (Collapse), कैम्फ, सिकेल, टैबे, वेरेट्रा के साथ; चलने फिरने की ताकत न रहने पर पिक्र-ऐसिड, जेल्स के साथ, सुबह के पतले दस्त में ऐलो, सल्फ, ट्यूब के साथ तुलना करो ।

सल्फर के पाँव की जलन और जिङ्कम के पाँव की बेचैनी दोनों बातें मेडोराइनम में मौजूद हैं।

वृद्धि (Aggravation) — रोग के विषय में चिन्ता करने से (हेलोन, अक़्ज़ैल-ऐसिड); गर्मी से; ओढ़ने से, बिजली की कड़क के साथ आँधी में; ज़रा भी हरकत से; मिठाई खाने से, सूर्योदय से सूर्यास्त तक (सिफिलिनम के विपरीत)।

ह्रास (Ameliration) — समुद्र के किनारे पर (नेट्रम के विपरीत); पेट के बल लेटने से; नम मौसिम में (कास्टि, नक्स)।

मात्रा (Dose) — उच्चतम शकितयाँ ही लाभदायक हैं। बार-बार दोहराना नहीं चाहिए।

292 मेडुसा
(Medusa)

Jelly-fish

शोथग्रस्त आखें, नाक, कान, होठ फूले हुए, हाथ, मुंह और छाती में छाले जैसे उदभेद, आमवात में इस औषधि का प्रयोग किया जाता है, त्वचा का सुन्नपन, चुभन, जलन, चेहरे, बांहों, कन्धों व स्तनों पर फफोलेदार उदभेद, उग्र जुलपित्ती। स्त्रियों में पूर्व प्रसवकालों में दूध का अभाव रहने पर भी इसका सेवन करने से दूध उत्पन्न हुआ है।

सम्बन्ध- फीजैलिया, अर्टिका, होमार, सीपि से तुलना करो।

मात्रा- 6 शक्ति।

293 मेलिलोटस
(Melilotus)

Sweet Colver. *Leguminosæ.*

ऐमिल नाइट्र, बेलाडोना और ग्लोनायन की तरह ख़ून की अधिकता के कारण चेहरा सुर्ख़ पड़ जाता है, कनपटियों की रगों में तपकन होती है, सिर भारी हो जाता है और अत्यन्त दर्द होता है, लेकिन इस में एक विशेष बात यह है कि **नाक से बहुत सा खून निकल जाने से सिर की तकलीफ़ घट जाती है**। (profuse and frequent epistaxis with general relief)। इसका सिर दर्द अक्सर सुबह 9 बजे से दोपहर के 12 बजे तक रहता है। **जेलसेमियम** की तरह बहुत सा पेशाब हो जाने से भी सिर का दर्द घट जाता है। यह याद रहे कि मेलिलोटस का सिर का दर्द खून की गति के सिर की तरफ अधिक होने से ही होता है, इसीलिए चेहरा और आँखें सुर्ख पड़ जाती हैं।

पागलपन की प्रथमावस्था में सिर के खून की अधिकता को दूर करने के लिए मेलिलोटस उत्तम औषधि है।

सम्बन्ध (Relations)— ऐमिल-नाइट्र, बेल, कैक्टस, ग्लोन, फेर, सैंग्वि के साथ तुलना करो।

वृद्धि (Aggravation)— आँधी, पानी आने पर; परिवर्त्तनशील मौसिम में।

ह्रास (Amelioration)— खुली हवा में; चलने फिरने से; स्थान बदलने से।

मात्रा (Dose) — सूंघने के लिए मूलार्क, निम्न शकितयां।

294 मेन्था पाइपरीटा
(Mentha Piperita)

Peppermint

यह औषधि शीतग्राही स्नायुओं को उत्तेजित करती है, इसका प्रयोग करने से सामान्य तापमान में चलती हुई हवा की लहर ठन्डी महसूस होती है। जठर वेदना, त्वचा और श्वासांगों पर प्रमुख क्रिया करती है। इसके अलावा पित्तशूल के साथ वायुसंचय, शिशुओं के उदरशूल, पेट अफरना, जिसके कारण रोगी को नींद में बाधा पड़ती है। गले में दुखन, आवाज बैठी हुई, शुष्क कण्ड, नाक की नोक स्पर्शकातर। सूखी खांसी, जो रात में सिगरेट के धुएं से या बोलने और गाने से बढ़ जाती है। परिसर्पीय छाजन, योनिमार्ग में खुजली होना, लिखते समय हाथों में खुजलाहट का होना। खरोच लग जाने पर वह घाव बन जाती है इत्यादि बीमारियों में मेन्था पाइपरीटा का सेवन करने से लाभ मिलता है।

सम्बन्ध- मेन्था विरिडिस, रुमेक्स, लैके, मेन्था, प्यूलेजियम से तुलना करो।

मात्रा- 30 शक्ति, मूलार्क की 1 से 20 बूंद। योनिपथ की खुजली में स्थानिक व्यवहार।

(295) मेनियान्थिस
(Menyanthes)

Buck Bean. *Gentianaceæ*

बहुत से रोग होने के पूर्व या रोग के साथ दिल में ऐसी बेचैनी होती है कि मानों कोई दुर्घटना होने वाली है।

खिंचाब (Tension)— नाक की जड़ में ऐसा मालूम होता है कि नाक अन्दर की ओर खिंची जा रही है; हाथ और अङ्गुलियाँ छोटी पड़ गई हैं, सब खिंची जा रही हैं; शरीर की खाल तनी जा रही हैं, खिंची जा रही है, ऐसा अनुभव होना, इसका विशेष लक्षण है।

सिर दर्द (Headache)— सिर की चोटी पर बोझ और दबाव मालूम होता है, दर्द ऊपर से नीचे की ओर जाता है, > हाथ से जोर से दबाने पर आराम मालूम होता है (वेरेट्र)। चलने से हर एक कदम पर सिर पर बोझ और दबाव मालूम होता। (कैक्ट, ग्लोन, लैक)। इसकी सब शिकायतों के साथ हाथ-पाँव बर्फ की तरह ठण्डे रहते हैं (कैल्के, सिपि)।

ज्वर (Fever)— सिङ्कोना और कुइनैन के बुरी तरह से इस्तेमाल से बिगड़े हुए रोग में मोनियान्थिस उपयोगी है।

हर चौथे रोज़ (Quartan fever) के बुखार में यह औषधि उपयोगी है। इस औषधि में बेहद जाड़ा लगना ही प्रधान लक्षण है।

हाथ-पाँव बर्फ की तरह ठण्डे रहते हैं, शरीर का बाक़ी हिस्सा गर्म रहता है; नाक के अग्रभाग में और पेट में ठण्डक मालूम होती है।

ज्वर की अवस्था में रोगी को माँस खाने की प्रबल इच्छा होती है (माँस से घृणा, आर्निका)।

सम्बन्ध (Relations)— कैक्टस, कैल्क, जेल्स, सिपि, मैग्ने-म्यूर और पेरिस के साथ तुलना करो।

कैप्स, लैक, लाइको, पल्स, रस और वेरेट्रम के बाद यह अच्छा काम देता है।

वृद्धि (Aggravation)— स्थिर रहने से; लेटने से।

ह्रास (Amelioration)— दर्द के स्थान को दबाने से।

मात्रा (Dose) — 3 से 30 शक्ति।

296 मेफाइटिस
(Mephitis)

Skunk

काली खांसी की एक सर्वोत्तम औषधि। पूर्ण सफलता के लिए इसका 1x से 3x तनु करणों का व्यवहार करें। दम घुटने जैसी अनुभूति, दमा के दौरे, उद्वेष्टकारी खांसी, इतनी तेज खांसी जैसे इससे मृत्यु हो जायेगी। बच्चे को गोदी में उठाना पड़ जाता है। उसका चेहरा नीला या लाल पड़ जाता है। श्वास लेने व छोड़ने में कठिनाई होती है। छाती के ऊपरी भाग से श्लेष्मिक रालें ।

मन — उत्तेजित। न सो सकता है, न काम ही कर सकता है।

आंखें — अत्यधिक काम लेने के कारण दर्द, धुंधली दृष्टि, अक्षर भेद करने में असमर्थ।

मुख — दन्तमूल पर दर्दनाक झटके। स्वाद प्याज खाने के बाद जैसा।

श्वास संस्थान — उद्वेष्टकर काली खांसी, दिन में दौरे कम, रात को अधिक, भोजन के बाद वमन, बातचीत करने में खांसी, खोखली, गहरी खांसी, साथ ही कच्चापन, खराश, छाती में दर्द, रात को खांसी अधिक।

नींद — रात को नींद खुल जाती है।

सम्बन्ध — तुलना कीजिए - ड्रासेरा, कोरेलि, स्टिकटा।

मात्रा — पहली से तीसरी शक्ति, अल्प क्रियावधि रहती है।

(डा० पी० एस० बंसल)

297 मर्क्यूरियस कारोसाइवस
(Mercurius Corrosivus)

Corrosive Sublimate

मर्क्यूरियस-कार में जलन और जहरीला गुण होता है। इस औषधि का असर बहुत तेज़ होता है।

आँख (Eyes)—आँख की बीमारी में खाल का उधड़ना या छिल जाना (Excoriation) बहुत ज़्यादा रहता है। आँख की फुन्सियों और घाव में दर्द, जलन और चरपराहट बहुत ज़्यादा रहती है। पलकों में सूजन और सुर्ख़ी और उनके किनारों में मोटी पपड़ियाँ जम जाती हैं या छोटी छोटी फुन्सियाँ होती हैं जिनके अन्दर मवाद होता है।

पेचिश (Dysentry)—कठिन-कठिन पेचिश के रोग में मर्क्यूरियस कार का प्रयोग हुआ करता है। आँव के साथ ख़ून बहुत ज़्यादा रहता है। मलद्वार (Rectum) की ऐंठन,

मल त्याग होने पर भी ऐंठन नहीं जाती, लगातार बनी रहती है। मल बदबूदार, आँव और खून बहुत ज़्यादा; म्यूकस झिल्ली (Mucous membranes) के कतरे मल में मिले हुए रहते हैं। इसमें ऐंठन बेहद रहती है। पेचिश में यदि ख़ून ज़्यादा जाय, तो मर्कयूरियस-कार देना चाहिए। डॉ. नैश के अनुसार **मर्कूरियस कार** की पेचिश में मूत्र त्याग में जलन होती है तथा मूत्र बूँद बूँद करके आता है (**कैन्थेरिस**)। यह इसका विशेष लक्षण है ।

मसाना, मूत्राशय (Bladder)—ऐलब्यूमिन्यूरिया (Albuminuria) में **मर्क्यूरियस** से मर्क्यूरियस-कार अधिक गुणकारी है। सगर्भावस्था के ऐल्ब्यूमिन्यूरिया में इस औषधि का अक्सर प्रयोग हुआ करता है; यदि गठिया रहे, तो और भी उपकारी है। मूत्राशय में ऐंठन और मूत्रनली (Urethra) में बेहद जलन होती है। पेशाब थोड़ा, दर्द के साथ बूँद बूँद टपक के आता है।

सुज़ाक (Gonorrhoea)— सुजाक की दूसरी अवस्था में, जबकि मूत्रनली में जलन और ऐंठन रहती है, मवाद सब्ज़ रङ्ग का जाता हो और रात में उसकी वृद्धि होती हो, तो मर्क्यूरियस कार विशेष लाभदायक है।

कामेन्द्रिय के अग्रभाग की खाल बन्द हो जाने या सिकुड़ जाने में (Phimosis and Para - Phimosis) और हश्फा या सुपारी की सूजन में, यदि सुज़ाक का दोष रहे तो मर्क्यूरियस-कार से विशेष फल मिलेगा।

वृद्धि (Aggravation)— शाम और रात के समय; खुली हवा में; चर्बीदार खाना खाने से; हरकत से।

ह्रास (Amelioration)—स्थिर रहने से।

मात्रा (Dose) – 6 शक्ति।

(298) मर्क्युरियस डलसिस
(Mercurius Dulcis)

Calomel

इस औषधि का सेवन हैजा की पहली और दूसरी अवस्था में करने से पित्त निकलने की क्रिया में लाभ मिलता है। रोगी जल्द ही आरोग्य हो जाता है। शीत आ जाने पर शिराओं और हृत्पिण्ड में रक्त जम जाने से रक्तसंचालन की क्रिया बंद हो जाती है। नाड़ी का पता नहीं चलता, रोगी को श्वास लेने और छोड़ने में कठिनाई होती है, रोगी हांफने लगता है, मृत्यु नजदीक ही दिखलाई देती है। इन लक्षणों की भली प्रकार पहचान करके यथासमय इस औषधि का प्रयोग करने से रोगी को पुनर्जीवन दिया जा सकता है।

मर्क्युरियस डलसिस का हैजा में प्रयोग करने से पहले निम्न लक्षणों का ध्यान रखना चाहिए।

अत्यधिक मात्रा में क़ै और दस्त, बिना कुछ खाये हुये ही पेट भरा हुआ मालूम देना,

तेज प्यास, पेट में ऐंठन मारता हुआ दर्द, छाती और नाभि के पास जलन होना। अधिक मात्रा में पानी जैसा दस्तों का होना, तद्परान्त 7-8 घंटे के अन्दर ही दस्तों की मात्रा घट कर क़ै होना, खून की पेचिश और साथ ही कूथन या हरे दस्त होना, जी मिचलाना इत्यादि। पेशाब बहुत ज्यादा मात्रा में होना, फिर उसका घटते जाना।

स्वर्गीय डाक्टर जी. मानुक और स्वर्गीय डाक्टर यूनान, एमबीसीएम ने भी हैजे की पहली अवस्था में बहुत अधिक मात्रा में दस्त होने पर इस औषधि को प्रयोग करने की सिफारिश की है। उनके मतानुसार इससे पित्त निकलने की क्रिया बढ़ जाने से, पित्त संयुक्त हो जाता है, जिससे अन्यान्य उपसर्ग भी घट जाते हैं।

सम्बन्ध- काली-म्यूरि से तुलना कीजिए।

मात्रा- 3 X, विचूर्ण से 6 शक्ति तक।

(299) मर्क्यूरियस आयोडेटस फ्लेवस
(Mercurius Iodatus Flavus)

Proto-iodide of Mercury *Yellow Iodide of Mercury.*

पारादोष से हल्क़ की बीमारी (Throat affections) में प्राटोआयोडाइड काम आता है। जब डिफ़थीरिया (Diphtheria) में सूजन और दर्द ख़ास कर दाहिनी तरफ़ होता है और अगर फिर बाँयी तरफ़ जाय, तो प्राटो-आयोड का प्रयोग करना चाहिए। गर्म वस्तु पीने से और थूक निगलने से वृद्धि होती है (लैक)। इसकी सारी शिकायतें शरीर की दाहिनी तरफ़ हुआ करती हैं।

जीभ (Tongue)— जीभ पर गाढ़ी पीली मैल जम जाती है (कैलि-बाई) और उसके सिरे और किनारों पर सुर्खी होती है। जीभ पर सुनहरी पीली मैल का जमना **नेट्रम-फास** का लक्षण है। सब्ज़ भूरे रंग का मैल जमना **नेट्रम-सल्फ** का लक्षण है।

हलक और गर्दन की दाहिनी तरफ़ की गिलटियों में यह औषधि विशेष उपकारी है।

गर्मी के बाधी (Syphilitic Bubo) और घाव (Hunterian chancer) में यदि ठीक समय पर इस औषधि का प्रयोग किया जाय, तो रोग आगे बढ़ नहीं सकता।

सम्बन्ध (Relations)— बेल, आयोड, कैलि-बाइ, लैक, मर्क, नाइट्र-ऐसिड और सल्फर के साथ तुलना करो।

वृद्धि (Aggravation)— रात के समय बिस्तर पर; दाहिनी तरफ़ स्थिर लेटने से; आहिस्ता आहिस्ता हरकत से (Passive Motion) ।

ह्रास (Amelioration)—दिन में, खुली हवा में, तेज़ हरकत से (Active motion) ।

मात्रा (Dose) — दूसरी शक्ति का विचूर्ण।

(300) मर्क्यूरियस आयोडेटस रूबर
(Mercurius Iodatus Ruber)

Bin-iodide of Mercury. *Red Iodide of Mercury.*

पारा दोषग्रस्त रोगी के डिफ़थीरिया (Diphtheria), टानसिलाइटिस (Tonsilitis) आदि में सूजन और दर्द, यदि बाँयी तरफ़ आरम्भ होकर दाहिनी तरफ़ जाय, तो बिन-आयोडाइड उपयोगी है। **मर्क्यूरियस** से इन दोनों आयोडाइड में गर्मी के घाव (Chancre) में अधिक सख़्ती होती है। पुराने गर्मी के रोगी (Old syphilitic patients) के लिए यह दोनों आयोडाइड विशेष फलदायक हैं। पुराने बाघी (Bubo) से यदि वर्षों से पीव आती हो, तो बिन-आयोडाइड का प्रयोग करना चाहिए।

गर्मी (Syphilis) के बाद बांया पोता (Testicle) यदि पत्थर की तरह सख़्त (Sarcocele) हो जाय, तो इस औषधि से अच्छा होगा। गर्दन की बांयी तरफ़ की गिलटी की सूजन में यह औषधि लाभदायक है।

सम्बन्ध (Relations)—बेल, लैक, मर्क, मेज़, नाइट्र-ऐसिड, कैलि-बाई और आयोड के साथ तुलना करो।

मात्रा (Dose) — तीसरी शक्ति का विचूर्ण।

(301) मर्क्यूरियस
(Mercurius)

Quicksilver. *Mercurius Solubilis Hahnemanni.*

रोगों की चिकित्सा में मर्क्यूरियस साल का प्रयोग बहुत ज़्यादा होता है। प्रत्येक दिन चिकित्सक को इसे इस्तेमाल करना पड़ता है, इसलिए पाठकों को चाहिए कि वे इसके अद्भुत लक्षणों को विशेष ध्यान दे कर पढ़ें।

शरीर का थरथराना, दुर्बलता, पसीना, सब रूतूबत मवाद, घाव में बदबू, नम मौसिम में, गर्मी और ठण्ड से, बिस्तर की गर्मी से और रात के समय वृद्धि यह सब लक्षण रहने से ही मर्क्यूरियस् साल का स्मरण करना चाहिए।

मानसिक लक्षण (Mental symptoms)— हर बात में जल्दी करना, बहुत जल्द बात करना (बेल, हायोस, लैके, स्ट्रैमो), घबराहट और बेचैनी इसका स्वभाव है। स्मरण शक्ति कमज़ोर, गावदी, प्रश्नों का उत्तर तुरन्त नहीं दे सकता, मुँह की तरफ ताकता रहता है, बहुत देर में बात को समझता है। इस औषधि में यह भी है कि बच्चे की समझ और बुद्धि उम्र के विचार से बहुत तेज़ होती है (Precocious mental development)।

सिर (Head)— खोपड़ी की खाल छूने से दर्द होता है (चायना, नेट्रम-म्यूर, नाइट्र-ऐसिड़; (The whole external head is painful to touch),; खुजलाने से दर्द बढ़ जाता है और खून निकल आता है। खोपड़ी की खाल में दिन रात खुजली होती है, उसमें रसदार फुन्सियाँ होती हैं (हिपर, ग्रैफ, लाइको, नाइट्र-ऐसिड़), सिर में पपड़ियाँ जम जाती हैं, जिससे बाल गिरने लगते हैं (ग्रैफ, नाइट्रम-ऐसिड, सिपि)। सिर की हड्डी सूज कर उस में गांठ सी पड़ जाती हैं (Exostoses), छूने से दर्द होता है, रात के समय बिस्तर पर वृद्धि होती है। सिर की हड्डी की सूजन, सिर के बालों का गिरना इत्यादि लक्षण अक्सर गर्मी के रोगी (Syphilitic Patients) में हुआ करते हैं।

पारा सेवन किए हुए गर्मी के रोगी (Mercurialized syphilitics) को सिर का दर्द और जुकाम सदैव लगा रहता है। सिर में गर्मी रहती है और दिमाग भारी, मानो सिर पट्टी से कसा हुआ है, फटता हुआ सा मालूम पड़ता है। सिर दर्द होने पर हवा से तकलीफ़ होती है। कमरे के अन्दर उसे आराम मिलता है, परन्तु गर्म या ठण्डे कमरे में तकलीफ होती है, हवा की झोंक से और भी तकलीफ़ होती है। वह ओढ़ना चाहता है, परन्तु गर्मी से तकलीफ होती है। इन रोगियों को मौसिम की ज़रा भी तबदीली से तकलीफ़ बढ़ जाती है। इनका पुराना गाढ़ा जुकाम ठण्ड लगकर पतला हो जाने पर सिर में बेहद दर्द होने लगता है। **साइलीशिया** की तरह इसमें भी पाँव का पसीना रुक जाने से सिर में दर्द होने लगता है। **मर्क-साल** और **साइली** इनमें किसी एक के बाद दूसरे का प्रयोग नहीं होता, क्योंकि वे आपस में विरोधी भाव (Inimical) रखते हैं।

रात में वृद्धि (Aggravation at night)— रात में विशेषकर बिस्तर की गर्मी से रोग की वृद्धि होना मर्क्यूरियस-साल का सर्वप्रधान लक्षण है। रात में रोग की वृद्धि के लक्षण कितने ही औषधियों में हैं। मर्क्यूरियस, बिस्तर की गर्मी से रोग वृद्धि के लक्षण में, **लिडम** से मिलता जुलता है, फ़र्क यह है कि मर्क्यूरियस के अधिकाँश रोग में बहुत ज़्यादा पसीना रहता है और पसीना से रोग में कोई कमी नहीं होती। मर्क्यूरियस का रोग ठण्ड, ठण्डी हवा से और शरीर खुला रखने से बढ़ जाता है; परन्तु **लिडम** का रोग इससे कम हो जाता है। बिस्तर में रोग वृद्धि का लक्षण **आर्सेनिक** में भी है, परन्तु **आर्सेनिक** का रोग बिस्तर पर लेट कर आराम करते समय अत्यन्त बढ़ ज़ाता है और थोड़ी देर में बिस्तर गर्म होने पर उसकी गर्मी से कुछ आराम मिलता है। मर्क्यूरियस रोगी बिस्तर पर लेटने की प्रथमावस्था में आराम मालूम करता है, परन्तु बिस्तर जितना गर्म होता रहता है, रोगी की तकलीफें भी उसी क़दर बढ़ती जाती हैं।

पसीने की ज़्यादती (Profuse sweat)— प्राय: सब रोगों के साथ बहुत ज़्यादा पसीना आना, परन्तु उससे रोग में कमी न होकर वृद्धि का होना, इसका एक विशेष लक्षण है। पसीने से रोग की कमी के **लक्षण पर नेट्रम-म्यूर, सोरि और वेरेट्रम** उपयोगी हैं।

खसरा (Measles) — और स्कार्लाटिना (Scarlatina) के बाद सिर में पानी जम जाने से (Hydrocephalus), बच्चे का इधर-उधर को सिर फेरने और कराहने पर सिर पर पसीने के लक्षण रहने पर मर्क्यूरियस उपयोगी है। **एपिस** भी इस प्रकार के हाइड्रोकेफैलस (Hydrocephalus) को दूर करती है।

आँख (Eyes)— मर्क्यूरियस आँख के रोग के लिये विशेष उपकारी है, विशेष करके यदि ठण्ड लग कर आँख आई हों। आँखों में सूजन, जलन और सुर्ख़ी। आँख से गर्म पानी आता है। कीचड़ से आँख सुबह के समय चिपक जाती हैं (लाइको, पल्स, सल्फ)। पपोटे सूज कर अन्दर की ओर पलट जाते हैं (बोरैक्स)। आँखें अच्छी तरह नहीं खुलतीं, मानों कोए में जम गई हैं। आँखों से धुंधला नज़र आता है, मानों कोहरा छाया हुआ है। रोशनी और आग की गर्मी बरदाश्त नहीं होती (ऐकोन, बेल, सल्फ)।

कान (Ears)— कान से गाढ़ा सब्ज़ रङ्ग का बदबूदार मवाद आता है जैसे नाक और दूसरे म्यूकस मेम्ब्रेन (Mucous membranes) से आया करता है। कान की सूजन और टीस मारता हुआ दर्द (बेल, पल्स)। कान का पर्दा फट (Ruptured ear drum); जाने पर मर्क्यूरियस का प्रयोग अक्सर हुआ करता है। कान का रह रह कर बन्द हो जाना; निगलने या नाक झिड़कने से खुल जाना, इसका लक्षण है।

नाक (Nose)— पुराने गर्मी के रोगी (Old Syphilitic) के लिए, जिसकी नाक से सदैव गाढ़ा सब्ज़ पीले रङ्ग का बदबूदार रूतूबत आया करता है। नाक की हड्डी में सूजन और छूने से दर्द (आराम, हिपर)। जुकाम पक कर गाढ़ा और पीला हो जाने पर मर्क्यूरियस का प्रयोग अक्सर होता है, **पल्सेटिला** का जुकाम भी इसी प्रकार का गाढ़ा और पीला होता है, फर्क यह है, **पल्सेटिला** के जुकाम में प्यास नहीं रहती, जलन या किसी प्रकार का दर्द नहीं रहता और मर्क्यूरियस में प्यास रहती है। इसकी रूतूबत से नाक में जलन होती है। पुराना सोरिक (Psoric); रोगी जिसको अक्सर जुकाम हुआ करता है, उसे मर्क्यूरियस से फ़ायदा तो होगा, परन्तु रोग को जड़ से दूर नहीं करेगा, आराम होने पर भी बार-बार जुकाम हो जाया करेगा। इस प्रकार के सोरिक रोगी को मर्क्यूरियस की अधिक मात्रा नहीं देनी चाहिए, कोई दूसरी गम्भीर क्रिया करने वाली दवा देनी चाहिए।

चेहरा (Face)— चेहरे पर गर्मी के घाव और स्नायुशूल (Neuralgia) में यह विशेष उपकारी है। यह कर्णामूल (Mumps) के लिए एक उत्तम औषधि है, इसमें इसका प्रयोग अक्सर होता है।

मुँह (Mouth)—दाँत की बीमारी – गठिये का और पारे से चिकित्सिक रोगी (Gouty and mercurialized patients) के मसूड़े में अक्सर तकलीफ़ होती है। दाँत हिलते और जल्द गिर जाते हैं, काले पड़ जाते हैं, घुनने लगते हैं; जीभ से छू जाने पर दांतों में दर्द होता है, मसूड़े घिसते जाते हैं, टीस मारता सा दर्द कान और सिर तक फैलता है, रात के समय और बिस्तर की गर्मी से वृद्धि होती है। मसूड़े में सूजन, छूने और चबाने से दर्द, ज़रा ही में खून निकल आता है, मुँह से बदबू आती है। मसूड़े पक जाते हैं, मवाद देने लगते हैं। दाँत और मसूड़े की हर तरह की तकलीफ़ में मर्क्यूरियस के प्रयोग से विशेष फल पाया जाता है। **मर्क्यूरियस रोगी का मुँह तर रहने पर भी प्यास अधिक रहती है, पल्सेटिला** रोगी का मुँह खुश्क रहता है, परन्तु प्यास बिल्कुल नहीं रहती, ऐसे अद्भुद लक्षण ध्यान देने के योग्य हैं।

जीभ (Tongue)— जीभ फूली हुई, पिलपिली, लबलबी, उस पर सफ़ेद मैल (ऐन्ट-क्रूड, ब्रायो, नक्स-वोम), किनारे **सुर्ख गीली और बेहद प्यास, उस पर दाँतों के निशान**

पड़ जाते हैं; जबान हिलाई नहीं जाती, काँपती है, इस कारण बोलने में तकलीफ़ होती है और तुतलाता है (कास्टि, हायोस, स्ट्रैमो)।

मुँह (Aphthae) हो जाता है (बोरैक्स); मुँह के अन्दर घाव हो जाते हैं। राल पैदा करने वाली गिलटियों (Salivary glands) में सूजन, राल बहुत आती है (आयोड, नाइट्र-ऐसिड), मुंह से बेहद बू आती है। मीठा या धातु का सा स्वाद।

मसूड़े के सड़ने पर और उन में नासूर हो जाने पर मर्क्यूरियस विशेष उपकारी है। **फ्लोरिक-ऐसिड और साइलीशिया** भी नासूर के लिये उत्तम औषधि है। गर्मी के रोगी के तालू की हड्डी सड़ने पर मर्क्यूरियस लाभदायक होगा ।

हलक़ (Throat)— गले के कौए में सूजन और वृद्धि। मुँह और हलक में गर्मी के घाव (Syphilitic ulcers) । मुँह राल से भरा हुआ। टॉन्सिल पक जाने के कारण निगलने में अटकता हुआ दर्द (हिपर, नाइट्र ऐसिड)। हलक की गिलटियों में सूजन (आरम, बैराइटा-कार्ब, कैल्क-कार्ब, साइली)।

पेट (Stomach)— रोगी माँस, शराब, काफी और चर्बीदार खाना पसन्द नहीं करता। दूध और मिठाई हज़म नहीं होती। **मर्क्यूरियस** रोगी का हाज़मा और लिवर (Liver) हमेशा ख़राब रहता है। खट्टी डकारें आती हैं। लिवर में दर्द होता है। मर्क्यूरियस की तकलीफें, ज्यादातर दाहिनी तरफ़ लेटने से होती है। फेफड़े, खाँसी, लिवर और पेट की तकलीफें दाहिनी तरफ लेटने से बढ़ती हैं। लिवर खराब होने के कारण कँवल रोग (Jaundice) में मर्क्यूरियस विशेष लाभदायक औषधि है। लिवर बढ़ा हुआ, छूने से दर्द, रोगी दाहिनी तरफ लेट नहीं सकता।

जँघासे की गिलटियों में सूजन या पक कर मवाद पड़ जाने पर (Inguinal glands swollen and suppurating) और बाघी (Bubo) के लिए मर्क्यूरियस औषधि है (कैल्क-कार्ब, नाइट्र ऐसिड, थूजा)।

मरोड़ा, ऐंठन (Tenesmus)— पेचिश में अत्यन्त ऐंठन के साथ काई काई सेहला की तरह आँव और खून मिले हुए मल का आना इसका विशेष लक्षण है। यह लक्षण **मर्क्यूरियस-कार** के साथ मिलता जुलता है। फर्क यह है, मल और आंव का भाग अधिक रहने पर मर्क-साल और खून का भाग अधिक रहने पर **मर्क-कार अधिक** उपयोगी है। ऐंठन और मरोड़ के लक्षण पर **नक्स-वोमिका** के साथ इसकी तुलना होती है, फ़र्क यह है कि **नक्स** रोगी को मलत्याग के बाद आराम मिलता है और मरोड़ घट जाती है परन्तु मर्क्यूरियस रोगी का पाखाना होने पर भी मरोड़ नहीं जाता, बार-बार पाख़ाना जाने की हाजत बनी रहती है। पेचिश में ठीक इसका विपरीत लक्षण **नक्स** और **रस-टाक्स** में होता है। जब तक तुम पूरे तौर से निंश्चित न हो और औषधि सुनिर्वाचित न हो, पेचिश में **आर्सेनिक** का प्रयोग मत करो, इस से रोगी को विशेष हानि पहुँचेगी।

मूत्र यन्त्र (Urinary Organs)— मूत्र नली (Urethra) में जलन (ऐकोन, आर्स, कैन्थ, कोना); बार-बार पेशाब की हाजत, थोड़ा थोड़ा पेशाब का आना, रात्रि में वृद्धि। पेशाब स्याह-सुर्ख रङ्ग का धुँधला, खून मिला हुआ। सुज़ाक (Gonorrhoea) में सब्ज़ रङ्ग की

पीब, रात्रि में वृद्धि। कामेन्द्रिय के अग्रभाग का चमड़ा न खुलने पर मर्क्यूरियस उपयोगी है (मर्क-कार)।

गर्मी (Syphilis)— के रोग में इन्द्रिय के सुपारे पर गहरा घाव (Chancre) हो जाने पर और उसके सूजन में मर्क्यूरियस अमृत तुल्य औषधि है।

सिफिलिस (Syphilis)— सिफिलिस को अक्सर लोग आतशक रोग कहते हैं, परन्तु यह सम्पूर्ण भ्रम है। सिफिलिस रोग मनुष्य की कुक्रिया का फल है। दूषित स्त्री के पास जाने ही से सिफिलिस होता है, साइकोसिस भी इसी तरह से होता है। गनोरिया (Gonorrhoea) और सिफिलिस में फ़र्क़ यह है कि - गनोरिया में लिङ्ग के अन्दर मूत्रनली और उसकी जड़ में प्रदाह और घाव होता है, और सिफिलिस में लिङ्ग के सिर अर्थात् सुपारे पर बाहर प्रदाह और घाव होता है। दोनों रोग एक ही कुक्रिया के फल हैं और प्रथमावस्था में उनमें बहुत सादृश्य रहता है। किसी मनुष्य को आतशक का घाव होते ही वह अति गुप्तभाव से और आसानी से उसे आराम करने के अभिप्राय से इन्जेक्शन, (Injections) आदि क्षणिक उपचार का अवलम्बन करता है और उसके फल में **रोगशक्ति अन्तर्मुख़ी होकर सिफिलिस नामक दोष या धातु की सृष्टि करती है**। सिफिलिस धातु भी शरीर यन्त्र की अवस्था को विकृत कर देता है और मनुष्य को और भी कुछ अन्य प्रकार के (अर्थात् सोरा Psora द्वारा जो सब रोग लक्षण आते हैं उनके अलावा) रोग लक्षणों के अधीन कर लेता है। यह बात अवश्य ही स्वीकार करनी होगी कि सिफिलिस की अपेक्षा साइकोसिस (Sycosis) की अवस्था और भी पेचीदा है। सोरा, साइकोसिस और सिफिलिस कहने से एक अवस्था ख्याल करनी चाहिए, जिसके द्वारा रोग प्रवणता लाता है। कोई उन्हें भ्रम से किसी प्रकार के रोग विशेष ख्याल न करें। **वे शरीर की अवस्था या धातु हैं**। सोरा, साइकोसिस और सिफिलिस इन में से प्रत्येक जीवनशक्ति की स्वाभाविक गति और प्रकृति को अपनी अपनी गति और प्रकृति के अनुसार शुरू ही से परिवर्तित कर डालता है और जीवनशक्ति उनके वश में काम करने को बाध्य होती है।

विदेशियों के आगमन के साथ सिफिलिस और गनोरिया इन दो महाव्याधियों ने भारतवासियों के अन्दर विस्तृति लाभ की है, परन्तु उनका किसी प्रकार का प्रतिकार आयुर्वेदशास्त्र में नहीं है। कारण पहले इस पुण्य आर्य भूमि में इन दो व्याधियों का नाम तक नहीं था। सिफिलिस का दूसरा नाम फ़िरङ्गी रोग है। यूरोप देश के सौदागरों के द्वारा ही यह व्याधि इस देश में आई है, इसके नाम ही से यह प्रमाणित होता है। प्रमेह रोग इस देश में था। आयुर्वेद शास्त्र में बीस प्रकार के प्रमेह रोगों का वर्णन पाया जाता है परन्तु गनोरिया (सुज़ाक) ठीक इन बीस वर्णित रोगों के अन्दर नहीं आता। महात्मा हैनिमैन ने इन दो रोगों का जो सूक्ष्म विचार किया है, उन्हें सबको पढ़ना चाहिए। इन दो व्याधियों की चिकित्सा किसी प्रचलित चिकित्सा शास्त्रों में नहीं है। जो कुछ हैं भी वे यथार्थ आरोग्यकारी चिकित्सा नहीं हैं, वह सिर्फ़ कौशल से रोगों को दबाना है। महात्मा हैनिमैन का कहना है कि सिफिलिस का आरोग्य करना सब से सहज है। चिकित्सा क्षेत्र में हम लोगों ने इसका यथेष्ट प्रमाण पाया है। परन्तु अन्यान्य चिकित्सा शास्त्र के अनुगामी लोगों का कहना है कि यह दोनों व्याधियां इस जीवन में जड़ से आराम नहीं हो सकतीं। **अतएव इस हिसाब से होमियोपैथी का आसन सर्वोच्च है इसमें ज़रा भी सन्देह नहीं**। जो लोग

होमियोपैथी के बारे में कुछ भी नहीं जानते, वे इस बात तो सुनकर आश्चर्यित होकर अविश्वास कर सकते हैं, इस में होमियोपैथी की ज़रा भी हानि होने की सम्भावना नहीं है। अविश्वासी मनुष्य ही की हानि होने की सम्भावना अधिक है।

रजोधर्म (Menses)— रजोधर्म का ख़ून हल्का सुर्ख या पीले रङ्ग का, खून कभी ज़्यादा, कभी कम। कभी-कभी रजोधर्म कई महीनों तक रुका रहता है। प्रदर (Leucorrhoea) सब्ज़ रङ्ग का, खुजली और जलन होती है, रात में वृद्धि। योनिद्वार (Vagina) में सूजन, खुजली होती है, पेशाब छू जाने से खुजली अधिक होती है। हर रजोधर्म के समय स्तन (Mammae) में दर्द होना और उनका सख्त हो जाना, इसका अन्य विशेष लक्षण है। इस दर्द का विशेषत्व यह है कि रोगिणी ख़्याल करती है कि मेरे स्तन पक गए हैं। माहवारी के समय स्तन में दर्द, सख़्ती और जलन के लक्षण **कोनायम, लैक-कैन और केलि-कार्ब** में भी हैं। परन्तु **लैक-कैन** में माहवारी के समय हलक में दर्द और खाँसी और **कैलि-कार्ब** में कमर में दर्द का लक्षण रहता है। माहवारी के समय या माहवारी न होकर स्तन में दूध का प्रकाश होना मर्क्यूरियस का और एक लक्षण है। डॉक्टर केन्ट कहते हैं कि मैंने एक 16 वर्ष के बालक के स्तन (Breast) में दूध होने के लक्षण पर मर्क्यूरियस से आरोग्य किया था। छोटी-छोटी लड़कियों के प्रदर में, जिसमें जलन और खुजली होती है, मर्क्यूरियस उपयोगी है (कैल्क-कार्ब)।

सगर्भावस्था में जननेन्द्रिय की सूजन, दर्द और चलने में तकलीफ़। प्रसव के बाद बहुत दिनों तक मैला पानी जाता है।

जरायु (Uterus) और स्तन (Mammae) के कैन्सर (Cancer) में मर्क्यूरियस गुणकारी है।

श्वास-यन्त्र (Respiratory Organs)— जुकाम गाढ़ा पीला, पक कर बिगड़ जाय और बहुत दिनों तक उसका सिलसिला जारी रहे, तो उच्चशक्ति मर्क्यूरियस की एक मात्रा से आरोग्य प्राप्त होता है। **दाहिनी तरफ लेटने से खांसी की वृद्धि होती है**। पसीना बहुत आता है, अधिक गर्मी या ठण्ड से रोग की वृद्धि, रात्रि में वृद्धि । सीने की दाहिनी तरफ सुई चुभता सा दर्द (ब्रायो, कैलि-कार्ब, फास), छींकने और खाँसने से पीठ तक दर्द फैलता है। क्षय रोग में खून मिला हुआ थूक। रक्तस्राव या न्यूमोनिया (Haemorrhages or pneumonia) के बाद फेफड़ा पक जाता है और उस में मवाद पड़ जाता है।

गर्दन और पीठ (Neck and back)— गर्दन की गिलटियों में सख्ती और सूजन (बैर-कार्ब, कैल्के-कार्ब, आयोड)। साँस लेने से कमर में दर्द ।

वात रोग (Rheumatism)— जोड़ों में दर्द और सूजन, बिस्तर की गर्मी से और ओढ़ना हटा देने से, पसीने से और रात में वृद्धि होती है। हाथ और पाँव पक्षाघात की तरह काँपते हैं। ठण्ड मालूम होने के कारण रोगी ओढ़ना चाहता है, परन्तु जब वह बिस्तर में गर्म हो जाता है, तो तकलीफें बढ़ जाती है।

चर्म रोग (Skin disease)— सारे शरीर में खुजली होती है, बिस्तर की गर्मी से और रात्रि में वृद्धि होती है। घाव में से सहज ही में खून निकल आता है। (ऐसाफ, हिपर,

मेज़े, सल्फ)। आतशक की प्रथम या द्वितीय अवस्था में शरीर में गोल सुर्ख चकत्ते पड़ जाते हैं। जो जल्द नहीं पकते, सख्त होकर रह जाते हैं और उनमें दर्द होता है। ऐसे फोड़ों में मर्क्यूरियस उपयोगी है।

ज्वर (Fever) -- बुख़ार के साथ पसीना और उससे बुख़ार में कोई कमी न होकर पीड़ा की वृद्धि होना ही मर्क्यूरियस का प्रधान लक्षण है। गाल, गर्दन, जंघा इत्यादि शरीर के किसी भी स्थान की गिलटियों में सूजन हो जाने से बुखार आने पर और उसके साथ बहुत ज्यादा पसीना होने पर मर्क्यूरियस विशेष लाभदायक है। ठण्ड लग कर जुकाम होने और बुख़ार आने पर भी मर्क्यूरियस उपकारी है।

सम्बन्ध (Relations)— बेल, हिपर, लैक और सल्फर के बाद अच्छा काम देता है, परन्तु साइलीशिया के पूर्व और बाद मर्क्यूरियस का प्रयोग करना नहीं चाहिए।

विषक्रिया नाशक औषधियां (Antidotes)— आरम, हिपर, लैक, मेज़, नाइट्र-ऐसिड और सल्फर।

वृद्धि (Aggravation)— रात्रि के समय; बिस्तर की गर्मी से; पसीना आने से; नम मौसिम में; शाम की ठण्डी हवा से; दिन की गर्मी और रात की नमी और ठण्ड से; परिश्रम से और दाहिनी तरफ़ लेटने से।

मात्रा- दूसरी से तीस शक्ति तक।

(302) मर्क्यूरियस सल्फ्यूरिकस
(Mercurius Sulphuricus)

Sulphate of Mercury

प्लूरा में जल जमना (Hydrothorax)— दिल या लिवर की बीमारी से प्लूरा (Pleura) में शोथ (Dropsical collection) होने से रोगी लेट नहीं सकता, साँस लेने में तकलीफ़ होती है, बैठे रहना पड़ता है; हाथ, पाँव फूल जाते हैं, सीने में जलन होती है, पतले दस्त आने लगते हैं। रोगी की यह खतरनाक अवस्था देखने से बड़ा ही दुख होता है।

डॉक्टर लिपि कहते हैं–जब इस की क्रिया अच्छी होती है, तब इससे बहुत पतले दस्त का आना आरम्भ होता है, जिससे रोगी को बहुत आराम मिलता है। हाइड्रोथोरैक्स (Hydrothorax) में जैसे **आर्सेनिक** बहुमूल्य है, बैसे ही मर्क्यूरियस सल्फ भी है।

सम्बन्ध (Relations)—आर्स, सिनाथ, डिजि और सल्फ़ के साथ तुलना करो।

(303) मेज़ेरियम
(Mezerium)

Spurge Olive. *Thymelace*

मेज़ेरियम का इस्तेमाल, गर्मी (Syphilis) खास कर पारे के दुरुपयोग के बाद औ गण्डमाला (Syphilitic and scrofulous affections) के रोग में होता है, विशे करके हड्डियों और हड्डी के ऊपर की झिल्ली (Periosteum) की पीड़ा और चर्म रोग में। सिफिलिस दोष से लम्बी हड्डियों की झिल्ली में सूजन और दर्द (Periosteal inflammation of the shafts of long bones) की, विशेष करके टीबिया (Tibia) में, रात के समय और नम मौसिम में वृद्धि होती है। हड्डियाँ बढ़ कर ऊपर की ओर उमड़ आती है। (Exostoses) ।

चर्म रोग (Skin disease)— मेज़ेरियम के चर्म के लक्षण ध्यान देने के योग्य हैं। **इसमें एक स्थान पर फुन्सियों के झुण्ड के झुण्ड होते हैं, इनमें गाढ़ा पीला मवाद भरा रहता है, और वे मिलकर एक हो जाते हैं, उनके ऊपर एक मोटी पपड़ी का जम जाना ही इसका विशेष लक्षण है।** घाव के इर्द गिर्द छोटी-छोटी फुन्सियाँ होती है, ज़राही में उनमें से खून आने लगता है। (हिपर, सल्फ), छू जाने से तकलीफ़ होती है, रात के समय दर्द की अधिकता होती है (मर्क) और खुजली होती है। **सिर की सब फुन्सियाँ मिल जाती हैं उनके ऊपर चमड़े की तरह एक मोटी पपड़ी पड़ जाती है, जिसके नीचे मवाद जम जाता है और बाल सब उलझ और चिपक कर चटाई की तरह बन जाते हैं** (ग्रैफ, सोरि)। अक्सर बच्चों के सिर पर इस प्रकार की पपड़ियाँ जम जाती हैं। बच्चों के चेहरे पर इस प्रकार की मवादी फुन्सियां हो जाया करती हैं, बच्चे बार-बार खुजलाया करते हैं, पपड़ियां नुच जाती हैं, उनमें से खून आने लगता है और फिर मोटी पपड़ी पड़ जाती है। मर्क्यूरियस की तरह इसकी तकलीफें भी रात के समय बढ़ जाती हैं।

टीका (Vaccination)— लगाने के बाद शरीर पर एक्ज़िमा (Eczema) और फुन्सियाँ निकलने पर मेज़ेरियम से उपकार होगा। एक्ज़िमा से चिपचिपा रूतूबत निकलता है और बेहद खुजली चलती है।

दांत का दर्द (Toothache)— घुने हुए दाँत में दर्द होता है (क्रियोज़)। ऐसा मालूम होता है कि दांत लम्बा हो गया है, दांत में ज़बान छू जाने से दर्द होता है, रात में वृद्धि होती है। मुँह खोल कर हवा खींचने से दर्द में कमी मालूम होती है। मेज़ेरियम में दांत की जड़ घुनती जाती है और मर्क्यूरियस में दाँत का ऊपर का हिस्सा घुनता जाता है।

खाँसी (Cough)— इसकी खाँसी में एक विशेषत्व यह है कि खाना खाने के बाद उस वक्त तक खाँसता रहेगा, जब तक खाया हुआ सब कै न हो जाय।

सम्बन्ध (Relations)— कास्टि, गुआइकम, फाइटो और रस के साथ तुलना करो।

वृद्धि (Aggravation)— ठण्डी हवा से; ठण्डे पानी से, हाथ-पाँव धोने से; रात के समय; छूने या हरकत से; पारा या शराब के बुरे फल से।

मात्रा (Dose) – 6 से 30 शक्ति।

(304) मिलेफोलियम (Millefolium)

Yarrow Milfoil. *Compositæ.*

रक्तस्राव (Haemorrhage)—नाक, फेफड़ा, पेट और स्त्रियों की जननेन्द्रिय से विशेष करके नाताकती या अत्यन्त परिश्रम से चमकीला लाल रक्तस्राव होने पर यह औषधि उपयोगी है। यह **ऐकोनाइट** के रक्तस्राव से मिलता जुलता है, मिलेफोलियम में **ऐकोनाइट** की तरह घबड़ाहट और बेचैनी नहीं रहती। किसी भारी बोझ उठाने या अधिक परिश्रम के कारण रक्तस्राव होने पर, इसका प्रयोग करना चाहिए। इसके रक्तस्राव के साथ किसी प्रकार का दर्द या बुखार नहीं रहता। पेट, मूत्राशय (Bladder), गुदा (Rectum) और जरायु से भी रक्तस्राव होता है। चोट लगकर या गिर पड़ने पर रक्तस्राव होने (आर्नि, हेमा) पर मिलेफोलियम का प्रयोग करना चाहिए।

दुर्बलता के कारण बच्चों के प्रदर, सफेद पानी जाने पर (Leucorrhoea) इस औषधि का प्रयोग होता है (कैल्के)।

खाँसी (Cough)— शुरू शुरू के तपेदिक (Phthisis) में खाँसी के साथ सुर्ख़ खून आने पर, इस औषधि से विशेष लाभ होगा। रजोधर्म के रुक जाने, ऊँची जगह से गिरने और अधिक मेहनत के बाद खाँसी के साथ खून आने पर मिलेफोलियम लाभदायक होगा। शाम के 4 बज़े खून के साथ खाँसी (लाइको)।

सम्बन्ध (Relations)—रक्तस्राव में ऐकोनाइट और आर्निका के बाद, मिलेफोलियम अच्छा काम देता है।

मात्रा (Dose) – मूलार्क से तीसरी शक्ति।

305 मिचेला रिपेन्स
(Mitchella Repens)

Partridge-berry

इस औषधि की प्रधान क्रिया स्त्री जननेन्द्रिय पर और मूत्रयंत्र पर होती है। बहुत थोड़ा ऋतुस्राव, बहुत ज्यादा ऋतुस्राव, ऋतुस्राव देर से होना, जरायु रोग ग्रस्त स्त्रियों की मूत्रकृच्छा, बाधक दर्द, रंजोलोप इत्यादि कई बीमारियों में इस औषधि के प्रयोग से लाभ होता है।

जरायु से रक्तस्राव (uterine haemorrhage) अधिक मात्रा में व उसका रंग चमकदार लाल होता है। जरायु में रक्तसंचय, जरायु का रंग लाल और उसमें सूजन होना, जरायु में बहुत दर्द और उपदाह, मूत्राशय ग्रीवा में उपदाह की वजह से बार-बार पेशाब का वेग, योनि में उत्ताप और जलन मालूम होना। प्रसव के तीन महीने पहले ही से कभी-कभी कृत्रिम प्रसव का झूठा दर्द (false pain) होना इत्यादि इस औषधि के प्रधान लक्षण हैं।

सम्बन्ध- हेलोनियस, इयुवा इर्सि, इयुपेअ, परप्युरियम, एपिस, सीपि से तुलना कीजिए।

मात्रा- मूलार्क से 2 X शक्ति।

306 मॉर्फिनम
(Morphinum)

Alkaloid of Opium

अफीम के साथ मॉफिनम का वैसा ही सम्बन्ध है जैसा कि बेलेडोना के साथ ऐट्रोपिन का है अर्थात मॉफिन्स में भी स्नायविक लक्षणों की प्रमुखता पायी जाती है। किसी भी तरह का दर्द या तकलीफ होने पर रोगी जब बहुत छटपटाता है तब ऐलोपैथी चिकित्सक उसे मार्फिया या हाइपोडर्मिक इजेक्शन दिया करते हैं, जिससे रोगी 10-15 मिनट के बाद सो जाता है। होमियोपैथी में भी निम्नलिखित लक्षणों में इसका प्रयोग किया जाता है।

आंखों के आगे अन्धेरा छा जाना, कुछ भी दिखलाई न देना, ऐसा लगता है जैसे चारों ओर अंधकार ही अंधकार हो। रोगी का लगातार रोते रहना, किसी से बातचीत करते समय, यहां तक की चिकित्सक को अपनी बीमारी का हाल बताने में भी रो पड़ता है। जरा सा सिर हिलाते ही सिर में चक्कर आने लगना, माथा भारी और गरम मालूम होना। बहुत ज्यादा सोने की इच्छा या अत्यधिक निद्राल होना, किन्तु पूरी तरह नींद न आना, सोते-सोते चौंक पड़ना। एकाएक मूर्च्छा, ऐसा मालूम होना कि अब मृत्यु निकट ही आ पहुंची है। हाथ-पैर कांपना और उनमें अकड़न होना, पैर के भीतर अनगिनत कीड़े रेंगते सा मालूम होना।

सम्बन्ध- मॉस्कस, कांफि, कैमो, ओपि, एपोमांर्फि से तुलना करो।

मात्रा- 3 से 6 विचूर्ण।

(307) मास्कस
(Moschus)

Musk

इसे हिन्दी में मृगनाभि कहते हैं। हठी, स्वार्थी और मनस्वी हिस्टीरिया ग्रस्त लड़कियों के लिए मास्कस विशेष उपयोगी है। हिस्टीरिया ग्रस्त लड़कियों की प्रकृति का समझना बड़ा कठिन है। वह इस क़दर काल्पनिक लक्षण पैदा करने में चतुर होती हैं कि देखने वालों को, माता-पिता और चिकित्सक को दंग कर देती हैं, सब को डरा देती हैं। इस तरह की हरकतें करती हैं कि बड़ी ही भयानक मालूम होती हैं। इतने तरह-तरह के कल्पित लक्षण बताती हैं कि चिकित्सक उनमें से कौन-सा साधारण (Common) और कौन सा असाधारण (Uncommon) लक्षण हैं, विचार करने में हैरान हो जाता है। इतनी तरह-तरह की तकलीफें वे बताती हैं कि तुम ठीक नहीं कह सकोगे कौन-सी उनमें विश्वास योग्य है, इस तरह प्रकाश करेंगी मानों सारी दुनिया की तकलीफें उन में मौजूद हैं। इस प्रकृति की हिस्टीरियाग्रस्त लड़की को कोई तुच्छ रोग होने पर भी, मामूली जुकाम में भी, वह ऐसा प्रकाश करेगी कि मानों उसे कोई बड़ा भारी कठिन रोग हो गया। यह सत्य है कि उसे कुछ तकलीफ़ है परन्तु इतनी भयङ्कर नहीं जितनी वह प्रकाश करती है। याद रखना चाहिए कि ऐसी हिस्टीरियाग्रस्त रोगिणी को सम्भालना बड़ा कठिन है। यदि यह लड़कियाँ किसी तरह से यह समझ जाँय कि डॉक्टर हमारी तकलीफों को तुच्छ समझ कर पूरा ध्यान नहीं देते, तो वह तुम्हें दूसरी बार नहीं बुलावेंगी।

हिस्टीरिया रोगिणी की छाती के बीच में एक गोला-सा चढ़ता हुआ मालूम होता है, सर्दी व गर्मी ज़रा ही में महसूस होती है, पुट्ठे सब काँपते हैं, नींद नहीं आती, दिल में धड़कन होती है और मूर्छा आ जाती है।

जब कभी मास्कस रोगिणी का यह विशेष लक्षण देखोगे कि एक गाल सुर्ख और ठंडा और दूसरा गाल पीला और गर्म, तो उस रोगिणी के मानसिक लक्षण में भी ख़राबी पावोगे। मास्कस रोगिणी बड़ी बद्मिज़ाज होती है, गुस्सा बहुत ही जबरदस्त, जरा ही में इस कदर गालियाँ देने लगती हैं कि चेहरा नीला पड़ जाता है और बेहोश होकर गिर पड़ती है। बीमारी कठिन न होने पर भी वह निश्चय कर लेती हैं कि मेरी मृत्यु अवश्य ही होगी। उसे मृत्युभय रहता है। सख़्त बेचैनी और धड़कन रहती है। वह चिड़चिड़ी और झगड़ालू मिज़ाज की होती हैं। हर बात में जल्दी करती हैं और चीजें हाथ से गिरा देती हैं। लेटने-से मरने के समान डरती है। हाथ-पाँव को पटक-पटक कर तरह तरह की हरकतें करती हैं। ऐसा ख्याल करती है कि शायद मैं किसी ऊँची जगह से गिर पडूंगी।

सिर और आँख की पलकों को हिलाने से चक्कर (Vertigo) आता है, जी मिचलाता और बेहोशी आती है। सिर में, गुद्दी में बेहद दर्द बताती है,कील चुभता हुआ दर्द बताती है, गर्म कमरे के अन्दर वृद्धि होती है और खुली हवा में आराम मिलता है। आँखें ऊपर की तरफ़ चढ़ी रहती हैं, टकटकी बांधे एक तरफ ताके रहती है। कान में फड़फड़ाहट मालूम होती है, तोप की सी आवाज़ सुनाई पड़ती है। नाक से खून आता है और तरह-तरह की गंध उसे मालूम

होती है। नीचे का जबड़ा चलाती है, मानों कुछ चबा रही है। हिस्टीरिया की अवस्था में मुँह और हलक़ खुश्क और बेहद प्यास रहती है। खाने की चीज़ से घृणा, उसे देखने पर उसका जी मिचलाता है। अरुचि, पेट में हवा भर जाने से पेट फूल जाता है, हिचकियाँ आती हैं, धड़कन होती है और सारा शरीर काँपता हैं, सांस लेने में तकलीफ़ होती है और रोगिणी ख़्याल करती है कि मेरी मृत्यु अवश्य ही होगी ।

त्वचा (Skin)— ठण्डी रहती है। एक हाथ गर्म और पीला, दूसरा हाथ ठण्डा और सुर्ख़।

सम्बन्ध (Relations)— ऐसाफेटिडा, इग्नेशिया और बैलेरियाना के साथ तुलना करो।

वृद्धि (Aggravation)— गर्म कमरे में।

ह्रास (Amelioration)— खुली हवा में।

मात्रा (Dose) — 1 से 3 शक्ति।

(308) म्यूरेक्स पर्प्यूरिया
(Murex Purpurea)

A mollrisk. *Muricidæ*

जरायु में दुःखदाई दर्द (Sore pain in uterus) -- रोगिणी अपने गर्भाशय (Womb) के बारे में स्पष्ट अनुभव करती है (हेलोन, लाइसिन)। रोगिणी नीचे के पेट में इस कदर बोझ मालूम करती है कि **जरायु** (Uterus) **इत्यादि सब योनिद्वार (Vagina) से बाहर निकल पड़ेंगे**, इसलिए वह टाँग के ऊपर टाँग रखकर बैठकर दबा लेती है, क्योंकि दबाने से आराम मिलता है। **सिपिया** में भी रोगिणी टाँग के ऊपर टाँग रखती है, लेकिन सिपिया रोगिणी में भोग की इच्छा (Sexual desire) नहीं रहती। म्यूरेक्स में काम की उत्तेजना बहुत प्रबल होती है और आलिङ्गन की इच्छा अधिक होती है (Violent excitement in sexual organs, and excesive desire for an embrace), **सिपिया** में ठीक उसके विपरीत होती है।

रजोधर्म (Menses)— अनियमित, जल्द, बहुत ज़्यादा, जमा हुआ ख़ून और बहुत दिनों तक रहता है। मानसिक उदासीनता से प्रदर (Leucorrhoea) में अधिकता हो जाती है, परन्तु प्रदर की अधिकता से रोगिणी अधिक आनन्दित रहती है।

कामेन्द्रिया में ज़रा भी रगड़ लग जाने से (Least contact of parts, causes violent sexual excitement) काम की प्रबल उत्तेजना होती है। प्रबल काम की उत्तेजना से हस्त मैथुन करने को मजबूर होना **अरिगेनम और ज़िङ्कम** का लक्षण है।

रजोनिवृत्ति (Sufferings during climacteric) के समय की तकलीफ़ों में **लैक, सिपि और सल्फ** की तरह म्यूरेक्स भी गुणकारी औषधि है।

सम्बन्ध (Relations)— अत्यन्त काम की इच्छा में लिलियम और प्लैटिना के साथ तुलना करो।

मात्रा (Dose) — 3 से 30 शक्ति।

309 म्यूरियेटिक ऐसिड (Muriatic Acid)

Hydrochloric Acid

टाइफायेड या टाइफस ज्वर (Typhoid or Typhus fever) का जिस में बेहद कमज़ोरी हो, चिकित्सा करने में **आर्सेनिक**, म्यूरियेटिक ऐसिड और **फासफोरिक ऐसिड** याद आते हैं। **आर्सेनिक** में बेहद बेचैनी और घबराहट रहती है; फासफोरिक ऐसिड में पहले मानसिक दुर्बलता होती है, फिर शारीरिक; म्यूरियेटिक ऐसिड में जिस्मानी कमज़ोरी पहले आती है और इस कमज़ोरी के साथ मुँह के **जबड़े के लटक पड़ने के लक्षण, रोगी का बिस्तर के नीचे की तरफ़ बार-बार खिसक जाने** (Great debility: as soon as he sits down his eyes close; lower jaw hangs down; slides down in bed) और बेसुधी में मल मूत्र निकल पड़ने के लक्षण देखते ही म्यूरियेटिक-ऐसिड याद आ जाता है। म्यूरियेटिक-ऐसिड रोगी में भी घबराहट और बेचैनी रहती है, परन्तु **आर्सेनिक** और **रस-टाक्स** की तरह नहीं। म्यूरियेटिक-ऐसिड रोगी बात नहीं करना चाहता, क्योंकि उसे बुरा मालूम होता है। **फासफोरिक ऐसिड** रोगी उत्तर देने में देर करता है, क्योंकि उसका चित्त दुर्बल हो जाता है, जिस कारण वह सोच नहीं सकता।

टाइफायेड या टाइफस में गहरी नींद, जागे रहने पर अचैतन्यभाव, ज़ोर-ज़ोर से कराहना और बड़बड़ाना। जीभ चमड़े की तरह खुश्क और सुन्न पड़ जाती है (Tongue shrunken, dry, leather-like paralyzed); पेशाब करते समय बेसुधी में बदबूदार पाख़ाना निकल पड़ता है; मुँह के अन्दर छाले पड़ जाते हैं; पतला स्याह रक्तस्राव होता है; बेहद कमज़ोरी रहती है, नब्ज की हर तीसरी चाल रुक जाती है।

माँस देखने या माँस के बारे में ख़्याल करने से बुरा मालूम होता है (नाइट्र-ऐसिड; Cannot bear the thought or sight of meat)।

बवासीर (Haemorrhoids)— बवासीर में म्यूरियेटिक-ऐसिड बहुत अच्छा काम देता है। मस्से सूजे हुए और नीले रंग के, उन में इस क़दर दर्द होता है कि कपड़ा भी नहीं छुआ जा सकता (Sensitive and painful to touch)। बच्चों की गुदा सहज ही में

निकल पड़ती है। गुदा इस क़दर कमज़ोर हो जाती है कि हवा ख़ारिज होते समय या पेशाब करते समय काँच बाहर निकल आती है।

जननेन्द्रिय में ज़रा भी छू जाना नहीं सहा जाता, यहाँ तक कि कपड़ा भी छू जाने से तकलीफ होती है (म्यूरेक्स; Cannot bear least touch, not even of sheet on genitals)।

सम्बन्ध (Relations)— ब्रायो, मर्क और रस-टाक्स के बाद म्यूरियेटिक-ऐसिड अच्छा काम देता है।

यह अफ़ीम और तमाखू बहुत ज़्यादा इस्तेमाल करने से उत्पन्न शारीरिक दुर्बलता को दूर करता है।

मात्रा (Dose) — 1 से 3 शक्ति।

310 माइरिका सेरिफेरा
(Myrica cerifera)

Bayberry

होमियोपैथी चिकित्सा में यह औषधि सिर्फ दो तीन बीमारियों में ही प्रयोग में आती है, जैसे कामला या पीलिया और उसके साथ ही रोगी के सिर में सुबह के समय दर्द होना। सभी तरह का श्लेष्मा या सर्दी का स्राव (catarrhal discharge) बीमारी बहुत दिनों की पुरानी हो चुकी हो।

डाक्टर फैरिंगटन के मतानुसार इसमें यकृत की विकृति के कारण पित्त ठीक से पैदा नहीं हो पाता, जिसके कारण बीमारी होती है, पित्त आबद्ध होकर बीमारी नहीं होती, अतः (functional) रोग होता है, (organic) नहीं। हाथ-पैरों की ऐंठन, गंदला पेशाब, जीभ पर पीले रंग का मैल जम जाना, हर वक्त औघाई आना, आंखें पीली- ये सब लक्षण माइरिका के हैं। डिजिटेलिस के लक्षण भी माइरिका से मिलते जुलते होते हैं परन्तु ध्यान रखना चाहिए कि डिजिटेलिस में जो कामला रोग होता है, वह यांत्रिक (organic) रोग होता है।

मात्रा- मूलार्क से 3 शक्ति।

311 मायर्टस कम्यूनिस
(Myrtus communis)

Myrtle

यह औषधि सक्रिय रक्तदूषणरोधक है। वक्ष पीड़ा और यक्ष्मा की रोग की प्रारम्भिक अवस्था से पीड़ित रोगियों में पाई जाती है। स्नायु उत्तेजना का शमन करती है तथा श्वसनिकाशोथ, मूत्राशय प्रदाह व गोणिकाशोथ, श्लैष्मिक झिल्लियों में शक्तिवर्द्धक है।

बांये ओर के फेफड़े के नीचे वाले भाग में सुई बिधने जैसा दर्द, स्तन में दर्द, सूखी खोखली खांसी के साथ छाती में जलन का अहसास होता है। इस सब लक्षणों में इस औषधि का प्रयोग करने से लाभ होता है।

मात्रा- 3 शक्ति।

312 नेज़ा ट्रिपुडिएन्स
(Naja-Tripudians)

Cobra Virus. *Elapidæ.*

यह औषधि कोबरा एक विषैले साँप के विष से बनाई गई है। नेज़ा **लैकेसिस** के समान लक्षण में उपकारी है, परन्तु इसका उतना अधिक प्रयोग नहीं है। **लैकसिस** की तरह नेज़ा रोगी भी गले में कोई कसा हुआ वस्त्र जैसे कमीज़ की कालर पसन्द नहीं करता और नींद टूटने पर उसे रोग की वृद्धि मालूम होती है। **लैकेसिस** की तरह इस में भी तकलीफें बाँयी तरफ़ आरम्भ होकर दाहिनी तरफ़ जाती हैं, जैसे डिम्भाशय का दर्द (Ovarian troubles), डिफथीरिया (Diphtheria), जोड़ों के दर्द इत्यादि। लैकेसिस की तरह-नम मौसिम में इसकी भी तकलीफें बढ़ जाती हैं। नेज़ा रोगी को उतना रक्तस्राव (Haemorrhage) नहीं होता, जितना कि **लैकेसिस** और **क्रोटेलस** रोगी को होता है।

मानसिक लक्षण (Mental symptoms)— आत्म हत्या करने की प्रबल इच्छा (आरम, नक्स-वोम); काल्पनिक तकलीफों के बारे में चिन्ता करते-करते अपने को दुःखी करता है (इग्ने, नक्स-वोम)। बड़ा ही भुलक्कड़ और लापरवाह (ऐनाक, एपिस, नक्स-मस, फास-ऐसिड)।

इसमें पुट्ठे काँपते हैं, वात रोग का स्वभाव होता है और इसकी सारी तकलीफें दिल में जाकर जम जाती हैं। शरीर के किसी भी स्थान पर कोई भी रोग क्यों न हो जब अन्त में दिल को आक्रमण करता है तब नेज़ा से विशेष लाभ होगा। वात रोग के बाद दिल में धड़कन और दर्द; दिल की चाल को रोगी ख़ुद सुन सकता है (स्पाइजी)। नब्ज की चाल कमज़ोर। यदि बैलवूलर रोग (Valvular disease) पैदाईश के साथ का हो, तो नीरोग होना सम्भव नहीं है, वरना आराम

होता है। दिल में चर्बी बढ़ जाने पर (Simple hypertrophy of heart) नेजा से उपकार होगा। गाड़ी की सवारी या किसी करवट लेटने से दिल में तकलीफ़ होती है।

वात रोग से हृदपिन्ड के प्रदाह (Rheumatic carditis) की नई या पुरानी विकृत अवस्था के कारण सहानुभूतिक सूखी खाँसी (स्पञ्ज)। डिफथीरिया के बाद हृदपिन्ड के पक्षाघात की आशङ्का।

दमा (Asthma)— की बीमारी में भी जिसका विशेष करके दिल के रोग से सम्बन्ध है यह औषधि उपकारी है।

हैज़ा (Cholera)— हैज़े की शेष अवस्था में जब किसी औषधि से विशेष फल नहीं मिलता और शेष अवस्था की साँस चलने लगती है, तब इस औषधि का प्रयोग करना चाहिए।

सम्बन्ध (Relations)— आर्स, कैक्ट, क्रोटे, लैक और स्पाइजी के साथ तुलना करो।

मात्रा (Dose) — 6 से 30 शक्ति।

313 नैफ्थैलिन
(Naphthalin)

Tar Camphor

इस औषधि का निम्नलिखित लक्षणों में उत्तम प्रभाव होता है।

आंख- यह औषधि आंखों पर अपनी विशेष क्रिया करती है, जैसे दृष्टिपटल के ऊपर दानेदार प्रदाह होना, दृष्टिपटल के ऊपर धब्बों में जमाव होना, मन्द दृष्टि तथा क्रमागत अन्धता, रजितपटल (choroid) तथा रोमक पिण्ड (cilary body) में रिसाव होना। मोतियाबिन्द (cataract), कनीनिका की अपारदर्शिता आदि में अति लाभदायक है।

ज्वर- किसी भी ज्वर का सहसा आना और साथ ही बहुत सिर दर्द और अरुचि। टाइफाइड ज्वर में ज्वर का ताप बहुत अधिक होने पर इस के सेवन से ताप कम हो जाता है।

खांसी- बहुत ही कष्टदायक खांसी, जिसके कारण रोगी रात में सो नहीं सकता, निन्द्रा आते ही खांसी और साथ ही बहुत पसीना आता है। अतिसार और मल में बहुत बदबू आती है। हेमन्त या शीत ऋतु में होने वाली खांसी, नाक से पानी जैसी पतली सर्दी झड़ना, छींके आना। दमा आपेक्षिक खांसी, खांसी इतनी जोर की होती है कि रोगी को माथा पकड़कर बैठना पड़ता है। उपर्युक्त कई प्रकार की खांसी इस औषधि के अन्तर्गत होने पर भी यह औषधि हूपिंग खांसी की एक सर्वश्रेष्ट औषधि है। रोगी देर तक खांसता रहता है, खांसते-खांसते हैरान हो जाता है, एक साथ इतनी जल्दी-जल्दी खांसी आती है कि सांस लेना भी अक्सर दुभर हो जाता है। ऐसी अवस्था में सबसे पहले इस औषधि का स्मरण करना चाहिए।

पेशाब- हर समय मूत्रत्याग की इच्छा बनी रहती है। पेशाब का रंग काला तथा पेशाब में जबर्दस्त झाग व दुर्गन्ध होती है। लिंग के निचले भाग में कटने-फटने जैसा दर्द, मूत्राशय

में दर्द, मूत्रद्वार लाल हो जाना, प्रमेह की ग्लीट (gleet) अवस्था। लिंग के अगले भाग की त्वचा का फूल जाना।

इस औषधि का एक लक्षण और भी है। रोगी बार-बार नाक खुजलाता है, चाहे कृमि रहे या न रहे। रोगी बार-बार नाक पर हाथ रखता है।

सम्बन्ध- टपिंन हाइड्रेट, कोरेलि, काक्कस, ड्रासे से तुलना कीजिए।

मात्रा- तीसरी शक्ति का विचूर्ण।

(314) नेट्रम कार्बोनिकम
(Natrum Carbonicum)

Carbonate of Soda/Sodium.

पुराने मन्दाग्नि से पीड़ित रोगी (Old dyspeptics) जिनका हाज़मा हमेशा बिगड़ा रहता है, खाद्य को पचाने के लिये सोड़ा आदि का सेवन करते हैं, सदैव खट्टी डकारें आया करती हैं, ऐसे रोगियों के लिए नेट्रम कार्ब उपयोगी है। नेट्रम कार्ब रोगी ठण्ड बरदाश्त नहीं कर सकता (He is a chilly patient), हाज़मा, वात रोग और गठिया की तकलीफ़ मौसिम की तबदीली से बढ़ जाती है। यह रोगी बड़ा ही नाजुक मिज़ाज हो जाता है, उसे शोर गुल, दरवाज़े का खट-खट शब्द और आदमियों की संगत पसंद नहीं। उसे गाना बजाना पसन्द नहीं, गाना बजाना सुनकर उसे रुलाई आती है, उदास हो जाता है और आत्महत्या करने की इच्छा होती है। गाना बजाना सुनकर उदासी का आ जाना **सैबाइना** का भी लक्षण है। चिड़चिड़ा मिज़ाज (ब्रायो, कैमो, नक्स-वोम)। **मानसिक परिश्रम से रोग की वृद्धि का होना** नेट्रम-कार्ब का विशेष लक्षण है। रोगी किसी प्रकार की चिन्ता नहीं कर सकता, किसी प्रकार का मानसिक परिश्रम करने ही से सिर में दर्द और चक्कर आने लगता है (नक्स-वोम)। सूरज की गर्मी या गैस की रोशनी में काम करने से सिर में दर्द होने लगता है (बेल, ग्लोन, लैक, लाइसिन)। नेट्रम कार्ब रोगी दूध हज़म नहीं कर सकता, दूध पीने ही से पतले दस्त आते हैं। चेहरा पीला और आँखों के चारों ओर नीलापन छाया रहता है।

खाने से तकलीफों में कमी-नेट्रम-कार्ब का एक विशेष लक्षण है, सिर दर्द, कपकपी और धड़कन खाने से कम हो जाती हैं (इग्ने, सिपि, सल्फ), सुबह 5 बजे और रात के 11 बजे इसकी भूख का समय है, इस समय पर रोगी बिस्तर पर से उठ कर कुछ खाने को मजबूर होता है वरना तकलीफ़ होती है, पेट धँसता जाता है और पेट में दर्द होता है। गर्भिणी स्त्रियां भूख के कारण सो नहीं सकतीं, उन्हें रात के समय उठ कर कुछ न कुछ खाना पड़ता है (सोर)।

पेट (Stomach)— पेट में हवा बहुत भर जाया करती है, बार-बार डकारें आती हैं। हाज़मा कमज़ोर, जराही में पेट की खराबी हो जाती है (आर्स, चायना, कार्बो-वेज, पल्स, खाने के बाद पेट फूल जाता है (चायना, लाइको, नक्स-मस, नक्स-वोम)। **दूध से नफरत,**

दूध पीने से पतले दस्त आने लगते हैं। बहुत सख़्त क़ब्ज़ रहता है, मल इस क़दर सख़्त हो जाता है कि उसके टुकड़े-टुकड़े हो कर निकलते हैं।

नीचे के पेट में ऐसा बोझ मालूम होता है कि मानों जरायु इत्यादि योनिद्वार (Vagina) से निकल पड़ेंगे (ऐगार, लिलि, म्यूरेक्स, सिपि); पेट का बोझ < बैठने से अधिक मालूम होता है,> चलने फिरने से कम मालूम होता है।

पुरुष को छाती से लगाने ही से योनिद्वार (Vagina) से रूतूबत आने लगता है, जिसके कारण **बांझ** (Sterile) हो जाती है, सन्तान नहीं होती।

टख़्ने बहुत ही कमज़ोर (Ankles weak) होते हैं, ज़राही में मोच आ जाती है, उतर जाते हैं (Easy dislocation and spraining of ankle, लिडम्) ।

सम्बन्ध (Relations)— कैल्केरिया और **सिपिया** के साथ मिलता जुलता है। खमीर की तरह कै़ में नेट्रम-सल्फ के साथ तुलना करो।

जरायु के बाहर गिर पड़ने के कारण पर **सिपिया** के बाद यह अच्छा काम देता है।

वृद्धि (Aggravation)— तुफ़ान के साथ बिजली की कड़क से; खाने के बाद ज़रा भी परिश्रम से; बैठे रहने से; बात चीत करने से; गाने बजाने से; धूप में ग्रीष्म ऋतु की गर्मी से; **मानसिक परिश्रम से।**

ह्रास (Amelioration)— हरकत से; दबाव से; रगड़ने से; खाने से।

मात्रा (Dose) — 6 शक्ति।

(315) नेट्रम म्यूरियेटिकम

(Natrum Muriaticum)

Common Salt *Chloride of Sodium.*

यह औषधि मामूली नमक को शक्ति कृत (Potentized) करके बनाई गई है। नेट्रम-म्यूर एक गम्भीर क्रिया करने वाली और दीर्घकाल स्थायिनी-औषधि है। मामूली-मामूली चीज़ें जिन की स्थूल अवस्था (Crude state) में कोई भी आरोग्यकारिणी शक्ति नहीं होतीं, परन्तु जब वे शक्तिकृत की जाती हैं, तब उन में आरोग्यकारिणी और गम्भीर क्रिया करने वाली शक्ति आ जाती हैं और उनका असर दीर्घकाल तक स्थायी होता है, जैसे कार्बो वेज, लाइको और नेट्रम-म्यूर। महात्मा हैनिमैन की स्थूल चीज़ों को शक्तिकृत करने की प्रणाली से मनुष्यजाति को जितना असीम लाभ पहुँच रहा है, उसका वर्णन करना अनावश्यक है। यदि इस प्रणाली से औषधियों को शक्तिकृत न किया जाता, तो कठिन कठिन पुराने रोगों का दूर होना असम्भव होता। दुबला, कमज़ोर, रक्तशून्य, पीला और फीका बदन देखने ही से नेट्रम-म्यूर रोगी को पहिचान लिया जाता है।

मानसिक लक्षण (Mental symptoms)—नेट्रम रोगिणी के चित्त की अवस्था हिस्टीरिया रोगिणी की तरह होती है, कभी रोती है, कभी हँसती है, बेमौक़े हँस देती है। कितने ही हर्ष की बात क्यों न हो, वह कभी खुश नहीं होती। तुच्छ बातों पर रञ्ज करने लगती है, रोती है। **तसल्ली देने से और भी उदास हो जाती है** (Consolation aggravates her troubles), रोने लगती है और रुष्ट हो जाती है (इग्ने, नक्स-मस, पल्स), **पल्सेटिला** रोगिणी को तसल्ली देने से वह शान्त होती है। अकेला रहना पसन्द करती है। किसी काम में चित्त नहीं लगाती। स्मरण शक्ति कमज़ोर, लिखते समय ग़लतियाँ करती है। चित्त की अवस्था इस क़दर कमज़ोर होती है कि वह योग्य हो चाहे अयोग्य हो, सब किसी से मुहब्बत करने लगती है, कोई अनजान पुरुष ही क्यों न हो, वह उसके प्रेम में फँस जाती है, यद्यपि वह जानती है, कि ऐसा करना बुरा है परन्तु दुर्बल चित्त के कारण मन को वश में नहीं रख सकती। चित्त की ऐसी अवस्था में नेट्रम-म्यूर का प्रयोग करने से मन की अवस्था सम्भल जाएगी और वह खुद आश्चर्य करेगी कि वह क्यों ऐसा करती थी। हिस्टीरिया रोगिणी की तरह चित्त की अवस्था में **इग्नेशिया** से स्थाई फल नहीं होता, इसकी पूरक (Complementary) औषधि नेट्रम-म्यूर का प्रयोग करना चाहिए।

नेट्रम-म्यूर रोगी रोटी और चर्बीदार चीजों से नफ़रत करता है। नेट्रम-म्यूर रोगिणी बड़े चिड़चिड़े मिज़ाज की होती है। शोर गुल, दरवाज़े का खट-खट शब्द, घण्टियों का शब्द, बन्दूक़ की आवाज़, गाना बाजा सुनने से उसकी तकलीफें बढ़ जाती है।

शोक, दु:ख, रञ्ज इत्यादि के वेग को मन ही मन में रोकने के बुरे फल से कोई रोग उत्पन्न होने पर नेट्रम-म्यूर विशेष उपकारी है। सांस और बहु से न बनने पर, बहुओं के साथ खराब बर्ताव किया जाता है, बहुऐं मन ही मन में बहुत दिनों तक बरदाश्त करने के बाद किसी न किसी कठिन रोग से पीढ़ित होती हैं, जैसे क्षय रोग, हिस्टीरिया इत्यादि, ऐसी घटनायें अक्सर पाई जायंगी। यदि ऐसी चित्त की बीमारी नई हो, तो **इग्नेशिया** से विशेष उपकार होगा; अगर पुरानी पड़ गयी हो, तो नेट्रम-म्यूर से।

नेट्रम-म्यूर रोगिणी की तकलीफें गर्म कमरे में रहने से <बढ़ जाती हैं;> खुली हवा में रहने से सारी तकलीफ़ों में कमी रहती हैं (Natrum Mur. is a warm-blooded patient)।

रक्तक्षीणता (Anaemia)—रक्तक्षीणता के लिए नेट्रम-म्यूर एक प्रधान औषधि है। विशेष करके रजोधर्म की अनियमता से, अधिक धातु क्षय, मानसिक शोक या रञ्ज इत्यादि कारण से रक्तक्षीणता होने पर नेट्रम-म्यूर विशेष फलदायक औषधि है। रोगिणी का सारा शरीर फीका पड़ जाता है, वह यथेष्टरूप से **खाती पीती है, ताहम शरीर सूखता जाता** है (Great emaciation; losing flesh while living well)। दुर्बलता के कारण सिर में दर्द, जीने पर चढ़ने या किसी प्रकार का शारीरिक परिश्रम करते समय हाँफती है और उसके दिल में धड़कन होने लगती है।

शरीर से तरल पदार्थ के क्षय होने के कारण रक्तक्षीणता में **चायना** और **कैलि-कार्ब** के साथ, धातुक्षय से रक्तक्षीणता में **चायना** और **ऐसिड-फास** के साथ और रजोधर्म सम्बन्धी रक्तक्षीणता में **पल्सेटिला** के साथ इसकी तुलना होती है।

छोटे बच्चे की खाल फीकी और सूखी हो जाती है, आँखें धँस जाती हैं, गर्दन पतली पड़ जाती है, कण्ठ की हड्डियाँ निकली हुई रहती हैं, दिन रात भूख-भूख चिल्लाया करता है, **खूब खाता भी है, परन्तु दुबला होता चला जाता है (** ऐब्रोटे, आयोड)। अक्सर देखोंगे बच्चे के शरीर के ऊपर का हिस्सा दुबला होता जाता है, परन्तु नीचे का धड़ काफी मोटा रहता है। **लाइकोपोडियम** में भी पहिले ऊपर का हिस्सा दुबला होता है बाद को नीचे का। नेट्रम-म्यूर बच्चा देखने से एक छोटा-सा बुड्ढा मालूम होता है, इसके चेहरे और पीठ पर कोमल रोवें होते हैं, जब बच्चा नीरोग और मोटा होने लगता है, वह रोवें फिर नहीं रहते।

सिर दर्द (Headache)— स्वर में बेहद दर्द होता है। सुबह को उठते ही हथौड़े से कूटने की तरह दर्द होने लगता है, तपकन होती है, मानों सिर फटा जाता है, चक्कर (Vertigo) आता है, लेटने से कमी होती है। दोपहर के पहिले 10 या 11 बजे से दर्द आरम्भ होता है और दोपहर के बाद 3 बजे या शाम तक रहता है। पसीना आने से सिर का दर्द > घट जाता है। माथे में आँखों के ऊपर दबाता हुआ दर्द, ऐसा मालूम होता है कि मानों आँखें निकल पड़ेंगी। सिर के बाल गिर जाते हैं (ग्रैफ, नाइट्र-ऐसिड, सिपि, फास, सल्फ)। सिर दर्द की शोर गुल से वृद्धि होती है। सिर दर्द के साथ जी मिचलाता है।

आँख (Eyes)— आँख की बीमारी के लिये यह एक उत्तम औषधि है। नज़र धुँधली, मानों कोहिरा छाया हुआ है। सब चीजें मिली हुई मालूम होती हैं । अक्षर या सीवन साफ़ दिखाई नहीं देतीं, सब मिले हुए मालूम होते हैं। आँखों में सूजन, सुर्खी होती है और उनमें से पानी आता है। आँख में बालू पड़ जाने की तरह करकराहट होती है (कास्टि, सल्फ) जलन होती है, रोशनी की तरफ़ देखा नहीं जाता। (पेपोटों में जलन, सुर्ख़ी और सूजन, सुबह के समय कीचड़ से जुड़ जाते हैं (ऐलूम, ग्रैफ, लाइको, पल्स, सल्फ)। आँख की सफ़ेदी पर दाने पड़ जाने और सूजन होने पर (Granular conjunctivitis) ऐलोपैथिक डाक्टर द्वारा नाइट्रेट-ऑफ सिलवर (Nitrate of silver) से लगातार जलाने से आँखों के बिगड़ जाने के बाद **नेट्रम-म्यूर** के प्रयोग से विशेष फल होगा (आर्ज-नाइट्र)। ऐलोपैथिक चिकित्सक चाहे वर्षो क्यों न नाइट्रेट-ऑफ सिलवर छूआते रहें, कभी भी यह दाने दूर नहीं होंगे, मैंने चिकित्सा क्षेत्र में उनके द्वारा ऐसे एक रोगी को भी आरोग्य होते नहीं देखा है। कितने ही रोगियों की आँखें बिगड़ गई हैं। उनकी कोई गिनती नहीं। ईश्वर ही इनके हाथ से बचावें! बहुत सी स्त्रियों की आँखों की तकलीफ़ और सिर दर्द सीने के काम से हुआ करती हैं, वे सारा दिन सीने और बुनने में बिताती हैं। उनकी चिकित्सा करते समय कह देना चाहिए कि यदि तुम सीने का काम बन्द नहीं करोगी, तो तुम्हारी आँख की तकलीफ़ और सिर दर्द अच्छे नहीं हो सकेंगे। महीन सीने के काम से आँख खराब होने के लक्षण **रूटा** में भी हैं।

कान (Ears)— चबाते समय कान में चटचट शब्द होता है। कान से मावद आता है (ग्रैफ, हिपर, मर्क, पल्स)। बहिरापन।

नाक (Nose)— ज़रा ही ठण्ड लग जाने से जुकाम हो जाता है, नाक बहने लगती है, छींकें आती हैं। जुकाम गाढ़ा पड़ जाता है, नाक में खुश्की होती है, नाक बन्द हो जाती है। नाक के अन्दर छोटे-छोटे दाने पड़ जाते हैं, जिसमें जलन और दर्द होता है, बाद को फूट पर पपड़ियाँ पड़ जाती हैं। रोगिणी को किसी वस्तु की गन्ध मालूम नहीं पड़ती (पल्स)।

मुँह (Mouth)— नीचे के होंठ में सूजन और जलन होती है, फुन्सियाँ पड़ जाती हैं, जो कि फूट कर पपड़ियाँ बन जाती हैं। होंठ और मुँह के चारों तरफ़ छोटे-छोटे मोती की तरह छाले पड़ जाते हैं; विशेष करके अन्तरे के ज्वर में (Fever blisters, like pearls about the lips)। होंठ खुश्क और चिटके रहते हैं (नाइट्र-ऐसिड)। ज़बान पर छाले होते हैं (लाइको, म्यूर-ऐसिड)। स्वाद कडुआ (ब्रायो, नक्स-वोम, पल्स, सल्फ), नमकीन होता है (मर्क), कभी कभी किसी-किसी वस्तु का स्वाद मिलता ही नहीं (पल्स)। मुँह ख़ुश्क। दाँत में नासूर। मसूड़ों में सूजन और ज़रा ही में ख़ून आने (कार्बो-वेज, मर्क, फास, नाइट्र-ऐसिड) लगता है।

ज़ुबान पर एक बाल लगे रहने की तरह अनुभव (Sensation as of hair on the tongue)—नेट्रम-म्यूर रोगी ऐसा अनुभव करता है कि ज़बान के पीछे की ओर एक बाल पड़ा है। **साइलीशिया** रोगी ज़ुबान के अग्रभाग पर बाल चिपका हुआ सा अनुभव करता है। निगलते समय हलक़ में मछली के कांटे की तरह या खपाच की तरह अटका हुआ अनुभव करने का लक्षण **ऐलूम, आर्ज-नाइट्र, हिपर और नाइट्रिक ऐसिड** में है, उनकी तुलना करो।

पेट (Stomach) नेट्रम-म्यूर रोगी दिन भर भूख-भूख चिल्लाया करता है। परन्तु इसमें एक आश्चर्य की बात यह है कि इतना **खाने पर भी रोगी दुबला होता जाता है। आयोडियम** रोगी भी दिन भर खाने के लिए चिल्लाता है और दुबला होता जाता है। नेट्रम-म्यूर रोगी खाने के बाद थकावट मालूम करता है और सोने की इच्छा करता है, लेकिन **आयोडियम** रोगी खाने के बाद आराम मालूम करता है। नेट्रम रोगी के पेट में खाने की वस्तु पहुँचने पर पेट और जिगर के स्थान में एक प्रकार की बेचैनी और बोझ सा मालूम होता है, परन्तु **आयोडियम** रोगी का पेट भरा रहने ही से उसको आराम मिलता है।

नेट्रम रोगी रोटी से (साइक्लै, लाइको, नक्स-वोम), काफी से (लाइको, फास-ऐसिड) और तमाखू पीने से घृणा करता है, यह सब चीजें उसे पहिले बहुत अच्छी लगती थीं। बेहद **प्यास** रहती है (एकोन, आर्स, ब्रायो, रस-टाक्स)। जी मालिश कराने को करता है, छाती में जलन होती है (लाइको, नक्स-वोम)। पेट में हवा भर कर फूल जाता है। पेट के ऊपर छूने से दर्द होता है।

नमक खाने की इच्छा (Craving for salt)— नमक खाने की अस्वाभाविक इच्छा इसका एक विशेष लक्षण है। खाते समय सब चीजों में नमक लगाकर खाने की उसे आदत पड़ जाती है; घर के और लोगों से वह अधिक नमक खाता है। किसी भी रोग में यह लक्षण

देखने ही से इस औषधि की याद आती है। **कैल्केरिया और कास्टिकम में** भी नमक खाने की प्रबल इच्छा है।

क़ब्ज़ियत (Constipation)— क़ब्ज़ के लिए भी नेट्रम म्यूर एक उत्तम औषधि है। इसकी क़ब्जियत में नाना प्रकार का मल देखने में आता है। गुदा में सिकुड़न मालूम होती है; सख्त, सूखा मल टूट टूट कर मुश्किल से निकलता है (ऐमोन म्यूर, मैग्नेशिया-म्यूर)। मलद्वार चिटक जाता है (नाइट्र-ऐसिड़), उसमें से खून आता है और दर्द होता है। सख्त मल के बाद गुदा में जलन होती है। इस में पतला दस्त भी आता है। (आर्स, चायना, पाडो)। कुछ दिन क़ब्ज़ रहने के बाद पतला दस्त आता है (Alternate constipaton and diarrhoea, ऐन्ट-क्रूड, सिमि, नक्स-वोम; पाडो)।

पेशाब (Urine)— चलने, खाँसने और हँसने से अपने आप पेशाब निकल आता है (कास्टि, पल्स, जिङ्क)। **पेशाब करते समय यदि कोई दूसरा आदमी वहाँ उपस्थित रहे, तो पेशाब जल्दी नहीं उतरता** (Has to wait a long while for urine to pass, if others are present, हिपर, म्यूर-ऐसिड)। पेशाब करने के बाद जलन और चुभता हुआ तेज़ दर्द (कैन्थ, सासी) होता है।

पुःजननेन्द्रिय (Male Organs)— संगम करने की प्रबल इच्छा के साथ स्त्री संसर्ग करते ही तुरन्त वीर्यपात हो जाता है। बहुत ज़्यादा मैथुन के बाद नामर्दी, रीढ़ का उपदाह और पक्षाघात। मैथुन करते समय कामेन्द्रिय शिथिल हो जाती है। पुराने सुज़ाक के बाद गलीट (Gleet) अर्थात् सदैव कपड़े में चिपचिपा रस लगने के लक्षण पर नेट्रम-म्यूर विशेष उपकारी है। पोते में दाद या चर्म रोग, बेहद खुजली होती है (क्रोट-टिग)।

रजोधर्म (Menses)— नियत समय से पूर्व, बहुत ज़्यादा और बहुत दिनों तक रहता है। रजोधर्म का बहुत दिनों तक बन्द रहना इसका एक लक्षण है (ऐकोन, सिमि, पल्स)। योनि में खुजली होती है (कैन्थ, कोना, मर्क)। सब्ज़ रंग का बहुत ज्यादा प्रदर (Leucorrhoea), चलने से वृद्धि होती है।

सिपिया की तरह नेट्रम-म्यूर की स्त्रियों के नीचे के पेट से सब यन्त्र सुबह के समय बाहर निकल पड़ेंगे, ऐसी तकलीफ़ अनुभव होती है, इसे रोकने के लिए रोगिणी बैठ जाती है।

स्वास यन्त्र (Respiratory Organs)— सुबह या शाम को लेटने से खांसी, हलक़ में सरसराहट होती है; खांसी के साथ माथे में इस कदर दर्द होता है कि मानों सिर फटा जाता है (ब्रायो, नक्स-वोम)। सूखी खांसी के साथ खखार में खून आता है। सीने में सुई चुभता सा दर्द होता है (ब्रायो, कैलि-कार्ब)।

धड़कन (Palpitation)— दिल में घबराहट, जीने पर चढ़ने से धड़कन, बांयी तरफ लेटने से वृद्धि (नेट्रम-कार्ब, फास)। दिल के चारों तरफ ठण्डक मालूम होती है। दिल में सुई चुभता सा दर्द मालूम होता है (ब्रायो, कैक्ट, कैलि-कार्ब)। दिल की धड़कन सारे शरीर को हिला देती है (स्पाइजी)। दिल और नब्ज़ की चाल रह रह कर एक एक बार रुक जाती

है (कोना, डिजि, कैलि-कार्ब)। रक्तक्षीण मनुष्य, जिनका बहुत ज्यादा वीर्यपात हुआ हो, मानसिक शोक और रंज इत्यादि कारण से दुर्बल हो गया हो, उनको इस प्रकार के दिल के रोग होने पर नेट्रम-म्यूर से उत्तम फल मिलता है।

कमर का दर्द (Pain in back)— प्रदर या रजोधर्म की ख़राबी के साथ या और किसी प्रकार के रोग के साथ यदि रोगिणी की कमर में सदैव दर्द रहे और किसी कठिन वस्तु पर लेटने से दर्द में कमी मालूम हो (रस-टाक्स), तो नेट्रम से विशेष उपकार होगा। पूँछने से रोगिणी कहेगी कि कमर के दर्द को घटाने के लिए मैं हाथ की मुट्ठी, सख़्त तकिया या कोई ईंट कमर के नीचे सोते समय रख लेती हूँ। खाँसी और रजोधर्म की तकलीफ़ किसी कठिन वस्तु के ऊपर लेटने से कम रहती है।

चर्म रोग (Skin disease)— चर्म रोग के लिये यह एक उत्तम औषधि है। गुदा के चारों तरफ और गर्दन के बाल के किनारे-किनारे फुन्सियाँ होती हैं हथेली पर मस्से (Warts; छूने से दर्द, नेट्रम-कार्ब) बालों के किनारों पर छाजन-एकज़िमा (Eczema); अधिक नमक खाने से, समुद्र किनारे पर या समुद्रयात्रा से वृद्धि होती है।

स्वप्न (Dreams)— रोगिणी स्वप्न में देखती है कि मकान में चोर डाकू घुस आये हैं और जागने पर जब तक अच्छी तरह ढूंढ़ न ले, तब तक वह विश्वास नहीं करती (सोर)। स्वप्न में बेहद प्यास मालूम करती है।

ज्वर (Fever)— रोगी जाड़े से डरता है।

शीत (Chill)— दोपहर के पहिले 10 और 11 बजे के अन्दर बुखार आता है; बेहद कपकपी और देर तक रहने वाली; जाड़ा, अङ्गुलियां, पांव और कमर से आरम्भ होता है; होंठ और नाखून नीले पड़ जाते हैं; इस क़दर सिर दर्द होता है कि अक्सर बेहोशी आ जाती है; जी मिचलाता है और कै हो जाती है; हड्डियों में दर्द होता है। प्यास रहती है।

उत्ताप (Heat)— प्यास और भी ज़्यादा मालूम होती है; बुखार तेज़ और देर तक रहता है। सिर दर्द से बेचैनी और बेहोशी रहती है।

पसीना (Sweat)— प्यास लगती है, पानी पीने से तबीयत खुश हो जाती है। पसीना जिस क़दर ज्यादा होता जाता है, उसी कदर सब तकलीफ़ें सिवाय सिर दर्द के, घटती जाती हैं।

होंठों में छाले पड़ जाते हैं (Hydroa on the lips)। कपकपी सारे शरीर को हिला देती है।

पुराना कुचिकित्सत ज्वर, विशेष करके क्विनाइन (Quinine) द्वारा दबाये हुए बुखार में नेट्रम-म्यूर विशेष फलदायक है। ऐलोपैथिक डॉक्टर द्वारा बिगड़ा हुआ मलेरिया ज्वर (Malarial fever) इस औषधि से अक्सर दूर हो जाता है।

सम्बन्ध (Relations)— एपिस की यह पूरक (Complementary) औषधि है। एपिस के पहले और बाद अच्छा काम देती है। नये रोग में इग्नेशिया और पुराने रोग में नेट्रम-म्यूर उपयोगी है। इसके बाद सिपिया और थूजा अच्छा काम देते हैं। पुराने रोग में लक्षण के

अनुकूल दूसरी अप्रधान औषधि (Intercurrent remedy) के बिना प्रयोग किये नेट्रम-म्यूर का बार-बार प्रयोग नहीं होता।

बुखार चढ़ते समय नेट्रम-म्यूर का कभी भी प्रयोग नहीं करना चाहिए।

नेट्रम-म्यूर के प्रयोग करने के बाद यदि सिर का चक्कर और दर्द बढ़ जाय या दुर्बलता दीर्घकाल तक रहे, तो नक्स-वोमिका के प्रयोग से शान्ति होगी।

वृद्धि (Aggravation)— दोपहर के पहले 10 से 11 बजे; समुद्र के किनारे पर या समुद्री हवा से; सूरज और अंगीठी की गर्मी से, मानसिक परिश्रम से; बातचीत करने से; लिखने पढ़ने से; लेटने से।

ह्रास (Amelioration)— खुली हवा में (एपिस, पल्स); ठण्डे पानी से नहाने से; ठीक समय पर न खाने से ; दाहिनी तरफ लेटने से (> दर्द की तरफ़ लेटने से कम , ब्रायो, इग्ने, पल्स)।

मात्रा (Dose) — 12 से 30 शक्ति तथा उच्चतर शक्तियां। उच्च शक्तियों से बहुधा सर्वोत्तम परिणाम मिलते हैं। बार-बार दोहराई नहीं जाती।

316 नेट्रम नाइट्रिकम
(Natrum Nitricum)

Nitrate of Sodium

इस औषधि का प्रयोग सब तरह के प्रदाह और रक्तस्राव में होता है वेसे तो एकोनाइट, फेरम फास, बेलेडोना, माइरिस्टिका इत्यादि प्रदाह की प्रधान औषधियां हैं, किन्तु इन सभी औषधियों की अपेक्षा यह जल्दी आराम पहुंचाती है। नाक से रक्तस्राव हो, तो यह उसकी एक पेटेण्ड औषधि है। इन लक्षणों के अलावा हिमाचुरिया-पेशाब के रास्ते खून जाना रक्तस्रावी, चेचक हिमांप्टिसिस (रक्तोकास) इत्यादि रोगों की भी यह उत्तम औषधि है।

मात्रा- 2 X से 3 X शक्ति।

317 नेट्रम फास्फोरिकम
(Natrum Phosphoricum)

Phosphate of Sodium.

अधिक मानसिक परिश्रम, मैथुन और दुष्कर्म करने से शरीर दुर्बल हो जाने पर नेट्रम-फास विशेष उपकारी औषधि है। इसकी ज्यादातर तकलीफें मैथुन के बाद होती हैं; लम्पट और भ्रष्टाचारी के लिए यह उपकारी है। रक्तक्षीणता (Anaemia) बहुत ज़्यादा होती हैं और

रोगी खुली हवा में रहना पसन्द नहीं करता। मौसिम के परिवर्तन से उसकी सारी तकलीफें बढ़ जाती हैं।

चित्त बहुत कमज़ोर, किसी काम में नहीं लगता। मानसिक परिश्रम से सब तकलीफें बढ़ जाती हैं। बड़ा भुलक्कड़ होता है। स्मरणशक्ति कमज़ोर। बड़ा शक्की और बहमी होता है। मामूली मामूली बातें उसे याद नहीं रहतीं।

सिर दर्द (Headache)— सारे सिर में हर समय दर्द होता है; < गुद्दी, कनपटी, माथा और आँखों के ऊपर दर्द होता है; बाल बाँधने, खाने के बाद, रोशनी, लेटने, रजोधर्म के समय, पूर्व और बाद, मानसिक परिश्रम, हरकत, शोरगुल, गर्म कमरे के अन्दर, अधिक मैथुन, सोने के बाद, झुकने, बिजली की कड़क और आँधी तथा चलने फिरने से वृद्धि होती है; > खुली हवा में कमी मालूम होती है।

हाज़मा खराब होने पर और बहुत ज्यादा खट्टी डकारें आने पर, यह औषधि उपकारी है। बच्चों को अधिक दूध और शक्कर खिलाने के बुरे फल में इसका प्रयोग करना चाहिए। बच्चों के पेट **में कृमि** (Worms) होने पर यह औषधि लाभदायक है। आँखें खोलने पर पीला गाढ़ा कीचड़ आता है। पुराने जुकाम में गाढ़ी पीली नाक बहती है। बहुमूत्र की बीमारी में पेशाब के साथ शक्कर जाने पर यह औषधि लाभदायक है।

स्वप्न दोष (Emissions)— नींद में बिना किसी औरत के नज़र आये, यदि हर रोज़ स्वप्नदोष हो जाय, तो नेट्रम फास की तरह गुण कारी औषधि और नहीं है। स्वप्न दोष के बाद कमर और हाथ-पाँव की कमज़ोरी होती है।

मात्रा (Dose) —तीसरी से बारहवीं शक्ति तक के विचूर्ण।

(318) नेट्रम सैलीसिलिकम
(Natrum salicylicum)

Salicylate of Sodium

इस औषधि का कार्य क्षेत्र विस्तीर्ण है, यह सिर, कण्ड, कान, वृक्क और यकृत तथा चयापचय (metabolism) को आक्रान्त करती है। विशेषकर नासारक्तस्राव (epistaxis)। बधिरता, कर्णनाद और अस्थिप्रक्षेपण का हास, भीतरी कान पर सुस्पष्ट प्रभाव होने के साथ घुमरी में इसका प्रयोग किया जाता है। आलस्य, तन्द्रा, हतोत्साह, कम्पन। प्रारम्भिक मनोभ्रंश (dementia), पुटकीय गलतुण्डिकोथ (Follicular tonsillitis), इंफ्लुएंजा के बाद उत्पन्न होने अवसन्नताकारी प्रभावों को नष्ट करने वाली एक उत्तम औषधि है।

आंख- अन्नसरिक दृष्टिपलशोथ (albuminuric retinitis) के साथ रक्तस्राव दृष्टि पटलीय रक्तस्राव (retinal haemorrhage)। चोटमूलक परितारिका रोमकपिण्डशोथ (iridocyclitis) के साथ संक्रमण तथा उसके बाद उत्पन्न होने वाला गौण सम्बेदी रोग।

सिर- हल्का-हल्का सिरदर्द और भ्रान्ति। खोपड़ी के सूत्रतंतुओं को प्रदाह। पूर्ण चेतन अवस्थाओं के साथ दुखद प्रकृति के उन्मादी उपसर्गों का पर्यायक्रम। घुमरी, सिर उठाने पर अधिक, रोगी को सभी वस्तुएं दाईं ओर घूमती हुई लगती हैं।

वक्ष- नाड़ी अनियमित पूर्ण स्वर लोप, हांफने जैसी श्वासक्रिया, श्वास लेने में परेशानी महसूस करना।

कान- मन्दध्वनिक कर्णनाद, कर्णरोगजनित घुमरी, बधिरता।

सम्बन्ध- गाल्वे, चायना से तुलना करो।

मात्रा- 3 शक्ति।

(319) नेट्रम सल्फयूरिकम
(Naturm Sulphuricum)

Sodium sulphate.

नेट्रम-सल्फ रोगी की सारी शिकायतों की वृद्धि < नम मौसिम (Dampness of weather) में होती है। ऐसे रोगी, जिनका रोग खुश्क से नम मौसिम के परिवर्तन में बढ़ जाता हो, जो लोग समुद्र की हवा बरदाशत नहीं कर सकते, पानी के पास जो पौधे उगते हैं, उन्हें खाने से तकलीफ होती हो, जिनके शरीर में प्रमेह विष (Gonorrhoeal Poision) से हानि हुई हो, और जो लोग हर एक बीमारी के बाद बहुत धीरे-धीरे आरोग्य लाभ करते हों, उनके लिए नेट्रम-सल्फ विशेष उपकारी है।

मानसिक लक्षण (Mental symptioms) –मानसिक परिश्रम से तकलीफ़ होती है (नेट्रम-कार्व)। रोगी किसी से बात करना नहीं पसन्द करता; उदास और चिड़चिड़ा मिजाज़ का होता है। जीना नहीं चाहता, आत्महत्या करने की इच्छा को रोकने के लिये चित्त को बहुत वश में रखना पड़ता है। गाना बजाना सुनने से रेगिणी उदास हो जाती है।

सिर में चोट लग कर दिमाग ख़राब हो जाने पर नेट्रम-सल्फ उपयोगी है (आर्निक)।

आंख (Eyes) -- सुजाक के दोष से आँखों में छोटी छोटी फुन्सियों की तरह दाने पड़ जाते हैं (थूजा)। सुबह के समय कीचड़ से आँखें जुड़ जाती है और रोशनी की तरफ़ देखा नहीं जाता (कैल्क-कार्ब, ग्रैफ, सल्फ)।

कान (Ears) -- कान में घंटा बजने की तरह आवाज़ आती हैं। दाहिने कान में चुभती हुई बिजली की तरह टीस चलती है, ठण्डी हवा से गर्म कमरे में जाने से और नम मौसिम में या ओंदी ज़मीन पर लेटने से वृद्धि होती है।

नाक (Nose) — रजोधर्म के समय नाक से खून निकलता है; रुक जाता है और फिर निकलने लगता है। रजोधर्म के बजाय नाक से खून आना **ब्रायोनिया और पल्सेटिला** का लक्षण है।

दाँत का दर्द (Toothache)— > ठण्डे पानी और ठण्डी हवा में कम रहता है (काफि, पल्स)।

पेट (Stomach)— छूने, चलने, गहरी साँस लेने या एकाएक ही धक्का लग जाने से जिगर (Liver) में दर्द होता है। भोजन करने के पहिले नाभि के चारों ओर दर्द होता है और हवा (Flatulence) भर जाती है, खाने से आराम मिलता है। विशेष करके दाहिनी तरफ़ हवा भर जाती है, गड़गड़ाहट होती है और दर्द होता है, हवा ख़ारिज होने से आराम मिलता है (ऐलो, लाइको)। दाहिनी जँघा में सूजन, टिफ्लाइटिस (Typhlitis)। शाम को बर्फ़ का पानी पीने की इच्छा होती है। मुंह में खट्टा पानी आता है, खाने से पहिले जी मिचलाता है, कै़ होने पर भी मतली नहीं जाती ।

पतला दस्त (Diarrhoea)— **सल्फर** इत्यादि औषधियों की तरह नेट्रम सल्फ के दस्तों की सुबह को वृद्धि होती है। **सल्फर** रोगी के पाख़ाने की हाजत इस क़दर जोर की होती है कि बिस्तर ही पर से झट पट उठ कर पाख़ाने को दौड़ता है, नहीं तो कपड़ा ख़राब हो जाय। नेट्रम-सल्फ रोगी को **बिस्तर से उठकर खड़ा होने के बाद दस बीस क़दम चलने के बाद पाख़ाने की हाजत होती है।** मल एकाएक ही ज़ोर से बाहर निकल पड़ता है और बहुत-सी हवा ख़ारिज हो जाती है। नम मौसिम में या भीगी ज़मीन में काम करने से दस्त आने पर नेट्रम सल्फ उपयोगी है।

साँस की तकलीफ (Dyspnoea)— नम और बदली के दिनों में गहरी साँस लेने की इच्छा।

दमा (Asthma)— हर बरसात के मौसिम में बच्चों को कफ़ के साथ दमे में यह औषधि उपकारी है। हमेशा नम मौसिम में दमें की बीमारी शुरू होती है। कफ़ सब्ज़ रंग का होता है।

सुज़ाक के दोषजनित न्यूमोनिया (Sycotic pneumonia) -- बाँये फेफड़े के नीचे के हिस्से की ख़राबी। छाती में दर्द, खाँसते समय बिस्तर पर उठ बैठना पड़ता है और छाती को दोनों हाथ से दबाना पड़ता है।

स्पाइनल मेनिञ्जाइटिस (Spinal Meningitis)— दिमाग़ के नीचे की तरफ़ कुचलता और काटता हुआ दर्द; बेहोशी और सारा शरीर ऐंठ जाता है; गर्दन टेढ़ी पड़ जाती है और पीछे की ओर झुक जाती है। सिर में खून की अधिकता होती है।

सुज़ाक (Gonorrhoea)— पुराने या दबे हुए सुज़ाक में तो नेट्रम-सल्फ एक विशेष उपयोगी औषधि है। पीब सब्ज़ पीले रंग की गाढ़ी (पल्स) होती है, मूत्रनली (Urethra) में किसी प्रकार का दर्द नहीं रहता। गाढ़ा और सब्ज़ रंग की पीब कैलि-आयोड का लक्षण है।

चर्म रोग (Skin disease)— नम मौसिम में एक्ज़िमा (Eczema) से पानी निकलता है। कपड़े उतारते समय खुजली होती है। सारे शरीर में सुर्ख़ मस्से (Warts) होते हैं।

ज्वर (Fever)— बुख़ार एकाएक ही आ जाता है; शरीर बर्फ़ की तरह ठण्डा; किसी अवस्था में प्यास नहीं रहती; पित्त कै़ करता है। मलेरिया ज्वर या नम मौसिम में या पानी समुद्र के किनारे पर रहने से, या भीगी ज़मीन पर काम करने से ज्वर।

सम्बन्ध (Relations)— नेट्रम-म्यूर, सल्फर के साथ मिलता जुलता है। रस प्रधान धातु (Hydrogenoid constitutions) के मनुष्य में सिफिलिस (Syphilis) और साइकोसिस (Sycosis) होने से थूजा और मर्क्यूरियस के साथ तुलना करो।

वृद्धि (Aggravation)— ओदे मकान में; नम मौसिम में (अरेनिया, आर्स-आयोड. डलकै); स्थिर रहने से और लेटने से।

ह्रास (Amelioration)— ख़ुश्क और साफ़ मौसिम में ; दबाव से; उठ कर बैठने से खाँसी में; स्थान बदलने से (> नम मौसिम में कैमो, कास्टि); खुली हवा में।

रोगी को बार-बार करवटें बदलनी पड़ती हैं, परन्तु इस से तकलीफ़ होती है और कुछ आराम नहीं मिलता (कास्टि)।

मात्रा (Dose) — 1 से 12 शक्ति।

(320) निकोलम (Niccolum)

Metallic Nickel

सर्दी, दुर्बल शरीर वाले, स्नायविक लिखने पढ़ने वाले रोगियों के लिए, जिन्हें बार-बार सिर दर्द होता है। मंदाग्नि (dyspepsia) और मलबद्धता की शिकायत बनी रहती है। नियत कालिक (periodical) स्नायविक वमनोद्रे की सिर दर्द, साथ ही मन्ददृष्टि, पाचनशक्ति, दुर्बल कोष्ठबधता इत्यादि रोगों में लाभप्रद।

आमाशय- तीव्र जठरशूल, साथ ही दर्द कन्धों तक फैल जाता है। चर्बणदंतों से खट्टे, दुर्गन्धित स्राव होता रहता है। दूध पीने के बाद उदरामय। प्यास के साथ तेज हिचकी, अधिजठर प्रदेश में खोखलेपन और खालीपन की अनुभूति, साथ ही भोजन की अनिच्छा।

श्वास- सूखी कष्टदायक खांसी, गला बैठ जाना, खांसने पर छाती में सुई बिधने की तरह दर्द, रोगी खांसी की धमक से सिर पकड़कर बैठा रहता है। खांसी के समय जांघों पर दोनों हाथ रख कर खांसता है।

सिर- कपालशीर्ष में कील गढ़ने जैसा दर्द। प्रातःकाल कपाल शीर्ष में दबाव, सिर का भारी मालूम होना व प्रातःकाल से दोपहर तक वृद्धि होना। अधकपारी के सिर दर्द में पहले बाई तरफ आक्रान्त होता है। ऊपरी होठ का स्फुरण (twitching)।

नाक-गला- भयंकर छींकें, नाक बन्द, सर्दी में नाक की नोक फूल जाती है। नाक की जड़ में तेज दर्द, यह ललाट से होकर सिर के ब्रह्माण्ड प्रदेश में फैल जाता है। गला घुटने जैसी अनुभूति, बाहर से स्पर्श करने पर दर्द। क्षताक्त, दाई ओर अत्यन्त स्पर्शकाता।

स्त्री- ऋतुस्राव अल्प मात्रा में साथ ही भारी दुर्बलता और आंखों में जलन, ऋतुस्राव विलम्बित, मूत्रत्याग के बाद अधिक।

चर्म- सारा शरीर खुजलाता है, गर्दन पर जोर से खुजलाने पर भी राहत नहीं मिलती है।

मात्रा- 3X से 6 शक्ति तक।

(321) नाइट्रिक ऐसिड
(Nitric Acid)

Nitric Acid

आतशक और सुज़ाक (Syphilis and Gonorrhoea)— के रोग में ऐलोपैथिक, वैदकी, हकीमी या और किसी चिकित्सा द्वारा यदि पारा (Mercury) व्यवहार करने से बुरा फल हो, तो नाइट्रिक-ऐसिड उत्तम औषधि है और किसी कारण पारे के दुरुपयोग में **हिपर-सल्फर, आरम, कैल्केरिया** इत्यादि औषधियों का प्रयोग होता है। पारा विष को नाश करने के लिए **हिपर-सल्फर** प्रधान औषधि है, उससे उतर कर नाइट्रिक-ऐसिड है। यह याद रखना चाहिए कि पुराने आतशक के रोगी को मौसिम की ज़रा-सी तबदीली से जुकाम हो जाता है, ऐसे कमज़ोर बुड्ढे मनुष्यों के लिए, जिनको सहज ही में जुकाम हो जाता है और पतले दस्त (Diarrhoea) आने लगते हैं, नाइट्रिक-ऐसिड विशेष उपयोगी है। जिनको क़ब्ज़ियत हमेशा रहती है, ऐसी प्रकृति के रोगी के लिए यह कदाचित् उपयोगी है। रूतूबत निकलने के जितने मार्ग (Mucous outlets) शरीर में हैं, उन पर नाइट्रिक ऐसिड का असर अधिक पड़ता है, जैसे मुँह, नाक, आँख, गुदा, मूत्रनली और योनिद्वार में।

आतशक विष के कारण हड्डियों में दर्द, हड्डियों की झिल्ली (Periosteum) और नसों में सूजन। हड्डियां सड़ने लगती हैं (Caries of bone) और हड्डियां सूज कर उन पर गाँठें (Exostoses) पड़ जाती हैं। शरीर के प्रत्येक छिद्र के किनारों से ख़ून निकलता है और मस्से (Warts) उत्पन्न हो जाते हैं। आतशक से पीड़ित रोगी में पारे के दुरुपयोग के बाद गिलटियों में सूजन। गिलटियां पक जाती हैं और बहुत दिनों तक अच्छी नहीं होती; बदबूदार, ज़हरीला, पीला सब्ज़ रंग का खून मिला हुआ मवाद आता है और सुई चुभता सा दर्द होता है। **कैन्सर घाव** Cancerous ulceration) में से बद्‌बूदार, पतला ख़ून, मिला हुआ मवाद आता है और उसमें सुई चुभता हुआ दर्द होता है। खाल का चिटक जाना इसका एक विशेष लक्षण है, आंख, मुँह, गुदा के किनारे और खाल चिटक जाते हैं।

सुई या खपाच चुभ जाने की तरह दर्द (Pricking Pain as from splinters) नाइट्रिक - ऐसिड का विशेष लक्षण है और यह दर्द एकाएक ही पैदा होता है और एकाएक ही गायब हो जाता है।

बदबूदार पेशाबः - घोड़े के पेशाब की तरह तेज़ बद्‌बूदार पेशाब इसका और एक प्रधान लक्षण है।

गाड़ी की सवारी से तकलीफ़ों में कमी (< Complaints better while riding in a carriage) कोई भी रोग क्यों न हो, रोगी यदि कहे कि गाड़ी की सवारी से उसकी तकलीफ़ों में कमी रहती है, तो नाइट्रिक-ऐसिड से वह पीड़ा दूर होगी। सिर दर्द, बहरापन और बवासीर के मस्सों का दर्द, गाड़ी की सवारी से कम रहता है। गाड़ी की सवारी से मानसिक अवस्था अच्छी रहती है अर्थात् दिल खुश रहता है।

मानसिक लक्षण (Mental symptoms)—अपनी बीमारी के बारे में बड़ा सोच; बीती हुई मुसीबतों के बारे में सदैव ख़्याल; हैज़े की बीमारी से बेहद डर (आर्स)। रोगी चिड़चिड़ा, जिद्दी, प्रतिहिंसाशील, बद्मिज़ाज, निर्दय होता है और क्षमा की प्रार्थना को स्वीकार नहीं करता। असन्तोषी, किसी काम में चित्त नहीं लगता। रजोधर्म के पहले उदासीनता। रोगी की सेवा करने से और लगातार कई दिनों तक न सोने से मानसिक और शारीरिक थकावट (कक्यू)। ज़िन्दगी से बेजा़र। सहज ही में चौक पड़ता है और डर जाता है।

सिर (Head)—सुबह उठते ही सिर में चक्कर (ऐलुम, ब्रोया, फास, लाइको)। सुबह के समय आंख खुलते ही सिर में दर्द (नेट्रम-म्यूर) होता है, उठने से गा़यब हो जाता है। सिर और हड्डी के चारों तरफ़ फ़ीते के बन्धन की तरह मालूम होता है, मानों लोहे के शिकजें में कसा हुआ है (Headache as if the head were tightly bound up, as if in a vise)। सिर के बाल गिरते जाते हैं (ग्रैफ, हिपर, मर्क, लैक, नेट्रम-म्यूर, लाइको, फास, सिपि, सल्फ)। टोपी के दबाब से सिर दर्द (कैल्के, कार्बो-वेज, नेट्रम-म्यूर)।

आंख (Eyes)—गिरी या पड़ी हुई एक वस्तु का दो वस्तु नज़र आना (आरम, बेल, साइक्लै, स्ट्रैमो)। पढ़ते समय कुछ दिखाई नहीं देता। दूर की वस्तु दिखाई नहीं देती।

कान (Ear)—पारे के दुरुपयोग से बहिरापन (स्टैफ)। कान में सुई चुभता सा दर्द (कोना, ग्रैफ, कैलि-कार्ब) चबाते समय कान में चटचट शब्द होता है (नेट्रम-म्यूर)। कान से बदबूदार पीब आती है (आराम, ग्रैफ, हिपर, मर्क)। **गाड़ी की सवारी से बहिरापन में कमी** (ग्रैफ, पल्स)। शोर गुल में बहिरेपन में कमी **ग्रैफाइटिस** का लक्षण है; रगड़ने से उसमें कमी **फासफोरस:** नाक झिड़कने से कमी **साइलीशिया;** और निगलने से कमी **ऐलूमिना** और **मर्क्यूरियसम** का लक्षण है।

नाक (Nose)—पीनस (Ozaena) में हर सुबह को नाक से छिछड़े निकलते हैं। छूने से नाक में सुई चुभता सा दर्द होता है।

मुँह (Mouth) चबाते या खाते समय जबड़े का चट चट शब्द। मुँह के कोनों में घाव और उनमें चुभता सा दर्द। गाल के अन्दर चकते से घाव। मुँह से बदबू आती है। मुँह से बहुत ज्यादा राल निकलती है और बू आती है (कैलि-आयोड, मर्क)।

हलक़ (Throat)—हलक़ में खपाच सी अटकी हुई मालूम होती है (ऐलूम, आर्ज-नाईट्र, हिपर; Pricking as from a splinter in the throat), निगलने से तकलीफ़ होती है। डिफ़थीरिया का मैल (Diphtheritic patches) टान्सिल में जम जाता है, बाद को मुँह, होंठ और नाक तक फैलता है। हल़क के सङ्कोच के कारण निगलने में तकलीफ़ होती है (बेल)।

पतला दस्त (Diarrhoea)— मल को बाहर निकालने के लिए बहुत काँखना पड़ता है, परन्तु बहुत थोड़ा निकलता है, ऐसा मालूम होता है कि मल अन्दर रह गया और बाहर निकल नहीं सकता (ऐलूम)। ऐसा मालूम होता है कि मानों मलद्वार चिटक गया (नेट्रम-म्यूर), पाख़ाने के बाद घन्टों बेहद तकलीफ होती है (रैटेन, सल्फ)।

बवासीर (Piles)— मलद्वार में दर्द, मानों खपाच भरी हुई है, जलन और टीस, सङ्कोच और खुजली होती है। रोगी पाख़ाना हो आने के बाद, घन्टों दर्द के कारण बेचैन रहता है। मस्से सब सूजे रहते हैं, मलद्वार चिटका रहता है, छूने के दर्द होता है, कभी कभी ख़ून आता है। बवासीर में इस क़दर दर्द होता है कि पसीना आने लगता है, सारा शरीर काँपने लगता है और दिल में धड़कन होती है। ऐसी अवस्था के लिए **पिनिय** भी उत्तम औषधि है। बवासीर के दर्द में नाइट्रिक एसिड एक अमोघ औषधि है।

मूत्रनली (Urethra)— मूत्रनली में सुई चुभता सा दर्द होता है। पेशाब की बार बार हाज़त होती है, परन्तु पेशाब थोड़ा ही होता है। पेशाब जब निकलता है तब बिल्कुल ठण्डा होता है। घोड़े के पेशाब की तरह तेज़ बद्बूदार पेशाब होता है। जिसने एक बार ऐसे पेशाब की परीक्षा की है, वह उसकी बद्बू को कभी नहीं भूलेगा।

पुःजननेन्द्रिय (Male Organs)— हशफ या सुपारे पर आतशक का घाव (Chancres on the glans; हिपर, फाइटो), देखने में साफ परन्तु बद्बूदार मवाद आता है (मर्क) घाव गहरा, नासूर की तरह, खुरदरा, किनारे उंचे, सीसे के रंग का और छूने से सहजही में ख़ून निकल आता है। लिङ्ग के ढीले चमड़े (Prepuce) पर छोटी छोटी फुन्सियां हो जाती हैं। रात के समय लिङ्ग बहुत उत्तेजना के साथ खड़ा होता है (ग्रैफ)। काम की इच्छा या तो बहुत प्रबल होती है या बिलकुल नहीं रहती। लिङ्ग के ऊपर के बाल गिरने लगते हैं।

स्त्रीःजननेन्द्रिय (Female Organs)—योनि (Vagina) में घाव, जलन और खुजली होती है (कोना, सल्फ)। जरायु के मुँह में माँस बढ़ जाता है । जननेन्द्रिय के ऊपर मस्से जमते हैं। प्रदर स्राव जहाँ छू जाता है, वहीं खुजली होने लगती है और खाल उतरने लगी है।

रजोधर्म (Menses)— नियत समय से पहिले होता है। ख़ून ज़्यादा और पतला होता है। रजोधर्म के समय रोगिणी अनेक तरह की तकलीफ़े अनुभव करती है। पेट में हवा भर जाती है, हाथ पाँव में हड़फूटन, रानों में दर्द, हाथ और पैर के नाख़ून के अन्दर चुभता सा दर्द होता है, हाथ-पॉव कांपते हैं, शरीर के किसी भी स्थान की नसों में दर्द होता है, बेचैनी और दिल में धड़कन होती है।

श्वास यन्त्र (Respiratory Organs)— जिगर, फेफड़ा और क्षय रोग से पीड़ित रोगी की खाँसी मे नाइट्रिक-ऐसिड उपकारी है। टाइफायेड न्यूमोनिया (Typhoid pneumonia) में, छाती में घड़घड़ाहट, बलगम निकल नहीं सकता, कफ़ भूरा और ख़ून मिला हुआ और पेशाब में घोड़े के पेशाब की तरह तेज़ बदबू रहती है। क्षय रोग में रात के समय पसीना आता है। रात के समय खाँसी बढ़ती है। छाती की दाहिनी तरफ़ सुई चुभता सा दर्द होता है (ब्रायो, कैलि-कार्ब) जीने पर चढ़ने से दिल में धड़कन होती है।

गले और काँख की गाँठों में सृजन (बैराइटा कार्ब, कैल्फ-कार्ब, आयोड, स्टैफ)।

हाथ-पाँव की हड्डियों और माँस में दर्द, टाँग की बड़ी हड्डी में दर्द (Tibia) और आतशक विष के कारण गांठें पड़ जाती हैं, रात में दर्द की वृद्धि होती है। टीबिया (Tibia) में सुई चुभता सा दर्द होता है, छूने से दर्द होता है।

आतशक और सुज़ाक के विष के कारण चकत्ते चकत्ते घाव होते हैं; खाल के ऊपर फूलगोभी की तरह माँस (Cauliflower-like growths) बढ़ आता है, उस में सुई चुभता सा दर्द होता है। रात में सोते सोते चौंक उठता है।

ज्वर (Fever)—रोगिहा, रक्तशून्य और पुराने रोगियों का ज्वर।

शीत (Chill)—दोपहर के बाद और शाम के वक्त और लेटने से; रज़ाई हटा देने या हिलने से शीत की अधिकता होती है (नक्स-वोम)।

उत्ताप (Heat)—सारे शरीर में या सिर्फ़ किसी एक अङ्ग में रह रह कर गर्मी मालूम होती है।

पसीना (Sweat) हाथ ठण्डे, नाखून नीले, खट्टा बद्बूदार पसीना, उसमें घोड़े के पेशाब की तरह बद्बू। रात के समय पसीना ज़्यादा आता है; पाँव के तलुओं में बहुत पसीना; पाँव के नीचे आलपीन चुभने की तरह दर्द।

माँस और रोटी से नफ़रत; खाने की चर्बीदार वस्तु की इच्छा (पल्स के विपरीत)

सम्बन्ध (Relations)— पूरक औषधि (Complementary)—आर्सेनिक और कैलेडियम।

विरोधी औषधि (Inimical)—लैकेसिस।

हैज़े से बेहद डर के लक्षणों में आर्सेनिक के साथ मिलता जुलता है।

नाइट्रिक-ऐसिड और मर्क्यूरियस में अक्सर फ़र्क मालूम करना मुश्किल होता है; नाइट्रिक-ऐसिड स्याह बाल वाले मनुष्य के लिए और मर्क्यूरियस हलके रंग के मनुष्य के लिए उपयोगी है।

पारे के दुरुपयोग से उत्पन्न रोग में विशेष करके किसी अङ्ग की उत्तेजना होने पर; और बार बार डिजिटैलिस के प्रयोग के बुरे फल में यह लाभदायक है।

कैल्के-कार्ब, हिपर, मर्क, नेट्रम-कार्ब, पल्स या थूजा के बाद अच्छा काम देता है, परन्तु कैलि-कार्ब के बाद तो बहुत ही अच्छा काम देता है।

वृद्धि (Aggravation)— शाम और रात के समय; आधी रात के बाद; छूने से; मौसिम की तबदीली से; पसीना आने से; जागने पर; चलते समय; बैठकर उठने से और लेटने पर।

ह्रास (Amelioration) -- ज़्यादातर तकलीफ़े गाड़ी की सवारी से घट जाती हैं।

मात्रा (Dose) — 6 शक्ति। जैसे ही हालत में सुधार होने लगता है, वैसे ही कुछ समय के लिए चर्म-लक्षण प्रकट हो सकते है और रोग मुकित के लिए यह शुभ लक्षण है।

(322) नाइट्रो-म्यूरिएटिक ऐसिड
(Nitro-Muriatic Acid)

Aqua Regia

यह आंकजैलुरिया रोग की प्रमुख औषधि है। विचर्चिका के समान कष्टदायक चर्म रोगों को दूर करती है। 3 से 5 बूंद नित्य 3 बार सेवन करना चाहिए। यकृतशोथ और यकृत काठिन्य की प्रारम्भिक अवस्था, पैत्तिक दशायें, निष्क्रिय यकृत। गर्म व आर्द्र जलवायु में होने वाली यकृत की निष्क्रियता तथा जठर प्रतिश्याय (gastric catarrh) संकुचित मलद्वार, पथरी।

मसूढ़े से अपने आप ही रक्तस्राव होने लगता है। रात को निरन्तर लार बहते रहना, जीभ व मुंह में छोटे-छोटे घाव। आमाशय में खट्टी डकारें साथ ही पेट खाली, भूख की अनुभूति होती है, जो खाना खाने से भी नहीं मिटती। मलद्वार की संकोचक पेशी सिकुड़ी हुई, मलद्वार आर्द्र व दर्दनाक कब्ज़ ग्रस्त, निष्फल मलावेग। पेशाब धूमिल, मूत्रनली में जलन।

मात्रा- 5 बूंद से 10 बूंद तक (पानी में मिलाकर)।

(323) नूफर लूटियम
(Nuphar Luteum)

Yellow Pond-lily

इस औषधि का प्रयोग निम्न चार बीमारियों में ही अधिक होता है- (1) पतले दस्त शुदा टाइफॉइड ज्वर, (2) मलत्याग करते समय अनजाने में ही शुक्र निकलना, (3) ध्वजभंग, (4) प्रातः कालीन होने वाला अतिसार।

अतिसार- सम्पूर्ण आंतों का प्रदाह। बिना किसी तरह के दर्द के साथ पतली पानी जैसी टट्टी होना, सुबह 4 से 7 बजे तक उसका बढ़ना इस औषधि का विशेष लक्षण है। मल बहुत बदबू वाला होता है, टाइफॉइड ज्वर के साथ होने वाले अतिसार में उक्त प्रकार के लक्षण रहने पर इससे बहुत लाभ होता है।

पुरुष- जननेन्द्रियां शिथिल, शिश्न पीछे की ओर खिंचा हुआ। कामोद्दीपक बातें अथवा बहुत थोड़ी उत्तेजना से ही वीर्य निकल जाना।

मात्रा- मूलार्क 1, 3, व 6 शक्ति।

(324) नक्स मस्केटा

(Nux Moschata)

Nutmeg. *Myristicaceæ.*

जायफल को नक्स मस्केटा कहते हैं। यह औषधि हिस्टीरिया ग्रस्त औरतों और बच्चों के लिए उपयोगी है। रोगी की खाल में खुश्की होती है और पसीना कदाचित् निकलता है। सगर्भावस्था की शिकायतों में यह औषधि अक्सर उपयोगी है।

मानसिक लक्षण (Mental Symptoms)— रोगिणी के होश व हवास कुछ चौंधाए से रहते हैं; याददाश्त इस क़दर कमज़ोर होती है कि वह दिन भर जो कुछ करती है वह उसे याद नहीं रहता । चित्त की एक अजीब अवस्था होती है। पढ़ते, बात चीत करते या लिखते समय ध्यान ठीक नहीं रहता, लिखने में भूल करती है। जाने हुए रास्ते को पहिचान नहीं सकती (कैन-इन्ड,लैक)। घर का काम करते करते यदि कोई बीच में दखल दे, तो वह तुरन्त भूल जाती है कि मैं क्या कर रही थी; दिन में किसी से की हुई बातें उसे बिलकुल याद नहीं रहतीं। प्रकृति परिवर्तनशील होती है, अभी हँस रही थी, तुरन्त रोने लगती है (क्रोक, इग्ने)। गंभीरता से चंचलता और चंचलता से गम्भीरता का भाव एकाएक ही धारण करती है (प्लैट)।

ऊँघाई (Drowsiness and sleepiness) हर बीमारी में ऊँघाई और नींद का होना इसका सर्वप्रधान लक्षण है। आँखें भारी मालूम होती हैं, जागते रहना एक प्रकार असम्भव है। यह लक्षण **ओपियम** और **ऐन्टिम-टार्ट** में भी है। बहुत ही ऊंघाई पेट फूलना, **मुँह की खुश्की और प्यास न रहना** (Great dryness of the mouth but no thirst पल्स) इस औषधि का सर्वप्रधान लक्षण है। ओपियम में इस प्रकार का पेट फूलना और नींद है, परन्तु नक्स मस्केटा की तरह जीभ सूखती नहीं। दूसरी बात यह है कि नक्स मस्केटा रोगी **ओपियम** रोगी की तरह नाक से ख़र्राटा नहीं लेता और उसकी आँखें सुर्ख़ नहीं होतीं। **ओपियम** रोगी की अंतड़ियों की शिथिलता के कारण पाख़ना पेशाब बन्द होकर ही पेट फूलता है; लेकिन नक्स-मस्केटा में यह बात नहीं, वरन् पेट फूलने के साथ-साथ पतले दस्त आते हैं। **ऐन्टिम-टार्ट** रोगी की नींद इतनी गहरी नहीं होती, **एन्टिम-टार्ट** रोगी बार बार जोर से कै़ करने की चेष्टा करता है और वमन चेष्टा के बाद ही सो जाता है। **ऐसिड-फास** में नक्स मस्केटा की तरह पेट फूलना, मुँह की खुश्की और प्यास का अभाव नहीं रहता।

आँखें इस क़दर खुश्क रहती हैं कि रोगी आँखें बन्द नहीं कर सकता।

मुँह की खुश्की (Great dryness of mouth)— मुँह और जीभ में इतनी खुश्की आ जाती है कि जीभ तालू में चिपक जाती है (Tongue so dry it adheres to roof of mouth), परन्तु तिस पर भी प्यास का न रहना, इसका एक अद्भुत लक्षण है। **एपिस, लैकेसिस** और **पल्सेटिला** में भी यह लक्षण है, परन्तु उनमें नक्स-मस्केटा सर्वप्रधान है। किसी भी रोग में यह लक्षण रहने पर फ़ौरन नक्स-मस्केटा को स्मरण करना चाहिए। टाइफायेडादि क़ठिन रोग में इस प्रकार की मुँह की खुश्की रहने पर नक्स-मस्केटा का प्रयोग करना चाहिए।

पेट (Stomach and Abdomen)— कोई वस्तु ज़रा भी ज़्यादा खाने से सिर में दर्द होने लगता है। हर एक बार खाने के बाद पेट फूल जाता है। खाते खाते या खाने के बाद ही फ़ौरन पेट में दर्द होने लगता है, पेट भारी मालूम होता है और तकलीफ़ होती है। खाने के बाद ही तुरन्त पेट में दर्द होना **कैलि-बाइ** का भी लक्षण है। **नक्स-वोमिका** और **ऐनाकार्डियम** में खाने के कुछ देर बाद पेट में दर्द आरम्भ होता है।

पतला दस्त (Diarrhoea)— गर्मी के मौसिम में ठण्डी वस्तु पीकर, खौलाया हुआ दूध पीकर, दाँत निकलते समय, सगर्भावस्था में, शरद ऋतु अर्थात् ख़रीफ के मौसिम में सफेद बदबूदार पतले दस्त आते हैं (कालचि)। दस्त के साथ रोगी को ऊँघाई लगती है।

रजोधर्म (Menses)— रजोधर्म उचित समय के पूर्व या पीछे होता है और परिणाम में भी ठीक नहीं होता; खून साधारणतः स्याह और गाढ़ा होता है। गर्भाशय में हवा भर जाती है (लैक-कन, लाइको)। रजोधर्म के बजाय प्रदरस्राव होता है (कक्यू)। रोगिणी जागने पर जीभ खुश्क पाती है (लैक)। सगर्भावस्था में जी के मिचलाने पर यह विशेष फलदायक है। गुप्तस्थान में पेसारि (Pessaries) पहिनने के कारण दर्द होता है और जी मिचलाता है।

खाँसी (Cough)— वायु के प्रतिकूल चलने से एकाएक ही गला बैठ जाता है (यूफ्रे, हिपर)। बिस्तर पर या परिश्रम से शरीर गर्म होने से सगर्भावस्था में (कोना), नहाने और पानी में खड़े रहने से, ठण्ड और भीगी ज़मीन पर रहने से (नेट्रम-सल्फ) खाँसी में वृद्धि होती है, कुछ खाने के बाद खाँसी ढीली पड़ जाती है और पानी पीने से खुश्क हो जाती है।

वात रोग (Rheumatic affections)— पाँव भीग जाने से, शारीरिक मेहनत करने के बाद ही हवा लग जाने से (ऐकोन, ब्रायो); ठण्डे ओदे मौसिम में या भीगे कपड़े पहनने से (रस-टाक्स) वात रोग की वृद्धि होती है। बांये कन्धे का वात (फेरम) गाड़ी की सवारी में कमर में दर्द। ज़रा ही मेहनत से थक जाता है और लेट जाना चाहता है।

मूर्छा या हिस्टीरिया (Hysteria)— सिर के सामने की ओर झुक कर टेढ़ा होना, दम घुटना, धड़कन, पेट का फूलना, मुँह और हलक की खुश्की, पसीने का अभाव, नब्ज़ और दिल की चाल की परिवर्तनशीलता, इन सब लक्षणों के हिस्टीरिया रोग में रहने पर नक्स मस्केटा विशेष उपयोगी है।

ज्वर (Fever)— शीत (Chill)— सारा शरीर ठण्डा और नीला। ऊँघाई, जाड़ा ख़त्म होने पर सो जाता है।

उत्ताप (Heat)— चेहरा सुर्ख; ऊँघाई या गहरी नींद।

पसीना (Sweat)— हलका या बिलकुल नहीं, सुर्ख; रज़ाई हटाना नहीं चाहता। होंठ, ज़बान और मुँह खुश्क, प्यास बिल्कुल नहीं रहतीं। हर अवस्था में रोगी की आँखें नींद से भरी रहती हैं।

सम्बन्ध (Relations)— पारा का धुँआ साँस लेने, सीसे से पेट में दर्द, तारपीन का तेल और शराब और बियर (Bear) के बुरे फल को नक्स मस्केटा दूर करता है।

वृद्धि (Aggravation)— ठण्डे, नम और आँधी के मौसिम में, मौसिम की तबदीली से; ठण्डे खाने, पीने और ठण्डे पानी से हाथ पाँव धोने से; गाड़ी की सवारी से (कक्यू); जिस तरफ़ दर्द हो उसी तरफ़ लेटने से (जिस तरफ़ दर्द न हो उस तरफ लेटने से वृद्धि, पल्स)।

ह्रास (Amelioration)— खुश्क, गर्म मौसिम में, गर्म कमरे में; गर्म कपड़ा ओढ़ने से।

मात्रा (Dose) — 1 से 6 शक्ति।

(325) नक्स वोमिका
(Nux Vomica)

Poison Nut. *Loganiaceæ*

कुचिले के विष को नक्स-वोमिका कहते हैं। नक्स-वोमिका रोगी शीत प्रधान होता है (Nux Vomica is a chilly patient) । तरह-तरह के तेज़ मसालों से छौंकी हुई और गरिष्ठ वस्तुओं के खाने, बहुत दिनों तक तरह-तरह की हकीमी, वैदकी, डॉक्टरी और पेटेन्ट दवाएं सेवन करने और काफी, तमाखू, शराब इत्यादि के अधिक व्यवहार करने के बुरे फल में नक्स वोमिका विशेष उपयोगी औषधि है। ऐसे रोगी, जो कि बहुत दिनों तक तरह-तरह का जुल्लाब, मिक्सचर (Mixtures), चुटकली दवाएं, नीम हकीम और कठवैदों की दवाएं सेवन करने से अपने स्वास्थ्य को नष्ट करके होमियोपैथिक चिकित्सा का आश्रय लेना चाहते हैं, यदि लक्षण मिलते हों, तो उनकी चिकित्सा नक्स-वोमिका से आरम्भ की जाती है। यह याद रहे औषधि के लक्षण न पाने से किसी भी औषधि का प्रयोग करना उचित नहीं है। चिकित्सा क्षेत्र में अक्सर तुम रोगी को कहते हुए सुनोगे कि मुझे ऐसे ऐसे हकीम या वैद ने जुल्लाब से इतने दस्त कराये, ऐलोपैथिक डॉक्टर ने कितने ही प्रकार के टॉनिक (Tonics), ब्रैन्डि शराब इत्यादि ताक़त की दवाएं पिलाई हैं, वैद या हकीम साहब ने संखिया, मोती, हरताल, सोने का कुश्ता, भष्म सेवन कराये हैं, तभी से हमें भूख नहीं लगती, खुश्की रहती है, प्यास बढ़ गई है। ईश्वर ही जानें और कितने की अगणित शिकायतें करता है। रोगी इस क़दर पेचीदा हो जाता है कि तुम्हें उसके बारे में किसी औषधि का सुस्पष्ट विश्वास योग्य लक्षण या चित्र दिखाई नहीं देता, इनके विष को नष्ट करने के लिए अक्सर नक्स वोमिका का प्रयोग करना पड़ता है। पाठक अब समझ गये होंगे आज कल इतने जटिल रोगों की सृष्टि कैसे हो रही है और यही कारण है कि आज कल नक्स-वोमिका की प्रकृति के रोगी इतने अधिक क्यों है? कठवैदों की कृपा से तुम्हें नक्स-वोमिका का प्रयोग सब औषधियों से अधिक करना पड़ेगा, इसलिए पाठकों को चाहिए कि इस औषधि को बहुत ध्यान से पढ़ें।

मानसिक लक्षण (Mental Symptoms)—नक्स-वोमिका रोगी की मानसिक अवस्था और प्रकृति ध्यान देने के योग्य हैं। झगड़ालू, चिड़चिड़ा मिज़ाज, जिद्दी, बद्मिज़ाज, हर बात में दोष निकालने की और बुरा भला कहने की आदत होती है (ब्रायो, कैमो; (Irritable, quarrelsome, stubborn, finds fault and scolds)। रोगी सावधान होता है, जरा ही में उत्तेजित और क्रोधित हो जाता है, कपटी और प्रतिहिंसाशील होता है (Careful, Zealous persons inclined to get excited and angry, or of a spiteful, malicious dispositon)। बाहरी प्रभाव दिल पर बहुत असर करता है, शोर गुल, गाना बजाना, बातचीत, तेज बू या चमकीली रोशनी बरदाश्त नहीं कर सकता (बेल, कालचि, स्ट्रैमो; Oversensitiveness to external impressions, cannot tolerate noise, music, talking, strong odours or bright light)। बड़ा नाजुक मिज़ाज होता है, तुच्छ बात से भी नाखुश हो जाता है (कैप्सि, स्टैफ; Oversensitiveness, every harmless word offends); ज़रा से शोर गुल से डर जाता है (ओपि)। बहमी, खाने के बाद दिमाग़ की ख़राबी (Hypochondriac mood, worse after eating)। यह औषधि विशेष करके ऐसे रोगियों के लिए उपयोगी है जो कि बहुत ज़्यादा पढ़ा करते हैं, मकान से बाहर बहुत कम निकलते हैं, किसी प्रकार की वरज़िश या मेहनत नहीं करते, शराब बहुत पीते हैं, हमेशा क़ब्ज़ और पेट की शिकायत किया करते हैं। ऐसे रोगी को समय बहुत आहिस्ते आहिस्ते बीतता मालूम होता है (ऐलूम)। चित्त में घबराहट और बेचैनी बहुत रहती है, आत्म हत्या करने की इच्छा होती है (आरम, नेजा), परन्तु मरने से डरता है, रोता है और रंज करता है। सुबह बिस्तर से उठने के बाद मानसिक अवस्था बहुत ख़राब रहती है, बद्मिज़ाज़ और चिड़चिड़ापन रहता है। पढ़ने लिखने के काम से बहुत घबराता है। शारीरिक परिश्रम करने की इच्छा नहीं होती। चित्त की उदासी बहुत रहती है।

विद्यार्थी, जो दिन रात ग्रन्थों में लवलीन रहते हैं, शारीरिक परिश्रम में ज़रा भी ध्यान नहीं देते, दफ़्तर के बाबू, जो दिन भर मेज़ से चिपके रहते हैं, सौदागर, जो दिन भर दुकानदारी ही में रहते हैं, बीसों व्यापार सम्बन्धी बातों में दिन रात दिमाग़ लड़ाया करते हैं, घूमने फिरने या किसी प्रकार के शारीरिक परिश्रम का मौक़ा नहीं पाता; ऐसे रोगी, जो दिमाग़ी काम तो बहुत करते हैं, परन्तु शारीरिक परिश्रम की ओर ध्यान नहीं देते, उनके लिए यह औषधि विशेष उपयोगी है। रोगी से हाल पूछते समय रोगी का पेशा भी पूछ लेना अत्यावश्यक है। इस प्रकार का मानसिक परिश्रम करते करते ऐसी अवस्था आ जाती है कि दिमाग़ और काम नहीं दे सकता, बहुत सी बातें भूलने लगता है, कुछ याद नहीं रहतीं, हाज़मा बिगड़ जाता है, हमेशा क़ब्ज़ की शिकायत रहती है, जिगर काम नहीं देता, दिल कमज़ोर हो जाता है, भूख में कमी होने लगती है, दिन व दिन चिड़चिड़ापन बढ़ता जाता है और उसका शरीर इस क़दर टूट जाता है कि वह किसी काम के लायक नहीं रहता। मिज़ाज में इस क़दर चिड़चिड़ापन आ जाता है कि घर में प्रत्येक से लड़ बैठता है। कोई ज़रा भी बात काटता है, तो फ़ौरन नाराज़ हो जाता है और मुँह पर फौरन जवाब दे देता है। नौकर को कोई चीज़ लाने में ज़रा भी देर होती है तो उसे मार बैठता है, उस चीज़ को गुस्से में तोड़ डालता है, कपड़ा उतारते समय यदि कालर में बटन अटक जाय, तो झटक कर कपड़े फाड़ डालता है। यह रोगी बड़ा असन्तोषी होता

है। अपने चित्त को वश में नहीं रख सकता। ऐसा मिज़ाज दिमाग़ और शरीर की कमज़ोरी को प्रकाशित करता है।

सिर (Head)— सिर की तकलीफें सुबह के समय ज़्यादा होती हैं। मानसिक परिश्रम से, खाने के बाद, खुली हवा में परिश्रम करने से, शराब और कहवा पीने से, सिर में दर्द होता है। गर्म कमरे में चुपचाप बैठने या लेटने से आराम मिलता है। रात में जागने से सिर में दर्द होता है। खाने के बाद सिर में चक्कर आता है। सिर में इस प्रकार का दर्द होता है कि मानों किसी ने सिर को कुल्हाड़ी से कुचल दिया है, सिर फटा जाता मालूम होता है, मानों उसे रात भर नींद नहीं आई, दिमाग़ घबड़ाया सा रहता है, परन्तु उठने पर कुछ देर बाद यह सब तकलीफें गायब हो जाती हैं।

जुकाम (Coryza)— बहुत जल्द जुकाम हो जाता है। सुबह और दिन में जुकाम पतला रहता है और रात के समय नाक बन्द हो जाती है, बच्चे को मुँह से साँस लेनी पड़ती है (ऐमोन-कार्ब, नेट्रम-आर्से, सैम्ब्यू)। विशेष करके सुबह के समय बार-बार छींकें आती हैं, नाक और हल्क़ में सरसराहट और ख़राश होती हैं, जुकाम के साथ सिर में दर्द रहता है और कपकपी मालूम होती है। जुकाम में रोगी को गर्म कमरे के अन्दर तकलीफ़ होती है और ठण्डी हवा से आराम मिलता है (पल्स)।

जबड़े के पुट्ठे की जकड़न (Trismus) में नक्स वोमिका उपयोगी है (ऐबसिन्थ, सिक्यू, हायोस, लारो)।

मुँह (Mouth)— सुबह के वक़्त मुँह का स्वाद खराब रहता है (पल्स), गोकि पानी और खाने का स्वाद स्वाभाविक रहता है। स्वाद कडुआ रहता है (ब्रायो, कालोसिन्थ, चायना, पल्स, सल्फ़)। सुबह के वक्त और खाने के बाद मुँह से बदबू आती है (नाइट्रिक-ऐसिड)। मानसिक परिश्रम से, ठण्डी चीजों के खाने के बाद, काफी और शराब से दांत में दर्द होता है; गर्मी से आराम मिलता है (ब्रायो)। ज़बान पर गाढ़ा सफ़ेद मैल जम जाता है (ऐन्टिम-क्रूड ब्रायो, पल्स)। मुँह खुश्क, परन्तु प्यास ज्यादा नहीं रहती (एपिस, नक्स-मस, पल्स)।

हलक़ ऐसा मालूम होता है कि मानों छिल गया है।

पेट (Stomach and Abdomen)– पेट ही की तरह तरह की शिकायतों को दूर करने के लिए नक्स-वोमिका प्रसिद्ध है। ख़ाने के एक या दो घन्टे बाद पेट का भारी हो जाना, पेट फूल जाना, पत्थर की तरह कड़ा हो जाना, चित्त उदास हो जाना और सिर में दर्द होना इसका विशेष लक्षण है। पेट में इस क़दर हवा भर जाती है कि हवा पेट के पर्दे (Diaphragm) को ऊपर की ओर धक्का देती है (Pressure under short ribs as from incarcerated flatulence कार्बो-वेज) और दिल में घड़कन होती है। बहुत ज़्यादा खाने से, भ्रष्टाचरण से, बहुत ज़्यादा शराब पीने से, अच्छी-अच्छी भारी चीज़े खाने से, अधिक औषधियाँ सेवन करने से,सुस्ती के साथ दिन बिताने से, यदि पाचन शक्ति घट जाय तो नकस-वोमिका को सबसे

पहिले स्मरण करना चाहिए। तमाखू पीने से, खाने या पीने के बाद, सुबह के वक़्त जी मिचलाता है। रोटी (लाइको, नेट्रम-म्यूर), पानी, काफी और तमाखू से नफ़रत। कै के साथ खट्टा खट्टा पित्त निकलता है (इपिकैक)। भोजन करने के बाद तुरन्त ही खाई हुई वस्तु कै कर देना नक्स-वोमिका का लक्षण है। कई घंटों के बाद, खाई हुई कै कर देना कियाजोहट का लक्षण है। पेट में जलन और ज़ोर से खाई हुई वस्तु कै कर देना बिसमध का लक्षण है। भोजन के बाद तुरन्त ही दर्द होना **ऐनाकार्डियम, कैलि-बाई और नक्स मस्केटा** का लक्षण है।

क़ब्ज़ (constipation) –**बार बार मलत्याग करने की इच्छा होने पर भी हर एक बार थोड़ा थोड़ा मल निकलना और ऐसा मालूम होना कि पाख़ना साफ नहीं हुआ** (Constipation with frequent and ineffectual desire for stool) नक्स-वोमिका का एक प्रधान लक्षण है। क़ब्ज़, पेचिश या अन्य किसी रोग के साथ इस लक्षण के रहने से नक्स वोमिका को स्मरण करना चाहिए। यह याद रहे नक्स की क़ब्ज़ियत पाख़ाना कड़ा होने की वजह से नहीं, बल्कि बार बार पाख़ाने को जाने पर भी सन्तोषजनक पाख़ाना न होना ही चित्त को दुखदाई मालूम होता है, जाने पर कुछ पाख़ाना हो तो जाता है, परन्तु मन में यह ख़्याल बना रहता है कि बाक़ी रह गया है।

पेचिश में मलत्याग करने के पहले पेट में दर्द, ऐंठन का होना और मलत्याग करने के बाद इस दर्द और ऐंठन का कुछ समय के लिए घट जाना नक्स वोमिका का विशेष लक्षण है। **मर्क्यूरियस** में पेचिश की बीमारी में मलत्याग करने के बाद भी ऐंठन बनी रहती है।

क़ब्ज़ में **ऐलूमिना, ब्रायोनिया और ओपियम** के साथ उसकी तुलना होती है। नक्स की कब्ज़ियत अँतड़ियों की अनियमित क्रिया द्वारा होती है (Want of peristalsis) **ब्रायोनिया** की क़ब्ज़ियत अंतड़ियों से रस न निकलने के कारण होती है (Want of secretion), **ऐलूमिना** की क़ब्ज़ियत गुदा की क्रियाशून्यता (Inactivity of the rectum) के कारण होती है; **ओपियम** की क़ब्ज़ियत अंतड़ियों की शिथिलता (Partial paralysis) के कारण होती है। **ऐनाकर्डियम, लाइकोपोडियम** और कार्बो-वेज में भी नक्स की तरह निष्फल मल प्रवृत्ति के लक्षण हैं। **कार्बो**-वेज में भी निष्फल पाख़ाने की हाजत पेट की हवा के दबाव के कारण होती है और हवा ख़ारिज हो जाने से हाजत मिट जाती है। **लाइकोपोडियम** की पाख़ाने की हाजत गुदा की सिकुड़न के कारण होती है। **ऐनाकार्डियम** में पाख़ाने की हाजत मलत्याग की चेष्टा के साथ ही निवृत्त हो जाती है अर्थात् पाख़ाने जाने पर पाख़ाना न होने पर भी हाजत जाती रहती है।

वह लोग जो अपनी ज़िन्दगी भर जुल्लाब लेते रहे हैं, उनके पारी से (Alternate constipation and diarrhoea) क़ब्ज़ और पतले दस्तों में नक्स वमिका लाभदायक है (सल्फ, वेरेट्रम)।

बियर (Bear) -- शराब पीने वालों को पतले दस्त आने से नक्स वमिका और **ऐलोज़**; अफ़ीम खाने वाले को दस्त आने से **पल्सेटिला** औषधि है।

बवासीर (Piles) -- वह लोग जो शारीरिक परिश्रम बिलकुल नहीं करते, उनकी बादी बवासीर की पीड़ा में यह औषधि उपयोगी है।

पेशाब की तकलीफ़ (Painful urination) -- पेशाब की तकलीफ़ में **कैन्थैरिस** की तरह नक्स भी विशेष उपकारी औषधि है। दर्द के साथ बार बार पेशाब की झूठी हाजत होती है। मसाने (Bladder) और मूत्रनली (Urethra) में दर्द और जलन होती है; पेशाब दर्द के साथ बूँद बूँद टपकता है (एपिस, कैन्थ, कैनै-सेटा, कैप्सि)।

नक्स रोगी में स्त्री संभोग करने की प्रबल इच्छा होती है और उस हद तक भोग करता है कि शरीर टूट जाता है और आख़िरकार नामर्द हो जाता है। अच्छी अच्छी गरिष्ठ वस्तु खाने से रात्रि में स्वप्न दोष होने पर नक्स उपयोगी है।

रजोधर्म (Menses)- रजोधर्म दर्द के साथ बहुत जल्द होता है और बहुत दिनों तक रहता है (कैल्के-कार्ब), ख़ून बहुत ज्यादा जाता है। कभी-कभी ऐसा होता है कि मासिक धर्म समाप्त नहीं होने पाता कि दूसरे का समय आ जाता है। दर्द सुबह के वक़्त अधिक होता है, ठण्डी हवा से वृद्धि होती है, गर्म पानी की बोतल पेट पर रखने से और गर्म कपड़े से ढाँकने से आराम मिलता है।

स्वास यन्त्र (Respiratory Organs) -- सूखी, तकलीफ़ देह खाँसी आधी रात से आरम्भ होकर सुबह तक रहती है; शाम को लेटने से खाँसी आरम्भ होती है (कोना, हायोस, मेज़े, पल्स)। सुबह को उठने के पहले बेहद खाँसी आती है। खखार में जमा हुआ खून आता है (पल्स) और छाती में दर्द होता है (आर्नि)।

अच्छी अच्छी गरिष्ठ वस्तु खा कर पेट बिगड़ कर दमा (Asthma) तकलीफ़ दे, तो यह औषधि लाभदायक है। रोगी कहता है कि मैं जब कभी भारी वस्तु (Rich food) खा लेता हूँ, तो मुझे उसी दिन दमा सताता है।

धड़कन (Palpitation) –भोजन के बाद लेटने से, काफी (Coffee) से और अधिक पुस्तकाध्ययन करने से दिल में धड़कन होती है।

हर्निया (Hernia)— बच्चों की बाँई तरफ़ की हर्निया नक्स से आराम होती है, दाहिनी तरफ़ की हर्निया **लाइको** से।

नींद (Sleep) — रात 3 बजे आँखें खुल जाती हैं, घन्टों जागें रहना पड़ता है, तरह तरह के ख़्यालात चित्त में आते हैं, फिर भोर में स्वप्न देखते देखते नींद आ जाती है और तब उसे जगाना कठिन हो जाता है और जगाने पर थकावट और कमज़ोरी मालूम होती है। ख़ाने के बाद जम्हाई आती है और नींद से बेवश हो जाता है।

ज्वर (Fever) -- अपने समय से पहले हट कर आने वाला बुख़ार (Anticipating morning fever)

शीत (Chill) — कपीकपी, प्यास नहीं रहती; चेहरा, हाथ और नाख़ून नीले पड़ जाते हैं; हाथ पाँव में दर्द रहता है और वे सुन्न पड़ जाते हैं; जाड़ा ओढ़ने या अंगोठी के पास बैठने से भी नहीं जाता।

उत्ताप (Heat) – बुख़ार तेज़ और बहुत देर तक रहता है; प्यास बहुत लगती है। **ज़रा भी रज़ाई के हटने या हिलने से जाड़ा मालूम होता है?**

पसीना (Sweat) – प्यास नहीं रहती। हवा छू जाने से या ज़रा भी हिल जाने से जाड़ा मालूम होता है। पसीना दाहिनी तरफ़ या ऊपर के धड़ में होता है।

बुख़ार में मुँह का स्वाद कड़ुआ, मुँह बार बार अच्छी तरह से धोना पड़ता है (थूजा)। ब्रैन्डि, शराब, बियर और चर्बीदार खाना खाने की इच्छा होती है। रोटी, पानी, काफी और तमाखू से नफ़रत होती है।

सम्बन्ध (Relations) — पूरक औषधि (Complementary) सल्फर क़रीब क़रीब सब बीमारी में।

विरोधी औषधि (Inimical)- जिङ्कम के पहले और बाद कभी भी नक्स-वोमिका का प्रयोग नहीं करना चाहिए।

आर्स, इपिकैक, फास, सिपि और सल्फर के बाद अच्छा काम देता हैं।

नक्स वोमिका के बाद ब्रायो, पल्स और सल्फ अच्छा काम देते हैं।

शरीर और चित्त की स्थिर अवस्था में नक्स-वोमिका की क्रिया अच्छी होती है, इसलिए रात के समय सोने के कई घन्टे पहले इसका सेवन करना उचित है।

वृद्धि (Aggravation)–मानसिक परिश्रम से; सुबह के वक्त; भोर 4 बजे आँख खुलने पर; खाने के बाद या ज़्यादा खाने से; हरकत से; ज़रा भी छू जाने से; खुली हवा में; खुश्क मौसिम में; शोरगुल से; क्रोध से; मसालों से; नशीली चीज़ से; ठण्डी हवा से।

ह्रास (Amelioration)–शाम के वक्त; स्थिर रहने से; लेटने से और नम भीगे मौसिम (कास्टि, हिपर)।

मात्रा (Dose) — 1 से 30 और उच्चतर शक्तियां। यह शाम को दी जानी चाहिए।

326 औसीमम कैनम
(Ocimum Canum)

Brazilian Alfacava

इस औषधि का स्मरण मूत्राशय और मूत्रमार्ग के रोगों में करना चाहिए। मूत्र में लाल बालू जैसे कण होना इसका मुख्य लक्षण है। वंक्षण (inguinal) स्तन (mammary) ग्रन्थियों की सूजन। वृक्क पथरियों सम्बन्धित लक्षणों को भी प्रमुखता।

पेशाब- पेशाब में अम्ल या यूरिक ऐसिड का भाग बहुत ज्यादा हो, पेशाब गंदला और गाढ़ा, पेशाब रक्तिम, पीबयुक्त, ईट के चूरे की तरह लाल या पीला तलछट, कस्तूरी की गन्ध, मूत्रनली और किडनी में दर्द, वृक्कों में ऐंठन इत्यादि लक्षणों में इसका प्रयोग करना उचित है।

स्त्री- चूचक अत्यन्त स्पर्शकातर और दर्दनाक। स्तन भरे हुये और तने हुये महसूस होते हैं, भग की सूजन। भगोष्ट में तीर मारने जैसा दर्द। पुरुषों में बांये भूषण की सूजन व गर्मी।

सम्बन्ध- परेरा, लाइको, आर्टिका हेडियो से तुलना करो।

मात्रा- 6 से 30 शक्ति।

327 ईनेन्थी क्रोकैटा
(Oenanthe Crocata)

Water Dropwart

स्त्रियों को रजोधर्म या गर्भावस्था में मृगी के समान फिट होना, इस औषधि का मुख्य चरित्रगत लक्षण है। गले व आमाशय में जलन, मिचली और वमन। चेहरे पर लाल धब्बे। यूरेमी आक्षेप।

सिर- आकस्मिक पूर्ण चेतनालोप। मुंह का रंग काला या नीला हो जाता है। आंख स्थिर हो जाती है, आंख की पुतली बड़ी हो जाती है, मुंह की पेशी फड़का करती है, मुंह से झाग निकला करती है। अत्यधिक जम्हाई आना। छोटी-छोटी बातों पर रोने की आदत। दांती लग जाती है। आक्षेप खोंचन के समय सिर पीछे की ओर टेढ़ा पड़ जाता है।

खांसी- भारी आपेक्षिक, धड़धड़ करती श्वास क्रिया। सुरसुराहट युक्त खांसी के साथ छाती के निचले भाग में घड़घड़ाहट और गाढ़ा बलगम। हाथ-पैर ठण्डे, जंघास्नायु व कटिस्नायु में दर्द, जो पीठ से शुरू होता है।

सम्बन्ध- काली ब्रोयं, सिक्यूटा से तुलना कीजिए।

मात्रा- 1 से 6 शक्ति।

328 इनोथेरा बियेनिस
(Oenothera Biennis)

इस औषधि का प्रयोग साधारणतः सिर्फ पेट की बीमारी में ही, खास तौर पर पुराना अतिसार, संग्रहणी और सूतिका इत्यादि में ही किया जाता है। रोगी को इससे फायदा भी होता है। बहुत दिनों का अतिसार भोगने के बाद, बच्चे के मस्तिष्क में पानी इक्ट्ठा हो जाता है और बच्चा धीरे-धीरे गुमसुम सा पड़ा रहता है। इस लक्षण में ये औषधि देने पर ज्यादा फायदा होगा। गरमी के दिनों के अतिसार की भी बढ़िया औषधि है। प्रसव के बाद प्रसूता को अतिसार, रक्तहीनता, कमजोरी और क्षीणता की शिकायत हो और इस औषधि से भी फायदा न हो, तो धैर्य के साथ इसका प्रयोग करना चाहिए। इस औषधि का एक मुख्य लक्षण यह भी है कि इसमें- पेट में खासकर नाभि के नीचे बहुत ज्यादा मरोड़ का दर्द होता है। बच्चों के हैज़ा में- यदि अन्य किसी औषधि से फायदा न हो, तो इसका प्रयोग करें।

मात्रा- मूलार्क से 2X शक्ति।

329 ओलियण्डर - नेरियम ओडोरम
(Oleander - Nerium Odorum)

Rose Laurel *Apocynaceæ*

इस औषधि की क्रिया बहुत विस्तुत न होने पर भी, जिन शिकायतों के लिए यह लाभदायक पाई गई है उन में इसका लक्षण बहुत ही सुस्पष्ट है।

खोपड़ी की खाल पर पापड़ियां जम जाना (Crusta Lactea) –कीड़े रेंगने की तरह खोपड़ी की खाल पर बेहद खुजली होती है; पहले खुजलाने से कुछ थोड़ा आराम मिलता है; परन्तु खुजलाने के बाद दर्द लगता है और जलन होती है। विशेष करके सिर के पीछे की ओर छोटी-छोटी फुन्सियां झुण्ड के झुण्ड होती हैं, उनमें खुजली होती है, खुजलाने से फुन्सियाँ फूट कर सब एक हो जाती है, मोटी मोटी पपड़ियां जम जाती हैं। यही इसका विशेष लक्षण है।

दस्त (Diarrhoea)-- ओलियण्डर में रोगी को पेट खाली सा और अन्दर की ओर धँसता सा मालूम पड़ता है और वह समझता है कि मैं मर जाऊँगा। खाना हज़्म नहीं होता, पहले दिन की खाई हुई वस्तु बिल्कुल वैसी ही दूसरे दिन दस्त के साथ निकल जाती है, कभी कभी दो तीन दिन का खाया हुआ पदार्थ वैसे का वैसा ही दस्त के साथ निकलता हुआ देखा गया है।

मात्रा (Dose) — तीसरी से तीसवीं शकित।

330 ओलियम जेकॉरिस-असेली
(Oleum Jecoris-Aselli)

Cod-Liver Oil

यह एक पौष्टिक तथा यकृत व क्लोमग्रंथि सम्बन्धी रोगी की औषधि है। इसमें आयोडीन भी मिली होती है, इसलिए जो बीमारियां आयोडीन से आरोग्य होती हैं जैसे- सर्दी, खांसी, गांठ, पोषण क्रिया की कमी, यकृत, आंत, पाचन तंत्र का विकार, रक्त के लाल कणों का घट जाना। इससे इन बीमारियों में लाभ मिलता है अथवा जो बीमारियां आयोडीन से आराम नहीं होती, उन बीमारियों में भी इसके प्रयोग से फायदा होता है, क्योंकि इस औषधि में कॉडलिवर तेल भी एक अलग भेषज गुण विद्वान हैं। बच्चों को सूखा रोग, दुबलापन, गण्ठमाला, कमजोरी के साथ माथा और हाथ गरम हो जाना, रात में हरारत, बेचैनी, यकृत में दर्द, शरीर पीला पड़ जाना, हथेलियों में जलन, खांसी, बच्चों का दूध न पीना, वक्षस्थल की कई बीमारी, पुराना अतिसार, घुटने और कोहनी में ऐंठन इत्यादि में इस औषधि के सेवन से बहुत फायदा होता है।

घाव और सूजन- हड्डी की सूजन, हाड़ नरम हो जाना, हड्डी के पास के फोड़ें, क्षय, ज्वर, हड्डियों का घाव तथा गांठों के चारों ओर फोड़ा तथा नासूर हो जाने पर इसके सेवन से लाभ मिलता है। किन्तु मेरुदण्ड या रीढ़ की हड्डी के फोड़ों में इससे कुछ लाभ नहीं होता।

खांसी- जिन्हें जरा सी ठण्ड लगते ही जुकाम या सर्दी हो जाती है, हमेशा नाक से पानी बहता रहता है। सर्दी किसी भी तरह पीछा नहीं छोड़ती, उन्हें इस औषधि की 2X शक्ति कुछ दिनों तक देनी चाहिए। रात में सूखी खांसी, गला फंस जाना, कलेज घड़घड़ाना।

गांठ- अक्सर गरदन लाल, कान और जांघ की गिलटी फूल जाती हैं, ऐसी अवस्था में यह औषधि ज्यादा फायदा करती है।

चर्म- जो बच्चे बहुत कमजोर होते हैं, बढ़ते नहीं, बौने रहते हैं, उनके शरीर पर कॉडलिवर दो घंटे तक रोज मालिश करने से जल्दी ही उनका स्वास्थ्य अच्छा हो जाता है। दाद पर इसका वाह्य प्रयोग होता है।

ज्वर- दोहपर बाद निरन्तर शीतानुभूति, हेक्टिक ज्वर, रात में पसीना आना।

सम्बन्ध- टुबरकुली, फास्फो, आयोड से तुलना करो।

मात्रा- 1 से 3 शक्ति का विचूर्ण।

331 औनसमोडियम
(Onosmodium)

False Gromwell

घुमरी, सुन्नपन और पेशियों की अवसन्नता, सिर तथा नेत्र लक्षणों के साथ पेशियों की थकान व अवसाद का सुस्पष्ट संयोग। आंखों से अत्यधिक काम लेने तथा रति दौर्बल्यजनित सिर दर्द, यह औषधि स्त्री-पुरुष दोनों में ही रतिलालसा घटाती है, होम्योपैथिक चिकित्सा के अनुसार यह रति दौर्बल्य औषधि है। स्नायुशूलण दर्द, अर्धकपाली सिर दर्द इत्यादि लक्षणों में इस औषधि से आशातीत सफलता मिलती है।

आंखे- आंखें भारी और निष्क्रिय, अक्षिपेशियों की दुर्बलता के कारण होने वाली क्षीण दृष्टि, आंख की पेशियां तनी हुई। अस्पष्ट दृष्टि चक्रिका (optic-disc) अतिरिक्त तथा कनीनिका की रक्तवाहिनियों की वृद्धि, नेत्रकोट व गोलक के बीच नेत्रगोलकों में दर्द, जो बांई कनपटी तक फैल जाता है।

सिर- सिर के पिछले भाग में ऊपर की ओर दबाव। सुबह जागने पर सिर के पिछले भाग से लेकर माथे तक दर्द, स्मरण शक्ति का लोप। नाक सूखी प्रतीत होती है। कनपटियों व शंखास्थियों में दर्द, सिर में भारीपन, घुमरी विभ्रानत।

कण्ठ तथा वक्ष- पश्च नासारन्ध्र से स्राव। पश्चनासारन्ध्र बन्द प्रतीत होता है। अत्यधिक रूक्षता। कच्चेपन व खरोचने जैसी अनुभूति। ठंडे पेयों से लक्षणों में वृद्धि होती है, छाती में दर्द व दुखन, सूजी हुई व दर्दनाक महसूस होती है, हृदय में दर्द, नाड़ी द्रुत, नाड़ी की दुर्बलता, अनियमितता।

उदर तथा पीठ- पृष्ठ व कटि प्रदेश में दर्द, टांगों व पैरों में सुन्नपन व सुरसुराहट। रोगी को बर्फ का पानी व ठण्डे पेय पदार्थों की पीने की इच्छा होती है। उदर फूला हुआ मालूम होता है।

स्त्री- स्त्रियों में यौनलालसा पूर्णतया समाप्त हो जाती है। ऐसा लगता है जैसे ऋतुस्राव होने वाला है। तीव्र जरायुशूल, प्रसव तुल्य त्रेदना, पुरानी वेदनाएं लौट आती हैं। स्तनों में दुखन, चुचूकों में खुजली होती है। ऋतुस्राव नियम समय से बहुत पहले और लम्बे समय तक चलता है। प्रदरस्राव पीला तथा प्रचुर मात्रा में होता है। पुरुषों में- निरन्तर कामोत्तेजना, मानसिक नपुंसकता, शीघ्रपतन इत्यादि बीमारी में लाभप्रद।

वाह्यांग - लड़खड़ाती चाल, पैरों में, घुटने के पीछे वाले गड्ढे में व घुटने के नीचे थकावट व सुन्नपन की अनुभूति, पेशियों की अत्यधिक दुर्बलता और थकान। बायें स्कन्धप्रदेश में दर्द।

वृद्धि — चलने या झटका लगने से रोग की वृद्धि होती है।

ह्रास — पीठ के बल लेटने, ठण्डे पानी से ह्रास।

सम्बन्ध- जेल्सी, रूटा, नेट्रम म्यू, लिलियम से तुलना करो।

मात्रा- 30 शक्ति।

332 ऊफोरीनम
(Oophorinum)

Ovarian Extract

यह औषधि मुख्य रूप से रजोनिवृत्तिकालीन गड़बड़ियां, डिम्बाशय को काट दिये जाने के बाद उत्पन्न होने वाली व्याधियां। डिम्ब पुटियां। चर्म विश्रृंखलाऐं और गुलाबी मुहांसे उद्भेदहीन खुजली इत्यादि लक्षणों में बहुत फायदा करती है।

मात्रा- निम्न शक्तियों के विचूर्ण।

333 ओपियम
(Opium)

Opium. White poppy. *Papaveraceæ.*

तकलीफें चाहे कितनी ही क्यों न हों, ओपियम रोगी उन्हें अनुभव करने में अशक्त होता है। **सब तकलीफ़ों के साथ रोगी निद्रालु होता है, तकलीफ़ को अनुभव नहीं कर सकता, किसी बात की शिकायत नहीं करता और कुछ भी नहीं मांगता।** इससे यही प्रमाण मिलता है कि रोगी की बोधशक्ति सुन्न पड़ जाती है। अफ़ीम खा कर आत्मघात किये हुए मनुष्य को इसी प्रकार की बेहोशी होती है, ऐसा चुप पड़ा रहता है कि वह कुछ बोलता ही नहीं। यही कारण है कि किसी अङ्ग के पक्षाघात (Paralysis) में, जिसमें चैतन्यता बिलकुल नहीं रहती, ओपियम उपयोगी है।

औषधि का निष्फल होना (Want of Susceptibility to remedies)-जीवनशक्ति की प्रतिक्रिया के अभाव (Lack of vital reaction) के कारण सुनिर्वाचित औषधि के भी निष्फल होने पर ओपियम का प्रयोग होता है और यह इसका प्रधान लक्षण है। यह **लक्षण सल्फर, कार्बो-वेज, लारोसिरेसस, ट्युबरक्यूलिनम** इत्यादि औषधियों में भी है। संक्षेप में फ़र्क यह है कि सल्फर रोगी सीधा हो कर बहुत देर तक एक स्थान में ख़ड़ा नहीं रह सकता, शिकायतें बार-बार होती हैं, जलन, भोर में बिछौने पर ही से पाख़ाने की सख्त हाजत होती है। **कार्बो-वेज** में बद्हज़्मी, पेट फूलने और डकार से आराम मिलने का लक्षण रहता है। फेफड़े की बीमारी, मृगी रोग इत्यादि में उयुक्त औषधि के निष्फल होने पर **लारोसिरेसस** उपयोगी होता है। नसों की बीमारी (Nervous diseases) हिस्टीरिया इत्यादि में अनुकूल औषधि के निष्फल होने पर **वैलेरयेना** उपयोगी होता है। वंश में किसी के क्षय रोग रहने के कारण फेफड़ा, जिगर इत्यादि की बीमारी में सुनिर्वाचित औषधि से लाभ न होने पर **ट्यूबरक्यूलिनम** उत्तम औषधि है।

भय से रोग (Ailments from fright)— डरने से किसी बीमारी का होना, इसका एक विशेष लक्षण है। जैसे सगर्भावस्था में रोगिणी यदि किसी कारण से डर जाय और गर्भपात (Abortion) होने की सम्भावना हो, तो ओपियम उपयोगी होता है। तुम बहुत से मृगी के रोगियों को यह कहते हुए सुनोगे कि जब से हम डर गये थे, तभी से हमें वह रोग उत्पन्न हुआ है। अक्सर छोटे-छोटे लड़के अँधेरी कोठरी में जाकर डर जाते हैं और इसी से उन्हें तरह-तरह के रोग होते हैं; डरावनी सूरतें जैसे भूत, प्रेत, चोर, डाकू, खूनी इत्यादि नज़र के सामने आ जाते हैं और इससे वे डर जाते हैं। डरी हुई माता का दूध पी कर बच्चे को ऐंठन (Spasms) होने पर यह औषधि उपकारी है। यदि माता के क्रोध की अवस्था में दूध पीकर बच्चा बीमार हो जाय, तो **कैमोलिा** और **नक्स-वोमिका** औषधि है।

गहरी नींद में नाक से खर्राट का शब्द (Heavy, stupid sleep with stertorous breathing) होना इसका विशेष लक्षण है। इस लक्षण के साथ चेहरा और आँखें सुर्ख़ रहती हैं; आँखें आधी खुली रहती हैं; और सारे शरीर में गर्म पसीना आता है। तरह-तरह की बीमारी के साथ इस प्रकार का लक्षण रहता है। टाइफायेड (Typhoid) रोग में रोगी अचैतन्य पड़ा रहता है, यदि उसे कोई छूए तो उसे मालूम नहीं पड़ेगा, रोशनी का अनुभव नहीं कर सकता। न्यूमोनिया (Pneumonia) इत्यादि किसी भी रोग में यदि पूर्वोक्त लक्षण रहें, तो ओपियम का प्रयोग करना चाहिए।

ओपियम रोगी को गहरी नींद और अचैतन्य अवस्था ही में अक्सर पाया जाता है, परन्तु कभी-कभी इसका विपरीत लक्षण भी होता है, जैसे रोगी को ऊँघाई और झपकी आती रहती हैं लेकिन किसी तरह से सो नहीं सकता, क्योंकि उसकी सुनने की शक्ति इतनी तीक्ष्ण हो जाती है कि वह पड़े-पड़े दूर की मुर्गे या घड़ी के घंटे की आवाज़ सुनता रहता है। (Sleepy, but can not sleep, sleeplessness with acuteness of hearing clock striking and cocks crowing at a great distance keep her awake) ।

बिछौना इतना गर्म मालूम होता है कि रोगिणी उस पर लेट नहीं सकती (Bed feels so hot that she can not lie on it), ठण्डी जगह की तलाश में बार-बार इधर उधर करवट लेती रहती है और कुछ ओढ़ना नहीं चाहती, शरीर का खुला रहना पसन्द करती है। बिछौना सख्त मालूम करने का लक्षण **आर्निका**, **ब्रायोनिया** और **पाइरोजेन** में है।

बेहोशी (Delirium)— रोगी लगातार बकता रहता है, आँखें, खुली रहती हैं, चेहरा सुर्ख़ और फूला फूला रहता है; और जब बिल्कुल अचैतन्य रहता है तब आँखें चमकीली मालूम पड़ती हैं और आधी खुली रहती है, चेहरा पीला पड़ जाता है और बेहोशी की नींद में पड़ा रहता है। रोगिणी के चित्त में सदैव यही ख़्याल बना रहता है कि मैं अपने मकान पर नहीं हूँ (ब्रायो)। बेहोशी में बिछौने की चादर को नाख़ून से कुरेदती है। जाग्रत अवस्था में बिछौने की चादर को नाखून से कुरेदना **बेलाडोना** और **हायोसायेमस** का लक्षण है। शराबियों की बेहोशी में जब चेहरा फूला-फूला रहता है, आँखों में जलन, गर्मी और खुश्की होती है और बेहोशी में नाक से ख़र्राटे का शब्द आता है, तब ओपियम से विशेष उपकार होगा।

ऊँघाई या झपकी के लक्षण पर **नक्स-मस्केटा**, **ऐन्टिम-टार्ट**, **ऐपिस-मेल** और **हेलेबोरस** के साथ इस औषधि की तुलना होती है, परन्तु ओपियम की तरह गहरी नींद, सांस के ख़र्राटे की आवाज़ और किसी औषधि में नहीं है। **नक्स-मस्केटा** रोगी की ऊँघाई के साथ मुँह का बहुत ही खुश्क रहना और प्यास बिल्कुल न रहना ही विशेष लक्षण है। **ऐन्टिम-टार्ट** की ऊँघाई अक्सर कै - दस्त के बाद देखी जाती है। **एपिस** की बेहोशी में रोगी रह रह कर ज़ोर से चिल्ला उठता है और प्यास नहीं रहती। **हेलेबोरस** की बेहोशी में रोगी को पानी देने पर बड़े आग्रह के साथ पीता है और इस प्रकार से मुँह को हिलाता है कि मानो कुछ चबा रहा है।

क़ब्ज़ (Constipation)— पाचक यन्त्र बिलकुल शिथिल हो जाता है। अँतड़ियों की नियमित क्रिया नहीं होती (Peristaltic motion reversed or paralyzed), पेट गुम हो जाता है। अक्सर देखोगे अफ़ीम खाने वालों को इस क़दर क़ब्ज़ रहता है कि उन पर सख़्त से सख़्त जुल्लाब असर नहीं करता। मलद्वार की शिथिल अवस्था, पाख़ाने की हाजत होती ही नहीं, मलद्वार में बहुत सा मल एकट्ठा रहने पर भी पाख़ाने की ज़रा भी हाजत नहीं होती। मल सख़्त, स्याह, गोल गोल मेंगनी की तरह होता है (चेलिडो, प्लम्ब, थूजा)। मल थोड़ा सा निकलता है और फिर अन्दर घुस जाता है (साइली, थूजा)।

दस्त (Diarrhoea)— डरने के कारण स्याह और बद्बूदार दस्त आने लगते हैं (जेल्स)। गुदा की शिथिलता के कारण बिना इच्छा के पाख़ाना निकल पड़ता है।

पेशाब (Urine)— मूत्राशय अर्थात् मसाने (Bladder) में पेशाब भरा रहता है, परन्तु मुत्राशय की **शिथिलता** (ParalysiS) के कारण पेशाब नहीं होता। स्ट्रैमोनियम में पेशाब न बनने के कारण पेशाब नहीं होता, मूत्राशय तो पेशाब से भरा रहता है, परन्तु रोगी उसे अनुभव नहीं करता। कलकत्ते में जब मैं डाक्टरी पढ़ता था, उस समय ढाका शहर से एक वकील साहब कलकत्ते में चिकित्सा के लिए लाये गये थे। उन्हें क़रीब 15/20 रोज़ से पेशाब नहीं हुआ था, ढाका में डाक्टरों ने सलाईयाँ (CatheterS) चला पर पेशाब कराने की बहुत चेष्टा की, परन्तु हर तरह से निष्फल होने पर उन्हें उनके लड़के चिकित्सा के लिए कलकत्ते में लाए और वहाँ के मेडिकेल कालेज में ले गये, वहाँ के डाक्टरों ने कहा कि बिना चीरा लगाये (Operation) पेशाब किसी तरह से निकल नहीं सकता। वकील साहब बड़े ही ज्ञानी पुरुष थे, उन्होंने सर्जन (SurgeOn) से पूछा कि इस आप्रेशन से मेरी मृत्यु होने की तो कोई सम्भावना नहीं है? सर्जन ने उत्तर में कहा कि इसकी मैं जिम्मेदारी नहीं ले सकता; ऐसी अवस्था के रोगियों में से फी सदी पाँच रोगियों के आराम होने की सम्भावना रहती है। इस पर वकील साहब ने अपने लड़कों से कहा कि मैं बहुत बुड्ढा हो चुका हूँ, अतः अपना शरीर चिरवा फड़वा कर मरना मैं पसन्द नहीं करता, मुझे अपने मकान पर शान्ति के साथ मरने दो। उनके लड़के पिता को मकान पर लौटा ले गये और कलकत्ते के प्रसिद्ध होमियोपैथिक डाक्टर आर० सी० नाग, एम. डी. को बुला कर दिखाया। डॉक्टर नाग का वकील साहब से प्रथम प्रश्न यह था कि तुम्हें इतने दिन पेशाब न होने से किसी प्रकार की तकलीफ़ होती है या नहीं, वकील साहब ने उत्तर दिया,

मुझे किसी प्रकार की तकलीफ़ नहीं होती। सिर्फ़ इसी लक्षण पर कि इस प्रकार के प्राणनाशक रोग में भी रोगी अपनी तकलीफों को अनुभव नहीं कर सकता, उन्होंने ओपियम 200 शक्ति की एक खुराक रोगी को अपने सामने सेवन कराई और 6 घन्टे बाद रोगी की अवस्था के बारे में खबर देने को कह गये। 6 घन्टे बाद लड़कों ने खबर दी कि इस समय के भीतर एक बार अधिक परिमाण में पेशाब हुआ। फिर धीरे-धीरे आरोग्य प्राप्त कर वह अपने देश को लौट गये।

एक बार एक 6/7 वर्ष के बालक को ज्वर होने पर, उसकी चिकित्सा के लिए मुझे बुलाया; मैंने जाकर पूछा बच्चा कहाँ है, उसके पिता ने कहा, वह तो अभी यहाँ या शायद लड़कों के साथ खेलने के लिए बाहर चला गया है। बच्चे को मेरे पास लाने पर मैं ने थर्मामिटर बग़ल में लगाकर देखा उस वक्त 105 डिग्री बुख़ार था, मैंने बच्चे से पूछा ''क्या तुम्हारे सिर में दर्द है, क्या प्यास है, क्या किसी प्रकार की तकलीफ़ होती है?'' बच्चे ने इस प्रश्न का उत्तर दिया, ''नहीं।'' यह ख़्याल करने की बात है कि इस क़दर तेज़ बुखार में भी वह किसी प्रकार की तकलीफ़ का अनुभव नहीं कर सका। प्राणनाशक तकलीफ़ के अनुभव करने की शक्ति रहित होना ही ओपियम का लक्षण है।

मलद्वार या मूत्रद्वार की शिथिलता के कारण पाख़ाना, पेशाब बन्द हो जाने या पेट फूलने पर ओपियम सर्वश्रेष्ठ औषधि है।

शराबियों की खाँसी (Cough of Drunkards)— शराबियों की सूखी खाँसी में यह औषधि विशेष उपकारी है। खखार फेन की तरह और खून मिला हुआ रहता है।

दिल और नब्ज की चाल धीमी, अनियमित और मालूम नहीं होती।

ऐंठन (Convulsions)— ऐंठन में रोगी धनुष या कमान की तरह टेढ़ा पड़ जाता है। डर जाने से हाथ-पाँव काँपते हैं, रोगी टेढ़ा पड़ जाता है, सिर पीछे की ओर झुक जाता है, रज़ाई फेंक देता है, ठण्डे कमरे में रहना पसन्द करता है, चेहरा सुर्ख पड़ जाता है; आँख की पुतली ऊपर की ओर चढ़ जाती है।

शराबियों की तरह अफ़ीमची भी बड़े झूठे होते हैं, उनका अन्तःकरण अक्षुद्ध हो जाता है।

बच्चों के सूखे की बीमारी (Marasmus), बच्चा सूख कर एक बुड्ढे की तरह दीखता है।

सीसे के विष (Lead poisoning) से उत्पन्न रोग में यह उपकारी है। ऐलोपैथिक डाक्टर द्वारा **अफ़ीम के सत्त** (Morphine) या **क्लोरोफार्म** (Chloroform) के व्यवहार से दस्त और जी मिचलाने को **कैमोमिला** और **फासफोरस** आश्चर्यरूप से दूर करते हैं।

अफ़ीम के बुरे फल से जारी दस्तों को पल्सेटिला दूर करती है।

ज्वर (Fever)— शीत (Chill)— सिर गर्म और गहरी नींद रहती है; सिर में पसीना बहुत ज्यादा आता है; कोई-कोई अङ्ग ठण्डा रहता है।

उत्ताप (Heat)— नींद में ख़र्राटा लेता है; कुछ ओढ़ना नहीं चाहता ।

पसीना (Sweat)— सिर के चारों तरफ़ पसीना आता है; पसीने की अवस्था में तकलीफ़ होती है।

सम्बन्ध (Relations)— विष मात्रा में अफ़ीम सेवन करने के दोष को तेज़ काफ़ि, नक्स-वोमिका, कैलि-पर और लगातार घूमना नष्ट करते हैं।

लक्षण मिलने से अफ़ीमे सेवन का बुरा फल, होमियोपैथिक शक्तिकृत ओपियम द्वारा, दूर हो सकता है।

एपिस, बेल, हायोस, स्ट्रैमो और ज़िङ्क के साथ तुलना करो।

वृद्धि (Aggravation)— सोते समय और सोने के बाद (एपिस, लैके); पसीना निकलते समय; गर्मी से और उत्तेजक औषधि से।

ह्रास (Amelioration)— ठण्डक से और लगातार चलने से।

मात्रा (Dose) — 3 से 30वीं तथा 200 शक्ति।

334 ओरियोडाफनी
(Oreodaphane)

California Laurel

स्नायविक सिर दर्द, ग्रीवा पश्चकपाल वेदना, मस्तिष्क मेरु, अन्त्र में दर्द के साथ उदरामय।

सिर- सिर दर्द सिर नीचा करने अथवा हिलाने से वृद्धि, सिर भारी, पलकें भारी, आंख फड़कना। तेज खुजली, तेज दुखन, दर्द बांयी आंख में अधिक, यह दर्द कभी-कभी मस्तिष्क से होकर खोपड़ी के अन्दर से होकर गर्दन तक चला जाता है। रोशनी तथा कोलाहल से वृद्धि और आंखें बन्द कर सम्पूर्ण रूप से स्थिर रहने से घटता है। गर्दन तथा सिर के पिछले भाग में निरन्तर हल्का दर्द होता है, जो कन्धों से होता हुआ नीचे रीढ़ की हड्डी तक और ऊपर सिर में फैल जाता है। सिर में भारीपन, निरन्तर हिलाते रहने की इच्छा, किन्तु उससे भी आराम नहीं मिलता। कानों में दर्द। पलकें लटक जाती हैं।

उदर- कपकपी, मिचली साथ ही डकारें, आतानिक अतिसार।

मात्रा- 1 से 3 शक्ति। मूलार्क सुंघाने के लिए।

335 ओरीगैनम
(Origanum)

Sweet Marjoram

यह औषधि स्नायुसंस्थान पर विशेष क्रिया करती है। नर्वस सिस्टम, आक्रान्त और अत्यधिक हस्तमैथुन की इच्छा व इन्द्रिय की उत्तेजना, इस औषधि के विशष लक्षण हैं।

स्त्रियों में कामोन्माद, सम्भोग की तीव्र इच्छा, श्वेत प्रदर, हिस्टीरिया, कामातुर विचार, कुत्सित स्वप्न, प्रबल कुचिन्ता।

सम्बन्ध- कैन्थ, हायोसा, प्लैटी, बैलेरि से तुलना करो।

मात्रा- 3 शक्ति।

336 ऑस्मियम मेटालिकम
(Osmium metallicum)

इस औषधि का प्रयोग वैसे तो अनेक प्रकार की बीमारियों में किया जाता है, किन्तु विशेष रूप से यह श्वासयन्त्र की उत्तेजना, श्लेष्मा, आंख की बीमारियों और मसाने की बीमारियों में ज्यादा प्रयोग की जाती है।

आंख की बीमारी- आंखों में जलन और करकराहट, दृष्टि क्षीणता, साफ दिखलाई न देना, ग्लोकोमा (धुन्द), कॉनजकटिवाइटिस आंखों का प्रदाह। बत्ती की रोशनी के चारों ओर हरा-हरा इन्द्रधनुष जैसा रंग दिखाई देना, आंखों में जबरदस्त दर्द और आंखों में पानी गिरना इत्यादि।

श्वासयन्त्र- सूखी घं-घं की आवाज करती खांसी, ऐसा मालूम होना जैसे रोगी डेकची के अन्दर से खांस रहा हो, खांसी के साथ छीकें, वक्ष-मध्ययोस्थि में दर्द। गला फंस जाना, स्वरभंग हो जाना, नया गलकोष प्रदाह, गले से सख्त डोरी के समान बलगम निकलना। गले में कुट-कुट होना, गले में दर्द होना, बोलने पर भी स्वरयंत्र में दर्द। जबरदस्त आक्षेपिक खांसी, खांसने के समय ऐसा मालूम होना जैसे गला छिल जाएगा।

मूत्राशय- एवं चर्म रोग- पेशाब कम मात्रा में होना, पेशाब में ऐल्बूमेन और बहुत ही तेज गन्ध, रंग भूरा तथा लाल रंग की तली जमना। बगल में पसीना और उसकी गन्ध लहसुन जैसे, एक्जिमा, प्रुराइटिस, घमौरी और उनमें तेज खुजली होना।

सम्बन्ध- मैगानम, इटिडियम, आर्जेण्ट, सेलीनि से तुलना करो।

मात्रा- 3**X** से 200 शक्ति तक।

337 ओस्ट्रिया वर्जीनिका (Ostrya Virginica)

Iron Wood

मलेरिया के कारण उत्पन्न रक्तहीनता; अविराम ज्वर में पित्त की अधिकता, भूख न लगना, बार-बार मिचली के साथ माथे में हल्का-हल्का दर्द इत्यादि इसके प्रमुख लक्षण हैं।

मात्रा- 1 से 3 शक्ति तक।

338 अक्ज़ैलिकम ऐसिडम (Oxalicum Acidum)

Hydrogen Oxalate

अक्ज़ैलिक-ऐसिड का प्रधान लक्षण है कि रोगिणी अपनी तकलीफों के बारे में विशेष करके दर्द के बारे में चिन्ता करने ही से उनमें वृद्धि होने लगती है (बैराइटा-कार्ब, हेलोन, कैल्के-फास)। चित्त को स्थिर नहीं कर सकती। चित्त ज़रा ही में हर्षित हो जाता है; किसी बात की याद आते ही उसे फ़ौरन कर डालने की इच्छा होती है (काफि)।

इस औषधि का विशेष करके रीढ़ की बीमारी (Spinal Diseases) में प्रयोग होता है। रीढ़ की क्रिया में विकृति आ जाती है, पीठ, कमर और कूल्हे कमज़ोर और सुन्न पड़ जाते हैं, वह विकार टांगों तक फैलता है। रीढ़ के अन्दर प्रदाह होने के कारण (Spinal Meningitis) सारी पीठ में दर्द होता है। शरीर की नियमित क्रिया ख़राब हो जाने के कारण (Locomotor ataxia) हाथ-पाँव कड़े और सुन्न पड़ जाते हैं और उनमें बेहद टीस चलती है। ऐन्जिना पेक्टोरिस हृदय रोग (Angina Pectoris) में यह औषधि उपयोगी है, बाये फेफड़े और दिल में टीस मारने का सा दर्द होता है, साँस लेने में तकलीफ़ होती है, पीठ और पाँव कमज़ोर और सुन्न पड़ जाते हैं।

क़हवा पीने के बाद फ़ौरन ही पतला दस्त होने पर यह लाभदायक है। यदि मिठाई खाकर वात **गठिया रोग** (Rheumatic gout) में वृद्धि हो, तो इसें प्रयोग करना चाहिए।

वृद्धि (Aggravation)— दर्द इत्यादि सारी शिकायतें चिन्ता करने से ज़्यादा होने लगती हैं। शक्कर, काफी और शराब से वृद्धि होती है।

ह्रास (Amelioration)— खुली हवा में (पल्स)

मात्रा (Dose) — 6 से 30 शक्ति।

(339) ऑक्सिडेण्ड्रॉन- ऐण्ड्रोमीडा आर्बोरियम (Oxydendron- Andromeda Arboreum)

Sorrel Tree

होम्योपैथिक चिकित्सा में यह एक नयी औषधि है, जो केवल शोथ-रोग (dropsy) में ही प्रयोग की जाती है। समस्त अंग प्रत्यंगो के शोथ और सूजन (anasarea), जलोदरी में लाभ करती है। शोथ रोगों में पेशाब बन्द होना, पेशाब कम मात्रा में होना और श्वास लेने और छोड़ने में कष्ट होने पर यह ज्यादा लाभदायक है।

मात्रा- दिन में 4-5 बार मूलार्क की 2-3 बूंद।

(340) पियोनिया ऑफिसिनैलिस (Paeonia officinalis)

Peony

नितम्ब की हड्डी के निचले भाग के सब तरह के घावों, मलद्वार के फटे घाव, भगन्दर, बवासीर से रक्तस्राव, पेरिनियम में क्षय आदि रोगों में विशेष फायदा करती है। क्षय या घाव में इस औषधि का मूलार्क या लिनिमेण्ट लगाया जाता है। बांयी छाती में खोंचा मारने जैसा दर्द अथवा कलाई, हाथ, घुटने और पांव की उंगलियों के दर्द की भी यह बढ़िया औषधि है। कलेजे में दर्द होना, जो हत्पिण्ड के अन्दर पीठ तक चला जाता है- इसके लिए भी फायदा करती है।

मात्रा- निम्न शक्ति।

(341) पैलेडियम (Palladium)

The Metal

यह स्त्री रोगों की प्रमुख औषधि है, जीर्ण डिम्बाशय-शोथ के जटिल लक्षणों को उत्पन्न करती है। इसके मानसिक लक्षण काफी कुछ प्लैटिना के समान हैं। इसकी रोगिणी गरम मिजाज वाली तथा कड़वी बात करने वाली होती है। अत्यधिक घमण्डी, अपनी प्रसंशा सुनकर खुश होती है और कोई उन्हें बुरा कहे तो बिगड़ जाती है चिढ़ जाती है। जरा-जरा सी बात पर रोने लगती है। उन अवस्थाओं में यह और भी उपयोगी है जहां ग्रन्थिसार ऊतक पूर्णतया नष्ट न हुआ हो, मन तथा त्वचा पर भी क्रिया करती है।

स्त्री- डिम्बकोश (ovary) में स्नायुशूल तीर चुभने जैसा दर्द, डिम्बकोश की जगह से नीचे दाहिनी जांघ में एक तरह का दर्द, कभी-कभी उस दर्द का ऊपर की ओर वक्ष की ओर

चला जाना। मूत्रत्याग करते समय अत्यधिक कष्ट और ऐसा मालूम होता है जैसे जरायु बाहर निकल पड़ेगा। दाहिने डिम्बकोश का फूल जाना और वहां दर्द या बहुत अकड़न होना, लेटे रहने से दर्द कुछ कम हो जाता है। तेजी से चलने और स्तनपान कराने से रजस्राव हो जाना। जरायु का अपने स्थान पर हट जाना।

प्रदर स्राव- ऋतु के पहले और बाद में उजला मांड जैसा स्राव। इसके अलावा दाहिने नितम्ब में सूजन, कन्धे में दर्द, तलपेट में दर्द, दाहिने स्तन चुचूक के पास सुई चुभने जैसी वेदना इत्यादि लक्षणों में यह लाभदायक है।

सम्बन्ध- प्लैटीना, हेलोनि, लिलियम, एपिस से तुलना करो।

मात्रा- 6 से 30 शक्ति तक।

(342) पेराइरा ब्रोवा
(Pareira Brava)

Chondodendron. *Menispermaceæ.*

इस औषधि का असर मूत्रयन्त्र के ऊपर अधिक पड़ता है। इसका विशेष लक्षण यह है कि बार-बार पेशाब की हाजत, सुपारे (Glans penis) में सख़्त दर्द, पेशाब करते समय काँखना पड़ता है, इस क़दर दर्द होता है कि रोगी चीख़ उठता है; **पेशाब करते समय उसे दोनों हाथ और दोनों घुटनों को ज़मीन पर टेक देना पड़ता है** (Must get down on all fours to urinate); पेशाब के साथ लेसदार, गाढ़ा और सफेद मैल जाता है, उसमें लाल रेत जम जाती हैं और उसमें नौसादर की तरह (Strong ammoniacal odour) तेज़ बू आती है। पेशाब करते समय जाँघों के नीचे तक दर्द होता है।

सम्बन्ध (Relations)— ऐकोन, बर्ब, कैना-सैट, चिमि, कैन्था के साथ तुलना करो।

मात्रा (Dose) — मूलार्क से 3 शक्ति।

(343) पैरिस क्वाड्रिफोलिया
(Paris Quadrifolia)

Fox Grape. *Liliaceæ*

आँख (Eyes)— इस औषधि का विशेष करके सिर की नसों के दर्द में प्रयोग हुआ करता है, जब कि रोगी को **ऐसा मालूम होता है कि मानों आखें बाहर निकली पड़ती हैं, और ऐसा दर्द होता है कि मानों आँख का ढेला किसी तागे से पीछे की ओर दिमाग के साथ खींचा हुआ है** (Eyes feel as if projecting with a sensation as if a thread were tightly drawn through the eyeball, and backward, into the middle of the brain, very painful), इस से तकलीफ़ होती है, यह लक्षण अत्यन्त विश्वास योग्य है।

सिर की नसों में दर्द (Neuralgic headache)— माथा और कनपटियां कसी हुई मालूम होती हैं, दिमाग़, आँखें और खाल तनी हुई मालूम होती है और खोपड़ी की हड्डी में ऐसा दर्द मालूम होता है कि मानों छिल गया है, हरकत से, उत्तेजना से या आँखों के काम लेने से और शाम के वक्त वृद्धि होती है। दाहिनी कनपटी में दबोचता हुआ दर्द होता है, हाथ के दबाने से आराम मिलता है।

गर्दन ऐसी भारी मालूम होती है कि मानों कोई भारी बोझ उस पर रक्खा हुआ है।

वृद्धि (Aggravation)— सोचने से; मानसिक परिश्रम या उत्तेजना से; आँखों को अधिक काम में लाने से; हरकत से; तमाख़ू पीने से।

मात्रा (Dose) — तीसरी शक्ति।

344 पैसिफ्लौरा इनकार्नेटा (Passiflora Incarnata)

Passion-flower

यह एक सशक्त आक्षेपरोधक औषधि है, इसकी क्रिया स्नायु केंद्र पर होती है। मूर्च्छावायु का आक्षेप, धनुष्टंकार का आक्षेप, प्रसव के बाद का आक्षेप (puerperal convulsion), कृमि जनित ज्वर, ठंकार और बच्चों के दांत निकलने के समय की बीमारी और आक्षेप, तथा हैजा में उद्वेग, बेचैनी, ऐठन इत्यादि। कष्टदायक दमा में इस औषधि की मूलार्क की 10-15 बूंद 15 मिनट के अन्दर से कई मात्रा में देने से शीघ्र ही रोगी आरोग्य हो जाता है। पेट फूलना, खट्टी डकार आना, सिर में तेज दर्द, आंखों में दर्द। बच्चों और वृद्धों में अनिद्रा रोग इत्यादि लक्षणों में यह औषधि बहुत लाभदायक है।

मात्रा- मूलार्क की 5-10 बूंद से 1 ड्राम तक। अनिद्रा रोग में मूलार्क की 20-25 बूंद की मात्रा 2-1 बार दें।

345 पर्टूसिन (Pertussin)

Coqueluchin

इस औषधि का परिचय डाक्टर जॉन. एच. क्लार्क द्वारा कराया गया, अण्डे की सफेद जर्दी तथा रेशेदार श्लेष्मा से ये औषधि तैयार की जाती है, जिसमें काली खांसी का संक्रामक विष मिला होने के कारण, काली खांसी व अन्य उद्वेष्टकारी खांसी में लाभप्रद है।

सम्बन्ध- कोरेलि, क्यूप्रम, ड्रोस, मेफाई, मैग्नीका से तुलना करो।

मात्रा- 30 शक्ति।

346 पेट्रोलियम
(Petroleum)

Rock Oil. *Coal Oil.*

नाना प्रकार के चर्म रोग में पेट्रोलियम का प्रयोग होता है, विशेष करके एक्ज़िमा और छोटी-छोटी फुन्सियों के झुण्ड में (Eczema and herpes) जो कि शरीर के किसी भी स्थान में क्यों न हों, परन्तु ज़्यादातर कान के अन्दर और कान के चारों ओर, गुद्दी और हाथों पर होती हैं। छाजन अर्थात् एक्ज़िमा में पहले छोटी-छोटी फुन्सियाँ होती है, फिर फूट कर एक हो जाती हैं और उनके ऊपर मोटी-सी पपड़ी जम जाती है और उस में से मवाद आता रहता है। मूत्रद्वार और मलद्वार के बीच के स्थान अर्थात् सीवन में (Perineum) और पोते में झुण्ड के झुण्ड फुन्सियां (Herpes Zoster), जिस में बेहद खुजली और जलन होती है और उस में से **ग्रैफाइटिस** की तरह चिपचिपा पानी निकलता है। पेट्रोलियम में एक्ज़िमा की फुन्सियाँ अक्सर ऐसे स्थान में निकलती हैं, जहाँ की खाल खुश्क, खुरखुरी और चिटकी रहती है विशेष करके अङ्गुलियों के अग्रभाग पर। जाड़े के मौसिम में अङ्गलियां चिटक जाती हैं और उन पर बिवाई हो जाती है और उसमें दर्द होता है। इसमें एक विशेष लक्षण यह है कि जाड़े के मौसिम में चर्म रोग की वृद्धि होती है। सारे शरीर की खाल नाजुक होती है, शरीर पर कपड़ा रखने से दर्द होता है। **हिपर सल्फर** की तरह शरीर में ज़रा भी चोट लग जाने से सहज ही में वह स्थान पक जाता है और पीब देने लगती है। पुरुष और स्त्री दोनों की जननेन्द्रिय पर पसीना आता है और गीलापन रहता है। हथेली और पाँव के तलुओं में गर्मी और जलन मालूम होती है (सैंग्वि, सल्फ)।

भाड़े की गाड़ी, रेल गाड़ी या जहाज़ पर चढ़ने से, आँधी और बिजली की कड़क के समय और उसके पहले पट्रोलियम रोगी की तकलीफें बढ़ जाती हैं (कक्यू, सैनिक्यू)। **बेलाडोना** और **मैग्नेशिया-फास** की तरह पेट्रोलियम का लक्षण एकाएक ही उपस्थित होता है और एकाएक ही गायब हो जाता है। **प्लैटिना** और **स्टैनम** में दर्द धीरे-धीरे ही घटता है।

नींद या बेहोशी में रोगिणी ख़्याल करती है कि मेरी एक टाँग की दो टाँगे हो गई हैं, मेरे बिछौने पर कोई एक दूसरा आदमी लेटा हुआ है, ऐसा भी ख्याल करती है कि मेरे पास दो बच्चे लेटे हुए हैं, इन दोनों की एक साथ कैसे परवरिश करूँगी। इन ख़्यालों को वह चित्त से दूर नहीं कर सकती, यह उसे बहुत दुःख देते हैं। इस प्रकार का लक्षण तुम अक्सर प्रसूत ज्वर (Puerperal fever), टाइफायेड ज्वर (Typhoid fever), दस्त की बीमारी और नाना प्रकार के रोगों में देखोगे।

गुद्दी में दर्द (Occipital Headache)— इसमें अक्सर सिर के पीछे गुद्दी में दर्द होता है, हटता ही नहीं, यह दर्द सिर के ऊपर से माथा और आँखों तक फैलता है, दर्द की तेज़ी के कारण थोड़ी देर तक कुछ दिखाई नहीं देता, शरीर कड़ा पड़ जाता है और बेहोशी आ जाती है। सिर सीसे की तरह भारी मालूम होता है और उसमें भड़कन होती है।

उदर शूल (Gastralgia)— पेट खाली रहने ही से पेट में दर्द होना, लगातार कुछ न कुछ खाने से आराम का मिलना पेट्रोलियम का एक विशेष लक्षण है (ऐनाका, चेलिडो, सिपि)। सगर्भावस्था में पेट के दर्द में यह विशेष गुणकारी है।

दिन में दस्त (Diarrhoea during the daytime)— पेट्रोलियम के दस्त हमेशा दिन के वक्त होते हैं, रात के समय स्थिर रहने और आराम करने से दस्त नहीं आते। दस्त के बाद भूख बहुत मालूम होती है, परन्तु खाने से दर्द होता है; दस्त की बीमारी में रोगी दुबला होता जाता है, चर्म रोग रहता है, अङ्गुलियाँ खुरखुरी और चिटकी रहती हैं, धोने से दर्द होता है और ज़्यादा चिटकती हैं। गोभी, करमकल्ला खाने से और सगर्भावस्था में पतले दस्त आने पर इसका प्रयोग करना चाहिए ।

पुराने सुज़ाक के रोगी की मूत्रनली (Urethra) में इस कदर खुजली होती है कि रोगी रात भर सो नहीं सकता।

दिल में ठण्डक अनुभव करना इसका और एक लक्षण है (कार्बो-ऐनि,केलि-म्यूर, नेट्रम-म्यूर)।

ज्वर (Fever)— अधिकतर शाम के वक्त ।

शीत (Chill)— शाम के 6 बजे जाड़ा मालूम होता है; नाख़ून नीले पड़ जाते हैं, खुली हवा में जाड़ा ज़्यादा मालूम होता है; सारे शरीर में बेहद खुजली होती है।

उत्ताप (Heat)— सिर गर्म, चेहरा सुर्ख, बुखार की झलक सारे शरीर में मालूम होती है।

पसीना (Sweat)— भिन्न-भिन्न समय पर शरीर के किसी ख़ास हिस्से में पसीना आना: जाड़े के बाद ही पसीना आ जाता है, गर्मी मालूम नहीं पड़ती।

अधिक दवा के सेवन से या क्विनाइन से बिगड़े हुए बुखार में पेट्रोलियम लाभदायक है।

सल्फर, ग्रैफाइटिस, कास्टिकम, लाइकोपोडियम की तरह पेट्रोलियम भी एक ऐन्टि-सेरिक (Anti-psoric) औषधि है।

सम्बन्ध (Relations)—सीसे के विष को नष्ट करने के लिए पेट्रोलियम एक उत्तम औषधि है।

जाड़े के मौसिम में चर्म रोग की वृद्धि होती है, गर्मी के मौसिम में अच्छा रहता (ऐलूम) है। चर्मरोग के लुप्त हो जाने के बाद उदरामय (Diarrhoea) होने पर पेट्रोलियम उपकारी है।

वृद्धि (Aggravation)— गाड़ी की सवारी से; आँधी और बिजली की कड़क के समय; जाड़े के मौसिम में (ऐलूम)।

मात्रा (Dose) — 3 से 30 शक्ति। उच्चतर शक्तियां भी।

(347) पेट्रोसेलिनम
(Petroselinum)

Parsley. *Umbelliferæ.*

मूत्र-यन्त्र (Urinary Organs)— पेट्रोसेलिनम का असर विशेष करके मूत्र-यन्त्र पर ही पाया गया है। पेशाब करने के बाद मूत्र-द्वार (Urethra) में पहले चुभते से बाद को काटते हुए से दर्द का होना (कैना-सैटा, कैन्था, मेडो, सार्सा; (Drawing and sticking in navicular fossa, changing to a cutting biting after urination) ।बालक को एकाएक ही पेशाब की हाजत होने पर आसानी से पेशाब न होने से वह दर्द के कारण उछलता और कूदता है। सीवन (Perineum) से लेकर सारे मूत्रद्वार में जलन और झनझनाहट होती है। मूत्र-द्वार के गड्ढे (Fossa navicularis) में अक्सर बेहद गुदगुदी मालूम होती है।

सुजाक (Gonorrhoea)— एकाएक ही पेशाब की इस क़दर हाजत होती है कि रोगी पेशाब को रोक नहीं सकता; मूत्र-द्वार के गहरे हिस्से में बेहद खुजली होती है, खुजलाहट को दूर करने के लिए लिङ्ग को किसी सख़्त चीज़ में रगड़ना पड़ता है। लिङ्ग की जड़ में या मूत्राशय के मुँह पर दर्द होता है। ग्लीट (Gleet) में भी यह गुणकारी है।

सम्बन्ध (Relaions)— एकाएक ही पेशाब ही हाजत में कैन सैटा, कैन्था और मर्क के साथ तुलना करो।

मात्रा (Dose) — 1 से 3 शक्ति।

(348) फैसियोलस नाना
(Phaseolus Nana)

Dwarf-bean

हृदय की बीमारियों की उत्तम औषधि है। इसके अलावा मूत्राशय और वक्षस्थल की कई बीमारियों में इसके प्रयोग से फायदा होता है।

हृदय- कलेजा बहुत जोर-जोर से धड़कना, हृदय रोग की अन्तिम अवस्था में नाड़ी का न मिलना इत्यादि लक्षणों में इससे तुरन्त फायदा होगा।

वक्ष- वक्षावरक झिल्ली और पेरिकार्डियम में पानी इक्ट्ठा हो जाना, नाडी तेज चलना, दीर्घ श्वास, हत्पिण्ड के चारों ओर दर्द, श्वास क्रिया धीमी और आहें भरने जैसी अवस्थाओं में इसके प्रयोग से लाभ होता है।

आंख- आंख की पुतलियां फैली हुईं, आंखों में दर्द प्रकाश के प्रति प्रतिक्रिया का अभाव, चक्षुगोल्फ स्पर्श करने से ही दुखते हैं।

सिर- कनपटी के सामने, माथे पर या अक्षिगह्वरों में दर्द, हिलने से या किसी मानसिक चिन्ता से दर्द बढ़ जाता है।

पेशाब- मधुमेह मूत्र की तरह बार-बार तथा अधिक मात्रा में होना।

सम्बन्ध- लैकेसिस, क्रैटिगस।

मात्रा- मूलार्क से 12 शक्ति तक। उच्चतर शकितयां भी।

349 फेलाण्ड्रियम ऐक्वाटिकम (Phellandrium aquaticum)

Water Dropwort

इस औषधि की प्रधान क्रिया श्वास यन्त्रों पर होती है। फेफड़े की वायु स्फीति (emphysema), ब्रॉकाइटिस, थाइसिस आदि में जब अत्यधिक सड़न युक्त बदबूदार बलगम निकलता है और बीमारी का दौरा फेफड़े के मध्य भाग पर होता है उस अवस्था में इस औषधि से बहुत फायदा होता है। इसके लक्षण में रोगी के मुंह का जायका मीठा रहता है। संग्रहणी रोग (शरीर को दुर्बल करने वाला अतिसार) रक्तोत्कास क्षय-ज्वर साथ ही कमजोरी लाने वाला पसीना इन बीमारियां की भी यह उत्तम औषधि है।

वक्ष- दूध पिलाते समय स्तन की दुग्धवाही नली में (milk ducts) बहुत दर्द होता है और वह पूरे शरीर में फैल जाता है, स्तन की घुण्डी में दर्द होना। इस औषधि का एक लक्षण यह भी है कि स्तन पान कराते समय स्तन से बहुत अधिक दूध निकलता है।

आंखें- पलकों में स्नायुशूल, आंखों में जलन, रोशनी सहन नहीं होती, सिर में दर्द तथा आंख से बहुत अधिक पानी बहना।

खांसी- अविराम खांसी और श्वास लेने में कष्ट, खांसी के साथ प्रचुर और दुर्गन्धित बलगम रोगी को बैठने के लिए मजबूर कर देता है।

सम्बन्ध- फाइटो, सिली, एण्टिम-आयो, कैन्थ, कोनिय।

मात्रा- मूलार्क से 6 शक्ति। यक्ष्मा रोग में 6 शक्ति से नीची शक्ति का प्रयोग करें।

(350) फासफोरिक ऐसिड
(Phosphoric Acid)

Glacial Phosphoric Acid

यह औषधि ऐसे रोगियों के लिये उपयोगी है, जो पहले बहुत तन्दुरुस्त रहे हों, किन्तु बाद में अधिक हस्त मैथुन, स्वप्नदोष, स्त्री प्रसंग, व्यर्थ विहार आदि से वीर्य क्षय होने पर जिनका शरीर शिथिल हो गया हो, जिनकी मानसिक दुर्बलता इतनी अधिक हो गई हो, कि किसी से बात चीत करने को उनका दिल न चाहता हो, जिनमें नामर्दी आ गई हो, जिसके कारण चित्त में शान्ति न होने से सदैव सोच रहता हो, शारीरिक और मानसिक थकावट इतनी अधिक हो गई हो कि वह किसी से बात चीत करना न चाहता हो, अकेले चुप रहना पसंद करते हों और जिनमें साधारण कमज़ोरी, नामर्दी, धातु क्षीणता, हाथ-पैरों का काँपना, धड़कन, याद भूलना, थोड़ी ही मेहनत से थक जाना, चित्त का उदास रहना और जवानी में बूढ़ों की सी हालत हो जाना इत्यादि लक्षण पाये जाँय। हस्तमैथुन और अधिक विहार आदि कुक्रियाओं से धातु के क्षीण हो जाने से मग़ज़ के खाली और रगों के निस्तेज होने पर रोगी अपने अपराध पर बहुत शोक करता है (Debilitated by loss of vital fluids, sexual excesses चायना)।

चिन्ताग्रस्त युवती स्त्रियों में चिन्ता, दुःख, रंज, प्रेम-नैराश्य, अपने घर जाने के लिए कातरता (इग्ने) से किसी प्रकार के कठिन रोग की उत्पत्ति (Ailments: from care, chagrin, grief, sorrow, disappointed affection, homesickness) में फासफोरिक ऐसिड विशेष उपयोगी है। कोई स्त्री या पुरुष किसी कारण प्रेम से निराश हो जाय और उसका असर उसके चित्त पर दीर्घकाल तक बना रहने से नाना प्रकार की व्याधियाँ उसे हों, तो इस औषधि से विशेष फल मिलेगा। इस प्रकार के रोगी को देखोगे कि वह प्रति दिन दुबला, कमज़ोर और खुश्क होता जाता है, दिल में धड़कन होती है, हाथ-पाँव ठण्डे रहते हैं, रात के समय पसीना आता है, जरा ही ठण्ड लग जाने से जुकाम हो जाता है, सूखी खाँसी आने लगती है, ऐसे रोगी को तपेदिक़ अर्थात् क्षय रोग होने की सम्भावना होती है। कितने ही युवक युवती इस निराश प्रेम से दिन-रात शोक करते-करते अपने को तपेदिक़ रोग का शिकार बना लेते है। इस कदर उदासीन और बेपरवाह हो जाते हैं कि रोज़ मर्रे के काम में, जिसे वे पहले बहुत ही उत्साह के साथ करते थे, अब उनका ज़रा भी चित्त नहीं लगता (सिपिया; Is listless, apathetic, indifferent to the affairs of life prostrated and stupefied with grief, to those things that used to be of most interest, especially if there be debilitly and emaciation)। अपने घर जाने के लिए कातरता (Homesickness) और रोने की इच्छा का लक्षण **कैप्सिकम** और **हेलेबोरस** में भी हैं ।

बेहोशी (Delirium)— शरीर और मन का अत्यन्त उदासीन और निद्रालु होना, इस औषधि का विशेष लक्षण है। रोगी टाइफायेड या टाइफस (Typhoid or typhus) में बेहोशी में बड़बड़ाता है, जोकि समझ में नहीं आता। रोगी बेहोश लकड़ी के कुन्दे की तरह पड़ा रहता है (Lies like a log), उसके चारों तरफ जो कुछ होता है, वह कुछ भी समझ नहीं सकता,

परन्तु उसे जगाने से वह पूरे होश के साथ बात करता है। धीरे-धीरे ठीक प्रश्न का उत्तर देता है और फिर बेहोश हो जाता है। (Delirium : muttering, unintelligible; lies in a stupor, or stupid sleep, unconscious of all that is going on around him; when aroused is fully conscious, answers slowly and correctly and relapses into stupor) । इस लक्षण पर **आर्निका, ओपियम, बैप्टिशिया** और **नक्स-मस्केटा** के साथ इस औषधि की तुलना होती है। **आर्निका** में ऊँघाई और अचैतन्यता, ऐसिड फास से अधिक होती है, इस में भी रोगी बुलाने पर प्रश्न का ठीक उत्तर देता है और फिर फ़ौरन ही बेहोश हो जाता है। **आर्निका** रोगी के शरीर पर स्याह दाग़ रहते हैं और सारे शरीर में ऐसा दर्द होता है कि मानों शरीर कुचल गया है। **बैप्टिशिया** में भी ऊँघाई और अचैतन्यता, ऐसिड-फास से अधिक होती है, इस में रोगी को जगा कर कुछ प्रश्न करने से रोगी का उत्तर शेष नहीं होने पाता कि उसे बेहोशी आ जाती है (Falls asleep in the midst of a sentence, बैप्टि) और रोगी किसी भी करवट क्यों न लेटे शरीर में दर्द मालूम होता है और **बैप्टिशिया** रोगी के मलमूत्र में बहुत ही दुर्गन्ध रहती है। **नक्स-मस्केटा** रोगी की जीभ अत्यन्त सूखी रहती है, परन्तु प्यास नहीं रहती। **ओपियम** की ऊँघाई सब से अधिक होती है अर्थात् ओपियम रोगी को होश रहता ही नहीं और ख़रटि के साथ सांस लेता है।

सिर दर्द (Headache)— विद्यालय की लड़कियों के लिए जो पढ़ने में कठिन परिश्रम करती हैं ऐसिड फास विशेष उपकारी है। आँखों पर बहुत जोर पड़ने के कारण सिर में दर्द होता है, जो सिर के पीछे गुद्दी से आराम्भ होकर सामने की ओर बढ़ता है, ज़रा ही हरकत, शोर व गुल, विशेष करके गाना बजाना सुनने से वृद्धि होती है, लेटने से आराम मिलता है (ब्रायो, जेल्स, साइली)। लड़कियों का इस प्रकार का सिर दर्द **कैल्केरिया-फास** और **नेट्रम-म्यूर** में भी होता है। दीर्घकाल के रंज से या रगों की कमज़ोरी से उत्पन्न सिर दर्द इससे अच्छा होता है, विद्यार्थी जो अपनी उम्र से अधिक बहुत जल्द बढ़ते जाते हैं, जिनका शरीर पुष्ट होता जाता है, छाती आगे की ओर झुकती जाती है (कैल्के-कार्ब, कैल्के-फास), उनके सिर दर्द में यह लाभदायक है। जिन बालकों की ऐसी अवस्था हो, उनको अधिक मानसिक परिश्रम, पाठ आदि करने देना नहीं चाहिए।

गम्भीर रंज से सिर के बाल जल्द सफ़ेद हो जाने (लाइको) और बाल झड़ जाने पर यह औषधि लाभदायक है।

दस्त (Diarrhoea)— नये और पुराने दोनों प्रकार के पतले दस्तों की बीमारी में यह उपकारी है। ऐसिड फास की दस्तों की बीमारी में एक आश्चर्यजनक लक्षण यह है कि रोगी को पतले दस्त आने पर भी किसी प्रकार की दुर्बलता या पेट में दर्द मालूम नहीं होता (Painless, non debilitating diarrhoea)। परन्तु वह मोटा होता जाता है। दस्त सफ़ेद या पीले रङ्ग के और पानी की तरह पतले होते हैं। हवा ख़ारिज होने के साथ दस्त अनिच्छा से निकल पड़ते हैं (ऐलोज़, नेट्रम-म्यूर)। खट्टी चीज़ से, भय से, हैज़े की तरह पतले दस्त होते हैं। फासफोरिक ऐसिड में बच्चे को बड़े-बड़े पतले दस्त आने पर भी देखोगे कि बच्चा हँसता खेलता है, मानों उसे कोई तकलीफ़ ही नहीं है; माता को आश्चर्य होता है कि इतने बड़े दस्त जो कि ज़मीन

पर बह जाते हैं, कहां से आते हैं, ताहम बच्चा दुबला नहीं होता। दस्त में किसी प्रकार की बू नहीं रहती। अक्सर ऐसिड फास रोगी को यह कहते हुए सुनोगे कि पतले दस्त आने से हम अच्छे रहते हैं, हर क़िस्म की शिकायतें शरीर से दूर रहती हैं। यदि किसी कारण से इस प्रकृति के रोगी के दस्त बँध कर आने लगें, तो तपेदिक, कमज़ोरी और मानसिक थकावट के लक्षण दिखाई देते हैं। **पाडोफाइलम** में इसका लक्षण ठीक विपरीत होता है; इसमें भी बच्चे को ज़मीन पर बह जाने वाले बड़े-बड़े दस्त होते हैं, परन्तु इसके दस्त पीले रङ्ग के और बेहद बदबूदार होते हैं, और बड़े-बड़े दस्त के कारण बच्चा कमज़ोर हो जाता है, चेहरा सूख जाता है, आँखें बैठ जाती हैं, और क़रीब क़रीब बेहोश सा पड़ा रहता है। **ग्रैटियोला** में भी इस प्रकार की कमज़ोरी होती है, परन्तु इसका मल सब्ज हरे रङ्ग का होता है। ऐसिड-फास और **पाडोफाइलम** दोनों में पेट में किसी प्रकार का दर्द या तकलीफ़ नहीं रहती। खट्टी चीज़ खाकर पतले दस्त आने पर ऐसिड-फास अक्सर उपयोगी होता है। खट्टी शराब जैसे क्लैरेट (Claret) खटाई, सिरका या नीबू खाकर पतले दस्तों में ऐन्टिम् क्रूड का स्मरण करो।

अनिच्छा से जीभ का दाँत के नीचे दब कर कट जाना इसका एक लक्षण है, रात में भी ऐसा हो जाता है।

पेशाब (Urine)— दूध की तरह पेशाब होता है, जो कि जम भी जाता है। रात के समय बार-बार साफ़ पानी की तरह बहुत ज़्यादा पेशाब का होना इसका विशेष लक्षण है। पेशाब के साथ **फासफेट्स** (Phosphates) बहुत जाता है, जिससे शरीर में कमज़ोरी आती जाती है।

पुः जननेन्द्रिय (Male Organs)— ऐसिड फास स्वप्न दोष की एक प्रधान औषधि है। युवकों का यह परम मित्र है। नये-नये स्वप्न दोष होने पर **चायना** उत्तम औषधि है, जब यह रोग पुराना हो जाता है तब ऐसिड-फास उपयोगी है। अक्सर स्वप्न दोष हो जाना, अधिक वीर्यपात होना, कमज़ोरी मालूम होना, एक रात में कई बार स्वप्न दोष हो जाना इसका विशेष लक्षण है। हस्त मैथुन से वीर्य पतला पड़ जाता है, स्त्री प्रसंग करते ही वीर्यपात हो जाता है, अपने कुकर्म के कारण बहुत लज्जित रहता है, दूसरों से आँख मिलाकर बात नहीं कर सकता, रंजीदा रहता है, आरोग्यता से निराश हो जाता है। हस्त मैथुन की प्रबल इच्छा **अस्टिलैगो** का लक्षण है। पाख़ाने में काँखने से वीर्य पात हो जाता है। कामेन्द्रिय की बग़ैर उत्तेजना के रात के समय वीर्यपात हो जाता है। स्त्री प्रसंग या स्वप्नदोष के बाद कमज़ोरी मालूम होती है (चायना, स्टैफ)।

बालों का झड़ना इसका एक विशेष लक्षण है, जननेन्द्रिय, गलमुच्छे, भौं और सिर के बाल झड़ने लगते हैं। **नेट्रम-म्यूर** और **सेलोनियम** में भी शरीर के हरएक स्थान के बाल झड़ने लगते हैं, सगर्भावस्था में स्त्रीः जननेन्द्रिय के बाल झड़ जाने पर नेट्रम-म्यूर उपयोगी है।

रजोधर्म (Menses)— रजोधर्म नियत समय से पहिले होता है, बहुत दिनों तक रहता है, खून बहुत ज्यादा जाता है और स्याह रंग का होता है। रजोधर्म के दिनों में जिगर में दर्द होता है। अक्सर रजोधर्म के बाद बहुत ज्यादा और पीले रंग का प्रदर जाता है, खुजली होती है। जो औरतें बहुत दिनों तक बच्चों को स्तन का दूध पिलाती हैं, यमज अर्थात् दो दो बच्चों की एक साथ परवरिश करती हैं, उनका शरीर दुर्बल हो जाने पर ऐसिड-फास विशेष उपकारी है। शरीर से किसी प्रकार का तरल पदार्थ निकल जाने से, जैसे मवाद, खून, दूध, वीर्य, राल इत्यादि कमज़ोरी आ जाने पर चायना भी उपयोगी है।

छाती (Chest)— बात चीत करने या खाँसने से छाती में कमज़ोरी का अनुभव करना ऐसिड-फास का विशेष लक्षण है। लम्बे, पतले, रोगी के शरीर से, जिसकी छाती आगे की ओर झुकी हो और जिसकी पतले दस्त से तबीयत अच्छी रहती हो, किसी प्रकार का तरल पदार्थ निकलते, या बहुत जल्द शरीर बढ़ जाने या मानसिक उदासीनता से यदि उसे तपेदिक हो जाय और वह छाती में दुर्बलता अनुभव करे तो ऐसिड-फास उपयोगी है। **स्टैनम** रोगी की बात करते समय छाती में कमज़ोरी और ख़ाली मालूम करता है, परन्तु इसका कफ़ गाढ़ा पीला सब्ज़ रंग का होता है और उसका स्वाद मीठा या नमकीन होता है।

कण्ठमाला (Scrofulous) -- सुज़ाक, आतशक और पारादोष से हड्डी के अन्दर सूजन; हड्डी के ऊपर की झिल्ली (Periosteum) की सूजन, जलन, चाकू से छिल जाने की तरह दर्द (रस-टाक्स)। हड्डी में केरीज़, रेकाइटिस लेकिन निक्रोसिस नहीं (Caries, rachitis, but not necrosis) टांग की बड़ी हड्डी (Tibia) में रात के समय दर्द, हड्डी मानों छिल गई है। शरीर का कोई अङ्ग टूट जाने पर काट डालने के बाद, नसों में दर्द होने पर ऐसिड-फास उपयोगी है (सिपा)।

ज्वर (Fever)— टाइफायेड या टाइफस (Typhoid or typhus) ज्वर में अत्यन्त बेहोशी रहती है; रोगी लकड़ी के कुन्दे की तरह पड़ा रहता है (Lies like a log) उसके चारों तरफ़ क्या हो रहा है ज़रा भी समझ नहीं सकता; स्याह रंग के खूनी दस्त होते हैं और रात के समय पसीना आता है।

शीत (Chill)— सारे शरीर में कपकपी होती है, अङ्गुलियां बर्फ़ की तरह ठण्डी हो जाती हैं।

उत्ताप (Heat)— रोगी को उत्ताप बहुत ज़्यादा होता है और वह बेहोश पड़ा रहता है।

पसीना (Sweat)— पसीना बहुत ज़्यादा होता है, इस से कमज़ोरी मालूम होती है। केवल पसीने की अवस्था में प्यास रहती है।

ठण्डी चीजें, हरा ताज़ा, रसदार फल इत्यादि खाने की इच्छा होती है।

सम्बन्ध (Relations)— फास, पल्स, पिक्रि-ऐसिड और साइलीशिया के साथ तुलना करो।

टाइफायेड ज्वर में म्यूरियेटिक-ऐसिड और साइलीशिया के साथ तुलना करो। उदासीनता के साथ बेहोशी (Apathetic stupor) में नाइट्र-स्पिरि डलसिस के साथ तुलना करो।

शरीर दुर्बल करने वाले पसीना और पतले दस्त में चायना के पहिले या बाद ऐसिड-फास अच्छा काम देता है। खाने के बाद मूर्छा में नक्स-वोमिका के बाद अच्छा काम देता है।

वृद्धि (Aggravation)— मानसिक पीड़ा से; शुक्रादि तरल पदार्थ खराब होने से; हस्त मैथुन से; अधिक स्त्री संसर्ग से। बात चीत करने से, सीने में कमज़ोरी मालूम होती है (स्टैन)

ह्रास (Amelioration)— हरकत से; गर्मी से; नम मौसिम में (कास्टि, नक्स-वोम)।

मात्रा (Dose) — पहली शकित।

351 फास्फोरस (Phosphorus)

Phosphorus.

वह मनुष्य जो जन्म ही से कमज़ोर, रोगी, दुबला-पतला, गोरे रंग का हो, जो बहुत जल्द बढ़ गया हो, जिसकी छाती बैठी हुई हो, उसके लिए फास्फोरस उपयोगी है। इस अवस्था के युवक युवती को तपेदिक होने की सम्भावना रहती है। जो रक्तहीन लड़कियाँ बहुत जल्द बढ़ जाती हैं और एकाएक ही कमज़ोरी से पीली पड़ जाती हैं और जिनका रजोधर्म बिगड़ जाता है, उनके लिए यह औषधि लाभदायक है। जरा सी ही चोट पर बहुत ज्यादा ख़ून निकलना फास्फोरस रोगी की जन्मगत प्रकृति है, ज़रा सी सुई चुभ जाने से लाल सुर्ख खून अधिक परिणाम में निकलने लगता है (क्रियोज़, लैक), शरीर के किसी भी निकास से (Mucous outlet) जैसे मुँह, नाक, मूत्रद्वार, मलद्वार आदि से खून निकलता है, परन्तु वह जल्द जमता नहीं।

फास्फोरस रोगी को ज़रा ज़रा कारण से शारीरिक और मानसिक दुर्बलता आ जाती है। तुच्छ कारणों से, थोड़े परिश्रम से, दुर्बलता से, खाँसने से सारा शरीर काँपने लगता है। वह चाहता है कि मेरे शरीर को कोई रगड़ दे या मालिश कर दे। सोने के बाद उसे आराम मिलता है। हमेशा थका सा रहता है। सदैव आराम करना चाहता है। रोगी को पहले की तरह उच्च अभिलाषा नहीं रहती, उत्साह नहीं रहता। मानसिक अथवा शारीरिक परिश्रम करने की बिलकुल इच्छा नहीं होती। प्रत्येक विषय में बे परवाही, वह पहले की तरह कोई विषय साफ़ तौर पर समझ नहीं सकता, पढ़ने या किसी प्रकार के मानसिक काम में चित्त नहीं लगा सकता, चेष्टा करने पर भी ऐसा नहीं होता। जब बातचीत करता है तब बहुत धीरे-धीरे बेपरवाही के साथ करता है या कुछ भी नहीं बोलता। उसके सारे मानसिक लक्षण, मानसिक परिश्रम से, शोर व गुल से, अधेरे कमरे में, अकेले रहने से, गाना बजाना सुनने से, उत्तेजना से और पियानों बजाने से बढ़ते हैं।

उसका स्वभाव हिस्टीरियाग्रस्त रोगी की तरह होता है, कभी हँसता कभी रोता है (ऐकोन, इग्रे, नक्स-मस)। वह उदास रहता है, अपने जीवन से बेज़ार हो जाता है, जीवित रहना नहीं चाहता। सिड़ीपन आ जाता है नङ्गा हो जाता है, लिङ्ग को खोल खोल कर दिखता है। यह सब बातें दिमाग़ की खराबी का प्रकाश करती हैं।

साधारण तौर पर फोस्फोरस रोगी की शिकायतें ठण्ड से और ठण्डे मौसिम में बढ़ती हैं, गर्मी से और गर्म कमरे में रहने से वह आराम पाता है, परन्तु यह याद रहे कि फास्फोरस रोगी का सिर और पेट की शिकायतों पर ठण्ड ही से आराम मिलता है। फास्फोरस के नये और पुराने रोगों में बेहद प्यास रहती है, बर्फ़ की तरह ठण्डा पानी पीने को जी चाहता है। मिठाई, माँस, गर्म दूध, नमकीन मछली, बियर, शराब, पकवान, गुलगुला, चाय और काफी रोगी पसन्द नहीं करता।

जलन (Burning)— शरीर के भिन्न-भिन्न स्थान पर जलन होना, इसका सर्वप्रधान लक्षण है। रीढ़ और पीठ पर, कन्धों की दोनों हड्डियों के बीच में (लाइको) या सारी पीठ पर, हथेली

(लैके), छाती और फेफड़े में जलन होती है। **आर्सेनिक** और **सल्फर** की तरह सारे शरीर में जलन हो सकती है। फर्क यह है कि इसमें **आर्सेनिक** की तरह बार-बार थोड़ा-थोड़ा पानी पीने का लक्षण नहीं है; सल्फर में पांव के तलुओं में और फास्फोरस में हथेली में जलन अधिक होती है। फास्फोरस में भी **आर्सेनिक** की तरह एक ही प्रकार की बेचैनी होती है; रोगी बार-बार स्थान के बिना तबदील किये नहीं रह सकता, परन्तु फास्फोरस की **बेचैनी आर्सेनिक** की तरह सदैव बनी नहीं रहती, रोग की एक अवस्था से दूसरी अवस्था में परिवर्तन होते समय ही यह बेचैनी उपस्थित होती है। शाम के वक़्त बेचैनी की वृद्धि होना, इसका और एक विशेष लक्षण है। कन्धों की दोनों हड्डियों के बीच में बर्फ की तरह ठण्ड अनुभव करना **लैकनैन्थिस** का लक्षण है।

पेट का ख़ाली ख़ाली अनुभव करना (A weak, empty, all-gone sensation in stomach and entire abdomen)— पेट बिल्कुल खाली हो गया है, पेट में कुछ भी नहीं है, रोगी का इस तरह अनुभव करना फास्फोरस का एक प्रधान लक्षण है। रोगी बिना खाये किसी तरह से रह नहीं सकता, यहां तक कि यदि खाने को न पावे, तो ग़श आ जाता है। अभी खाया, फिर थोड़ी ही देर में भूख लगती है, किसी तरह से भूख बन्द नहीं होती। रात के समय भूख लगने पर फ़ौरन ही खाने को चाहिए, वह भूख को रोक नहीं सकता। **सिपिया, इग्नेशिया, कैलि-कार्ब** और हाइड्रैस्टिस आदि औषधियों में भी यह लक्षण है। फ़र्क यह है कि फास्फोरस की शून्यता ऊपर नीचे सारे पेट में मालूम होती है; **सिपिया** में पेट के ऊपर के हिस्से में कष्टदायक शून्यता ''मानों पेट में कुछ भी नहीं हैं'' ऐसा अनुभव कुछ खाने से कम हो जाता है; **इग्नेशिया** रोगिणी के पेट के शून्यतानुभव के साथ गहरी साँस छोड़ने का लक्षण रहता है; कैलि-कार्ब में पेट धँसता जाता मालूम होता है जो कि खाने से भी अच्छा नहीं होता, पेट में एक प्रकार की डर की सी बेचैनी मालूम होती है; **हाइड्रैस्टिस** में पेट की शून्यता के अनुभव के साथ खाने की वस्तु से घृणा और सख्त क़ब्ज़ रहता है, खाने से भी यह शून्यता नहीं जाती ।

रक्तहीनता (Anaemia)— किसी भी कारण से शरीर से अधिक खून निकल जाने के कारण रक्तशून्यता होने पर और चेहरा फूला दीखने पर फास्फोरस उत्तम औषधि है; फास्फोरस रोगी की आंखों के चारों ओर फूला फूला रहता है। आँख के ऊपर के पपोटे में सूजन रहने पर कैलि-कार्ब और नीचे के पपोटे के सूजे रहने पर **एपिस**।

सिर दर्द (Headache)— फास्फोरस रोगी का सिर दर्द सोने से, ठण्डक से, सीधा बैठे रहने से और आराम करने से अच्छा रहता है। गर्मी से, हरकत से और लेटने से वृद्धि होती है। फास्फोरस रोगी का सिर दर्द और पेट का दर्द ठण्डक ही से हलका रहता है, गर्म कमरे में, गर्म खाना खाने से बढ़ जाता है; परन्तु शरीर की और सारी तकलीफें गर्मी से कम होती हैं और ठण्ड से बढ़ जाती हैं। फास्फोरस की सारी शिकायतों के साथ चक्कर (Vertigo) का आना एक मामूली बात है। सिर की भूसी बहुत गिरती हैं (लाइको); गुच्छे के गुच्छे बाल झड़ने लगते हैं, विशेष कर के कान के ऊपर गञ्जापन हो जाता है। ग्रैफ, नाइट्र-ऐसिड, सिपिया और सल्फर में भी सिर के बाल झड़ते हैं।

आंखें (Eyes) बैठी हुई, उनके चारों ओर नीला दाग़ पड़ जाता है, पपोटे फूले फूले रहते हैं। आँख की पुतली पर गोल सफेंद दाग़ (Opacity) को फास्फोरस दूर करता है। दूर की चीज़ धुएँ से छायी हुई मालूम होती हैं, आँखें तिलमिलाती हैं, छोटी छोटी चिन्गारियां हवा में उड़ती हुई नजर आती हैं और वे तरह-तरह की रंग बिरंगी नजर आती हैं।

कान (Ears)- फास्फोरस के बहिरेपन (Deafness) में एक विचित्र बात यह है कि वह मनुष्य की बात समझ नहीं सकता। कान के माँसाबुर्द (Polypi) को यह दूर करता है ।

नाक (Nose)- नाक में खुश्की बहुत ज्यादा रहती है, बार-बार छींकें आती हैं और नाक से खून मिला हुआ पानी बहता है। कभी जुकाम बहता है कभी बन्द हो जाता है; जुकाम के साथ हलक में दर्द रहता है, नथुने बन्द हो जाते हैं। विशेष करके सुबह के वक्त नाक से बहुत ज्यादा सब्ज पीले रङ्ग का खून मिला हुआ पानी सा निकलता है; नाक से बदबू आती है, नाक झिड़कने से बहुत ज्यादा लाल खून निकल आता है, नाक सूजी रहती है, सूर्ख और चमकीली हो जाती है; छूने से दर्द होता है; नाक की हड्डी में निक्रोसिस (Necrosis) हो जाती है। नाक के माँसार्बुद (Polypi) विशेष करके खूनी माँसर्बुद को फास्फोरस आरोग्य करता है। लाइकोपोडियम की तरह फास्फोरस में भी नथूने पंखे की तरह हिलते हैं (Fan-like motion of the nose)।

मुँह (Mouth)- दाँतों में बेहद दर्द होता है, बोलने और खाने के बाद दर्द बढ़ जाता है, ठण्डा पानी हाथ में छू जाने से दाँत में दर्द होने लगता है, गर्मी या सेंक से दाँत के दर्द में कमी मालूम होती है, परन्तु यह याद रहे कि सिर और पेट की तकलीफ़ ठण्ड ही से कम होती है। मसूड़े दाँत से अलग हो जाते हैं और सहज ही में खून आने लगता है। चेहरा और दांतों की नसों में दर्द (Neuralgia), रात के समय मुँह को कपड़े से लपेटे रहने से आराम मिलता है, ठण्डी हवा से वृद्धि होती है।

पेट (Stomach)- पेट में कितनी ही तकलीफें होती हैं, दर्द, जी मिचलाना, कै़ और जलन होती है। पेट की तकलीफें ठण्डी चीजों से कम रहती हैं और गर्म चीजों से अधिक होती हैं। सगर्भावस्था में यदि स्त्री के गर्म पानी में हाथ देने या गर्म कमरे के अन्दर रहने पर उसका जी मिचलाय तो फास्फोरस उत्तम औषधि है। खाने के बाद खाया हुआ सब कुछ कै हो जाना, इसका एक लक्षण है, जब तक कोई ठण्डी चीज़ नहीं खाई जाय, जी का मिचलाना बन्द नहीं होता। फास्फोरस का एक विशेष लक्षण यह है कि रोगी जी मिचलाने को रोकने और प्यास को बुझाने की इच्छा से बराबर ठण्डा पानी पीता है, परन्तु **जब वह पानी पेट में गर्म हो जाता है तो उसे फौरन कै़ हो जाती है।** क्लोरोफार्म (Chloroform) सुंघा कर किसी प्रकार के आप्रेशन (Operation) के बाद कै़ और जी की मिचलाहट दूर करने के लिए फास्फोरस एक उत्तम औषधि है। पेट के कैन्सर (Cancer) के लिए यह बहुत ही लाभदायक औषधि है, पेट में छुरी से काटता हुआ दर्द होता है, जलन होती है, काफी के बुरादे की तरह कै़ होती है। पेट के दर्द में बर्फ की तरह ठण्डी चीज़ खाने से आराम मिलता है। पेट का खाली खाली मालूम होना, मानों धँसता जाता है, यह फास्फोरस का विशेष लक्षण है। **सल्फर** की तरह दोपहर के पहिले 11 बजे बेहद भूख मालूम होती है।

जिगर (Liver) बढ़ा हुआ और सख़्त (चायना, सल्फ) उसमें दर्द होता है। दाहिनी तरफ़ लेटने और छूने से दर्द होता है। पेट वायु से फूला हुआ होता है, पेट में गड़गड़ाहट होती है, हवा बहुत ख़ारिज होती है (ऐलो, चायना, लाइको)। सारे पेट में ठण्डक मालूम होती है (कैप्सि)। सारा पेट खाली ख़ाली और धँसता जाता मालूम होता है (सिपि, स्टैन)।

मल और मलद्वार (Stool and Anus)— मलद्वार की शिथिलता और उसमें से मल का धीरे-धीरे बहना इस औषधि का एक विशेष लक्षण है। ऐसा मालूम होता है कि मानों गुदा का मुँह ढीला पड़ गया है और खुला हुआ है, अनिच्छा से मल निकल पड़ता है। मल पतला पिचकारी की तरह जोर से निकलता है, मल में चर्बी या साबूदाने की तरह दाने बहते हैं। वह लोग जो कि पुराने पतले दस्त (Chronic diarrhoea) की बीमारी से पीड़ित रहते हैं, उनके और विशेष करके वृद्धों के रोग में यह औषधि विशेष लाभदायक है। हैजें में भी यह औषधि विशेष उपयोगी है। मलद्वार के फैल जाने का लक्षण **एपिस** में भी है, **एपिस** रोगी का मल हिलने-डुलने से निकल पड़ता है, लेकिन फास्फोरस का सदैव चूता रहता है।

क़ब्ज़ (Constipation)— मल कुत्ते के मल की तरह खुश्क, लम्बा,कड़ा और चिमड़ा, बहुत काँखने से मुश्किल से निकलता है (कास्टि)।

पेशाब (Urine)— बहुमूत्र (Diabetes) रोग के लिए फास्फोरस् एक उत्तम औषधि है, जबकि पेशाब के साथ शक्कर और ऐलब्यूमने (Albumen) जाता हो और रोगी बर्फ़ की सी ठण्डी चीज़ और पानी माँगता हो।

काम प्रवृत्ति (Violent Sexual desire)— फास्फोरस में स्त्री-पुरुष दोनों ही में काम प्रवृत्ति बहुत ज्यादा बढ़ जाती है, काम की उत्तेजना इतनी अधिक हो जाती है कि उसे चारित्रार्थ करने के लिए बेबस हो जाते है। इस प्रकार की उत्तेजना के बाद आख़ीर में नामर्दी आ जाती है, इच्छा रहने पर भी स्त्री संभोग करने की शक्ति नहीं रहती।

स्त्रीः जननेन्द्रिय (Female Organs)— रजोधर्म (Menses) नियत समय से पहिले, बहुत थोड़ा या बहुत ज़्यादा होता है, खून लाल सुर्ख; मासिक धर्म के दिनों में हाथ पाँव बर्फ़ की तरह ठण्डे, पेट में दर्द, जी की मिचलाहट और पतले दस्त होते हैं। प्रदर (Leucorrhoea) जिस जगह छू जाता है उसी स्थान की खाल उतरने लगती है (क्रियोज़, मर्क, पल्स)। काम की प्रबल इच्छा होने पर भी संगम के समय उसका असर कुछ भी मालूम नहीं पड़ता, मानों गुप्तस्थान (Vagina) सुन्न हो गया है। गुप्तस्थान में मांसर्बुद (Polypus) हो जाने पर इससे उपकार होगा। सगर्भावस्था और बच्चे को स्तन पिलाने के महीनों में काम प्रवृत्ति बहुत प्रबल होती है। असमय में स्तन के दूध का बढ़ जाना फास्फोरस से बन्द हो जायेगा।

कैन्सर (Cancer) में जरायु से रक्तस्राव। रजोधर्म के लुप्त हो जाने पर नाक, पेट, मलद्वार और मूत्रद्वार से माहवारी के बदले (Vicarious) रक्तस्राव होता है।

सगर्भावस्था (During pregnancy) में पानी पी नहीं सकती; पानी देखने ही से कै़ आती है; नहाने के समय आँखें बन्द कर लेने की इच्छा होती है (लाइसि)।

छाती रोग (Respiratory Diseases)— ब्रङ्काइटिस, प्लूराइटिस, न्यूमोनिया और तपेदिक (Bronchitis, Pleuritis, Pneumonia and Phthisis) आदि रोगों में या साधारण

खाँसी में फास्फोरस का असर बहुत ज़्यादा है। जिन रोगों में बहुत थोड़ा ख़ून मिला हुआ, मीठा या नमकीन स्वाद का खखार उठता हो और **बांई तरफ़ या रोगाक्रान्त अवयव की तरफ़ लेटने से रोग की वृद्धि** होती हो, तो यह समझना चाहिए कि यह सब फास्फोरस के लक्षण हैं। आक्रान्त अर्थात् जिस तरफ़ दर्द हो, उसी तरफ लेटने से आराम पाना **ब्रायोनिया** का लक्षण है।

न्यूमोनिया (Pneumonia) रोग में रोगी ख़्याल करता है कि मेरी छाती पर कोई बोझ रक्खा हुआ है, इसलिए साँस लेने में उसे तकलीफ होती है। बुखार बहुत तेज़ होता है, खाँसने से सीने में चोट पहुँचती है और बाँई करवट लेटने से दर्द की वृद्धि होती है (Pain worse from lying on left or painful side);' रोगी हर साँस के साथ कराहता है, जहाँ तक उससे हो सकता है वह खाँसी को रोके रहता है, क्योंकि खाँसी से उसे चोट पहुँचती है। फास्फोरस में ज्यादातर फेफड़े की दाहिनी तरफ़ के नीचे का हिस्सा रोगाक्रान्त होता है (Lower right lung or lobe) । लक्षण रहने पर हेपाटाइज़ेशन की प्रथमावस्था (At the beginning of the stage of hepatization) अर्थात् फेफड़े में सूजन होकर कड़ापन की अवस्था में अर्थात कन्जेस्टिव स्टेज (Congestive Stage) रक्ताधिक्य में इसे प्रयोग करने से रोग बढ़ने नहीं पाता और शीघ्र आरोग्य प्राप्त हो जाता है। हेपाटाइजेशन स्टेज (Hepatization stage) के बाद भी इसका प्रयोग करने से बहुद जल्द रेज़ोल्यूशन (Resolution, जिसे यथारीति प्राकृतिक नियम में आरोग्य कहते हैं) आरम्भ होकर रोग दूर हो जाता है। यदि देखो रोगी को बर्फ की तरह ठण्डे पानी की प्यास है, छाती जकड़ी हुई मालूम पड़ती है, कष्टदाई सूखी खाँसी आती है, खून मिला हुआ या झागदार कफ निकलता है, तो तुम्हें फास्फोरस का प्रयोग करना चाहिए। छाती और सिर में जलन रह सकती है, विकार अर्थात् बेहोशी (Delirium) रहती है, नथुने दोनों पंखे की तरह हिलते रहते हैं (Fan-like motion of the nose) ।

क्षय रोग अर्थात् तपेदिक़ (Phthisis) में भी फास्फोरस उत्तम औषधि है। जिन स्त्री- पुरुषों का शारीरिक डील डौल फास्फोरस की प्रकृति से मिलता हो, उनके क्षय रोग में फास्फोरस उत्तम काम देता है। फास्फोरस रोगी शारीरिक दुर्बलता और छाती पर बोझ सा हमेशा मालूम करता है। गर्दन और छाती सूखती जाती हैं, शरीर दुबला पड़ता जाता है, ठण्डी हवा से खाँसी आती है; दो पहर के बाद से बुखार चढ़ आता है जो कि आधी रात तक रहता है, रात के समय पसीना आता है ऐसी अवस्था में जब कि रोग असाध्य हो जाता है, डाक्टर केन्ट कहते हैं, उच्च शक्ति फास्फोरस की एक खुराक देने से वह तेज़ बुखार घट जायेगा, परन्तु दूसरी खुराक का प्रयोग नहीं करना चाहिए, क्योंकि पहली खुराक से जो अच्छा फल मिला था वह सब जाता रहेगा। तपेदिक की शेष अवस्था में उच्च शक्ति फास्फोरस के लक्षण रहें, तो 30 शक्ति का प्रयोग करना निरापद है। डाक्टर केन्ट का कहना है कि बहुत नीची शक्ति का फास्फोरस जहर की तरह क्रिया करता है; नातजुर्बेकार होमियोपैथिक चिकित्सक द्वारा बहुत नीची शक्ति का फास्फोरस सेवन कराने पर भी रोगी को कोई विशेष हानि या लाभ न पहुचने का कारण यही है कि वे औषधि निर्वाचन करने में असमर्थ थे।

खाँसी (Cough)— गर्म कमरे में ठण्डी हवा में जाने से खाँसी का आना आरम्भ हो जाता है। **ब्रायोनिया** में इसका विपरीत लक्षण है, ठण्डक से गर्म कमरे के अन्दर जाने से खाँसी आने लगती है। ८ हँसने, बोलने, पढ़ने, पानी पीने, खाने और बाँई करवट लेटने से खाँसी में वृद्धि होती है (ड्रासेरा, स्टैन)।

दिल की धड़कन (Palpitation of heart)-- फास्फोरस में धड़कन अधिक होती है, हरकत से, बाँई तरफ लेटने से विशेष करके शाम के वक्त और रात के समय जागने पर वृद्धि होती है। दिल की बीमारी में (Cardiac affections) ठण्डे पानी के लिए हमेशा चाह रहती है।

हलक़ (Throat)— भारी या बैठी हुई आवाज़ (Hoarseness and loss of voice) के लिए फास्फोरस उत्तम औषधि है। हलक़ की सरसराहट से बार-बार खाँसी आती है। हलक़ में इस कदर दर्द होता है कि रोगी बात नहीं कर सकता।

दबाने से रीढ़ की हड्डी में दर्द होता है (ऐगार)। कन्धों की हड्डी के बीच में जलन होती है (लाइको)।

बाँह और हाथ सो जाते हैं अर्थात् सुन्न पड़ जाते हैं (Arms and hands become numb; fall asleep) हाथ काँपते हैं (ऐगार, कैल्के-कार्ब)। टाँग की बड़ी हड्डी की झिल्ली घुटने तक सड़ कर उधड़ जाती है, हड्डी में घाव पड़ जाता है, बुख़ार रहता है (Gangrenous periostitis of tibia) । टाँगें इस क़दर कमजोर मालूम पड़ती हैं कि मानों लक़वा मार गया है। पिण्डलियों में ऐंठन होती है।

चमड़ा (Skin)— पाँडु रोग (Jaundice, चेलि, चायना, मर्क)। सारे शरीर पर गोल गोल चकत्ता सा दाद और खाज। रजोधर्म के समय घाव से ख़ून का निकलना, इसका एक विशेष लक्षण है । **एरिसिपीलस** (Erysipelous) में फास्फोरस अक्सर उपयोगी होता है। खून से भरे हुए फोड़ों में (Blood boils) यह लाभदायक है।

नींद (Sleep)— आधी रात के पहले अच्छी नींद नहीं आती, बड़ी बेचैनी रहती है। हर किस्म के स्वप्न दिखाई देते हैं, काम को जोश देने वाले स्वप्न (lascivious dreams), आग की, जानवरों से काटे जाने की, रोज़गार के बारे में, जो कि खत्म नहीं हुआ, ऐसे स्वप्न दिखाई देते हैं। दिन में ऊँघाई आती हैं, परन्तु रात के समय बेचैनी रहती है।

ज्वर (Fever)— बुख़ार हर रोज एक ही समय पर आता है, टाइफायेड या टाइफस ज्वर (Typhoid or Typhus Fever)।

शीत (Chill)— प्रति दिन शाम को जाड़ा मालूम होता है, हाथ, पाँव बर्फ़ की तरह ठण्डे रहते हैं।

उत्ताप (Heat)— रात के समय उत्ताप और पसीना; बेहद भूख लगती है।

पसीना (Sweat)— ज़रा से परिश्रम से सारे शरीर में बहुत ज्यादा पसीना आता है।

सम्बन्ध (Relations)— पूरक औषधि (Complementary); आर्सेनिक।

विरोधी औषधि (Incompatible)— कास्टिकम के पहले या बाद फास्फोरस का प्रयोग करना नहीं चाहिए।

पश्चादुपयोगी औषधि (Follows well)— इसके बाद चायना या कैल्केरिया अच्छा काम देते है।

आयोडीन सेवन करने और अधिक नमक खाने के बुरे फल को फास्फोरस दूर करता है।

महात्मा हैनिमैन कहते हैं., पुराने दस्त से पीड़ित या जिसको हमेशा पतले दस्त आया करते हैं, उनके लिए फास्फोरस विशेष उपयोगी है।

वृद्धि (Aggravation)— शाम के वक्त, आधी रात के पहिले (पल्स, रस); अकेले रहने से; बाँई तरफ़ या जिस तरफ़ दर्द हो उस करवट लेटने से; रोशनी से ; आँधी और बिजली की कड़क से; मौसिम की तबदीली से, चाहे गर्म या ठण्ड; गर्म चीज़ खाने से।

ह्रास (Amelioration)— अँधेरे में; दाहिनी करवट लेटने से; नींद के बाद; ठण्डी चीज़ खाने से, रगड़ने या मालिश करने से; ठण्डे पानी से, जब तक वह गर्म न हो जाय।

सिर और चेहरे की तकलीफों को ठण्डी हवा से आराम पहुँचता है, परन्तु छाती, हलक़ और गर्दन की तकलीफ़ ठण्डी हवा से बढ़ जाती है।

मात्रा (Dose) — 3 से 30 शकित। न अति निम्न शकित और न लगातार देना चाहिए। क्षयरोग में विशेष ध्यान देना चाहिए। यह आकस्मिक मृत्यु का कारण बन सकती है।

(352) फाइसेलिस सोलेनम - वेसिकेरियम

(Physalis solanum - Vesicarium)

Alkekengi

यह औषधि मूत्राशय व पथरी रोग के लिए प्राचीन काल से ही प्रयोग की जाती है। इसके अलावा भी अन्य रोगों में इसका इस्तेमाल होता है और फायदा भी होता है।

सिर- सिर चकराना, स्मरण शक्ति की दुर्बलता, रोगी की निरन्तर बातें करने की इच्छा, सिर में टपकमय दर्द, चेहरे का पक्षाघात, आंखों के ऊपर भारीपन मालूम होना।

खांसी- गला बैठ जाना, वक्षरोध जिसके कारण नींद न आना। स्वरभंग, छाती में कोचने सा दर्द।

मूत्राशय- पेशब बदबूदार अधिक मात्रा में या बन्द हो जाना, बहुमूत्रता रात को बिस्तर पर पेशाब कर देना, स्त्रियों में पेशाब आने पर उसके वेग को न रोक पाना। अनजाने में पेशाब निकल पड़ना।

हाथों व पैरों की अंगुलियों के बीच की खाल उतर जाना। सांयकाल व शरीर गरम होने पर रोग की वृद्धि होना, इसका विशेष लक्षण है।

मात्रा- मूलार्क से 3 शक्ति तक।

(353) फाइसस्टिग्मा
(Physostigma)

Calabar Bean. *Leguminosæ*

पक्षाघात, चोट लग कर शरीर की ऐंठन (Traumatic tetanus) अर्थात् जिस में धनुष या कमान की तरह शरीर टेढ़ा पड़ जाता है, तान्डव नाच (Chorea), विशेष करके पागल मनुष्यों को लक़वा मार जाने के बाद जब कि शरीर के पुट्ठे दिन पर दिन सूखते जाते हैं और कोई अङ्ग अपना काम नहीं करता (Progressive locomotor ataxia), ऐसी अवस्था में फ़िज़ास्टिग्मा से फल मिलता है।

मानसिक लक्षण (Mental Symptoms)— फ़िज़ास्टिग्मा रोगी की मानसिक फुर्ती असाधारण प्रकार की होती है; तरह-तरह के ख्यालों को रोक नहीं सकता (चायना, काफि)। चित्त को एकाग्र नहीं कर सकता (जेल्स)। उसके लिए मानों मकान पर कोई चीज़ बाकायदा नहीं है, उन्हें बार-बार गिनता है।

आँख (Eyes)— तरह-तरह की आँख की बीमारियों में यह विशेष लाभदायक औषधि है। मायोपिया (Myopia- दूर की चीज़ें न देख सकने की बीमारी), ऐस्टिग्मैटिज़्म् (Astigmatism)— आँख की किरणों का एक बिन्दु पर एकत्र न होना), स्टैफिलोमा (Staphyloma— आँख के कार्निया, Cornea का बाहर की ओर उमड़ आना), ग्लाकोमा (Glaucoma— आँख के अन्दर दबाव, जिसके कारण आँख में अनेक प्रकार की तकलीफें होती हैं), आइरिस उभड़ा हुआ (Prolapsed Iris— आँख का रंगीन हिस्सा, जो कि धनुष की तरह होता है), कार्निया पर धुन्धलापन (Opacity of the cornea); घाव (Ulcers); केराटाइटिस (Karatitis, कार्निया की सूजन) आदि बीमारियों के साथ कार्निया पर घाव हो जाता है, इन सब रोगों में फिज़ास्टिग्मा उत्तम औषधि है। इन सब बीमारियों के साथ दूर की चीजे़ं धुन्धली नज़र आती हैं, आँख पर जाला सा छाया रहता है, सब चीजें मिली हुई मालूम होती हैं। चीजें साफ़ नहीं दिखाई देती।

आँखों को इस्तेमाल करने से आँखों में दर्द होता है, आँखें तिलमिलाती हैं, काली काली चित्तियाँ उड़ती हुई नज़र आती हैं, आँखों के पपोटे रह रह कर थरथराते हैं (ऐगार); आँख का ढेला रह-रह कर थरथराता है।

पेशी मण्डली (Muscular system) की बेहद कमज़ोरी; गमन शक्ति की क्षीणता (जेल्स)। मानसिक या शारीरिक उपद्रव के कारण युवक-युवतियों के शरीर की थरथराहट।

चलते हुए मनुष्य के शरीर की ज़रा भी हवा लग जाने से शरीर में ऐंठन (Tetanus) पैदा हो जाती है (हाइपर, लाइसिस, नक्स-वोम, स्ट्रिक)।

वृद्धि (Aggravation)— अधिकतर सुबह के समय; परिश्रम से; मानसिक परिश्रम से।

ह्रास (Amelioration)— खुली हवा में और घूमने से, आँखें बन्द रखने से; खामोशी से; गर्म कमरे में; कपूर सूँघने से।

मात्रा (Dose) — 3 शक्ति।

(354) फ़ाइटोलक्का (Phytolacca)

Poke Root. *Phytolaccaceæ*

गठिया वाय (Rheumatism)— गर्मी (आतशक) या सुज़ाक दोष से गठिया वात्त; गांठ सूजी हुई; फिरता हुआ दर्द; जोड़ों में सुर्खी और सूजन; पारे के दुरुपयोग और आतशक से टाँग की लम्बी हड्डियों की झिल्ली में सूजन और दर्द; नम मौसिम में या रात के समय उसकी वृद्धि होने पर फाइटोलक्का उपयोगी औषधि है। **मर्क्यूरियस** की तरह बिस्तर की गर्मी से, रात के समय और नम मौसिम में तकलीफें बढ़ जाती हैं। दर्द बिजली की तरह टीस मारता हुआ होता है, एक स्थान से दूसरे स्थान को चला जाता है (लैक-कैन, पल्स)। हरकत से और रात के समय उसकी वृद्धि होती है। डिफ़्थीरिया (Diphtheria), सुज़ाक, पारे या आतशक रोग के बाद गठिया वात और नसों के दर्द में फ़ाइटोलकक्का लाभदायक होता है।

हलक़ (Throat)— हलक़ के घाव के लिये तो यह एक उत्तम औषधि है। पहिले हलक सूजता है फिर दोनों तरफ़ के टानसिल (Tonsils) फूल उठते हैं और वे सुर्ख हो जाते हैं और उन पर सफेद मैल जम जाता है, बाद को उनमें छोटी छोटी सफेद फुन्सियां हो जाती हैं, उनके धीरे-धीरे मिलने से एक बड़ा घाव बन जाता है। डिफ़थीरिया में निगलते समय दर्द हलक से लेकर कान तक फैलता है; निगलने में जबान के नीचे बहुत दर्द होता है, खुश्की और आग की तरह जलन होती है; हलक़ में एक ढ़ेले की तरह कुछ अटका हुआ मालूम होता है, बार-बार निगलने को जी चाहता है; पीने की गर्म वस्तु पी नहीं सकता (लैके)। डिफ़थीरिया में अक्सर मुँह से बदबू आती है, ज़बान पर मैल जमा रहता है और गदर्न की गिलटियाँ सूज जाती हैं। **प्राटो आयोडाइड** में डिफ़्थीरिया पहिले दाहिनी तरफ़ आरम्भ होता है, बाद को बाँई तरफ़ फैलता है। **बिन आयोडाइड में** बाँई तरफ से दाहिनी तरफ को फैलता है।

स्तन का प्रदाह (Inflammation of breasts)— आँचल की सूजन और पक जाने पर यह औषधि विशेष गुणकारी पाई गई है। आंचल शुरू ही से एक सख्त पत्थर की तरह ढ़ेला सा बन जाते हैं और असहनीय दर्द होता है। जबकि आँचल के बग़ैर पके आराम होने की कोई भी सम्भावना नहीं रहती, तब फाइटोलक्का विशेष उपयोगी औषधि है। आँचल सख्त

फोड़ा (Tumour) सा बन कर रह जाता है, न तो आराम ही होता है न पकता ही है (ब्रायो, लैक-कैन, फेल) स्तन चिटक जाते हैं (ग्रैफ) और छूने से दर्द होता है। आँचल पक कर उसमें नासूर पड़ जाता है, घाव का मुँह खुला रहता है और उसमें से दुषित मवाद आता रहता है। बच्चे को स्तन पिलाते समय दर्द सारे शरीर में फैल जाता है। प्रत्येक बार जिस तरफ का स्तन बच्चा पीता है उसी तरफ पीठ की ओर दर्द का फैलना **क्रोटन-टिग्लियम** का लक्षण है। **साइलीशिया** में जब कभी बच्चा स्तन पीता है जरायु (Uterus) में दर्द होता है और गुप्त स्थान (Vagina) से खून निकलने लगता है, बच्चे को स्तन पिलाते समय दाँत में दर्द होना **चायना** का लक्षण है। बहुत दिनों का स्तन का ट्यूमर (Tumour) इससे दूर होता है।

ब्रायोनिया में भी आंचल में दर्द और सूजन होता है, स्तन भारी और पत्थर की तरह सख्त होता है, स्तन के दर्द और भारीपन के कारण रोगिणी स्तन को हाथ से ऊपर की ओर उठाये रहती है, स्तन लटकने से दर्द होता है।

हैज़ा (Cholera)— बच्चों की हैज़े की बीमारी में फ़ाइटोलक्का का एक विशेष लक्षण यह है कि बच्चा अपने मसूड़े को काटता है और सामने जो कुछ पाता है, पकड़ कर मुँह में देता है और काटता है। बच्चे के दांत निकलते समय यह लक्षण अक्सर पाया जाता है, दाँत निकलते समय दस्त या और किसी रोग के साथ यह लक्षण रहने पर फ़ाइटोलक्का विशेष उपकारी है। **पाडोफाइलम** में भी इस प्रकार का मसूड़ों को काटने का लक्षण है, परन्तु **पाडोफाइलम** का दस्त बहुत ही बद्‌बूदार होता है, परिमाण में भी बहुत ज्यादा होता है पेट में किसी प्रकार का दर्द नहीं होता, मल का रंग पीला या सफ़ेद, पेट में गड़गड़ाहट होती है, फाइटोलक्का में यह सब लक्षण नहीं हैं और मल में आंव और खून मिला रहता है। फाइटोलक्का रोगी गर्म पीने की वस्तु पसन्द नहीं करता।

वृद्धि (Aggravation)— दर्द की हमेशा रात के समय और नम मौसिम में वृद्धि होती है।

ह्रास (Amelioration)— तकलीफें लेटने से ज्यादातर कम रहती हैं; खुली हवा में दर्द कम रहता है।

मात्रा (Dose) — मूलार्क से तीसरी शक्ति।

(355) पिक्रिक ऐसिड
(Picric Acid)

Picric Acid

दिमाग़ की कमज़ोरी (Brain Fag) को दूर करने के लिए यह एक उत्तम औषधि है। इच्छा शक्ति बिलकुल नहीं रहती, किसी प्रकार की गम्भीर चिन्ता या दिमाग़ी मेहनत करने से रोगी दुर्बलता का अनुभव करता है, और नाना प्रकार की तकलीफ़ें होने लगती हैं, जैसे कमर और हाथों - पैरों में दर्द, रीढ़ में जलन, पतले दस्त, तबीयत गिरी हुई मालूम होती है, मिज़ाज चिड़चिड़ा हो जाता है। किसी काम में चित्त नहीं लगता, सदैव लेटे रहने को दिल चाहता है। अधिक लिखने पढ़ने वाले और रोजगारी आदमियों के दिमाग़ की कमज़ोरी को दूर करने के लिए यह अमोध औषधि है। जो विद्यार्थी ज़्यादा पढ़ते है उनका तो पिक्रिक ऐसिड परम मित्र है। पिक्रिक ऐसिड रोगी गर्मी बरदाश्त नहीं कर सकता, सिर की और शारीरिक तकलीफ़ें ठण्डी हवा में कम रहती हैं। ठण्डी हवा और पानी से नहाने से आराम मिलता है। नम मौसिम में तकलीफ बढ़ जाती हैं।

सिर दर्द (Headache)— परीक्षा के समय अधिक पढ़ने वाले विधार्थी अधिक लिखने पढ़ने वाले और रोज़गारी मनुष्य जो कि दिन रात दिमाग़ी परिश्रम किया करते हैं, इनके सिर दर्द में यह विशेष लाभदायक है। गर्दन के पास गुद्दों में दर्द होता है (नेट्रम-म्यूर, साइली)। हरकत से वृद्धि होती है, ठण्ड से आराम मिलता है, गर्म कमरे के अन्दर रहने से वृद्धि होती है।

पुरुष में काम प्रवृत्ति (Satyriasis)— पुरुष में रीढ़ की बीमारी के साथ काम प्रवृत्ति बड़ी प्रबल होती है। (कैन्थ, फास), लिङ्ग बहुत देर तक खड़ा रहता है जिससे तकलीफ़ होती है और वीर्यपात अधिक होता है। काम प्रवृति से बेबस होकर नामर्दी और प्रमेह (Spermatorrhoea) हो जाने पर इससे उपकार होगा। कामातुरा अवस्था के साथ यदि टाँगों में भड़कन रहे, तो **जिङ्कम** पिक्रिकम से उत्तम औषधि है।

थकावट (Weariness)— हरकत से थोड़ी सी थकावट रहते रहते पूरे पक्षाघात में परिणत हो जाता है। सारे शरीर में विशेष करके हाथ-पाँव में भारीपन और थकावट मालूम होती है, परिश्रम से वृद्धि होती है।

सम्बन्ध (Relations)— आर्ज-नाइट्र, जेल्स, कैलि-फास, फास ऐसिड, फास पेट्रो और साइली के साथ तुलना करो।

वृद्धि (Aggravation)— ज़रा भी मानसिक परश्रिम से, हरकत से (सिवाय रीढ़ की जलन के), पढ़ने से; नम मौसिम में; सोने के बाद (लैके)

ह्रास (Amelioration)— ठण्डी हवा और ठण्डा पानी से; खुली हवा में घूमने से; आराम करने से।

मात्रा (Dose) — 6 शकित।

(356) पिलोकार्पस माइक्रोफीलस - जबोरंडी
(Pilocarpus Microphyllus - Jaborandi)

यह ग्रन्थियों का उद्दीपन करने वाली पसीना लाने वाली शक्तिशाली औषधि है, होम्योपेथिक चिकित्सा के अनुसार अस्वाभाविक पसीना होने पर इसका प्रयोग किया जाता है और क्षयरोगियों के रात्रि स्वेदन में इसके सेवन से फायदा होता है। स्वेदोत्पादन, पेशी संकीर्णन, लालास्त्राव, मिचली चौंध तथा अत्यधिक मात्रा में पसीना। नेत्रोत्सेधी गलगण्ड के साथ हत्क्रिया और धमनियों का स्पन्दन, स्नायविकता, कम्पन, श्वासनलिकाओं का क्षोभण। ताप और स्वेद, कर्णमूल ग्रन्थि प्रदाह की औषधि को सीमित करने में बहुत उपयोगी है।

आंख- आंखों के सामने सफेद धब्बे। पलको का स्फुरण। आंखों से काम लेने के कारण घुमरी और मिचली, किसी भी कारण से जोर पड़ना, आंखों में जलन व ताप, थोड़ा सा काम लेने पर आंखें जल्दी थक जाती हैं। आंखों में चीत्कार दर्द। पुतलियां सिकुड़ी हुई रोशनी की कोई प्रतिक्रिया नहीं होती, आकाश में बिजली चमकने से आंखों में क्षोभ। कुछ दूरी पर रखी हुई वस्तु धुंधली दिखाई देती है। अनिमेष दृष्टि, निकट दृष्टि। आंखों के सामने सफेद धब्बे। आंखों में चीसदार दर्द। पढ़ते समय समंजन क्रिया का उद्वेष्ट।

श्वास- धीमा आहे भरता श्वास, प्रचुर मात्रा में पतला सीरमी बलगम। खांसते रहने की अत्यन्त प्रवृत्ति और श्वास लेने में कष्ट। श्वासनलिकाओं की श्लैष्मिक झिल्लियां प्रदाहित।

आमाशय तथा उदर- आमाशय में दर्द किसी चलती हुई वस्तु की ओर देखकर मिचली और उलटियां आना। अतिसार, साथ ही चेहरा लाल और अत्यधिक पसीना। छाती में दबाबव, नीलरोग, हृदय में स्नायविक उपसर्ग तथा नाड़ी अनियमित।

चर्म- त्वचा की शुष्कता, शुष्क छाजन, शरीर के समस्त भागों में पसीना।

सम्बन्ध- लाइको, रूटा, एट्रोपी फाइससि्ट, एमीले, नाई से तुलना कीजिए। पिलोकार्पिन (कर्णनाद घुमरी रक्तस्त्राव पसीना 2x विचूर्ण)।

मात्रा- 3 शक्ति।

(357) पीयूषिका ग्रन्थि
(Pitutary Gland)

मांसपेशियों की सक्रियता को उत्तेजित करती है और जरायु की निष्क्रियता को दूर करती है, जननांगों के परिवर्द्धन और विकास पर इस औषधि का सर्वाधिक नियंत्रण रहता है। रक्तस्त्राव रोकना और रक्त के थक्कों का अवशोषण करने में मदद करती है। उच्च रक्तचाप, चिर वृक्कशोथ पुरस्थग्रन्थि का प्रदाह, चक्कर, भ्रान्ति तथा माथे की गहराई में अन्दर तक पूर्णता। प्रसव की द्वितीया अवस्था में जरायु मुख की निष्क्रियता इत्यादि में 30 शक्ति का प्रयोग करने से फायदा होता है।

सम्बन्ध- पिटुइट्रिन- इसकी क्रिया जरायु पर प्रसव में सहायता करती है अथवा प्रसवोत्तर रक्तस्राव को रोकने में काम आती है। प्रसव पीड़ा को उत्तेजित करने के लिए निकासकाल के समय सी.सी.एम. की मात्रा इंजेक्शन के रूप में दी जाती है। 15 बूंदो को एक पूरी इंजेक्शन की मात्रा माना जाता है। हृत्पेशीशोथ, धमनीकठिन्य और वृक्कप्रदाह में इसका इस्तेमाल नहीं करना चाहिए।

मात्रा- मूलार्क से 30 शक्ति तक (उच्च रक्तचाप में भोजनोपरान्त 10 बूंदे)।

(358) पिक्स लिक्वीडा (Pix Liquida)

Pine Tar

विभिन्न श्लैष्मिक झिल्लियों पर क्रिया, खांसी की उत्तम औषधि। चर्मलक्षणों में महत्वपूर्ण क्रिया करने वाली औषधि है।

काले तरह के पदार्थ का निरन्तर वमन होने के कारण आमाशय में पीड़ा । फुस्फुसों में कर्कश ध्वनियां और श्लेष्मपूय बलगम, सड़ी गन्ध, बुरा स्वाद, जीर्ण श्वासनिकाशोथ। इंफ्लुएंजा के बाद श्वासनलियों का क्षोभ। अत्यधिक खुजली, लोमहीनता, पपड़ीदार उद्भेद, खुजलाने पर रक्तस्राव होता है। हाथों के पीछे उद्भेद। बाई ओर के तृतीय पंजर व उसकी उपस्थि सन्धि में एक सीमित स्थान में दर्द।

सम्बन्ध (Relations)- यूपिमन, पाइनस, कार्बोलि-ए, टेरीबिन्थ, क्रियो से तुलना करो।

मात्रा (Dose)- 1 शकित से 6 शकित तक।

(359) प्लैण्टेगो मेजर (Plantago Major)

Plantain

इस औषधि को कर्ण तथा दन्तशूल की औषधि माना जाता है। दांतों में दुखन तथा छूने पर व्यथा होती है । दांत बहुत लंबे मालूम होते हैं। प्रचुर लालस्राव ठण्डी हवा और स्पर्श से वृद्धि होने पर इस औषधि की 2x से 3x शक्ति रूई में भिगोकर रोग वाले स्थान पर लगाने से सब प्रकार का दांत का दर्द आरोग्य हो जाता है। दांत के दर्द के साथ कान में भी दर्द हो तो इस औषधि से बहुत लाभ होगा। कानों में गड़ती बेदना, दर्द सिर से होता हुआ एक कान से दूसरे कान तक फैल जाना, शोर से कष्ट होना, कानों के कट-कट दर्द मे इस औषधि का मूलार्क की 2-4 बूंद कान में डालने से तकलीफ फौरन घट जाती है। तम्बाकू खाने के कारण पैदा हुआ चेहरे के स्नायु शूल में भी यह लाभ पहुंचाती है।

सम्बंध- पल्स, कमो, काल्मिया।

मात्रा- मूलार्क, निम्न शक्तियां।

360 प्लैटिनम (Platinum)

Platinum Metallicum.

प्लैटिनम स्त्रियों के रोग में अधिकतर उपयोगी है। रोगिणी अत्यन्त अहङ्कारिणी होती है, किसी की परवाह नही करती, सबको हर बात में अपने से छोटा ख़्याल करती है (Arrogant, proud, haughty; looks down with pitiful contempt on others; everything around her is very small, and everybody inferior to her in mind and body)। अपने को हर बात में सब से बड़ा समझना प्लैटिनम का अद्भुत लक्षण है। वह अपने को बड़े घराने की ख्याल करती है, अपने सब दोस्त और रिश्तेदारों को नीच वंश के समझती है और उनको बड़ी घृणा के साथ देखती है। उसे इस क़दर घमण्ड होता है कि अपने शरीर को भी औरों के शरीर से बड़ा ख्याल करती है। इस प्रकृति की हिस्टीरिया ग्रस्त रोगिणी के लिए यह औषधि विशेष उपयोगी है। जो अभी खुश थी वह थोड़े ही देर के बाद उदास हो गई और रोने लगी (क्रोकस , इग्ने, पल्स)। चिड़चिड़ा मिज़ाज, ज़िद्दी और बहुत देर तक मुँह फुलाये रहती है, तुच्छ बातों से नाराज़ हो जाती है। डर, रंज, गुस्सा, अहङ्कार और गुप्त दुष्कर्म (Onanism)से किसी प्रकार के मानसिक उपद्रव होने पर यह औषधि उपयोगी है। ज़िन्दगी से बेज़ार हो जाती है परन्तु मृत्यु से भी डरती है (ऐकोन, आर्स)। शारीरिक तकलीफों के अदृश्य हो जाने पर मानसिक रोग पैदा होते हैं और शारीरिक लक्षण उत्पन्न होने पर मानसिक लक्षण लुप्त हो जाते हैं।

दर्द (Pain)— दर्द जिस प्रकार से धीरे-धीरे बढ़ता है उसी प्रकार से धीरे धीरे उसका घटना प्लैटिनम का विशेष लक्षण है (स्टैनम), और दर्द के साथ ही वह स्थान सुन्न पड़ जाता है (कैनो)। **बेलाडोना** और **मैग्नेशिया फास** का दर्द एकाएक ही आरम्भ होता है और एकाएक ही गायब हो जाता है। दर्द का धीरे-धीरे बढ़ना और एकाएक ही गायब हो जाना **सल्फयूरिक ऐसिड** का लक्षण है।

सिर दर्द (Headche)— जरायु रोग से, गुस्सा या खिझावट से हिस्टीरिया ग्रस्त रोगिणी के दिमाग़ या सिर पर चोटी में दर्द होता है और दिमाग़ सुन्न पड़ जाता है। दर्द धीरे धीरे बढ़ता है और धीरे धीरे ही घटता है। कनपटी में कीड़े की तरह रेंगता सा मालूम होता है जो कि नीचे के जबड़े तक फैलता है और उस स्थान पर ठण्ड मालूम होती है।

आँखें (Eyes)— पपोटे रह रहकर फड़कते हैं। चीज़ें असली अवस्था से छोटी दिखाई पड़ती हैं। चीज़ें बड़ी दिखाई पड़ना हायोसाएमस का लक्षण है।

चेहरे (Face)-- की दाहिनी तरफ़ कुछ रेंगता सा मालूम पड़ता है, वह स्थान सुन्न और ठण्डा मालूम पड़ता है। बाँयी तरफ़ के गाल की हड्डी में दर्द होता है और सुन्न पड़ जाना प्लैटिनम **का धर्मगत लक्षण है।**

स्त्रियों में अत्यन्त काम प्रवृत्ति (Nymphomania)— स्त्रियों की विशेष करके कुमारी लड़कियों की अत्यन्त कामातुरता इस औषधि का विशेष लक्षण है। गुप्तस्थान (Vagina)— में बेहद खुजली होती हैं, कीड़े की तरह रेंगता हुआ मालूम पड़ता है। गुप्तस्थान इस क़दर नाज़ुक होता है कि कपड़ा तक छू जाने से तकलीफ़ होती हैं, योनिद्वार की परीक्षा करते समय उसे मुर्छा आ जाती है, इसलिए चिकित्सक को उसकी परीक्षा करने नहीं देती। गुप्तस्थान नाज़ुक होने के कारण पति के साथ संगम करना असम्भव हो जाता है; संगम के समय मूर्छा आ जाती है।

वह स्त्रियां जिन की काम प्रवृति बहुत ज़्यादा होती है, उनका बाँझपन प्लैटिना से दूर होता है।

रजोधर्म (Menses)— नियत समय से बहुत पहिले होता है और बहुत दिनों तक रहता है। ख़ून ज़्यादा है, बद्‌बूदार, रंग स्याह और जमा हुआ होता है। जरायु (Uterus)— में दर्द होता है और जरायु लटका हुआ है ऐसा मालूम होता है। जरायु में बेहद खुजली होती है।

क़ब्ज़ (Constipation)— सफर करने वालों का क़ब्ज़ (समुद्र पर, ब्रायों), सीसे से विषैला हो जाने के बाद क़ब्ज़, अँतड़ियों की जड़ता से क़ब्ज़। बार बार पाख़ाने की हाजत, मलद्वार में नर्म चिकनी मिट्टी की तरह मल चिपका रहता है (ऐलूम)। सगर्भावस्था का क़ब्ज़। नक्स-वोमिका विफल होंने से बहुत ही हठीले क़ब्ज़ को यह दूर करता है।

मानसिक लक्षण पर विशेष ध्यान रख कर प्लैटिनम का निर्वाचन होना चाहिए।

सम्बन्ध (Relations)— आरम, क्रोकस, इग्ने, कैलि-फास, पल्स, सिपि, स्टैनम, वैलेरि के साथ तुलना करो।

वृद्धि (Aggravation)— शाम के समय; सोने के पहिले; कमरे के अन्दर; आराम करने से।

ह्रास (Amelioration)— खुली हवा में हरकत करने से।

मात्रा (Dose) — 6 से 30 शक्ति।

361 प्लम्बम मेटैलिकम (Plumbum Metallicum)

Lead *The Metal.*

प्लम्बम नाना प्रकार के पक्षाघात के लिये लाभदायक पाया गया है। पक्षाघात के साथ चित्तविभ्रम, बड़ी बड़ी रगों में कम्पन, ऐंठन, बरछी मारता हुआ, टीस मारता हुआ दर्द, आक्रान्त अङ्ग दुबले पड़ते जाते हैं; कलाई कमज़ोर पड़ जाती हैं। रीढ़ के पक्षाघात से नाना प्रकार के वात रोग होते हैं। लोकोमोटर-ऐटैविसया (Locomotor ataxia), शरीर की जगह जगह की माँसपेशी सूख जाती हैं। पक्षाघात रोग के साथ यदि शरीर की इतनी सचेतना रहे कि ज़रा भी छू जाने से रोगी ख़्याल करे कि मुझे कोई मार रहा है। तो प्लम्बम से आश्चर्यजनक फल मिलेगा। यह याद रहे कि हाल के पक्षाघात में गात्र की सचेतनता रहती है परन्तु पुराने में उसे किसी चीज़ से चुभोने से चन्द सेकेन्ड के बाद वह अनुभव करेगा। चेहरा, आंख, हलक़, जीभ आदि का पक्षाघात। एक्सटेन्सर मस्ल (Extensor muscles)— जिस पुट्टे की शक्ति से हाथ या पांव इच्छानुसार फैलाये जा सकते हैं) के पक्षाघात के कारण कलाई गिर पड़ती हैं, लिख नहीं सकता, हारमोनियम या पियानों बाजा बजा नहीं सकता। प्लम्बम की धर्मगत प्रकृति अर्थात पक्षाघात के नाना प्रकार की तकलीफों के साथ सम्बन्ध है जिसका आगे वर्णन किया जाएगा।

मानसिक लक्षण (Mental Symptoms)— बेपरवाह, कोई बात जल्द समझ में नहीं आती (फास, फास-ऐसिड) स्मरण शक्ति कमज़ोर, बात करते समय सही बात याद नहीं आती (डल्कै)। बेहोशी (Delirium); ऐसा ख़्याल करता है कि कोई छिपकर उसका वध करेगा, ज़हर देगा; उसके पास के सब आदमी ख़ूनी हैं। प्लम्बम रोगिणी हिस्टीरिया ग्रस्त होती है; दूसरे को धोखा दने की बीमारी का बहाना करने की और अपने रोग को बढ़ा कर कहने की उसकी आदत होती है। गोकि दिमाग़ बहुत कुन्द हो जाता है ताहम एक के बाद दूसरा ख़्याली विषय सोचा करती है। खुली हवा में घूमने या परिश्रम करने से रोगी का सिर गर्म हो जाता है, चेहरा पीला पड़ जाता है, हाथ-पाँव बर्फ की तरह ठण्डे हो जाते हैं; और ज़्यादा परिश्रम करने से चेहरा बद्सूरत हो जाता है। वायुशूल (Colic) रहने से बेहोशी (Delirium) का न रहना और बेहोशी रहने से वायुशूल का न रहना इसका एक विशेष लक्षण है। जिस कमरे में बहुत से आदमी हों उसमें जाने से थकावट मालूम होती है।

वायुशूल (Colic)— पेट में इस क़दर तेज दर्द होता है कि सारे शरीर में फैल जाता है और ऐसा मालूम होता है कि मानो पेट अन्दर की ओर धँस कर रीढ़ से मिल गया है, रोगी दर्द से बेचैन होकर तड़फता है, शरीर को लम्बा करके फैलाता है, किसी करवट या अवस्था में चैन नहीं मिलता। इस प्रकार का दर्द सारे शरीर में फैलता है, दर्द के नीचे की ओर फैलने से पाँव में ऐठन होती है और सिर की ओर जाने से बेहोशी आ जाती है। प्लम्बम के वायुशूल के साथ अक्सर क़ब्ज़ रहता है, जरायु (Uterus) की पीड़ा के साथ कभी-कभी इस प्रकार

का वायुशूल रहता है। प्लम्बम के वायुशूल के साथ कभी कभी मल की कै होती हैं (Faecal vomiting)।

कालोसिन्थ के वायुशूल में पेट को किसी चीज़ से ज़ोर से दबाने से और सामने की ओर झुक कर टाँगों को सिकोड़ लेने से आराम मिलता है, इस में पित्त की कै होती है और कदाचित् क़ब्ज़ रहता है।

डायस्कोरिया का वायुशूल जँघा से आरम्भ होकर नीचे के सारे पेट में फैल जाता है, किसी करवट में लेटने से आराम नहीं मिलता, चित होकर सारे शरीर को खूब तानकर फैलाने से कुछ आराम मिलता है।

मैग्नेशिया फास में पेट को दबाने से, आगे की ओर झुक कर टांगों को सिकोड़ कर लेटने से और सेंकने से आराम मिलता है।

प्लम्बम के दर्द में किसी भी अवस्था में लेटने से आराम नहीं मिलता, परन्तु दबाने से कुछ आराम मिलता है।

क़ब्ज़ (Constipation)— सख़्त क़ब्ज़, मल गठीला, सख़्त, और भेड़ की मेंगनी की तरह स्याह (चेलिडो, ओपि)। मलद्वार की सिकुड़न के कारण पाख़ाने की बार बार हाजत और अत्यन्त दर्द। सगर्भावस्था में क़ब्जियत। बहुत सा खुश्क पाखाना इकट्ठा होकर रुक जाने के कारण, मल निकलने में तकलीफ़ होती हैं। इस अवस्था में **प्लैटिना** के विफल होने पर प्लम्बम लाभदायक होता है।

अंत्र वृद्धि (Hernia) — वायुशूल और मल की कै होने के साथ अंत्र में गाँठ पड़ (Strangulated hernia) जाने पर प्लम्बम उपकारी है।

ब्राइटस रोग (Bright's Disease) अर्थात् गुर्दे की बीमारी -डाक्टर फ़ैरिङ्गटन कहते हैं कि प्लम्बम ब्राइटस रोग में शरीर की सूजन या ऐलब्यूमिन्यूरिया (Dropsy or Albuminuria) बहुत कम होती है परन्तु यूरिमक कनवल्शन (Uraemic convulsion) होती है। पेशाब करने में तकलीफ़ होती है, पेशाब बूँद बूँद टपकता है (ऐकोन, बेल, कैन्थ)। ख़ून मिला हुआ पेशाब आता है और मूत्र नली में दर्द होता है।

रोगिणी ख़्याल करती है कि गर्भाशय में बच्चे के रहने के लिए स्थान बहुत कम है. गर्भाशय फैलता नहीं, जिस से गर्भपात हो जाने की शङ्का होती है।

मिर्गी (Epilepsy)— क्लोनिक (Clonic spasm-जब कि हाथ-पाँव की ऐंठन खुलती और सिकुड़ती है उसे क्लोनिक स्पैज़म कहते हैं, जैसे एपिलेप्सि, हिस्टीरिया, कोरिया आदि रोग में) और टोनिक (Tonic spasm- जब कि हाथ-पाँव की ऐंठन बहुत देर तक जकड़ी रहती हैं खुलती नहीं उसे टोनिक स्पैज़म कहते हैं जैसे कैटैलेप्सि, टिटेनस आदि रोग में), स्पैज़म दोनों प्रकार के मृगी रोग में प्लम्बम विशेष लाभदायक औषधि है।

मसूड़े के किनारे पर साफ़ नीले रंग की रेखा (Distinct blue line along margin of gums) का होना इसका एक प्रधान लक्षण है।

पांडुरोग (Jaundice)-- में आँखें और शरीर पीले पड़ जाते हैं और पेशाब भी पीला होता है। पसीना बिलकुल नहीं आता।

सबन्ध (Relations)-- वायुशूल में ऐलूम्, प्लैटिना और ओपि के साथ तुलना करो। अंत्र (Hernia) में गाँठ पड़ जाने से नक्स-वोम के साथ तुलना करो।

प्लम्बम के कुफल की ऐलूम पेट्रो, प्लैटि, सल्फ-एसिड और ज़िङ्क के साथ तुलना करो।

वृद्धि (Aggravation)-- रात के समय; बिस्तर पर लेटने से; पीने की वस्तु पीने से।

ह्रास (Amelioration)-- रगड़ने और ज़ोर से दबाने से।

मात्रा (Dose) — 3 से 30 शक्ति।

362 पाडोफाइलम (Podophyllum)

May Apple. *Berberidaceæ.*

दस्त (Diarrhoea) — पाडोफाइलम नाना प्रकार के पतले दस्त की बीमारी में इस्तेमाल होता है। अधिक परिणाम में पतला मल, मल में अत्यन्त दुर्गन्ध, सुबह के समय या गर्म मौसिम या बच्चो के दाँत निकलते समय के पतले दस्त, यह कुछ लक्षण पाडोफाइलम के हैं। हमेशा उक्त लक्षणों पर विशेष ध्यान रख कर औषधि निर्वाचन करना चाहिए। दस्त पतले, ज़्यादा और पिचकरी की तरह ज़ोर से निकलते हैं, बार बार पाख़ाने को जाना पड़ता है परन्तु पेट में किसी प्रकार का दर्द नहीं रहता। पाडोफाइलम के दस्तों का भोर 3, 4 या 5 बजे ही से आरम्भ होना और दोपहर के पहिले बन्द हो जाना या घट जाना इसका विशेष लक्षण है। सल्फर के दस्त भी भोर 3/4 बजे से आरम्भ होते हैं और दोपहर के पहिले घट जाते हैं। दस्त आने के पहिले पेट में ज़ोर की गड़गड़ाहट होती है और फिर थोड़े ही देर में पाख़ाने की हाजत होती है, पाख़ाने में जाते ही अधिक परिणाम में पिचकारी की तरह आवाज़ के साथ बदबूदार मल निकलता है। थोड़ी देर में फिर गड़गड़ाहट के साथ पाख़ाना आता है, रोगी को आश्चर्य होता है कि यह घड़े के घड़े पलते पानी के दस्त कहाँ से आते हैं। रोगी बेहद कमज़ोर हो जाता है, हर एक दस्त के बाद मालूम होता है कि पेट ख़ाली हो गया है, पेट धँसा जाता है वह ख़्याल करता है कि मैं मर जाऊँगा। बच्चों के हैज़े में यह औषधि विशेष लाभदायक है। टांग, पिण्डली और जाँध में ऐंठन (Cramps) होती है।

बच्चों के दाँत निकलते समय दस्त की बीमारी में नाना प्रकार के रंग का मल आता है, बच्चा सिर को इधर उधर फेरता है, करहाता है और लगातार मसूड़े को दबाता है। मसूड़े को

दबाने का लक्षण **फाइटोलक्का** में भी है। सिर को इधर उधर फेरने का लक्षण **बेलाडोना** और **हेलेबोरस** में भी है। **बेलाडोना** में आंखें सुर्ख़ रहती हैं और कनपटी की रगें टप टप करती हैं और **हेलेबोरस** में सिर को तकिये में घुसेड़ता है, इधर उधर हिलाता है और उस पर हाथ पटकता है।

पाख़ाना फिरते समय या पहिले मलद्वार का बाहर निकल पड़ना (Prolapse of Rectum) पाडोफाइलम का प्रधान लक्षण है (इग्ने, नेट्रम्-म्यूर, नाइट्रि-ऐसिड़, रुटा,) पाडोफाइम के मलद्वार में किसी प्रकार का दर्द या जलन नहीं होती।

पुरानी दस्त की बीमारी (Chronic diarrhoea) -- में पाडोफाइलम विशेष उपकारी औषधि है।

क़ब्ज़ (Constipation) -- पतले दस्तों के बाद क़ब्ज़ का हो जाना और कुछ दिन क़ब्ज़ रह कर पतले दस्तों का होना (Alternate diarrhoea and constipation) इस औषधि की प्रकृति है। लीवर (Liver) के स्थान को बार बार हाथ से रगड़ना और हिलाना इसका और एक विशेष लक्षण है।

दाहिनी तरफ़ का रोग (Right-sided affection)— हलक़ की दाहिनी तरफ़, डिम्भाशय (Ovary), दाहिनी कोख़ पर इस औषधि का असर ज्यादा होता है। **लाइकोपोडियम** भी दाहिनी तरफ़ के रोग के लिए अधिकतर उपयोगी है। दाहिना डिम्भाशय सुन्न पड़ जाता है और दर्द जाँघ तक फैलता है (लिलि)।

जरायु का बाहर निकल पड़ना (Prolapsus uteri) काँखने या कोई भारी चीज़ उठाने से, क़ब्ज़ से प्रसव के बाद और जरायु का अपनी जगह से हट जाने के कारण जरायु का बाहर निकल पड़ना इसका एक विशेष लक्षण है।

गर्भ की पहली अवस्था में पेट के बल लेटने से रोगिणी को आराम मिलता है (ऐसेट-एसिड)

युवती लड़कियों का रजोधर्म लुप्त हो जाने पर पाडोफालम विशेष उपकारी औषधि है (पल्स, टयूब)।

ज्वर (Fever) - सुबह 7 बजे बुख़ार का आना इसका विशेष लक्षण है। इसके बुख़ार में पेट का लक्षण सर्वप्रधान है।

शीत (Chill) -- बहुत ज़ोर के बुख़ार में बहुत बकबक करना और बाद को कुछ भी याद न रहना इसका विशेष लक्षण है। एपिस की तरह तेज़ बुख़ार और पसीने के समय नींद आ जाती है; परन्तु एपिस की तरह शरीर पर पित्त नहीं उछलते, मगर पसीना बहुत ज़्यादा आता है।

सम्बन्ध (Relations)— ऐलो, चेलि, कालिन, लिलि, मर्क, नक्स और सल्फर के साथ तुलना करो।

यह पारे के बुरे फल को दूर करता है।

पेट के रोग में इपिकैक और नक्स के बाद, लीवर की बीमारी मे कैल्के और सल्फर के बाद पाडोफाइलम उपयोगी है।

वृद्धि (Aggravation)— बहुत सुबह को (ऐलो, नक्स, सल्फ), गर्मी के मौसिम में; दाँत निकलते समय।

ह्रास (Amelioration)— शाम के वक्त।

मात्रा (Dose) — मूलार्क से 6 शक्ति। 200 और 1000 शक्तियां भी उत्तम कार्य करती हैं।

363 पापूलस कैडिकैन्स
(Populus Candicans)

Balm of Gilead

सर्दी जुकाम की उग्रवस्था में इसकी प्रभावशाली क्रिया होती है। ग्रसनी और स्वरयंत्र खुश्क लगते हैं आवाज कमजोर और बेसुरी हो जाती है। नासा-ग्रसनी-प्रतिश्याय से उत्पन्न बच्चों की खांसी, पश्चनासारन्ध्रों से श्लेष्मा टपकता है। तेज खराश, सूखी खांसी, जिसमें रोगी को झुककर बैठा रहना पड़ता है, कष्ट और नथूनों में जलन, वक्ष में दुखन। आंख, नाक, मुख और वायुपक्षों में ज्वलनशील, क्षेभ सिर गरम, जीभ मोटी व सुन्न महसूस होती है, होठों पर शीतल क्षत। उंगलियों की नोक मोटी, सुई चुभाने पर कोई असर नहीं होता आदि लक्षणों में इस औषधि का सेवन करने से फायदा होगा।

मात्रा- मूर्लाक।

364 प्रूनस स्पाइनोसा
(Prunus Spinosa)

Black Thorn

स्नायुशूल मूत्रांगों पर इसकी प्रधान क्रिया होती है। इसके अलावा भी यह अन्य कई बीमारियों में लाभदायक है।

आंखें- पलकों का स्नायुशूल, आंख के अन्दर जोर का दर्द, दाहिने चक्षुगोलक में फट पड़ने जैसा दर्द, जो मस्तिष्क में होता हुआ पश्चकाल तक चला जाता है। बांई आंख में अचानक दर्द ऐसा लगता है मानो फट पड़ेगी। पटलशोथ, नेत्रकाचाभद्रव की अपारदर्शिता।

मलान्त्र- मलद्वार में दर्द के साथ कठोर और गांठदार मल। लसीले अतिसार के बाद मलद्वार में जलन।

दांत- दांतों में तेज चुभता हुआ दर्द। ऐसा लगता है जैसे उन्हें कोई उखाड़ रहा हो, गरम चीज मुंह में लेते ही तकलीफ बढ़ जाती है।

मूत्र- मूत्रत्याग की निष्फल चेष्टा, मूत्राशय की कूथन। मूत्र त्याग करने से पहले बहुत देर तक जोर लगाना पड़ता है और मूत्रनली में दर्द होता है। पेशब की हाजत होते ही पेशाब जाना, किन्तु पेशाब के लिए बैठते ही ऐसा मालूम होना कि पेशाब मूत्रनली के मुंह तक आकर फिर पीछे वापस चला गया है।

मात्रा- 3 से 6 शक्ति।

365 सोरिनम (Psorinum)

A Product of Psora. *A Nosode,*

सोरा बीज अर्थात खाज या खुजली के रस से यह औषधि तैयार की गई है। यह एक गम्भीर क्रिया करने वाली उत्तम एन्टि-सोरिक (Anti-psoric) औषधि है। सोरिनम और **सल्फ़र** बहुत कुछ मिलते-जुलते हैं।

जब किसी पुराने रोग में सुनिर्वाचित औषधियां कार्यकारी नहीं होती या स्थायी भाव से निरोग नहीं कर सकतीं, या **सल्फर** सुनिर्वाचित होने पर भी कार्यकार नहीं होता, तब सोरिनम से विशेष उपकार पाया गया है।

किसी कठिन नई बीमारी के बाद, कोई विशेष कारण न होते हुए भी यदि शरीर न सुधरता हो, ऐसी अवस्था में सोरिनम की एक खुराक से विशेष उपकार होता है।

सल्फर रोगी की तरह सोरिनम रोगी भी बड़ा मैला होता है, सफ़ाई की तरफ़ ज़रा भी ध्यान नहीं देता, उसके हाथ, पाँव और शरीर के चमड़े पर मैल जमा रहता है, देखने से मालूम होता है कि कभी धोता नहीं, धोने पर भी उसका चमड़ा मैला मालूम पड़ता है। उसे देखने से घृणा होती है। धुलाने से डरता है। सोरिनम रोगी के बहुत से चर्म रोग धोने और बिछौने की गर्मी से बढ़ जाते हैं। गर्म कपड़े पहिने रहने से खाज में बेहद खुजली मचती है, ख़ुजलाते ख़ुजलाते ख़ून निकल आता है, परन्तु खुजलाहट नहीं मिटती। नहाने पर भी शरीर से दुर्गन्ध आती है। सारे शरीर में दर्द रहता है, ज़रा ही में मोच खा जाता है और चोट लग जाती है।

ठण्डी हवा या मौसिम की तबदीली से तकलीफ़ होती है; सख्त गर्मी के मौसिम में भी सिर को गर्म कपड़े से ढांप कर रखना पसन्द करता है (हिपर, साइली) **बाल कटवाने से तकलीफ़ होती है।** (बेल, ग्लोन, सिपि)।

आँधी के आने पर या बिजली की कड़क से रोगी को बड़ी बेचैनी मालूम होती है (फास)। खुश्क छिलकेदार फुन्सियां हर जाड़े के मौसिम में निकल आती हैं और गर्मी के मौसिम में गायब हो जाती हैं ।

खाज या अन्य किसी प्रकार के चर्म रोग के लुप्त हो जाने से नाना प्रकार की तकलीफ़ें उत्पन्न होने पर और सल्फर के प्रयोग से फ़यादा न होने पर सोरिनम से विशेष फल मिलेगा।

रोगाक्रमण के पहिले दिन रोगी अपने को अस्वाभाविक रूप से निरोग समझता है।

भविष्यत में किसी प्रकार की दुर्घटना या विपत्ति होगी ऐसी आशङ्का सोरिनम रोगी किया करता है। मज़हबी विषय पर बहुत चिन्ता किया करता है, बहुत ही उदास रहता है; आत्महत्या की चिन्ता करता है; ख़्याल करता है कि मेरी मुक्ति नहीं होगी, रोग दूर नहीं होगा, मृत्यु अवश्य होगी, रोज़गार में सफलता नहीं होगी।

बच्चा बीमारी की अवस्था में दिन या रात किसी समय नहीं सोता, रोता है और सबको परेशान करता है, या बच्चा दिन भर ख़ूब मज़े में खेलता है परन्तु रात भर बेचैन रहता है और सोता है।

जेलापा में भी बच्चा दिन रात रोता है या दिन के समय अच्छी तरह खेलता है और रात के समय रोता है।

लाइकोपोडियम में इसका विपरीत लक्षण है अर्थात् बच्चा दिन भर रोता है और रात भर सोता है।

सिर दर्द (Headache)— सिर दर्द के पहिले आँखों के सामने गोल काली काली चित्तियां नज़र आती हैं, आँखें तिलमिलाती हैं और नज़र में धुँधलापन आ जाता है। सिर दर्द के समय भूख बहुत लगती है, खाने से आराम मिलता है (ऐनाक, कैलि-फास)। किसी प्रकार के चर्म रोग या रजोधर्म के लुप्त होने से सिर दर्द आरम्भ होने पर सोरिनम उपयोगी औषधि है। नाक से ख़ून निकल जाने से सिर दर्द में कमी हो जाती है (मेलिलो)।

खोपड़ी (Scalp) खोपड़ी की खाल पर झुण्ड के झुण्ड फुन्सियां होती हैं, उनमें मवाद होता है, उनके फूट कर एक हो जाने से सिर के सब बाल आपस में चिपक जाते हैं; फुन्सियों में से बद्बूदार चिपचिपा मवाद आता है (ग्रैफ, मेज़े)

बद्बूदार रूतूबत (Offensive excretions)— मल, प्रदर, पसीना, मासिक रुधिर, पसीना आदि सब प्रकार के रूतूबत से बेहद बद्बू का आना इसका सर्व प्रधान लक्षण है।

कान (Ears) - **ग्रैफाइटिस** की तरह कान के चारों ओर रसदार फुन्सियां, उनमें चिपचिपा पानी निकलता है। सड़े हुए माँस की तरह बद्बूदार मवाद कान से (Otorrhoea) निकलता है।

चेहरे पर फुन्सियां (Acne)—हर प्रकार की फुन्सियों में यह लाभदायक है। रजोधर्म के समय युवती स्त्रियों के चेहरे पर फुन्सियां निकलने पर सोरिनम से फ़ायदा होगा।

आधी रात के समय भूख लगना, इसका एक विशेष लक्षण है; उठकर कुछ न कुछ खाना पड़ता है (सिना, सल्फ़)।

सड़े, हुए अण्ड़े की तरह डँकारे आती हैं (आर्नि, ऐन्टि-टार्ट, ग्रैफ)।

तालुमूल का प्रदाह (Quinsy)— दोनों टान्सिल (Tonsils) में सूजन, दर्द, जलन, कुछ भी निगलने में तकलीफ़ और निगलते समय कान में दर्द होता है। जिनको हमेशा टान्सिल की तकलीफ़ रहती है, उसे जड़ से आराम करने में सोरिनम योग्य है। हलक़ से बड़ा ही बदबूदार खखार आता है, (कैलि-म्यूर) जिस से रोगी को भी बुरा मालूम होता हैं।

दस्त (Diarrhoea)— पुरानी पतले दस्त की बीमारी, दिन रात बार बार पाख़ाना आता है, मल में बेहद् बदबू; रात के 1 से 4 बजे के अन्दर उसकी वृद्धि होती है। बच्चों के हैज़े में यह विशेष उपकारी है, जब कि मल में बड़ी ही दुर्गन्ध रहती हो।

क़ब्ज (Constipation)— मामूली नर्म मल को निकालने के लिए बार बार पाख़ाने को जाना पड़ता है।

ग्लीट (Gleet) वर्षो का सुजाक जो कि न तो दबता ही है न आराम ही होता है और ग्लीट के कपड़ों में धब्बे लगते रहते हैं, विशेष करके यदि जननेन्द्रिय के पसीने में बेहद् बद्बू रहे, तो सोरिनम को सर्व प्रथम ख्याल करना चाहिए। In chronic gonorrhœa, when the "everlasting drop" persists.

स्त्री: जननेन्द्रिय (Female Organs)— जरायु (Uterus) से बहुत दिनों तक रक्तस्राव का जारी रहना इस औषधि का स्वभाव है। गर्भपात (Abortion) हो जाने के और खेढ़ी (Placenta) निकल जाने के बाद कुछ दिनों या कुछ हफ्तों तक लाल सुर्ख़ ख़ून चूने से, और जब कभी वह ज़रा चलने फिरने लगती है रक्तस्राव का ज़्यादा आरम्भ होने से, वह पूरे तौर पर आराम होने नहीं पाती। सारा जरायु शिथिल और ढीला पड़ जाता है, वह अपनी साधारण अवस्था को नहीं पहुँचती। जरायु की ऐसी अवस्था हो जाने पर सोरिनम और **सल्फर** यही दो औषधियां है। अत्यन्त दुर्गन्धियुक्त प्रदर (Leucorrhoea) में भी सोरिनम उत्तम औषधि है। इसमें भी रजोधर्म का नाना प्रकार का गोलमाल रहता है, दीर्घकाल तक ऋतुस्राव का जारी रहना ही विशेष बात है।

सगर्भावस्था (During pregnancy) में कै़ का किसी तरह से बन्द न होना और गर्भ (Foetus) का ज़ोर से हरकत करना इसका विशेष लक्षण है। गर्भ की सोरिक प्रकृति (Psoric diathesis) को दुरुस्त करने के लिए सोरिनम प्रयोग करना चाहिए। यह याद रहे सगर्भावस्था में होमियोपैथिक चिकित्सा करने से माता के कठिन से कठिन पुराने रोग दूर हो जाते हैं और बच्चा भी बड़ा तन्दुरुस्त पैदा होता है। सगर्भावस्था में शरीर की अवस्था ऐसी कोमल हो जाती है कि उसके लिए होमियोपैथिक औषधि बड़ी ही उत्तम होती है।

नये रोग के बाद अधिक पसीना आने से सब तकलीफों में कमी हो जाती है (कैलेडि,नेट्रम-म्यूर)।

दमा (Asthma) -- > दमे की बीमारी में लेटने से और दोनों हाथों को दूर फैलाने से आराम मिलता है। < हाथों को शरीर के पास लाने से और खुली हवा में उसकी वृद्धि होती है।

खाँसी (Cough)— जिनको हर साल जाड़े के मौसिम में खाँसी आरम्भ होती है उनके लिए सोरिनम विशेष लाभदायक औषधि है। वर्षों की खाँसी जो कि ख़ाज या एक्ज़िमा (Eczema) के दब जाने से हुई हो, < सुबह के समय जागने पर और शाम के समय लेटने से उसकी वृद्धि होती हो (फास, टयूब), खखार को बाहर निकालने के लिए बहुत देर तक खाँसना पड़ता हो, खखार सब्ज़ या पीले रंग का होता हो, उसका स्वाद नमकीन होता हो, तो ऐसी अवस्था में सोरिनम उपयोगी है।

चर्म रोग (Skin diseases)— नाना प्रकार के चर्म रोग में सोरिनम का अधिकार है। खुजली, खाज, एक्ज़िमा के गन्धक और ज़िङ्क मलहम (Sulphur and Zinc ointments) से दबाये जाने के बुरे परिणाम में यह लाभदायक है। हिपर की तरह इसमें भी मामूली फुन्सियां सहज ही में पक जाती हैं।

नींद (Sleep)— शरीर में खुज़ली होने के कारण रात में नींद नहीं आती। चोर, डाकू इत्यादि डरावने स्वप्न दखाई देते हैं (नेट्रम-म्यूर)।

ज्वर (Fever) -- सब प्रकार के बुख़ार विशेष करके टाइफायेट ज्वर में यह विशेष उपयोगी है। पुराना बुख़ार जो कि बहुत दिनों तक चलता रहता है, किसी तरह से आराम नहीं होता और यदि एक्ज़िमा (Eczema) या फुन्सियां दब जाने का इतिहास मिले, तो सोरिनम से विशेष फल मिलेगा । टाइफायेड बुख़ार के बाद रोगी कहता है कि मेरा शरीर सुधरता नहीं।

शीत (Chill) शीतावस्था में पानी पीने से खाँसी आती है।

उत्ताप (Heat)— गाड़ी की सवारी से बुख़ार ज़्यादा होता है। शाम के वक़्त बुखार बेहोशी (Delirium) और प्यास रहती है।

पसीना (Sweat)-- चलने से बहुत ज़्यादा पसीना आता है, जिससे बहुत कमज़ोरी आ जाती है। पसीना आने के बाद सारी तकलीफ़ें घट जाती हैं (ब्रायों, कैलेड, नेट्रम-म्यूर)।

सम्बन्ध (Relations)— पूरक औषधि (Complementary) :— सल्फ़र और टयूबरक्यूलिनम ।

सोरिनम के बाद ऐलूम, बोरैक्स, हिपर, सल्फ और टयूब अच्छा काम देते हैं ।

गर्भावस्था की जी की मिचलाहट में **लैक्टिक ऐसिट** के बाद **सोरिनम** से अच्छा फल मिलता है।

डिम्भाशय (Ovaries) में चोट लगने से किसी प्रकार की बीमारी में आर्निका के बाद सोरिनम लाभदायक है।

स्तन के कैन्सर (Mammary Cancer) में सोरिनम के बाद सल्फर अच्छा काम देता है।

विरोधी औषधि (Inimical) - एपिस, क्रोटेलस, लैके और सर्प विष।

वृद्धि (Aggravation) — शाम के वक्त और आधी रात के पहिले खुली हवा में ; आँधी के दिनों में ; बिजली की कड़क से; बैठने से।

ह्रास (Ameliration)— लेटने से; कमरे के अन्दर; हरकत करने से; पसीना आने से। किसी प्रकार के रोंगाक्रमण के पहिले अच्छा मालूम पड़ता है।

मात्रा (Dose) — 200 से उच्चतर शक्तियां। बार-बार न दें। उसको अपना कार्य करने में 9 दिन लगते हैं। केवल एक मात्रा कई सप्ताहों तक काफी होती है।

366 पटेलिया ट्राइफोलियेटा

(Ptelea Trifoliata)

Hop Tree. Wafer Ash. *Rutaceæ.*

यद्यपि चिकित्सा क्षेत्र में टेलिया का उपयोग बहुत कम है, ताहम विशेष लक्षण मिलने से अक्सर बड़ा लाभदायक पाया गया है। अजीर्ण, मन्दाग्नि, उदरशूल, पुराना लिवर दोष, दस्त, कब्ज आदि पेट की शिकायतों में यह दवा गुणकारी है।

पेट (Stomach and abdomen) —) खट्टी चीज़ों के लिये बहुत इच्छा होता है। (ऐन्टिक्रूड, ऐंटि-टार्ट, चायना, एसिड-फास, वेरेट्र -ऐल्व)। मक्खन और चर्बीदार चीज़ें पसन्द नहीं (पल्स)। खाने के बाद और सुबह के समय लिवर और पेट की तकलीफ़ें बढ़ जाती हैं (नक्स-वोम)। खट्टी डँकारे आती हैं । कडुआ पित्त चढ़ने के कारण जी मिचलाता है। ऊपर के पेट में जलन और पत्थर की तरह बोझ मालूम होता है। (आर्स, ब्रायो, नक्स-वोम, पल्स); कुछ खाने से तकलीफ़ होती है।

लिवर (Liver) -- की तकलीफ़ में यह एक उत्तम औषधि है। लिवर के स्थान पर सदैव मीठा मीठा दर्द होता रहता है, दाहिनी तरफ़ लेटने से आराम मिलता है (ब्रायो, मैग्ने-म्यूर, नेट्रम-सल्फ)। लिवर में छुरी से काटता हुआ दर्द होता है, गहरी साँस लेने से वृद्धि होती है।

सम्बन्ध (Relations) —बर्ब, हाइडैस्टि, मर्क, नक्स-वोम और पाडो के साथ तुलना करो।

वृद्धि (Aggravation)— हरकत से; गर्म कमरे में; सुबह के वक्त जागने पर; खाने के बाद।

ह्रास (Amelioration) -- खुली हवा में; लिवर का दर्द, दाहिनी तरफ़ लेटने से।

मात्रा (Dose) — 1 से 30 शक्ति।

(367) पल्सेटिला
(Pulsatilla)

Wind Flower. *Ranunculaceæ*

यह रमणियों के लिए एक बहु मूल्य और उत्तम औषधि है, जिसका इस्तेमाल होमियोपैथिक चिकित्सा में बहुत ज़्यादा है। पल्सेटिला रोगिणी का स्वभाव एक निराले प्रकार का होता है। वह ध्यान देने के योग्य है। पल्सेटिला रोगिणी लज्जाशील, नम्र, कोमल और क्रन्दनशील स्वभाव की होती है (Mild, gentle, timid, yielding disposition, with inclination to weep), यहां तक कि अपने रोग का इतिहास बयान करते करते उसकी आँखें आँसू से भर आती हैं। वह बड़ी डरपोक होती है और ज़रा ही में फुसल जाती है, दयालु स्वभाव की होती है। गो कि वह नम्र और क्रन्दनशील स्वभाव की होती है, परन्तु उसके मिज़ाज में चिड़चिड़ापन रहता है, उसके विरुद्ध तुच्छ से तुच्छ बात क्यों न कही जाय, उसके दिल पर असर होता है, लेकिन वह मुंह पर जबाब नहीं देती, ख़ामोशी के साथ उसे बरदाश्त करती है। **नक्स-वोमिका** रोगी की बात काटने या उसके विरुद्ध कुछ कहने पर फ़ौरन मुंह पर जवाब दे देगा, उसे किसी की बात बरदाश्त नहीं। पल्सेटिला रोगिणी की कल्पनायें और बहम बड़े विचित्र प्रकार के होते हैं। पुरुष जाति के पास उठना बैठना, समाज या मंडली में आना जाना उसके विचार में घृणा योग्य है। इसी प्रकार से खान-पान की वस्तु में भी नाना प्रकार का वहम करती है। वह ख़्याल करती है कि दूध या कोई खांस वस्तु मेरे लिए हानि कारक होगी। वह ख़्याल करती है कि शादी करना मेरे लिये उचित नहीं है। इसी प्रकार से पुरुष भी अपने दिल में ठान लेता है कि स्त्री के साथ विषयभोग करना पाप है और इसलिए वह स्त्री के पास नहीं जाता। रोगिणी को मज़हवी विषय में भी नाना प्रकार के वहम होते हैं और वह मज़हब बातों पर बहुत विचार किया करती है।

स्थूल शरीर की स्त्रियों के लिये जिनको ठीक समय पर ऋतु न होता हो, मासिक रुधिर कम हो जाता हो या ऋतुस्राव दीर्घकाल तक थोड़ा-थोड़ा जारी रहता हो, पल्सेटिला विशेष उपयोगी औषधि है। वह कहेगी कि प्रथम रज:प्रकाश के समय ही से स्वास्थ्य ख़राब हुआ है, रक्तहीनता होती चली जाती है, फेफड़े की बीमारी, क्षय रोग की आशङ्का होती है, शरीर तभी से सुधरता नहीं। डिम्भाशय और जरायु की विकृति के साथ मानसिक लक्षण का सम्बन्ध रहता है।

पल्सेटिला रोगिणी खुली हवा में रहना बहुत पसन्द करती है, उसकी सारी तकलीफें खुली हवा में कम रहती हैं, खुले स्थान में आहिस्ते आहिस्ते फिरने से उसे आराम मिलता है। गर्म कमरे के अन्दर बड़ी तकलीफ़ होती है, सारी तकलीफ़ें बढ़ जाती हैं। उसे गर्मी बहुत लगा करती है, यहाँ तक कि जाड़े के मौसिम में भी बहुत ज़्यादा कपड़े पहिनना पसन्द नहीं करती। परन्तु यह याद रहे कि पल्सेटिला के नये रोग में हवा की इच्छा रहने पर भी रोगी को झुरझुरी मालूम होती है। **साइलीशिया** में इसके विपरीत है अर्थात नये रोग में रोगी को गर्मी मालूम होती है और पुराने रोग में जाड़ा बहुत मालुम होता है।

पल्सेटिला के मानसिक लक्षण के साथ **सिपिया** की सदृशता है; फ़र्क़ यह है कि **सिपिया** रोगिणी कोमल स्वभाव की होती है और घर के काम में ज़रा भी चित्त नहीं लगाती, सब बात में उदासीन रहती है, परन्तु पल्सेटिला में यह बात नहीं है। **नेट्रम-म्यूर** रोगिणी पल्सेटिला की तरह ज़रा-ज़रा बातों से आँखों में आँसू भर लाती है परन्तु **नेट्रम-म्यूर** के रोग की तसल्ली देने से वृद्धि होती है, और पल्सेटिला रोगिणी चाहती है कि मेरे साथ कोई सहानुभूति करे। **स्टैनम** में भी रोगिणी के सदैव रोने की इच्छा का लक्षण है, परन्तु इसमें रोने से तकलीफ़ें बढ़ जाती हैं, दूसरी बात, **स्टैनम** रोगिणी बहुत कमज़ोर होती है और छाती में अत्यन्त कमज़ोरी मालूम करती है। **इग्नेशिया** रोगिणी भी बहुत शोकार्त रहती है परन्तु वह अपने दुःख को दूसरे के पास प्रकाश न करके ख़ामोशी के साथ बरदाश्त करना ही पसन्द करती है और पल्सेटिला रोगिणी रो रो कर अपनी तकलीफ़ें दूसरे से कहना चाहती है। धन्यबाद देने से आँखों में आँसू भर लाना **लाइकोपोडियम** का लक्षण है।

लक्षणों की परिवर्तन शीलता (Symptoms ever changing)—लक्षणों की बार-बार परिवर्तनशीलता अर्थात् बदलना पल्सेटिला में एक विशेष बात है। इसमें एक लक्षण हमेशा एकसा नहीं रहता, अभी कुछ है थोड़ी देर में और कुछ होगा। जैसे दो बार का मल कभी एक प्रकार का नहीं होता, कभी काला, कभी सफ़ेद कभी और किसी रंग का, कभी पतला, कभी गाढ़ा, कभी खून मिला हुआ, कभी रक्तशून्य इत्यादि दर्द की परिवर्तनशीलता अर्थात् कभी हाथ में, कभी पाँव में, कभी कन्धे पर, कभी पेट में, इत्यादि। रक्तस्राब कभी काला, कभी लाल, कभी ज़्यादा, कभी कम इत्यादि। बुख़ार परिवर्तनशील, अर्थात् बुख़ार में कभी ताप, कभी शीत, कभी पसीना इत्यादि। रोगी अभी बिलकुल अच्छा था, थोड़े ही देर में तबीयत बिलकुल ख़राब हो गई। रोगी की एक अजीब अवस्था है, कब अच्छा कब बुरा कुछ ठीक नहीं। किसी भी रोग में यदि लक्षणों की इस तरह की परिवर्त्तनशीलता रहे, तो फ़ौरन पल्सेटिला को स्मरण करना चाहिए।

प्यास का न रहना (Thirstlessness with nearly all complaints)—क़रीब क़रीब सब रोगों के साथ प्यास का न रहना पल्सेटिला का सर्वप्रधान लक्षण है। मुँह खुश्क रहता है ताहम प्यास नहीं लगती। **नक्स-मस्केटा** में भी मुँह ख़ुश्क रहता है और प्यास नहीं लगती; परन्तु मुँह की यह खुश्की पल्सेटिला से कहीं अधिक होती है। मुँह की खुश्की के साथ प्यास का अभाव पल्सेटिला का एक लक्षण है, और मुँह की काफी तरी के साथ अधिक प्यास लगने का लक्षण **मर्क्यूरियस** का है।

दर्द (Pains)—दर्द का एक स्थान से दूसरे स्थान पर चला जाना इस औषधि का एक विश्वास योग्य लक्षण है। **कैलि-बाइ, कैलि सल्फ** और **लैक-कैन** में भी स्थान परिवर्तनशील दर्द है, उनके विशेष लक्षणों के द्वारा फ़र्क़ का निर्णय करना चाहिए। पल्सेटिला के दर्द के साथ भुरभुरा सा जाड़ा लगता है, दर्द जिस क़दर ज़ोर का होता है उसी क़दर जाड़ा भी ज़ोर का होता है। दर्द एकाएक ही आरम्भ होता है, धीरे धीरे घटता है; या दर्द ख़ूब खूब होकर एकाएक ही छूट जाता है। पहली हरकत से दर्द में वृद्धि होती है (रस)।

सिर (Head)—आँख की ख़राबी से चक्कर (Vertigo) आता है, चश्मे के इस्तेमाल से आराम मिलता है। गर्म कमरे के अन्दर रहने से जी मिचलाता है, लेटने से, हरकत करने से, आँखों की हरकत से वृद्धि होती है, ठण्डे कमरे के अन्दर या खुली हवा में, गाड़ी पर घूमने से आराम मिलता है।

रजोधर्म के गोलमाल के साथ, अर्थात् मासिक रुधिर बहुत कम जाने के कारण सिर में रक्त की अधिकता से युवती लड़कियों के सिर के दर्द में यह औषधि विशेष लाभदायक है। सिर में टपकन होती है, दबाने से आराम मिलता है। आँखों के कोए के ऊपर माथे पर दर्द होता है, आँख की हरकत से वृद्धि होती है, शाम के वक्त वृद्धि होती है, ज़्यादा खाने से, झुकने से, हरकत करने से और लेटने से वृद्धि होती है। **खुली हवा में आहिस्ते आहिस्ते घूमने से आराम मिलता है।**

मलाई की बर्फ़ रोगी पसन्द तो करता है परन्तु खाने से सिर और पेट में दर्द होने लगता है।

आधाशीशी और शरीर के सिर्फ़ एक तरफ़ की शिकायतों का होना पल्सेटिला के स्वभाव में शामिल है। जैसे चेहरा और सिर की एक तरफ पसीने का आना; शरीर के एक ही तरफ़ बुख़ार का होना, शरीर एक तरफ़ साधारण तौर पर ठण्डा और दूसरी तरफ़ गर्म। ऐसे विचित्र लक्षणों का ध्यान रखते हुए औषधि का निर्वाचन करना की तजुर्बेकार चिकित्सक का कर्त्तव्य है।

आँख (Eyes)—आँखों की बीमारी में तो पल्सेटिला एक उत्तम औषधि है। आँख आना, आँखों से पानी बहना, गाढ़ा, पीला कीचड़ आना, उन में जलन, सूजन, खुजली, रात में उनका कीचड़ से जुड़ जाना आदि लक्षण होते हैं। ठण्डे जल से धोने से आराम मिलता है। ऊपर के पपोटे की बिलनी (Styes) को दूर करने के लिए पल्सेटिला एक उत्तम औषधि है। अधिक मसालेदार खाना, तेल, घी और चर्बीदार चीज़ें खाने से बिलनी होने पर यह औषधि उपयोगी है (ग्रैफ, लाइको, स्टैफ)।

कान (Ears)—कान के तरह-तरह के रोगों पर पल्सेटिला का बहुत अधिक प्रभाव पड़ता है। बच्चों के कान के दर्द के लिए तो पल्सेटिला को अक्सीर माना गया है, विशेष करके उन बच्चों के लिए जो बहुत ही सीधे, नम्र स्वभाव के, मोटे ताज़े और लाल चेहरे के हों। पल्सेटिला स्वभाव के बच्चे को दर्द के समय रोता हुआ सुनने से दिल में दया आती है, परन्तु **कैमोमिला** बच्चे का रोना सुनकर उसे मारने को दिल चाहता है, कारण उसे कितना ही पुचकारो वह इस क़दर जिद्दी होता है कि वह कुछ भी नहीं मानता, गोद में लेकर घुमाने से कुछ देर के लिये चुप हो जाता है। कैमोमिला भी कान के दर्द के लिये एक उत्तम औषधि है। पल्सेटिला बच्चे का स्वभाव ऐसा अच्छा होता है कि उसे प्यार करने को जी चाहता है।

पल्सेटिला रोगी के कान का बहना एक मामूली बात है; गाढ़ा, पीला, बद्बूदार मवाद आता है, कभी-कभी ख़ून भी मिला रहता है, परन्तु इसका मवाद जहाँ लगे वहाँ पर किसी प्रकार की जलन या घाव नहीं होता ।

बहिरापन (Deafness) में यह औषधि अक्सर उपयोगी पाई गई है। छोटी चेचक (Measles) के बाद कान से कम सुनाई देने पर यह उपयोगी औषध है। कान मानों बन्द हो गया है, कान के अन्दर भनभनाहट की आवाज़ आती है। कान का पर्दा फट जाने पर वह बड़ी ही लाभदायक औषधि है।

नाक (Nose)— जुकाम के पक जाने पर जब गाढ़ा, पीला, सब्ज़ रंग का रूतूबत नाक से आता हो, तो ऐसी अवस्था में पल्सेटिला विशेष उपयोगी औषधि है। जुकाम पक जाने पर **मर्क्यूरियम** उत्तम औषधि है, लेकिन फ़र्क़ यह है कि **मर्क्यूरियस** में प्यास रहती है पल्सेटिला में नहीं और पल्सेटिला रोगी खुली हवा बहुत पसन्द करता है। बार-बार छींके आती हैं, माथे पर दर्द रहता है, भुरभुरा सा जाड़ा मालूम होता है कमरे के अन्दर वृद्धि होती है। शाम के वक्त नाक बन्द हो जाती है। बार-बार नाक झिड़कने को जी चाहता है परन्तु रूतूबत निकल जाने से भी विशेष आराम नहीं मिलता (लैक, कैलि-बाइ, सोरि, नेजा, स्टिक्टा)। पुराने जुकाम की तरह नाक से बदबू आती है। किसी प्रकार की बू या स्वाद का न मिलना पल्सेटिला का एक विशेष लक्षण है। यह याद रहे कि पल्सेटिला में जुकाम और खाँसी दोनों सुबह के वक्त तर रहती हैं परन्तु शाम के वक्त नाक बन्द हो जाती है और खाँसी भी सूखी आती है। नम्र और कोमल स्वभाव के रोगी के पुराने जुकाम में जब नाक रात के समय बन्द हो जाय और सुबह के वक्त खूब गाढ़ा पीला बहे, रोगी किसी प्रकार की बास न पाता हो और खुली हवा में रोगी को आराम मिलता है तो पल्सेटिला अमोघ औषधि है।

रजोधर्म के समय या पहिले या रजोधर्म के दब जाने से नाक से खून आने पर यह औषधि लाभदायक है। जिन रक्तशून्य युवती लड़कियों को दो-दो तीन तीन महीने तक रजोधर्म नहीं होता, और यदि होता है तो बहुत ही हलके रङ्ग का और बहुत की कम, और अक्सर जुकाम रहता है, ऐसी रोगिणी के लिए पल्सेटिला विशेष लाभदायक है।

आयोडियम और **केलि आयोड** में भी नाक से गाढ़ा पीला और हरे रङ्ग का रूतूबत निकलता है और पल्सेटिला की तरह गर्म कमरे के अन्दर रहने से तकलीफ़ें बढ़ जाती हैं और खुली हवा में घूमने से आराम मिलता है। **नक्स-वोमिका** में भी गर्म कमरे के अन्दर रहने से जुकाम में वृद्धि होती है, नाक बन्द हो जाती है और खुली हवा में रहने से आराम मिलता है। रोगी के स्वभाव और प्रकृति पर विचार करके औषधि का निर्वाचन होना चाहिए।

मुँह (Mouth)— शाम के वक्त और रात के समय, बिस्तर की गर्मी से (कैमो), कोई गर्म चीज़ मुँह में लेने से, खाते समय, दाँत कुरेदने से दाँत के दर्द (Toothache)— में वृद्धि होती है। मुँह में ठण्डा पानी लेने से जब तक वह गर्म न हो जाय (ब्रायो, काफि) और खुली हवा में बदन खुले रखने से दाँत के दर्द में कमी रहती है। सुबह के वक्त मुँह का स्वाद बड़ा ख़राब रहता है, सीठा, कडुआ और बेमज़ा, कै हो जायेगी ऐसा मालूम होता है और मुँह से बदबू आती है। खाने में विशेष करके रोटी का ज़ायका कडुआ मालूम होता है (ब्रायो, चायना, नक्स-वोम, सल्फ़)। सुबह के वक्त हलक और मुँह खुश्क रहते हैं परन्तु प्यास नहीं रहती (एपिस, नक्स-मस)।

पेट (Stomach)— रोगी ऐसी चीज़ें खाने को मांगता है जिसे वह हज़म नहीं कर सकता, जैसे मलाई की बर्फ़, पीठा, कचौरी, समोसा, खीर, तेल या घी की पकी हुई चीजें, पनीर, ज़्यादा मसाले से बनी हुई चीज़ें; शराबी शराब मांगता है। माँस मक्खन, चर्बीदार चीजें, सुअर का गोश्त, रोटी, दूध और तमाखू पीना उसे पसन्द नहीं। खूब मसालेदार क़बाब तो उसे बहुत पसन्द है परन्तु सुअर के गोश्त से उसे नफ़रत है।

खाने के घण्टों बाद खाई हुई वस्तु की खट्टी, कड़वी, सड़े माँस की तरह डकारें आती हैं, डकार के साथ मुँह में खट्टा पानी चढ़ आता है (ब्रायो, नक्स-वोम्, फास)। सीने में जलन होती है। किसी दावत में तेल या घी की पकी हुई चीज़ें, चर्बीदार खाना, मछली, गोश्त इत्यादि खा कर यदि पतले दस्त आने लगे, तो पल्सेटिला की तरह तुरन्त फल दिखाने वाली और कोई औषधि नहीं है। दावत में ज़्यादा खाकर अक्सर लोग बीमार पड़ जाते हैं, बार बार कै़ और दस्त आने लगते हैं, 200 शक्ति पल्सेटिला की सिर्फ एक ही खुराक से रोगी को हैज़े के कराल ग्रास से खींच लोगे और कितना ही यश उपार्जन करोगे।

पेट अफर कर उदरशूल होता है (Flatulent colic), पेट में गड़गड़ाहट होती है (ऐलो, कार्बो वेज, लाइको)।

दस्त (Stool)—पल्सेटिला के पतले दस्त और पेट की शिकायतों की शाम और रात के वक्त वृद्धि होती है, और सुबह के वक्त भी पतले दस्त आते हैं। दस्त हरे रङ्ग के आते हैं, आँव रहती है, पेट में दर्द होता है परन्तु प्यास नहीं रहती। याद रहे कि पल्सेटिला का सब रूतूबत हरे रंग का होता है। खुली हवा में घूमने से पेट की तकलीफों में कमी रहती है, हमेशा दरवाज़े और खिड़कियाँ खुली रखना पसन्द करता है। पेट, हल्क़ और मुँह की तकलीफों की सुबह के वक्त वृद्धि होती है। परन्तु यह याद रहे कि उसकी मानसिक तकलीफों की शाम ही को वृद्धि होती है।

अफ़ीमियों के पतले दस्त में पल्स और बियर शराब पीने वालों के दस्त में **नक्स** और **ऐलो** फलदायक है।

क़ब्ज़ (Constipation)— पल्सेटिला में भी बहुत ज़्यादा क़ब्ज़ रहता है; मल सख्त होता है और आसानी से नहीं निकलता, बार बार पाखाने को जाना पड़ता है। लोगों का ख्याल है कि **नक्स-वोमिका** ही क़ब्ज़ के लिए एक मात्र औषधि है, इस विचार से चिकित्सा करने में हमेशा नाकामयाबी होगी। हमेशा रोगी के स्वभाव और उसके मेल के और दूसरे लक्षणों पर ध्यान रखकर औषधि का निर्वाचन होना चाहिये। सिर्फ़ एक लक्षण पर औषधि का प्रयोग करना ज्ञानी चिकित्सक का काम नहीं है।

बवासीर (Haemorrhoids)— बवासीर के साथ क़ब्ज़ बहुत ज़्यादा रहता है; मस्सों में बेहद दर्द, पाख़ाना होकर आने के बाद मस्सों में दो तीन घन्टों तक बेहद दर्द होता है, रोगी बेचैन हो जाता है (नाइट्रिक-ऐसिड), लेटने और बिस्तर की गर्मी से वृद्धि होती है, खुली हवा में घूमने से आराम मिलता है। डाक्टर केन्ट कहते हैं कि बवासीर के रोगी की इस प्रकार की तकलीफ़ देखकर बहुत ही रहम आता है और रोगी तकलीफ़ के समय अपने लक्षणों को

अच्छी तरह से बयान नहीं कर सकता, ऐसी अवस्था में जब तक सही लक्षण संग्रह न किये जा सकें **पियोनी** नामक औषधि का प्रयोग करने के लिए सलाह देते हैं। परन्तु यह भी सावधान करते हैं कि यदि रोगी के विश्वास योग्य सारे लक्षण किसी दूसरी औषधि से मिलते हों तो फिर इसका प्रयोग न करें।

पेशाब (Urine)—पीठ के बल लेटने ही से पेशाब की हाजत होना इसका एक विशेष लक्षण है। किसी करवट लेटे रहने से पेशाब नहीं मालूम होता, ज्यों ही पीठ के बल रोगिणी लेटती है, फौरन पेशाब की हाजत होती है।

पुःजननेन्द्रिय (Male Organs)—अण्डकोष (पोता- Testicles) पर पल्सेटिला की विशेष क्रिया पाई जाती है। पोते की नसें सूजकर गठीली पड़ जाती हैं और नीचे के पेट का दर्द होता है, पोता बढ़कर लटक जाता है। पोते की दाहिनी तरफ़ सूजन होती है (किलमै)। पोता सूजने से दर्द होने (Orchitis) पर यह विशेष उपकारी औषधि है। ऐलोपैथिक लेप द्वारा कर्णमूल (Mumps) दब जाने से बालकों के पोते बढ़ जाने पर और स्त्रियों के कर्णमूल दब जाने से **डिम्भाशय** (Ovaries) में दर्द और सूजन होने पर भी पल्सेटिला उपयोगी है (ऐब्रोटे, कार्ब्रो-वेज)।

सुबह के वक्त़ जागने पर काम की उत्तेजना होती है। बिना ख्वाब के स्वप्नदोष हो जाता है (चायना, नेट्रम-फास, फास)। तरह-तरह की इन्जेक्शन (Injections) और पेटेन्ट दवायें सेवन करने के बाद जब सुज़ाक (Gonorrhoea) की बीमारी पुरानी पड़ जाती है और गाढ़ा पीला या पीला-सब्ज़ मवाद पेशाब के रास्ते से आता है (हाइट्रैस्ट) तब पल्सेटिला से विशेष फल मिलेगा। दबे हुए सुज़ाक के लिए यह एक अमोघ औषधि है। सुजाक में आरोग्य न होने के कारण वर्षों से ग्लीट (Gleet—पतला राद) आ रहा हो, एक दिन स्त्री प्रसंग करने के बाद उत्तेजना से घाव बढ़ गया और गाढ़ा पीला मवाद आने लगा हो, तो ऐसी अवस्था में रोगी को इस औषधि से विशेष उपकार होगा, विशेष करके ऐसे रोगियों को जिनको गर्मी ज़रा भी बरदाश्त नहीं, खुली हवा में रहने के लिए विशेष आकांक्षा प्रकाश करते हों।

सुज़ाक के दब जाने से अण्डकोष में सूजन और दर्द होने पर हेमैमेलिस प्रधान औषधि है। सुज़ाक के दब जाने से अण्डकोष का पत्थर की तरह सख्त हो जाने पर **क्लिमैटिस** उपयोगी औषधि । **क्लिमैटिस** की तरह सख्त अण्डकोष के पुराना पड़ जाने पर **राडोडेन्ड्रन** फलदायक है। इस प्रकार का कड़ापन **कोनायम, आर्निका, स्टैफिसैग्रिया, स्पञ्जिया और आराम** में भी है। इस प्रकार के कड़ापन के साथ शुक्रवाही नाड़ी (Cord) में स्नायवीय दर्द (Neuralgic pains) रहने पर **आक्ज़ैलिक ऐसिड** उपयोगी है। पीला मवाद, अण्डकोष की सूजन और लिङ्ग की खाल न खुलने पर (Phimosis) **मर्क्यूरियस** उपयोगी औषधि है।

रजोधर्म (Meneses)— रजोधर्म ठीक समय पर न होकर देर में होता है और खून बहुत कम जाता है और थोड़ी ही समय के लिए जारी रहता है। रजोधर्म के समय जरायु (Uterus), कमर और सिर में दर्द होता है, मासिक रुधिर रुक रुक कर जाता है अर्थात् थोड़ी ही देर में बहने लगता है फिर थोड़ी ही देर में रुक जाता है (Intermitting) और दर्द भी

इसी प्रकार से रह रह कर होता है (मैग्ने-फास), रोगिणी शाम के वक्त़ जाड़ा मालूम करती है, परन्तु दरवाजें और खिड़कियाँ खुली रखना पसन्द करती है। रोगिणी क्रन्दनशील होती है और बिना किसी कारण के रोती है। ऋतुस्राव बहुत ही फीके रंग का होता है। रोगिणी कहेगी जब से रजोधर्म आरम्भ हुआ है, तभी से खुल कर नहीं हुआ। कोई कहेगी किसी कारण एक बार बहुत देर तक भीगी अवस्था में रहने से या भीगी ज़मीन पर बैठने से या बहुत देर तक पाँव भीगे रहने से रजोधर्म रुक जाने के बाद नाना प्रकार के उपद्रव दिखाई दे रहे हैं । **सिमिसिफ्यूगा** में भी रजोधर्म के समय असहनीय दर्द होता है। परन्तु इसमें जिस क़दर मासिक रुधिर अधिक जाता है दर्द भी उसी क़दर ज्यादा होता है और पल्सेटिला में ऋतुस्राव खुल कर न होने ही के कारण दर्द होता है और पल्सेटिला में दिन के समय चलने फिरने से मासिक रुधिर जाता है। पल्सेटिला रोगिणी सारे महीने यही ख्याल करती है कि मुझे रजोधर्म होने वाला है। रजोधर्म के दिनों में स्तन में दूध का होना इस औषधि का एक विशेष लक्षण है (साइक्लै, मर्क)।

प्रदर (Leucorrhoea) के लिए यह एक उत्तम औषधि है। प्रदर गाढ़ा, मलाई या दूध की तरह (सिपि), पतला; योनि के मुँह के दोनों तरफ़ (Vulva) सूजन; लेटने से वृद्धि होती है।

प्रसव दर्द (Labour)—पल्सेटिला का दर्द नियमित भाव से न होकर कभी कम, कभी ज़यादा, कभी बिलकुल नहीं रहता, ऐसी अवस्था होने के कारण, प्रसव दर्द का वेग न होने के कारण जरायु (Uterus) का मुँह खुलता नहीं इसी से बच्चा नहीं निकल सकता। प्रसव वेग लगातार न होने के कारण जब रोगिणी निराश हो जाती है और थक जाती है, जाड़ा मालूम होता है, परन्तु खुली हवा के लिए चिल्लाती है, तब 200 शक्ति पल्सेटिला की एक खुराक से आश्चर्यजनक फल मिलेगा। यह खेढ़ी (Placenta) को बहुत जल्द निकाल देता है। प्रसव के बाद जाँघ की नसों के सूज जाने (Phlegmasia alba dolens) पर पल्सेटिला और **हेमैमेलिस** विशेष उपयोगी है। माहवारी बन्द होने के बाद मुँह या नाक से खून आने (Vicarious menstruation) पर पल्सेटिला उपयोगी है। इसके सिवाय **ब्रायोनिया, हेमैमेलिस, मिलेफोलियम** और **फासफोरस** भी लाभदायक हैं। यौवन प्राप्त होने के पहिले स्कूल जाने वाली लड़कियों के स्तन में ढेला सा पड़ जाने या पतला दूध निकलने पर यह औषधि उपयोगी है। रजोधर्म के गोलमाल से और सगर्भावस्था में कमर में दर्द (backache) होने पर पल्सेटिला लाभदायक है, पीठ के बल लेटने से वृद्धि होती है, किसी करवट लेटने से आराम मिलता है।

श्वास यन्त्र (Respiratory Organs)—ब्रङ्काइटिस, न्यूमोनिया, तपेदिक और खाँसी में भी यह विशेष लाभदायक औषधि है। रात या शाम के वक्त लेटने पर (कोन, मेज़, नक्स-वोम, रुमेक्स, सल्फ) गले में ख़राश होने से खाँसी में वृद्धि होती है, बैठने से खाँसी बन्द हो जाती है, लेटने से या तकिये पर सिर रखते ही फौरन खाँसी आने लगती है (हायोस्)। खखार गाढ़ा और पीले रंग का आता है सुबह के समय या दिन में ढीला खखार आता है, शाम और रात के समय सूखी खाँसी आती है।

रक्तशून्य लड़कियों के तपेदिक में यह उपयोगी है। छाती में फिरता हुआ दर्द (Wandering pains) होता है। रजोधर्म के गोलमाल और रक्तशून्यता से दिल में धड़कन, खाने के बाद और बाँयी तरफ लेटने से वृद्धि होती है, घबराहट और बेचैनी रहती है; खुली हवा के लिए बहुत आकांक्षा रहती है। अक्सर माहवारी के रुक जाने पर खखार के साथ खून आ जाता है।

रीढ़, कमर और हाथ-पाँव में दर्द होता है, दर्द एक स्थान से दूसरे स्थान को जल्दी-जल्दी फिरता है, रात के समय और बिस्तर की गर्मी से वृद्धि होती है, खुली हवा में रहने से आराम मिलता है। सुज़ाक के आरोग्य न होकर दब जाने से जोड़ों और एड़ी में वात का दर्द (मेडो, ज़िङ्क)। हाथ-पाँव की नसें फूल कर सूज (Varicose venis) जाती हैं (फ्लोर-ऐसिड)। सायेटिका (Sciatica) की शाम के वक्त वृद्धि और धीरे-धीरे चलने फिरने से आराम मिलता है। पाँव के तलुओं में जलन होती है, उनको रज़ाई के बाहर कर देना पड़ता है। (सल्फ)।

नींद (Sleep)—रोगी हाथों को सिर के ऊपर रख कर सोना पसन्द करता है। बाँई करवट लेट नहीं सकता, क्योंकि ऐसा करने से दम घुटता है और दिल में धड़कन होने लगती है। पहली रात को सो नहीं सकता, बड़ी बेचैनी रहती है, सुबह के वक्त देर तक सोता है। डरावने स्वप्न नज़र आते हैं। सुबह को बिस्तर से उठने पर सारे शरीर में बड़ी बेचैनी रहती है, उठ कर इधर-उधर चलने फिरने से जाती रहती है।

ज्वर (Fever)— शीत (Chill) अक्सर 4 बजे शाम को, शरीर के एक तरफ़ जाड़ा मालूम होता है।

गर्मी (Heat)—शरीर एक तरफ़ गर्म दूसरी तरफ ठण्डा, या धड़ गर्म, हाथ-पाँव ठण्डे; प्यास रहती है, कुछ ओढ़ने से तकलीफ़ होती है।

पसीना (Sweat)—शरीर के एक तरफ़ पसीने का आना, इसका एक विशेष लक्षण है।

बुख़ार के दो आक्रमण कभी एक से नहीं होते; लक्षण हमेशा बदलते रहते हैं। पथ्य के गोलमाल से रोगी आराम होकर फिर बीमार हो जाता है। क्विनाइन के दुरुपयोग से बार-बार बुखार आने पर पल्सेटिला का स्मरण करना चाहिए (आर्स, इपि, नेट्रम म्यूर) ।

सम्बन्ध (Relations)—पूरक औषधि (Complementary)—कैलि-म्यूर, लाइको, साइली और सल्फ-ऐसिड।

जिन नये रोगों में पल्सेटिला उपयोगी है, उन्हीं सब रोगों की पुरानी अवस्था में साइलीशिया उपयोगी है।

पल्सेटिला के पहिले और बाद को कैलि-म्यूर अच्छा काम देता है।

पुराने रोग की चिकित्सा आरम्भ करने के लिए पल्सेटिला एक उत्तम औषधि है।

वह रोगी जो वर्षों क्विनाइन, टानिक आदि सेवन करते आये हैं, उनके लिए पल्सेटिला उपयोगी है।

कैमोमीलं, क्विनाइन, पारा, चाय और सल्फर के दुरुपयोग से उत्पन्न रोग में पल्सेटिला उपयोगी है।

कैलि-बाइ, लाइको, सिपि, साइली और सल्फ के बाद पल्सेटिला अच्छा काम देता है।

वृद्धि (Aggravation)— गर्म बन्द कमरे के अन्दर, शाम के गोधूली (At twilight) के समय; हरकत करना आरम्भ करने से; बाँई तरफ़ या जिस तरफ़ दर्द न हो उस तरफ़ लेटने से, चर्बीदार खाना, सुअर का गोश्त, मलाई, बरफ़, फल, समोसा, कचौरी आदि खाने से; गर्म कपड़ा ओढ़ने से और गर्मी से (कैलि-म्यूर)।

ह्रास (Amelioration)— खुली हवा में; दर्द की तरफ़ लेटने से (ब्रायो); ठण्डी हवा या ठण्डे कमरे में, ठण्डी चीजें खाने या पीने से; ठण्डी चीज़ लगाने से (कैलि-म्यूर)।

मात्रा (Dose) — 3 से 30 शक्ति। गर्भावस्था न होने पर रजोधर्म (समय पर) न होने के कारण दर्द में 200 शक्ति अच्छा काम करती है।

(डा० पी० एस० बंसल)

(368) पाइरोजेन
(Pyrogen)

A Product of Sepsis. *A Nosode.*

डाक्टर स्वान द्वारा यह औषधि सड़े हुए पीव से बनाई गई है। चिकित्सा क्षेत्र में इस औषधि की सुख्याति बहुत ही अधिक है, विशेष करके प्रसूत के ज्वर में, जिसमें एक के बाद दूसरी सुनिर्वाचित औषधि का प्रयोग करने पर भी आशाजनक फल नहीं मिलता, ऐसी अवस्था में एक खुराक 200 शक्ति पाइरोजेन की देने से आशातीत फल मिलेगा और निस्सन्देह प्रसूत का ज्वर बन्द हो जायेगा। प्रसव अथवा आप्रेशन (Operation) के बाद, अथवा किसी प्रकार की सड़ी हुई दुर्गन्ध सूँघने से सारे शरीर का खून दूषित होने पर यह अति उत्तम औषधि है।

बिछौने का कड़ा मालूम होना (The bed feels hard)— बिछौने का कड़ा मालूम होना, जिस तरफ़ लेटे रहता है उस तरफ़ ऐसा दर्द मालूम पड़ता है कि मानों शरीर को किसी ने खूब कूट कूट कर कुचल दिया है यह इसका सर्व प्रधान लक्षण हैं। **आर्निका** और **बैप्टिशिया** में भी शरीर में इस प्रकार का कुचला हुआ दर्द है। **यूपेटोरियम** की तरह इस में भी हड्डियों में दर्द रहता है और **रस-टाक्स** की तरह बेचैनी और दर्द रहता है। हरकत और गर्मी से आराम मिलता है। बैठे रहने से दर्द में वृद्धि होती है। ठण्डे नम मौसिम में तकलीफें बढ़ जाती हैं। तपेदिक़ (Phthisis) की शेष अवस्था के हेक्टिक्, सेप्टिक और **प्रसूत ज्वर** (Hectic, septic and puerperal fevers) में उक्त लक्षण रहने पर पाइरोजेन द्वारा विशेष फल मिलेगा।

जीभ (Tongue)— इसके जीभ के लक्षण विशेष ध्यान देने के योग्य हैं। जीभ बड़ी, मुलायम, साफ़, ऐसी चिकनी मानों उस पर बार्निश किया हुआ है;आग की तरह सुर्ख़ और चिटकी हुई, बात करने में तकलीफ़ (क्रोटे-टेरे)। मीठा या मवाद की तरह बद्बूदार स्वाद।

कै (Vomiting)— पित्त, खून और सड़ी हुई चीज़ें या काफी के बुरादे (Coffee-ground) की तरह कै करता है। पीया हुआ पानी पेट में गर्म होने पर कै हो जाती है।

दस्त (Diarrhoea)— यह याद रहे इस औषधि में किसी भी स्थान से रूतूबत क्यों न निकले, उन सब में से बेहद बदबू आती है। दस्त भूरे या काले रंग (लेपटैन्ड्रा) के बेहद बदबूदार होते हैं। हवा ख़ारिज होते समय अनायस मल निकल पड़ता है (ऐलो, ओपियम)। खूनी दस्त भी आते हैं।

क़ब्ज़ (Constipation)— मल बड़ा, काला और सड़े हुए माँस की तरह बदबूदार, जैतून के फल की तरह गोल गोल मेंगनी (ओपि, प्लम्ब)। इस कदर कब्ज रहता है कि ज़रा भी हाजत नहीं होती (ओपि, सैनिक्यूला)।

सेप्टिक बुख़ार (Septic fever)— में बार-बार पेशाब और दस्त अनायास हो जाते हैं।

गर्भाशय (Uterus) में यदि भ्रूण (Foetus) मर कर बहुत दिनों तक न निकले और सड़ता रहे तो उसे निकाल देने के लिए पाइरोजेन सर्वश्रेष्ठ औषधि है। प्रसव या गर्भपात के बाद यदि खेढ़ी (Placenta) का कुछ हिस्सा गर्भाशय के अन्दर रह कर सड़े और सेप्टिक बुख़ार (Septic fever) हो, तो इसके लिए पाइरोजेन से बढ़ कर दूसरी दवा नहीं है।

प्रसव के बाद जरायु से जो मैला पानी खारिज होता है, जिसे लोकिया (Lochia) कहते हैं उसमें बड़ी ही दुर्गन्ध रहती है।

धड़कन (Palpitation)— सेप्टिक बुख़ार में दिल की धड़कन की ज़रा सी हरकत से वृद्धि होती है। दिल मानों बैठा जाता है, छाती में बोझ मालूम होता है। नब्ज अनियमित और चाल बहुत तेज़। टेम्प्रेचर (Temperature) की तुलना में नब्ज़ बहुत तेज़ चलती मालूम होती है। बुड्ढों के पुराने बद्बूदार घाव के लिए यह विशेष लाभदायक है (सोरि)।

ज्वर (Fever)--सेप्टिक बुख़ार (Septic Fevers) विशेष करके प्रसूत ज्वर (Puerperal fever) में इसकी ख्याति बहुत ज्यादा है। बुख़ार आने के पहिले सारे बदन, हाथ-पाँव और हड्डियों में दर्द होता है।

शीत (Chill)-- जाड़ा कन्धों के बीच से आरम्भ होता है; ठण्डी रज़ाई छूते ही जाड़ा मालूम होने लगता है; बिछोना कड़ा मालूम पड़ता है।

उत्ताप (Heat)-- जब ही जाड़ा लगना आरम्भ होता है उसी समय से बार-बार पेशाब की हाजत होती है। गाल सुर्ख हो जाते हैं। टेम्प्रेचर (Temperature) 103 से 106 तक होता है, नब्ज कमज़ोर और उसकी चाल बहुत तेज़, 140 से 170 होती है।

पसीना (Sweat)— पसीना बहुत ज़्यादा, कमजोरी लाने वाला बद्‌बूदार होता है।

यह याद रहे कि जब कभी कोई स्त्री यह कहे कि प्रसूत के बुखार के बाद ही से मुझे नाना प्रकार के उपद्रव हो रहे हैं तो पाइरोजेन का फौरन स्मरण करना, प्रसूत के बुख़ार के लिए इसके मुकाबले की दबा और नहीं है।

सम्बन्ध (Relations)— आर्स, कार्बो-वेज, कार्बोल-ऐसिड, ओपि, सोरि, रस-टाक्स, सिकेल, वेरेट्र के साथ तुलना करो।

वृद्धि (Aggravation)— हरकत से, आँखों की हरकत से, गर्म कमरे के अन्दर, लेटकर उठने या बैठने से (खाँसी को बैठने से आराम मिलता है, लेटने से उसकी वृद्धि होती है-डाक्टर क्लार्क)।

ह्रास (Amelioration)— गर्मी से; गर्म पानी में नहाने या पीने से, आक्रान्त स्थान कस कर बाँधने से; हाथ-पाँव को तान कर फैलाने से; चलने फिरने से; करवट बदलने से। हरकत करना आरम्भ करने से शुरू शुरू में बेचैनी में कमी मालूम होती है (रस-टाक्स में हरकत करने के शुरू ही में तकलीफ़ होती है)।

मात्रा (Dose) — 6 से 30 शक्ति और उच्चतर शक्तियां। बार-बार दोहराना नहीं चाहिए।

369 क्वासिया
(Quassia)

Picraena Excelsa

यह औषधि जठरांगो (gastric organs) पर पोष्टिक क्रिया करती है आंखों पर क्रिया प्रकट करके यह दृष्टिमांघ और मोतियाबिन्द इत्यादि रोग उत्पन्न कर सकती है।

आमाशय- मन्दाग्नि के साथ पेट में वायु जमना और अम्लता, खायी हुई चीज क़ै हो जाना, छाती में जलन, पेट में अम्ल का दर्द। जीभ सूखी और चिपचिपे कत्थई रंग के लेप से आवृत्त। उदर खाली और पीछे की ओर धंसा हुआ लगना।

मूत्र- निरन्तर पेशाब की हाजत बनी रहना, पेशाब रोकना असम्भव, दिन रात पेशाब बहुत अधिक मात्रा में होना, बच्चे की नींद खुलते ही बिस्तरे पर पेशाब कर देना।

मात्रा- 1 से 3 शक्ति तक।

(370) रेडियम ब्रोमाइड
(Radium Bromide)

होम्योपैथिक चिकित्सा में रेडियम एक महत्वपूर्ण संयोजन है, 18,00,000 शक्ति की रेडियम किरणें शुगर ऑफ मिल्क पर डालकर इसका विचूर्ण तैयार किया जाता है। आमावात व गठियां, गुलाबी मुहांसों, तिलो इत्यादि चर्मरोग, निम्न रक्तचाप हर वक्त शरीर में दर्द तथा ऐंठन आदि लक्षणों में इसका प्रयोग होता है।

मानसिक लक्षण- इसका रोगी अकेला व अंधेरे में रहने से डरता है। हर वक्त लोगों के बीच रहने की ही इच्छा करता है। आशंकित थका हुआ व चिड़चिड़ा रहता है। सारे शरीर में खुजली, त्वचा में जलन, मानो आग लगी हो।

निम्न बीमारियों में लक्षणों की सही पहचान होने पर इसका इस्तेमाल करना चाहिए-

1 **पेट की बीमारी**- पेट में दर्द के साथ ऐठन, एक बार दस्त पतले और एक बार कब्ज, पेट वायु से भरा हुआ गड़बड़ाहट।

2 **मुंह**- जीभ में कील चुभने जैसा दर्द, मुंह सूखता हुआ, मुंह में धातु का स्वाद।

3 **सिर**- कनपटियों में दर्द, सिर में चक्कर, कमर तथा गरदन में दर्द, माथे के पिछले भाग में दर्द।

4 **आंख**- आंखों में दर्द, दाहिनी आंख में अधिक।

5 **मलमूत्र**- मलद्वार में खुजली, बवासीर, पेशाब में क्लोराइड की मात्रा अधिक होना, अण्डकोष लाल।

6 **खांसी**- आक्षेपिक सूखी खांसी, गले में सुरसुरी होकर लगातार खांसी, गले में दर्द, गला सूखा हुआ।

7 **वात का दर्द**- हाथ-पैर तथा उंगलियों में दर्द, सभी गांठों में दर्द, दर्द का रात के समय बढ़ना, नेफाइटिस की बीमारी के साथ वात, पैर की मांसपेशी और ऊरु में दर्द।

8 **स्त्री**- ऋतुस्राव के समय जननेन्द्रिय की हड्डी और तलपेट में तेज दर्द, योनि की खुजली, कमर में दर्द, अनियमित ऋतुस्राव।

9 **कैंसर**- आजकल ऐलोपैथी चिकित्सा में कैंसर रोग में रेडियम की किरणें देकर इलाज करते हैं उससे कुछ समय के लिए आराम हो जाता है। पूरा फायदा नहीं होता, होम्योपैथिक चिकित्सकों को हमारा मशवरा है कि इस बीमारी में रेडियम की शक्तिकृत दवा का सेवन कर के देखें।

सम्बन्ध- सीपि, यूरेनियम, आर्से, पल्स, रस-टा, कास्टि।

मात्रा- 12, 30 शक्ति।

(371) रेननक्यूलस
(Ranunculus)

Buttercup. *Ranunculaceæ.*

रेननक्यूलस का अक्सर स्नायवीय, वात और गठिया रोग (Neuralgic, arthritic and rheumatic affections) में प्रयोग होता है। इसकी शिकायतों की हमेशा नम मौसिम और मौसिम की तबदीली से वृद्धि होती है।

पसलियों की हड्डियों के बीच में दर्द (Intercostal pain)— ब्रायोनिया की तरह पसलियों की हड्डियों के बीच में इस क़दर दर्द होता है कि ज़रा भी साँस लेने, हिलने-डुलने, या शरीर को इधर-उधर घुमाने से सुई सा चुभता हुआ दर्द होता है। छाती में टीस मारता हुआ दर्द मालूम होता है। अचानक ठण्ड लग कर प्लूरिसि (Pleurisy- छाती की झिल्ली की सूजन) और न्यूमोनिया (Pneumonia) रोग में छाती के अन्दर और पसलियों की हड्डियों के बीच में टीस मारते हुए दर्द में यह उपयोगी है। नम मौसिम में वृद्धि होती है।

शराब पीने के बुरे फल को दूर करने के लिए यह एक उत्तम औषधि है। दिन के समय दिखाई न देना और ऐसा मालूम होना कि मानों आँख के सामने कोहरा सा छाया हुआ है इसका विशेष लक्षण है।

वह स्त्रियों जो ज़्यादातर बैठी रहती है, बैठे बैठे सीने या टाइप का काम (Type writing) या पियानों बाजा बजाया करती हैं, उनके कन्धे के किनारे के पुट्ठों पर दर्द होता है और किसी किसी स्थान पर जलन होती है (ऐगार, फास)।

दाद, खुजली (Shingles)— पसली के स्नायवीय दर्द के बाद या पहिले दाद या खुजली निकल आने पर यह उपयोगी है। छाले नीले रंग के होते हैं।

सम्बन्ध (Relations)— ऐकोन, आर्नि, ब्रायो, क्लिम, यूफार्ब और मेज़ के साथ तुलना करो।

विरोधी औषधि (Incompatiable)— स्टैफ, सल्फ।

वृद्धि (Aggravation)— मौसिम की तबदीली से (मैङ्ग, रस-टाक्स); सुबह और शाम के वक्त; छूने से, हरकत करने से; करवट बदलने से; शराब पीने से।

मात्रा (Dose) — मूलार्क, 3 से 30 शक्ति।

(372) रैफेनस सेटाइवस
(Raphanus Sativus)

Black Garden Radish

इस औषधि से नये तथा पुराने, दोनों तरह के अतिसार में फायदा होता है। पेट में वायु इकट्ठा होना, ढबढब होना, परन्तु वायु का न निकलना, पेट फूलना। मल का रंग पहले पीला होता है बाद में हरा हो जाता है, मल फेन युक्त होता है, मल बड़े वेग के साथ निकलता है, किन्तु उसके साथ वायु जरा भी नहीं निकलती।

आँख (Eyes)—आँख की पुतली आँख के अन्दर गोलाकार में घूमती है। आँख की पलक हमेशा ही फड़का करती है, कभी-कभी तो इतना ज्यादा फड़ती है कि इसकी वजह से कोई भी वस्तु साफ नहीं दिखाई देती।

दाँत (Teeth)- दाँतों का दर्द, दाँतों के स्नायुशूल का दर्द।

सम्बन्ध (Relations)- आर्जेन्टना, ऐनाका, कोर्बा।

मात्रा- 3 से 30 तक।

(373) रैटेनिहा
(Ratanhia)

Rhatany *Polygalaceæ*

बवासीर (Haemorrhoids)— बवासीर के दर्द को दूर करने के लिए रैटेनिहा एक अमोघ औषधि है। पाख़ाना करते समय मस्से बाहर निकाल आते हैं, पाख़ाना के बाद मलद्वार (Rectum and anus) में इस क़दर दर्द और जलन होती है कि रोगी घण्टों तड़फता रहता है (आर्स, नाइट्र-ऐसिड), ऐसा मालूम होता है कि मानों मलद्वार में काँच के टुकड़े ठूँस से हुए हैं। मलद्वार चिटक जाता हैं और उसमें बेहद दर्द होता है। पाख़ाना क़ब्ज़ के साथ होता है और काँखना पड़ता है।

दन्तशूल (Toothache)— सगर्भावस्था के शुरू शुरू के महीनों में दाँत में दर्द होता है और ऐसा मालूम पड़ता है कि मानों दाँत लम्बे हो गये हैं; लेटने से वृद्धि होती है, इसलिए रोगी उठ कर घूमता है।

प्रसूती के स्तन चिटक जाते हैं (ग्रैफ, सिपि)।

सम्बन्ध (Relations)— कैन्थ, कार्बोल-ऐसिड, आइरिस, सल्फ और थूजा के साथ तुलना करो।

मात्रा (Dose) — 3 से 6 शक्ति।

374 रियूम
(Rheum)

Rhubarb. *Polygonaceæ.*

बच्चे के दाँत निकलते समय पतले दस्त में इस औषधि का विशेष उपयोग है। बच्चों के दाँत निकलते समय मल और समस्त शरीर में से खट्टी बू का आना इस औषधि का सर्वप्रधान लक्षण है, बच्चे को चाहे कितना ही धुलाया या नहलाया क्यों न जाय, मल की खट्टी बू नहीं जाती (Not only are the stools sour, but the whole body smells sour, no matter how often bathed) । **मैग्रेशिया-कार्ब कैल्केरिया-कार्ब और हिपर सल्फर** के मल में भी खट्टी बू होती है, परन्तु रियूम की खट्टी बू सब औषधियों से अधिक होती है। रिंयूम का मल भूरे रंग का और झाग-सा होता है। **मैग्नेशिया-कार्ब** का मल मेंढ़क के तालाब की झागदार सब्ज काई की तरह होता है। **हिपर** का मल सफ़ेद या चिकनी मिट्टी की तरह होता है, **कैल्केरिया कार्ब** का मल पीले रंग का या सफेद कीचड़ की तरह होता है।

दाँत निकलने के समय बच्चा बड़ा चिड़चिड़ा हो ज़ाता है, दिन-रात रोता है, तरह तरह की चीजें मांगता है परन्तु किसी चीज़ से खुश नहीं होता (सिना, स्टैफ), उदरशूल से रोता है किसी तरह से चुप नहीं होता, परन्तु इन सब लक्षणों के साथ यदि मल में बेहद खट्टी बू रहे, जो कि बच्चे को कितना ही क्यों न धुलाया जाय किसी तरह से न जाय, तो रियूम से बढ़ कर दूसरी औषधि नहीं है।

सम्बन्ध (Relations)— **पूरक औषधि** (Complementary)— **दूध हज़्म न होने और बच्चे के शरीर में खट्टी बू रहने से मैग्ने-कार्ब के बाद इसका पूरक सम्बन्ध है।**

कैमो, कालोसिन्थ, हिपर, इपिक, मैग्रे-कार्ब, पाडो, स्टैफ और सल्फ़ के साथ तुलना करो।

मात्रा (Dose) — 3 से 6 शक्ति।

375 रोडियम
(Rhodium)

Metal Chemical Element

यह औषधि रुदनशील और स्नायविक रोगों पर प्रधान क्रिया करती है, बहता हुआ सर्दी-जुकाम, होठ सुखे हुए। गर्दन अकड़ी हुई तथा बांये कन्धे और बांह में होकर नीचे आमवाती दर्द। बांहों हतेलियों और चेहरे में खुजलाहट। पाखाना नरम साथ में मरोड़ा, सिरदर्द, सिर में आंखों के ऊपर, कानों में, नाक के दोनों दांतों में तेजी से दौड़ती स्नायविक वेदनायें। खरोचने जैसे खांसी, सांय-सांय की आवाज, छाती से गाढ़ा पीला बलगम। चक्कर और थकान के साथ दुर्बलता का एहसास। मलत्याग के बाद कूथन। अत्यधिक मूत्रस्राव। अत्यधिक बढ़ी हुई पुरःसरणगति इत्यादि लक्षणों में इस औषधि से फायदा होता है।

(इस औषधि का परिक्षण मैकफर्लन ने 200 वी शक्ति से किया)

(376) राडोडेन्ड्रन
(Rhododendron)

Dwarf Rosebag. *Ericaceæ.*

वात और गठिया रोग में इस औषधि का प्रयोग होता है। इसकी तकलीफों की नम, ठण्डे मौसिम में, बिजली की कड़क और आँधी आने के पहिले ही से वृद्धि होने लगती है। स्थिर रहने से दर्द में वृद्धि होती है, गर्म कपड़ा लपेटे रहने से आराम मिलता है। इस प्रकार के स्नायवीय मनुष्य अपने दर्द की अधिकता से फ़ौरन पहिले से कह देते हैं कि आँधी या बिजली की कड़क जल्द होने वाली है (नेट्रम-कार्ब, फास, सोरि, साइली)। जोड़ों में सूजन होती है, दर्द एक जोड़ से दूसरे जोड़ में फिरता रहता है, रात के समय, स्थिर रहने से और आँधी के समय वृद्धि होती है। एक टाँग को दूसरी टाँग के ऊपर रक्खे बग़ैर सो नहीं सकता, इसका दर्द चलने फिरने से कम रहता है।

डाक्टर ऐलेन कहते हैं कि आँख के ग्लाकोमा (Glaucoma — आँख की नसें कमज़ोर होकर, धुँधलापन नज़र आना) रोग की आँधी आने के पहिले और आँधी के समय वृद्धि होने पर यह औषधि विशेष लाभदायक है।

दन्तशूल (Toothache)— मौसिम की तबदीली, बिजली की कड़क और आँधी से, जिनके दाँतों में अक्सर दर्द हुआ करता है, उनके लिए यह औषधि उपयोगी है।

अण्डकोष की वृद्धि और सूजन (Orchitis)— पोते पर राडोडेन्ड्रन का खास असर है। वात रोग या सुजाक के बाद पोते के सूज या बढ़ जाने पर यह औषधि उपयोगी है दाहिने पोते की नसें सख्त कड़ी और गठीली पड़ जाती है। दर्द जँघा और नीचे के पेट तक फैलता है। दाहिने पोते में टीस मारता हुआ दर्द होता है। पोते में खुजली बहुत होती है। बालकों की अण्डवृद्धि (Hydrocele) इस औषधि से दूर होती हैं।

सम्बन्ध (Relations)— ब्रायो, कोना, कैल्के-कार्ब, लिडम, लाइको, सिपिया और रस-टाक्स के साथ राडोडेन्ड्रन की तुलना करो।

वृद्धि (Aggravation)— सुबह के समय; स्थिर रहने से (ऐमोन कार्ब, रस-टाक्स); आँधी और बिजली की कड़क के पहिले; ठण्डे, नम मौसिम मैं (डलकै)।

ह्रास (Amelioration)— सिर को गर्म कपड़े से ढके रहने से; खुश्क गर्मी और परिश्रम से; टाँगों को सिकोड़ कर लेटने से।

मात्रा (Dose) — 1 से 6 शक्ति।

377 रस ग्लाब्रा
(Rhus Glabra)

Smooth Sumach

इस औषधि के बारे में ऐसा दावा किया जाता है कि इसके सेवन से आंते इतनी शुद्ध हो जाती है कि मल और अपानवायु से बदबू नहीं आती। जख्म का सड़ना बन्द करने की यह एक उत्तम औषधि है। नाक से रक्तस्राव, माथे के पिदले भाग में दर्द, दुर्गन्धित वायु का निकलना, हवा में उड़ने के सपने देखना, कमजोरी के कारण प्रचुर मात्रा में पसीना। मुंह में घाव, दूध पीने वाले बच्चों के मुंह में छाले (scurvy)।

सम्बन्ध- यह पारद की प्रतिविष दवा है (antidote)। पारद से फायदा न होने पर प्रयोग में आती है।

मात्रा- मूलार्क (मुंह, मसूड़े वगैरह का जख्म भरने के लिए), 1 शक्ति।

378 रस टाक्सिकोडेन्ड्रन
(Rhus Toxicodendron)

Poison Oak. *Anacardiaceæ.*

जिनको वात और गठिया रोग अक्सर हुआ करता है ऐसे (Rheumatic diathesis) रोगियों के लिए रस-टाक्स की विशेष उपयोगिता है। भीगने, विशेष करके अधिक परिश्रम से शरीर गर्म हो जाने के बाद भीगने या नहाने के बुरे फल में इस से आशातीत फल मिलता है।

मानसिक लक्षण (Mental symptoms)— विशेष करके शाम और रात के वक्त बड़ी ही घबड़ाहट और बेचैनी होती है; बिस्तर पर नहीं रह सकता, खुली हवा में घूमने से आराम मालूम होता है; घबड़ाहट में रोने को दिल चाहता है (लाइको, नेट्रम-म्यूर, पल्स)। रस-टाक्स के पुराने रोग में नाउमैदी, मानसिक दुर्बलता, दिमाग़ी परिश्रम में अयोग्यता और आत्मघात करने की इच्छा होती है, परन्तु आत्महत्या करने का साहस नहीं होता ।

बेचैनी (Restlessness)— अत्यन्त घबड़ाहट और बेचैनी का होना इसका एक विशेष लक्षण है। इस लक्षण पर **ऐकोनाइट** और **आर्सेनिक** के साथ इसकी तुलना होती है। फ़र्क यह है, **ऐकोनाइट** में सबसे अधिक बेचैनी, मृत्युभय और प्यास भी बहुत ज्यादा रहती है और इस बेचैनी से कुछ आराम नहीं मिलता। **आर्सेनिक** में थोड़ी-थोड़ी देर बाद थोड़ी-थोड़ी प्यास रहती है, बहुत ही कमज़ोरी और जलन रहती है, और इस बेचैनी से कुछ भी आराम नहीं मिलता। रस-टाक्स रोगी जितना ही बेचैन होता है उतना ही उसे आराम मिलता है और इसीलिए वह बेचैनी के साथ बार-बार करवटें बदलता रहता है।

हरकत से आराम (Better from motion)— हिलने-जुलने या हरकत करने से रोग में कमी और स्थिर रहने से वृद्धि रस-टाक्स का सर्वप्रधान लक्षण है। कोई भी बीमारी क्यों न हो, तुम्हें उसके नाम से कुछ भी मतलब नहीं, यदि देखों कि रोगो को हरकत से आराम मिलता है, तो फ़ोरन रस-टाक्स का स्मरण करो।

ठण्डे नम मौसिम में वृद्धि और गर्मी से कमी (Worse from cold damp weather and better from warmth)— रोगी ठण्डी हवा बरदाश्त नहीं कर सकता, उसकी सारी तकलीफें ठण्डक से बढ़ जाती हैं और गर्मी से घट जाती हैं।

उक्त व्यापक अर्थात् सर्वाङ्गीन (General symptoms)— लक्षणों पर ध्यान रखते हुए अब रस-टाक्स के स्थानीय लक्षणों (Particular symptoms) पर विचार किया जायेगा।

वात रोग (Rheumatism)— नाना प्रकार के वात और गठिया रोग में रस-टाक्स उपयोगी है। हड्डियों, जोड़ों, पुट्ठों और नसों (Bones, joints, muscles and tendons) या और कही भी ठण्ड लगने या भीगने या पसीने के एकाएक ही दब जाने से वात रोग उत्पन्न हो और हरकत करने से आराम मिलता हो, तो इसमें रस-टाक्स से अवश्य ही फल मिलेगा। जिन जोड़ों पर वात होता है, उन पर तेल मलने से, सेंकने से और गर्म कपड़ा लपेट कर रखने से आराम मिलता है। यह कहा गया है कि हरकत करने से रस-टाक्स रोगी को आराम मिलता है, परन्तु इसमें याद रखने की बात यह है कि रोगी पहिली हरकत से तकलीफ में कुछ वृद्धि मालूम करता है और उसके बाद जितना ही हरकत करता है उतना ही शान्ति मालूम होती है। चलने से भी वह आराम पाता है। परन्तु लगातार चलने से थक जाता है। यह याद रहे कि लगातार परिश्रम या हरकत से **रस-टाक्स** रोगी को शारीरिक और मानसिक थकावट आती है । - दृष्टान्त स्वरूप,ख़्याल करो कि किसी के घुटनों में गठिया बाई (Rheumatism of knees) हुई है, जब वह बैठने की अवस्था से उठता है, तब उसे ऐसी बेहद तकलीफ़ होती है कि उसके मुंह से आह का शब्द निकलता है। उठ कर 10/12 कदम चलता है तब भी उसके घुटनों में दर्द होता है, परन्तु जब वह थोड़ी दूर चल लेता है, घुटने गर्म हो जाते हैं, तो फिर वह जितना ही चलता है उसे उतनी ही शान्ति मिलती है। लगातार चलने से थकावट का आ जाना **रस-टाक्स** का स्वभाव है। अगर वह थक कर थोड़ी देर के लिए बैठ जाय, फिर उठ कर चलने लगे तो उसे उसी प्रकार की तकलीफ़ मालूम होगी। लम्बेगो (Lumbago) या कमर के वात रोग में भी रोगी जब उठता है और चलने लगता है तो उसे तकलीफ़ होती है परन्तु ज़्यादा चलने से आराम मिलता है। अब प्रश्न यह हो सकता है कि चलने या हरकत करने से क्यों आराम मिलता है? ऊपर कहा गया है कि इसका रोग ठण्डक से बढ़ता है और गर्मी से घटता है। अब यह ख़्याल करने की बात है कि रोगी जिस अङ्ग का जितना सञ्चालन करेगा, उस अङ्ग में उतनी ही गर्मी पहुँचेगी और यही कारण है कि रस-टाक्स रोगी हरकत से आराम पाता है। अब मैं आशा करता हूँ कि पाठक इस लक्षण को अच्छी तरह से हृदयङ्गम करके औषधि का निर्वाचन करने में भूल नहीं करेंगे।

वात के बाद पक्षाघात (Rheumatic paralysis), वात रोग में सारे शरीर का कड़ा और सुन्न पड़ जाना (Rheumatic stiffness and numbness) गर्दन कड़ी या टेढ़ी पड़ जाना (Rheumatic stiffness of neck or wry neck), बालकों के पक्षाघात रोग (Infantile paralysis) पुराने वात और गठिया रोग में रस-टाक्स विशेष लाभदायक औषधि पाई गई है, रोग की वृद्धि और ह्रास का विशेष ध्यान रहे। शरीर के एक तरफ़ विशेष करके दाहिनी तरफ़ के पक्षाघात में, पुट्ठे और हाथ-पाँव के काँपने में यह उपयोगी है। ठण्डे पानी से नहाने के बाद ताण्डव (Chorea) रोग होने पर इस से आराम होता है।

कोई भारी वस्तु उठाने से या कोई ऊँचे स्थान पर रक्खी हुई वस्तु को उतारने से पुट्ठों या नसों में मोच आने का बुरा फल। भीगी ज़मीन पर लेटने से, गर्मी के मौसिम में झील या दरिया में नहाने से बुख़ार या वाई पकड़ जाने पर ऐसा दर्द होता है कि मानो वह फट गया है, आधी रात के बाद, भीगे और बरसात के मौसिम में वृद्धि होती है। बाँई तरफ़ के सायेटिका (Sciatica) अर्थात् कूल्हे या कमर के गठिया रोग में यह उपयोगी है। कलाई में मोच आ जाना, कोई वस्तु पकड़ी नहीं जाती। कन्धों के जोड़ों में, कुहनियों में, कलाई पर, घुटनों में, टख़नों पर, अँगुलियों पर सूजन और दर्द, ठण्डे नम मौसिम में, बिछौने पर और स्थिर रहने से वृद्धि होती है। रात के समय अँगों में इस क़दर दर्द और ऐंठन होतीं है कि रोगी बिछौने पर लेट नहीं सकता, उठकर घूमने को बाध्य होता है। नये वात रोग में सारे शरीर में असहनीय दर्द रहने पर भी रोगी बार-बार करवटें बदलता है या करवट दिलाने के लिए किसी दूसरे से कहता है और हाय-हाय करके चिल्लाता है। यदि उस से प्रश्न किया जाय कि तुम्हारे शरीर में इस क़दर दर्द है तिस पर भी तुम इतनी जल्दी जल्दी करवटें क्यों बदलते हो? वह उत्तर में कहेगा कि क्या मालूम मैं बग़ैर करवट बदले नहीं रह सकता। इस से यह प्रकट होता है:- स्थिर रहने पर उसे तकलीफ़ होती है, बार-बार करवटें बदलने से दर्द के स्थान में गर्मी पैदा होने के कारण उसे आराम मिलता है। रोगी के इस प्रकार की बेचैनी और बार-बार करवटें बदलना देखकर ऐलोपैथिक चिक्त्सिक कहेंगे "रोगी बड़ा नर्वस (Nervous) अर्थात् अधीर है," इस लक्षण से वह इतना ही अर्थ निकालते हैं!

सिर (Head)— बिछौने से उठने पर या चलने या झुकने से चक्कर (Vertigo) आता है (ब्रायो), लेटते समय वृद्धि होती है। लेटे रहने से चक्कर में कमी होना **एपिस** का लक्षण है। चलने या सिर को हिलाने से सिर में ऐसा मालूम पड़ता है कि मानो दिमाग़ ढीला हो गया है और उसके अन्दर बड़ा गोलमाल हो रहा है। सिर में ऐसा दर्द होता है कि मानो सिर फटा जाता है, ग़श आ जायेगा। ज़रा भी गुस्सा आने से सिर दर्द करने लगता है, बैठने, लेटने और ठण्डक से वृद्धि होती है, गर्मी और हरकत से गुद्दी (Aching in occiput) का दर्द जाता रहता है।

आँख (Eyes) — आँख और पपोटे के अन्दर सुर्खी और सूजन, रात के समय कीचड़ से जुड़ जाती हैं (ऐन्टि-क्रूड, ग्रैफ; लाइको, मर्क, पल्स, सल्फ)। आँख के ऊपर के पपोटे सूजे हुए, सुर्ख़बादा (Erysipelatous) और उन पर छोटी-छोटी फुन्सियाँ; आँख के ऊपर

के पपोटे का पक्षाघात, पपोटे भारी मालूम होते हैं, उठाये नहीं जाते (Ptosis)। **जेल्स, कास्टि, सिपिया और जिङ्क** के साथ तुलना करो।

नाक (Nose)— सुर्ख़बादा से नाक की सूजन (Erysipelatous swelling of nose, एपिस)। नाक के अग्रभाग में सुर्ख़ी और दर्द (बेल)। नाक के ऊपर और कोनों पर छोटी-छोटी फुन्सियाँ।

चेहरा (Face)— सुर्ख़बादा से चेहरे पर सूजन (Erysipelatous inflammation and swelling of face) और जलन (ग्रैफ)।

जीभ (Tongue)—जीभ के **अग्रभाग में सुर्ख़ रंग का तिकोना चिन्ह** (Triangular red tip) रस-टाक्स का एक विशेष लक्षण है। जीभ खुश्क, सुर्ख, चिटकी हुई होती है, दर्द होता है और दाँत के चिन्ह बन जाते हैं।

मुँह (Mouth)—मुँह के अन्दर, कोनों और ठुड्डी पर बुखार के छाले पड़ जाना (Fever blisters around mouth and on chin, नेट्रम-म्यूर) इसका एक विशेष लक्षण है। बुखार के समय रोगी के मुँह में इस प्रकार के छाले नज़र आने पर औषधि के निर्वाचन में बहुत देर नहीं लगती। ज़बान, मुँह और हलक़ की ख़ुश्की के साथ प्यास बहुत ज़्यादा रहती है।

हलक़ (Throat)— कान और जबड़े के नीचे की गाँठें सूजकर सख्त हो जाती हैं (Parotid and submaxillary glands hard and swollen, बैराइटा-कार्ब, कैल्के-कार्ब,आयोड), कुछ निगलने में चुभता हुआ दर्द होता है।

पेचिश (Dysentry)— में भी रस-टाक्स विशेष लाभदायक औषधि है। मल के साथ खून मिली हुई आँव रहती है, मल लसलसा, पतला सुर्ख, पीला या स्याह-भूरे रङ्ग का। टाइफायेड बुख़ार (Typhoid fever) में खूनी दस्त आने पर यह औषधि विशेष उपयोगी है।

ठण्डी हवा में या ठण्ड लगने से बार-बार पेशाब की हाजत होती है। स्त्री और पुरुष दोनों के जननेन्द्रिय (Genitals) पर फुन्सियाँ निकलती हैं, और उनमें से पानी निकलता है (हिपर, ग्रैफ)। जननेन्द्रिय की सूजन और उस पर सुर्ख़-बादे का निकल आना।

रजाई के बाहर हाथ निकालने से खाँसी का आरम्भ होना इसका विशेष लक्षण है (हिपर)। शाम के वक्त और आधी रात के पहिले हलक़ में सरसराहट होकर सूखी खाँसी आने लगती है। खाँसते समय छाती में सुई सा चुभता हुआ दर्द होता है। जूड़ी के बुखार में सूखी और तकलीफ़ देह खाँसी के आरम्भ होने ही से रोगी को मालूम पड़ जाता है कि उसे जाड़ा लग कर बुखार आने वाला है। खखार में खून का स्वाद आता है।

हृद्रोग (Heart disease)— के साथ बाँया हाथ निकम्मा और सुन्न पड़ जाता है।

चर्म रोग (Skin disease)— सारे शरीर में खुजली होती है, विशेष करके बालदार हिस्से में (सल्फ)। छाले और फुन्सियाँ, उन में जलन और खुजली होती है (ग्रैफ, मर्क,

सल्फ)। एक्ज़िमा (Eczema) पर मोटी पपड़ियाँ जम जाती हैं, इसमें से बदबूदार पानी निकलता है (ग्रैफ, हिपर, लाइको, सल्फ)। शरीर पर पित्त उछल (Urticaria or hives) आने पर यह एक उत्तम औषधि है।

रस-टाक्स रोगी के शरीर में पसीना आता है, सिर सूखा रहता है। पल्सेटिला में सिर के एक तरफ पसीना आता है।

रोगी को जैसे ही नींद आती है वह रोज़गार के बारे में स्वप्न देखता है और अच्छी नींद नहीं आती।

बुख़ार (Fever)— झील या दरिया में नहा कर या ठण्ड लगकर बात व्याधि होकर बुख़ार आता है।

शीत (Chill)— ऐसे ज़ोर का जाड़ा लगता है कि मानों शरीर पर किसी ने बर्फ़ डाल दिया है। सारे शरीर में वात का दर्द होता है; बेचैनी बहुत ज्यादा होती है,बार-बार करवट बदलना और उठकर घूमना पड़ता है। खुश्क कष्टदायक खाँसी आती है।

उत्ताप (Heat)— आग की तरह गर्मी मालूम होती है बेचैनी बहुत ज़्यादा रहती है; सारे शरीर पर पित्त उछल आते हैं, बेहद खुजली होती है, खुजलाने से वृद्धि होती है।

पसीना (Sweet)— पसीने की अवस्था में सो जाता है, पसीना बहुत ज़्यादा होता है; पसीना आने पर पित्त गायब हो जाते हैं।

होठों पर मोती की तरह छोटे-छोटे दाने उभड़ आते हैं (नेट्रम-म्यूर)।

बेहद कमज़ोरी के साथ पतला या ख़ूनी दस्त आना टाइफायेड या टाइफस (Typhoid or typhus) का सूचक लक्षण है।

सम्बन्ध (Relations)— ब्रायोनिया की पूरक औषधि रस-टाक्स है।

विरोधी औषधि (Inimical)— एपिस के बाद और पहिले रस-टाक्स का प्रयोग नहीं होना चाहिए।

आर्निका, ब्रायो, राडो, नेट्रम-सल्फ और सल्फ के साथ तुलना करो।

जिन सब नये रोगों में रस-टाक्स उपयोगी होता है, अक्सर उन्ही रोगों की पुरानी अवस्था में कैल्केरिया-कार्ब उपयोगी होता है।

वृद्धि (Aggravation)— आँधी के पहिले, ठण्डे, नम बरसाती मौसिम में; रात के समय विशेष करके आधी रात के बाद; पसीना के समय भीग जाने से; स्थिर रहने से।

ह्रास (Amelioration)--गर्म, सूखे मौसिम में, गर्म कपड़े से लपेटने से, सेंक से; लगातार हरकत करने से, आक्रान्त अङ्ग को हिलाने से करवटें बदलने से।

मात्रा (Dose) — 6 से 30 शक्ति। 200 और उच्चतर शक्तियां भी उपभोगी हैं।

379 रस वेनेनैटा
(Rhus Venenata)

Poison-Elder

इस औषधि के चर्म लक्षण अन्य सभी औषधियों से उग्र होते हैं। सिर दर्द, सिर भारी, चेहरा सूजा हुआ, अत्यधिक सूजन से आंखें बन्द सी हो जाती हैं। नाक लाल, कानों का फफोलेदार प्रदाह। जीभ के नीचे छाले, नोक लाल, बीच में जीभ फटी हुई। जीवित रहने की अनिच्छा, अत्यधिक निराशा। खुजली फफोले, विसर्प, त्वचा गहरी लाल ग्रंथिल त्वग्रक्तिमा के साथ दीर्घास्थियों में रात्रि में खुजली और दर्द। दायें बाजू, कलाई में पक्षाघती खिंचाव, जो उंगलियों तक फैल जाता है। प्रात: 4-5 बजे पानी जैसा सफेद मल प्रचूर मात्रा में, साथ ही शूल-प्रकृति की वेदनायें, मल वेग से निकलना, पाखाने की हाजत से पहले अवजठर प्रदेश में पीड़ा इत्यादि लक्षण रहने पर इसके सेवन से बहुत लाभ मिलता है।

सम्बन्ध- यह रेडियम की प्रतिविष है। ऐनाका से तुलना करो।

मात्रा- 6 से 30 शक्ति।

380 रिसिनस कम्यूनिस
(Ricinus Communis)

Castor-Oil Plant. *Polygonaceœ*

हैज़ा (Cholera)— हैजे की बीमारी में यह एक विशेष लाभदायक औषधि है। **कैम्फर** और **वेरेट्रम** आदि के दस्त शुरू ही से भयानक रूप धारण करते हैं, कै, बड़े-बड़े दस्त, हाथ-पाँव की ऐंठन शुरू ही से होने लगती है, परन्तु इस औषधि में हैजे के लक्षण एकाएक ही प्रकट नहीं होते। रिसिनस में शुरू शुरू में कुछ घन्टों तक या 2/3 दिन तक बद्हज्मी के से पतले दस्त आते हैं, फिर धीरे-धीरे बढ़ते-बढ़ते अन्त में हैजे का रूप धारण करता है, अर्थात चावल धोए हुए पानी की तरह, सड़े हुए कद्दू की तरह पतले दस्त, कै, हाथ-पाँव में ऐंठन, प्यास, पेशाब बन्द हो जाना, हाथ-पाँव ठण्डे पड़ जाना इत्यादि जब लक्षण काशित होने और उनके साथ ज़रा भी **पेट में दर्द न रहने पर** रिसिनस से अवश्य ही उपकार होगा। उक्त लक्षणों के साथ पेट में **ज़रा भी दर्द न रहना** ही इस औषधि का विशेष लक्षण है।

मात्रा (Dose) — तीसरी शक्ति।

(381) रोबीना
(Robina)

Yellow locust. *Legminosœ.*

मन्दाग्नि या अजीर्ण से उत्पन्न, जैसे पेट फूलना, खट्टी डकार आना, पतला दस्त आना, जी मिचलाना, सिर दर्द करना, छाती का जलना आदि नाना प्रकार के उपद्रव रो... से दूर होते हैं। इस का विशेष लक्षण यह है कि खट्टी डकार के साथ खट्टे पानी की कै़ होती है।

छोटे बच्चों के हैजे़ (Cholera infantum) में यह विशेष लाभदायक औषधि है, जब कि मल में खट्टी बू आती हो। (कैल्क-कार्ब, पाडो, रयूम)।

मात्रा (Dose) — तीसरी शक्ति। लम्बे समय तक सेवन करना चाहिए।

(382) रोजा डैमैस्केना
(Rosa Damascena)

Damask Rose

इस का प्रयोग परागज ज्वर (hay fever) के आरम्भ में जब कुम्बकर्णी नलियां आक्रान्त रहती हैं- तब किया जाता है। कान से सुनाई कम देना, कुम्बकर्णी नलियों का प्रतिश्याय तथा कर्णनाद जैसी अवस्था में इससे बहुत फायदा होता है।

सम्बन्ध- परागज ज्वर में **फ्लीयम प्रैटेन्स** टिमौथी ग्रास ज्वर युक्त दमा, नाक और आंखों में खुजली, छींके तथा श्वासकष्ट में 6 से 30 शक्ति का इस्तेमाल करना चाहिए। नैफ्था, यूफ्रेशि, सैबाडि, सीपि से तुलना करो।

मात्रा- निम्न शक्ति।

(383) रियूमेक्स क्रिस्पस
(Rumex Crispus)

Yellow Dock. *Polygonoceœ.*

सूखी खाँसी (Dry Cough)— हलक में सरसराहट के साथ सूखी और कष्टदायक खाँसी आरम्भ होती है। ज़रा भी ठण्डी हवा में साँस लेने से खाँसी आने लगती है, इसलिए रोगी मुँह को ढाँके रखना पसन्द करता है। शाम के वक्त लेटने से, विशेष करके बांई तरफ़ लेटने से, गला दब जाने पर कुछ छू जाने से, बात करने से खाँसी बढ़ जाती है। कमरा या हवा बदलने से खाँसी आने लगती है। शाम के वक्त खुली हवा में रहने से गला बैठ जाता

है। खाँसते समय हल्क में दर्द होता है और खाँसते खाँसते अनायास पेशाब निकल पड़ता है (कास्टि, पल्स, साइली)। गहरी साँस लेने से और रात के समय बिछौने पर लेटने से खाँसी आने लगती है। रूमेक्स की खाँसी ज्यादातर खुश्क ही होती है। पुराने तपेदिक की खांसी में यदि उक्त लक्षण, रहे, तो रूमेक्स से रोगी को बहुत शान्ति मिलेगी।

दस्त (Diarrhoea)— **सल्फर** की तरह रियूमेक्स में भी भोर के समय पाख़ाने को दौड़ना पड़ता है। सुबह 5 से 6 बजे के अन्दर पतले दस्त आने पर और **सल्फर** के निष्फल होने पर रियूमेक्स से आरोग्य प्राप्त होगा।

खुजली (Itching)— कपड़े उतारते समय या खुली ठण्डी हवा में बदन खोल कर जाने से सारे शरीर में इस क़दर खुजली होती है कि रोगी बेचैन हो जाता है।

सम्बन्ध (Relations)— बेल, कास्टि, ड्रास, हायोस, फास, सैंग्वि और सल्फर के साथ तुलना करो।

वृद्धि (Aggravation)— ठण्डी हवा से, लेटने से (हायोस)।

ह्रास (Amelioration)— गर्मी से; हवा को रोकने के अभिप्राय से, मुँह ढाँकने पर।

मात्रा (Dose) — तीसरी से छठी शक्ति।

(384) रूटा ग्रैवियोलेन्स
(Ruta Graveolens)

Rue. *Rutaceœ*

कुचला सा दर्द (Bruised sensation)— चोट लगने से हड्डी और हड्डी की झिल्ली में जिस प्रकार दर्द मालूम होता है रूटा का भी उसी प्रकार सारे शरीर में कुचला सा दर्द मालूम होता है (आर्निका)। रोगी जिस करवट लेटता है उसी तरफ़ ऐसा मालूम होता है कि मानो किसी ने शरीर को कुचल दिया है। बेचैनी बहुत रहती है। जब लेटे रहता है बार-बार इधर-उधर करवट बदलता रहता है (रस)। छाती में चोट लगकर तपेदिक की बीमारी होने पर रूटा लाभदायक है (मिले)। कलाई पर रूटा का ख़ास असर है, कलाई के ऊपर गिलटी या गाँठ पड़ जाय, तो रूटा से वह जाती रहती है। कलाई का वात रोग इस से अच्छा होता है। दर्द ठण्डे और नम मौसिम में बढ़ जाता है।

आँख (Eyes)— बहुत ज़्यादा पढ़ने, बारीक सिलाई का काम करने, घड़ीसाज़ी, नक्काशी का काम करने या किसी चीज़ पर बहुत गौर से देखने से आँखों में कमज़ोरी आ जाने पर रूटा उत्तम औषधि है। आँखों में आग की तरह जलन होती है और दर्द होता है। घड़ी साजी, सीने बेग़ैरा के काम से आँखों में इस प्रकार की कमज़ोरी आ जाना **नेट्रम-म्यूर** और **सेनेगा** में भी है। उक्त कारण से आँखों में कमज़ोरी आ जाने पर **आर्जेन्टम नाइट्रिकम** भी उपयोगी है। फ़र्क यह है कि रूटा की तकलीफों की ठण्डक से वृद्धि होती है, परन्तु **आर्ज-नाट्रम** की तकलीफों की गर्मी से।

मलद्वार का बाहर निकल पड़ना (Prolapse of rectum)— पाख़ाने के समय ज़रा ही काँखने से, जरा भी झुकने से मलद्वार का बाहर निकल पड़ना, इसका सर्व प्रधान लक्षण है। प्रसव के बाद मलद्वार का बाहर निकल पड़ना ।

गुदा में किसी प्रकार की चोट लगने से पाख़ना न होना (आर्नि)।

पेशाब करने के बाद भी ऐसा मालूम होता है कि मूत्राशय (Bladder) पेशाब से भरा हुआ है, यदि पेशाब बराबर करता न रहे, तो बाद को पेशाब उतरना मुश्किल हो जाता है।

हथेली पर चिपटे और चिकने मस्से (Warts) बहुत ज़्यादा होते हैं (नेट्रम-कार्ब, नेट्रम-म्यूर-हाथ की उल्टी तरफ होने से डलक)।

पेट के पुट्ठों में जोर पड़ने से अजीर्ण (Dyspapsia) रोग। माँस हज़म नहीं होता, खाने से तकलीफ़ होती है और शरीर में फुन्सिया निकल आती हैं।

सम्बन्ध (Relations)— आर्निका, आर्ज-नाइट्र, कोन, युफ्रे, फाइटो, रस और सिम्फ के साथ तुलना करो। जोड़ों के दर्द में आर्निका के बाद और हड्डियों की चोट में सिम्फाइटम के बाद रूटा जल्द आराम करने में सहायक है।

वृद्धि (Aggravation)— साधारणतः ठण्डे, नम मौसिम में दर्द की वृद्धि होती है।

ह्रास (Amelioraition)— हरकत से।

मात्रा (Dose) — पहली से छठी शक्ति।

385 सैबैडिला
(Sabadilla)

Indian Caustic Barley *Melanthaceæ*

सैबैडिला रोगी की ठण्डी हवा, ठण्डा खाने और ठण्डे कमरे के अन्दर रहने से तकलीफ़ होती है। यह सदा गर्म कपड़ा ओढ़े रहना पसन्द करता है। ठण्डी चीज़ निगलने से दर्द और तकलीफ़ होती है। लैकेसिस की तरफ इस औषधि की शिकायतें शरीर की बाईं तरफ़ से दाहनी तरफ को जाती हैं (लैक-कैन)। फर्क यह है कि **लैकेसिस** की तकलीफों की गर्म चीज़ से वृद्धि होती है और ठण्डी चीजों से आराम मिलता है, परन्तु सैबैडिला के रोगी को गर्मी ही से आराम मिलता है। पाठकों को चाहिए कि व्यापक अर्थात् सर्वाङ्गीन लक्षणों (General symptoms) पर विशेष ध्यान रक्खें, तभी औषधि का सही निर्वाचन हो सकता है।

मानसिक लक्षण (Mental Symptoms)- सैबैडिला रोगिणी की कल्पनायें बड़ी अद्भुत प्रकार की होती हैं. वह ख्याल करती है कि वह बीमार हो गई हूँ; उसका शरीर सूखता जाता है; पेट में अफ़ारा हो जाने से वह अपने को गर्भिणी ख़्याल करती है; उसके हलक़ में कोई भयावह रोग हुआ है, उससे उसकी मौत अवश्य होगी। यह सब कल्पनायें निष्कारण हैं और भी अनेक औषधियों में इस प्रकार की मिथ्या धारणायें हैं। **थूजा** रोगिणी ख़्याल करती

है कि उसका शरीर काँच का बना हुआ है, ज़रा ही में टूट जायगा, पेट में कोई ज़िन्दा जानवर है; आत्मा शरीर से अलग हो गयी है, अपरिचित पुरुष उसके पास लेटे हुए है इत्यादि। **पल्सेटिला** रोगी अपनी स्त्री के पास जाना पाप समझता है। **ऐनाकार्डियम** रोगी ख़्याल रखता है कि उसके एक कन्धे पर शैतान और दूसरे कन्धे पर फ़रिश्ते बैठे हुए हैं और उस से बाते करते हैं, वह अपने को दो आदमी ख्याल करता है। सैबैडिला रोगी ख़्याल करता है कि एक चमड़ा उसके हलक़ में लटका हुआ है और उसके उपर से निगलना पड़ता है। **लैकेसिस** रोगी ख़्याल करता है कि उसके हलक़ के अन्दर एक गोला अटका हुआ है।

छींकें (Sneezing)— पतलें जुकाम के साथ लगातार बे गिनती छींकों का आना इसका एक विषेश लक्षण है, छींकते छींकते आखों से पानी आ जाता है, चेहरा और आखें सुर्ख़ हो जाती है, आखों में जलन होती है जुकाम के साथ सिर में बेहद दर्द रहता है।

ऐलियम सिपा के जुकाम के साथ भी बहुत छींकें आती है, आंख से भी बहुत पानी निकलता है, परन्तु इसकी नाक के रूतूबत से नाक में दाह या जलन होती है।

आर्सेनिक में भी जुकाम के साथ बहुत छींके आती है, परन्तु इसकी नाक के रूतूबत से होंठ के उपर और नाक के किनारे जल कर छिल जाते हैं।

यूफ्रोशिया में भी छींके बहुत आती हैं; इसकी नाक के रूतूबत से खाल पर किसी प्रकार की तकलीफ़ नहीं होती, परन्तु आँसू इस क़दर गर्म होते हैं कि गाल जल जाते हैं।

नक्स-वोमिका में सुबह के वक्त बहुत छींकें आती हैं, परन्तु इसमें नाक और हलक के अन्दर बहुत सरसराहट होती हैं।

डिफ़थीरिया (Diphtheria)— डिफ़थीरिया और टान्सिलाइटिस (Tonsilitis) में गर्म खाना आसानी से लील सकता है, हलक में चुभता सा दर्द होता है। लैकेसिस की तरह इसकी तकलीफ़ बाँयी तरफ़ से आरम्भ होकर दाहिनी तरफ़ को जाती है; परन्तु यह याद रहे लैकेसिस रोगी को गर्म चीज़ निगलने में तकलीफ़ होती है इसलिए वह ठण्डी चीज़ें पसन्द करता है। हलक के ऊपर के हिस्से (Fauces) में और हलक के अन्दर बहुत खुश्की रहती हैं।

कृमि (Worms)— छोटे-छोटे चुन्ने, फीते की तरह कीड़े और हर तरह के पेट के कीड़ों को दूर करने के लिये सैबैडिला एक अमोघ औषधि है। कीड़ों से उत्पन्न नाना प्रकार के रोगों में सैबैडिला उपयोगी है। बच्चों के कृमि रोग में यह एक विशेष लाभदायक औषधि है (सिना, साइली, स्पाइजी)।

कृमि से उत्पन्न वायु प्रधान रोगों (Nervous diseases) में यथा कैटैलेप्सी (Catalepsy), शरीर की ऐंठन और कँपकपी (Twitching and convulsive trembling) में यह बड़ी लाभदायक औषधि है।

कृमि से उत्पन्न सिर दर्द; किसी विषय पर अधिक चिन्ता करने से या किसी चीज़ पर ज़्यादा गौर करने से सिर दर्द होता है (आर्ज-नाइट्र)। स्त्रियों में कृमि के रेंगने की सरसराहट से **विषय भोग** (Nymphomania) की इच्छा अधिक हो जाती है।

सैबैडिला रोगी की खाल बहुत सूखी रहती है।

ज्वर (Fever)— ठीक नियत समय पर बुख़ार का आना इसका विशेष लक्षण है।

शीत (Chill)— जाड़ा नीचे के धड़ से आरम्भ होकर ऊपर की ओर चढ़ता है, जाड़े के समय खुश्क खाँसी और हड्डियों में दर्द रहता है। जाड़े के बाद अक्सर गर्मी नहीं मालूम होती।

उत्ताप (Heat)— प्यास रहती है परन्तु गर्म पानी पीने को चाहता है (सिड्र, यूपे-परफ)।

पसीना (Sweat)— सिर, चेहरा और पाँव के तलुओं पर बहुत ज्यादा गर्म पसीना आता है, शरीर का बाक़ी हिस्सा ठण्डा रहता है।

सम्बन्ध (Relations)— शाम के 4 से 8 बजे के अन्दर रोग की वृद्धि के लक्षण पर कालोसिन्थ, कालचि और लाइको के साथ तुलना करो; खुली हवा में आराम मिलने पर पल्स और सैबाइना के साथ तुलना करो।

प्लूरिसि रोग (Pleurisy) में ब्रायो और रेन-बल्ब के बाद सैबैडिला अच्छा काम देता है; और ऐक्रोनाइट और ब्रायोनिया के विफल होने पर सैबैडिला आरोग्य करता है।

वृद्धि (Aggravation)— ठण्ड से; ठण्डी से, स्थिर रहने से; दो पहर के पहिले।

मात्रा (Dose) — 3 से 30 शक्ति।

(386) सैबाल सेरूलेटा
(Sabal Serrulata)

Saw Palmetto

इस औषधि की क्रिया डिम्बकोश (ovary) का बढ़ना और उसमें दर्द, पेशाब करने में अत्यधिक तकलीफ, साधारण कमजोरी, इन्द्रियशक्ति की कमजोरी, मूत्राशय मुखशायी ग्रन्थि का बढ़ना, स्त्रियों के जरायु, स्तन के ऊपर भी इसकी क्रिया दिखाई देती है।

पुर:स्थग्रन्थि सम्बन्धी रोग, वृषणों का क्षय और रतिशक्ति का लोप, युरेथ्राइटिस, मूत्राशय की पथरी, प्रमेह वात और कोई उत्तेजक औषधि का सेवन करने के कारणों से मूत्राशय मुखशायी ग्रन्थि का प्रदाह होने पर, पेशाब निरन्तर कष्ट देने वाला वेग, बहुत देर तक बैठने के बाद पेशाब बूंद-बूंद निकलना, ज्वर शीताभाव, प्राथमिक प्रदाह के बाद जब सिर्फ ग्लैण्ड बड़ी हो जाती है, उस समय उसके सेवन से बहुत लाभ होगा। वृद्धों की 60 वर्ष की उमर में स्वत: ही प्रांस्टैट ग्लैण्ड बढ़ जाती है, पेशाब करने में कष्ट, एकाएक ही चक्कर खाकर पेशाब निकलना, पेशाब में जलन, मूत्रनली में मानो कुछ अटका हुआ हो, ऐसा महसूस होता है, इत्यादि लक्षणों की यह उत्तम औषधि है।

मात्रा- मूलार्क की 10 बूंद से 30 बूंद तक।

387 सैबाइना
(Sabina)

Savine *Coniferæ*

रजोधर्म के गोलमाल से प्रसव के बाद या गर्भपात होने के उपक्रम से या गर्भपात होने से जरायु से बहुत ज्यादा रक्तस्राव (Uterine haemorrhages and menorrhagia) होने पर सैबाइना विशेष उपयोगी है। पल्सेटिला की तरह सैबाइना रोगिणी खुली हवा में रहना, दरवाज़े खिड़कियाँ खुली रखना बहुत पसन्द करती है।

स्त्रीः जननेन्द्रिय (Female Organs)— रजोधर्म (Menses) नियत समय से बहुत पहिले होता है, मासिक रुधिर बहुत ज़्यादा जाता है और ऋतुस्राव बहुत दिनों तक रहता है (बेल, कैल्क-कार्ब, कैलि-कार्ब, नक्स-वोम)। खून कुछ पतला, कुछ जमा हुआ थक्का थक्का सा, रह रहकर बड़े वेग के साथ बह निकलता हैं, कमर से लेकर योनि के ऊपर की हड्डी तक (Pain from back to pubis) प्रसव वेदना की तरह (Labour like pains) दर्द होता है।

गर्भपात या नियत समय से बहुत पहिले प्रसव होने के बाद जरायु (Uterine haemorrhage) से बहुत ज़्यादा ख़ून जाता है, खून हल्का सुर्ख़ या बिलकुल स्याह रंग का गाढ़ा, थक्का थक्का सा जमा हुआ, **ज़रा भी हरकत करने से वृद्धि होती है, कमर से लेकर योनि के ऊपर की उठी हुई हड्डी तक बेहद दर्द होता है**, अक्सर चलने से कुछ आराम मिलता है।

यौवन अवस्था में जिनको बहुत ज्यादा गर्भपात हुआ हो या जिनको बहुत कम उम्र से रजोधर्म आरम्भ हुआ हो, ऐसी स्त्रियों की रजोनिवृत्ति के समय (During climacteric period) बहुत ज्यादा खून जरायु (Menorrhagia) से जाने पर सैबाइना विशेष उपयोगी औषधि है।

इपिकैक में भी सैबाइना की तरह जरायु से बहुत रक्तस्राव होता है, इसमें जी मिचलाता है, साँस लेने में तकलीफ़ होती है, ग़श आता है, ख़ून ज्यादा होने की तुलना में कमज़ोरी बहुत ज्यादा होती है।

ज़रा सी हरकत से जरायु से अधिक रक्तस्राव के लक्षण पर **सिकेल** के साथ इसकी तुलना होती है। यह याद रहे कि **सिकेल** रोगिणी बहुत ही दुबली और खाल में झुर्रियाँ पड़े रहने के कारण बूढ़ी मालूम देती है और सैबाइना रोगिणी देखने में मोटी ताज़ी और बादी शरीर की होती है। **सिकेल** में भी प्रसव वेदना की तरह दर्द रहता है, खून स्याह रंग का, पतला और बदबूदार होता है। लक्षण मिलने पर सिकेल का ही प्रयोग होना चाहिए।

मिलेफोलियम में रक्तस्राव बहुत वेग के साथ होता है, परन्तु इसमें थोड़ा-थोड़ा लाल सुर्ख खून बहता ही रहता है।

फासफोरस में रक्तस्राव लाल सुर्ख़ रंग का होता है इसमें प्यास बहुत ज़्यादा रहती है और रोगिणी बर्फ़ की तरह ठण्डा पानी मांगती है।

जिन स्त्रियों को वर्षों से इस प्रकार का रक्तस्राव होता चला आ रहा हो, उनका सैबाइना से थोड़े समय के लिए रक्तस्राव बन्द तो हो जायेगा, परन्तु उससे स्थाई उपकार नहीं हो सकता। रोग पुराना पड़ जाने पर **सल्फर** और **सोरिनम** से स्थायी फल मिलेगा।

गर्भपात (Abortion)— हमेशा तीसरे महीने में जिन स्त्रियों को गर्भपात हो जाया करता है, उसे रोकने के लिए सैबाइना का सबसे पहिले स्मरण करना चाहिए। दूसरे महीने में गर्भपात होने पर **एपिस, कैलि कार्ब,** और पाँच से सातवें महीने में गर्भपात होने पर **सिपिया** अधिक उपयोगी है।

वाइबर्नम अप्यूलस में भी गर्भपात की आशङ्का के साथ कमर में दर्द रहता है; जरायु में बहुत ऐंठन होती है और प्रसव वेदना की तरह दर्द होता है; इसमें कमर के चारों ओर दर्द के साथ नीचे के पेट में कष्ट दायक दर्द होता है।

डिम्भाशय और जरायु में सूजन (Inflammation of ovaries and uterus)— गर्भपात या नियत समय से पहिले प्रसव होने के कारण डिम्भाशय या जरायु में सूजन होने पर सैबाइना लाभदायक है।

विषय भोग (Coition)— की बहुत ही तृष्णा होती है, और उसी तुलना में तृप्ति भी होती है।

गाना बजाना बुरा मालूम होता है (Music is intolerable)-गाने और बाजे का अच्छा न मालूम होना और उनसे स्नायवीय उपदाह (Nervousness) अर्थात् ऐसा मालूम होना कि मानो वे हड्डी और मज्जा (Marrow - हडड्डी के भीतर का माँस)के अन्दर धँसते जा रहे हैं (नेट्रम-कार्ब)। गाना सुनाते ही जिनकी आँखें आँसू से भर आती हैं, उनके लिए **थूजा** अधिक कार्यकारी है।

जरायु की स्वाभाविक शक्ति घट जाने के कारण (Atony of uterus) खेढ़ी (Placenta) या और किसी प्रकार की ख़राब वस्तु के बाहर निकाल देने में यह औषधि सहायता करती है।

जिन स्त्रियों के जरायु से अधिक रक्तस्राव हुआ करता है उनकी कलाई और पैर की अङ्गुलियों के जोड़ों में वात होने पर सैबाइना उत्तम औषधि है। छोटे-छोटे जोड़ों में दर्द का लक्षण **कालोफाइलम** में भी है।

सम्बन्ध (Relations)— थूजा से पूरक (Complementary) सम्बन्ध।

कैल्क-कार्ब, क्रोक, मिलेफ, सिकेल और ट्रिल के साथ तुलना करो।

सुज़ाक और सुज़ाक विष द्वारा जननेन्द्रिय में मांस वृद्धि (Condyloma) में थूजा के बाद सैबाइना अच्छा काम देता है।

वृद्धि (Aggravation)— ज़रा सी हरकत से (सिकेल); गर्म हवा या कमरे में (एपिस, पल्स)।

ह्रास (Amelioration)— ठण्डी, खुली और ताज़ी हवा में।

मात्रा (Dose) — मूलार्क, 3 से 30वीं शक्ति।

(388) सैलीसिलिकम एसिडम
(Salicylicum Acidum)

डाक्टर विलियम बोरिक ने इस औषधि को निम्न लक्षणों में प्रयोग करने का निर्देश दिया है।

आंखें – सर्दी-ज्वर के बाद दृष्टिपटलशोथ और दृष्टिपलीय रक्तस्राव, अन्नसारिका दृष्टिपटलशोथ।

आमाशय- पचनशील क्षय, साथ ही जलनयुक्त व्यथा और पूतिगंधी श्वास। आध्मान गर्म, खट्टी डकार। सपूय खमीरण। खमीरी अजीर्ण। जीभ बैंगनी रंग की, शीशे के रंग का दुर्गन्धित स्राव।

सिर- चक्कर, बांयी ओर गिर पड़ने का झुकाव। सिर दर्द, अचानक उठने पर सिर में भ्रान्ति। सर्दी-जुकाम की पहली अवस्था। कनपटियों में चुभन जैसा तेज दर्द।

कान- गर्जन और घटींध्वनियां। वधिरता के साथ घुमरी।

कण्ठ- क्षताक्त, लाल, सूजा हुआ। ग्रसनी शोथ, निगलने में कष्ट।

मल- पीव जैसा अतिसार, जठरांत्रज विश्रृंखलायें, विशेषकर बच्चों में मल मेढ़क के हरे अंडों जैसा, मलद्वार में खुजली।

चर्म- छाले और फुंसियां, खुजलाने से आराम, बिना नींद के पसीना, छपाकी, आमवात। गर्म और ज्वलनशील त्वचा। पित्तियां, भैसिया छाजन, अस्थिगलन और अस्थियों की कोमलता।

वाह्यांग- घुटने सूजे हुए और दर्दनाक। लघु सन्धियों का उग्र आमवात स्पर्श और गति से अधिक अत्यधिक पसीना, दर्द जगह बदलता है। गृध्रसी जलन के साथ दर्द रात को अधिक, पैरो में प्रचुर पसीना, और उसके दब जाने के कुफल।

सम्बन्ध- तुलना कीजिए, सैलोस (सन्धियों में आमवाती पीड़ा के साथ दुखन और अकड़न, आंखों के ऊपर सिर में दर्द, मूत्र में बनफशे जैसी गंध), कल्चिक, चायना, लैक्टिक-ए । स्पाइरीया और गौल्थीरिया में सैलीसिलिक एसिड पाया जाता है।

मात्रा- तीसरी दाशमिक शक्ति का विचूर्ण। सन्धियों के उग्र आमवात में, 5 ग्रेन की मात्रायें हर तीन घंटे के अन्तर से।

389 सैलिक्स नाइग्रा
(Salix Nigra)

Black Willow

स्त्री-पुरुष दोनों के ही जननांगों पर इस की प्रधान क्रिया होती है। यौन लालसाओं को स्वाभाविकता प्रदान करती है। सुजाक (gonorrhoea), हस्तमैथुन के बाद स्वप्रदोष इत्यादि।

सूजाक- पेशाब में जलन रहना, मूत्रनली से कभी-कभी खून निकलना, पेशाब कम मात्रा में आना, पेशाब नली में दर्द, पतला या गाढ़ा धातुस्राव, लिंग मुण्ड का फूल जाना, लिंग का कड़ापन। इनमें लिंग का कड़ापन कैनाबिस और कैन्थरिस दोनों में अधिक निर्दिष्ट है, यदि इन दोनों औषधियों से यह लक्षण न घटे, तो सेलिक्स नाइग्रा का प्रयोग करें। सोलिक्स नाइग्रा शुक्र-मेह की बढ़िया औषधि है। अगर इस बीमारी का लक्षण हस्तमैथुन हो, तो सेलिक्स से और भी जल्दी लाभ होगा। इसके अलावा अगर किसी की शक्ति घट जाए, परन्तु स्त्री संसर्ग की इच्छा प्रबल रहे- उस अवस्था में इसके प्रयोग से इच्छा का ह्रास होगा, कमर दर्द और अण्डकोष का दर्द भी इससे कम हो जाता है।

स्त्री- डिम्बकोष का दर्द, ऋतुस्राव के समय तकलीफ और ऋतुस्राव के पहले और ऋतुस्राव के समय स्नायविक दर्द।

चेहरा- आंखे लाल (blood shot) छुने और आंखों को हिलाने से दर्द। मुंह खांस कर नाक की नोक लाल होना।

सम्बन्ध- कैन्थ, योहिम्बी से तुलना कीजिए।

मात्रा- 2X शक्ति, 10 से 30 बूंद मूलार्क।

390 सैम्ब्यूकस नाइग्रा
(Sambucus Nigra)

Black Elder. *Caprifoliaceæ.*

बच्चों का सूखा जुकाम और नाक बन्द होना (Dry coryza of infants)— बच्चों के सूखा जुकाम में नाक के बन्द होने से मुँह से साँस लेने के लिए लाचार होना, इसलिए माता का स्तन न पी सकना और सोते में एकाएकी दम घुट कर जाग उठना, साँस लेने में अत्यन्त कष्ट का होना, चेहरा नीला पड़ जाना, बिछौने पर उठ बैठना यही सैम्ब्यूकस के सर्व प्रधान लक्षण हैं। बच्चा किस तरह से साँस अन्दर लेता है परन्तु छोड़ने में बड़ी तकलीफ़ होती है। रात के समय इस प्रकार नाक का बन्द हो जाना और मुँह से साँस लेने की आवश्यकता के लक्षण **ऐमोन-कार्ब** और **नक्स-वोमिका** में भी है।

बच्चों की कुकर खाँसी (Whooping cough) में भी यह औषधि विशेष उपयोगी है, जबकि उक्त लक्षण रहें यथा आधी रात के समय नाक का बन्द हो जाना, दम घुटना, मुँह से सांस लेने की आवश्यकता होना, सांस ले सकना, परन्तु सांस छोड़ने में तकलीफ़ का होना।

बुख़ार आने के पहिले खांसी का आना, इसका एक विशेष लक्षण है। बुख़ार आने पर कष्टदायक सूखी खाँसी का आना **रस-टाक्स** का लक्षण है।

शोथ (Oedema)— शरीर के भिन्न-भिन्न स्थानों में शोथ होना अर्थात् फूल जाना इसका और एक विशेष लक्षण है, विशेष करके टांग, टख़ना और पाँव पर।

जागते रहने की अवस्था में सारे शरीर में बहुत पसीने का आना (Profuse sweat while awake)— जागे रहने पर सारे शरीर पर पसीना आना और नींद आते ही पसीने का सूख जाना और शरीर का खुश्क हो जाना, इसका विशेष लक्षण है। पाठकों को इस बात की याद रखनी चाहिए, क्योंकि यह लक्षण और किसी औषधि में नहीं।

ज्वर (Fever)— बुख़ार आने के पहिले सूखी खाँसी आती है। बुखार के समय प्यास नहीं रहती। रज़ाई खोलने से जाड़ा मालूम होता है (बुख़ार की हर एक अवस्था में ओढ़ना चाहना, नक्स)। जागे रहने पर सारे शरीर में पसीना बहुत ज्यादा होता है, नींद आते ही शरीर खुश्क हो जाता है।

नींद में पसीने का आना और जागने पर बन्द हो जाना **थूजा** का लक्षण है।

सोने के लिए आँखें बन्द करते ही पसीने का आरम्भ होना **चायना** और **कोनायम** का लक्षण है।

गहरी नींद के बाद पसीने का आना **रूमेक्स** का लक्षण है।

सम्बन्ध (Relations)— चायना, इपिकैक और सल्फ के साथ तुलना करो।

आर्सेनिक द्वारा बुरे फल से उत्पन्न रोगों को सैम्ब्यूकस आराम करता है।

डर जाने के बुरे फल में ओपियम के बाद सैम्ब्यकस अच्छा काम देता है।

वृद्धि (Aggravation)— स्थिर रहने से; फल खाने के बाद।

ह्रास (Amelioration)— बिछौने पर उठकर बैठने से; हरकत से; अधिकतर स्थिर रहने से दर्द की वृद्धि होती है और हरकत करने से गायब हो जाता है (रस-टाक्स)।

मात्रा (Dose) — मूलार्क से छठी शकित तक।

(391) सैंगुनेरिया कनाडेंसिस
(Sanguinaria Canadensis)

Blood Root. *Papaveraceœ.*

सिर दर्द (Headache)— **दाहनी तरफ़ आधे सिर में दर्द के लिये सैंग्विनेरिया** एक अमोघ औषधि है। **इस दर्द का, सिर के पीछे गुद्दी से आरम्भ होकर ऊपर की ओर चढ़ता हुआ दाहिनी आँख पर जाकर जम जाना**, सर्व प्रधान लक्षण है (साइली-बाँई आँख के ऊपर जमने से, स्पाइजी)। इसका दर्द सुबह आरम्भ होता है, जितना दिन चढ़ता है उतना ही बढ़ता जाता है और शाम तक रहता है; ऐसा मालूम होता है कि मानो सर फटा जाता है, आँखें बाहर निकली पड़ती हैं। अँधेरे कमरे के अन्दर चुप चाप पड़े रहने से और सोने से आराम मिलता है। सिर दर्द के साथ अक्सर जी मिचलाता है। रजोनिवृत्ति के समय (During climacteric Period) स्त्रियों को अक्सर आधा शीशी का दर्द हुआ करता है। हर सातवें दिन दर्द का प्रकट होना इसका एक लक्षण है (सैबैड, साइली, सल्फ़, हर आठवें दिन दर्द का प्रकट होना, आइरिस)।

दाहिनी तरफ़ के सिर दर्द में **बेलाडोना** भी उत्तम औषधि है, फ़र्क़ यह है कि **बेलाडोना** रोगी के सिर में ख़ून की अधिकता होती है, सिर बहुत गर्म रहता है और उठकर बैठने से आराम मिलता है। सैंग्विनेरिया रोगी में जी की मिचलाहट, कै, लेटने से आराम और हाथ-पाँव में जलन रहती है। **आइरिस** में जी की मिचलाहट के साथ सिर दर्द ठीक नियत दिन पर उपस्थित होता है; आँख में दर्द और कुछ देर के लिए दृष्टिहीनता उत्पन्न होती है, खट्टा या कड़वा पित्त का वमन, हलक़ और छाती में जलन इत्यादि रहते हैं। **साइलीशिया** में भी सैंग्विनेरिया की तरह सिर दर्द होता है, परन्तु इसमें सिर को दाबने और गर्म कपड़े से लपेटने से आराम मिलता है।

स्नायुशूल (Neuralgia of face)— मुंह के स्नायुशूल अर्थात् नसों के दर्द का ऊपर के ज़बड़े से आरम्भ होकर चारों तरफ़ फैल जाना और घुटने के बल बैठ कर ज़मीन पर सिर को ज़ोर से दबा कर रखने से आराम मिलना, सैंग्विनेरिया का एक विशेष लक्षण है।

गालों पर सुर्ख गोल दाग़ (Circumscribed red cheeks)— दोपहर के बाद गालों पर सुर्ख़ गोल दाग़ों का पड़ जाना, इसका एक विशेष लक्षण है। ब्रङ्काइटिस, न्यूमोनिया और तपेदिक आदि रोगों में यह लक्षण सैंग्विनेरिया को निर्देश करता है।

दाहनी बाँह और कन्धे में वात का दर्द - बांह को ऊपर उठाया नहीं जाता, रात में उसकी वृद्धि होती है। बाँई बांह में होने पर फेरम उपयोगी है।

खाँसी (Cough)— रात के समय सूखी खाँसी आने के कारण आँखें खुल जाती हैं और जब तक उठकर बैठ नहीं जाता, खाँसी बन्द नहीं होती। खाँसी के साथ गालों पर सुर्ख़ गोल दाग़ पड़ जाते हैं, रात के समय पसीना आता है, पतले दस्त भी आते हैं। हवा ख़ारिज़ होने से खाँसी में शान्ति का होना, इसका एक प्रसिद्ध लक्षण है।

तर खाँसी, खाँसने पर बलग़म बहुत उठता है, खखार में इस क़दर दुर्गन्ध रहती है कि रोगी को भी उसकी बू बुरी मालूम होती है। इस लक्षण पर लोग ख़्याल करेंगे कि उसे क्षय

रोग हुआ है; ऐसे रोगी को 200 शक्ति सैंग्विनेरिया की एक ही खुराक देने से यह लक्षण दूर हो जायेगा।

रजोनिवृत्ति की बीमारियाँ (Climacteric ailments)— रजोनिवृत्ति के समय रोगिणी इस क़दर गर्मी मालूम करती है कि शरीर से मानो आग के शोले निकल रहे हैं, हथेली और पाँव के तलुवों पर जलन होती है, अत: उनको रज़ाई के बाहर रखने को मजबूर होती है। स्तन बढ़ जाते हैं और उनमें दर्द होता है। **लैकेसिस** और **सल्फर** से कोई लाभ न होने पर सैंग्विनेरिया से विशेष फल मिलेगा।

रजोधर्म साफ़ न होने के कारण युवती स्त्रियों के चेहरे पर फुन्सियाँ निकलने पर यह गुणकारी होता है (कैल्क, सेरि)।

सम्बन्ध (Relations)— जी की मिचलाहट के साथ सिर दर्द में बेल, आइरिस, मेलिलोटस के साथ तुलना करो।

रजोनिवृत्ति के रोगों में लैक और सल्फ के साथ तुलना करो।

पुराना ब्रङ्काइटिस या प्रच्छन्न न्यूमोनिया (Latent pneumonia) में चेलि, फास, सल्फ, और वेरेट्र-वेर के साथ तुलना करो।

मात्रा (Dose) — सिर दर्द में मूलार्क, छठी शक्ति।

(392) सैंगुनेरिया नाइट्रिका
(Sanguinaria Nitrica)

यह औषधि विशेषकर श्वास पथ की श्लैष्मिक झिल्लियों को ही प्रमुख रूप से आक्रान्त करती है। माथे और आंख में दर्द, आंखों से पानी गिरना, गलनली और स्टर्नम के पीछे दर्द, नयी और पुरानी सर्दी, नाक का चिपक जाना इत्यादि लक्षणों में इससे लाभ होता है।

नाक- नाक का पॉलिपस और टाबिनेटस का बढ़ना यह औषधि इस बीमारी की उत्तम औषधि है। अत्यधिक मात्रा में पानी की तरह बलगम निकलना, नाक के अन्दर जलन या नाक सूखी बलगम थोड़ी मात्रा में निकलता है, पानी के रूप में सर्दी निकलने के साथ नाक की जड़ में दबाव मालूम होना, नाक के भीतर पपड़ी जमना, उसको निकालने पर खून निकलता है, नाक के अन्दर जख्म की तरह दर्द होता है, छीकें पांच-सात मिनट के अन्तर से, दाहिनी नाक से निरन्त पानी बहना आदि।

श्वास- गला फंसना, श्वासयन्त्र में जलन और दर्द, छाती की हड्डी के पीछे भयानक दर्द के साथ आक्षेपिक खांसी, दाहिनी ओर के तालुमूल में दर्द, प्रात:काल बिस्तर से उठकर थोड़ा घूमने पर ही खांसी आने लगती है, खांसने पर दर्द का बहुत बढ़ जाना, खून मिला गाढ़ा पीला बलगम निकलना, निगलने से कष्ट होना।

सम्बन्ध- सोरिनम, कैलि बाइक्रोम, एरम ट्राइपाइलम।

मात्रा- 3 से 6 शक्ति। उच्च शकित का भी प्रयोग किया जाता है।

393 सैनिक्यूला
(Sanicula)

Mineral Spring Water. *Ottawa, ill,*

कैल्केरिया, साइलीशिया आदि की तरह सैनिक्यूला भी एक गम्भीर क्रिया करने वाली ऐन्टि-सोरिक (Anti-psoric) औषधि है। कैल्कोरिया, साइलीशिया और सल्फर के साथ यह औषधि बहुत कुछ मिलती जुलती है। यथा सोने की अवस्था में बच्चों के सिर में पसीना बहुत निकलता है और दूर तक तकिया भीग जाता है। बच्चा जिद्दी और चिड़चिड़ा होता है, वह छूने से नाराज़ हो जाता है (ऐन्टि-क्रूड, ऐन्टि-टार्ट, सिना)। बच्चों को सूखे की बीमारी (Marasmus) हो जाने पर यह औषधि विशेष उपयोगी है; बच्चा दिन प्रति दिन दुबला और सूखता जाता है, गर्दन में झुर्रियाँ पड़ती जाती हैं (ऐब्रो, आयोड, नेट्रम-म्यूर, सार्सा)। अत्यन्त जाड़े के मौसिम में भी बच्चा रजाई को पैर से फेंक देता है (सल्फ)।

रोगी के पैरों में जलन होती है, रज़ाई के बाहर या ठण्डी जगह पर रखने को मजबूर होता है (लैक, मेडो, सैंग्वि, सल्फ)। पाँव से बद्‌बूदार पसीने का आना, इसका एक विशेष लक्षण है (ग्रैफ, सोरि, साइली)। खोपड़ी की खाल, भौं और दाढ़ी पर छिलकेदार रूसी बहुत पैदा होती है।

लैक-कैन और पल्स की तरह इसके लक्षण हमेशा तबदील होते रहते हैं। कक्यूलस की तरह इसमें भी गाड़ी की सवारी से जी की मिचलाहट और क़ै होती हैं। बार-बार थोड़ा-थोड़ा पानी का पीना और पेट में पहुँचते ही उसका क़ै हो जाना, इसका एक विशेष लक्षण है (आर्स, फास)।

कैल्केरिया कार्ब की तरह सैनिक्यूला रोगी का लगातार एक रोज़गार को छोड़ कर दूसरा रोज़गार शुरू करने का स्वभाव होता है।

क़ब्ज़ (Constipation)— नीचे अँतड़ियों में जब तक बहुत-सा मल इकट्ठा नहीं होता, पाख़ाने की हाजत नहीं होती; बहुत काँखने से थोड़ा सा मल निकल कर फिर मलद्वार के अन्दर घुस जाता है (साइली, थूजा)। भेड़ की मेंगनी की तरह सुद्दे जम जाते हैं, उनको अङ्गुली से कुरेद कर निकालना पड़ता है (सेल)।

दस्त (Diarrhoea)— दस्त का रङ्ग बदलता रहता है, झाग-सा, घास की तरह सब्ज़ रङ्ग का, मल को थोड़ी देर तक रक्खे रहने पर उसका रङ्ग सब्ज़ हो जाता है। खाने के बाद ही या खाते खाते पाख़ाने को दौड़ने की आवश्यकता का होना, इसका एक विशेष लक्षण है। बच्चे को कितना ही धुलाया जाय, मल की बू नहीं जाती।

मलद्वार से पोते के नीचे तक सीवन में घाव (सल्फ)।

खारी पानी की मछली के तरह अत्यन्त बद्‌बूदार प्रदर (Leucorrhoea)। पाख़ाने के रास्ते से खारी मछली की सी बू वाले पानी का निकलना **कैल्केरिया कार्ब** का लक्षण है। कान से खारी मछली की बू की तरह बूदार मवाद का निकलना **टेल्यूरियम** का लक्षण है।

गर्भाशय का यन्त्र निकल पड़ना (Bearing down sensation)— रोगिणी ख्याल करती है कि गर्भाशय के सब यन्त्र योनिद्वार से बाहर निकल पड़ेंगे, अतः वह हाथ से भग (Vulva) को दबाए रहती है (लिलि, म्यूरेक्स); < चलने से, पैर चूक जाने से या धक्के से वृद्धि होती है, > स्थिर रहने से आराम मिलता है।

पेशाब और पाख़ाना रुकता नहीं, अपने आप निकल पड़ता है; वायु खारिज होने के साथ भी निकल पड़ता है (ऐलोज़)। मल को रोकने के लिए एक टाँग को दूसरी टाँग के ऊपर रखना पड़ता है।

सम्बन्ध (Relations)— ऐब्रोटे, ऐलो, ऐलूम, आर्स, बोर, कैल्क, ग्रैफ, हिपर, लैक, लिलि, मेडो, म्यूरेक्स, मैग्नि-म्यूर, नेट्रम-म्यूर, फास, सोरि, सैंग्वि, सेले, साइली, सल्फ, टेल्यूरि, थूजा आदि बड़ी ऐन्टि सोरिक औषधियों के साथ सम्बन्ध है। इस औषधि की क्रिया अत्यन्त गूढ़ है, इसे ख़ूब समझ कर पढ़ना चाहिए।

मात्रा (Dose) — तीसवीं शक्ति।

394 सैण्टोनीनयम (Santoninum)

इस औषधि में मूत्रपथ और आंख के लक्षणों की प्रमुखता पायी जाती है। कृमि रोगी की भी उत्तम दवा है। जैसे नाक की खुजली, जठरांत्र मांस पेशियों का स्फुरण, बेचैन नींद। लम्बे गोल कृमि में और सूत्रदार कृमि में ही इस औषधि की क्रिया होती है, फीता कृमि में कोई क्रिया नहीं होती। बच्चों को रात के समय खांसी आना, स्वरनली के रोग तथा पुराना मलाशय शोथ में भी इससे लाभ होता देखा गया है।

कृमि के कारण तिर्यक दृष्टि, आंखों के चारों ओर काली धारियां। आकस्मिक क्षीण दृष्टि। गंगान्धता, पीत दृष्टि। श्वास में दुर्गन्ध, पाचन क्रिया का बिगड़ जाना, रोगी रात को सोते समय दांत पीसता है, जीभ का अत्यधिक लाल होना। दम घुटने की अनुभूति, मिचली, भोजन के बाद आराम हो जाता है। नाक में खुजली, उंगली से नाक को कुरेदते रहना। पश्चकपालीय सिर दर्द के साथ रंग सम्बन्धी भ्रान्ति की अनुभूति। वृक्कशोथ, शय्यामूत्रण, मूत्रधारण अक्षमता और मूत्रकृच्छ। अम्ल प्रतिक्रियायुक्त होने पर मूत्र हरा तथा क्षार प्रतिक्रिया युक्त होने पर लाल-बैंगनी रंग का।

सम्बन्ध- नेट्रम फा, स्याइजी, नैफ्था, सीना, टियूक्रियम।

मात्रा- 2X से 3X का विचूर्ण।

395 सैपोनैरिया
(Saponaria)

Soap Root

यह कण्ठ दाह, उग्र सर्दी, सर्दी-जुकाम आदि रोगों की एक प्रमुख औषधि है।

सिर- सिर में रक्तसंचय, ग्रीवासन्धि पर थकावट की अनुभूति। नशे की अनुभूति, साथ ही बांई ओर जाने की प्रवणता, सुई चुभने जैसा दर्द होना। अक्षिगह्वरो के ऊपर, बांई ओर शाम को गति करने से वृद्धि। बाई ओर का स्नायुशूल, विशेषकर ऊपरी चक्षुगह्वरों में नाक बन्द होना, स्राव की छींके और खुजली होना।

आंख- पलकों का स्नायुशूल बाई ओर अधिक। अधिमंथ (glaucoma) आलोकातंक (photophobia) अक्षिगोलकों का बाहर की ओर फैलना, पढ़ने से वृद्धि। अक्षिगोलकों की गहराई में गरम सुई चुभने जैसा दर्द।

आमाशय- मिचली, हृददाह, पूर्णता की अनुभूति, जो डकार आने से भी कम नहीं होती, कोई चीज निगलने में कठिनाई। दिल में धड़कन साथ अधीरता का भाव, नाड़ी मंद।

सम्बन्ध- सेपोनिन, क्विलाया, पैरिस, साइक्लामेन, हैलोनियम से तुलना कीजिए।

वृद्धि — रात को, मानसिक श्रम से, बाई ओर वृद्धि।

396 सार्सपैरिला
(Sarasparilla)

Wild Liquorice. *Smilaceœ.*

मूत्राशय की सूजन (Cystitis)— के कारण पेशाब में नाना प्रकार की तकलीफ़ों में सार्सपैरिला उपयोगी पाया गया है, यथा पथरी (Gravel), गुर्दे का शूल (Renal colic) आदि बीमारियाँ। सार्सपैरिला रोगी की तकलीफें गर्म खाना या पीने की गर्म वस्तु से बढ़ती है, परन्तु ऊपर की गर्मी से आराम मिलता है।

पेशाब करने के अन्त में असहनीय कष्ट (Severe pain at the conclusion of urination) और पेशाब के आख़री हिस्से में ख़ून का रहना इसका सर्व प्रधान लक्षण है। मूत्राशय में पथरी रहती है, पेशाब के साथ खून और छोटी-छोटी पथरी जाती है, बार-बार पेशाब की हाजत होती है, मगर बहुत थोड़ा होता है और उसके साथ जलन होती है। पेशाब गदला होता है और सफ़ेद बालू की तरह जम जाता है। मूत्राशय फूल जाता है और छूने से दर्द होता है। बैठ कर पेशाब करने से बूँद-बूँद पेशाब होता है, खड़े होकर पेशाब करने से आसानी से पेशाब हो जाता है। पेशाब के रास्ते से हवा ख़ारीज होती है। गुर्दे में दर्द (Renal colic) रहता है। पेशाब में या बच्चे के बिछौने की चादर पर बालू जम जाती है, पेशाब करने के पहिले या करते समय बच्चा तकलीफ़ से कूदता और चिल्लाता है (बोर, लाइको)। दर्द दाहिने गुर्दे में से आरम्भ होकर नीचे की तरफ़ फैलता है (लाइको)।

पारे या सुज़ाक के दोष से वात रोग होने पर हड्डियों में दर्द होता है, ठण्डे और नम मौसिम में उसकी वृद्धि होती है, ज़रा भी परिश्रम से हौलदिल और धड़कन होने लगती है। ऐसे पुराने आतशक के रोगी के पारे के दोष को सार्सापैरिला दूर करता है विशेष करके यदि सार्सा के पेशाब की तकलीफ़ के लक्षण रहें।

बच्चों का सूखा रोग (Marasmus)— वंश गत आतशक के दोष से बच्चे का दिन प्रति दिन सूखता जाना, गर्दन का दुबलापन, खाल का ढीलापन, किसी चीज़ का न पचना, पेट का बढ़ जाना और चेहरे का बुड्ढे आदमी के चेहरे की तरह हो जाना इत्यादि लक्षणों के साथ यदि बच्चे के बिछौने की चादर पर रेत दिखाई दे और पेशाब करते समय बच्चा रोवे तो यह औषधि उपयोगी है।

चमड़े के ऊपर इसका असर काफ़ी है। हाथ और पाँव की अङ्गुलियों के चिटकने से उनमें दरार पड़ जाती हैं और उनमें दर्द और जलन होती है।

सम्बन्ध (Relations)— मर्क और सिपिया के साथ पूरक (Complementary) सम्बन्ध। इनमें से कोई भी सार्सा के बाद अच्छा काम देता है।

बर्ब, लाइको, नेट्रम-म्यूर और फास के साथ तुलना करो।

पारे के दुरुपयोग के बाद अक्सर इसका प्रयोग होता है।

मात्रा (Dose) — 1 से 6 शक्ति।

(397) स्क्रौफ्युलैरिया नोडोसा
(Scrophularia Nodosa)

Knotted Fig Wort.

छाती के ट्यूमर की यह उत्कृष्ट औषधि है, जब सभी ग्रन्थियां बढ़ी हुई रहती हैं तब इस औषधि से बहुत फायदा होता है। कान में एक्जिमा, योनि में खुजली, नाक, आंख, गाल, पलकों व हाठों में एक प्रकार का ट्यूबर्कुलर (lupoid) घाव होना। कंठमालाजनित सूजन, नाभि के नीचे शूल का दर्द, सुबह आहार के पहले अदम्य औकाई का भाव आदि रोगों में फायदा करती है।

सिर में घुमरी खड़े होने पर अधिक, माथे से लेकर सिर के पिछले भाग तक दर्द, तन्द्रालुता। कानों के पीछे व चारों ओर एक्जिमा, कान के बाहरी पर्दे के आसपास प्रदाह। आंखों के सामने धब्बे, भौहों में चुभन, यंत्रणादायक आलोकांतक। छाती में दबाव के साथ कम्पन।

श्वास लेने में अत्यधिक कष्ट। कंठमालाग्रस्त रोगियों को आक्रान्त करने वाला दमा। उदर को दबाने पर यकृत में दर्द और मलान्त्र में दर्द। हाथ के पीछे की ओर अधिक चुभन व खुजली। अत्यधिक निंद्रा के साथ थकान, सुबह भोजन करने से पहले जम्हाई आना।

सम्बन्ध- रूटा, कार्सिनोसिन, कोनियम, लोबेलिया एरिनस से तुलना करो।

मात्रा- मूलार्क, 1 शक्ति।

(398) सिकेल कारन्यूटम
(Secale Cornutum)

Spurred Rye. Ergot. *Fungi.*

सिकेल कारन्यूटम को ऐलोपैथी में अर्गट कहते हैं। इस औषधि में गर्भाशय (Uterus) में सङ्कोच पैदा करने की विशेष शक्ति है, यही कारण है कि बहुतेरे नातजुर्बेकार चिकित्सिक औरतों के गर्भ गिराने में इसे स्थूल मात्रा में अक्सर प्रयोग करते हैं। होमियोपैथिक शक्तिकृत औषधि (Potentized medicines) इस प्रकार के कुकर्म के साधन में सहायता नहीं करती, वरन गर्भपात होने की आशङ्का को यह औषधि रोकती है। यह याद रहे, जो औरतें अर्गट द्वारा गर्भ गिरा लेती हैं, उनका स्वास्थ्य कभी भी अच्छा नहीं रह सकता, वह कहा करती हैं कि जब से मेरा गर्भपात हुआ है तभी से मेरा शरीर सुधरता नहीं।

दुबले, पतले, रोगी, फीके चेहरे के, खाल पर झुर्रियाँ पड़ी हुईं, देखने में उम्र की अपेक्षा बहुत बुड्ढे ऐसे मनुष्यों के लिए सिकेल विशेष उपयोगी है। सिकेल रोगी की सारी शिकायतों की गर्मी से वृद्धि होती है और ठण्डक से रोगी को आराम मिलता है।

शरीर बर्फ की तरह ठण्डा परन्तु रोगी शरीर पर कपड़ा नहीं रख सकना (Cold surface of the body, yet patient does not want to be covered) सिकेल का सर्व प्रधान लक्षण है। हैज़े या और किसी भी रोग की नाजुक अवस्था में इस प्रकार का लक्षण रहने पर सिकेल का फ़ौरन स्मरण करना चाहिए। सारे शरीर में इस क़दर जलन होती है कि मानो आग के शोले निकल रहे हैं। हाथ-पाँव बर्फ की तरह ठण्डे हो जाते हैं, परन्तु रोगी कुछ ओढ़ नहीं सकता। इस लक्षण पर हैज़े की बीमारी में इस औषधि का प्रयोग होना चाहिए।

कार्बो-वेज रोगी के भी हाथ-पाँव बर्फ़ की तरह ठण्डे हो जाते हैं, परन्तु **कार्बो-वेज** रोगी पंखे की हवा बहुत पसन्द करता है और सिकेल का नहीं। सिकेल रोगी में दूसरी बात यह है कि हाथ-पाँव की ऐंठन में अङ्गुलियाँ अन्दर की ओर नहीं मुड़तीं, बल्कि अङ्गुलियाँ फैल कर उलटी तरफ टेढ़ी हो जाती हैं।

कैम्फर में भी कौलैप्स (Collapse — रोग की नाजुक अवस्था जब कि हाथ-पाँव ठण्डे पड़ जाते हैं) अवस्था में रोगी का सारा शरीर ठण्डा हो जाता है और वह शरीर पर कपड़ा नहीं सह सकता। फ़र्क़ यह है कि रोग एकाएकी आरम्भ होने और अति अल्प समय के अन्दर हाथ-पाँव ठण्डे हो जाने पर **कैम्फर** उपयोगी है; और कुछ दिन तक रोग भोग करने के बाद कै, दस्त, खून आदि में दुर्गन्ध होने और शरीर का सब माँस शिथिल, क्रियाशून्य और ढीला मालूम देने पर सिकेल अधिकतर उपयोगी है।

वेरेट्रम ऐल्बम में भी हैंज़े की चरम अवस्था में शरीर का ठण्डा पड़ जाना, पीलापन और माँस पेशी का ढीला पड़ जाना इत्यादि लक्षण हैं, परन्तु **वेरेट्रम** का सूचक प्रधान लक्षण ''माथे पर ठण्डा पसीना'' सिकेल में नहीं है।

दस्त (Diarrhoea)-हैज़े में अपने आप बहुत ज्यादा, पतले, सड़े हुए और पिचकारी की तरह बड़े जोर से दस्त होते हैं। मलद्वार ढीला और खुला रहता है (एपिस, फास)। पेशाब बन्द हो जाता है। कमजोरी बहुत ज्यादा हो जाती है, नब्ज़ बहुत धीमी, सारे शरीर में ऐंठन, चेहरा फीका पड़ जाता है, गाल और आँखें बैठ जाती हैं, आँखों के चारों ओर नीलापन छा जाता है। बेहद प्यास रहती है, ताज़ा, ठण्डा फल, खट्टी चीजें लेमनेड अर्थात् विलायती मीठा पानी मांगता है। कै़ होती है, हिचकी आती है, हाथ-पाँव में ऐंठन होती है। इसकी ऐंठन में विशेषता यह है कि अङ्गुलियाँ ऊपर की तरफ़ उल्टी और टेढी पड़ जाती हैं और फैल जाती हैं। सारा शरीर बर्फ की तरह ठण्डा हो जाता है, परन्तु कुछ ओढ़ना नहीं चाहता। बेचैनी रहती है। **सारे शरीर में ऐसा मालूम होता है कि मानो कीड़े रेंग रहे हैं** (Sensation of something creeping under the skin) ।

आर्सेनिक में जलन, प्यास और बेचैनी सिकेल से कहीं अधिक रहती हैं और **आर्सेनिक** रोगी शरीर में जलन रहने पर भी शरीर पर कपड़ा सह सकता है, परन्तु सिकेल रोगी कपड़ा फेंक देता है और नङ्ग धड़ङ्ग पड़ा रहता है। **आर्सेनिक** में कीड़ों का सा रेंगना नहीं रहता।

रक्तस्त्राव (Haemorrhage)— रुग्र चेहरे की, दुबली पतली, शिथिल पेशी की रोगिणी के हलके रक्तस्त्राव (Passive hœmorrhage) में यह एक उत्तम औषधि है। ज़रा सी चोट लगने से हफ्तों तक रक्तस्त्राव का जारी रहना सिकेल का स्वभाव है (लैक, फास), यह ख़ून दूषित होता है और बहुत जल्द सड़ने लगता है। बहुत ज्यादा खून जाया होने के कारण हाथों-पैरों में झनझनाहट मालूम होती है।

ऐसे क्षीण और दुबले पतले आदमी के नाक से खून निकलने पर सिकेल उपयोगी है, विशेष करके उनके लिये अधिक उपयोगी है जिनका वर्षों से खून जाया होता हो और जो अपनी उम्र की अपेक्षा बहुत ज्यादा बुड्ढे मालूम होते हों।

रजोधर्म (Menses)— अनियमित अर्थात् घटी बढ़ी, कभी ठीक समय पर नही होता; पेट में प्रसव वेदना की तरह दर्द होता है; मैला पतला ख़ून एक ऋतुस्त्राव से दूसरे ऋतुस्त्राव तक जारी रहता है।

गर्भपात (Abortion)— तीसरे महीने में गर्भपात हो जाने की आशङ्का इसका एक विशेष लक्षण है।

प्रसव वेदना (Labour pains)— दुबली, पतली, क्षीण देह की स्त्री के प्रसव काल में यदि प्रसव वेदना अच्छी तरह से प्रकाश न हो, या धीरे-धीरे होती हो और गर्भाशय के समस्त यन्त्र ढीले और खुले हुए मालूम दें, परन्तु बाहर ढ़केल कर निकाल देने की शक्ति न रहें, तो 200 शक्ति सिकेल की एक खुराक के प्रयोग करते ही आश्चर्यजनक फल मिलेगा। प्रसव के बाद दर्द बहुत देर तक रहने पर भी इससे उपकार होगा। ऐसी क्षीण देह की प्रसूती के स्तन में यदि दूध न निकले, तो भी इससे लाभ होगा।

गैंग्रिन (Gangrene- माँस का सड़ाव)–बुड्ढों के सूखे गैंग्रिन (Dry gangrene) में यह विशेष लाभदायक है, इसमें विशेष लक्षण यह है कि सेंक या गर्मी से वृद्धि होती है। गैंग्रिन में इसका प्रभाव प्रबल है, सहस्र शक्ति की एक खुराक प्रयोग करने के कुछ दिन बाद ही देखोगे कि सड़ना और बढ़ना रुक गया है और आराम होना शुरू हो गया है।

ज्वर (Fever)— शीत (Chill)— चेहरा और हाथ-पाँव बर्फ़ की तरह ठण्डे, होंठ और अङ्गुलियाँ नीली; बहुत ज्यादा प्यास।

गर्मी (Heat) तेज़ बुख़ार बहुत देर तक रहता है, बेचैनी और प्यास बहुत ज्यादा रहती है।

पसीना (Sweat)— सिवाय चेहरे के सारे शरीर पर बहुत ज्यादा चिपचिपा पसीना होता है।

खतरनाक और कमज़ोर करने वाला बुखार। गर्मी बरदाश्त नहीं कर सकता और कुछ ओढ़ नहीं सकता।

सम्बन्ध (Relations)— आर्सेनिक से मिलता जुलता है, परन्तु इसकी ठण्डक और गर्मी से वृद्धि और ह्रास उसके विपरीत हैं।

हैजे में **कालचिकम** के साथ मिलता-जुलता है।

वृद्धि (Aggravation)— गर्मी से; रज़ाई की गर्मी से; सब तकलीफें गर्मी से बढ़ जाती हैं।

ह्रास (Amelioration)— ठण्डी हवा में; ठण्ड होने से; रोग का स्थान खुला रहने से; रगड़ने से।

मात्रा (Dose) — 1 से 30 शक्ति।

(399) सेलेनियम (Selenium)

Selenium *An Element.*

जवानी का दोष, अधिक बिहार आदि कुक्रियाओं से धातु क्षीण होने के कारण मग़ज़ खाली और रग निस्तेज हो गई हों, साधारण कमज़ोरी, नामर्दी, हाथों और पैरों के काँपने, हौलदिल, याद भूलने, थोड़ी मेहनत से थक जाने, चित्त के उदास रहने, और जवानी में बूढ़ों की सी हालत हो जाने पर सेलेनियम एक उत्तम औषधि है। जागे रहने की अवस्था में उसे अपने रोज़गार की बातें याद नहीं आतीं, परन्तु लेटने पर जब कि वह ऊँघासा होता है, भूली हुई बातें उसे याद आ जाती हैं, यह इसका एक विशेष लक्षण है।

सिर (Head)— पुराने शराबियों के सिर दर्द में यह विशेष लाभदायक औषधि है। ऐसा चक्कर (Vertigo) आता है कि मानो रोगी नशे में है। कंघी करते समय सिर के बाल झड़ने लगते हैं; भौं, गलमुच्छे और इन्द्री के ऊपर के बाल भी झड़ते हैं।

कान (Ears)— कान के अन्दर मैल जम कर सख़्त हो जाता है, जिसकी वजह से सुनाई नहीं देता।

नाक (Nose)— नाक के अन्दर इस कदर खुजली होती है कि अङ्गुली नाक के अन्दर घुसेड़ कर बार-बार छेड़ना पड़ता है। जुकाम के बाद ही पतले दस्त आते हैं।

चाय पीने से दाँत में दर्द होता है।

पेट (Stomach)—तेज़ शराब पीने की बेहद इच्छा होती है। शक्कर, नमकीन खाना, चाय और लेमनेड अर्थात् विलायती मीठा पानी पीने से सब तकलीफ़ों में वृद्धि होती है। रात के समय भूख मालूम होना, इसका विशेष लक्षण है (सिना, सोर)।

कब्ज़ (Constipation)— मल इस क़दर बड़ा और सख़्त होता है कि आसानी से निकलता नहीं, अङ्गुली से कुरेद-कुरेद कर निकालने की आवश्यकता होती है (ऐलो, कैल्क-कार्ब, सैनिक, सिपि, साइली)। **टाइफायेड ज्वर के बाद अक्सर इस प्रकार की लेंड़ी पड़ जाती हैं और वे बड़ी मुश्किल से निकलती हैं।**

पेशाब (Urine)-पेशाब या पाख़ाने के बाद और चलते चलते पेशाब अपने आप टपकता रहता है। शाम के वक्त पेशाब स्याह, थोड़ा या सुर्ख़ होता है; पेशाब में लाल रेत जम जाता है। पुराने सुज़ाक में भी यह विशेष लाभदायक है।

नामर्दी (Impotence)— जवानी में अधिक विषयानन्द करने के कारण नामर्दी हो जाने पर सेलेनियम विशेष गुणकारी है। यद्यपि स्त्री संगम करने की इच्छा तो काफ़ी रहती है तथापि कामेन्द्री खड़ी नहीं होती या विषय भोग करना आरम्भ करते ही वह ढीली पड़ जाती है। शुक्र बहुत जल्द निकल जाता है और अन्य समय में भी थोड़ा-थोड़ा चूता रहता है। पाखाना फिरते समय या निद्रा में अपने आप शुक्र निकल पड़ता है। यही कारण है कि ग्लीट (Gleet) के लिए यह विशेष उपकारी औषधि है।

स्वर भंग (Aphonia)— बहुत देर तक गाने या व्याख्यान देने से बैठी हुई आवाज़ (Hoarsness)। खखार कर हलक को बार-बार साफ़ करना पड़ता है। हलक़ के तपेदिक (Tubercular laryngitis) में यह लाभदायक है।

नाताक़ती के कारण लेटने और सोने की अत्यन्त इच्छा होती है। सारे शरीर की रगों में होती है, विशेष करके पेट में ज्यादा मालूम होती है (ग्लोन, सिपि)। हवा के झोके से, गर्म हवा से भी हाथ-पाँव और सिर में दर्द होता है। शरीर बहुत दुबला होता है, विशेष करके चेहरा, जाँघ और हाथ।

यह याद रहे कि वायु प्रकृति प्रधान रोगी और पुरुष जननेन्द्रिय पर इस औषधि का असर अधिक पड़ता है।

सम्बन्ध (Relations)—जननेन्द्रिय, मूत्र-यन्त्र और फेफड़े के लक्षण पर फासफोरस के साथ तुलना करो।

गाने और व्याख्यान देने वालों की आवाज़ बैठ जाने पर **आर्ज-मेट** और **स्टैनम** के साथ तुलना करो।

क़ब्ज़ में ऐलूमेन और ऐलुमिना के साथ तुलना करो।

धातु दुर्बलता में कैलेड, नेट्रम, स्टैफ; फास-ऐसिड के बाद सेलेनियम अच्छा काम देता है।

पारे या गंधक के मलहम से खाज या खुजली दब जाने पर अक्सर सेलेनियम से आरोग्य प्राप्त होता है।

विरोधी औषधि (Inimical)— चायना।

वृद्धि (Aggravation)— हवा के झोके से; धूप में; गर्म दिनों में; लेमनेड; चाय या शराब से, निद्रा के बाद।

ह्रास (Amelioration)— ठण्डी हवा या ठण्डा पानी मुँह में लेने से।

मात्रा (Dose) — 6 से 30 शक्ति।

400 सेम्परवाइवम टेक्टोरम
(Sempervivum Tectorum)

हर्पिस जोस्टर, और कर्कटाबुंदो के लिए उपयोगी, जीभ से रक्त निकलने तथा जीभ में घाव बन जाते हैं, मुंह के अन्दर भयानक घाव, रात को जीभ की अत्यधिक क्षतवत अवस्था के साथ छुरी घोंप देने वाला दर्द, जीभ का कैंसर। स्तन कैंसर, बवासीर, इरिसिपेलस की तरह उदभेद, मस्से, त्वचा तमतमाई हुई तथा छाले होने पर इसे प्रयोग करके देखना चाहिए।

सम्बन्ध- तुलना कीजिए- फाइकस कैरिका- अंजीर-ताजी डंठल से निकलने वाला रस, मस्सों पर लगाने से मस्से गायब हो जाते हैं। सेडम ऐक्रे, मुंह, मसूड़ों की रक्तस्त्रावी दशा, सविराम ज्वर।

मात्रा- मूलार्क से 2 शक्ति तक।

401 सेनेशियो औरियस
(Senecio Aureus)

Golden Ragwot. *Compositæ*

रजोधर्म (Menses) की ख़राबी से नाना प्रकार के रोगों में सेनेशियो उपयोगी है। भीगने या पाँव ओढ़े रहने के कारण मासिक धर्म का लुप्त हो जाना (Suppression of menses, पल्स), नियत समय से पहिले मासिक रुधिर का अधिक परिमाण में जाना (Menorrhagia) और कमर में दर्द रहना, पेशाब की तकलीफ़ के साथ कष्टदायक ऋतुस्राव का होना (Dysmenorrhoea), अनियमित रजोधर्म, पेशाब की तकलीफ़ के साथ ऋतु के बजाय प्रदर (Leucorrhoea) का होना, यह सब सेनेशियो के लक्षण हैं।

अक्सर देखोगे कि युवती लड़की का रजोधर्म महीनों लुप्त रहने के कारण चेहरा फींका पड़ता जाता है, रक्तशून्यता आती जाती है, दुबली होती जाती है, सूखी खाँसी के ठसके आते हैं, खखार के साथ ख़ून मिला रहता है और धीरे-धीरे तपेदिक के लक्षण दिखाई देते हैं, ऐसी अवस्था में सेनेशियो के प्रयोग से ऋतुस्राव जारी हो जायेगा, खाँसी घटने लगेगी जिस से मालूम हो जायेगा कि दवा फ़ायदा कर रही है। रजोधर्म लुप्त होने से तपेदिक की बीमारी का होना और भी अनेक औषधियों में है, परन्तु सेनेशियों उन में से सर्व प्रधान है।

रक्तस्राव (Haemorrhage)— शरीर के समस्त म्यूकस मेम्ब्रेन (Mucous membrane— श्लैष्मिक झिल्ली) से रक्तस्राव का होना इसका एक विशेष लक्षण है। नाक, मुँह, फेफड़ा, मूत्र-द्वार कहीं से भी रक्तस्राव हो सकता है। जिनका रजोधर्म लुप्त हो गया हो, ऐसी लड़कियों के शरीर के किसी भी स्थान से बहुत थोड़ा भी रक्तस्राव होने से शोथ (Dropsy) अर्थात् शरीर फूल जाता है। रजोधर्म बन्द होकर उसके बजाय शरीर के दूसरे स्थान से रक्तस्राव का होना इसका विशेष लक्षण है (Vicarious haemorrhage— हेमै, फास, ब्रायो)।

मूत्र-यन्त्र (Urinary Organs)— रजोधर्म रुक कर पेशाब थोड़ा होता है, पेशाब में खून मिला रहता है और गुर्दे में दर्द रहता है।

सम्बन्ध (Relations)— कैल्क-कार्ब, हेलोन, फास, पल्स, सैंग्वि और सिपि के साथ तुलना करो।

वृद्धि (Aggravation)— साधारणतः दोपहर के बाद सब तकलीफों में वृद्धि होती है।

मात्रा (Dose) — मूलार्क से 3 शक्ति।

(402) सेनेगा
(Senega)

Seneca Snake Root. *Polygalaceæ.*

सेनेगा की विशेष क्रिया फेफड़े के ऊपर होती है; उस पर श्लैष्मिक प्रदाह (Catarrhal inflammation) उत्पन्न करती है। **कैलि-बाइ क्रोमिकम** की तरह इसका बलग़म बड़ा लेसदार होता है, जिसे खखार कर आसानी से बाहर निकाला नहीं जा सकता। वायुनली (Bronchial tubes) में यह कफ़ जम कर इस क़दर कड़ा पड़ जाता है कि रोगी खाँसते खाँसते परेशान हो जाता है और उसे निकालने में बड़ी ही तकलीफ़ होती है। दमा (Asthma) की बीमारी में जब कि रोगी इस प्रकार के लेसदार कफ़ को खाँस कर निकाल नहीं सकता और साँस में बड़ी ही तकलीफ़ होती है, तब सेनेगा के प्रयोग से रोगी को बहुत शान्ति मिलेगी। ऐसी अवस्था में अधिक उच्च शक्ति का प्रयोग करना नहीं चाहिए, 30 शक्ति काफी होगी। **ऐन्टिम-टार्ट** की तरह सीने में घड़घड़ाहट होती है, लेकिन कफ़ आसानी से नहीं निकलता। बुड्ढे आदमियों के पुराने ब्रङ्काइटिस (Chronic bronchitis) में जब कि फेफड़ा कफ़ से सदा भरा रहता है और छाती घड़घड़ किया करती है, खाँसने से मालूम होता है कि कफ़ बहुत-सा निकलेगा, परन्तु आसानी से कुछ निकलता नहीं, उनके लिए यह बड़ी लाभदायक औषधि है। उनको इस औषधि से स्थायी लाभ तो नहीं होगा, परन्तु तकलीफ़ में बहुत कमी हो जायेगी, इससे बलगम आसानी से निकलने लगेगा और रोगी को शान्ति मिलेगी।

सूखी खाँसी आती है और आवाज़ बैठी हुई होती है। हवा में निकलते ही खाँसी का आरम्भ होना, इसका एक विशेष लक्षण है। खाँसी इस क़दर ज़ोर की होती है कि सारे शरीर को हिला देती है, परन्तु कुछ निकलता नहीं। ठण्डी हवा में साँस लेते ही खाँसी आरम्भ हो जाती है। सोते में कण्ठ सूख जाता है।

ब्रायोनिया और **आर्निका** की तरह इसमें भी सीने में दर्द होता है। कास्टिकम की तरह खाँसते खाँसते पेशाब निकल पड़ता है। **स्पञ्जिया** की तरह आवाज़ भारी होती है। दाहिनी करवट लेटने से छाती में टीसन सा दर्द होता है। खाँसने से दाहिने कन्धे के नीचे-दर्द होता है। इन्फलूयेञ्जा (Influenza) में खाँसते समय दाहिनी आँख में टीस मारता हुआ दर्द होता है।

डाक्टर हेरिङ्ग का कहना है कि बलग़मी मिज़ाज के मोटे बच्चे, जिनको जुकाम बहुत जल्द हो जाया करता है या जिनका जुकाम आसानी से अच्छा नहीं होता, ऐसी प्रकृति के रोगी के लिए सेनेगा विशेष उपयोगी है।

नज़र की खराबी से जिनको एक वस्तु की दो वस्तुएँ नज़र आती हों और सिर को पीछे की ओर झुकाने से ठीक दिखाई देता हो, तो सेनेगा उपयोगी है।

हाल की बीमारी में सेनेगा से उत्तम फल मिलता है, पुराने रोगों में इसका फल स्थायी नहीं होता, परन्तु प्रयोग करने से रोगी की तकलीफों में अवश्य ही कमी हो जायेगी।

सम्बन्ध (Relations)— ब्रायो, कैल्क-कार्ब, कास्टि, हिपर, फास, स्पञ्ज, और स्क्वीला के साथ तुलना करो।

वृद्धि (Aggravation)— स्थिर रहने से; घूमने से; खुली हवा में।

ह्रास (Amelioration)— पसीने से।

मात्रा (Dose) – मूलार्क से 30 शक्ति।

403 सेना (Senna)

Cossia Acutifolia

बच्चों को उदरशूल होने पर उनकी यह खास दवा है। कब्जियत, पेट फूलना साथ ही कॉलिक दर्द की यह प्रधान औषधि है, आक्जैलेटयुक्त मूत्र के साथ गुरूत्व और यूरिया की मात्रा अधिक रहने पर इससे फायदा होता है। रोगी का दिनों दिन कमजोर होते जाना, कब्जियत, स्वास्थ्य भंग, मांसपेशियों की दुर्बलता आदि लक्षणों में तो यह औषधि टॉनिक का काम करती है। बड़ा हो चाहे बच्चा हो, अगर रोगी पहले खूब सबल तथा हष्ट-पुष्ट था किसी खास बीमारी या कारण रहे बिना वह कमजोर हो गया है अन्त में उसकी हड्डियां चमकने लगी हो, तो (senna) ऐसे रोगियों की परम मित्र है।

बहूमूत्र की बीमारी में कोई रोगी अधिक दिनों तक उदरामय से पीड़ित रहे और दुबला, कमजोर हो जाता है तो इस से बहुत लाभ होगा। इस औषधि से कभी-कभी यकृत भी बढ़ जाता है, जिसके कारण वहां बहुत दर्द होता है। जिनकी पेशियां क्षीण है, मल कड़ा और काला सा साथ ही भूख न लगना। मलान्त्र में जलन के साथ मूत्राशय की कूथन युक्त पीड़ा। मलत्याग से पहले नोचने जैसा दर्द, श्लैष्मिक युक्त हरा-हरा मल।

सम्बन्ध- काली कार्बो, जलापा से तुलना करो।

मात्रा- 3 से 30 शक्ति।

404 सिपिया (Sepia)

Cuttlefish. *Dibranchiata.*

सिपिया एक गम्भीर क्रिया करने वाली ऐन्टि-सोरिक (Antipsoric) औषधि है और स्त्री रोग में इसका उपयोग अधिक है। गर्भ धारण करने में आसानी के लिये स्त्री जाति का कोख और कूल्हा (Pelvicregion) स्वभावतः चौड़े हुआ करते हैं, परन्तु सिपिया रोगिणी स्वभावतः कन्धे से कूल्हे तक दुबले पतले शरीर की होती है। इस रोगिणी की अधिकतर शिकायतें गर्भाशय की ख़राबी से (Uterine disorders) सम्बन्ध रखती हैं।

मानसिक लक्षण (Mental symptoms)— रजोधर्म और गर्भाशय की ख़राबी के साथ सिपिया रोगिणी के मानसिक लक्षणों के साथ सम्बन्ध रहता है। अत्यन्त उदासीनता और विलाप सिपिया के सर्व प्रधान लक्षण हैं। मिज़ाज बहुत ही चिड़ चिड़ा होता है और रोगिणी ज़रा ही में नाखुश हो जाती है, तुच्छ बातों पर रोने लगती है, अपने स्वास्थ्य और भविष्यत के बारे में किसी प्रकार की भावी दुर्घटना होने की चिन्ता करती है, सुबह के समय उठने के बाद उदासीन रहती। इसमें सर्व प्रधान मानसिक लक्षण यह है कि घरेलू काम में चित्त का न लगना, सब बातों में बेपरवाही, अपने अत्यन्त स्नेहियों से भी स्नेह का न रहना। अपने प्रिय सन्तान और प्रिय पति की ज़रा भी वह परवाह नहीं करती। उस से प्रश्न करने से कि तुम्हारी चित्त की अवस्था क्यों ऐसी हो गई है, वह कहती है कि मैं जानती हूँ कि मुझे अपने सन्तान और पति से मुहब्बत करनी चाहिये, पहिले मैं उनको प्यार करती भी थी परन्तु अब मुझे कुछ अच्छा नहीं लगता। वह अकेली रहने से डरती है, आदमियों और दोस्तों से मिलना पसन्द नहीं करती। वह अकेली रहना भी पसन्द नहीं करती, साथ ही किसी की संगत भी पसन्द नहीं, इन दोनों भावों का सामन्जस्य मालूम नहीं पड़ता। इसका अर्थ यह है कि उसके पास कोई न रहे, उस से कोई बात न करे, वह अकेली एक कमरे में रहना पसन्द करती है, परन्तु वह चाहती है कि उसके घर के लोग बिलकुल बग़ल के कमरे में रहें, ताकि जब ज़रूरत पड़े फौरन बुला सके। वह बहुत ही जिद्दी होती है, उसकी बात काटने से वह नाराज़ हो जाती है। चित्त किसी बात को खुश नहीं होता। जीवन का किसी प्रकार का सुख अनुभव नहीं करती। यह रोगिणी आत्मघात करने के बारे में चिन्ता करती है। शोर गुल, दरवाजें बन्द करने की खड़खड़ाहट या किसी प्रकार की उत्तेजना ज़रा भी पसन्द नहीं करती। वह अजीब अजीब बातें कहती है, अजीब अजीब काम कर बैठती है, गलतियाँ किया करती है। ऐसी रोगिणी पर किसी बात के लिये भरोसा नहीं किया जा सकता। उसे भूत-प्रेत का भय रहता है, वह मरे हुए आदमियों के बारे में सोचती है। वह मज़हबी बातों पर बहुत विचार किया करती है। वह ज़रा-ज़रा बातों पर बुरा भला कहने लगती है। सिड़ी का सा मिज़ाज हो जाता है, सिपिया रोगिणी ठण्ड को बरदाश्त नहीं कर सकती। सिपिया रोगिणी की तकलीफें अधिक परिश्रम से कम रहती हैं। यह रोगिणी लालची और कंजूस होती है (लाइको)।

पल्सेटिला में भी बिलाप और उदासीनता के लक्षण हैं, फर्क़ यह है कि **पल्सेटिला** की उदासीनता के साथ नम्रता, कोमलता, मधुर स्वभाव, अधीनता और कर्मशीलता रहती है; परन्तु सिपिया की उदासीनता के साथ क्रोध, हठीपन और घरेलू काम काज में यहां तक कि अपने घर के लोगों के प्रति भी उदासीनता रहती है।

नेट्रम-म्यूर में भी क्रोध और उदासीनता है, परन्तु **नेट्रम-म्यूर** का रोग तसल्ली देने से बढ़ता है, **सिपिया** में यह बात नहीं होती ।

लिलियम टिग्रिनम में भी जरायुरोग के साथ उदासीनता और विलाप के लक्षण हैं, परन्तु **लिलियम** रोगिणी सर्वदा काम में लगी रहना चाहती है और उसके काम में कुछ जल्दबाज़ी रहती है।

प्लैटिना में भी इस प्रकार की उदासीनता है, परन्तु **प्लैटिना** की तरह घमण्ड और दूसरे मनुष्यों या वस्तुओं को अपने से हीन या छोटा ख़्याल करने के लक्षण और किसी औषधि में नहीं हैं।

गर्भाशय और भग का बाहर निकल पड़ना (In women, sensation of bearing down, dragging pains; labour-like pains, as though something would come out; prolapsus of uterus and vagina)— जनने की तरह दर्द और दबाव, ऐसा मालूम होता है कि गर्भाशय और उसके अन्दर के सारे यन्त्र भग (Vagina) से बाहर निकल पड़ेंगे, उसे रोकने के लिए रोगिणी एक जाँघ को दूसरे जाँघ के ऊपर रखने को या जाँघों को एक दूसरे से दबा कर रखने को मजबूर होती है, उसके साथ श्वास कष्ट भी रहता है, यह सिपिया का एक बड़ा विश्वास योग्य लक्षण है।

ऐगारिकस में रजो निवृत्ति (Post-climacteric prolapsus) के बाद रोगिणी ख़्याल करती है कि गर्भाशय के सारे यन्त्र बाहर निकल पड़ेंगे और असहनीय दर्द होता है।

बेलाडोना में ऐसा मालूम होता है कि पेट के सारे यन्त्र भग से बाहर निकल पड़ेंगे, खड़े होने या सीधा होकर बैठने से आराम मिलता है।

लिलियम रोगिणी भग क्षेत्र, में हाथ लगा कर उसे ऊँचा करके पकड़े रहने से आराम महसूस करती है और संगम प्रवृत्ति में अधिकता होती है, सिपिया में संगम प्रवृत्ति घट जाती है।

म्यूरेक्स में भी गर्भाशय के लटक पड़ने का वह लक्षण है जिस में एक टाँग के ऊपर दूसरी टाँग रखने से आराम मिलता है, परन्तु इसमें संगम प्रवृत्ति (Excessive sexual desire) अधिक रहती है, सिपिया में नहीं रहती।

सैनिक्यूला में भी गर्भाशय के लटक पड़ने का लक्षण है, और भग देश में हाथ लगा कर ऊँचा करके पकड़े रहने से आराम मिलता है। इस में पाँव के तलुवों में जलन होती है, रज़ाई के बाहर या ठण्डे स्थान पर रखने की इच्छा होती है।

शरीर के अन्दर एक गोले की तरह अनुभव (Sensation of a ball in inner parts)— रजोधर्म के समय या सगर्भावस्था में या बच्चे को स्तन-पान के समय, क़ब्ज़, दस्त, बवासीर, प्रदर और जरायु की ख़राबी के साथ रोगिणी को ऐसा अनुभव होता है कि उसके शरीर के किसी न किसी स्थान पर एक गोला लुड़क रहा है। किसी भी रोग में इस प्रकार के विचित्र लक्षण मिलने पर रोग बहुत जल्द सिपिया से दूर होता है।

सिर दर्द (Headache)— असहनीय सिर दर्द होता है, मानो सिर फटा जाता है (नेट्रम-म्यूर, पल्स, सैंग्वि), झुकने, मामूली थोड़ी हरकत, खाँसने या सिर को हिलाने से वृद्धि होती है (ब्रायो)। यह यादं रहे कि कम हरकत से दर्द में वृद्धि होती है, परन्तु ज्यादा हरकत से दर्द कम रहता है। चुपचाप लेटे रहने से, बहुत देर तक गहरी नींद से, खुली हवा में घूमने से, सिर को कस कर बाँधने से, गर्मी से सिर दर्द कम रहता है। तेज़ दर्द बाईं आँख के ऊपर से आरम्भ होकर सिर के ऊपर से गुद्दी तक फैलता है, खाना खाने के बाद आराम मिलता है। दिमाग़ी मेहनत से वृद्धि होती है। सिर की बाईं तरफ दर्द अक्सर होता है, और जी मिचलाता

है, कै कर डालने से आराम मिलता है, खाना अच्छा नहीं लगता, खाना देखने से घृणा होती है। **सैंग्विनेरिया** में भी इस प्रकार का अर्द्ध शिरो वेदना होता है, जी मिचलाता है, अँधेरे कमरे के अन्दर लेटे रहने को दिल चाहता है, परन्तु इसमें सिर की दाहिनी तरफ़ दर्द होता है।

पुराने सिर दर्द के दाब या रजोनिवृत्ति के समय सिर के बाल झड़ने लगते हैं (**ऐम्ब्रा, ग्रैफ, हिपर, लैक, लाइको, मर्क नेट्रम-म्यूर, नाइट्रि-ऐसिड, पेट्रोल, फास**)।

आँख (Eyes)— आँख का आना, उन में सूजन, जलन, सुर्खी, रात के समय जुड़ जाना (ग्रैफ, लाइको, मर्क, सल्फ)। बालू की तरह आँख के अन्दर किरकिराहट होती है, रगड़ने से वृद्धि होती है (कास्टि, सल्फ)। ठण्डी हवा में घूमने से और गैस की रोशनी में पढ़ने से आँखों में दर्द होता है और अत्यन्त जलन होती है। आँख के पपोटों के किनारों पर फुन्सियाँ और बिलनी होती हैं और उन में खुजली होती है आँख के पपोटे भारी मालूम होते हैं, ऊपर उठाये नहीं जाते, मानो पक्षाघात हो गया है (कास्टि, जेल्स)। रजोधर्म के समय नज़र में कमी मालूम होती है, लेटने से अच्छा मालूम होता है। आँखे तिलमिलाती हैं, छोटी-छोटी चिंगारियां नज़र आती हैं (साइक्लै, नेट्रम-म्यूर, फास, सल्फ)।

कान (Ears)— में से गाढा पीला बद्बूदार मवाद आता है, कान के अन्दर खुजली होती है।

नाक (Nose)— बहता हुआ जुकाम, बार-बार छींके आती हैं (ऐकोन, सिपा)। बाँयी नाक जुकाम में खुश्क हो जाती है। नाक के ऊपर फुन्सियाँ निकल आती हैं, उन में दर्द होता है। रजोधर्म के समय नाक से खून निकलता है। नाक से गाढ़ा पीला विकार निकलता है। नाक से किसी प्रकार का गन्ध नहीं मिलता।

चेहरा (Face)— चेहरे का पीला रंग। नाक और दोनों गालों के ऊपर के हिस्सों में घोड़े के ज़ीन की तरह एक पीला दाग़ (Yellow saddle across the nose and upper part of cheeks; also yellow spots on the face, फेर), यह सिपिया रोगिणी का एक विशेष लक्षण है। उसके चेहरे से मालूम पड़ जाता है कि वह किसी प्रकार के जरायु-रोग से पीड़ित है।

मुँह (Mouth)— स्नायुशूल (Neuralgia) और दाँत का दर्द खाने या पीने, गर्म या ठण्डी चीज़ मुँह में रखने से वृद्धि होती है। रजोधर्म के दिनों में दाँतों में दर्द होता है। मसूड़े सूजे हुए, उनमें दर्द होता है और ज़रा ही में खून निकल आता है। (मर्क, नाइट्र-ऐसिड, फास)। ज़बान पर छाले पड़ जाते हैं (बोर, नाइट्र-ऐसिड); जबान मालूम पड़ती है कि गरम पानी से जल गई है (आइरिस, मर्क, प्लैटि)। मुँह से बद्बू आती है (मर्क, नाइट्र-ऐसिड)। सुबह के वक्त मुँह का स्वाद कड़ुवा होता है (ब्रायो, चायना, नक्स-वोम, पल्स, सल्फ)।

हलक़ (Throat)— हलक के अन्दर एक ढ़ेला सा अटका हुआ मालूम पड़ता है। **लैकेसिस** में भी यह लक्षण है, परन्तु **लैकेसिस** में बार-बार निगलने से आराम मालूम होता है। **लैकेसिस** की तरह गले में क़मीज़ या कुरते की कालर तंग पसन्द नहीं करता, बार बार उसे ढीला रखने को दिल चाहता है। **लैकेसिस** की तरह पहली नींद में रोग की वृद्धि होती है।

पेट (Stomach and Abdomen)— माता का पेट बढ़ जाने पर सिपिया से हल्का हो जायगा। बच्चे का पेट बढ़ जाने पर **सल्फर** उपयोगी है। ऊपर के पेट का खाली खाली मालूम होना, मानो पेट में कुछ है ही नहीं, अन्दर की ओर धंसता जाना, इससे बड़ी तकलीफ का अनुभव करना सिपिया का विशेष लक्षण है (सिमिसि, डिजि, हाइड्रास, इग्रे, पेट्रोल, ओलियन, लाइको, कैलि-कार्ब, फास, सल्फ)। सुबह के वक्त जी मिचलाता है, कुछ खाने से अच्छा हो जाता है। खाने की बिलकुल इच्छा नहीं होती, रसोई पकने की बू से जी मिचलाता है (आर्स, कालचि।)

सगर्भावस्था में जी मिचलाने (Vomiting of pregnancy) पर यह एक उत्तम औषधि है। दूध की तरह सफेद क़ै होना, इसका एक विशेष लक्षण है।

जिगर की वृद्धि, सूजन, दर्द और पाण्डुरोग में सिपिया उपयोगी है। पेट में भारीपन और छूने से दर्द होता है। पेट और छाती पर भूरे चिती दाग़ होते हैं।

मल और मलद्वार (Stool and Anus)- **कालचिकम** और कैलि-बाई की तरह सिपिया के दस्त और पेचिश लुआब से होते हैं। सिपिया पुराने दस्त और पेचिस में विशेष उपयोगी है। सिपिया के पतले मल में बहुत बदबू होती है, बड़े जोर से एक ही बार सब मल निकल पड़ता है।

सिपिया के प्रयोग से पेट से बड़े-बड़े केंचुए निकल जाते हैं।

मलद्वार में जलन और खुजली होती है, मलद्वार बाहर निकल पड़ता है। पाख़ाना करते समय बवासीर के मस्से बाहर निकल पड़ते हैं, उनमें दर्द होता है, चलने फिरने से खून निकलने लगता है। जिस बवासीर में सर्दव मवाद चूता रहता है, उसमें सिपिया विशेष लाभदायक औषधि है।

क़ब्ज (Constipation)- सगर्भावस्था में क़ब्ज हो जाने से सिपिया का प्रयोग अक्सर होता है। मलद्वार में एक भारी ढेला सा कुछ अटका हुआ है, ऐसा अनुभव होना इसका एक विश्वास योग्य लक्षण है, पाखाना हो जाने से भी यह ख्याल नहीं जाता। मल थोड़ा, सख्त, मेंगनी की तरह गांठ गांठ होता है, पाखाना करते समय और बाद को भी दर्द रहता है (नाइट्र-ऐसिड, सल्फ)।

बिछौने पर पेशाब हो जाना (Nocturnal enuresis)- रात के वक्त ज्यों ही बच्चा सोने को जाता है पहली नींद में बिछौने पर पेशाब का हो जाना (क्रियोज़) इसका एक विशेष लक्षण है। रोगिणी का मसाना इस कदर कमजोर होता है कि खाँसने, छींकने, हँसने (कास्टि) या किसी प्रकार की आवाज़ से ध्यान हट जाने से पेशाब निकल पड़ता है, इसलिए रोगिणी बहुत सावधान रहती है और मसाने पर ध्यान रखती है।

पेशाब (Urine)- बार-बार पेशाब की हाज़त होती है, पेशाब करते समय जलन और टीस होती है। गुर्दे और मसाने में दर्द होता है, पेशाब थोड़ा और ख़ून के रंग का और गंदला होता है, रक्खे रहने पर दूध की तरह सफ़ेद हो जाता है।

रजोधर्म (Mensus)- सिपिया के रजोधर्म में हर प्रकार की ख़राबियां रहती है, आगे-पीछे, अक्सर मासिक रुधिर थोड़ा जाता है, परन्तु यदि सिपिया के और विशेष लक्षण मिलें,

तो अधिक मासिक रुधिर जाने पर भी सिपिया उसे अरोग्य करेगा। भग के किनारे (Labia) और सीवन (Perineum) में सुर्खी और दर्द होता है। रजोधर्म के बाद भग में खुश्की (Dryness of vulva and vagina)।

प्रदर (Leucorrhoea)- पीला या दूध की तरह सफ़ेद, बदबूदार प्रदर, जिस स्थान में छू जाता है वहीं खुजली और जलन होती है। पांचवे महीने के बाद गर्भ गिर जाना (Abortion) इसका एक विशेष लक्षण है। तीसरे महीने में गर्भपात होना **सैबाइना** और **सिकले** का लक्षण है।

बच्चे के बड़े हो जाने से स्तन छोड़ देने के बाद या गोद का बच्चा मर जाने के बाद जब कि माता का रजोधर्म होना चाहिए और न होता हो, स्वास्थ्य दिन प्रतिदिन गिरता जाता हो, तो सिपिया के प्रयोग से ऋतुस्राव जारी हो जायगा। **कैल्कोरिया** में बच्चे के स्तन पीने के दिनों ही में ऋतुस्राव हो जाता है।

गर्भाशय का बाहर निकल पड़ना (Prolapsus uteri)-रोगिणी ख्याल करती है कि गर्भाशय के सारे यन्त्र योनिद्वार से बाहर निकल पड़ेंगे, उसे रोकने के लिए एक जाँघ को दूसरे जाँध के ऊपर रखने को वह मजबूर होती है, यह सिपिया का सर्वप्रधान लक्षण है। कोई भी स्त्री-रोग क्यों न हो यदि यह लक्षण वर्तमान रहे तो सिपिया का फ़ौरन प्रयोग करना चाहिए। गर्भाशय के नाना प्रकार की स्थानच्युति (Displacement) में यह उपयोगी है। दाहिनी या बाँयी तरफ, पीछे या सामने की तरफ गर्भाशय झुक सकता है।

इसमें पुरुष या स्त्री जाति दोनों में विषय भोग की इच्छा (Sexual desire) घट जाती है। सङ्गम के बाद बहुत थकावट होती है।

ग्लीट (Gleet)-इंजेक्शन लेते-लेते सुज़ाक पुराना पड़ जाने के बाद जब पतला धातु निकलता रहे और कपड़े में धब्बा लगे, तो सिपिया उपयोगी है, लिङ्ग के मुँह में पतला चिपचिपा शुक्र हमेशा जमा रहता है, दबाते ही निकल आता है।

खाँसी (Cough)- शाम के वक्त और रात के समय लेटते ही कष्टदायक सूखी खाँसी आरम्भ होती है (कोन, हायोस, पल्स)। हलक़ में सरसराहट के साथ खाँसी आरम्भ होती है (फास, रूमेक्स, सैंग्धि)।

गर्भाशय की खराबी के साथ शाम के वक्त धड़कन (Palpitation) होती है, दम घुटता है।

गर्भाशय की खराबी के साथ कमर में दर्द (Backache) होता है, बहुत तेज चलने से कमी मालूम होती है।

हाथ और पाँव की बारी-बारी से ठण्डा और गर्म होना, अर्थात जब हाथ ठण्डे तब पाँव गर्म और हाथ गर्म होने से पाँव का ठण्डा होना इसका विशेष लक्षण है।

चर्म (Skin)- चर्म के ऊपर सिपिया का बड़ा भारी प्रभाव है। मुँह, बाँह, हाथ, पीठ, कूला, पाँव, पेट और जननेन्द्रिय अर्थात् शरीर के भिन्न-भिन्न हिस्सों में खुजली होती है (Skin itches in spots)। भूरे या सुर्ख़ रंग के दाग चमड़े पर हो जाते हैं (Brown liver spots)। दाद (Ringworm) के लिए भी यह विशेष उपयोगी औषधि है। पहिले दाद की तरह एक खुश्क दाना चमड़े पर निकलता है, उस पर खुजली होती है, फिर वह गोलाकार बड़ा हो जाता है (Herpes circinatus), वह सहस्त्र शक्ति सिपिया से बहुत जल्द आश्चर्य रूप से दूर होता है, यदि इस प्रकार के दाद के चकत्ते गोलाई लिए हुए झुण्ड के झुण्ड हों, तो भी सिपिया उपयोगी है।

नींद (Sleep)-नींद स्वप्न से भरी होती है, बाँयी करवट लेटने से धड़कन होती है। नींद में धड़कन होती है, सारे शरीर में, यहाँ तक कि अंगुली के सिरे पर भी टपकन होती है। जो धड़कन गर्भाशय की ख़राबी के साथ संबंध रखती हो, उसमें भी सिपिया लाभदायक है।

ज्वर (Fever)- जब डाक्टरी दवाओं से मलेरिया बुखार बिगड़ जाता है और कोई भी लक्षण जैसे जाड़ा, बुखार और पसीना इत्यादि सुस्पष्ट न पाए जाँए, तो उचित औषधि निर्वाचन करना कठिन हो जाता है, ऐसी अवस्था में सिपिया के प्रयोग से बुखार के लक्षण साफ़ नज़र आवेंगे। इसका कारण यह है कि सिपिया के बुख़ार के लक्षण हमेशा मिश्रित रहते हैं। कुचिकित्सा से बिगड़े हुए बुखार में **आर्स, कैल्क-कार्ब, इपिकै, सिपिया** और **सल्फर** उपयोगी हैं। **चायना** और **नेट्रम-म्यूर** के बुखार के लक्षण बहुत सुस्पष्ट होते हैं, इसलिए जिस बुखार का लक्षण मिश्रित हो, उसमें इनका प्रयोग नहीं करना चाहिए। **नेट्रम-म्यूर** मलेरिया बुखार के लिए एक उत्तम औषधि है।

सम्बन्ध (Relations)- पूरक औषधि (Complementary)-नेट्रम-म्यूर।

विरोधी औषधि (Inimical)- लैकेसिस और पल्सेटिला के पहिले और पश्चात सिपिया का प्रयोग नहीं होना चाहिए।

रजो निवृत्ति (Climacteric irregularities) के समय की ख़राबी में लैक, सैंग्वि और अस्टिल के साथ मिलता जुलता है।

साइलीशिया और सल्फर के बाद अक्सर सिपिया का प्रयोग होता है।

सिपिया बहुत ही गूढ़ क्रिया करने वाली औषधि है, इसका असर कई हफ्तों तक रहता है, इसलिए इसे बार-बार प्रयोग करना नहीं चाहिए।

वृद्धि (Aggravation)-सुबह और शाम को, दोपहर के बाद 12 से 1 बजे तक, और शाम के 4 से 6 बजे तक, खाने के बाद, स्थिर बैठे रहने से, अधिक विहार करने से, घुमस और नम मौसिम में, आँधी बिजली के पहिले (सोरि), पहली नींद में, बहुत डर जाने के बाद।

ह्रास (Amelioration)- खुली हवा में, बहुत ज्यादा शारीरिक मेहनत से।

बहुत लक्षणों की विशेषत: मस्तक, दिल और कोख के लक्षणों की आराम और मेहनत दोनों ही से वृद्धि और कमी होती है।

मात्रा (Dose) — 12, 30 और 200 शक्ति। न अधिक निम्न शक्तियों का प्रयोग करना चाहिए, न बार-बार दोहराया जाना चाहिए।

405 सेरम ऐंग्वीलर इक्थियोटॉक्सिन (Serum Anguillar Ichthyotoxin)

Eel Serum

इस औषधि का वर्णन डाक्टर विलियम बोरिक की पुस्तक में मिलता है उन्होंने इसका वर्णन इस प्रकार किया है- रक्त पर 'ईल सीरम' की विषाक्त क्रिया होती है, फलस्वरूप रक्तकण तेजी से नष्ट होते हैं। मूत्र में अन्नसार और वृक्क उपादान तथा हीमोग्लोबिन का जाना स्थायी मूत्ररोध (24 और 26 घंटो का), साथ ही मरणोत्तर जांच के परिणामों की सहायता से उसमें वृक्कों को विशेष रूप से आक्रान्त करने की शक्ति दृष्टि गोचर होती है। गौण रूप से यकृत और हृदयन्त्र आक्रान्त होते हैं, तथा जो अन्यान्य परिवर्तन दृष्टिगत होते हैं वे संक्रामक रोगों में पाये जाते हैं।

उपरोक्त प्रमाणों से सहज ही अनुमान किया जा सकता है कि 'ईल सीरम' के व्यावहारिक निर्देशक कैसे होते होंगे। जब कभी भी वृक्क उग्र रूप से आक्रान्त हो, चाहे वह ठंड से हो या संक्रमण से अथवा मादकता से, और रोगावेगो के साथ चारित्रिक अल्पमूत्र, मूत्रनाश और अन्नसारमेह के लक्षणयुक्त होने पर, पुन: मूत्रस्राव कराने के लिए और मूत्र में अन्नसार को तेजी से रोकने के लिए हम ईल सीरम को अत्यन्त लाभप्रद पायेंगे। हृद्रोग के दौरान जब वक्क अचानक आक्रान्त हो जाते हैं और इसकी क्रिया (जो पहले ठीक हो रही थी) वाधाग्रस्त हो जाती है तथा साथ ही हृदयन्त्र को अनियमित क्रियायें और अप्रकुचक निष्क्रियता पाई जाने पर हम इससे उत्कृष्ट फलों की आशा कर सकते हैं। पर ऐसी अवस्थाओं में इसका चुनाव करना कोई सरल कार्य नहीं है। जबकि डिजिटैलिस निर्देशक लक्षणों के रूप में इसके सुविदित लक्षणत्रयों (trilogy) को उपस्थिति करता है जैसे धमनियों का उच्चताप, अल्पमूत्र और शोथ। ईल सीरम दूसरी ओर उन दशाओं में प्रयुक्त होता है जहां धमनियों का उच्चताप और अल्पमूत्र हो, पर शोथ की अवस्था गतिशील न हो। हमें याद रखना चाहिए कि ईल सीरम की प्रमुख क्रिया वृक्क पर होती है और मुझे विश्वास है कि हम इस विषय पर अच्छी तरह जोर दे सकते हैं कि यदि डिजिटैलिस हृदयन्त्र की दवा है तो ईल सीरम वृक्क की। कम से कम आज तक के इसके बारे में चिकित्सा सम्बन्धी प्रकाशनों से इस अन्तर की पुष्टि होती है। हृत्पिण्ड के अप्रकुंचक पौरो में ईल सीरम से बहुत लाभ हुआ है, लेकिन हृद्रोगजनित यूरीमिया (cardiac uremia) में यह अत्यन्त लाभदायक पायी गई है, इन दशाओं में जब डिजिटैलिस से कोई लाभ नहीं होता, तो ईल वहां वृक्क अवरोध को दूर कर प्रचुर मूत्रस्राव उत्पन्न करता है। किन्तु वास्तव में यह सर्दी जनित उग्र वृक्कशोथ में विशिष्ट रूप में निर्दिष्ट प्रतीत होता है (जूसेट)।

वृक्कों का अर्धजीर्ण प्रदाह। हृद्रोग, क्षतिपूर्ति की सफलता और सम्भावित अप्रकुंचन की आशंका होने पर। डाक्टर जूसैट के परीक्षणों से सुस्पष्ट रूप में उग्र रक्तमेह अन्नसारमेह और अल्पमूत्र उत्पन्न होते पाये गये है, उग्रवृक्क प्रदाह के साथ यूरीमिया की आशंका होने पर हमें सदैव इसका स्मरण करना चाहिए, हृदयन्त्र के क्रियात्मक रोगों में सर्वाधिक उपयोगी है। द्विकपर्दी अपर्याप्तता शोफयुक्त अथवा शोफहीन अप्रकुंचन के साथ या बिना ही श्वास कष्ट और मूत्रकच्छ।

सम्बन्ध- ईल सीरम और बाइपेरा के विष में अत्यधिक साम्य पाया जाता है। तुलना कीजिए पिलियास और लैकेसिस के साथ भी।

मात्रा- ग्लिसरीन या आस्रुत जल से शक्तिकृत किया जाता है। हृद्रोग में 1X से तीसरी शक्ति तक, वृक्कों के आकस्मिक रोग वेगों में उच्चतर शक्तियां।

(406) साइलीशिया
(Silicea)

Flint Silica. *Silicic Oxide.*

साइलीशिया एक बहुत ही गम्भीर क्रिया करने वाली ऐन्टि-सेरिक, ऐन्टि-साइकोटिक और ऐन्टि सिफिलिटिक औषधि है। इसकी क्रिया शरीर में दीर्घकाल तक रहती है। यह जन्मगत रोगों को दूर करने में समर्थ है। यह पारे के बुरे फल को दूर करती है। साइलीशिया के नवीन रोगों में रोगी पित्त प्रधान (Warm-blooded patient) होता है अर्थात् उसे गर्मी बरदाश्त नहीं होती और पुराने रोगों में यह शीत प्रधान रोगी होता है (Chilly patient) अर्थात् उसे ठण्डक बरदाश्त नहीं होती (पल्स)। साइलीशिया की नवीन बीमारियों की गर्म कमरे के अन्दर और गर्मी से वृद्धि होती है। साइलीशिया का रोग आहिस्ते आहिस्ते प्रगट होता है। पुराने रोगी के टूटे हुए शरीर में यदि किसी प्रकार का नया रोग प्रगट हो, तो साइलीशिया उसे बहुत जल्द आरोग्य करने में समर्थ होता है। साइलीशिया रोगी ठण्डी पीने की वस्तु और ठण्डा खाना पसन्द करता है। यह सब साइलीशिया के व्यापक अर्थात् सर्वाङ्गीन लक्षण (General symptoms) हैं, पाठकों को चाहिये कि जितनी गम्भीर क्रिया करने वाली औषधियाँ हैं उनके सर्वाङ्गीन लक्षणों पर विशेष ध्यान दें।

मानसिक लक्षण (Mental symptoms)— साइलीशिया रोगिणी नम्र और कोमल स्वभाव की होती है, मगर बच्चे चिड़चिड़े मिज़ाज के होते हैं। साइलीशिया रोगी बहुत ही कमज़ोर दिल का होता है। अपनी योग्यता पर उसे ज़रा भी भरोसा नहीं। वह डरपोक होता है, हर विषय की सफलता में उसे हमेशा सन्देह होता है, बिना किसी कारण उसे हर बात से डर मालूम होता है। समस्त विषय में अच्छी तरह से तैयारी होने पर भी विद्यार्थी, वकील या व्याख्यान देने वाला अपनी योग्यता पर सन्देह करता है कि शायद मैं कामयाब न होऊँ ऐसा भय होता है, वह टाल मटोल करता है, परन्तु यदि किसी तरह से दिल को मज़बूत कर के उस काम में जुट पड़ता है तो वह उसे बहुत ही योग्यता के साथ पूरा कर डालता है। उसकी योग्यता में ज़रा भी सन्देह नहीं, केवल चित्त की दुर्बलता के कारण उसे अपने ऊपर भरोसा नहीं होता। याद रहे कि इसका भय काल्पनिक अर्थात् ख्याली होता है। यह मज़हबी ख्याल का और उदासीन चित्त का होता है। उसे बहुत ही तुच्छ बातों पर खेद और पछतावा होता है। शोर गुल उस ज़रा भी पसन्द नहीं।

साइलीशिया रोग की ठण्ड से, अमावस्या और पूर्णिमा में वृद्धि होती है। सिर को हमेशा ढांक कर रखना इसका एक विशेष लक्षण है, रोगी सिर को गर्म रखना पसन्द करता है, सिर

में ठण्डी हवा का लगना वह बरदाश्त नहीं कर सकता। शरीर में गर्मी की कमी होती है, सदैव जाड़ा अनुभव करता है, यहां तक कि जिस्मानी मेहनत करने से भी शरीर गर्म नहीं होता।

बालक की देह पुष्ट नहीं होती, दूध के अभाव से या दूध ख़ालिस न होने के कारण नहीं, या खाद्य वस्तु पुष्टिकारक न होने के कारण नहीं, बल्कि उसकी पाचनशक्ति ठीक न होने के कारण और शरीर की उपयुक्त पोषण क्रिया के अभाव से (Defective assimilation) बालक दिन प्रतिदिन दुबला होता जाता है (बैरा-कार्ब, कैल्क-कार्ब)। बच्चों की सूखे की बीमारी (Marasmus) में यह विशेष उपयोगी औषधि है (ऐब्रोटे, आर्ज-नाइट्र, नेट्रम-म्यूर)। बच्चों की रीढ़ की हड्डी टेढ़ी पड़ जाने पर (Spinal curvature) वह अमोघ औषधि है। बालक का पेट बड़ा, परन्तु शरीर के अन्यान्य अङ्ग क्षीण और रुग्न, हाथ-पाँव दुबले, आँखें बैठी हुई, चेहरे पर बूढ़ों की सी झुर्रियां पड़ी हुई, शरीर पुष्ट नहीं होता, मां का दूध हज़्म नहीं होता, बहुत दिनों में चलना सीखता है (कैल्क-फास, नेट्रम-म्यूर)। बालक गण्डमाला दोष का (Scrofulous diathesis) और रिकेट-रोग ग्रस्त (Rachitic— बच्चों की बीमारी, जिसमें हड्डियाँ नर्म और टेढ़ी पड़ जाती हैं) होता है, सिर बड़ा होता है, खोपड़ी के जोड़ सब खुले रहते हैं, सिर में पसीना बहुत आता है, परन्तु कैल्कोरिया से अधिक नहीं। साइलीशिया बालक **कैल्कोरिया फास** से बहुत कुछ मिलता जुलता है। **कैल्केरिया फास** के बच्चे की खोपड़ी का जोड़ भी बहुत दिनों में जुड़ता है। फ़र्क़ यह है कि कैल्केरिया रोगी को अक्सर पतले दस्त आते हैं परन्तु साइलीशिया रोगी को बेहद क़ब्ज़ रहता है और साइलीशिया रोगी का सिर का पसीना कैल्केरिया फ़ास से बहुत ज्यादा बद्बूदार होता है। **कैल्केरिया कार्ब** में भी साइलीशिया की तरह सिर में पसीना आता है, फ़र्क़ यह है कि कैल्केरिया कार्ब के पसीने में खट्टी बू अधिक होती है। सिर में पसीना होकर शरीर खुश्क रहना साइलीशिया का और शरीर में पसीना होकर सिर खुश्क रहना **रस-टाक्स** का लक्षण है।

पाँव का पसीना दब जाने पर नाना प्रकार के रोग उत्पन्न हो सकते हैं, जैसे ज़ुकाम, कान का बहना, पेट का दर्द, दिमाग़ी थकावट इत्यादि। या बहुत दिनों से बहते हुए कान के मवाद के एकाएकी लुप्त हो जाने से या पुराने नासूर के एकाएकी बन्द हों जाने से किसी प्रकार की बीमारी होने पर साइलीशिया उपयोगी है।

टीके के बुरे फल को (Bad effects of vaccination) दूर करने के लिए भी साइलीशिया एक उत्तम औषधि है (थूजा)।

फोड़ा और नासूर (Abscesses and fistulæ) शरीर में कहीं भी सूजन के बाद मवाद जमना आरम्भ होने पर साइलीशिया के प्रयोग से उत्तम फल मिलता है। हिपर सल्फ द्वारा फोड़ा फूट जाने के बाद जब मवाद को घटा कर घाव को भराने की आवश्यकता होती है, तब सहस्र शक्ति साइलीशिया की एक खुराक से घाव भर जायेगा, दूसरी ख़ुराक के प्रयोग करने की आवश्यकता कदाचित् ही होती है। अतिरिक्त मवाद का बनना रोकने के लिए साइलीशिया में आश्चर्यजनक शक्ति है। **हिपर सल्फ** की तरह बड़े बड़े फोड़ों को अत्यल्प समय में ही यह फोड़ कर आरोग्य कर देती है। पुराने से पुराने और गहरे से गहरे नासूर को आरोग्य

करने के लिए इसमें अपूर्व शक्ति है। यह याद रहे कि यदि ऐसा रोगी खुली हवा पसन्द करता हो, गर्मी से तकलीफ़ होती हो तो **फ्लोरकि ऐसिड** का प्रयोग करना चाहिये। बिसहरी (Whitlow—अङ्गुली पर सूजन) एक बहुत की कष्टदायक रोग होता है, रोगी को बेचैन कर देता है, ऐलोपैथिक डाक्टर को कितने ही बार उसे चीरने की आवश्यकता होती है, चीरने के बाद भी कितनों की अङ्गुलियाँ टेढ़ी पड़ जाती हैं, अच्छा होने में महीनों लग जाते हैं, ऐसी अवस्था में सहस्त्र शक्ति साइलीशिया की एक ही ख़ुराक के अत्यल्प समय में फोड़ा फूट कर अच्छा हो जाता है। बात-बात में चीर फाड़ करना रोगी को तकलीफ़ देना है और महीनों लटकाये रखना है, चीर फाड़ के बाद कितने घाव बिगड़ जाते हैं, जगह जगह नासूर पड़ जाते हैं और रोगी सालों भुगतते रहते हैं, ऐसे रोगी करुणा के योग्य हैं। जिन्होंने ऐसे रोगियों का जीवन एक प्रकार से निकम्मा कर दिये हैं, उन ज़र्राहों (Surgeons) को और क्या कहूँ, वे तो हमारे बड़े हितैषी हैं, वे तो होमियोपैथिक चिकित्सकों के लिए रोगी तैयार करते हैं। ऐसे रोगियों का साइलीशिया परम मित्र है।

गर्दन, आँख, कान, स्तन, जाँघ आदि की गिलटियाँ सूज कर पक जाने से दूषित होने और सड़ने पर यह उपयोगी है। आँसू पैदा करने वाली नली में नासूर (Fistual lachrymalis), रक्त स्फोटक (Blood Boils), कार्बङ्कल (Carbuncles), हर एक प्रकार का फोड़ा और नासूर; मलद्वार में नासूर (Fistual ani), और उसमें माँस का बढ़ जाना, इन सब रोगों में साइलीशिया उपयोगी है।

सुई, कील, कांटा, हड्डी, कांच या खपाच शरीर में कहीं चुभ जाय तो उन्हें पका कर बाहर निकाल देने में यह औषध सहायता करती है। पुराना घाव अच्छा होने के बाद कभी-कभी उसका खुरण्ट उखड़ जाने से मवाद देने पर यह उसे जड़ से आराम कर देगा।

सिर (Head)—बहुत दिनों का पुराना सिर दर्द; जी मिचलता है और कै होती है। यौवन अवस्था में किसी कठिन पीड़ा के बाद पुराना सिर दर्द (सोरि), गर्दन अर्थात् गुद्दी से आरम्भ होकर सिर की चोटी तक चढ़ता है, ऐसा मालूम होता है कि दर्द रीढ़ से आरम्भ होकर दाहनी आँख पर जम गया है (बाँई आँख पर, स्पाइजी); ‹ वायु की झोंक से अथवा सिर खुला रहने से वृद्धि होती है;› **दबाने से या गर्म कपड़े से कसकर लपेट रखने से आराम मिलता है** (मैग्नेशिया-म्यूर);› **बहुत ज़्यादा पेशाब होने पर सिर का दर्द घट जाना** इसका एक विशेष लक्षण है (जेल्स)। **सिर का दर्द दो पहर से आरम्भ होकर शाम तक रहता है**। हफ्तें में एक बार सिर दर्द होना साइली, जेल्स, लाइको, सैंग्वि और सल्फ का लक्षण है।

ऐसा चक्कर (Vertigo) आता है कि मानो वह सामने की ओर गिर पड़ेगा; ऊपर की तरफ़ देखने से चक्कर आता है (पल्स-नीचे की ओर देखने से कैल्म, स्पाइजी)।

रात के समय सिर में पसीना बहुत आता है (चायना), सिर को लपेट रखना पसन्द करता है। खोपड़ी में कुछ भी छू जाने से बुरा मालूम होता है, यहाँ तक कि टोपी भी छू जाना बरदाश्त नहीं कर सकता (कार्बो-वेज, चायना, मर्क)। मानसिक परिश्रम, शोर गुल, हरकत, धक्का, रोशनी, झुकने और ठण्डी हवा से सिर दर्द में वृद्धि होती है।

कान (Ears)—बहिरापन और कान के नाना प्रकार की ख़राबियों में साइलीशिया उपयोगी है। पुराने से पुराना बहता हुआ कान (Otorrhoea); गाढ़ा, पीला, बद्‌बूदार मवाद आता है। गड़गड़ाहट, सनसनाहट, भनभनाहट, गाने की , घण्टे की आवाज और नाना प्रकार का शब्द सुनाई देता है। **फ़ासफोरस** की तरह इसमें भी मनुष्य शब्द सुनाई नहीं देता। कान के इन लक्षणों पर और कान का पर्दा फट जाने पर भी यह औषधि विशेष उपकारी है।

नाक (Nose)—किसी चीज़ का स्वाद या बू नहीं मिलती। पीनस (Ozaena) के लिये यह एक विशेष गुणकारी औषधि है, नाक झिड़कने पर हड्डियाँ टुकड़े-टुकड़े होकर निकलती हैं, नाक की हड्डी में क्षय होता जाता है, नाक बैठ जाती है, नाक से बहुत ही बद्बू आती है। आतशक (गर्मी) दोष से पुराने जुकाम में यह उपयोगी है विशेष करके जब नाक सड़ जाने पर उसमें से सड़न आती हो (हिपर, मर्क-कार, आर्स)।

चेहरा (Face)—साइलीशिया रोगी का चेहरा पीला फीका और रुग्न होता है। होठों पर फुन्सियाँ और छोले होते हैं, छूने से दर्द होता है। मुँह के कोने चिटके रहते हैं (ऐन्ट-क्रूड, ग्रैफ़)। ठुड्डी पर खाज होती है (हिपर, ग्रैफ़)। नीचे के जब्ड़े की गिलटियों में सूजन और दर्द (हिपर) होता है।

मुँह (Mouth)—मसूड़ों में सूजन और दर्द, दाँत सब ढीले मालूम होते हैं। ठण्डा पानी मुँह में लेने से मसूड़ों में दर्द मालूम होता है। **जीभ के अग्रभाग पर एक बाल चिपका हुआ है ऐसा अनुभव होना** इसका एक अद्भुत लक्षण है (Sensation of a hair lying on forepart of tongue)। जीभ के पीछे की ओर बाल लटका हुआ अनुभव करना **कैलि-बाई** और **नेट्रम-म्यूर** का लक्षण है। सुबह के समय मुँह से बदबू आती है (मर्क, नाइट्र-ऐसिड)। दाँत और नसों के दर्द में गर्म कमरे के अन्दर रहने से और सेंकने से आराम मिलता है। दाँत और मसूड़ों में नासूर पड़ जाने पर साइलीशिया उपयोगी है।

पेट (Stomach and Abdomen)— साइलीशिया में जिगर की ख़राबी रहती है। प्यास अधिक रहती है (ऐकोन, आर्स, ब्रायो, रस-टाक्स, सिकेल)। सुबह के समय मुँह का स्वाद कड़ुवा रहता है (ब्रायो, चायना, पल्स, सल्फ)। खाने के बाद हलक में जलन होती है, खट्टी डकारें आती हैं (कार्बो-वेज, नक्स-वोम, पल्स, सल्फ)। पेट सख्त और कड़ा रहता है (आर्स, बैरा-कार्ब, कैल्क-कार्ब, मर्क)। बदबूदार हवा ख़ारिज होती है (ऐलो, ब्रायो, ग्रैफ)।

साइलीशिया रोगी गर्म खाना बिल्कुल पसन्द नहीं करता, चाय, दूध आदि सब चीजें ठण्डी पसन्द करता है। बर्फ का पानी और मलाई की बर्फ पसन्द करता है। गर्म चीज़ खाने ही से सिर और चेहरे पर बहुत पसीना निकलना आरम्भ हो जाता है। साइलीशिया रोगी दूध हज़्म नहीं कर सकता। बच्चा अक्सर माँ का दूध हज्म नहीं कर सकता, माँ का दूध पीने ही से कै़ और पतले दस्त होने लगते हैं।

यह याद रहे कि साइलीशिया की नवीन शिकायतों की गर्म कमरे के अन्दर और गर्मी से वृद्धि होती हैं और पुराने रोगों में रोगी को गर्मी से आराम मिलता है। **पल्सेटिला** का व्यापक

लक्षण साइलीशिया का ठीक विपरीत है, अर्थात् नये रोग में **पल्सेटिला** रोगी को ठण्ड मालूम होती है और रोग की पुरानी अवस्था में ठण्डे और खुले स्थान की हवा के लिए बेहद इच्छा होती है। पाठकों ! जब तक व्यापक और सर्वाङ्गीन लक्षणों पर ध्यान देना नहीं सीखोगे, तब तक हमेशा औषधि के निर्वाचन में भूल करते रहोगे।

क़ब्ज़ (Constipation)–रजोधर्म के पहिले और उसके दिनों में क़ब्ज़ का होना इसका एक विशेष लक्षण है, परन्तु **ऐमोन-कार्ब** और **बोविस्टा** में इसका एक विपरीत लक्षण है अर्थात् उन दिनों में दस्त आते हैं। साइलीशिया के क़ब्ज़ में विशेषता है कि बहुत काँखने के बाद बहुत **सख्त सुद्दे का कुछ हिस्सा बाहर निकल कर फिर मलद्वार के अन्दर घुस जाता है** (Stools come partly out and slip back) यह लक्षण थूजा और सैनिक्यूला में भी है। गठीला सुद्दा मलद्वार के अन्दर बहुत देर तक रहता है, उसे बाहर निकालने में रोगी को बहुत कष्ट मिलता है। मल बार बार थोड़ा सा निकल कर अन्दर घुस जाता है, किसी तरह से नहीं निकलता, अन्त में रोगी निराश होकर पाख़ाने से उठ आता है।

पाख़ाना फिरते समय बवासीर के मस्से बाहर निकल पड़ते हैं। इस औषधि से मलद्वार का नासूर अच्छा हो जाता है। जिनको तपेदिक होने की आशङ्का रहती है यदि उनके मलद्वार में नासूर हो जाय, तो विवेचक चिकित्सक का कर्त्तव्य है कि उस नासूर को औषधि सेवन कराकर आरोग्य करें। यदि आप्रेशन (Operation) द्वारा उस नासूर को बन्द किया जाय, तो उसे तपेदिक की बीमारी हो जायेगी या शरीर का टूटना बहुत जल्द आरम्भ हो जायेगा।

पुः जननेन्द्रिय (Male Organs)— बालकों की अण्ड वृद्धि (Hydrocele) इस औषधि से अच्छी हो जाती है। नामर्दी को इससे उपकार होता है। स्त्री प्रसंग करने के बाद ही थकावट मालूम होती है, कमर में दर्द और कमज़ोरी मालूम होती है।

स्त्रीःजननेन्द्रिय (Female Organs)— रजोधर्म (Menses) महीनों बन्द रहता है; कभी होता भी तो बहुत थोड़ा होता है। **बच्चे को स्तन पिलाते समय जननेन्द्रिय से रक्तस्राव का होना** इसका एक विशेष लक्षण है।

बच्चे के दूध पीने के महीनों में (During lactation)जब कि रजोधर्म अक्सर नहीं होता, तब कैल्केरिया रोगिणी में अक्सर मासिक रुधिर दिखाई देता है।

बच्चा जिस तरफ़ दूध पीता है उस स्तन से पीठ तक तेज़ दर्द का होना **क्रोटिन-टिग** का लक्षण है।

बच्चे को स्तन पिलाते समय दाँत में दर्द होना **चायना** का लक्षण है।

गर्भाशय या योनि में मस्से की तरह मांस की वृद्धि (Uterine polypi) साइलीशिया से दूर होगी (कैल्क-कार्ब, नाइट्र-ऐसिड, सैब, थूज़ा) स्तन में सख्त गाँठें पड़ जाती हैं, उनमें दर्द होता है। जरायु की कैन्सर (Cancer) अवस्था इससे अच्छी हो जाती है।

स्तन के बड़े बड़े फोड़े (Tumours) और नासूर (Sinuses) इससे अच्छे हो जाते हैं।

खाँसी (Cough)— विशेष करके शाम के वक्त लेटते समय खाँसी आती है (कोन, पल्स, सिपि); बलगम गाढ़ा, पीला और ढ़ेला सा निकलता है। तपेदिक की पहली अवस्था में यह विशेष उपकारी है। पत्थर गढ़ने वालों के फेफड़े की बीमारी में (Pulmonary affections in stone cutters) साइलीशिया विशेष उपयोगी औषधि है। साइलीशिया रोगी को गर्म चीजें अच्छी नहीं लगतीं, उसे ठण्डी चीजें बहुत पसन्द हैं। यह याद रहे कि ठण्डी चीज़ों से फेफड़े की बीमारी में हानि पहुँचती है, खाँसी में वृद्धि होती है। दमा, पुराना ब्रङ्काइटिस (Chronic bronchitis) और न्यूमोनिया (Pneumonia) की शेषावस्था में साइलीशिया लाभकारी है।

वात रोग (Rheumatism)— पाँव के तलुओं का वात, पाँव के अँगूठे की सूजन, हड्डियों की झिल्ली में सूजन, चल फिर नहीं सकता। इससे घट्टा (Corns) आराम होता है (ऐन्ट-क्रूड्, ग्रैफ़)। रात के समय हाथ सुन्न पड़ जाते हैं। नाखून खुरखुरे और बेढ़ंगे होते हैं, वे अच्छी तरह बढ़ते नहीं।

पसीना (Sweat)— हाथ, पाँव और बगल से बहुत बदबूदार पसीना आता है। नींद आते ही पसीने का आरम्भ होना इसका एक विशेष लक्षण है (कोन, पल्स, सैम्ब्यू)। साइलीशिया में पाव का पसीना ही प्रधान सूचक लक्षण है।

हर अमावस्या में मिर्गी (Epilepsy) रोग होने पर साइलीशिया अमोघ औषधि है।

ज्वर (Fever)— यदि पता चल जाय कि पाँव का पसीना दब कर बुख़ार हुआ है, तो साइलीशिया का सब से पहिले स्मरण करना चाहिए।

शीत (Chill)— सारा दिन कपकपी मालूम होती है, ज़रा भी हिलने से जाड़ा ज़्यादा मालूम होता है (आर्नि, नक्स-वोम)। टाँग और पैर घुटनों तक बर्फ़ की तरह ठण्डे रहते हैं। प्यास नहीं रहती ।

उत्ताप (Heat)— सिर बहुत गर्म रहता है, चेहरा सुर्ख़ रहता है, समस्त रात्रि बुख़ार रहता है। प्यास मालूम होती है।

पसीना (Sweat)— सिर्फ़ चेहरे और सिर पर पसीना आता है। पाँव से बदबूदार पसीना निकलता है।

जीभ के अग्रभाग पर एक बाल सा चिपका हुआ मालूम होता है। ठण्डी चीज़ें खाने की बहुत इच्छा होती है।

सम्बन्ध (Relations)— पूरक औषधि (Complementary) कैल्क-कार्ब, पल्स, सैनिक्यूला और थूजा।

हिपर, पिक्र-ऐसिड, कैलि-फास, हिपर, रूटा और सैनि के साथ तुलना करो।

कैल्क, ग्रैफ़, हिपर, नाइट्र-ऐसिड और फास के बाद अच्छा काम देता है।

साइलीशिया के बाद हिपर, फ्लोर-ऐसिड, लाइको और सिपिया अच्छा काम देते हैं।

नये रोग में पल्सेटिला का और रोग की पुरानी अवस्था में साइलीशिया का सदृश सम्बन्ध है।

वृद्धि (Aggravation)— अमावस्था में (कास्टि), हरकत से; रात के समय; सुबह को; ठण्ड से; ऋतुस्राव के दिनों में सिर को खुला रखने से; खुली हवा में, लेटने से; शराब से; दूध से।

ह्रास (Amelioration)— सिर को गर्म कपड़े से लपेट रखने से; गर्मी से; कमरे के अन्दर ।

मात्रा (Dose) — 6 से 30 शक्ति। 200 और उच्चतर शकितयां प्रभावी रूप से सक्रिय होती है।

(407) सिनेपिस नाइग्रा
(Sinapis Nigra)

Black Mustard

यह औषधि काली सरसों से बनायी जाती है, शीत ज्वर, सर्दी, जुकाम, फैरिनजाईटिस, फैरिंग्स का सूखपन व चेचक इत्यादि लक्षणों में प्रयोग होती है।

नाक- नाक में कच्ची सर्दी, साथ ही थक्का- थक्का सा निकलने वाला स्राव, नाक सारा दिन, दोपहर बाद और सांयकाल में बन्द रहती है। नाक खुश्क, गर्म, उसके साथ ही पानी गिरना एक बार बांया, एक बार दांया नथूना बन्द होना। छींके आक्षेपिक खांसी जो लेटने पर कम हो जाती है।

कण्ठ- गले के अन्दर गरम प्रदाह ऐसा लगता है जैसे दमे के तरह श्वास,भों-भों की आवाज के साथ तेज खांसी, सांस में बदबू।

आमाशय- पाकस्थली में जलन, जो अन्ननली, गला व मुंह तक फैल जाती है। गर्म खट्टी डकारें, नीचे झुकने पर उदरशूल का दर्द होने लगता है, सीधा होकर बैठ जाने से घट जाता है।

चर्म- सिर की त्वचा खुजलाती है और गरम रहती है, जीभ में छाले होने जैसे अनुभूति होती है। ऊपरी होठ और माथे पर पसीना। पीठ और नितम्बों में दर्द के कारण अनिद्रा।

सम्बन्ध- सल्फ, कोलोसि, सिनैपिस, एल्वा।

मात्रा- 3 शक्ति।

408 स्पार्टियम स्कोपैरियम - सिस्टिसस स्कोपैरियस
(Spartium Scoparium - Cystisus Scoparius)

Broom

इस औषधि की प्रधान क्रिया हृदय की शक्ति बढ़ाना, धीमा करना और रक्तचाप घटाना है। डिजिटैलिस और वेराट्रम के बहुत से लक्षण इससे मिलते हैं, किन्तु यह डिजिटैलिस की तरह ब्लड-प्रेसर न बढ़ाकर हृदय की शक्ति बढ़ाती है और बहुत ही शीघ्र अपनी क्रिया प्रकट करती है।

इस औषधि के अभाव से हृदयन्त्र की धमनियों की सिकुड़न और प्रसारक दबावों की निम्नता प्रकट होती है हत्पेशी पर अपनी क्रिया करके यह हृदयन्त्र की अवनति व रक्तदाब मापक यन्त्रों में भी निम्न चाप गोचर करती है यह हृदय की सिकुड़न को कम करती है। पेशाब की मात्रा बढ़ जाती है, इस औषधि में मूत्रकारक उपादान है जो शोथ में लाभकारी होते हैं। मार्फिया की आदत छोड़ने पर हृदय को दुर्बल होने से रोकने के लिए 1/10 से 1/4 ग्रेन की मात्राऐं इंजेक्शन के रूप में दी जाती हैं, अन्नसारमेह की अनियमितता, श्वास क्रिया की विषमता, निम्न चाप धमनियों के उच्चचाप तथा धमनी काठिन्य को घटने के लिए स्थूल मात्राओं का प्रयोग होता है।

हृदय- तम्बाकू खाने के कारण होने वाले हृद्रोग, हत्पेशी की अपकर्षणता, क्षतिपूर्ति घटती जाना, हृच्छूल अनियमित क्रिया, गैस प्रभृत्ति के कारण स्वाभाविक ताल की विश्रृंखला स्नायविक, वातोन्मुखी रोगियों में दुर्बल हृत्क्रिया। निम्नचाप में रोगी लेट नहीं पाता, ऐसी अवस्था में यह बहुत लाभ करती है।

पेशाब- पेशब में अत्यधिक जलन, पेशाब अधिक मात्रा में होता है।

मात्रा- 1 से 3 शक्ति का विचूर्ण।

409 स्पाइजीलिया
(Spigelia)

Pink Root, *Loganiaceæ*

स्नायुशूल अर्थात् नसों का दर्द (Neuralgia)- सिर, आँख, जबड़ा, गर्दन, कन्धा, मुँह, दाँत, दिल आदि शरीर के क़रीब क़रीब सब स्थानों की नसों के दर्द में स्पाइजीलिया विशेष उपयोगी है। इसके स्नायुशूल की विशेषता यह है कि दर्द एक ख़ास स्थान से आरम्भ होकर चारों और फैल जाता है सुई चुभता सा, टीस मारता हुआ दर्द होता है; हरकत से, काम करने से, चिन्ता करने से, मानसिक परिश्रम से, खाने से, ज़ीने पर चढ़ने उतरने से, गाड़ी की सवारी से और वायु के परिवर्त्तन से दर्द में वृद्धि होती है। गर्दन और कन्धे के दर्द को सेंकने से आराम मिलता है; परन्तु आँख के दर्द को ठण्डक से आराम मिलता है।

कपकपी और दर्द (Chilly and painfully sensitive)— छू जाने से सारे शरीर में एक प्रकार की थरथराहट मालूम होना (A touch sends shudder through the entire frame, कैलि-कार्ब) इसका एक विशेष लक्षण है।

तेज़ नोकीली चीज़ जैसे सुई, कील, आलपीन, खूंटी आदि देखने से रोगीं को डर मालूम होता है।

सिर में स्नायुशूल का दर्द (Neuralgic headaches)— स्पाइजीलिया का **आधाशीशी का दर्द अक्सर बाँई तरफ़ होता है** सिर के पीछे गुद्दी से दर्द आरम्भ होकर सिर से चढ़ता हुआ बाँई कनपटी और आँख के ऊपर जाकर जम जाती है, दर्द बहुत तेज़ होता है, टीस चलती है और तपकन होती है, ऐसा मालूम पड़ता है कि दर्द के मारे आँख बाहर निकल पड़ेगी। हरकत से और शोर गुल से दर्द में वृद्धि होती है, चुपचाप लेटे रहने से आराम मिलता है। स्पाइजीलिया का सिर दर्द सूर्योदय से आरम्भ होता है और सूरज ज्यों ज्यों चढ़ता है दर्द भी त्यों त्यों बढ़ता जाता है और सूर्यास्त के साथ साथ दर्द भी घटता जाता है (नेट्रम-म्यूर, टैबेकम)। आँखों में इस क़दर असहनीय दर्द होता है कि सारे शरीर को बग़ैर घुमाये किसी तरफ़ आँख फेर नहीं सकता है। (Neuralgia in the eyes; cannot move them on account of violent pressive pain) ।

प्रति दिन एक ही समय दर्द का आरम्भ होना इसका एक विशेष लक्षण है। ठण्डक, नम और बरसात के मौसिम में दर्द की वृद्धि होती है।

दाहनी तरफ़ के आधा शीशी में **कैल्मिया, सैंग्विनेरिया** और **साइलीशिया** उपयोगी है।

कैमोमिला में भी असहनीय सिर दर्द होता है, दर्द की तेज़ी से रोगी पागल सा हो जाता है।

स्पाइजीलिया के सिर दर्द की गर्मी से वृद्धि होती है, ठण्डक से कुछ देर के लिए आराम मिलता है, परन्तु इसके और स्थानों का दर्द गर्मी ही से कम मालूम होता है।

फास्फोरस में सिर और पेट की तकलीफें ठण्डक से कम मालूम होती हैं; छाती और शरीर के दूसरे स्थानों की तकलीफ़ गर्मी से कम मालूम होती है।

आर्सेनिक में भी सिर की तकलीफ़ में ठण्डे पानी से धोने से आराम मिलता है, परन्तु रोगी को साधारणतः गर्मी ही पसन्द है।

दांत का दर्द (Toothache)— दाँत के दर्द की तमाखू पीने से, ठण्डी हवा या ठण्डे पानी से और दर्द के बारे में चिन्ता करने से वृद्धि होती है; केवल लेटने से और खाते समय दर्द में कमी मालूम होती है।

हृद्रोग (Diseases of the heart)— दिल की धड़कन में यह एक विशेष गुणकारी औषधि है। दिल की चाल इस क़दर तेज़ होती है कि बाहर से भी उसका शब्द सुनाई देता है और उसकी हरकत दिखाई देती है। सामने की ओर झुकने से, बैठने से, या सुबह के समय

बिछौने से उठने पर, गम्भीर साँस लेने से या सांस को रोकने से धड़कन में वृद्धि होती है, दिल काँपता है। दिल के सिरे पर ऐसा सख्त दर्द होता है कि मानो किसी ने तेज़ नुकीली छुरी भोंक दी है। हृद्रोग के साथ नब्ज़ की चाल भी बिगड़ी रहती है। बिस्तर पर हरकत करने से या बाँह को उठाने से धड़कन बढ़ जाती है और दम घुटने लगता है; रोगी दाहिनी करवट या सिर का ऊँचा करके लेटने को मजबूर होता है। ऐञ्जिना पेक्टोरिस (Angina pectoris—हृद्रोग का दर्द सीने की हड्डी से आरम्भ होकर बांया कन्धा और बांह तक फैल जाता है) रोग में यह एक विशेष लाभकारी औषधि है। पसलियों के बीच की नसों का दर्द (Intercostal neuralgia), हृदय कोष के वात रोग (Rheumatic pericarditis or endocarditis) में यह गुणकारी है। वैलव्यूलर रोग (Valvular disease) में दिल की चाल बहुत तेज़ होने पर स्पाइजीलिया से बहुत जल्द फ़ायदा होगा। दिल के अन्दर पानी की लहर की तरह शब्द सुनाई देता है।

दिल के रोग में स्पाइजीलिया के बाद कैल्मिया अच्छा काम देता है।

कृमि (Worms)— पेट की ख़राबी के साथ जिस बालक के मल में कृमि रहते हों, उसके लिए यह गुणकारी है। बालक तुतलाता है, किसी अक्षर के पहले शब्द को उच्चारण करने के लिए तीन चार बार दुहराना पड़ता है ।

ज्वर (Fever)— शीत (Chill)— प्रति दिन सुबह के ठीक नियत समय पर जाड़ा लगकर बुख़ार आना, इसका विशेष लक्षण है। ज़रा भी हरकत करने से जाड़ा मालूम होता है; प्यास नहीं रहती।

गर्मी (Heat)— पीठ, हाथ और पेट में गर्मी मालूम होती है, जिसके धीरे-धीरे बढ़ने से शरीर गर्म हो जाता है।

पसीना (Sweat)— ज़रा भी ओढ़ने से पसीना आने लगता है (चायना)। हाथों से चिपचिपा पसीना आता है।

सम्बन्ध (Relations)— हृद्रोग में ऐकोन, आर्स, कैक्ट, डिजि, कैलि-कार्ब, नेजा, कैल्म और स्पञ्जिया के साथ तुलना करो।

वृद्धि (Aggravation)— हरकत, शोर गुल, छू जाने से, आँखों को फेरने से, हिलने से; हिलने और धक्के से।

ह्रास (Amelioration)— सिर को ऊँचा करके दाहिनी करवट लेटने से (आर्स, कैक्ट, स्पञ्जि)।

मात्रा (Dose) — 2 से 30 शक्ति।

410 स्पाइरैंथिस
(Spiranthes)

Lady's Tresses

यह औषधि प्रसूति के समय स्त्रियों में दूध बढ़ाने, आक्षेपिक जम्हाई, कटिवेदना और आमवात, उदरशूल साथ ही तन्द्रालुता, अम्लता और जलनपूर्ण डकारें। योनि में खुजली, भग लाल, खुश्की, सहवास के समय योनि में जलन, रक्तिम प्रदर स्राव। हाथ की शिरायें सूजी हुई। कन्धों में दर्द, उत्तप्त चकाचौंध, गृघ्नसीशूल, हथेलियों में पसीना, पैरों व उंगलियों में ठंडक इत्यादि लक्षणों में प्रयोग की जाती है।

मात्रा- 3 शक्ति।

411 स्पाँञ्जिया टोस्टा
(Spongia Tosta)

Roasted Sponge. *Ceratospongiæ.*

खाँसी (Cough)— क्रूप खाँसी (Croupy cough) को दूर करने के लिए स्पांञ्जिया एक बहुमूल्य औषधि है। रोगी का गला बैठ जाने, कुत्ते भूकने की तरह इसकी आवाज़ होती है, सिर को नीचे कर के लेटने से, अधिक गर्म कमरे के अन्दर रहने से, खुश्क ठण्डी हवा से (ऐकोन, हिपर) खाँसी बढ़ जाती है। दिन रात ख़ुश्क खाँसी आती है, गला सांय साँय बोलता है, सीने में जलन होती है। कुछ खाने या पीने से खाँसी में कमी मालूम होती है। बोलने, गाने और निगलने से खाँसी में वृद्धि होती है। कफ़ गाढ़ा, पीला और चिपचिपा होता है। कफ़ का स्वाद किसी क़दर नमकीन होता है। साँस लेते समय उसे ऐसा मालूम होता है कि वह मानो किसी सूखे स्पञ्ज के अन्दर से साँस ले रहा है। खाँसी दिन व रात इस कदर तेज होती है कि उसे चैन नहीं लेने देती है ।

तेज़ बुख़ार के साथ क्रुप खाँसी होने पर स्पांञ्जिया उपयोगी नहीं है, ऐसी अवस्था में **ऐकोनाइट** अधिक उपयोगी है, बुख़ार की तेजी घबराहट इत्यादि घट जाने के बाद, खाँसी में भूँ भूँ की आवाज़ (Barking Cough) गले का साँय साँय शब्द और बेचैनी रह जाने पर स्पांञ्जिया का प्रयोग करना चाहिए। यदि स्पांञ्जिया के विशेष फल न मिले, तो **आयोडियम** या **ब्रोमियम** पर ध्यान दे। यदि स्पांञ्जिया के समस्त लक्षण मिलते हों, परन्तु कफ़ में अधिक तरी मालूम दे और साँस में कुछ घरघराहट मालूम दे, तो **हिपर-सल्फ** का प्रयोग करो। खुश्क ठण्डी हवा से क्रुम खाँसी हो जाने पर **ऐकोन, हिपर** और **स्पांञ्जिया** यह तीनों औषधियाँ उपयोगी हैं। दम घुटने के से लक्षण (Sense of suffocation)— **स्पांञ्जिया** में ही सब से अधिक है। **ब्रोमियम** में भी यह लक्षण है।

कुकर खाँसी (Whooping cough) में भी यह उपयोगी है जबकि खाँसी की आधी रात के समय और ठण्डी हवा से वृद्धि होती हो। न्यूमोनिया की शेषावस्था (Stage of resolution) में, जब कि रोगी लेट नहीं सकता और बलग़म बहुत निकलता हो, यह लाभदायक है। न्यूमोनिया के बाद तपेदिक में भी यह लाभकरी है, जबकि खुश्क ठण्डी हवा से खाँसी की वृद्धि होती हो। ऐञ्जिना पेक्टोरिस (Angina Pectoris- हृद्रोग का दर्द सीने की हड्डी से आरम्भ होकर बाँया कन्धा और बाँह तक फैल जाता है) में भी यह लाभदायक है, जबकि सीने में दर्द और घबराहट रहती हो, व्याकुलता के साथ सारे शरीर में पसीना आता हो और ऐसा मालूम होता हो कि बेहोशी आ जायेगी और दम घुट जायेगा।

स्पांञ्जिया रोगी को गर्म कमरे के अन्दर और गर्मी से तकलीफ़ होती है। **आयोडियम** की तरह से ठण्डक बहुत पसन्द है, परन्तु **आर्स, लाइको और नक्स** की तरह गर्म पीने की वस्तु से आराम मिलता है।

धड़कन (Palpitation)-आधी रात के बाद बहुत ही घबड़ाहट और बेचैनी के साथ वह सहसा जाग उठता है (Patient awakes with sense of suffocation, cough and anxiety), दिल में दर्द और साँस लेने में तकलीफ़ होती है, ऐसा मालूम पड़ता है कि मानो दम बन्द हो जायेगा। रजोधर्म के पहले या उसके दिनों में दिल में धड़कन होती है।

घेंघा (Goitre)— घेंघे के लिए यह एक उत्तम औषधि है। ठुड्डी के नीचे की गिलटी सख्त और सूजी हुई होती है (ब्रोम); रात के समय दम घुटता सा मालूम होता है।

अण्डवृद्धि (Enlarged testicles)— पोते की सूजन की कुचिकित्सा के बाद या सुज़ाक की बीमारी दब जाने के बाद, पोता कड़ा पड़ जाने और बढ़ जाने पर स्पांञ्जिया लाभदायक है। शुक्रवाहिनी नली में सूजन और दर्द होता है (क्लिम)।

वृद्धि (Aggravation)— रात के समय; सिर को नीचा करके लेटने से; कमरे के अन्दर; जीने पर चढ़ने से।

ह्रास (Amelioration)—ज़ीने से उतरने में; खाने और पीने के बाद; पट लेटे रहने से।

मात्रा (Dose) — दूसरी शकित का विचूर्ण - मूलार्क से तीसरी शकित।

(412) स्क्वीला मैरीटीमा
(Squilla Maritima)

Sea Onion. *Liliaceæ*

केवल फेफड़े के ही रोग में स्क्वीला विशेष उपयोगी है। इसमें समस्त रोगों की खाँसी में फेफड़े के अन्दर कफ़ बोलता है, घबड़ाहट होती है; खाँसी रुक रुक कर बड़ी झोंक के साथ आती है; खांसने में पेशाब निकल पड़ता है, सीने में सुई चुभता सा दर्द होता है, साँस लेने में तकलीफ़ होती है। इनफ्लुयेञ्जा, ब्रङ्काटिस, न्यूमोनिया, प्लुरिसि, कुकर खाँसी और ख़सरे के बाद की खाँसी में यह उपयोगी है।

गुर्दे और मसाने की सूजन में, बहुमूत्र और पेट के शोथ में, जबकि पेशाब बहुत थोड़ा होता है यह औषधि उपयोगी है, विशेष करके जबकि खाँसने, छींकने या नाक झिड़कने से पेशाब निकल पड़ता है (कास्टि)।

मात्रा (Dose) — पहली से तीसरी शक्ति।

(413) स्टैनम
(Stannumn)

Tin. *The Element.*

मानसिक लक्षण (Mental Symptoms) -- शारीरिक और मानसिक दुर्बलता स्टैनम में अधिक होती है। स्टैनम रोगिणी की इच्छा रहती है कि मैं सदैव रोती ही रहूँ, परन्तु रोने से उसकी तकलीफें बढ़ जाती हैं (नेट्रम-म्यूर, पल्स, सिपि)। ज़ीने से उतरते समय उसे बहुत कमज़ोरी मालूम होती है (बोर), परन्तु जीने पर आसानी से चढ़ जायेगी। रोगी को ऐसा मालूम होता है कि मेरा पेट खाली है और अन्दर की ओर धँसा जाता है (चेल, फास, सिपि)।

सीने की कमज़ोरी (Great weakness in chest)— सीने में इस क़दर कमज़ोरी का होना कि बात करने, हँसने, ज़ोर से पढ़ने और गाने से तकलीफ़ होती है, इस औषधि का सर्वप्रधान लक्षण है। (Weakness of chest is the keynote, so weak that it tires one to talk, with general debility) । सीने की दुर्बलता के कारण बोलने में तकलीफ़ का लक्षण **आर्जेन्टम मेटैलिकम** में भी है, परन्तु इसकी दुर्बलता स्टैनम से कम, विशेषत: सीने की बाँई तरफ ही अधिक मालूम होती है।

सिर दर्द या स्नायुशूल (Headache or neuralgia)—**दर्द का आहिस्ते आहिस्ते बढ़ते बढ़ते हद् दर्जे तक पहुँच कर फिर धीरे-धीरे घट जाना** (Nerve pains that slowly increase and then as slowly decrease) स्टैनम का और एक विशेष लक्षण है; नसों को दबाने से आराम मिलता है। यह लक्षण प्लैटिनम में भी है; फर्क यह है

कि **प्लैटिनम** के दर्द में दर्द का स्थान सुन्न पड़ जाता है, स्टैनम के दर्द में यह बात नहीं होती। **प्लैटिनम** में स्टैनम की तरह सीने में कमज़ोरी नहीं रहती। **प्लैटिनम** रोगिणी घमण्डी होती है, किन्तु स्टैनम रोगिणी नम्र और क्रन्दनशीलता होती है।

खाँसी (Cough)— खाँसी के एक बारगी लगातार तीन झोंके में आना स्टैनम का एक विशेष लक्षण है। **बेलाडोना** में भी तीन या चार झोंके एक ही समय आते हैं; **मर्क्यूरियस** में दो झोंके एक साथ आते हैं। शाम के वक्त जब कि बिछौने पर रहता है उस समय सूखी खाँसी आती है। सीना खाली खाली मालूम होता है। कफ़ का स्वाद नमकीन या मीठा होता है।

आवाज़ बैठी हुई होती है जो कि ज़ोर से खाँसने से थोड़ी देर के लिए दूर हो जाती है (कार्बो-वेज, फास)। कण्ठ के अन्दर बहुत-सा कफ़ जम जाता है जो कि ज़राही खाँसने में आसानी से निकल जाता है। आधी रात के पहिले खाँसी आती है, परन्तु कफ़ बहुत थोड़ा निकलता है। शाम के वक्त लेटने के पहिले हलक में ख़राश होकर खांसी आरम्भ होती है, बद्‌बूदार सब्ज़ रंग का कफ़ निकलता है, कफ़ का स्वाद मिठास लिये रहता है (Sweetish sputa) खाँसते खाँसते इस क़दर तकलीफ़ होती है कि ऊपर के पेट में दर्द होने लगता है, छुआ नहीं जाता। कभी कभी बलग़म बहुत ज्यादा जाता है, बद्‌बूदार पीले रंग का होता है। छाती में दर्द और कमज़ोरी मालूम होती है।

उपरोक्त लक्षण रहने पर तपेदिक (Phthisis pulmonalis) में भी यह औषधि विशेष उपकारी है। प्रति दिन भोर 4 बजे गर्दन और माथे पर बद्‌बूदार पसीना आता है, जिस से कमज़ोरी आती जाती है।

उदर शूल (Colic)— कालोसिन्थ की तरह इसके उदर शूल में पेट को ज़ोर से दबाने से या पेट के बल दबा कर लेटने से आराम मिलता है, (Neuralgia relieved by pressure) । लम्बे या छोटे कृमि (Worms) से उदर शूल में यह लाभकारी है।

सख्त पाख़ाने के साथ योनि का बाहर निकल पड़ना (Prolapsus of the vagina with hard stool) इसका एक विशेष लक्षण है। पतले दस्त के साथ मलद्वार का बाहर निकल पड़ना **पाडोफाइलम** का लक्षण है ।

सम्बन्ध (Relations)— पूरक औषधि (Complementary)— पल्सेटिला।

कास्टिकम के बाद स्टैनम अच्छा काम देता है। स्टैनम के बाद कैल्के-कार्ब, फास साइली, सल्फ और ट्यूब अच्छा काम देते हैं।

वृद्धि (Aggravation)— बोलने, हँसने और गाने से; दाहिनी करवट लेटने से; किसी प्रकार की गर्म चीज़ पीने से (ठण्डी वस्तु पीने से; स्पञ्ज)।

ह्रास (Amelioration)— खाँसने या बलग़ाम निकल जाने से, बैठी हुई आवाज़-साफ़ हो जाती है; जोर से दबाने से आराम मिलता है (कालोस)।

मात्रा (Dose) — 3 से 30 शक्ति।

(414) स्टैफ़िसैग्रिया

(Staphisagria)

Stavesacre. *Ranunculaceæ.*

मानसिक लक्षण (Mental Symptoms)—जवानी का दोष, अधिक विहार आदि कुक्रियाओं से धातु क्षीण होकर मग़ज़ खाली होने, सुस्ती और चित्त की ग्लानि में स्टैफ़िसैग्रिया उपयोगी है। इसके मानसिक लक्षण ध्यान देने के योग्य हैं। मिज़ाज बहुत जल्द ख़राब हो जाता है, अति तुच्छ बात पर वह नाराज़ हो जाता है। दूसरा मनुष्य या खुद कोई भी काम क्यों न करे, उसे वह घृणा की आँख से देखता है और उससे भावी अमङ्गल की आशङ्का करता है। किसी से अपमानित होकर अपने गुस्से को रोक कर मन ही मन में उसके बारे में चिन्ता करने के बाद ही से किसी प्रकार की बीमारी का सूत्रपात होने पर यह औषधि लाभदायक है। **नक्स-वोमिका** रोगी का मिजाज इसका ठीक उलटा होता है, उसके विरुद्ध कुछ कहने से वह फौरन मुँह तोड़ जवाब देता है। बाल्यावस्था या जवानी में अतिरिक्त इन्द्रिय चालना और हस्त-मैथुन आदि अनुचित उपाय से शुक्रक्षय करने से मिजाज में अक्सर चिड़चिड़ापन बहुत ज़्यादा हो जाता है, ऐसे क्षीण धातु रोगी को गुस्सा रोकने के लिये चित्त पर बहुत जोर देना पड़ता है और ऐसा करने में वह अक्सर बीमार हो जाता है। उसके मन में फुर्ती नहीं होती, चित्त सदैव उदास रहता है, जरा भी मेहनत से थकावट मालूम होती है और किसी भी काम में चित्त नहीं लगता (ऐनाक, आरम, नेट्रम-म्यूर, फास-ऐसिड)।

इसमें एक विचित्र लक्षण यह है कि स्टैफिसैग्रिया रोगी जब बहुत गुस्सा हो जाता है तब वह थूक को बार-बार निगलता रहता है, यहाँ तक कि ऐसा करना उसे बड़ा दुखदाई मालूम होने लगता है।

माथे के अन्दर एक गोला सा रक्खा हुआ है जो हिलाने से भी नहीं हटता, ऐसा अनुभव होना इसका एक अद्भुत लक्षण है। गुस्सा या नाराज़गी के बाद सिर दर्द।

किसी तेज़ औज़ार जैसे छुरी, उस्तरा या आप्रेशन के बाद के घाव के दर्द में यह सर्व प्रधान औषधि है (Mechanical injuries from sharp-cutting instruments or post-surgical operations)।

तेज़ नुकीले औज़ार चुभ जाने पर **लिडम**, कोई स्थान कटकर चिथड़े चिथड़े हो जाने पर **कैलेन्डयूला**, चोट लग जाने पर **आर्निका** और **हेमैमेलिस**, हड्डी टूट जाने पर **कैल्केरिया फास** और **सिम्फाइटम**, और मोच खा जाने पर **रस-टाक्स** प्रधान औषधि है।

बिलनी (Styes or chalazea)— पलकों पर विशेष करके ऊपर के पपोटों पर बार-बार बिलनी निकलना इसका एक विशेष लक्षण है, जो कि अच्छा होने पर भी एक सख्त ढ़ेला से बन कर रह जाता है (कोना, थूजा)। **पल्सेटिला** में भी बिलनी बहुत निकलती हैं, परन्तु उस में वह पक कर गायब हो जाती है।

दाँत के रोग (Diseases of teeth)— दाँत के रोग में स्टैफ़िसैग्रिया का प्रभाव बहुत ज्यादा है। दाँत स्याह पड़ जाते हैं, उन पर स्याह लकीरें दिखाई देती हैं, कितना ही साफ करो साफ़ नहीं रहते, टुकड़े टुकड़े होकर टूटते जाते हैं (Teeth turn black and decay, early; cannot be kept clean) । दाँत की जड़ घुनने पर **मेज़ेरियम** और **थूजा** औषधि हैं।

दाँत का दर्द (Toothache) दाँत के नाना प्रकार के दर्द में विशेष करके रजोधर्म के दिनों में दाँत के दर्द में स्टैफिसैग्रिया विशेष लाभदायक औषधि है। कुछ काटने या चबाने से दाँत में दर्द नहीं होता, परन्तु खाने या पीने की वस्तु दाँत में छू जाने से दर्द होता है; मुँह में ठण्डी हवा लेने से, ठण्डी वस्तु पीने या खाने से वृद्धि होता है। दाँत के नासूर (Dental fistula) में यह लाभदायक है।

पेट (Stomach)— तमाखू की बेहद इच्छा होती है। पेट भरा रहने पर भी बहुत भूख मालूम होती है (Hunger even when full of food)। रोगी को ऐसा मालूम होता है कि मानो सारा पेट लटक पड़ता है (ऐगार, इपि, टैबे)।

उदर शूल (Colic)— मूत्राशय को काट कर पथरी निकालने के बाद या डिम्भाशय के फोड़े का आप्रेशन कर के निकालने के बाद पेट में दर्द (Lithotomy or Ovariotomy, बिस, हिपर)।

खाँसी (Cough)— तमाखू के धुंए से खाँसी आरम्भ होना इसका एक विशेष लक्षण है। **स्पांञ्जिया** में भो यह लक्षण है, परन्तु इस में स्टैफिसैग्रिया की तरह तमाखू पीने की प्रबल इच्छा नहीं होती। केवल दिन ही में या केवल खाने के बाद, माँस खाने से, गुस्से से और दाँत साफ़ करने के बाद खाँसी में वृद्धि होती है।

जिस रोगी को जाड़े के मौसिम में क्रुप खाँसी आती हो और गर्मी के मौसिम में उसके बदले सायेटिका (Sciatica-कूल्हे या कमर का गठिया रोग) का दर्द हो, उसके लिये स्टैफ़िसैग्रिया लाभदायक है।

मूत्र यन्त्र (Urinary Organs)— पेशाब करते समय, करने के पहिले और बाद को मूत्र-नली में जलन के लक्षण अनेक औषधियों में हैं, मगर स्टैफ़िसैग्रिया का लक्षण सिर्फ़ **पेशाब करते समय जलन का न होना** और अन्य समय जलन का रहना और किसी औषधि में नहीं पाया जाता।

शुक्रवाही नाड़ी की दुर्बलता के कारण (Prostatic troubles of old men) बुढ़ों को पेशाब की बार-बार हाजत में और पेशाब बूँद-बूँद टपकने पर यह विशेष गुणकारी है।

नई-नई शादी के बाद पति के साथ संगम के बाद स्नायवीय युवती और लड़कियों को अक्सर बार-बार पेशाब की हाजत होती है, बहुत थोड़ा पेशाब उतरता है और बहुत देर तक बैठना पड़ता है। युवती स्त्री का यह परम मित्र है। तकलीफ देह प्रसव वेदना के बाद बार-बार पेशाब की हाजत होने पर, यह औषधि लाभकारी है।

स्त्री जननेन्द्रिय इस कदर नाजुक होती है कि उस पर रूमाल बाँध नहीं सकती (ल्पैटि)

पु:जननेन्द्रिय (Male Organs)— स्त्री प्रसंग की इच्छा तो यथेष्ट रहती है परन्तु अनेक प्रकार के नियम विरुद्ध और प्रकृति विरुद्ध क्रिया करने के कारण धातु क्षीण होने से नामर्दी आ जाती है। क्रोध, दु:ख और रञ्ज से शुक्र पात हो जाता है, रोगी अपनी गुप्त कुक्रियाओं के लिए बहुत लज्जित रहता है, सदा आँखें नीची किये रहता है, शर्म के मारे किसी से आंख मिला कर बातें नहीं कर सकता, उसे ऐसा ख्याल आता है कि शायद उसके कुकर्मों को लोग जान गये हों।

अधिक विहार के बुरे फल से दिमाग़ कमज़ोर हो जाता है, चेहरा सूख जाता है, आँखें बैठ जाती हैं, कमर में दर्द रहता हैं, टाँगे कमज़ोर मालूम देती है, आँखों की चमक जाती रहती है, सिर के बाल झड़ने लगते हैं, पोतों में खुजली होती है और पोते सूखते जाते हैं।

दिन में ऊँघाई (Sleepy all day, awake all night)— दिन में ऊँघाई का मालूम होना और रात में नींद का न आना, इसका एक विशेष लक्षण है; सारे शरीर में दर्द होता है।

एक्ज़िमा (Eczema)— एक्ज़िमा में पपड़ियों के नीचे से पीला जहरीला विकार निकलता है (Eczema, yellow, acrid crusts) जो दूसरे स्थान में लग कर नया घाव पैदा कर देता है। इसकी खुजली की एक विशेषता यह है कि एक स्थान पर खुजलाने से उस स्थान की खुजली मिटकर फिर फौरन दूसरे स्थान में खुजलाहट आरम्भ होती है।

अंजीर की तरह मस्से (Fig-warts)— शरीर के किसी भी स्थान पर अंजीर या फूलगोभी की तरह मस्सों या माँस वृद्धि के लिए यह अति उत्तम औषधि है। पारे के दुरुपयोग के बाद ऐसे मस्सों के निकलने पर यह उपयोगी है (नाइट्र-ऐसिड, सैब, थूजा)।

ज्वर (Fever)— बुखार आने के कई दिन पहिले से बहुत भूख मालूम होना इसका एक विशेष लक्षण है।

सम्बन्ध (Relations)— कास्टि, कालोस, इग्ने, लाइको और पल्स के साथ तुलना करो।

कालोसिन्थिस और स्टैफिसैग्रिया परस्पर एक दूसरे के बाद अच्छा काम देते हैं।

कास्टि, कालोस और स्टैफ, उत्तरोत्तर अच्छा काम देते हैं।

विरोधी औषधि (Inimical)— रेननक्यूलस बलबोज़ा के पहिले या बाद स्टैफ़िसैग्रिया का प्रयोग नहीं होना चाहिए।

वृद्धि (Aggravation)— मानसिक पीड़ा से; गुस्सा, दु:ख और रंज से; धातु के क्षय से; तमाखू से; रोग का स्थान ज़रा भी छू जाने से; प्रकृति-विरुद्ध क्रिया से और अधिक विहार से।

मात्रा (Dose) — 3 से 30 शक्ति।

415 स्टेलैरिया मीडिया
(Stellaria Media)

Chickweed

वात का तेज दर्द, शरीर के सभी स्थानों में, आमवात की तीव्र वेदनायें लगभग सारे शरीर में, गांठें कड़ी हो जाती हैं, आक्रान्त स्थान को छूने न देना, पुराना आमवात, स्थान बदलता परिवर्तन करता रहता है, अंगुलियों में वात।

सिर- सिर में हल्का-हल्का दर्द, बाई तरफ अधिक ग्रीवापेशियां अकड़ी हुई। आंखों में वेदना जलन, बाहर को फैली हुई मालूम होती है। आलस्य काम करने की अनिच्छा, साथ ही निद्रालुता।

पेट- यकृत की निष्क्रियता कोष्टबद्धता पर्यायक्रमिक अतिसार। मल मिट्टी के रंग की तरह। यकृत अत्यधिक रक्तसंकुल सूजा हुआ, साथ ही सुई की चुभन जैसा दर्द और दबाव के प्रति असहिष्णु।

वाह्यांग- कमर में भयानक दर्द, नितम्बों में दर्द, जो जांघों में होकर नीचे उतरता रहता है। पैर व पैर के गुल्फ में दर्द, कन्धे व बांहों में दर्द, गुर्दे के ऊपर दर्द, कुचल जाने जैसी अनुभूति।

गर्मी से वृद्धि और ठंडी हवा में ह्रास।

सम्बन्ध- पल्स से तुलना कीजिए।

मात्रा- मूलार्क से 2x शक्ति (मूलार्क बाहरी प्रयोग के लिए)

416 स्टिक्टा पल्मोनेरिया
(Sticta Pulmonaria)

Lung Moss. *Lichenes.*

मानसिक लक्षण (Mental Symptoms)— जुकाम होने के पहिले चित्त की अवस्था गिरी हुई मालूम होती है (Dulness, malaise, heavy feelings, as if a cold, influenza, rheumatism, or bronchial catarrh were threatening जेल्स, हाइड्रैस)। रोगिणी अपने को इस कदर हल्की मालूम करती है कि मानों उसका शरीर बिछौने से छुआ नहीं है, ऐसा मालूम होता है कि मानो **टांगें हवा में तैर रही हैं** (She feels light and airy, without any sensation of resting on the bed, legs feel as if floating in the air, ऐसेरम), यह इसका एक अद्भुत लक्षण है। हिस्टीरिया रोग ग्रस्त रोगिणी में अक्सर ऐसे लक्षण पाये जाते हैं।

जुकाम (Coryza)— जुकाम होने के पहिले माथे और नाक की जड़ में दर्द होता है (Fullness at the root of nose, ऐकोन, कैलिबाई, फाइटो), दिन में ज्यादा होता है। बार बार नाक झिड़कने की आवश्यकता होती है, परन्तु कुछ विकार नहीं निकलता। नाक के अन्दर की झिल्ली बिल्कुल सूख जाती है, पपड़ियाँ जम जाती हैं, बड़ी तकलीफ़ होती है, आसानी से छूटती नहीं, उसे निकालने के लिए बार बार नाक को झिड़कना पड़ता है। इसका जुकाम बहुत जल्द सूख जाता है। इस प्रकार के बहुत पुराने जुकाम में स्टिक्टा उपयोगी है।

खाँसी (Cough)— स्टिक्टा खाँसी की रात के समय लेटने पर वृद्धि होती है, रोगी रात के समय न तो सो सकता है न लेट सकता है। हलक़ में खराश होकर तकलीफ देह सूखी खाँसी आरम्भ होती है (Dry hacking cough) तपेदिक की खाँसी और कुकर खाँसी में भी यह लाभदायक है। खसरे (Measles) के समय की खाँसी में भी यह उपकारी है।

वात का दर्द (Rheumatic pains)— कलाई, अङ्गुलियों के छोटे-छोटे जोड़ और घुटने के वात में स्टिक्टा गुणकारी है।

सम्बन्ध (Relations)— ऐकोनाइट, ऐमोन-कार्ब, कैम्फर, नक्स वोमिका और सैम्ब्यूकस हाल के जुकाम में स्टिक्टा के सदृश हैं और पुराने जुकाम में ऐमोन-कार्ब और लाइकोपोडियम के सदृश हैं।

मात्रा (Dose) — मूलार्क से 6 शक्ति।

(417) स्टिलिंगिया सिलवेटिका
(Stillingia Sylvatica)

Queen's Root *Euphoriaceæ.*

स्टिलिंगिया की मुख्य क्रिया हड्डी की झिल्ली (Periosteum) के ऊपर होती है। आतशक के दोष से हड्डियों की झिल्ली के वात रोग में, पुराने गठिया में, खोपड़ी की हड्डी सूज कर उस पर गाँठें पड़ जाने पर (Mercurial Periostitis of the skull) और शरीर के अन्य स्थानों पर गांठ (Nodes) पड़ जाने पर यह उपयोगी है । आतशक के रोगी में सायेटिका (Sciatica-कूल्हा या कमर का रोग) के दर्द में यह लाभदायक है।

सम्बन्ध (Relations)— आर्ज, आराम, हिपर, कैलि-आयोड, मर्क, मेज़, फाइटो, रस-टाक्स और सल्फ़ के साथ तुलना करो।

वृद्धि (Aggravation)-दोपहर के बाद; नम हवा से, हरकत से ।

मात्रा (Dose) — मूलार्क और पहली शक्ति।

(418) स्ट्रामोनियम
(Stramonium)

Thorn Apple, *Solanaceæ.*

मानसिक लक्षण (Mental Symptoms)-बेहोशी (Delirium) के लिए यह एक प्रधान औषधि है। डॉक्टर नैश **बेलाडोना, हायोसाएमस** और स्ट्रैमोनियम को ट्रायो (Trio-) त्रिमूर्ति कह कर सम्बोधन करते थे। इन तीनों औषधियों का बेहोशी में अक्सर प्रयोग किया जाता है । **बेलाडोना** और **हायोसाएमस** से इसकी बेहोशी बहुत प्रचण्ड होती है और सिड़ीपन भी ज़्यादा होता है। यद्यपि दिमाग़ में खून की अधिकता **हायोसोमस** से अधिक होती है तथापि **बेलाडोना** से बहुत कम और **बेलाडोना** की तरह भेजे में सूजन भी नहीं होती ।

रोगी बेहोशी में डरता बहुत है, बिस्तर से उठ-उठ कर भागने की कोशिश करता है (बेल); लगातार पागल की तरह बकता रहता है, हँसता है (हायोस); काम की उत्तेजना बहुत होती है, स्त्री संसर्ग के बारे में मूर्ख की तरह बकता है । पास के लोगों को मारता, पीटता, काटता, नाखून से नोचता है; चीख़ता है । कभी कभी इस क़दर खुश हो जाता है कि हँसता है, गाता और नाचता है । बहुत डरावनी ख़्याली सूरतें देखता है, अनजान मनुष्यों को देखता है और ख़्याल करता है कि खौफ़नाक जानवर उसके ऊपर कूद रहे हैं ।

रोगी रोशनी और आदमी की संगत पसन्द करता है (क्रियोज़ Desires light and company— आदमी की संगत से नफ़रत, हायोस) । यह रोगी घमण्डी होता है (लैक, प्लैटि) । अकेला रहना पसन्द करता है, अँधेरे कमरे के अन्दर जा नहीं सकता (Afraid in the dark) अँधेरे में और एकान्त में डर मालूम होता है ।

बेहोशी में रोगी कविता बनाता है, श्लोक रचता है, सब को विनती करता है, प्रार्थना करता है। रजोधर्म लोप हो जाने से स्त्रियों में अक्सर इस प्रकार की मनोविकार हो जाते हैं।

रोगिणी तरह तरह की उटपंटाग बातें ख्याल करती हैं, वह ख़्याल करती है कि मानो उसके दो शरीर हैं, वह बहुत लम्बी है, उसका आधा शरीर कटा हुआ है या वह आड़ाआड़ी लेटी हुई है (बैप्टि, पेट्रोल), सिर मानो इधर उधर बिखरा हुआ है (बैप्टि)।

बच्चे की आँख खुलते ही जिस चीज़ पर पहिले नज़र पड़ती है, उसे देखकर वह डर जाता है (बेल)।

स्मरण शक्ति कमज़ोर हो जाती है, रोगी चीज़ों को ग़लत नाम से पुकारता है।

पानी, आईना या किसी प्रकार की चमकीली चीज़ देखने से डर जाता है, हांथ-पैर ऐंठने लगते हैं (Convulsions बेल, लाइस), होश ठीक रहता है। नक्स-वोमिका में भी हाथ-पाँव की ऐंठन के साथ होश ठीक रहता है। ऐंठन के साथ होश का न रहना **बेल, सिक्यूटा, हायोस** और **ओपियम** का लक्षण है। बेचैनी बहुत रहती हैं।

आँख (Eyes) -- आंखें चढ़ी रहती हैं, आंखों को बड़ी करके टक टकी बांधकर ताकता है (बेल, हायोस, ओपि)। चमकीली रोशिनी या चमकीली चीज़ें देखने से ऐंठन (Convulsions) होने लगती है। चीज़ें तिरछी नज़र आती हैं, एक चीज़ दो चीज़ें दिखाई देती हैं (आरम, बेल, सिक्यूटा, फाइटो)।

बच्चे को डांटने से आँखें फैला देता है।

चेहरा (Face)— चेहरा गर्म, सुर्ख़ और फूला फूला मालूम होता है (ऐकोन, बेल, ओपि)। चेहरा घबराया और डरा हुआ मालूम होता है। गाल सुर्ख़ होते हैं।

मुँह (Mouth)— तुतलाना (Stammering) इसका एक विशेष लक्षण है। बेहोशी (Delirium) में हकला कर बात करने पर इसे फ़ौरन देना चाहिए।

हलक़ (Throat)— हलक़ के सङ्कोच के कारण निगलने में तकलीफ़ होती है (बेल, हायोस, प्लम्ब), बूढ़ों के हलक़ के पक्षाघात के कारण खाने की वस्तु निगलने में तकलीफ़ होने पर स्ट्रैमोनियम अमोध औषधि है।

पेशाब (Urine)-- पेशाब रुक जाने पर यह औषधि अक्सर लाभदायक है।

पानी से डर (Hydrophobia)—पानी को देखकर डर मालूम होना इसका एक विशेष लक्षण है (बेल, लाइसिन)। पागल कुत्ते के काटने से उसके विष को दूर करने के लिए स्ट्रैमोनियम एक अमोघ औषधि है।

वेदनाशून्य (Painlessness)-- ज़्यादातर शिकायतों में किसी प्रकार का दर्द न रहना इसका एक विशेष लक्षण है (ओपि)।

नींद मालूम होती है परन्तु नींद आती नहीं (बेल, कैमो, ओपि)।

तकिये पर से सिर उठाते ही कै होना इसका एक विशेष लक्षण है। बार बार तकलीफदेह हिचकी (Hiccough) आने पर इससे विशेष उपकार होगा।

ज्वर (Fever)-- शीत (Chill)-- सारे शरीर में जाड़ा मालूम होता है, रज़ाई हटाने से तकलीफ़ होती है, किसी भी अवस्था में रज़ाई खोल नहीं सकता (नक्स-वोम)। हाथ-पाँव ठण्डे होकर नीले पड़ जाते हैं।

उत्ताप (Heat)-- ख़ूब अच्छी तरह से ओढ़ना चाहता है। जाड़े की अवस्था में सिर और चेहरे पर गर्मी, बुख़ार जब ख़ूब चढ़ आता है, टाँगें और पैर ठण्डे हो जाते हैं। रोगी बेहोशी (Delirium) में बकता है। सिर में चक्कर और मृगी की तरह ऐंठन होती है।

पसीना (Sweat)-- पसीने की अवस्था में भी रोगी रज़ाई खोलना नहीं चाहता। सारे शरीर में तेल की तरह चिपचिपा पसीना आता है।

सम्बन्ध (Relations)— बेल, क्यूप्र, हायोस और लाइसिन के बाद स्ट्रैमोनियम अच्छा काम देता है।

खेढ़ी बाहर न निकलने के कारण जरायु के रक्तस्राव में स्ट्रैमोनियम सूचक बेहोशी के लक्षण वर्तमान रहने पर स्ट्रैमोनियम विफल होने पर सिकेल बहुत जल्द क्रिया करता है (बुख़ार के साथ सेप्टिक हो जाने की आशङ्का रहने पर, पाइरो)।

कुकर खाँसी (Whooping cough)-- में बेलाडोना के बार-बार प्रयोग से अति-क्रिया (Over action) होने पर स्ट्रैमोनियम का प्रयोग किया जाता है।

वृद्धि (Aggravation)-- अँधेरे में, अकेला रहने से; चमकीली चीज़ की तरफ देखने से; नींद के बाद (एपिस, लैक, ओपि, स्पांञ्ज़ि निगलने की कोशिश करने में।

ह्रास (Amelioration)-रोशनी से, संगत से; गर्मी से।

मात्रा (Dose) — 30 या निम्नतर शक्तियां।

419 स्ट्रॉनशियाना कार्बोनिका
(Strontiana Carbonica)

Carbonate of Strontia

आमवाती दर्द, पुरानी मोच का दर्द, अस्थि प्रदाह, शल्योपचार के बाद रक्तस्रावों से अत्यधिक रक्तस्राव तथा ठंडक। उच्च रक्तचाप के कारण आरक्त मुखमंडल, अन्ननली की संकीर्णता, रात को अवसन्नता बेचैनी, दम घुटने जैसी अनुभूति।

आमाशय- भूख न लगना, सभी खाद्य पदार्थ स्वादहीन लगते हैं। खाने के बाद डकारें, हिचकी आने से छाती में दर्द होना, अतिसार रात को अधिक, पाखाना होने के बाद बहुत देर तक मलद्वार में जलन, पेट फूलना और भारी हो जाना। रात में लगातार पेशाब की हाजत बनी रहना, सवेरे घट जाना।

सिर- प्रसारण प्रकृत्ति का दबाव, पश्चग्रीवा में दुखन, जो ऊपर की ओर बढ़ती है। कपड़े से सिर को लपेटने से आराम मिलता है। घुमरी के साथ सिर दर्द और मिचली, उग्रस्पन्दन, नाक की खुजली, नाक के अन्दर पपड़ियां, चेहरा लाल। आंखों में जलन और लाली, अधिक काम करने पर आंखों में दर्द और पानी बहना।

वाह्यांग- दांये कन्धे में आमवाती दर्द, अस्थिमज्जा में कुचलने जैसा दर्द। चिर आक्षेप, खासकर टखने के जोड़ों में, पैर बर्फ की तरह ठण्डे, हाथ की शिराये फूली हुईं। ताप के साथ अनावृत होने या कपड़े उतारने की इच्छा। रात को भयंकर पसीना। आर्द्र, खुजलाते ज्वलनशील उद्भेद।

सम्बन्ध- आर्निका, रूटा, बैराइ-का, सिलीका, स्टोशि-आयो से तुलना कीजिए।

मात्रा- 6X से 30 शक्ति तक।

420 स्ट्रिक्नीनम
(Strychninum)

Alkaloid of Nux Vomica.

होम्योपैथिक में इस औषधि की क्रिया पेशियों के आक्षेप में, मेरुरज्जू की अस्वाभाविक प्रतिवर्त उत्तेजना के कारण उत्पन्न होने वाले बांयटों तथा मूत्राशय के आक्षेप में पायी जाती है। यह औषधि केंद्रीय स्नायु संस्थान, मानसिक क्रियाओं तथा ज्ञानेन्द्रियों को प्रखर करती है। मुखमंडल और ग्रीवा पेशियों में अकड़न, पश्चोन्मुखी वक्रता से युक्त धनुर्वाती आक्षेप श्वासक्रिया विवर्द्धित। धनुष्टांकर, विस्फोटक स्नायविकता। नक्स की अपेक्षा मरुरज्जू को प्रत्यक्ष रूप से आक्रान्त करती है।

सिर, कान तथा आंखें- कानों में जलन, खुजली, श्रवण शक्ति अति प्रखर। आंखों के आगे चिनगारियां, पलकों का स्फुरण व कम्पन। अक्षि-पेशियों की उद्वेष्कारी सिकुड़न, आंखें गर्म, एक टक, फैली हुई। घुमटी साथ ही कानों में गर्जन ध्वनि, खोपड़ी और पश्चग्रीवा में खुजली, सिर में आगे की तरफ झटके। सिर को फाड़ देने वाला दर्द, सिर भारी साथ ही आंखों में जलन। अधिक बेचैनी, चिड़चिड़ापन।

मुंह, गला- गला सूखा हुआ, ऐसा लगता है कि जैसे गले में कोई चीज अटक गई हो, कोई चीज निगलने में कठिनाई होती है, तालू में तेज खुजली, अन्ननली में जलन। जबड़े कसे हुए, चेहरा फीका अधीरता, निचला जबड़ा बन्द हो जाना।

उदर- उदरपेशियों में तीव्र दर्द, आंतों में मरोड़ा मारता हुआ दर्द होता है, निरन्तर वमनोद्रेक, प्रचण्ड वमन, मिचली। ग्रीवा पेशियों में कठोरता, ग्रीवा और मेरुदण्ड में होकर नीचे की ओर तेज दर्द, पीठ अकड़ी हुई। मेरुदंड में नीचे की ओर ठंडक की अनुभूति। सारे शरीर में खुजली।

श्वास- अविराम खांसी, वक्षपेशियों में तीक्ष्ण पीड़ा, स्वरनली का आक्षेप, अत्यधिक श्वास कष्ट।

सम्बन्ध- यूकैलिप्टस, स्ट्रिकनी-आर्से से तुलना करो।

यूकैलिप्टस (स्ट्रिकनी के कुफल नष्ट करती है) स्ट्रिकनी सल्फ आमाशयिक शक्ति हीनता। स्ट्रिकनी नाइट्रे-मद्यस्पृहा को दूर करती है। स्ट्रिकनी वैलेरिन (मस्तिस्क शक्ति की शान्ति) सिस्यूटा- धनुष्टकार। स्ट्रिकनी आर्से (पक्षाघात)।

मात्रा- 3 से 30 शक्ति तक।

(421) सल्फ़र
(Sulphur)

Brimstone: Flowers of Sulphur. *The Element.*

सल्फर के लक्षण, रोग बीज अर्थात् इस संसार में सर्व प्रथम रोग उत्पन्न करने की शक्ति (Primitive cause of disease) के बाहरी विकास अर्थात् लक्षणों के साथ, इतने अधिक मिलते जुलते हैं कि और किसी भी ऐन्टि-सेरिक औषधि (Anti-psoric--रोगबीज अर्थात् सोरा दोष दूर करने वाली औषधि) में इतने लक्षण नहीं मिलते, इसलिए महात्मा हैनिमैन ने सल्फर को सारे ऐन्टि सोरिक औषधियों का राजा (King of Anti-psorics) कह कर इसे उपयुक्त पद ही प्रदान किया है। आदि रोग बीज या "सोरा" जैसे समस्त रोग पैदा करने का मूल कारण है, उसी प्रकार सल्फ़र भी समस्त रोग को जड़ से उखाड़ डालने में ब्राह्मास्त्र स्वरूप है।

सोराही मानव देह के समस्त रोगों की आदिभूमि अर्थात् आदि कारण है। सोरा न रहने से किसी प्रकार का रोग नहीं आ सकता। मङ्गलमय भगवान द्वारा सृष्ट मानवदेह में किस तरह से पहले इस सोरा का आविर्भाव हुआ, उसकी प्रकृति कैसी है, उसके प्रतिकार का क्या उपाय है और यह सोरा दोष ही समस्त रोगों का निदान है, इसका क्या प्रमाण है इत्यादि सोरा सम्बन्धी समस्त विषय जानना चाहिए।

मानव शरीर सर्व प्रथम अति निर्मल था, उसमें किसी प्रकार का रोग या रोगबीज नहीं था। भगवान के नियमानुसार मनुष्य अपने अपने सब कामों का निर्वाह करते थे। जब तक मनुष्य इस तरह से उन मङ्गलमय नियमों को मानकर चलते थे, तब तक उन्हें किसी प्रकार का क्लेश या स्वतन्त्रता का अभाव नहीं था, जब से मनुष्य ने उनका नियम भङ्ग करना आरम्भ किया, तभी से उसके सुख में हानि पहुंचने लगी। दूसरे की स्वाधीनता नष्ट करने की इच्छा करने के साथ ही साथ अपनी स्वाधीनता की हानि होना अनिवार्य है-जैसा किसी एक गाय को रस्सी से बाँध रखना है, वैसा ही खुद भी उसी रस्सी से बँध जाना है। गाय जैसे तुम से छुट कर भागने में असमर्थ है, वैसे ही तुम भी गाय को छोड़ कर भागने में असमर्थ हो। दूसरों को सुख से रखने की इच्छा करना ही अपने को सुखी रखने की इच्छा करना है। यदि तुम चाहो कि दूसरा मनुष्य तुम से स्नेह करे, तो तुम्हें भी उससे स्नेह करना पड़ेगा, यही स्वाभविक नियम है-इसके विरुद्ध चलने से इस स्वाभाविक नियम को भङ्ग करने का दण्डस्वरूप फल भोगना ही पड़ेगा, किसी तरह से छुटकारा नहीं है। हम लोग जितने दिन समाज में एक दूसरे से प्रेम की डोर में बँधे हुए थे, उतने दिन हम लोगों को सुख और शान्ति थी । क्रमश: जब दूसरों को स्नेह की आंखों से न देखकर उनके प्रति ईर्ष्या प्रकाश करने लगे, तब अपना भी चित्त कुलषित होने लगा। पहले जिस ह्रदय में शान्ति और स्नेह शृङ्खला थी, पीछे उसी ह्रदय में अशन्ति और विच्छेद प्रथम बार दिखाई दिये। यह ईर्ष्या, यह प्रीति का अभाव, यह अशान्ति, विशृङ्खलता या जो कुछ कहो, हमारे ह्रदय में निश्चेष्ट भाव से अधिक दिन तक रह नहीं सकते,

कारण देखा जाता है, किसी के प्रति असत् या अन्याय मनन करने से, यह मनन अधिक दिन तक नहीं रहता, कुछ दिनों के बाद इस अनुचित मनन के अनुसार अन्याय करने की प्रकृति का मन में उदय होने लगा–अर्थात् निचेष्ट मनन की अवस्था न रह कर क्रमशः दूसरे का अनिष्ट करने के उपाय की चिन्ता आने लगी। किसी की उन्नति देख कर पहले ईर्ष्या का भाव उदय होता है, उस वक्त उसके अनिष्ट करने की इच्छा रहने पर भी चेष्टा नहीं रहती, क्रमशः चेष्टा आती है, यह चेष्टा ही मानसिक खुजली है। किस तरह से फलाने मनुष्य का सर्वनाश साधन करूँ, इस मानसिक चञ्चलता के साथ चेष्टा को मन की खाज या खुजली कहा जा सकता है, अर्थात् किसी प्रकार की तीक्षण उत्सुकता को ही खाज कह सकते हैं। अब तक जो विशृङ्गलता या उत्पात हुआ है वह मन के भीतर ही है अर्थात् हिंसा, मनन, अनिष्ट करने की कल्पना, अनिष्ट करने की चेष्टा इत्यादि सभी मानसिक अवस्था देह में नहीं आई। पहले की निर्मल, शान्ति और आनन्द के स्थान में विषाद और उत्पात आये हैं, अभी तक मन की खुजली मन ही मन में है, बाहर देह में उसका विकाश नहीं हुआ। मन में बीज पड़ा है मगर इस बीज का अङ्कुर फूट कर विकास को प्राप्त नहीं हुआ–अतः अभी तक मनुष्य की नज़र की आड़ में है। परन्तु अब और कितने दिन रह सकता है? कैसा ही हो, सर्व प्रथम यह मानसिक विशृङ्खलता ही सोरा की प्रथम मूर्ति है–अविकसित और बीज स्वरूप होकर अभी तक मानसिक अवस्था है। क्रमशः देह में उसका विकास हुआ। मानसिक खुजली की अनुरूप मूर्ति बाहर शरीर पर दिखाई दी, वही खुजली सोरा का विकसित मूर्ति है। यह मूर्ति अब मनुष्य की नज़र की आड़ में नहीं है, किन्तु प्रत्यक्ष है। यह मानसिक खाज- सोरा की प्रथम और अदृश्य मूर्ति है और शरीर पर की खुजली सोरा की दूसरी प्रत्यक्ष मूर्ति है, इस बात को अच्छी तरह से याद रखना होगा। सब से पहले नियम भङ्ग, उसके बाद असत् और अनुचित मनन और चेष्टा या खाज, अन्त में शरीर पर प्रतिफलित मानसिक अवस्था का विकास खुजली है, इस क्रम को हमें हमेशा याद रखना चाहिए। यह असत् चिन्ता, असत् मनन और मानसिक और दैहिक खाज के फलस्वरूप शारीरिक धातु दोष हमारे देह में रोग का अंकुर पैदा करता है। यहाँ पर सोरा क्या है। **सोरा एक अवस्था है।** किस प्रकार की अवस्था है? एक विशृङ्खलावस्था। किसकी विशृङ्खलावस्था? मानव शरीर यन्त्र की (शरीरयन्त्र-देह्+मन)। कहाँ किस तरह से पैदा होती है? मन में असत् चिन्ता और असत् मनन से। पहले मानसिक खाज़रूप धारण करके मन में तदनन्तर मन से देह पर खुजली के रूप में विकसित होता है।

यहाँ पर और एक बात कह देनी होगी। बहुत बड़े बड़े ऐलोपैथिक चिकित्सकों की धारण है कि सोरा का अर्थ खाज-खुजली है; वास्तव में यह बात नहीं है। खाज-खुजली सोरा का फलमात्र है। सोरा रहने पर ही खाज-खुजली का होना सम्भव है, वरना नहीं। जहाँ पर खाज-खुजली है वही पर सोरा अवश्य है। हम लोग सोरा का अर्थ में यह समझे है कि सोरा एक अवस्था मात्र है, मानव शरीरयत्न का एक दोष है अर्थात् शृङ्खला और शान्तिपूर्ण अवस्था का विपर्य्य है। जो जीवनशक्ति स्वाधीनभाव से अब तक कार्य कर रही थी, सोरा ने आकर एक विपर्य्य पैदा किया है और जीवनशक्ति को अब उसी के वश में काम करना पड़ रहा है। सोरा आने के पहले जीवनशक्ति स्वाधीनभाव से काम करती हुई किसी भी रोगशक्ति को शरीर में

प्रवेश न होने देने से अपनी सामर्थ्य को पूर्ण रक्खे हुए थी; अब सोरा के आने के बाद जीवनशक्ति की वह सामर्थ्य नहीं है, अब उसे बाह्यप्रकृति के अधीन काम करना पड़ रहा है।

सोरा के कारण मनुष्यजाति का मन कलुषित हुआ है, उसी के फल के कुकार्य करने के कारण और भी दो प्रकार के रोग मानव देह में आश्रय लिए हैं-वे सिफ्लिस और साइकोसिस हैं, अर्थात् आतशक और सुज़ाक। सोरा न रहने पर आतशक और सुज़ाक आ नहीं सकते। अतएव सोरा ही समस्त रोगों का मूल कारण है।

रोग क्या है? हमारे मन की अवस्था का रोगरूप में शरीर पर प्रकट होना है।

सल्फर के गुण की परीक्षा (Proving) करते समय इसके क्रियाफल से इतने अधिक लक्षण संग्रह किये गये हैं कि मानो हर एक रोग में सल्फर का रूप या सादृश्य पाया जाता है। सल्फर के लक्षणों का आदि अन्त नहीं है। सोरा का भी (अर्थात् आदि रोगबीज द्वारा उत्पन्न व्याधि समूह की) उत्पत्ति और शेष नहीं है। अधिकांश रोगों में किसी न किसी समय सल्फर का प्रयोग हो सकता है। हर एक रोग में प्रथम प्रथम सल्फर का प्रयोग जिस प्रकार हर एक औषधि की प्राथमिक क्रिया (Primary action) का क्षेत्र तैयार करता है, उसी प्रकार अन्तिम प्रयोग भी हर एक औषधि की क्रिया के पूर्ण फल प्रदान करने में सहायता करता है। इसी लिए देखा जाता है, यथार्थ समलक्षण शास्त्र ज्ञान चिकित्सक लोग जो अक्सर इसका प्रयोग करते हैं, वह कुछ अमूलक नहीं है। परन्तु अज्ञानता के कारण इसका दुरुपयोग भी अनेक स्थान में होते हुए देखा जाता है। इस प्रकार का दुरुपयोग उसी क्षेत्र में सम्भव है, जहाँ पर यथार्थ सादृश्य वर्त्तमान नहीं रहता, शरीर का कोई विशेष आवश्यकीय अंश नष्ट होना आरम्भ हुआ है, तिस पर भी अधिक मात्रा में बार बार इसका प्रयोग किया जाता है।

प्रत्येक रोगी के लिए ही किसी भी औषधि का प्रयोग करने के पहिले हमें विचार करना चाहिए, रोग लक्षण के साथ औषधि लक्षण का सादृश्य है या नहीं? यर्थाथ सादृश्य देख कर, समझ कर, दृढ़ निश्चय करके औषधि का प्रयोग और आरोग्य विधान ही सुचिकित्सा और इसके विपरीत व्यवहार ही कुचिकित्सा का परिचायक है। रोग के शुरू में हो या बाद में हो, किसी औषधि के प्रयोग के पहिले हो या बाद में, सल्फर के लक्षण न रहने पर भी इसका बार बार प्रयोग विधि विरहित और अहितकर है। जो चिकित्सक समस्त रोगों के बारे में अति सूक्ष्म ज्ञान रखते हैं, वे ही इस प्रकार के कार्य के बुरे फल को समझ सकते हैं। परन्तु अज्ञानता और अनाड़ीपन के कारण, परिणाम को न सोचने के कारण बुरा फल गम्भीर से गम्भीर होता जायगा और अज्ञानी चिकित्सक का पाप भार बढ़ता जायगा। इसलिए नौसिखियों को हम लोग सलाह देते हैं कि सल्फर प्रयोग का उपयुक्त कारण और समलक्षण (Similitude) न समझने पर इसका व्यवहार अनुचित है, कारण, ऐसा करने से अक्सर बुरा फल मिलता है। बहुतेरों का ऐसा ख़्याल है कि ऐलोपैथ के हाथ से रोगी के आने पर होमियोपैथ को पहले सल्फर का प्रयोग करना चाहिए। ऐसा ख़्याल भी अज्ञानता का परिचायक है। ऐसी अवस्था में यदि शरीर का कोई आवश्यकीय अंश नष्ट न हुआ हो, तो लक्षण द्वारा सुनिर्वाचित औषधि ही उसकी उपयुक्त प्रतिषेधक (Antidote— विषक्रिया नाशक) होगी।

अब किस प्रकार से सल्फर के लक्षण स्पष्ट और सही सही जाने जा सकते हैं वही कहूँगा। दूर ही से सल्फर रोगी को पहचाना जा सकता है।

सल्फर रोगी बड़ा ही मैला होता (The Sulphur patient is very dirty) है। उसके पोशाक के पहिनाव में ज़रा भी सफ़ाई या सुथरापन नहीं होता, कपड़े कितने ही मैले क्यों न हों, ज़रा भी परवाह नहीं। सिर के बाल ऐसे बेढङ्गे कि कभी उन पर कंघी फेरता ही नहीं। बाल, नाख़ून और दाढ़ी बढ़ते जा रहे हैं, हजामत की कुछ परवाह नहीं। इस तरह से गन्दा रहने से लोग बुरा कहेंगे, इसका उसे कुछ भी ख़्याल नहीं।

छोटे-छोटे बच्चों का चेहरा सर्वदा मैला रहता है, चाहे उन्हे कितने ही बार धुला के साफ़ कर दो, वह थोड़ी देर में फिर मैला हो जाता है यानी उसे किसी तरह से साफ़ रक्खा नहीं जा सकता। लड़के चलने को सीख कर धूल मिट्टी लेकर खेलते हैं, पोशाक बहुत जल्द फाड़कर कीचड़ से नष्ट कर डालते हैं, कोई नाक का मैला खा लेता है, कोई पाखाना पेशाब लेकर खेलता या खाता है, जीवन के प्रारम्भ ही से इनके मैले स्वभाव की सूचना मिलती है।

पोशाक की बेतरतीबी और गन्दापन देख कर भी सल्फर रोगी पहचाना जाता है। मैले फटे कपड़े में उसे शर्म मालूम नहीं होती। फटे कपड़ों में रहने से वह मानों कुछ सुन्दरता अनुभव करता है। कोट के चारों ओर रफ़ू किया हुआ दिखाई देता है, सीवन खुली हुई, बटन नहीं हैं, अगर हैं भी तो टूटे हुए । कभी तो शर्ट या क़मीज़ का एक हाथ फटा, गले का टाई या कालर मैला और फटा। कभी-कभी सिड़ी रोगी तरह-तरह के रंग के चिथड़े जोड़ कर पहिनना ही पसन्द करता है। इस प्रकार की फटी पोशाक गरीबी अवस्था होने के कारण से भी हो सकती है, परन्तु इस प्रकार अद्भुत प्रकृति का रोगी धनाढ्य घराने में भी पाया जाता है। तङ्गी या दरिद्रता के कारण ऐसा नहीं करते, अपने-अपने स्वभाव के कारण ही ऐसा करते हैं। ऐसा भी होता है कि कोट और कपड़ा बहुत क़ीमती और नया, मगर जूता, पगड़ी या टोपी मैली। इस प्रकार का असामञ्जस्य या बेमेल, सल्फर रोगी समझ नहीं सकता। वह कहता है-''इसमें हानि क्या-कुछ भी हो, पहिनने से मतलब।'' ऐसे रोगी को सल्फर का उपयुक्त मात्रा में प्रयोग करके उसमें सम्पूर्ण परिवर्तन होते हुए हमने देखा है। असल बात यह है कि सल्फर रोगी शरीर की सफ़ाई पोशाक या घर के असबाबों की तरतीब की तरफ़ ध्यान नहीं देता। आर्सेनिक रोगी इसके ठीक विपरीत स्वभाव का होता है। आर्सेनिक रोगी माँग के ज़रा भी बिगड़ जाने से,. शरीर के किसी स्थान में धूल लग जाने से, कपड़े में मैल लग जाने से तस्वीर, कुर्सी, मेज, किताब आदि के अपनी जगह से ज़रा भी हट जाने से नाराज हो जाता है।

अगर उसमें ज़रा भी शक्ति हो, तो वह फ़ौरन उनको अपनी जगह पर तरतीब से रख देगा। सल्फर रोगी थोड़ी ही देर के अन्दर दूसरे का सजाया हुआ मकान मैला और खराब कर देगा और **आर्सेनिक** रोगी मरते-मरते भी दूसरे का मकान साफ रखना चाहता है। रोगी को सल्फर का प्रयोग करने के बाद **आर्सेनिक** की तरह उसे सफ़ाई पसन्द होते हुए देखा गया है। स्कूल के विद्यार्थियों की किताब की सजावट की अवस्था देख कर ही पहचाना जा सकता है कि वह **सल्फर** रोगी है या **आर्सेनिक**।

सल्फर रोगी के बदन के रूतूबत से बेहद बद्बू का आना, इसका एक विशेष लक्षण है। पसीने, पेशाब और पाख़ाने से बू आती है। बगल के पसीने से तेज़ बू आती है। जननेन्द्रिय या पोते से इस क़दर बू आती है कि कमरे के अन्दर बैठना दुश्वार हो जाता है। यह बात नहीं है कि इस प्रकार दुर्गन्ध से दूसरों को ही तकलीफ़ होती हो, परन्तु रोगी खुद अपने शरीर की दुर्गन्ध से व्याकुल हो जाता है। अपने ही पाख़ाने की बू नाक में सदैव मालूम होती है। यह एक अद्भुत बात है कि सल्फर रोगी खुद इतना मैले कुचैले स्वभाव का होने पर भी बद्बू उसे परेशान करती है।

सल्फर रोगी अक्सर दुबला पतला होता है उसके शरीर की हड्डियां निकली और उभरी रहती हैं, कूबड़े की तरह आगे की तरफ़ झुक कर चलता है, बूढ़ों की तरह गर्दन नीची किये हुए रहता है। यह रोगी गण्डमाला धातु (Scrofulous) होता है अंगरेजी में इसे (Scrofula) स्क्रोफ्यूला या King's Evil (किग इविल) कहते हैं, कारण पहिले अंगरेज़ों का यह ख़्याल था कि राजा के छू देने से यह आराम हो जाता है। इस धातु के बालकों की गर्दन की (Cervical) वायुनली की (Bronchial) या पेट की आंतों (Mesenteric) की गिलटियां (Glands) सूज कर बढ़ जाती हैं और कभी-कभी पक कर फट जाती हैं। इसे तापेदिक़ अर्थात् क्षय रोग में शामिल किया जाता है। महात्मा हैनिमैन की राय में यह सोरा (अर्थात् आदि रोग बीज) की ही क्रिया मात्र है। डॉक्टर नैश कहते हैं स्क्रोफ्यूला ही सोरा और सोरा स्क्रोफ्यूला है। अर्थात् यह दोनों एक ही पदार्थ हैं । हमने जहां तक समझा है उसमें हम स्क्रोफ्यूला या कण्ठ मालाधातु को सोरा या आदि रोग बीजोत्पन्न बहुमूर्तियों में से एक मूर्ति या प्रकाशक चिन्ह मात्र कहेंगे। पानी ही से समुद्र, बादल, बर्फ, ओस, आँसू होते हैं। परन्तु केवल पानी कहने से पानी का जो स्वरूप समझा जा सकता है वह बर्फ या ओस कहने से प्रकाशित नहीं होता, ओस अनन्त शक्तिधर पानी का एक क्षुद्र रूप मात्र है। उसी प्रकार सोरा या आदि रोग बीज अनन्त और शक्तिशाली है, स्क्रोफ्यूला उसी का क्षुद्र या आंशिक विकास मात्र है। महात्मा हैनिमैन की समस्त ऐन्टि-सोरिक औषधियों की लक्षण समष्टि एकत्र करने से आदि रोग बीज अर्थात् सोरा की शक्ति की कुछ थोड़ी सी कल्पना की जा सकती है। इनमें से एक-एक लक्षण या कुछ थोड़े से लक्षणों की समष्टि उस विराट रोगोत्पादिका शक्ति का या मानव-जाति के रोगाक्रान्त होने के झुकाव या दुर्बलता का क्षुद्र विकास मात्र है। गण्डमाला धातु सोरा अर्थात् आदि रोग बीज से उत्पन्न है, किन्तु वे ठीक एक पदार्थ नहीं है। एक तो बीज है और दूसरा फल है।

रोगी का शरीर पुष्ट नहीं होता। हाथ, पाँव और गर्दन दुबले होते जाते हैं, और पेट बढ़ता जाता है (कैल्के)। शिशु पुष्ट नहीं होता या बढ़ता नहीं, खोपड़ी का जोड़ भरता नहीं।

सल्फर रोगी दुबला भी हो सकता है और मोटा भी हो सकता, जो मोटे होते हैं वह जल वायु का परिवर्तन बरदाश्त नहीं कर सकते (हिपर, कैलि-कार्ब, सोरि)। इसका स्राव जिस स्थान में छू जाता है उस स्थान का चमड़ा उधड़ने लगता है।

इस रोगी के लिवर या यकृत के अन्दर की नसों में ख़ून की अधिकता होती है, जो कुछ खाता है उसे अच्छी तरह से हज़्म नहीं कर सकता। यह घर के कोने में एकान्त स्थान में बैठ कर रात दिन पुस्तकें पढ़ा करता है, तरह-तरह के तत्व की खोज में लगा रहता है, किसी प्रकार शरीरिक परिश्रम नहीं कर सकता, यही कारण है कि इसकी पाचन शक्ति थोड़े ही दिन के अन्दर घट जाती है।

यह रोगी सर्वदा ज्ञानविज्ञान और धर्म सम्बन्धी बातें लेकर रहना पसन्द करता है। डॉक्टर हेरिङ्ग इनको सिड़ी तत्वज्ञानी कहते थे (The Ragged philosophers)। इसी चिन्ता में इतना लवलीन रहता है कि नहाने, शरीर साफ़ करने, बाल नाखून कटवाने, हजामत बनवाने की भी फुर्सत नहीं मिलती और न इच्छा ही होती है। किसी प्रकार का काम करने की इच्छा नहीं होती। जीवन का कोई सुख अनुभव नहीं करता, ज़िन्दा रहना नहीं चाहता। चित्त बहुत ही उदासीन रहता है, किसी काम में चित्त जमा नहीं सकता।

सल्फर रोगी बड़ा ही खुद ग़र्ज़ और कृतघ्न होता है (Selfishness runs through the Sulphur patient, There is absence of gratitude.-Kent) सल्फर रोगी को गर्मी से और ठण्डक से भी तकलीफ़ होती है। गर्म कमरे के अन्दर और गर्म कपड़ा ओढ़ने से तकलीफ़ होती है। **एपिस, आयोडियम कैलि सल्फ, लाइको, पल्स, सिकेल** और **सल्फर** यह सब औषधियां गर्मी बरदाश्त नहीं कर सकतीं।

सख़्त जाड़े के मौसिम में भी छोटे-छोटे बच्चे हाथ-पाँव पटक कर रज़ाई या ओढ़ना खोल कर फेंक देते हैं (हिपर, सैनिक्यू)। कभी-कभी रोगी ओढ़ना चाहता है, परन्तु ओढ़ने से तकलीफ़ मालूम होती है।

नींद के बाद, खाने के बाद, नहाने के बाद और बिस्तर की गर्मी से रोग की वृद्धि, सल्फर का विशेष लक्षण है।

नहाने से डर या अनिच्छा (Can not bear to be washed or bathed) छोटे बालकों में जाड़े के मौसिम में अक्सर देखी जाती है, इस लिए बच्चों की चिकित्सा में यह लक्षण सल्फर निर्देशक है यह नहीं कहा जा सकता। साथ ही साथ यदि **नहाने के बाद रोग वृद्धि हो जाय** या अन्यान्य कुछ लक्षण और भी मिलें, तभी नि:सन्देह कह सकते हैं कि यहां पर सल्फर का प्रयोग करना चाहिए।

सयानो का नित्य या नियमित स्नान करना, स्वाभाविक और निर्मलता का परिचायक है। यदि किसी में इस स्वाभाविक प्रवृत्ति का अभाव देखा जाय, तो इससे यही प्रमाणित होता है कि वह नहाने से डरता है, नहाने की अनिचेछा है या उसका मैला स्वभाव है। सल्फर को इस तरह से समझा जाता है। नहाने से डर या नहाने के बाद रोग की वृद्धि ऐमोन-कार्व, **ऐन्टिम-क्रूड, कैल्क-कार्ब, क्लिमैटिस, रस-टाक्स** और **सिपिया** में भी हैं। यद्धपि सल्फर रोगी नहाने से डरता है तथापि खुली हवा उसे बहुत पसन्द है। कमरे के दरवाज़े और खिड़कियां

खुली रखना पसन्द करता है। मगर पल्सेटिसा., नेट्रम-म्यूर, ऐमिल-नाइट्रेट इत्यादि में खुली हवा की जिस क़दर प्रबल इच्छा होती है, सल्फर में उस दर्जे की नहीं होती।

जलन (Burining)- जलन सल्फर का एक प्रधान लक्षण है। सिर , आँख, जीभ, हाथ, पाँव, खाल, मलद्वार, मूत्रद्वार, योनिद्वार इत्यादि किसी भी स्थान में सहनीय जलन और खुजली होती है, हथेली, तलुआ और सिर की चोटी की जलन से रोगी विशेष बेचैन हो जाता है। सल्फर रोगी पाँव को रजाई के अन्दर नहीं रख सकता, जाड़े के मौसिम में भी पाँव को रज़ाई के बाहर निकाल देता है।

प्यास (Thirst)-रोगी पानी बहुत पीता है, दिन में कितनी ही बार पानी पीता है, रात के समय सोते से उठ -उठ कर पानी पीता है, परन्तु खाना बहुत नहीं खाता। अर्थात् खाता कम है और पानी बहुत पीता है।

सल्फर रोगी मिठाई बहुत पसन्द करता है (Great desire for sweets), शराब पीने की प्रबल इच्छा होती है। दूध और माँस से बहुत ही घृणा होती है। जैसी मिठाई की इच्छा वैसे ही नमक की इच्छा **आर्जेन्टम-नाइट्रिकम** की लक्षण है । बहुत ज़्यादा शराब पीने वाले पुराने शराबियों के जलन्धर इत्यादि में यह उपयोगी है। कोई-कोई कितनी ही बार शराब छोड़ते हैं और कितनी ही बार फिर आरम्भ करते हैं (सोरि, ट्यूब)।

खुजली (Itching)-इसमें सर्व प्रकार का चर्म रोग होता है; कुछ फुन्सियां ख़ुश्क कुछ मवादी, कुछ के छिलकें उतरते हैं। बेहद खुजली होती है, खुजलाते खुजलाते जब तक उनमें जलन नहीं पड़ती, उस समय तक ख़ुजली घटती नहीं। गर्म कमरे के अन्दर, गर्म बिस्तर में, ऊनी पोशाक पहनने से ख़ुजली और भी बढ़ जाती है और बड़ी कष्टदायाक होती है।

चमड़े पर घाव हो जाने से जल्द सूखता नहीं। छोटे-छोटे घावों से बहुत दिनों तक मवाद का निकलना जारी रहता है, नासूर पड़ जाता है।

बिस्तर पर बहुत दिनों तक पड़े-पड़े घाव (Bed-sore) हो जाता है।

शरीर में स्थान-स्थान पर एक साथ झुण्ड के झुण्ड फोड़े निकलते हैं, या एक अच्छा होता है तो दूसरा निकलता है। उनमें यदि बहुत ही दर्द हो तो **आर्निका** और **लैकेसिस** का लक्षण जानना।

ठण्ड लग कर या ऊपरी मरहम से यदि चर्म रोग दब जाय, तो सल्फर के लक्षण सूचित होते हैं।

रोगी खड़ा नहीं रह सकता (Standing is the worst position for Sulphur patient)-सल्फर रोगी बहुत देर तक एक स्थान पर खड़ा नहीं रह सकता। खड़ा होने से चक्कर आता है, दिमाग़ की ख़राबी मालूम होती है पेट की तकलीफ़ें बढ़ जाती है; स्त्रियों के नीचे के पेट में खिंचाव मालूम होता है या ऐसा मालूम पड़ता है कि गर्भाशय के सारे यन्त्र नीचे गिर पड़ेंगे इत्यादि।

आराम होकर फिर पलटा खा जाना (Complaints that are continually relapsing)- ऐसा देखा गया है कि किसी किसी रोगी की बीमारी करीब-करीब आराम हो चुकी है कि सात दिन के अन्तर या किसी समय एकाएक ही रोग फिर पूर्व दशा में आ जाता है, इस प्रकति के रोगी को सल्फर देना चाहिए।

दोपहर के 11 बजे भूख मालूम होना (Weak, empty, gone feeling in the stomach about 11A.M)-सल्फ़र रोगी को अक्सर दोपहर के 11 बजे बहुत भूख लगती है, पेट ख़ाली-ख़ाली मालूम होता , मानो पेट अन्दर की ओर धँसता जाता है। अगर उसे दोपहर का खाना मामूली खाने के समय पर न मिले, तो वह बेचैन हो जाता है, वह ठहर नहीं सकता। दोपहर के पहले 10 या 11 बजे भूख लगना और खाने से आरम्भ होना **नेट्रम-कार्ब** का लक्षण है।

भोर में पाख़ाने की हजात और जल्दी से पाख़ाने जाने को मजबूर होना (Driving the patient out of bed early in the morning)- आख़री रात में या अति भोर में सल्फर रोगी की आँख खुल जाती है और जल्दी से पाख़ाने को दौड़ना पड़ता है, ऐसा मालूम होता है कि यदि वह फ़ौरन पाख़ाने को न जाय, तो शायद कपड़े ख़राब हो जाँय, वह किसी तरह से पाख़ाने की हाजत को रोक नहीं सकता (ऐलो, नेट्रम-सल्फ, पाडो, सोरि, रूमेक्स, डायोस)।

संक्षेप में सल्फर रोगी को देख कर इन लक्षणों से पहचाना जा सकता है। सल्फर रोगी गर्मी से और ठण्क से भी ब्याकुल होता है; यह रोगी मोटा या दुबला भी हो सकता है। उसके शरीर की हड्डियाँ असाधारणतया ऊँची और उभरी हुई होती हैं, छाती बैठी हुई, कमज़ोरी के कारण बूढ़ों की तरह गर्दन नीची करके बैठता या चलता फिरता है। सारा शरीर चर्म रोग से भरा हुआ, घाव जल्दी सूखता नहीं। रोगी बड़ा ही मैला, नहाना नहीं चाहता, नहाने से रोग की वृद्धि होती है। रोगी के शरीर के सब स्थानों का स्राव जहरीला होता है। नाक और कान के छेद का घाव दूर से सुर्ख़ दिखाई देता है। दोनों होंठ लाल दिखाई देते हैं-जो लोग कोयले की खान में काम करते हैं, घर के कोने में बैठ कर चिन्ता किया करते हैं, एक स्थान पर बहुत देर तक खड़े नहीं रह सकते, बैठना या लेटना चाहते हैं; ऐसे मनुष्यों को दूर से देखने ही से पहचाना जा सकता है कि यह सल्फर रोगी है। उपर्युक्त लक्षणों के द्वारा रोगी के कमरे के अन्दर घुसते ही या दूर से देखते ही रोगी को सल्फर देना होगा, यह बात जानी जा सकती है। इन लक्षणों के सिवाय और भी बेशुमार लक्षण हैं, जो रोगी या उसकी शुश्रूषा करने वाले के बिना कहे या रोगी से बिना पूछे जाने नहीं जा सकते।

इन सब लक्षणों में से सर्वाङ्ग की जलन ही विशेष रूप से उल्लेख योग्य है। शरीर का ऐसा कोई स्थान नहीं है जहां पर सल्फर की परीक्षा (Proving) के समय जलन नहीं पाई हो। पाँव के तलुओं और खोपड़ी की चोटी पर जलन सल्फर में अक्सर पाई जाती है। इसके सिवाय, फेफड़े में, मलद्वार में, पेशाब करते समय मूत्रद्वार में जलन रहती है। साधारणतः नींद

के बाद, खाने के बाद, नहाने के बाद, बिस्तर की गर्मी से और गर्म कमरे के अन्दर रोग की वृद्धि होती है।

पूर्वोक्त लक्षण और मानसिक लक्षणों को सर्वाङ्गीन लक्षण कहते हैं, कारण कि यह किसी अङ्ग विशेष में आबद्ध नहीं है। रोगी के सारे शरीर में और मन में जो लक्षण प्रकाश पाते हैं उन्हीं को सर्वाङ्गीन या व्यापाक लक्षण (General symptoms relating to the patient, i.e. the inner man and not the body) कहते हैं। मन के परिवर्त्तन से ही सारा मनुष्य परिवर्त्तित होता है, इसलिए मानसिक लक्षण ही केवल सर्वाङ्गीन हैं।

जब किसी रोग में विशेष करके नये रोग में अति सावधानता के साथ सुनिर्वाचित औषधि देने पर भी अच्छा फल नहीं मिलता, तब अक्सर सल्फर के प्रयोग से शरीर की प्रतिक्रिया शक्ति (Reactive power) के जागने पर रोगी का लक्षण साफ़ साफ़ दिखाई देता है (पुराने रोग में - सोरिनम)।

सिर (Head) –सिर में खून की अधिकता मालूम होती है, चेहरा तमतमाता है, गाल और कान सुर्ख़ हो जाते हैं। खोपड़ी की चोटी पर बेहद गर्मी मालूम होती है। सिर, आँख और कानों से मानो आग की लपट निकल रही हैं। खुली हवा में चलने से, झुकाने से, नीचे की ओर देखने से, बैठ कर उठने से (ब्रायो), नदी या नाला पार करते समय चक्कर (Vertigo) आता है। सल्फर रोगी के हर सातवें या आठवें दिन, विशेष करके हर सातवें दिन, सिर दर्द का होना इसका विशेष लक्षण है। जिनके सिर की चोटी पर हमेशा आग सी लगी रहती है उनके सिर दर्द में ठण्डा पानी सिर पर थपकने से आराम मालूम होता है। खोपड़ी की खाल और माथे पर फोड़े फुन्सियाँ बहुत निकलती हैं, उनमें जलन और खुजली बहुत होती है (ग्रैफ)। सिर के बाल बहुत झड़ते हैं (ग्रैफ, लाइको, नाइट्र-ऐसिड, सिपि)।

आँख (Eyes)— आँख के अन्दर और पलकों में सुर्ख़ी, सूजन, जलन, दर्द और खुजली होती है; रात के समय कीचड़ से आँखें जुड़ जाती हैं। आँख के अन्दर इस प्रकार की किरकिराहट होती है कि मानों आँख के अन्दर बालू गड़ रहा है (कास्टि)। धूप की तरफ़ ताका नहीं जाता (बेल, मर्क), धुन्धलापन नज़र आता है, ऐसा मालूम होता है कि मानों आँख के सामने एक पर्दा पड़ा हुआ है। आँखें तिलमिलाती हैं, छोटी छोटी चिनगारियां उड़ती हुई नज़र आती हैं।

किसी भी प्रकार की आँख की तकलीफ़ क्यों न हो, यदि आँखें धोने से या रोगी के नहाने से उसकी तकलीफ़ बढ़ जाती हों; खाज, खुजली, सिर और चेहरे पर फोड़े फुन्सियां अक्सर निकलती हों, वे बिस्तर की गर्मी से खुजलाती हों, सिर में बहुत पुराना दर्द हो और सिर की चोटी पर हमेशा आग सी लगी हो, हथेली और तलुओं की जलन की हमेशा शिकायत हो, तो सल्फर से अवश्य ही आरोग्य होगा।

कान (Ears)— छोटे छोटे बच्चों के कान बहुत सुर्ख़ होते हैं। बाँये कान से बदबूदार मवाद आता है। गड़गड़ाहट और घण्टे की आवाज़ सुनाई देती है। बाहिरापन।

नाक (Nose)—- नाक का अग्रभाग सुर्ख़ और चमकीला होता है। सुबह और शाम को पतला जुकाम बहता है जो कि लगातार टपकता हैं और छींकें बहुत ज़्यादा आती हैं (ऐकोन, सिपा, सैग्वि)। खुली हवा में रहने से जुकाम बहता है और नाक के अन्दर जलन मालूम होती है; कमरे के अन्दर रहने से नाक बन्द हो जाती है। पुराने जुकाम की तरह नाक से बू आती हैं (पल्स)।

चेहरे पर इरिसिपिलस (Erysipelas on the face)— सल्फर में इरिसिपिलस चेहरे की दाहिनी तरफ़ से, दाहिने कान के पास आरम्भ होता है और धीरे धीरे बढ़ता है। जो इरिसिपिलस बहुत तेज़ी और प्रचण्डता के साथ आरम्भ होता है और जल्दी जल्दी बढ़ता जाता है उसमें सल्फर उपयोगी नहीं है। मगर **आर्सेनिक, ऐपिस** और **रस-टाक्स** का रोग बहुत ही तेज़ी के साथ देखते देखते बढ़ जाता है; और यदि फ़ौरन उसे रोका न जाय,तो रोगी के प्राणनाश की अधिक सम्भावना रहतीहैं। **एपिस** और **आर्सेनिक** में आग की तरह जलन रहती है और **रस-टाक्स** में फफोले या छाले पड़ जाते हैं। एपिस की जलन में ठण्डक से और ठण्डे पानी से कमी मालूम होती है और आर्सेनिक में सेंकने से आराम मिलता है।

हलक़ (Throat)— हलक़ में एक गोला सा चढ़ता है, जिससे दम घुटता हुआ मालूम होता है (ऐसाफ)।

पेट (Stomach and Abdomen)-भूख बहुत लगती हैं, बार बार खाने की आवश्यकता होती है, यदि न खाय तो सिर में दर्द और कमज़ोरी मालूम होती है। कभी कभी भूख बिल्कुल नहीं लगती, थोड़ा सा खाने के बाद भूख जाती रहती है (लाइको)। खाने के बाद या सुबह के समय खट्टी या खाली डकारें आती हैं। दोपहर के पहिले 11 बजे बेहद भूख का लगना, पेट का खाली-खाली और धँसता हुआ मालूम होना, सल्फर का एक विशेष लक्षण है।

यकृत (Liver) की सख़्ती में सल्फर लाभदायक है (चायना, फास)। पेट में हवा भरने से गड़गड़ाहट होती है, दर्द होता है; हवा आंतों में अटक जाने से रोगी को बेचैन कर देती है, यहां तक कि दिमाग़ में भी ख़राबी लाती हैं, हवा ख़ारिज होने से आराम मिलता है। पुराने पुराने अजीर्ण के (Dyspeptics) रोगियों के लिए, जो कि पेट में हवा भर जाने के कारण दिन-रात परेशान रहते हैं, सल्फर विशेष लाभदायक औषधि है।

पाख़ाना (Stool)— हर एक प्रकार के रंग का पाख़ाना सल्फर में हो सकता है। पाख़ाना पतला, झागदार, सब्ज, सब्ज़ पीला मिला हुआ, लेसदार चिपचिपा, बद्बूदार, जिस स्थान पर छू जाता है उस स्थान की खाल उधड़ने लगती है (Excoriating)। पाख़ाने के साथ छोटे छोटे कृमि (Thread-worms) निकलते हैं। हवा खारिज़ होते समय, छींकते या हँसते समय पाख़ाना अपने आप निकल पड़ता है। सल्फर के दस्त हमेशा आधी रात के बाद या अति भोर में आरम्भ होते हैं, हाजत इस क़दर ज़ोर की होती है कि वह कुछ देर रोक नहीं सकता, दौड़ कर पाख़ाने को भागना पड़ता है (Driving the patient out of bed early in the morning) पेचिश (Dysentry) में भी सल्फर उपयोगी है। ख़ून मिले हुए आँव के दस्त में मर्क्यूरियस वग़ैरह औषधि द्वारा सम्पूर्ण रूप से आराम न होने पर, सल्फर द्वारा आरोग्य होता है।

क़ब्ज (Constipation)— पाख़ाना हो आने के बाद भी रोगी ऐसा ख़्याल करता है कि मानों कुछ पाख़ाना बाकी़ रह गया है (नक्स-वोम)। बार-बार पाख़ाने की हाजत होती है। सल्पर का मल बहुत कड़ा होता है, पाख़ाना करते समय इस क़दर मलद्वार में तकलीफ़ होती है कि छोटे-छोटे बच्चे डर के मारे पाख़ाना फिरना ही नहीं चाहते (ग्रैफ)।

बवासीर (Piles) बादी, ख़ून या मवादी। मस्सों में दर्द और जलन होती है।

मूत्र-यन्त्र (Urinary Organs)— मूत्र-द्वार (Urethra) में जलन, पेशाब करते समय भी जलन होती है (आर्स, कैन्थ, कैन-सैट, कोना); मूत्र-द्वार के सिरे पर टीस मारता हुआ और सुई का सा चुभता हुआ दर्द मालूम होता है। मूत्र-द्वार में खुजली होती हैं। पेशाब रुक रुक कर आता है, पेशाब की धाऱ पतली होती है। रात के समय रोगी बिस्तर पर पेशाब कर देता है (कास्टि, क्रियोज, सिपि)। यदि रोगी सल्फर प्रकृति का हो, तो बहुमूत्र (Diabetes) भी आरोग्य होता है।

पुः जननेन्द्रिय (Male Organs)— पुराने सुज़ाक के रोगी के ग्लीट (Gleet) में नाना प्रकार की औषधियों के प्रयोग से विशेष लाभ न होने पर, यदि वह सल्फर प्रकृति का हो, तो इससे अवश्य लाभ होगा।

इन्द्रिय के सुपारे (Glans penis)— और पोतों (Scrotum) में खुजली होती हैं। पुरुष के लिङ्ग में से इस क़दर बद्‌बूदार पसीना आता है कि कमरे के अन्दर बैठना दुश्वार हो जाता है। पोते ढ़ीले लटके रहते हैं। कामेन्द्रिय का बल बहुत घट जाता है (ऐग्नस); अपने आप वीर्यपात हो जाता है (चायना, फास-ऐसिड)। इन्द्रिय में सूजन होती हैं और उसके मुँह का चमड़ा जुड़ जाता है (Phimosis)।

स्त्रीः जननेन्द्रिय (Female Organs) — की खराबियां रहती हैं जैसे ठीक समय पर होना, बहुत कम या बहुत ज्यादा होना, थोड़े समय तक रहना इत्यादि (पल्स)। ऋतुस्त्राव गाढ़ा, काला और जहरीला होता है (ऐमोन-कार्ब)। रजोधर्म के दिनों में खून की अधिकता के साथ दर्द मालूम होता है, आँखें हथेली और तलुओं में जलन होती है। जो ऋतुस्त्राव बहुत दर्द के साथ (Dysmenorrhoea) हुआ करता है उस में सिपिया और सल्फर अधिक उपयोगी हैं।

प्रदर (Leucorrhoea—सफ़ेद पानी)- बहुत ज़्यादा, पीले रंग का और जहरीला होता है (आर्स, सिपि)।

योनिद्वार (Vagina— स्त्रियों का गुप्त स्थान) में इस क़दर खुजली होती है कि रोगिणी को बेचैन कर देती है, एक स्थान पर स्थिर खड़ी नहीं रह सकती है। योनि के अन्दर छोटी छोटी फुन्सियां बहुत निकलती हैं, उन में बेहद खुजली और जलन होती हैं।

स्तन के इरिसिपिलस (Erysipelas) में सल्फर लाभदायक है।

गर्भपात में **बेलाडोना, एपिस** या **सैबाइना** लक्षणानुसार थोड़ी देर के लिए रक्तस्राव को घटाने के लिए समर्थ होंगे, परन्तु स्थाई रूप से बन्द करने के लिए अक्सर सल्फर का प्रयोग अवश्यक होगा।

श्वास यन्त्र (Respiratory Organs)— खाँसी (Cough)— भारी या बैठी हुई आवाज़ (Aphonia) विशेष करके सुबह के समय (कार्बो-वेज, कास्टि, फास)। साँस लेने में तकलीफ़ होती है, मानो दम घुट जायगा, विशेष करके रात के समय, सब दरवाज़े और खिड़कियां खोल देना चाहता है (ऐकोन, आर्स, पल्स)। शाम के वक्त बिस्तर पर या नींद टूटने पर, रात के समय सूखी खाँसी आती हैं (कोना, हायोस, पल्स, रूमेक्स)। बात करने से सीने में कमज़ोरी मालूम होती है (कार्बो-वेज, स्टैनम)।

पुराने ब्रङ्काइटिस (Chronic Bronchitis) में भी सल्फर उपयोगी है। ब्रङ्काइटिस के ऊपर लिखे हुए खाँसी के लक्षण रहने पर रोगी दिन प्रति दिन दुबला होता जाय, तपेदिक़ (क्षयरोग-Phthisis) होने की आशङ्का हो और यदि रोगी सल्फर प्रकृति का हो, तो सल्फर से विशेष फल मिलेगा।

न्यूमोनिया (Pneumonia) में एक्ज़ूडेशन (Exudation— जब फेफड़े से बलगम़ निकलना आरम्भ होता है) अवस्था में या रेज़ोल्यूशन (Resolution— यथारीति प्राकृतिक नियम से आरोग्य होना) पैदा करने में सहायता करने के अभिप्राय से इसका प्रयोग करने से रोगी शीघ्र नीरोग होता है। न्यूमोनिया में जब फेफड़े की हिपैटाइज़ेशन (Hepatization— फेफड़े की यकृत भाव प्राप्ति अर्थात् बलग़म का जम कर ठोस बन जाना) अवस्था आती है तो बलग़म को निकालने में सहायता करने के लिए अक्सर लाइकोपोडियम, फासफोरस और सल्फर आवश्यक होते हैं, लक्षणानुसार प्रयोग होना चाहिए।

यह याद रहे, डाक्टर केन्ट कहते हैं कि जब शरीर का कोई विशेष आवश्यक अंश जैसे फेफड़ा, दिल इत्यादि नष्ट होना आरम्भ होता है, जैसे तपेदिक़ की शेष अवस्था में, तब **सल्फर** या **साइलीशिया** का प्रयोग करना बड़ा हानिकारक है। तकलीफ़ को कम करने के लिये सल्फ़र का प्रयोग अत्यावश्यक होने पर 30 या 200 शक्ति से अधिक देना उचित नहीं है। बहुत दिनों के दमें खाँसी और तपेदिक के रोगी के लिये 200 शक्ति सल्फर का प्रयोग करने के बाद फेफड़े से खासकर दिल की कमज़ोरी में सल्फ़र 200 देने के बाद और पुराने तिल्ली के रोग में सल्फर 30 शक्ति के प्रयोग से भी रोगी को बहुत हानि होती हुई देखी गई है, यहाँ तक कि अक्सर मृत्यु भी हो गई है।

रात के समय, बिस्तर पर और ज़ीने पर चढ़ते समय दिल में धड़कन होती है (ऐकोन,आर्स, स्पाइजी)।

कमर (Back)— झुकने से या बैठ कर उठने से कमर में दर्द होता है (रस-टाक्स)।

हाथ (Upper limbs)— हाथ-पाँव लेटने से सुन्न (Limbs " go to sleep") पड़ जाते हैं। बाँये कन्धे में बाँह और उँगलियों में वात का दर्द, कलाई में मोच खा जाने की तरह दर्द, सुबह के समय वृद्धि होती है। बगल से बहुत ही बद्बूदार पसीना आता है, जो कि रोगी को ख़ुद बुरा मालूम होता है। हथेली में जलन होती है (लैक)। हाथ की खाल, कड़ी, सूखी और चिटकी हुई होती है (नेट्रम-म्यूर)। हाथ के नाखूनों की सूजन (Hangnails) । हथेली की उलटी तरफ़ छाले, जिनमें खुजली बहुत होती है। नाख़ून के इधर उघर घाव।

टांग (Lower limbs)— घुटनों और टख़नों का कड़ापन, घुटनों में खिंचाव, टांगों को पूरे तौर से फैलाया नहीं जाता। पिण्डलियों और तलुओं में ऐठन और दर्द होता है, विशेष करके रात के समय और चलते समय। तलुओं में जलन होती है, पाँव को रज़ाई के बाहर रखने में आराम मिलता है (कैलि-कार्ब, कैमो, लैके) पाँव के गट्टों (Corns) में चुभता सा दर्द होता है।

चर्म रोग (Skin disease)— खाज, ख़ुजली, फोड़े और हर एक प्रकार की फुन्सियों में बेहद खुजली होती है, खुजलाते खुजल़ाते जब तक जलन नहीं पड़ती, तब तक खुजली घटती नहीं। गर्म कमरे के अन्दर, गर्म बिछौने में, ऊनी पोशाक पहनने से खुजली और भी कष्टदायक होती है (ऐलूम, मर्क, मेज़, पल्स)। ऐसा मालूम देता है कि मानो सारे शरीर में कीड़े रेंग रहे हैं (Formication over the whole body)। शरीर के किसी भी स्थान पर ज़रा भी चोट लग जाने या कट जाने से सूज कर पक जाता है (हिपर, साइली)।

निद्रा (Sleep)— अच्छी नींद नहीं आती या बिलकुल नहीं आती। सोते सोते मानो तोप की आवाज़ सुनाई देती है; भूत देख डर कर चौंक उठता है; शाम के वक्त़ सूर्यास्त के बाद ऊँघाई आती है, परन्तु समस्त रात नींद नहीं आती। भयानक डरावने स्वप्न (Nightmare) देखता है। सबुह के वक्त़ बहुत देर तक सोता रहता है, जगाया नहीं जाता। आनन्दजनक स्वप्न देखता है; गीत गाते गाते सो कर उठता है।

बुख़ार (Fever)-- टाइफायेड (Typhoid), सविराम (Intermittent), अविराम (Remittent), प्रसूत बुख़ार (Puerperal fever), खून विषैला होने से बुख़ार (Septic) इत्यादि हर किस्म के और हर समय के बुख़ारों में सल्फर के विशेष लक्षण रहने पर यह उपकारी है।

शीत (Chill)—- पीठ में कपकपी मालूम होती हैं। नाक, हाथ, पाँव, छाती, बाँह, पीठ और पेट ठण्डे हो जाते हैं। इन्द्रिय बरफ़ की तरह ठण्डी हो जाती है। प्यास नहीं रहती।

गर्मी (Heat)— प्यास रहती है। चेहरे पर आग की सी लपट मालूम होती है और सारे शरीर में कपकपी मालूम होती है। हथेली और पाँव के तलुओ में बेहद जलन होती है, रोगी पावों को रजाई के बाहर कर देता है, ठण्डी जगह की तलाश करता है। ऐसा मालूम होता है कि मानो सारे शरीर में आग लग गई है। रात दिन एक सा तेज बुख़ार चढ़ा रहता है, रोगी बुख़ार की तेज़ी से मानो जला जाता है।

पसीना (Sweat)— रात के समय सारे शरीर में बहुत ज़्यादा पसीना आता है, चलने, पढ़ने, लिखने और बात करने से उसकी अधिकता होती है। रात में खट्टी बू वाला पसीना आता है। अति भोर में पतले दस्त आते हैं।

उपयुक्त और सुनिर्वाचित औषधि का प्रयोग करके फल न पाने, अथवा आरोग्य अधिक देर में होने या आरोग्य होकर भी बार-बार रोगाक्रान्त होने पर अक्सर एक ही ख़ुरक सल्फर का प्रयोग करने से वाँच्छित फल लाभ होता है। ऐसा होने के कारण क्या है? शरीर में सोराधर्म (Psora) वर्त्तमान रहने से रोग शीघ्र आरोग्य नहीं हो सकता। इसी लिए शरीर के वर्त्तमान सोराधर्म का संशोधन करने के लिए लक्षणानुसार ऐन्टिसोरिक औषधि (Anti-psoric) का प्रयोग आवश्यक होता है।

सल्फर के बार बार प्रयोग करने से आरोग्य नहीं होता, परन्तु हानि होने की अधिक सम्भावना रहती है। अतएव सल्फर की एक ख़ुराक का प्रयोग करके प्रतीक्षा करने से उसी में फल मिलता है, कदाचित् ही दूसरी खुराक आवश्यक होती है। सल्फर की क्रिया बहुत धीरे धीरे प्रकाशित होती है, इस लिए सल्फर का बार बार प्रयोग नियम विरुद्ध है। अतएव चिकित्सकों को चाहिये कि ये अति सावधानता और धैर्य के साथ सल्फर का व्यवहार करें।

सम्बन्ध (Relations)—पूरक औषधि (Complementary) ऐलो, सोरिनम।

मेल की औषधियाँ (Compatible)-कैल्के-कार्ब, लाइको, पल्स, सार्सा, सिपिया।

सल्फ़, कैल्के-कार्ब, लाइको; या सल्फ, सार्सा और सिपिया अक्सर उत्तरोत्तर क्रम से प्रयुक्त हुआ करते हैं।

सल्फर के पहिले कैल्केरिया का प्रयोग नहीं होना चाहिए।

ऐकोनाइट नये रोग में विशेष कार्यकारी है, कारण ऐकोनाइट के लक्षण नये रोग के सदृश होते हैं। सल्फर पुराने रोग में कार्यकारी है, कारण सल्फर के सब लक्षण पुराने रोग के समान होते हैं।

न्यूमोनिया और अन्यान्य पुराने रोग में ऐकोनाइट के बाद सल्फर अच्छा काम देता है।

वृद्धि (Aggravation)— स्थिर रहने से; खड़ा रहने से; बिस्तर की गर्मी से; नहाने धोने से; आधी रात के बाद; मौसिम की तबदीली से (रस-टाक्स)

ह्रास (Amelioration)— सूखे गर्म मौसिम में; दाहिनी तरफ़ लेटने से (स्टैनम का विपरीत)।

मात्रा (Dose) — निम्नतर से उच्चतम शकितयां। बार-बार मात्राओं के प्रयोग न करने पर उच्चतर शकितयां बहुधा सर्वश्रेष्ठ फल देती हैं। जीर्ण रोगों में 200 और उच्चतर शकितयां। निष्क्रय उद्भेदों में निम्नतम शकित का प्रयोग करें। चिकित्सा आरम्भ करते समय 12वीं शकित अच्छी है, इसके बाद रोगी की सहनशीलता के अनुसार दें।

(422) सल्फ्यूरिक ऐसिड
(Sulphuric Acid)

Sulphuric Acid. H_2SO_3

रोगी ख़्याल करता है कि मानो उसका सारा शरीर काँप रहा है (Sensation of quivering all over the body without visible trembling) सल्फ्यूरिक ऐसिड का यह प्रधान लक्षण है। रोगी के शरीर के ऊपरी लक्षणों से कपकपी ज़रा भी प्रकट नहीं होती, परन्तु रोगी खुद अपने शरीर के अन्दर उसे बख़ूबी अनुभव करता है। यह लक्षण अक्सर पुराने शराबियों और ऐसे मनुष्यों में पाये जाते हैं जिन्होंने नाना प्रकार के नियम विरुद्ध और प्रकृति-विरुद्ध कुकर्मों से अपने शरीर को नष्ट कर दिया है और ऐसे ही रोगियों के लिए यह औषधि विशेष उपकारी है।

इसके रोगी में जल्द बाज़ी बहुत रहती है (आर्ज-नाइट्र)। ऐसा मालूम होता है कि मानो भेजा ढीला हो गया है और इधर उधर लुड़क रहा है (बेल, ब्रायो, रस, स्पाइजी), खुली हवा में घूमने से वृद्धि होती है, कमरे के अन्दर चुपचाप बैठे रहने से कमी मालूम होती है। कनपटियों और माथे में बहुत सख़्त दर्द होता है। दोपहर के पहिले और शाम के वक्त वृद्धि होती है। **सिर का दर्द आहिस्ते आहिस्ते बढ़ता और एकाएकी छूट जाता है।**

दर्द (Pain)—**इसका दर्द आहिस्ते आहिस्ते बढ़ कर जब हद् दर्जे तक पहुँच जाता है एक बारगी बन्द हो जाता है,** इसी तरह से दर्द बार बार आता और जाता है। इसका दर्द किसी कुन्द औज़ार की चोट की तरह होता है।

खट्टी बू (Sour Odour) – बच्चे को कितना ही धुलाओं उसके शरीर से खट्टी बू का बन्द न होना (Child smells sour) सल्फ्यूरिक ऐसिड का प्रधान लक्षण है (हिपर, मैग्नि-कार्ब, र्‌यूम)। खट्टी डाकर से सीने पर जलन होती है (रोबिना, आइरिस)। दाँत सब खट्टे पड़ जाते हैं, जिनको इस प्रकार की खट्टी डाकरें आती हों और मुँह के अन्दर घाव हो गया हो, तो सल्फ्यूरिक ऐसिड विशेष लाभदायक होगा।

पुराने शराबियों के अजीर्ण रोग (Acid dyspepsia) में जब कि खट्टी डाकरें बहुत आती हैं, यह औषधि उत्तम होगी।

दाँत निकलते समय बच्चे को पतले दस्त आते हैं, पाख़ाना पतला, पीला या सब्ज़ रंग का होता है। बच्चा रोता बहुत है, किसी तरह से चुप नहीं होता। बच्चे के शरीर से खट्टी बू आती है, चाहे कितना ही क्यों न धोया जाय, खट्टी बू नहीं जाती।

मुँह (Aphthous affections sore mouth)—- बच्चों के मुँह के लिये यह एक उत्तम औषधि है, सारे मुँह में घाव हो जाता है, बच्चा स्तन नहीं पी सकता। यह घाव मुँह से लेकर सारे पेट में यहाँ तक कि मलद्वार तक हो जाता है, मलद्वार की परीक्षा करने से दिखाई देता है। मुँह के लिये बोरैक्स भी एक उत्तम औषधि है।

चोट लगने का बुरा फल (Bad effects from mechanical injuries)— गिरने या चोट लगने से दिमाग़ में आघात पहुँच कर सारा शरीर ठण्डे पसीने से तर हो जाता है। किसी स्थान पर चोट लगने से उसके सुर्ख़ या नीला पड़ जाने और दर्द होने पर इस से आराम मिलता है। चोट लग कर सब्ज़ दाग़ पड़ जाना, लिडम का लक्षण है।

रक्तस्त्राव (Haemorrhage)— शरीर के किसी भी निकास से स्याह ख़ून निकलने पर यह औषधि उपयोगी है (क्रोटे, म्यूर-ऐसिड, नाइट्र-ऐसिड, टेर)।

डाक्टर हेरिङ्ग कहते हैं कि सल्फ्यूरिक ऐसिड, एक भाग, ऐलकोहल (Alcohol) तीन भाग, 10 से 15 बूँद, प्रत्येक दिन तीन बार तीन चार सप्ताह इस्तेमाल करने से शराब पीने की प्रबल इच्छा जाती रहती है। शराबी यदि सादा पानी पीता है, तो पेट में ठण्डक मालूम होती है, इस लिए पानी में शराब मिला कर पीता है। यह दवा शराब छुड़ाने के लिए दाल या सब्जी में भी दी जा सकती है। कई व्यक्तियों की यह आदत छुड़वाई भी गयी है।

(डा० पी० एस० बन्सल)

सम्बन्ध (Relations)— पूरक (Complementary) औषधि-पल्स।

आर्स, बोर, कैलेन्ड, लिड, रूटा, र्‌यूम और सिम्फ के साथ तुलना करो।

चोट में या चोट लगने से शरीर का नर्म स्थान कट कर चिथड़ा चिथड़ा हो जाने पर यह कैलेन्डयूला के बराबर की दवा है।

कुचल जाने की तरह दर्द, नीली खाल और बहुत ज्यादा पसीने में आर्निका के बाद और चोट के स्याह दाग़ में लिडम के बाद यह अच्छा काम देता है।

शराब पीने से बुरे फल में यह औषधि उपयोगी है।

मात्रा (Dose) — तीसरी शक्ति।

(423) सुम्बुल फेरूला सुम्बुल
(Sumbul Ferula Sumbul)

Musk-root

यह औषधि अनेक वातोन्मादी, स्नायविक लक्षण तथा स्नायशूल जैसे उपसर्गों, विकारयुक्त हृदय सम्बन्धी रोगों में प्रयोग की जाती है।

स्नायविक हृदस्पन्दन, हृद्रोगजनित दमा, ठण्डे हो जाने पर सुन्नपन, बांये स्तन के चारो ओर बांये कुक्षिप्रदेश में स्नायशूल, जरा सी मेहनत का कार्य करने से श्वास फूल जाना। सकम्प प्रलाप के कारण होने वाली अनिद्रा। ऐसा लगता है जैसे मेरूदंड से पानी चू रहा हो। सुबह से ही आलस आना, नाक से लसीला, पीला श्लेष्मा। जोड़ने व लिखने में गलतियां करना, आमाशय से गैसयुक्त डकारें, निरन्तर थूक निगलते रहना, गले में

बलगम जमा होना, दम घुटने जैसी अनुभूति, पेशाब में तेलयुक्त टुकड़े। पेट भारी हवा से फूला हुआ। स्त्रियों को डिम्बग्रंथियों का स्नायुशूल, रजोनिवृत्ति कालीन आवेश इत्यादि लक्षणों में इस औषधि से लाभ होता है।

सम्बन्ध- मास्कस, असाफी।

मात्रा- डाक्टर डब्ल्यु मैकजार्ज- धमनी-काठिन्य के लिए 2X शक्ति 3 घंटे के अन्तर से देने का निर्देश देते हैं- मूलार्क से 3 शक्ति।

(424) सिम्फोरीकार्पस रेसमोसा
(Symphoricarpus racemosa)

Snowberry

यह औषधि गर्भावस्था की मिचली और अविराम वमन में सर्वाधिक उपयोगी है। कोष्ठबद्धता, आमाशयिक विश्रृंखलायें, मुख प्रसेक, स्वाद कड़वा, परिवर्तनशील भूख। सभी प्रकार के खाद्य पदार्थ से अरूचि, ऋतुस्राव के समय मिचली, जो किसी प्रकार की भी गति करने से बढ़ जाती है। रोगी को पीठ के बल लेटने से आराम मिलता है। **गर्भावस्था की वमन रोकने में इसे बहुत उपयोगी पाया है 200 शक्ति में।**

मात्रा (Dose) -- 2 शक्ति से 200 शक्ति तक।

(425) सिफ़िलिनम
(Syphilinum)

Syphilitic Virus. *A. Nosode.*

सिफ़िलिस (गर्मी) का घाव डाक्टरी ऊपरी दवा लगा कर दब जाने के बाद हलक़ की तकलीफ़ और नाना प्रकार के चर्म रोग होने पर जो कि वर्षो आराम नहीं होते और सुनिर्वाचित औषधि प्रयोग करने पर भी स्थाई उपकार न होने पर सिफ़िलिनम से रोगी का विशेष फल मिलेगा। अक्सर गर्मी के घाव और फुन्सियाँ पारे की बनी हुई दवाओं से दब जाती हैं। यदि ऐसे रोगियों को सिफ़िलिनम दिया जाता है तो अक्सर यह पुराने छाले, फुन्सियां फिर निकल आती हैं और ऐसा होना रोगी के लिए लाभदायक है, क्योंकि इनके निकलने के बाद ही से रोगी अपने को सुखी मालूम करने लगता है, उसे नींद और ताक़त आने लगती हैं और भूख भी बढ़ जाती हैं। यह औषधि सिर्फ़ सिफ़िलिस के रोगी के ही लिए उपयोगी नहीं है, बल्कि लक्षण मिलने पर प्रत्येक रोग में प्रयुक्त की जा सकती हैं।

समस्त तकलीफों की रात में वृद्धि (All symptoms are worse at night)— इसकी सब तकलीफ़ों का सूर्यास्त से लेकर सूर्योदय तक बढ़ना एक निर्देशक लक्षण है (मर्क, फाइटो)।

दर्द (Pain)— दर्द का आहिस्ते आहिस्ते बढ़ना और आहिस्ते आहिस्ते घटना इसका विशेष लक्षण है (स्टैनम)। इसका दर्द एक स्थान से दूसरे स्थान को फिरता रहता है।

मानसिक लक्षण (Mental Symptoms)— सिफिलिनम रोगी बहुत भुलक्कड़ होता है। किताब, आदमी या किसी जगह का नाम, तारीख़ या कोई घटना वह याद नहीं रख सकता। हिसाब में गिनती लगाना उसके लिए मुश्किल हो जाता है। दिमाग़ इस क़दर कमज़ोर हो जाता है कि वह अपने दोस्त को पहचान नहीं सकता, कभी कभी उसे ऐसा धोखा हो जाता है कि वह अपना नाम तक भूल जाता है और अपने को कोई दूसरा आदमी ख़्याल करता है। उसे ऐसा मालूम होता है कि शायद मैं पागल हो जाऊँगा। किसी काम में उसका चित्त नहीं लगता।

रात उसके लिए असहनीय हैं, रात की याद आने पर उसे डर मालूम होता है, कारण कि रात के समय उसकी मानसिक और शारीरिक सारी तकलीफ़े बढ़ जाती हैं। उसको रात की अपेक्षा मृत्यु अधिक पसन्द है।

सिर की नसों में दर्द (Neuralgic headaches)— सिफ़िलिस का रोगी सिर के स्नायुशूल में अक्सर कष्ट पाया करता है। एक कनपटी से दूसरी कनपटी तक, एक कान से दूसरे कान तक और आँख से लेकर गुद्दी तक बेहद दर्द होता है। वह दर्द के मारे सारी रात पागल सा हो ज़ाता है, उसे किसी तरह से नींद नहीं आती और रात के समय बेहोशी भी आ जाती हैं। सिर का स्नायुशूल शाम के 4 बजे शुरू होता है, आहिस्ते आहिस्ते बढ़ कर आधी रात के समय बहुत तेज़ हो जाता है और फिर धीरे धीरे घटने लगता है और दिन निकलते ही बन्द हो जाता है।

सिफ़िलिस के रोगी की खोपड़ी की हड्डी में सूजन होकर जगह जगह पर गाँठ सी पड़ जाती हैं, जिन में बहुत दर्द होता है।

सिर के बाल झड़ने लगते हैं।

आँख (Eyes)— माता पिता के सिफ़िलिस दोष से नवजात शिशु की आँखें आ जाने पर इस औषधि से विशेष फल मिलेगा। पलकें सूजी हुई होती हैं, रात के समय जुड़ जाती हैं, रात के समय दर्द बहुत ज्यादा हो जाता है, आँखों से पीब आती हैं, ठण्डे पानी से धोने से आराम मिलता है।

ऊपर के पेपोटों का पक्षाघात (Ptosis), पलकें लटक पड़ती हैं, मानों आँखें नींद से भरी हुई हैं (कास्टि, जेल्स, सिपि, ज़िङ्क)।

एक चीज़ की दो चीज़ें दिखाई देती हैं (Diplopia)।

पीनस (Ozaena)—माता पिता के सिफिलिस दोष से बच्चों का पीनस रोग इस औषधि से दूर होता है। नाक की हड्डी सड़ जाने से उसमें से बद्बू आती हैं, नाक बैठ जाती हैं। नाक से कड़ी पपड़ियाँ निकलती हैं। ऐसे बच्चे को अक्सर ज़ुकाम हुआ करता है।

दांत (Teeth)— सिफ़िलिटिक बच्चों के दाँत घुनते और टूटते जाते हैं, मानों दातों में कीड़े लग गये हों।

हलक़ और टान्सिल (Tonsils) के सूजन में यह औषधि विशेष लाभकारी है। हलक़ छालों से भरा हुआ मालूम होता है।

हर क़िस्म के शराब के लिए प्रबल इच्छा इसका एक प्रधान लक्षण है (Craving alcohol, in any form, ऐसार, सोरा, ट्यूबर, सल्फ, सल्फ-ऐसिड)।

भूख नहीं लगती। खाना अच्छा नहीं लगता, माँस से नफ़रत करता है। किसी प्रकार का खाना उसे मुआफ़िक नहीं आता । सीने पर जलन होती है, जी मिचलाता है और कै़ करने को दिल चाहता है। पेट में हवा भर जाती है।

क़ब्ज़ (Constipation)—वर्षो का पुराना क़ब्ज़, पाखाने का रास्ता सिकुड़ा हुआ मालूम होता है। मलद्वार में पिचकारी (Enema) लगाने से प्रसव वेदना की तरह तकलीफ़ होती है। मलद्वार के चिटक जाने से बाहर निकल पड़ने पर यह औषधि उपयोगी हैं।

शुक्र वाही नाड़ी (Spermatic Cord) और पोते की नसें मोटी होकर उन में गाठें पड़ जाती हैं।

प्रदर (Leucorrhoea)— प्रदर इस क़दर ज़्यादा जाता है कि रूमाल सोख कर एड़ी तक बहता है (ऐलूम)।

सिफ़िलिटिक रोग की खाँसी और वर्षो का दमा जो कि रात के समय बढ़ता हो, इस से अच्छा हो जाता है।

सिफ़िलिटिक रोगी के हर एक प्रकार के वात और गठिया रोग (Rheumatism and gout) में यह औषधि उपयोगी है। रात के समय सूर्यास्त से सूर्योदय तक दर्द का बढ़ना ही इसका निर्देशक लक्षण है।

सम्बन्ध (Relations)— हड्डी और सिफ़िलिटिक रोग में आरम, ऐसाफ, कैलि-आयोड, मर्क और फाइटो के साथ तुलना करो।

वृद्धि (Aggravation)— रात के समय सूर्यास्त से सूर्योदय तक।

हमेशा उच्च शक्ति सिफ़िलिनम का व्यवहार करना चाहिये।

मात्रा (Dose) — उच्चतम शकित ही दें। दूसरी बार प्रयोग करने में काफी समय का अन्तर देना चाहिए।

426 सिम्फाइटम (Symphytum)

Comfrey. *Borraginaceæ.*

कट जाने, गिर पड़ने, मोच खा जाने या किसी प्रकार की चोट लग जाने पर होमियोपैथी में **आर्निका, कैल्केरिया-कार्ब, हाइपरिकम, लिडम, कैलेन्डयूला, रस-टाक्स, रूटा, स्टैफिसैग्रिया** आदि औषधियों से जो सन्तोषजनक फल मिलता है उसे जिन्होंने परीक्षा की है वे ही जानते हैं। उसी प्रकार **सिम्फाइटम** और **कैल्कैरिया फ़ास** भी टूटी हुई हड्डी (Fractured bones) के जोड़ने में भी सहायता करते हैं। टूटे स्यान में आराम होने के बाद भी यदि चुभता या खटकता हुआ दर्द हो, तो यह औषधि उस दर्द को दूर कर देगी (Its chief use is in healing broken bones, and in relieving the pain that often persists after break is healed)।

आँख में किसी प्रकार की चोट लग जाने पर जैसे बच्चे की मुट्ठी से माता की आंख में चोट लग जाने पर, इससे आराम मिलेगा (आर्नि)।

सम्बन्ध (Relations)— आर्नि, कैलेन्ड, कैल्क-फ़ास, फ्लोर-ऐसिड, हिपर और साइलीशिया के साथ तुलना करो।

चुभता हुआ दर्द बाक़ी रह जाने पर आर्निका के बाद यह अच्छा काम देती है।

मात्रा (Dose) — मूलार्क।

427 टैबेकम (Tabacum)

Tabacco. *Solanaceæ.*

समस्त शरीर का ठण्डे पसीने से भीग जाना और बर्फ की तरह ठण्डा हो जाना, साथ ही बेहद जी मिचलाना, चेहरा पीला पड़ जाना, चक्कर आना और नब्ज़ रुक रुक कर चलना टैबेकेम का विशेष लक्षण है (Its chief characteristic is a deathly nausea, accompanied by pallor, vertigo, cold sweat and intermittent pulse)।

हैज़ा (Cholera)— यह औषधि हैजे में अक्सर आवश्यक होती है। अन्यान्य औषधियों के द्वारा पतले दस्त बन्द हो गए हों, मगर जी बहुत मिचलाता हो, उबकाई आती हो, मुर्दे की तरह चेहरा पीला पड़ गया हो, समस्त शरीर से ठण्डा पसीना निकलता हो, सारा शरीर सिवाय पेट के बर्फ़ की तरह ठण्डा हो गया हो, नब्ज़ कमज़ोर, अनियमित और रुक रुक कर चलती हो, तो ऐसी अवस्था में टैबेकम उपकारी है।

ज़रा ही हरकत से जी का मिचलाना और कै़ होना इसका एक विशेष लक्षण है। खुली हवा में रहने से मिचलाहट कम रहती हैं।

बच्चा अपना पेट खुला रखना पसन्द करता है, इससे मिचलाहट और कै़ में कमी रहती है, यह इसका और एक विशेष लक्षण है।

मिचलाहट के साथ सिर दर्द और चक्कर (Headache and vertigo, with qualmishness of the stomach)— मतली के साथ सिर दर्द और चक्कर, जो कि कभी कभी उपस्थित हो कर दो दिन तक रहता है और सूर्योदय के साथ-साथ आरम्भ होकर दोपहर के समय बहुत तेज हो जाता है और सूर्यास्त के साथ साथ घट जाता है। टैबेकम के दर्द की कमरे के अन्दर वृद्धि होती है और खुली हवा में कमी रहती है, आँखे खोलने या ऊपर की ओर ताकने से वृद्धि होती है। सिर की दाहिनी तरफ़ एकाएकी ऐसा तेज़ दर्द होने लगता है कि मानों कोई हथौड़े से पीट रहा है। स्पाइजीलिया और नेट्रम-म्यूर के साथ टैबेकम की तुलना होती है। फ़र्क़ यह है:-

टैबेकम का दर्द दाहनी तरफ़ होता है और खुली हवा में आराम मिलता है।

स्पाइजीलिया का दर्द बाँयी तरफ़ आरम्भ होकर बाँयी आँख की भौं पर जम जाता है और दाहनी तरफ़ सिर को ऊँचा करके लेटने से आराम मिलता है।

नेट्रम-म्यूर के सिर दर्द की वृद्धि के साथ साथ दृष्टि में न्यूनता मालूम होती है और पसीना निकलने से आराम मिलता है।

सगर्भावस्था के कै़ (Vomiting during pregnancy) में यह लाभदायक है जब कि **लैक्टिक ऐसिड** विफल होता है।

सम्बन्ध (Relations) -तमाखू के बुरे फल को दूर करने के लिए नीचे लिखी हुई औषधियों का लक्षणानुसार इस्तेमाल होता है:-

इपिकैकु-अत्यन्त जी मिचलाहट और कै़ के लिए।

आर्स-तमाख़ू खाने के बुरे फल के लिए।

नक्स-वोम-तमाख़ू पीकर दूसरे सुबह को पेट ख़राब होने पर।

फास-धड़कन, तमाखू से दिल की क्रिया नष्ट होने पर और मैथुन के समय इन्द्रिय की दुर्बलता में।

इग्ने-तमाख़ू खा या पीकर कष्टदायक हिचकी आने पर।

क्लिम या प्लैन्ट- बहुत ज़्यादा तमाख़ू पीने के कारण दाँतों के दर्द में।

लाइको-नामर्दी और हाथ पाँव की ऐंठन में।

जेल्स-बहुत ज़्यादा तमाख़ू पीने से सिर के पीछे गुद्दी में दर्द और चक्कर में।

तमाख़ू पीना छोड़ कर उसके पीने की अत्यन्त आकांक्षा होने पर टैबेकम 200 या 1000 शक्ति सेवन करने से उसकी शन्ति होती है।

ह्रास (Amelioration)— खुली, ठण्डी हवा में, शरीर को खुला रखने से।

मात्रा (Dose) - 3 से 30 शकित और उच्चतर शकितयां।

428 टैनिक ऐसिड (Tannic Acid)

Digallic Acid

इस औषधि की प्रधान क्रिया, ऊतकों की सिकुड़न और श्लैष्मिक झिल्लियों से अत्यधिक रक्तस्रावों को रोकने में पायी जाती है, दुर्दम स्नायविक खांसी। असाध्य मल बद्धता। रक्तमेह। आंते फूल जाना, उदर में दर्द, दबाव के प्रति असहिष्णु। बदबूदार पसीना आदि में भी इसकी उपयोगिता पायी जाती है।

सम्बन्ध- गैलिक एसिड

मात्रा- ½ % घोल

429 टैरेक्सेकम (Taraxacum)

Dandelion *Compositæ.*

जिगर की ख़राबी और हाज्में की शक्ति घट जाने पर टैरेक्सेकम लाभदायक है।

नक्शे की तरह सुचित्रित जीभ (Mapped tongue) –इस प्रकार की जीभ इसका सर्व प्रधान निर्देशक लक्षण है (लैक, मर्क, नेट्रम-म्यूर)। जीभ के ऊपर एक सफ़ेद झिल्ली सी जम जाती है और उसमें दर्द होता है। यह झिल्ली पर्त की पर्त उधड़ आती है तब जीभ सुर्ख दिखाई देती है और उसमें दर्द होता है (Tongue covered with a white coating which peels off in Patches, leaving dark, red tender, very sensitivie spots)।

जिगर बढ़ा हुआ और सख़्त पाँडु रोग (Jaundice), जिगर में दर्द, स्वाद कडुआ और नक्शे की तरह सुचित्रित जीभ होने पर यह औषधि उपयोगी है।

टाइफ़ायेड़ या पित्त ज्वर के बाद रोगी की कमज़ोरी, भूख न लगने और रात के समय बहुत ज़्यादा पसीना आने पर यह औषधि उपयोगी है।

ज्वर (Fever) –रात के समय, कमज़ोर करने वाले, बहुत ज़्यादा पसीने का आना ही बुख़ार में टैरेक्सेकम का निर्देशक लक्षण है। चायना में भी कमज़ोरी लाने वाला, बहुत ज़्यादा पसीना आता है मगर इसमें सो जाने से या ओढ़ने से पसीना आता है। इसमें जीभ का लक्षण प्रधान है।

सम्बन्ध (Relations) –पेट और पित्त की ख़राबी में ब्रायो, चेलि, हाइड्रैस और नक्स के साथ तुलना करो।

वृद्धि (Aggravation)— बैठने, लेटने और स्थिर रहने से क़रीब क़रीब सब लक्षण उपस्थित होते हैं। चलने फिरने से सब तकलीफ़ें गायब हो जाती हैं।

मात्रा (Dose) — मूलार्क से 3 शकित।

(430) टैरेन्टयूला क्यूबेन्सिस
(Tarentula Cubensis)

यह रक्त विषण्ण औषधि है। डिपथीरिया। अत्युग्र प्रकार के प्रदाह, दर्द, अति तीव्र और स्थायी अवसन्नता जैसी अवस्थाओं में प्रयोग होती हैं। बैंगनी रंग की आभा और जलन, डंक लगने जैसी बेदनायें, बाघी, यह मत्युकालीन पीड़ा रोकने वाली दवा है, अन्तिम समय पर होने वाली यंत्रणाओं को प्रशसित करती हैं। उग्रकण्डू, विशोषतः जननेन्द्रियों के आसपास निचले पैर अस्थिर। रक्तदूषण जनित, सविराम शीताबस्थायें। प्लेग के आक्रमण के दौरान आरोग्यकारी तथा प्रतिरोधक औषधि।

सिर-ताप और गर्म पसीने के बाद चक्कर। कपालशीर्ष पर मन्द-मन्द प्रकति की दुखन। बाईं आंख और ललाट में होकर तेजी से दौड़ता हुआ दर्द।

आमाशय-कठोर और क्षताक्त प्रतीत होता है। कलेवा (Breakfast) को छोड़कर भूख नहीं लगती।

पीठ-गुर्दे के प्रदेश के आरपार खुजली।

वाह्यांग-हाथ कांपते हैं।

मूत्र-अवरुद्ध। खांसने पर मूत्र नहीं रोक सकना।

चर्म-लाल लाल दाने और फुंसियाँ। सारे शरीर में फुलाव की अनुभूति। दुष्टव्रण, जलन, डंक लगने जैसा दर्द। बैंगनी आभा, कोथ। व्रण में दर्द और प्रदाह। स्तन कर्कट। वद्धावस्था के घाव। मैने अनेक बच्चों की फुन्सियां 30 शक्ति देकर ठीक की हैं।

नींद-तन्द्रालुता। अस्थिर निद्रा। कर्कश खांसी के कारण नींद न आना।

सम्बन्ध-तुलना कीजिए- आर्से , पइरो, क्रोटेल, एक्रिने, ऐथ्रासी, बेला, एपिस।

वृद्धि (Aggravation)-रात को।

ह्रास (Amelioration)-धूम्रपान से।

मात्रा-6 से 30 शक्ति

(डॉ० पी० एस० बन्सल)

(431) टैरेन्टयूला हिस्पानिया
(Tarentula Hispania)

Tarantula. *Arancideæ.*

यह औषधि मकड़ी के विष से बनाई गई है। स्नायवीय प्रकृति के रोगों के लिए (Nervous affections) यह औषधि विशेष उपकारी पाई गई है। इस रोगी में नाजुकपन (Hyperaesthesia) इतना अधिक है कि किसी तुच्छ कारण से चित्त में जोश और चञ्चलता आ जाती है, जैसे कोई मनुष्य इन्द्रिय सेवा के लिए उत्तेजित (Sexual excitement) हो जाता है, उससे वह बेवश हो जाता है, होश व हवास ठिकाने नहीं रहते, यहाँ तक कि वह ताण्डव नाच (St. Vitus's Dance-Chorea) अर्थात् हाथ-पांव और शरीर की एक अजीब तरह की हरकत करता है। इसमें एक अद्भुत बात यह है कि **गाने बाजे के सुर से अक्सर इस प्रकार की उत्तेजना में शान्ति पहुँचती है** और कभी सुमधुर राग से आरोग्य भी हो जाता है। कभी कभी ऐसा भी देखा गया है कि गाने बाजे के सुर से इस प्रकृति के रोगी की नसें इतनी उत्तेजित हो जाती हैं कि वह राग के साथ ताण्डव नाच करने लगता है।

इस रोगी में बेचैनी (Restlessness) बहुत ज़्यादा रहती है, एक स्थान पर स्थिर नहीं रह सकता; लगातार हरकत करना चाहता है, गो कि चलने फिरने से उसकी तकलीफ़ बढ़ जाती हैं। (रस-टाक्स ओर रूटा का विपरीत)।

सिर दर्द (Headache)— सिर में इस क़दर तेज़ दर्द होता है कि मानो हज़ारों सुईयां चुभ रही हैं, शोर गुल, तेज़ रोशनी और छू जाने से वृद्धि होती है, सिर को तकिये पर रगड़ने से आराम मिलता है।

स्त्री जननेन्द्रिय (Female Organs)—-युवतियों में अत्यन्त इन्द्रिय सेवा की इच्छा में (Nymphomania), रजोधर्म की तरह तरह की ख़राबियों में (Menstrual irregularities) और स्त्रियों के नाना प्रकार के रोगों में ऊपरोक्त स्नायवीय लक्षण रहने पर टैरेन्टयूला उपयोगी है।

दूषित घाव (Malignant ulcers), कारबङ्कल (Carbuncle), गैग्रिन (Gangrene) छिलौरी (Felons) जिसकी तकलीफ़ से रोगी को सारी रात कमरे के अन्दर टहलना पड़ता है और उनमें बेहद जलन होती है (ऐन्थ्रै, आर्स)।

ज्वर (Fever)— कोरिया और हिस्टीरिया ग्रस्त रोगी (Choreic and hysterical) के हर एक प्रकार के बुख़ार में यह उपयोगी है, यदि इसके विशेष स्नायवीय लक्षण उपस्थित रहें।

सम्बन्ध (Relations)—एपिस, क्रोटेलस, लैक, प्लैटि, माइगेल, नेजा और थेर के साथ समगुण सम्बन्ध।

वृद्धि (Aggravation)— हरकत से, छू जाने से, शोर गुल से, मौसिम की तबदीली से।

ह्रास (Amelioration)— खुली हवा में; गाना बाजा सुनने से; दर्द के स्थान को रगड़ने से।

मात्रा-6 से 30 शक्ति।

(432) टेल्यूरियम
(Tellurium)

An Element

चर्म रोग के लिए टेल्यूरियम एक उत्तम औषधि है। आँख की पलकों पर एक्ज़िमा के रस से पपड़ियां जम जाती हैं (Eczema impetignoides) ; उनमें से मवाद आता है।

कान के चारों तरफ़ एक्ज़िमा (Eczema of the external ear) हो जाता है; छोटी छोटी फुन्सियां निकल आती हैं उन में से मवाद निकलता है। कान के अन्दर सूजन और खुजली होती है, 3/4 दिन में पतला पानी सा बहने लगता है और वह मछली के खारे पानी की तरह बदबू देता है वह शरीर के जिस स्थान पर छू जाता है वही पर फुन्सियां हो जाती हैं और कान के चारों तरफ़ एक्ज़िमा की तरह घाव बन जाता है। सुनाई कम देने लगता है।

दाद (Ringworms) के लिये भी यह एक उत्तम औषधि है। सारे शरीर पर दाद की तरह फुन्सियां निकल आती हैं; नीचे के धड़ में अधिक स्पष्ट होती हैं; शरीर की बाँई तरफ़ अधिक होती हैं। रात के समय बिस्तर पर जाने के बाद खुजली बढ़ जाती हैं। पोतों में दाद हो जाता है।

ज़ुकाम (Coryza)— खुली हवा में घूमने से, ज़ुकाम बहने लगता है; आँखों से पानी आने लगता है और आवाज़ बैठ जाती हैं।

सायेटिका (Sciatica— कूल्हा या कमर का गठिया रोग)-दाहिनी तरफ़ के सायेटिका के दर्द में यह एक विशेष उपयोगी औषधि है, रात के समय लेटने से, पाख़ाना फिरते समय काँखने से, खाँसने, हँसने और दर्द की तरफ़ लेटने से वृद्धि होती है।

सम्बन्ध (Relations)—-आर्स, रस-टाक्स और जैन्थाक्स के साथ तुलना करो।

मात्रा (Dose) — 6 से उच्चतर शकितयां। क्रिया करने में बहुत देर लगती है।

(433) टेरेबिन्थिना
(Terebinthina)

Oil of Turpentine. *A volatile oil.*

मूत्र-यन्त्र (Urinary Organs)-किसी प्रकार की नई बीमारी के बाद जैसे हैज़ा, टाइफायेड ज्वर इत्यादि, पेशाब की तकलीफ़ हो जाने पर यह औषधि लाभदायक है। पेशाब की बीमारियों ही में विशेष करके ऐल्ब्यूमिन्यूरिया (Albuminuria), ब्राइट्स् रोग (Bright's disease), नेफ्राइटिस (Nephritis)-गुर्दे की सूजन में टेरेबिन्थिना विशेष उपयोगी है।

मूत्राशय की सूजन, पेशाब करते समय मसाने में और पेशाब करने के रास्ते में जलन होती है। बार-बार पेशाब करने की हाजत होती है, पेशाब रुक जाता है। गुर्दों में सूजन, जलन और दर्द होता है। पेशाब करते समय बेहद तकलीफ़ होती है (कैन्थ)। पेशाब के रास्ते में सूजन (Urethritis)होने के कारण लिङ्ग खड़ा होने से दर्द होता है। पेशाब थोड़ा और ख़ून मिला हुआ होता है। (आर्स, कैन्थ, कालचि, हेमै)। इसके पेशाब में एक अद्भुत बात यह है कि उसमें से बनफ़्शा फूल की सी खुशबू आती है (The urine has the odour violets)। घोड़े के पेशाब की तरह तेज वू **नाइट्रिक ऐसिड** का लक्षण है। **बेञ्ज़ाइक ऐसिड** के पेशाब में भी बहुत तेज़ बू आती है। पेशाब कभी धुँधला कभी काले रंग का होता है।

बर्बेरिस में भी टेरेबिन्थिा की तरह गुर्दों में दर्द होता है, परन्तु टेरेबिन्थना में पेशाब की तकलीफ़ और पेशाब के साथ खून की अधिकता होती है।

शोथ (Ascites)-शोथ रोग में धुँधले रंग का पेशाब रहने पर, **लैकेसिस, हेलेबोरस** और **कालचिकम** की तरह **टेरेबिन्थिना** भी एक उत्तम औषधि है।

पतले दस्त (Diarrhoea)-पाख़ाना पतला, सब्ज़ रंग का, आँव और ख़ून मिला हुआ, बदबूदार और बार-बार होता है। मलद्वार में जलन होती है। पाख़ाने के बाद बेहद कमज़ोरी मालूम होती है। (आर्स) गुर्दे की बीमारी के साथ पतले दस्त होने पर यह उपयोगी है।

ज़ीभ सुर्ख़ और चिकनी (Tongue smooth, glossy and red)-जीभ की सुर्ख़ी और चिकनापन इस औषधि का सर्व प्रधान लक्षण है। इस औषधि में जीभ के सब काँटे मिट कर वह एक दम चिकनी दीख पड़ती है (पाइरो)।

ज्वर (Fever)-मलेरिया सेप्टिक (Septic रक्त दूषित), टाइफायेड ज्वर में यह उपयोगी है जब कि नाक, पेट, गुर्दे और पेफड़े से बहुत ज़्यादा ख़ून निकलता हो, और रोगी बहुत ही कमज़ोर हो गया हो। जीभ सुर्ख़ और चिकनी हो जाती है।

गुर्दे से सम्बन्धित नाना प्रकार के रोगों में यह औषधि उपयोगी है।

सम्बन्ध (Ralation)-ऐलूमेन, आर्नि, आर्स, कैन्थ, लैक और नाइट्रि-ऐसिड के साथ तुलना करो।

मात्रा (Dose) — 1 से 6 शक्ति।

434 ट्यूक्रियम मेरम वेरम
(Teucrium Marum Verum)

Cat Thyme, *Labiatæ.*

मांसार्बुद (Polypus-मांस बढ़ कर एक मस्से की तरह हो जाना)-नाक और स्त्रियों के गुप्त स्थान के अन्दर (Nasal Ploypi; polypus of the vagina) मांसार्बुद और सर्व प्रकार के मांसार्बुद में ट्यूक्रियम विशेष उपयोगी औषधि है (कैल्क-कार्ब, आयोड, नाइट्र-ऐसिड, फ़ास, लैंग्वि, साइली, स्टैफ़, सल्फ, थूजा)।

पेट में केंचुए हो जाने पर उन्हें दूर करने के लिए ट्यूक्रियम एक अमोध औषधि है।

पाव की ऊँगलियों पर घट्ठा पड़ जाने पर ट्यूक्रियम से विशेष फल मिलेगा।

सम्बन्ध (Relations)-कैल्क-कार्ब, कास्टि, सिना, लाइको, साइली, स्टैफ़ और सल्फ के साथ तुलना करो।

मात्रा (Dose) — 1 से 6 शक्ति।

435 थैलियम
(Thallium)

The Metal Thallium

यह निम्नांग का पक्षाघात, पाकस्थली में दर्द, आमाशय व आंतों में तेज दर्द, प्रेरणज गति भंग होने वाली प्रचण्ड वेदनाओं का दमन करती है। अर्द्धांग का पक्षाघात, उग्र अवसादजनक रोगों के बाद बाल झड़ना, बहुतंत्रिकाशोथ, पेशी शोथ, कम्पन, रात्रि में पसीना। त्वक परिपोषण भावजनित क्षतादि में भी इसकी उपयोगिता देखने को मिलती है। इसके अलावा हाथों-पैरों व उंगलियों का सुन्नपन, तेज छुरी से काटने जैसा पीड़ा, बिजली के झटके से लगते हैं। अत्यधिक थकान महसूस होना। वाह्यांगों की (cyanosis)।

सम्बन्ध- प्लम्बम, कास्टि, लैथीरम, आर्जेन्टना आदि से तुलना करो।

मात्रा- निम्न शक्ति विचूर्ण, 30 शक्ति।

436 थिया चिनेन्सिस
(Thea Chinensis)

Tea

यह औषधि चाय से तैयार की जाती है। अत्यधिक मात्रा में चाय पीने के कारण होने वाला अंजीर्ण रोग, कलेजा धड़कना, अनिद्रा, कमजोरी आ जाना, अत्यधिक मात्रा में पेट में वायु होना। भ्रम से भरपूर श्रवण शक्ति, छाती के भीतरी भाग में ऐसा अनुभव होना जैसे कोई पक्षी फड़फड़ा रहा हो। मदाग्नि के लक्षण प्रकट होने पर और हृत्पिण्ड की बीमारी में, हृत्पिण्ड की जगह पर दर्द होना, बांई करवट लेकर सो न सकना। नाड़ी अनियमित होने पर इस औषधि से लाभ होता है।

सम्बन्ध- थूजा, फेरम, काली-हाइड्रे इसकी प्रतिविष औषधियां हैं।

मात्रा- 3 से 200 शक्ति-थीन का 1-4, 1-2 ग्रेन मात्रा इंजेक्शन के रूप में देने से साइटिका आरोग्य हो जाता है।

437 थेरीडियन
(Theridion)

Orange Spider. *Araneideæ.*

थेरीडिन रोगिणी हिस्टीरिया प्रकृति की होती है। इस रोगिणी की स्नायवीय दुर्बलता इतनी अधिक होती है कि ज़रा भी चित्त की चञ्चलता से उसकी तकलीफ़ें बढ़ जाती हैं। रोगिणी की चेतनता अर्थात् अनुभव शक्ति इतनी तेज़ होती है कि ज़रा भी शोर गुल यहां तक कि सामान्य काग़ज की खरखराहट का शब्द भी उससे बरदाश्त नहीं होता, उसे ऐसा मालूम होता है **मानो यह आवाज़ उसकी सूक्ष्म नसों के अन्दर घुसती हुई चली जा रही है, जिससे सारे शरीर में एक प्रकार की किरकिराहट पैदा होती है, इस प्रकार के शब्द से जी की मिचलाहट और चक्कर का आना एक अद्भुत लक्षण है** (Every sound seems to penetrate through the whole body causing nausea and vertigo)। रोगिणी ख़्याल करती है कि वक़्त बहुत जल्दी-जल्दी गुज़रता जा रहा है (कक्यूलस)। वक़्त बहुत आहिस्ते-आहिस्ते गुज़रने का ख़्याल आर्ज-नाइट्र, कैनाइन्डि और नक्स मस्केटा का लक्षण है। युवा अवस्था, सगर्भावस्था और रजोनिवृत्ति अवस्था (Climacteric Years) में अत्यन्त स्नायवीय सचेतनता के लिए (Extreme nervous sensitiveness) यह औषधि विशेष उपयोगी है। यह रोगिणी उदासीन रहती है और किसी प्रकार के काम में चित्त को लगा नहीं सकती।

घुमरी (Vertigo)-आँखें बन्द करने से, हरकत से , झुकने से, चलते हुए जहाज़ पर ज़रा भी शोर गुल से चक्कर आता है, साथ ही साथ जी मिचलाता है और ठण्डा पसीना आता

है। आँखें बन्द करने से चक्कर का आना, इसका एक प्रधान लक्षण है, यहाँ तक कि गिर्जा या मन्दिर में घुटने टेक कर आँखे बन्द करके प्रार्थना करते समय भी चक्कर आता है और जी मिचलाता है।

सिर दर्द (Headache)-सिर दर्द की, हरकत से, बोलने से, रोशनी से, शोर गुल से और ठण्डी हवा से वृद्धि होती है। आँखों के अन्दर और दिमाग़ में दर्द होता है। लू (Sunstroke) लगने से सिर दर्द में यह लाभदायक है। फ़र्श पर किसी के चलने की आवाज़ सुनने से सिर में दर्द होने लगता है।

जी की मिचलाहट (Nausea)-आँखें बन्द करने से जी मिचलाना इसका एक विशेष लक्षण है। ज़रा भी हरकत से और गाड़ी की तेज़ चाल से जी मिचलाता है। धैर्यच्युत स्त्रियाँ (Nervous Women) जहाज़ की तेज़ चाल से डरने के कारण आँखे बन्द कर लिया करती हैं, परन्तु उससे और भी जी की मिचलाहट बढ़ जाती है।

रीढ़ में बहुत ही सचेतनता होती है (Great sensitiveness of spine), हरकत, शोरगुल और धक्के से वृद्धि होती है। रोगिणी बैठते समय कुर्सी से पीठ नहीं लगाती वरना रीढ़ में तकलीफ़ होती है।

डाक्टर वेरूश कहते हैं, ''रेकाइटिस, केरीज़ और निक्रोसिस (Rachitis, caries and necrosis-हड्डी के रोग) में थेरी डियन रोग की जड़ तक असर पहुँचा कर उसके कारण को नष्ट करता है।

थाइसिस फोलरिडा रोग (Phthisis florida) के शुरू में इस औषधि की प्रयोग करने से अक्सर आरोग्य होता है। बाँई छाती के ऊपर के हिस्से में चुभता सा दर्द होता है जो कि पीठ तक जाता है।

कण्ठमाला रोग में सुनिर्वाचित औषधि से उपकार न होने पर इस औषधि से फल होगा।

सम्बन्ध (Relations)-कैल्केरिया और लाइको के बाद यह औषधि अच्छा काम देती है।

मात्रा (Dose) — तीसवीं शक्ति।

(438) थ्लैस्पि बर्सा पैस्टोरिस
(Thlaspi Bursa Pastoris)

Shepherd's purse. *Cruciferæ.*

स्त्रियों की रजोधर्म सम्बन्धी ख़राबियों में यह औषधि उपयोगी है। गर्भाशय से अधिक रक्तस्राव होना ही इस औषधि का विशेष लक्षण है।

गर्भाशय से रक्तस्राव (Uterine Haemorrhage)-गर्भस्राव हो जाने या बच्चा जनने के बाद और रजोधर्म की साधारण अवस्था के बाद (At climacteric) स्याह और जमा हुआ रक्तस्राव होता है; गर्भाशय मे सख़्त ऐंठन और दर्द होता है। एक रजोधर्म से दूसरे रजोधर्म तक रक्तस्राव ज़ारी रहता है।

रजोधर्म (Menses)-निर्दिष्ट समय से बहुत पहिले होता है, ख़ून बहुत ज़्यादा जाता है; आठ, दस, कभी-कभी पन्द्रह दिन तक जारी रहता है; आहिस्ते-आहिस्ते आरम्भ होता है, पहिले दिन केवल दो एक बूँद दिखाई देता है, दूसरे दिन पेट में दर्द, कै़ और अधिक रक्तस्राव के साथ थक्का-थक्का जमे हुए ख़ून के टुकड़े निकलते हैं। हर तीसरे रजोधर्म में अधिक रक्तस्राव होता है।

प्रदर (Leucorrhoea) -- रजोधर्म के कुछ दिन पहिले और बाद को स्याह बदबूदार प्रदरस्राव होता है।

सम्बन्ध (Relations) -- ट्रीलियम, वाइबर्नम और अस्टिलैगो के साथ तुलना करो।

मात्रा (Dose) — मूलार्क से 6 शक्ति।

(439) थूजा आक्सिडेण्टैलिस
(Thuja Occidentalis)

Arbor vitæ *Comferæ*

थूज़ा एक प्रधान एन्टि-साइकोटिक (Anti-sycotic-सुज़ाक धातु दोष संशोधक) औषधि है।

साइकोसिस (Sycosis)-साइकोसिस को जानने के लिए पहले गनोरिया (Gonorrhoea सुज़ाक) का जानना आवश्यक है। वैद्यक शास्त्र में जिसे प्रमेह रोग कहते हैं वह गनोरिया नहीं है। मूत्र नली में सूजन या प्रदाह होने ही से उसे गनोरिया नहीं कहा जा सकता। बहुत देर तक धूप में रहने, गरम-गरम चीज़ें खाने और अत्यन्त परिश्रम इत्यादि से अक्सर मूत्रनली में सूजन हो जाती है, इसे कभी भी गनोरिया नहीं कहा जा सकता। असल में जिसे गनोरिया कहते हैं वह दूषित स्त्री प्रसंग से ही हो सकता अन्यथा नहीं। यदि इस गनोरिया

की नूतन अवस्था में सदृश विधान से चिकित्सा हो, तो फिर किसी प्रकार का अनर्थ नहीं हो सकता और यदि ऐलोपैथ महाशयो की कृपा रहें तो साइकोसिस होने की कोई भी असुविधा नहीं रहती। जब कोई मनुष्य अपनी कुक्रिया से गनोरिया द्वारा अक्रान्त होता है, तहां गुप्त कुकर्म के फल को गुप्त ही रूप से दूर करने की इच्छा से ऐलोपैथिक डॉक्टरों के पास जाता है, वे लोग ख़ूब साहस देते हैं-''दो इन्जेक्शन लेने ही से आराम हो जायेगा, 4/5 दिन के अन्दर सब तकलीफ़ें जाती रहेंगी,'' इत्यादि। उनकी बातों पर विश्वास करके उसी पथ में वह दौड़ता है और ऐलोपैथिक चिकित्सा से गनोरिया का स्राव (मवाद) लुप्त हो जाने पर, रोगी उस समय के लिए अपने को सुखी ख़याल करता है, परन्तु स्राव के लुप्त होते ही रोग शक्ति अन्तर्मुखी होकर साइकोसिस को जन्म देती है और अन्यान्य सब यन्त्रों को आक्रमण करना भी आरम्भ करती है, इसमें ज़रा भी सन्देह नहीं। अब भी यदि यथार्थ चिकित्सा हो, तो भी बहुत कुछ सुविधा हो सकती है, मगर ऐसा नहीं होता, यदि उस रोगी का उस प्रकार का स्राव लुप्त होने के बाद उसके फल में किसी प्रकार का रोग लक्षण आता है, तो ऐलोपैथिक डॉक्टर लोग कभी स्वीकार नहीं करते कि गनोरिया की कुचिकित्सा के फल से ऐसा हुआ है या हो सकता है। वरन रोग लक्षणों को और भी दबा कर दूसरी-दूसरी विपत्ति पैदा करने की व्यवस्था करते हैं, इधर रोगशक्ति अधिक आवश्यकीय यन्त्रों को दूषित करती रहती है, क्रमशः सोरा (Psora) के साथ मिलकर नाना प्राकार के अनर्थ लाती है, परिणाम यह होता है कि रोगी का रोग मुक्त होकर शान्ति लाभ करना एक प्रकार से असम्भव हो जाता है।

कैसा ही हो साइकोसिस क्या है? **साइकोसिस सोरा की तरह एक अवस्था है,** किस की अवस्था? मानव शरीरयन्त्र की। किस प्रकार की? ऐसी एक अवस्था, जो कि मनुष्य को कुछ अन्य प्रकार के (अर्थात सोरा से जो सब रोगलक्षण आते हैं उनके सिवाय और भी) रोग लक्षणों के अधीन करती है। एक तो सोरा की कृपा से पहले ही से अनेक प्रकार की रोग प्रवणता विद्यमान है, अब फिर साइकोसिस के लिए और भी अनेक प्रकार के रोगों की प्रवणता प्राप्त होगी। यह अवस्था क्यों आई ? गनोरिया का स्राव असमलक्षण की चिकित्सा के फल से लुप्त हो जाने के कारण रोगशक्ति ही अन्तर्मुखी होकर यह अवस्था लायी है और सोरा के साथ मिल कर भीषण से और भी भीषण भाव धारण करती रहेगी।

बहुतेरे वंशपरम्परागत रक्तदोष या धातुदोष, लेकर जन्म ग्रहण करते हैं और उसी धातु दोष से जीवन काल में नाना प्रकार के कठिन रोग द्वारा पीड़ित होते हैं। ऐसी अवस्था में इस सब धातु दोषों के साथ सामञ्जस्य न रख कर सिर्फ़ उपस्थित लक्षणों के सादृश्य पर औषधि का प्रयोग करने से, औषधि उपयुक्त क्रिया प्रकाश नहीं कर सकती और वाँच्छित फल नहीं मिलता।

महात्मा हैनिमैन की राय में अधिकांश रोगियों के शरीर में सोरा (Psora-आदि रोग बीज), सिफिलिस (Syphilis-गर्मी का दोष) और साइकोसिस (Sycosis-सुज़ाक का दोष) इन तीनों में से कोई न कोई दोष गुप्त भाव से धातु के साथ मिलकर रहता है, जिसके कारण अनेक प्रकार के रोग उत्पन्न होते हैं, इन रोगों का यदि किसी अन्य कारण से उत्पन्न रोग के साथ संयोग हो, तो उस पर उपयुक्त औषधि से उपकार नहीं होता; इसी लिए वह इन तीनों दोषों को नष्ट करने के लिए बहुत सी औषधियों का अविष्कार कर गये हैं। इन तीनों

दोषों में से किसी से भी उत्पन्न रोग को लक्षणानुसार यह संशोधक औषधि सम्पूर्णरूप से दूर कर देती है नहीं तो कम से कम समलक्षण विशिष्ट दूसरी औषधि के उपयोगी अवश्य ही कर देती है अर्थात् पहले जिस औषधि से फल नहीं होता, उक्त सँशोधक औषधि सेवन करने के बाद फिर उसी औषधि से फल मिलता है। ऐसी अवस्था में सुनिर्वाचिक औषधि से वाँच्छित फल न मिलने पर ज्ञानी चिकित्सकों को घबराना नहीं चाहिए, बल्कि धीर भाव से लक्षणों पर फिर ध्यान देना चाहिए और रोगी के सारे इतिहास को फिर जाँच करें और ऊपर लिखे हुए शरीर के विशेष धर्मों (Dyscrasia) में से एक का भी पता चल जाने पर, फ़ौरन उपयुक्त औषधि का प्रयोग करके रोगी के शरीरगत विशेष धर्म का संशोधन करके उसे रोग मुक्त करना चाहिये।

सोरा (आदि रोग के बीज) का चिन्ह शरीर पर खाज, खुजली , एकज़िमा (Eczema) इत्यादि; सिफिलिस (गर्मी) का चिन्ह पुरुषेन्द्रिय पर घाव और सारे शरीर पर चकत्ता-चकत्ता घाव और गर्मी का इतिहास और साइकोसिस (सुज़ाक) का चिन्ह, खाल पर अंजीर या फूलगोभी की तरह (Fig-warts or cauliflower-like growths) मस्से हो जाना।

सल्फर के साथ सोरा दोष का जो सम्बन्ध है अथवा **मर्क्यूरियस के साथ आतशक** दोष का जो सम्बन्ध है, वही सम्बन्ध साइकोसिस (अर्थात् सुजाक दोष का) का थूजा के साथ है।

टीका के बुरे फल में (Bad effects of vaccination, ऐन्ट-टार्ट, साइली) और कुचिकित्सा से सुज़ाक के दब जाने पर थूजा विशेष लाभदायक औषधि है (मेडो)। यदि किसी ज़हरीले जानवर द्वारा काटे जाने का इतिहास मिले, तो थूजा का फ़ौरन स्मरण करो।

मानसिक लक्षण (Mental Symptoms)-थूजा रोगी की धारणायें बड़े अद्‌भुत प्रकार की होती हैं; वह ख़्याल करता है कि मेरा शरीर, विशेष करके हाथ-पाँव, काँच का बना हुआ है और सहज ही में टूट जायगा; कोई एक अनजान मनुष्य मेरे पास खड़ा हुआ है; देह और आत्मा अलग-अलग हो गये हैं; पेट में कोई जीता जानवर बोल रहा है और हरकत कर रहा है; और मैं किसी दैवी शक्ति के आधीन हूँ। रोगिणी अपने को गर्भिणी ख़्याल करती है, वह ख़्याल करती है कि पेट के अन्दर बच्चा हाथ-पाँव फेंक रहा है। अगर उसके साथ बहस की जाय कि यह सब तेरी मिथ्या धारणायें हैं तो वह किसी तरह से विश्वास नहीं करेगी। चलते समय वह ख़्याल करती है कि हाथ-पाँव लकड़ी के बने हैं।

सिड़ी औरतें न तो किसी को छूने देंगी, न किसी को अपने पास आने देंगी। थूजा रोगी बड़ा ही बद्‌मिज़ाज, असन्तोषी, चिड़चिड़ा और ज़िद्दी होता है (ब्रायो, कैमों, नक्स-वोम)। वह उदासीन होता है, ज़रा ही में रो देता है (इग्ने, पल्स), ज़िन्दगी से बेज़ार हो जाता है (आराम)। वह भुलक्कड़ होता है (ऐनाक, नक्स-मस); बातें बहुत आहिस्ते-आहिस्ते करता है; लिखने और बोलने में ग़लतियां करता है। मानसिक परिश्रम करना नहीं चाहता (चायना, फास-ऐसिड, नक्स-वोम)।

सिर (Head)-सिर में इस प्रकार का दर्द होता है कि मानो खोपड़ी में किसी ने एक कील गाड़ दी है (काफि, इग्ने); <अधिक मैथुन से, गर्म कमरे के अन्दर, छूने से और चाय

से वृद्धि होती है; खुली हवा में घूमने से आराम मिलता है। सुज़ाक या आतशक दोष से उत्पन्न पुराना सिर दर्द इससे दूर होता है।

आँखें बन्द करने से चक्कर का आना इसका एक विशेष लक्षण है (लैक, थेरि)।

सिर में सफ़ेद छिलकेदार रूसी बहुत होती हैं। बाल कड़े और रूखे होते हैं; वे झरते जाते हैं। खोपड़ी छूने से दर्द होता है।

आँख (Eye)-सुज़ाक या आतशक दोष के नवजात शिशु की आँख की बीमारी में यह उपयोगी है। आँख के अन्दर मस्सों की तरह दाने पड़ जाते हैं; > गर्मी से और ढांकने से आराम मिलता है; खुली रखने से ऐसा मालूम होता है कि मानो आँख के अन्दर हवा की झोंक जा रही है। रात के समय पलकें जुड़ जाती है(कैल्क-कार्ब, ग्रैफ़, लाइको, सल्फ़)।

आँख की पलकों पर की बिलनियों (Styes and tarsal tumours) को दूर करने के लिए यह एक अमोध औषधि है; **स्टैफ़िसैग्रिया से** अच्छी तरह से आराम न होने पर थूजा से आराम होता है।

कान (Ears)-बहुत दिनों से कान के भीतर से सड़े हुए मांस की तरह बद्बूदार गाढ़ी सब्ज़ पीब बहती है। कान के अंदर सुर्ख़ मांसार्बुद (Polypi), उसमें से सहज ही में ख़ून निकलने लगता है।

नाक (Nose)-नाक के अन्दर घाव और उनमें पपड़ियां जम जाती हैं। नाक के अन्दर सुर्ख़ फुन्सियां निकलती हैं और उनमें खजुली होती है। नाक से बद्बूदार विकार बहता है (ग्रैफ़, हिपर, नाइट्रा-ऐसिड)। नाक की जड़ में दर्द होता है (ऐकोन, कैलि-बाइ, आयोड, मर्क)।

दांत (Teeth) दांतों की जड़ घुन जाती हैं और चोटी समूची रहती है (मेज़-किनारे घुनने से स्टैफ़); दांत टूटते और पीले पड़ते जाते हैं (सिफ़ि)। चाय पीने से दांत में दर्द होता है। नाक झिड़कने से खुखले दांत के अन्दर या उसके किनारे पर दर्द होता है।

क़ब्ज़ (Constipation)-आंतों में अत्यन्त दर्द के कारण पाख़ाने की चेष्टा को रोक लेना पड़ता है; मल थोड़ा सा बाहर निकल कर फिर अन्दर घुस जाता है (सैनिक, साइली)।

बवासीर के मस्सों में सूजन और जलन, छूने या बैठने से दर्द अधिक होता है। मलद्वार में खुजली होती है। सीवन (Perineum) पर गुमड़ी, उसमें से मवाद आता है, चलने फिरने से दर्द होता है।

दस्त (Diarrhoea)-हर रोज़ सुबह के समय पतले दस्त होते हैं (ऐलो, रूमेक्स, सल्फर); खाना खाने के बाद; कभी तो बग़ैर दर्द के और कभी दर्द के साथ दस्त होते हैं। पाख़ाना पीले रंग का (चेलि) पतला होता है, हवा ख़ारिज होने के साथ (ऐलो) बड़े वेग से निकलता है (क्रोटि-टिग, ग्रैट); पेट गुड़गुड़ाता है। < खाने के बाद, काफी, चर्बी दार खाने, टीका लगाने और प्याज़ से वृद्धि होती है।

मूत्र-यन्त्र (Urinary Organs)-पेशाब करने के बाद भी ऐसा मालूम होता है कि मानो मूत्र-पथ (Urethra) के कपड़े में पेशाब टपक रहा है (कैलि-बाइ, पेट्रोसेल)। पेशाब करने के अन्त में ऐसा दर्द होता है कि मानो मूत्र-द्वार कटा जा रहा है (सार्सा)। रात के समय बार-बार पेशाब करने की हाजत होती है, पेशाब अधिक होता है।

मसाने (Bladder) और पोतों (Testes) में दर्द होता है। पेशाब करते समय मसाना ख़ाली होने के पहले कितने ही बार पेशाब रुक जाता (कोना) है। पेशाब करते समय मूत्र-पथ में जलन होती है। पेशाब की पतली-पतली दो धारें (Forked stream) निकलती हैं।

सुज़ाक का मवाद पहले पतला आता है फिर बाद को गाढ़ा पीले रंग का। मूत्र-पथ का मुँह मवाद से जुड़ जाता है। सुज़ाक पुराना पड़ जाने पर पतला चिपचिपा रस (Gleet) निकलता है। सुज़ाक की बीमारी आरम्भ होते ही कैनाबिस सैटाइवा के प्रयोग से जलन और मवाद दोनों दो तीन हफ़्ते के अन्दर घट जाते हैं, बाद को थूजा उसे सम्पूर्ण रूप से अच्छा कर देगा।

आर्सेनिक साइकोटिक (Sycotic trouble सुज़ाक दोष) को जड़ से उखाड़ नहीं सकता, मगर थूज़ा और **नेट्रम सल्फ** वर्षो के दबे हुये सुज़ाक को उभाड़ कर जड़ से आराम करने में समर्थ हैं; इसी लिए हाल के सुज़ाक में **आर्सेनिक** अक्सर उपयोगी है और सुज़ाक जब पुराना हो जाता है, तब थूजा अधिक उपयोगी होता है।

पुरुष जननेन्द्रिय (Male organs)-सुज़ाक के बाद लिंगेन्द्रिय की खाल पर अंजीर या फूलगोभी की तरह मस्से निकलते हैं (नाट्रि-ऐसिड; स्टैफ़)। रात के समय लिंग खड़ा होने से दर्द होता है। इन्द्रिय में विशेष करके पोते और सीवन में पसीना बहुत होता है (साइली, सल्फ), पसीने में से शहद की तरह बू आती है। सुज़ाक दब जाने के बाद शुक्र क्षय और नामर्दी होती है और गठिया रोग हो जाता है।

स्त्री जननेन्द्रिय (Female Organs)-स्त्रियों का गुप्तस्थान इस क़दर नाज़ुक होता है कि मैथुन क्रिया (Coition) एक प्रकार असम्भव सी हो जाती है (आर्जं, नाइट्र, क्रियोज़, प्लैटि, सल्फ); यदि वह नाजुकपन योनि की ख़ुश्की के कारण हो, तो लाइको, लाइसिन और नेट्रम-म्यूर उपयोगी हैं। पेशाब के बाद योनि में खुजली और जलन होती है।

रजोधर्म (Menses)-**के दिनों में रोगिणी की समस्त शिकायतों का बढ़ जाना इसका एक विशेष लक्षण है।** रजोधर्म के दिनों में रोगिणी का अच्छा मालूम करना **जिङ्कम** का लक्षण है।

खाँसी (Cough)-खाने के बाद फौ़रन सूखी खाँसी आरम्भ होती है।

धड़कन होती है जिसमें दिल की चाल दूर से दिखाई देती है (ग्लोन, स्पाइजी), मगर घबराहट और बेचैनी नहीं रहती।

नाख़ून कुड़कीले (Nails brittle) होते हैं जो कि सहज ही में टूट जाते हैं (ऐन्टि-क्रूड, मेडो, साइली)।

चर्म (Skin)-शरीर के भिन्न-भिन्न स्थान पर मस्से (Wart shaped excrescences) हो जाते हैं, विशेष करके हाथों या जननेन्द्रिय पर (नाइट्र-ऐसिड, फास-ऐसिड़, स्टैफ़)।

ज्वर (Fever)-भोर 3 बजे बुख़ार का आना इसका विशेष लक्षण है।

शीत (Chill)-जाँघों से जाड़े का आरम्भ होना ही इसका विशेष लक्षण है, नाख़ून नीले पड़ जाते हैं, जाड़े से दाँत कटकटाते हैं, ज़रा भी हिलने से जाड़ा मालूम होता है (नक्स)।

गर्मी (Heat)-चेहरे पर बहुत गर्मी मालूम होती है, हाथ और नाख़ून बर्फ़ की तरह ठण्डे रहते हैं।

पसीना (Sweat)-थूजा के पसीने के लक्षण ध्यान देने के योग्य हैं। **शरीर के सिर्फ़ खुले हुए स्थानों पर पसीना आता है, या सिवाय सिर के, सारे शरीर पर** (साइली के विपरीत)। **नींद आते ही पसीने का आना और आँख खुलते ही पसीने का बन्द हो जाना इसका एक बड़ा ही विश्वास योग्य लक्षण है**। (एम्ब्यूकस के विपरीत)। रात के समय बहुत ज्यादा तेल सा चिकना पसीना आता है, कपड़े पीले पड़ जाते हैं। जांघों और पोतों से पसीना टपकता रहता है (हिपर, पैट्रो)। रात के समय ज्यादा पसीना आता है कि बार-बार कुर्ता बदलना पड़ता हैं, जिस करवट नहीं लेटते, उसी तरफ पसीने का आना इसका और एक विचित्र लक्षण है (बेंजो, सैनि)।

साइकोटिक अर्थात् सुज़ाक का इतिहास रहने पर थूजा अधिक उपयोगी होता है।

सम्बन्ध (Relations)-पूरक औषधि (Complementary)-मेडो, सैबा, साइली।

कैना-सैटा, कैन्था, कोपे और स्टैफ़ि के साथ तुलना करो।

लिंगेन्द्रिय के ढ़ीले चमड़े पर के मस्सों के लिए थूजा की अपेक्षा सिनाबारीस श्रेष्ठ है।

मेडो, मर्क और नाइट्रि-ऐसिड के बाद थूजा अच्छा काम देता है।

वृद्धि (Aggravation)-सुबह और दोपहर के पहिले; सुबह ३ बजे के बाद, शाम को तीन बजे के बाद स्थिर रहने से; बिस्तर की गर्मी से; नशीली चीज़ और तम्बाकू से।

ह्रास (Amelioration)-खुली हवा में; गर्मी से; हरकत से।

मात्रा (Dose) — मूलार्क से 30 शक्ति। मैने 1000 शक्ति का प्रयोग पूरे चहरे पर मस्सों को हटाने के लिए सफलतापूर्वक किया है।

(डा० पी० एस० बंसल)

(440) थाइमोल
(Thymol)

Thyme Camphor

इस औषधि की प्रधान क्रिया मूत्राशय सम्बन्धी रोगी में होती है। वीर्यपात, पुर:स्थस्त्रावों और दर्दनाक लिंगोद्रेक में भी इसका प्रयोग किया जाता है।

इसका रोगी चिड़चिड़ा तथा किसी प्रकार दबाव को न मानने वाला होता है। वह जो भी कार्य करता है, अपनी इच्छा से ही करता है। अपने दोस्तों के साथ रहना उसे बहुत अच्छा लगता है। जरा सा मानसिक या शारीरिक परिश्रम करने से ही थकान महसूस करने लगता है। सारे कटिप्रदेश में दुखन होती है। रात को सोते समय कामोत्तेजक सपने दिखाई देते हैं, जिसके कारण वीर्यपात हो जाता है। मूत्रनली में जलन और पेशाब का बूंद-बूंद करके टपकना। सोकर उठकर जागने पर थका-थका सा रहना।

सम्बन्ध- डाक्टर लैम्बर्ट के अनुसार :- कार्बनट्राइक्लोराइड, अंकुश कृमियों की औषधि है।

1. कार्बनटेट्राक्लोराइड एक सशक्त कृमिनाशक तथा कृमिनि:सारक है, और जिस देश में अंकुश कृमिरोग की प्रधानता पायी जाती है, वहां अंकुशकृमि रोग से पीड़ित रोगियों की चिकित्सा में यह सर्वश्रेष्ठ कृमिनाशक औषधि प्रमाणित हुई है।

2. रोगी को यह अत्यन्त कष्ट देती है स्वादिष्ट है, और इसके प्रयोग के लिए किसी प्रकार की प्रस्तुति की आवश्यकता नहीं होती और जब विशुद्ध होती है तब विषाक्त नहीं लगती।

ब्राजील के सावपौली डब्ल्यु. जी. स्माइलि और एम. बी. पेसोवा ने भी इसे अंकुश कृमिनि:सारक औषधि के रूप में सर्वश्रेष्ट पाया है। इसकी 3 सी सी की मात्रा देने से ही 95% कृमि निकल जाते हैं।

मात्रा- 6 शक्ति।

(441) थामस सर्पाइलम
(Thymus Serpyllum)

Wild Thyme

शिशुओं के श्वासयंत्रों के संक्रमणादि, सूखा दमा, हूपिंग खांसी भयानक आपेक्षित खांसी और मामूली बलगम।

ग्रसनी में जलन, कण्ठ दाह, खाली निगलने में रोग की वृद्धि, रक्तवाहिनियां फूली हुई। कानों में घंटी सी बजती है और सिर में दबाव सा मालूम होता है।

मात्रा- मूलार्क।

(442) थाइरायडीनम (Thyroidinum)

Dried Thyroid Gland of the Sleep

डाक्टर विलियम बोरिक के अनुसार, यह औषधि अरक्तता, शीर्णता, पेशियों की दुर्बलता, शिरावेदना, मुखमंडल और प्रत्यंगों की स्नायविक कम्पन्न, सुरसुरी तथा पक्षाघात उत्पन्न करती है। हृत्स्पन्द, विवृद्ध, नेत्रोत्सेध (exophthalmus) और पुतलियां फैल जाती हैं, श्लेष्मिक शोथ और जड़बुद्धि एवं विकृत देहयुक्त गलगंड में इसका चमत्कारी प्रभाव पाया जाता है। आमवाती सन्धिशोथ। बच्चों का क्षय, बालस्थिविकृति। भग्नास्थियों का विलम्ब से जुड़ना। कहा जाता है कि जब लड़कों के अंड थैली में नहीं उतरते तो आधी ग्रेन की मात्रा नित्य 2 बार, कुछ दिनों तक देने रहने पर यह लाभदायक सिद्ध होती है। परिपोषण सम्बन्धी यंत्रों के नियमन, विवर्द्धन और विकास के लिए थाइरायड सर्वागीण नियंत्रणात्मक प्रभाव डालती है। थाइरायड की दुर्बलता से अत्यधिक मात्रा में मिठाइयां खाने की उग्र लालसा उत्पन्न होती है।

विचर्चिका में और हृदक्षिप्रता में व्यवहृत होती है। बच्चों का रूद्ध विकास। स्मरणशक्ति को बढ़ाती है। गलगंड, अत्यधिक मोटापा, दुर्बल रोगियों में इसकी श्रेष्ठ क्रिया होती है। धुंधली दृष्टि, स्तनों के अर्बुद्ध। जरायु के सुत्राबुर्द। अत्यधिक दुर्बलता और भूख, फिर भी कृशता बढ़ती चली जाती है। रात्रिकालीन शय्यामूत्रण। स्तनों में दूध नहीं उतरना। गर्भावस्था के आरम्भ में थाइरायड से चिकित्सा शुरू करें। मात्रा ½ ग्रेन दिन में 2-3 बार। सगर्भकालीन वमन (रोगिणी को जगने के पूर्व उषाकाल में ही दें) स्तर के सूत्राबुद, 2X शक्ति का विचूर्ण कोशिका धमनियों को प्रसारित करती है। मूर्च्छा और मिचली की अनुभूति। ठंड के प्रति सुस्पष्ट अनुभवाधिक्य, तरुण रोगों के बाद अवटु- अल्पक्रिया, अर्थात दौर्बल्य। आनायास थकावट, दुर्बल नाड़ी, मूर्च्छा की प्रवृत्ति, हृत्स्पन्दन, हाथ और पैर ठंडे, निम्न रक्तचाप, जाड़ा और ठंड के प्रति अनुभूति आधिक्य (थाइरायड 1X रोज 3 बार) श्लेष्मिक शोथ और विभिनन प्रकार के शोथों में सशक्त मूल क्रिया करती है।

मन- मोहनिद्रा के साथ पर्यायक्रमिक अस्थिर विषठणता। चिड़चिड़ा अत्यल्प विरोध से वृद्धि, छोटी-छोटी बातों पर प्रचण्ड क्रोध।

सिर- मस्तिष्क में हल्केपन की अनुभूति। माथे पर निरन्तर दर्द। अक्षिगोलकर बाहर की ओर फैले हुए। आरक्त मुखमंडल, होठ जलते हैं। जीभ पर गाढ़ा लेप। पूर्णता और ताप। चेहरा तमतमाया हुआ। मुंह का भद्दा स्वाद।

हृदय- दुर्बल, द्रुत नाड़ी, साथ ही लेटने में असमर्थता, हृदय की धड़कन अत्यधिक तेज, वक्ष के आसपास व्याकुलता, जैसे सुकड़ गया हो। अत्यल्प श्रम से स्पन्दन। तीव्र हृत्पीड़ा। हत्पिण्ड की अनायास उत्तेजना। हृत्क्रिया दुर्बल, साथ ही उंगलियों का सुन्नपन।

आंखे- दृष्टिशक्ति का क्रमवर्धनशील ह्रास होने के साथ स्नायुपटल केंद्र में काली बिन्दियां।

कंठ- सूख, रक्तसंकुल, कच्चा, ज्वलनशील, बांई और अधिक।

अमाशय- मिठाइयों की इच्छा और ठण्डे पानी की प्यास, मिचली, गाड़ी में जाते समय अधिक। आध्मान, साथ ही प्रचुर अपानवायु।

मूत्र- स्राव अधिक, बहुमूत्रता कुछ अन्नसार और कुछ शर्करा। दुर्बल बच्चों में शय्यामूत्रण, जो स्नायविक और चिड़चिड़े होते हैं (½ ग्रेन रात को तथा सुबह) मूत्र में बनफ्शे जैसी गन्ध, सम्पूर्ण मूत्रमार्ग में जलन, यूरिक एसिड की अधिक मात्रा।

वाह्यांग- आमवाती सन्धि प्रदाह के साथ मोटापा बढ़ने की प्रकृति, प्रत्यांगों की ठंडक और खल्लियां। निम्नांगों की त्वचा से परतें झड़ती हैं, ठंडे प्रत्यंग। धीमा-धीमा दर्द। पैरों का शोथ, सारे शरीर में कम्पन्न।

श्वास संस्थान- सूखी, दर्दनाक खांसी के साथ अल्प, कष्टकर बलगम और ग्रसनी में जलन।

चर्म- विचर्चिका के साथ वसामयता (उन्नत दशा में नहीं) त्वचा सूखी, अपुष्ट। हाथ पैर ठंडे। छाजन (अकौता)। जरायु के सौत्रिक अर्बुद। कत्थई रंग की सूजन। ग्रन्थियों की पत्थर जैसी कठोर सूजन। निष्क्रिय दशाये। कामला के साथ तेज खुजली, मत्स्य चर्म, क्षयप्रकृति का शोथ। उद्भेदहीन खुजली, रात को अधिक।

सम्बन्ध- तुलना कीजिए- स्पांजिया, कल्के, फ्यूकस, लाइकोपस, आयोडो थाइरीन, (थाइरायड ग्रन्थि से निकला हुआ एक तत्व जिसमें आयोडीन और नाइट्रोजन की प्रचुरता होती है, पोषणक्रिया को आक्रान्त करता है। वजन घटता है, मधुमेह उत्पन्न कर सकता है। मोटापे में सावधानी पूर्वक व्यवहार करें, क्योंकि यह वसाहृद (fatty heart) के कारण बढ़ी हुई ताल को धारण करने में अक्षम हो सकता है। दूध में थाइरायड ग्रन्थि का अन्तः स्राव रहता है। थाइमस ग्रन्थि रस, चयापचयी अस्थि, सन्धि प्रदाह में 5 ग्रेन की टिकियां, रोजाना 3 बार) नेत्रोत्सेधी गलगंड में उच्च शक्तियां अत्यन्त लाभकारी होती है।

मात्रा- 6 से 30 शक्ति (स्थूल) थाइरायड को दिन में दो-तीन ग्रेन या कुछ अधिक मात्रा में लिये जाने पर नाड़ी पर नजर रखें। हृदयन्त्र की दुर्बलता के साथ उच्चरक्त चाप होने पर तथा क्षयरोगियों के लिए इसका स्थूल मात्रा में कभी व्यवहार न करें।

443 टिलिया यूरोपा (Tilia Europa)

Linden

इस औषधि का प्रयोग अस्थिगह्वरों के रोग, प्रसवोत्तर जरायु शोथ। पतले, फीके रक्त का स्राव, अक्षि-पेशी दुर्बलता में किया जाता है।

सिर, आंखे- रोगी को ऐसा लगता है जैसे आंखों के सामने कोई बारीक कपड़ा लगा हुआ हो, युग्म दृष्टि असम्पूर्ण, अत्यधिक छीकें, साथ ही नाक से रक्तस्राव होना। स्नायुशूल पहले दांई और फिर बांई ओर।

चर्म- नींद आते ही रोगी को प्रचुर मात्रा में पसीना आने लगता है। छोटी-छोटी लाल-लाल फुन्सियों जैसे दाने निकलते हैं, आमवाती वेदनाओं के बढ़ने के साथ ही पसीने की मात्रा भी बढ़ने लगती है। भयंकर खुजली और खुजाने के बाद तेज जलन होती है।

स्त्री- वाह्य जननांगों की क्षतवत व्यथा और लालिमा, चलते समय चिपचिप प्रदरस्राव होता रहता है। जरायु के चारों ओर तेज दुखन की अनुभूति, गर्म पसीना, परन्तु उससे भी आराम नहीं होता। वस्तिगह्वर का प्रदाह, वायुफुल्लता इत्यादि।

सम्बन्ध- बेला, लिलियम।

मात्रा- मूलार्क से 6 शक्ति।

444 ट्रिलियम पेंडूलम (Trillium Pendulum)

White Beth Root. *Trilliaceæ.*

ट्रीलियम विशेष करके गर्भाशय के रक्तस्राव (Uterine haemorrhage) ही में उपयोगी है।

रजोधर्म (Menses)-हर दो हफ़्ते में ऋतुस्राव होता है और एक हफ़्ता तक या उससे अधिक जारी रहता है; ख़ून अधिक जाता है (कैल्क-फास)।

गर्भाशय से अत्यधिक रक्तस्राव (Menorrhagia)-ख़ून बहुत वेग के साथ निकलता है; ज़रा ही हरकत से ख़ून निकलने लगता है । रजोधर्म की साधारणता अवस्था (At climacteric-उम्र 45 से ऊपर) के बाद हर दूसरे हफ़्ते में स्याह जमा हुआ ख़ून जाता है (थ्लैस्पि, अस्टि); गर्भाशय के अपने स्थान से हट जाने से रक्तस्राव होता है।

रक्तस्राव के साथ रोगिणी ऐसा ख़्याल करती है कि मेरे कूल्हे, कमर और कोख की हड्डियां टूट कर टुकड़े-टुकड़े होकर गिरी पड़ती हैं, और चाहती है कि उन्हें किसी चीज़ से कस कर बाँध ले।

बहुत ज़्यादा ख़ून ज़ाया होने के कारण उसे ग़श आता है, धँधुलापन नज़र आता है और धड़कन होती है; कान बन्द मालूम पड़ते हैं, तरह-तरह की आवाज़े सुनाई पड़ती हैं (फ़ेरम)।

नाक से और दाँत उखाड़ने के बाद मसूड़ों से ख़ून का निकलना इस औषधि से रुक जायगा। तपेदिक के आरम्भ में थूक के साथ खून आने पर ट्रीलियम लाभदायक होता है।

सम्बन्ध (Relations)-रजोधर्म और रक्तस्राव में कैल्क-फ़ास से पूरक सम्बन्ध।

चायना, बेल, कैलि-कार्ब, मेलि, लैक, सिपि, सल्फ, थ्लैस्पि और अस्टि के साथ तुलना करो।

मात्रा (Dose) — मूलार्क और निम्नशक्तियां।

445 ट्रिटिकम एग्रोपाइरन रिपेन्स
(Triticum Agropyron Repens)

Couch-grass

इस औषधि की प्रधान क्रिया मूत्राशय पर होती है। पेशाब की कई बीमारियों में इसके प्रयोग से फायदा होता है जैसे- मूत्रपिण्ड का प्रदाह, मूत्रनली में उपदाह, प्रमेह रोग।

रोगी को पेशाब करते समय बहुत कष्ट होता है, पेशाब के वेग को रोक नहीं सकता। पेशाब बार-बार वेग के साथ होता है। पेशाब गाढ़ा श्लेष्मा या पीब की तरह का स्राव निकलना मूत्रकृच्छ, मूत्राशय-मुखशायी ग्रन्थि बढ़ने के कारण पेशाब बहुत कष्ट के साथ होता है। मूत्रयन्त्र का श्लैष्मिक झिल्ली का उपदाह जैसे लक्षण रहने पर इस औषधि का इस्तेमाल करने से लाभ होगा।

सम्बन्ध- चिमाफि, सेनेशि, पौप्यूल ट्रे, वूचू यूवा से तुलना करो।

मात्रा- मूलार्क से 2x शक्ति।

446 ट्रॉम्बिडियम
(Trombidium)

Red Acarus of the Fly

इस औषधि का अतिसार की चिकित्सा में प्रमुख स्थान है इसका विशेष लक्षण खाने पीने से ही उपसर्गों का बढ़ना। सुबह के समय कुछ खाने के बाद ही पाखाना हो पाता है, आमरक्त, शूल का दर्द, कूथन, पाखाना होने के बाद या पाखाना होने के समय पेट में बांयी ओर तेज दर्द, नीचे की ओर धक्का देने की अनुभूति, अतिसार सवेरे कोख के नीचे ऐठन, रोगी के बिस्तर से उठते ही पाखाने की हाजत होना, पाखाना का रंग भूरा पतला तथा खून मिला हुआ होता है। पेट का दर्द, जो पाखाना जाने के बाद भी बन्द नहीं होता, मलद्वार में जलन होना इत्यादि लक्षणों में यह औषधि बहुत फ़ायदा करती है।

मात्रा- 6 से 30 शक्ति।

447 ट्यूबक्यूलिनम बोविनम
(Tuberculinum Bovinum)

Pus (with bacilli) from tubercular abscess. *A Nosode.*

ट्यूबक्यूलिनम क्षय रोग के मवाद से तैयार किया गया है इसी लिए यह क्षय रोग की औषधि है, ऐसी जिनकी धारणा है उनके साथ मैं सहमत नहीं हो सकता। कारण कि लक्षणसमष्टि अर्थात् समस्त लक्षण न मिलने पर ''समं शमयति Similia Similibus Curantur'' नियम के अनुसार असम औषधि का प्रयोग नहीं किया जा सकता और जब यही प्राकृतिक नियमानुसार ही से यथार्थ आरोग्य होता है तब लक्षण न मिलने पर औषधि का प्रयोग करना व्यर्थ है। किसी-किसी को मैंने कहते हुए सुना है कि सोरिनम, मेटोराइनम और **सिफ़िलिनम** का प्रयोग करके हम समस्त रोगों से आराम पाते हैं, कारण कि सोरा, साइकोसिस और सिफ़िलिस अर्थात् यथा क्रम पापज विष, प्रमेह विष और उपदंश विष ही से समस्त रोगों की उत्पत्ति होती है। ऐसी धारणा कम अक़्ल और अज्ञानी मनुष्यों के लिए रुचिकर भले ही हो, परन्तु युक्ति द्वारा वह ठहर नहीं सकती । उक्त धारणा ही से आइसोपैथी (Isopathy) की उत्पत्ति हुई है। जिस रोग बीज से जो रोग उत्पन्न होता है उसी को सूक्ष्म मात्रा में शरीर में प्रवेश कराने से वह रोग नष्ट होता है, यही धारणा इसका आधार है। आज कल का इन्जेक्शन (Injections) ही आइसोपैथी है। यह होमियोपैथी नहीं है, बल्कि उसकी विकृत अवस्था है। प्रकृति का जो नियम है वह बदल नहीं सकता। हमारे विश्वास करने या न करने पर भी सम लक्षणतत्व सत्य है। चन्द्रोदय, सूर्योदय, जल और अग्नि की उत्पत्ति, निवृति प्रभृति जो नियम हैं, वह व्यक्तिगत विचार के ऊपर निर्भर नहीं हैं। जो बात होने को है और सत्य है उसका परिवर्त्तन किसी तरह से नहीं हो सकता। परन्तु वह अज्ञानान्धकार में अदृश्य हो सकती है या अविश्वास सागर में डूब जा सकती है। परन्तु उपयुक्त समय आने पर उसके कुछ अंश का उद्धार भी हो सकता है। अतएव विज्ञान में विश्वास या अविश्वास का स्थान नहीं है। यथोचित तर्क और विचार द्वारा जो बात सिद्ध होती है उसी को सत्य मान लेना पड़ेगा। अविश्वास की तरह अन्धविश्वास भी हमें कुपथ में ले जाता है। उसी अन्धविश्वास के फल से किसी-किसी की धारणा ऐसी है कि वंश में क्षय रोग हुआ था यह सुनते ही ट्यूबक्यूलिनम देना चाहिए। जिन्होंने समलक्षम तत्व की महिमा देखी नहीं है, जानते नहीं हैं या समझते नहीं, वे अपनी-अपनी शिक्षानुसार अवश्य ही जो चाहें कर सकते हैं। मगर महात्मा हैनिमैन के समलक्षण मन्त्र में एक बार दीक्षित होकर उसके विपरीत कार्य करना पागलपन है। अज्ञानकृत अपराध की क्षमा है मगर ज्ञानकृत अपराध नहीं और यदि कोई कहे कि मैंने समलक्षण तत्व अच्छी तरह से नहीं समझा या अच्छा समझानेवाला न मिलने के कारण रोगी को आरोग्य करने के लिए जैसा अच्छा समझा वैसा मैंने किया, यह भी विश्वासघातकता है। ऐसे स्थान पर अपने को ऐलैपैथ कह कर परिचय देना ही उचित है। कारम ऐलोपैथे कभी-कभी होमियोपैथ और कभी-कभी वैद्य भी बन बैठते हैं। रोगी को अपने विचार अनुसार ही आराम करना उद्देश्य है। किसी भी उपाय से रोगी की हाल की तकलीफ़ें बंद करना ही उन्होंने सीखा है और ऐसा ही करने की चेष्टा भी करते हैं। उन्होंने प्राकृत अप्राकृत आरोग्य नहीं सीखा है। ऐसी शिक्षा का वह झूठा

दावा भी नहीं करते। इस लिए होमियोपैथिक औषधि देकर यदि वह अपना काम पूरा न भी कर सकें, उनका कोई नुक़सान नहीं है; उनके चित्त में किसी प्रकार का खेद भी नहीं पहुँचेगा, ईश्वर भी उन पर अप्रसन्न नहीं होता। मगर होम्योपैथ होकर अप्राकृतिक नियम अवलम्बन करने का अधिकार किसी को नहीं है। जो करते हैं वह महापाप करते हैं, मैं इसके सिवाय और कुछ कह नहीं सकता या कहना नहीं चाहता।

मेरा कहने का अभिपाय यह है कि ट्यूबर्क्यूलिनम से अन्यान्य विष की तरह तन्दुरुस्त मनुष्य के शरीर पर परीक्षा द्वारा (Proving) जो-जो लक्षण उत्पन्न हों , उनके सदृश लक्षण समष्टि मिलने ही से हम इसका प्रयोग करेंगे वरना नहीं और मूर्खता से प्रयोग करने से अशुभ फल या निष्फलता ही सम्भव है। परीक्षित लक्षण ही हमें जानने होंगे। परन्तु इसकी उपयुक्त परीक्षा नहीं हुई तथापि चिकित्सा द्वारा दूर किए हुए लक्षणों पर ध्यान देकर पाठ करने से सहज ही में इसकी सदृशता देखी जाती है।

क्षय रोगी का चेहरा देखने ही से पहचाना जा सकता है। लम्बाई, दुबला पतलापन, थोड़ी ही उम्र में अत्यन्त तीक्ष्णबुद्धि, जल्बाजी, दुर्बलता, सदैव शारीरिक थकावट , ऐसे स्वभाव के मनुष्य सावधान न रहने से अक्सर क्षय रोग से आक्रान्त होते हैं। इसी लिए इन लक्षणों को क्षय रोग धातु कहते हैं। जीवन के आरम्भ ही से यह सब लक्षण दिखाई देते हैं। रोगी के माता-पिता बुद्धिमानी से, इसी समय अपने-अपने बालकों का यथार्थ समलक्षण शास्त्रज्ञ के चिकित्साधीन कर दें तो और क़िसी प्रकार का डर नहीं रहता। परन्तु अक्सर हमारे देश में यह सब लक्षण कितने भयानक हैं यह जान कर भी सुस्ती या तङ्गी के कारण कुछ कर नहीं सकते। मगर वास्तव में यही समय सावधान होने का है और इस समय पर सावधान न होने से रोगी का क्षय. रोग की तरफ़ झुकाव और सुविधा दोनों ही मिलकर धीर-धीरे रोगी के लिए मृत्यु पथ तैयार करते हैं।

बचपन में कुत्ते या जानवर का डर हम लोग अज्ञानता ख़्याल करते हैं। परन्तु यह ट्यूबर्क्यूलिनम का लक्षण है और भयानक भावी शत्रु ख़्याल करना चाहिए। गो कि यह निवेदन किसी के कान में प्रवेश नहीं करेगा और करने पर भी क्या दरिद्र क्या धनी माता-पिता उसे सहज में नहीं मानेंगे। परन्तु इसकी उपेक्षा करने से परिणाम में अवश्य ही विशेषरूप से पश्चात्ताप करना पड़ेगा।

ट्यूबर्क्यूलिनम रोगी की छाती अत्यन्त अपुष्ट और पतली होती है, अतएव उसके अन्दर के फेफड़े दुर्बल होते हैं, इसमें ज़रा भी सन्देह नहीं।

इसके और कुछ अस्वाभाविक शारीरिक मानसिक लक्षण हैं। अत्यन्त गाली देने की इच्छा, शपथ करने की इच्छा होती है (ऐनाकार्डियम में भी यह लक्षण हैं)। स्वभावत: ख़ुश मिज़ाज मनुष्य का एकाएकही पागल की तरह हो जाना; अचानक ठण्ड लग कर जुकाम का हो जाना और जल्द आराम न होना, ठण्ड लग जाने का कोई कारण नहीं मिलता, खुली हवा में सांस लेने ही से ठण्ड लग कर जुकाम हो गया ऐसा मालूम होता है। ज़राही में सोचने लगता है। मैथुन की इच्छा भी प्रबल होती है। क्रमश: स्पष्ट दुबला होते देखा जाता है। ख़ूब अच्छी तरह से खाता पीता है परन्तु बदन पर माँस नहीं चढ़ता। माँस खाने की इच्छा नहीं होती। मौसिम

की तबदीली से उसे खाँसी बुख़ार हो जाता है। **बुख़ार आने के पहिले खाँसी की वृद्धि होती है; खाँसी आरम्भ होते ही रोगी को मालूम हो जाता है कि बुख़ार चढ़ेगा**। खों-खों करके खाँसने से सारा शरीर काँपने लगता है। रोग अक्सर बाँई तरफ़ से आरम्भ होता है। ट्यूबर्क्यूलिनम में बाँये फेफड़े के ऊपर का हिस्सा सर्व प्रथम आक्रान्त होता है। परन्तु इस दर्जे तक पहुँचने के पहिले ही से सावधान रहना उचित है। रोगी सदैव खुली हवा में रहना, ठण्डी हवा में, नदी या दरिया के किनारे पर घूमना पसन्द करता है।

पहले से चेतानेवाले लक्षणों में से बालों में जटा पड़ जाना, सहज ही में सिर दर्द, वंश में किसी की क्षय रोग से मृत्यु, क़ब्ज़ और पतला दस्त होना, भोर में पाख़ाने की हाजत होना (सल्फ) और बद्बूदार पाख़ाना होना इत्यादि लक्षणों पर ध्यान देना चाहिए। शरीर पर दाद था, किसी प्रकार का पुराना स्थायी चर्म रोग, भूख का न लगना, सारे शरीर में बड़ी और सख़्त गिलटियाँ; क्रमशः दुबलापन और थकावट की वृद्धि, सारे शरीर में और हड्डी के अन्दर दर्द; हाथ-पाँव में ऐंठन, लक्षणों का परिवर्त्तन, किसी लक्षण या दर्द का अचानक उपस्थित होना और ग़ायब हो जाना; भिन्न-भिन्न स्थानों में घूमने की अत्यन्त इच्छा, सारे जगत सृष्टि से प्रेम (Cosmopolitan), एक जगह पर कुछ देर खड़ा नहीं रह सकना (सल्फ) इत्यादि क्षय रोग के पूर्वलक्षण ट्यूबर्क्यूलिनम व्यवहार करने के लिए सादृश्य सूचना देते हैं। इन लक्षणों पर 1000 या इससे भी अधिक शक्ति का ट्यबर्क्यूलिम विवेचना पूर्वक समय-समय पर प्रयोग करने से वंशगत क्षय रोग भी दूर हो सकता है। दिल कमज़ोर रहने से, फेफड़ा सड़ना आरम्भ होने से, जिगर और पेट ख़राब होने से अति सावधानता के साथ उच्चशक्ति ट्यूबक्यूलिनम का व्यवहार करने के बाद रोग की भयानक वृद्धि, पेट की बीमारी, बहुत ज़्यादा पेशाब इत्यादि लक्षण दिखाई देते हैं, इन से उद्धार पाने से ही रोगी का उद्धार है, नहीं तो अमङ्गल होने की सम्भावना है। बार बार नीची शक्ति ट्यूबक्यूलिनम का व्यवहार करने से दुर्बल जीवनशक्ति का रोगी क्षय रोगाक्रान्त हो सकता है। सूक्ष्म मात्रा में समय पर (1/2 महीने से कम नहीं)। व्यवहार करने से उपयुक्त फल मिल सकता है। कारण, ट्यूबक्यूलिनम बहुत ही सूक्ष्म-शक्ति सम्पन्न, स्थायी पापज रोग बीज (Psoric poison) है। इसकी क्रिया धीरे धीरे प्रकाश पाकर बहुत दिनों तक रहती हैं। स्थायी रोग बीज शरीर में रहने पर उपयुक्त औषधि का फल नहीं मिलता, इसीलिए लक्षणों के अनुसार हम लोग स्थायी रोग में **सल्फर, सोरिनम, मेडोराइनम, सिफ़िलिनम** इत्यादि देते हैं, परन्तु जिस प्रकार ऊपर वर्णन किया गया है प्रत्येक औषधि की विशेष लक्षणसमष्टि है और समलक्षण शास्त्रज्ञ का नाम धारण करने पर उन सब का दिल लगाकर विचार करना हर एक को सीखना चाहिए।

इसलिए ट्यूबर्क्यूलिनम का अस्वाभविक असाधारण अर्थात् जो बहुत करके अन्याय औषधियों में नहीं पाए जाते और आश्चार्यजनक सब लक्षण विशेष भाव से हमें कण्ठ करने चाहिए। यद्यपि एक बार ऊपर कह चुका हूँ तथापि पाठकों के स्मरणार्थ फिर कहता हूँ:- दुबला पतला बदन, अचानक ठण्ड लग कर जुकाम हो जाता है; बार बार बुख़ार हो जाता है; नये नये अङ्ग में जैसे फेफड़ा, मस्तिष्क, मूत्राशय, स्नायुमण्डली, एक के बाद दूसरे में पीड़ा सदैव रोगी को कष्ट देती है। जन्म ही से या कितने वर्षो से रोगी एक न एक रोग में फंसा रहता है, ऐसा इतिहास पाया जाता है और उन सब रोगों में से क्षणिक फल देने वाली असमलक्षण

चिकित्सा द्वारा (ऐलोपैथी, बैद्यकी, हकीमी, इत्यादि) एक के बाद, दूसरे के लुप्त हो जाने अर्थात् दब जाने के फल से, रोगी असाध्य क्षय रोगग्रस्त होता है।

डाक्टर केन्ट एक स्थान में कहते हैं–''ग्रवोल कथित हायड्रोजिनायेड्र धातु (Hydrogenoid constitution of Grauvogl) ज़रा चिन्ता करने का विषय है। रोगी वर्षा ऋतु की हवा या ठण्ड बरदाशत नहीं कर सकता, ज़रा ही में ठण्ड लगकर जुकाम हो जाता है। इसकी यथार्थ की चिकित्सा न होने से, बार बार ठण्ड लगकर उसका स्नायुमण्डल रोगाक्रान्त होने लगता है, तब आँख इत्यादि के भयानक स्नायविक अर्थात् नसों के दर्द से रोगी बेचैन हो उठता है। अब यदि कोई ऐलोपैथ क्विनाइन इत्यादि द्वारा या होम्योपैथ् **फासफोरस** इत्यादि के ऊपरी दो एक लक्षणों द्वारा मुग्ध होकर अनाड़ी की तरह **फासफोरस** इत्यादि के अनुचित प्रयोग से उन सब तकलीफ़ों को दूर करने की चेष्टा करे, तो औषधियों के बारम्बार प्रयोग से विष क्रिया के फल से तकलीफ़ों की क्षणिक कमी तो हो जायगी, परन्तु **फासफोरस** इत्यादि औषधियों से हानि पहुँच कर रोगी के फेफड़े का रोग बहुत जल्द क्षय रोग में परिणत हो जायगा। अब रोगी किसी तरह से निरोग नहीं किया जा सकेगा। अन्दरूनी बुख़ार से क्रमश: रोगी को क्षय रोग की नींव मज़बूत होती जायगी और वह मृत्यु पथ का पथिक हो जायगा।'' और बड़े बड़े ऐलोपैथ, वैद्य या होम्योपैथ द्वारा चिकित्सक होते हुए भी ऐसी अवस्था होती हुई हमने तब देखी है जब हम लोगों के परामर्श का अनादर हुआ है। मगर जब क्षय रोग के कारण रोगी यह लोक छोड़ कर चल बसते हैं तब वे ही चिकित्सक लोग फिर हमसे कहते हैं–''**तुमने तो भाई उस वक्त खोल कर यह सब बातें नहीं कही थीं।**'' खोल कर कहना किसे कहते हैं इस क्षेत्र में अभी तक समझ या सीख नहीं सके। चिकित्सक का विश्वास न करना और नये नये चिकित्सक के पास जाना, क्षय रोग का लक्षण है।

दाहिनी आँख के ऊपर के दर्द का सिर के पीछे तक जाना, यह एक स्नायवीय लक्षण ट्यूबर्क्यूलिनम में है। उक्त प्रकार स्नायवीय लक्षण में ट्यूबर्क्यूलिनम **स्टैनम** इत्यादि कुछ औषधियों का लक्षणनुसार प्रयोग होने से रोगी की तकलीफ़ें भी दूर हो सकती हैं और क्षय रोग भी दूर हो सकता है।

कुत्ते को देख कर भावी क्षय रोग का सूचक लक्षण है। बेहोशी (Delirium) की अवस्था में कुत्ते को देख कर डरना, यह लक्षण **बेलाडोना** में विशेष भाव से है।

ट्यूबर्क्यूलिनम में **खुली हवा में और नाना देश विदेश में घूमने की प्रबल इच्छा होती है। गम्भीर साँस लेने की इच्छा और ठण्डा दूध पीने की इच्छा स्वाभाविक है। रस-टाक्स** में भी यह लक्षण है। नियमित समय पर रोग का आक्रमण; सदैव थकावट मालूम होना, खाने के बाद ही तुरन्त पेट का ख़ाली ख़ाली मालूम करना, हाथ-पाँव में दर्द, पुरानी पेट की बीमारी के साथ पसीने का आना, रात के समय अधिक पसीना आना, अरुचि वैगरहा लक्षणों का प्रकाश विचार का विषय है। शाम के वक्त बांये पैर का ठण्डा हो जाना, चाहे वह तकलीफ़ देह न हो, तो भी अशुभ लक्षण है। शाम के वक्त नाड़ी का चाञ्चल्य यदि बहुत दिनों तक रहे, तो आशङ्का की बात है। कारण, यह सब लक्षण ट्यूबर्क्यूलिनम में है। बार बार बुख़ार का होना कैल्केरिया, साइलीशिया इत्यादि से कुछ दिनों के लिए बन्द रह कर फिर होना ट्यूबक्यूलिनम का सूचक है।

ट्यूबर्क्यूलिनम में शाम के वक्त बुख़ार आने के पहिले खाँसी आरम्भ होती है, उसी से रोगी को मालूम हो जाता है कि बुख़ार आवेगा। **रस टाक्स** में भी लक्षण है। **नक्स-वोमिका** की तरह जाड़ा बुख़ार और पसीने के समय रोगी कुछ ओढ़ कर रहना पसन्द करता है। **इग्नेशिया, कार्बो-वेज** और **नेट्रम-म्यूर** की तरह बुख़ार में जाड़े के समय प्यास रहती है। मगर **इग्नेशिया** में बुख़ार ख़ूब चढ़ जाने पर प्यास बिल्कुल नहीं रहती। बुख़ार साधारणतया शाम को 5 बजे से 7 बजे के भीतर या रात के 11 बजे आता है।

मलेरिया इन्टरमिटेन्ट बुख़ार अर्थात् जो बुख़ार शीत, ताप और पसीना के साथ बार बार उतरता चढ़ता है, उसमें **जूड़ी के समय रोगी को सूखी खाँसी का ठसका आता है**, इसमें जब मैंने **रस-टाक्स** से कुछ फल नहीं पाया (रस-टाक्स में भी यह लक्षण है, इस लक्षण को डाक्टर डनहैम ने पहिले नोट किया था), तब ट्यूबर्क्यूलिनम बोविनम से अनेक रोगी आरोग्य किये हैं।

किसी रोगी को इन्टरमिटेन्ट बुख़ार हो रहा है, शायद **इग्नेशिया** के लक्षण देख कर तुमने **इग्नेशिया** का प्रयोग किया, रोगी को भी आराम हुआ, मगर फिर 10/15/20/ दिन बाद उसी रोगी को **इग्नेशिया** लक्षणनुसार बुख़ार आया, तुमने उच्च शक्ति **इग्नेशिया** का प्रयोग करके उसे फिर से आराम किया, फिर कुछ दिन बाद दूसरी औषधि का लक्षण ले कर, फिर बुखार आया, तुमने फिर उसे दूसरी औषधि से अच्छा किया। इस तरह से बार बार तुम ठीक लक्षणनुसार औषधि दे रहे हो और थोड़े दिन के लिए सफल भी होते रहे हो। कारण की जाँच करने से शायद ज़रा सा पानी में भीगने से ज़रा या खाने पीने के गोलमाल से, ज़रा ठण्ड लगना इत्यादि कोई भी कारण तुम्हें मालूम पड़ा अर्थात् प्रत्येक बार तुम्हारे औषधि के यर्थाथ लक्षणानुसार प्रयोग करने के फल से रोगी आरोग्य होता रहा है, **मगर फिर दूसरा लक्षण लेकर बुख़ार आता है**-ऐसी अवस्था में **सल्फर, सोरिनम** देकर तुम बुख़ार को जड़ से खो नहीं सकते, इस प्रकार के रोगी को ट्यूबर्क्यूलिनम बोविनम अवश्य ही आरोग्य करेगा, साथ ही बुख़ार के बार बार नये-नये लक्षण लेकर आने के स्वभाव को भी नष्ट करेगा। यहाँ पर **सल्फर** या **सोरिनम** की अपेक्षा और भी अधिक गम्भीर भाव से कार्य करने वाली औषधि का प्रयोजन था, ऐसी ही औषधि ट्यूबर्क्यूलिनम है।

कोई रोगी इतना दुर्बल होता है कि ज़रा भी ठण्ड लग जाने से जुकाम हो जाता है, 2/5/7 दिन के बाद जुकाम पक कर आरम्भ हो जाता है, फिर उसी प्रकार का जुकाम हो जाता है। रोगी कहता है-"**डाक्टर साहब किस तरह से कहां पर ठण्ड लग जाती है कुछ समझ में नहीं आता, अर्थात् अक्सर 20/25 दिन के बाद हमेशा जुकाम हो ही जाता है।** " इस प्रकार का जुकाम होने से उस रोगी को सामान्य बुख़ार 2/1 दिन मालूम होता है; ऐसे रोगी को सहस्त्र से लक्ष शक्ति तककी ट्यूबर्क्यूलिनम औषधि की एक एक खुराक समय समय पर देने से आराम हो जायगा और उसका अन्यान्य अनेक रोगों की तरफ़ झुकाव नष्ट होकर साधारण तन्दुरुस्ती में विशेष उन्नति होगी।

रोगी का बुख़ार **जेल्सेमियम** या **ब्रायोनिया** या **रस-टाक्स** या अन्य किसी भी औषधि का लक्षणयुक्त होकर रेमिटेन्ट ज्वर (Remittent fever) हुआ है, या प्रथम 2/5 दिन इन्टरमिटेन्ट

(Intermittent) रह कर रेमिटेन्ट आकार धारण किया है और तुम ठीक लक्षणनुसार औषधि देकर भी बुख़ार छुड़ा नहीं सके, सल्फर, सोरिनम देकर भी निष्फल हुए हो, ऐसी अवस्था में ट्यूबर्क्यूलिनम बोविनम अवश्य ही बुख़ार छुड़ा कर रोगी को आरोग्य करेगा।

रोगी कितने ही महीनों तक मलेरिया बुख़ार में मुबूतिला था, उस समय बहुत ऐलोपैथिक औषधियाँ सेवन कीं, क्विनाइन या अन्यान्य कड़ी कड़ी औषधियाँ खाकर बुख़ार बन्द हुआ, अथवा होमियोपैथिक औषधि सेवन करके आरोग्य हुआ, अब शीत, ताप और पसीना से बुख़ार नहीं आता, मगर शाम के वक्त़ तबीयत गिरी गिरी मालूम होती है, कुछ सुस्ती मालूम होती है, एक या दो घन्टे के अन्दर बग़ल या माथै पर थोड़े से पसीने के साथ ऐसी अवस्था जाती रहती है। अथवा किसी भी दिन रोगी को स्पष्ट बुख़ार नहीं हुआ, एकाएक ही ऐसी अवस्था में आया है कि कमज़ोरी ही प्रधान लक्षण है अथवा खाना में अच्छी रुचि नहीं रहती या **भूख रहने पर भी खाता पीता है मगर ताक़त नहीं आती अथवा बुख़ार है वह समझ नहीं सकता, मगर सुबह के समय तबीयत में जैसी फुर्ती रहती है शाम के वक्त वैसी नहीं रहती और दिन प्रति दिन कमज़ोर होता जाता है,** इस प्रकार की अवस्था होने पर ट्यूबर्क्यूलिनम के सिवाय और कोई दूसरा उपाय नहीं है। **अन्य किसी भी औषधि के लक्षणों के साथ रोगी के लक्षण नहीं मिलते, परन्तु धीरे धीरे** रोगी की ऐसी अवस्था हो रही है उसके रिश्तेदारों को बड़ी ही आशङ्का होती है, ऐसे स्थान पर इस औषधि के कार्य को देख कर आश्चर्य चकित होना पड़ता है। यह सब अवस्था ट्यूबर्क्यूलोसिस (Tuberculosis) अर्थात् क्षय रोग का पूर्व रूप मात्र है। अभी सुचिकित्सा से आराम होने की आशा है, अन्यथा बड़े बड़े ऐलोपैथिक डाक्टरों के परामर्श से इन्जेक्शन या काड् लिवर आयेल (Cod Liver Oil) इत्यादि का श्राद्ध करके अपनी भी श्राद्ध की व्यवस्था करनी होगी।

ट्यूबर्क्यूलिनम में मानसिक लक्षण और फेफड़े के लक्षण का अदल-बदल अर्थात पर्यायशीलता देखी जाती है। पागल अच्छा होकर क्षय रोगाक्रान्त या क्षय रोगी निरोग होकर पागल होते हुए अक्सर देखा गया है। स्नायुशूल (Neuralgia) के प्रतिकूल उपाय से दब जाने से भी इस प्रकार की दुर्घटना देखी गयी है, यह भी पर्यायशीलता है।

स्त्रियों के ऋतुस्त्राव का नियत समय से पहले हो जाना, बहुत ज़्यादा या दीर्घकाल तक जारी रहना, या युवती स्त्रियों का एक बार रजोधर्म होकर फिर एक दम बन्द हो जाना, स्वाभाविक पुष्टि का अभाव या क्रमशः क्षीण, दुर्बल, तबियत गिरी हुई रहना और चेहरे का पीला पड़ जाना, इन लक्षणों से फेफड़े पर की बीमारियों का आगमन सूचित होता है, अतः पहले ही से उच्च शक्ति ट्यूबकूर्यूलिनम के प्रयोग से वे सब रोकी जा सकती है।

पसीना, कफ़, जुकाम आदि पीले रंग के होते हैं। डाक्टर बोर्डमैन ने लक्ष्य किया है- भयानक सूखी खाँसी सारे शरीर को कँपा दे रही हैं, मगर क्षय रोग नहीं है, ट्यूबर्क्यूलिनम से आरोग्य हुआ है।

मौसिम की तबदीली के समय, आँधी या बिजली की कड़क से या ठण्ड लग कर रोग होना, डाक्टर के गाइडिंग सिम्टम्स में ट्यूबर्क्यूलिनम में पाया जाता है।

थोड़ी दूर घूमने से कमज़ोरी, मूर्छित होना, सुई का सा चुभता हुआ दर्द, सुन्न और फिरता हुआ दर्द, ठण्डी और नम हवा से वृद्धि होने और अन्याय लक्षण मिलने पर ट्यूबर्क्यूलिनम दवा दी जा सकती है।

डाक्टर बिज्लर ने ट्यूक्यूलिनम की सहायता से एक क्षय रोग जनित मस्तिष्क प्रदाह (Tubercular Meningitis) दूर किया है। यह प्रदाह प्रथमावस्था में दूर होता है।

कैल्केरिया-कार्ब, कैल्केरिया-फ़ास, साइलीशिया प्रभृति स्थायी क्रियाशील औषधियों के साथ ट्यूबर्क्यूलिनम का सादृश्य पाया जाता है। कभी कभी इन में से किसी एक से उपकार न होने पर, लक्षणों के अनुसार दूसरे का प्रयोग करना पड़ता है। लक्षणानुसार शब्द बार बार प्रयुक्त होने पर भी, यह शब्द होमियोपैथ के लिये अत्यावश्यक है। इस शब्द को वर्जन करना तो दूर की बात है, किसी तरह से इसके व्यवहार को कम करना भी अनुचित है। किसी किसी चिकित्सक की पुस्तक में "अमुक औषधि अमुक रोग के लिए महौषधि है" कह कर औषधि की प्रशंसा की गयी है। ऐसी उक्तियों का पोषण नहीं किया जा सकता। कारण, लक्षणसमष्टि किसी भी रोग के सदृश हो, तो कोई भी औषधि उसके लिये महौषधि नहीं हो सकती। ट्यूबर्क्यूलिनम की अपेक्षा अधिक गंभीर क्रिया करने वाली औषधि और नहीं है यह अत्युक्ति नहीं है।

मात्रा (Dose) — बच्चों के उपसर्गों में गूढ़ क्रिया करने वाली इसका बारबार प्रयोग करना चाहिए। 30 से उच्चतर शकितयां लम्बे समय का अन्तर देकर पुनः प्रयोग करें।

448 टर्नेरा एफ्रोडिसियाका
(Turnera Aphrodisiaca)

Damiana

यह स्नायविक दुर्बलता, जननेन्द्रियों और नपुंसकता की औषधि है। स्नायविक दुर्बलता के कारण इन्द्रिय-शक्ति का घटना, वृद्धों में असंयम मूत्रता। ध्वजभंग इस रोग में पुरूषत्व घट जाता है, लिंग में कड़ापन नहीं आ पाता। पाखाना करते समय वीर्य का पेशाब के साथ निकलना। धातुदौर्बल्य की अवस्था में इसका अधिक दिनों तक सेवन करना चाहिए। स्त्रियों में कामोत्तेजना का अभाव और ऋतुस्राव की स्वाभाविक रूप से होने में यह अच्छा काम करती है।

ध्वजभंग रोग साधारणतः इन्द्रिय दोष, बवासीर, अमिताचार, प्रमेह, कृमि बहूमूत्र जैसी बीमारियों से होता है, इस बीमार के आरोग्य करने के लिए नियमित रूप से दवा के साथ ½ छटाक उड़द गाय के घी में भूनकर रोज एक महीने तक खाने से लाभ होगा।

मात्रा- मूलार्क, 10 से 30 बूंद ½ छटाक पानी के साथ दिन में 2 बार।

449 टस्सिलैगो पेटासिटीज
(Tussilago Petasites)

Butter-burr

यह औषधि सुजाक रोग पूर्णतः अपनी क्रिया करती है, मूत्रांगो पर और जठरनिर्गम सम्बन्धी रोगों पर इसकी क्रिया होती है परन्तु कम।

गाढ़ा स्राव, पीताभ लिंगोद्रेक साथ ही मूत्रनली में किसी चीज की रेंगने जैसी अनुभूति होती है। शुक्ररज्जु में दर्द, 'सूजाक' की एक बढ़िया औषधि है।

सम्बन्ध- टस्सिलैगो-फारफरा, टैरिसलैगो-फ्रैग्रैन्स से तुलना करो।

मात्रा- मूलार्क।

450 यूरेनियम नाइट्रिकम
(Uranium Nitricum)

Nitrate of Uranium.

यूरेनियम नाइट्रिकम बहुमूत्र (Diabetes) रोग के लिए एक उत्तम औषधि है। पेशाब में शक्कर रहे या न रहे (Diabetes mellitus and insipidus) दोनों प्रकार के बहुमूत्र रोग में यह उपयोगी है। डाक्टर हयूज़ का कहना है कि अजीर्ण रोग (Dyspepsia) से यदि बहुमूत्र रोग की उत्पत्ति हो, तो यूरेनियम नाइट्रिकम और स्नायवीय दुर्बलता से हो, तो फ़ासफ़ोरिक ऐसिड उपयोगी होता है। रोगी दुर्बल होता है और जलन्धर हो जाने की आशंका रहती है।

सम्बन्ध (Relations) –आर्स, आर्ज-नाइट्र, मर्क-कार, फ़ास और फ़ास-ऐसिड के साथ तुलना करो।

मात्रा (Dose) – दूसरी शकित का विचूर्ण।

451 यूरिया
(Urea)

Carbamide

विवृद्ध ग्रन्थियां, गांठे, क्षयरोग। वृक्कशोथ के साथ मादकता के लक्षण, अन्नसारमेह, बहुमूत्र, गठिया रूपी छाजन। जिन रोगों में ऐसा लगता है कि पेशाब पतला है, पेशाब की परीक्षा करने पर गुरुत्व की मात्रा बहुत कम हो- वहां इस औषधि की (10 ग्रेन की मात्रा 6 घंटे अन्तर से दें) उपयोगिता पायी जाती है।

सम्बन्ध- यूरिनम, यूरिक-एसिड, टुबरकुली।

मात्रा- 3 से 6 शक्ति।

452 अर्टिका यूरेन्स
(Urtica Urens)

Dwarf Stinging Nettle. *Urticaceæ.*

शरीर के चमड़े पर ही आर्टिक यूरेन्स का ख़ास असर है। अन्होरी और पित्त उछल कर सारे शरीर पर ददोड़ा (Nettlerash and hives) पड़ जाने पर यह विशेष उपयोगी औषधि है (एपिस)। सारे शरीर में खुजली होती है, डंक चुभने की तरह दर्द होता है और बेहद जलन होती है, खुजलाते खुजलाते सारा शरीर सूज जाता है; रगड़ने से कुछ आराम मिलता है। स्त्री और पुरुष दोनों के जननेन्द्रिय में खुजली होती है।

प्रसूति के स्तन में दूध लुप्त हो जाने या दूध की कमी होने पर यह औषधि लाभदायक है (ऐसाफ़-लैक-डि)।

इसकी शिकायतें हर साल नियत समय पर उपस्थित होती हैं (A remedy for ailments that return at the same time every year)।

सम्बन्ध (Relations) - एपिस, कैन्थ, लिडम और रस-टाक्स के साथ तुलना करो।

मात्रा (Dose) — मूलार्क और निम्न शक्तियां।

453 अस्टिलागो मेडिस
(Ustilago Maydis)

Corn Smut. *Fungi.*

गर्भाशय से रक्तस्राव (Uterine haemorrhage)—- गर्भाशय की नसों की शिथिलता के कारण अधिक रक्तस्राव का होना ही इसका विशेष लक्षण है। ख़ून कभी कभी लाल और कभी-कभी स्याह और थक्का-थक्का जमा हुआ होता है। बच्चा जनने के बाद अत्यधिक रक्तस्राव होता है (कालो)।

अक्सर गर्भपात हो जाने की सम्भावना होती है (सिपि)। ऋतुस्त्राव (Menstrual flow) बहुत ज़्यादा होता है, ख़ून लाल होता है और जल्दी जमता नहीं।

बाँये डिम्भाशय और बाँये स्तन में दर्द होता है।

बच्चा पैदा होने के समय जरायु का मुंह खुल जाता है और ढीला पड़ जाता है, प्रसव वेदना ज़ोर की नहीं होती (कालो)।

चौथपेन में (Climacteric period) विशेष करके गोरी, दुबली, पतली स्त्रियों के लिए (फ़ास) यह औषधि अधिक उपयोगी है।

सम्बन्ध (Relations)—- कालो, चायना, क्रोक, साइक्लै, हेमै, इग्ने और सैबा के साथ तुलना करो।

मात्रा (Dose) — मूलार्क से तीसरी शक्ति।

454 युवा उर्सी
(Uva ursi)

Bearberry

इस औषधि का प्रयोग पेशाब की बीमारी में अधिक होता है। मूत्राशय में तेज आक्षेप, पेशाब में रक्त, लेसदार श्लेष्मा तथा पीब, पेशाब हरे रंग का होना, बार-बार पेशाब की हाजत, पेशाब में जलन, काटने-फाड़ने जैसा दर्द। मसाने का प्रदाह, जरायु से रक्तस्राव। पथरी से उत्पन्न प्रदाह, लक्षण रहने पर इसके सेवन से लाभ होता है।

मात्रा- मूलार्क, 5 से 10 बूंद। 2 शक्ति।

455 वैलेरियाना
(Valeriana)

Valerian. All heal *Valerianaceæ*

हिस्टीरिया और अन्यान्य स्नायवीय रोगों की ही चिकित्सा में वैलेरियेना विशेष उपयोगी है, विशेष करके जहाँ पर हिस्टीरिया के लक्षण (इग्ने, पल्स) प्रबल हों। इसकी रोगिणी में उमङ्ग और हर्षोन्मत्तता अधिक होती है। इसके चित्त की अवस्था बहुत ही परिवर्त्तनशील होती है। इसके दिमाग़ में तेज़ी और फ़ुर्ती होती है। कल्पित बातें सोचने में निपुण होती है, बहुत जल्द एक विषय छोड़ कर दूसरा विषय सोचने लगती है। ख़्याल करती है कि वह कोई दूसरी औरत हैं, खुद बिछौने के एक किनारे पर हट जाती है, ताकि दूसरी के लिए जगह हो जाय; ख़्याल करती है कि कोई जानवर उसके पास लेटा हुआ है, डरती है कि शायद उसे चोट लग जाय। इस प्रकार के मानसिक लक्षण चुप-चाप बैठे और लेटे रहने से होते हैं, चलने-फिरने से ग़ायब हो जाते हैं। रोगिणी बहुत जल्द उदास और नाख़ुश हो जाती हैं। उसकी तकलीफ़ें अँधेरे में बढ़ जाती हैं। यह याद रहे **कि चुप-चाप बैठे से तकलीफ़ों की वृद्धि होना और चलने-फिरने से ग़ायब हो जाना** इसका विशेष लक्षण है।

रोगिणी अपने को **इस क़दर हल्की मालूम करती हैं कि मानो वह हवा में उड़ रही है** (ऐसेरम, लैक-कैन)। ''टाँगें हवा में तैर रही हैं'' रोगिणी का ऐसा ख़्याल करना **स्टिक्टा पल्मोनेरिया** का लक्षण है।

रोगिणी सिर पर ऐसी ठण्डक अनुभव करती है कि मानो एक टुकड़ा बर्फ़ का रक्खा हुआ है। यह लक्षण **सिपिया** और **वेरेट्रम ऐल्बम** का भी है।

हलक़ में ऐसा मालूम होता है कि मानों एक डोरा लटका हुआ है, जिसकी वजह से बार बार कै करने की तबीयत होती हैं। ज़बान पर मानो एक बाल चिपका हुआ है **नेट्रम-म्यूर** और **साइलीशिया** का लक्षण है। ऐसा मालूम होता है कि मानो कोई गर्म चीज़ पेट में हलक़ को चढ़ रही है।

बच्चे का, जमे हुए दूध के बड़े-बड़े टुकड़े कै़ कर देना, मल में भी इस प्रकार के दूध का रहना (इथू) और माता के क्रोध के अन्त में स्तन पान करते ही उसी वक़्त कै़ का हो जाना, इसके विशेष लक्षण हैं।

सायेटिका- (Sciatica, कूल्हा या कमर का गठिया रोग)- खड़ा होने से, फ़र्श पर बहुत देर तक पाँव को रक्खे रहने से और टाँगों को फैलाने से सायेटिका नस में दर्द होता है; चलने-फिरने से दर्द में कमी होती है।

सम्बन्ध (Relations)— ऐसाफ़, ऐसार, क्रोक, **इग्ने**, लैक-कैन, स्पाइजी और सल्फ के साथ तुलना करो।

एड़ी के दर्द के लिए ऐगार, कास्टि, साइक्लै, लिड़म, मैङ्ग और फाइटो के साथ तुलना करो।

वृद्धि (Aggravation)— सुबह और शाम के वक़्त बैठा या खड़ा रहने पर वृद्धि होना, इसका विशेष लक्षण है।

ह्रास (Amelioration)—- चलने फिरने से सब तकलीफ़ों की कमी होना, इसका विशेष लक्षण है।

मात्रा (Dose) — मूलार्क।

(456) वैरियोलिनम
(Variolinum)

Pus from small-pox pustule. *A Nosode.*

चेचक के मवाद से यह औषधि बनाई गई है। चेचक की बीमारी से बचने के लिए वेरियोलिनम टीका (Vaccination) की अपेक्षा अधिक श्रेष्ठ है। टीका लेने में दूषित बीज के दोष से जो सब ख़राबियां उपस्थित होती हैं। वह इस से नहीं होती।

जड़ वादी लौग होमियोपैथिक औषधि की कार्यकारिणी शक्ति का विश्वास नहीं करते! क्या शक्ति-कृत (Potentized) औषधि की क्रिया समझना, **चेचक**, ख़सरा, इन्फलूयेञ्जा (Influenza— उड़ कर लगने वाला जुकाम) इत्यादि छूत की बीमारियों की प्रकृति को समझने से अधिक कठिन हैं?

जिस समय किसी शहर में चेचक की बीमारी फैली है, उस समय मैने अक्सर लोगों को वेरियोलिनम सेवन करा के आशातीत फल पाया है, उनमें में एक को चेचक नहीं निकली। एक ख़ुरका का असर एक साल के लिए काफ़ी होता है। मैं हमेशा इसका सहस्त्र से लक्ष शक्ति तक इस्तेमाल करता हूँ।

मात्रा (Dose) — 6 से 30 शक्ति।

457 वेरेट्रम ऐल्बम
(Veratrum-Album)

White Hellebore. *Melanthaceæ.*

माथे पर ठण्डा पसीना (Cold perspiration on the forehead)—- माथे पर ठण्डे पसीने होना, वेरेट्रम का सर्व प्रधान लक्षण है। कोई भी बीमारी क्यों न हो, जैसे हैज़ा, बच्चों का हैज़ा, न्यूमोनिया, दमा, टाइफ़योड ज्वर, क़ब्ज़ इत्यादि, यदि उस में माथे पर ठण्डा पसीना निकलता हो, तो वेरेट्रम का सर्व प्रथम स्मरण करना चाहिए। इस लक्षण पर **टैबेकम** के साथ इसकी तुलना होती है। फ़र्क़ यह है कि सिर्फ़ माथे ही पर ठण्डे पसीने का होना **टैबेकम** का लक्षण है। वेरेट्रम रोगी में कै़ दस्त बहुत होते हैं और टेबेकम में सूखी कै़ की चेष्टा अधिक होती है।

जीवन शक्ति का बहुत जल्दी घटना, ताक़त का बिलकुल घट जाना और सारा शरीर बर्फ़ की तरह ठण्डा हो जाना, चेहरा पीला और फ़ीका पड़ जाना और मृतक की तरह चेहरे का मुरझाना इस औषधि के विशेष लक्षण हैं (Rapid sinking of the vital forces, complete prostration and collapse, cold sweat, skin blue and cold, hands and feet cold) शरीर के बर्फ़ की तरह ठण्डा हो जाने के लक्षण पर कैम्फ़र के साथ इसकी तुलना होती है। फ़र्क़ यह है कि कै़ दस्त की अधिकता ही से वेरेट्रम रोगी को कोलैप्स (Collapse) अवस्था आती है। कैम्फ़र में कै़ दस्त इतने अधिक नहीं होते, कभी कभी होते ही नहीं, तिस पर भी सारा शरीर बर्फ़ की तरह ठण्डा हो जाता है।

हैज़े में बार बार कै़ होती है, चाँवल धोए हुए पानी की तरह पतले दस्त पिचकारी की तरह ज़ोर से बार बार होते हैं। ऐंठन (Cramps) हाथ-पाँव से आरम्भ होकर सारे शरीर में होने लगती है , पेट में भी होती है, यह ऐंठन इस क़दर तकलीफ़ देह होती है कि रोगी बेहोश (Delirious) हो जाता है; **माथे पर ठण्डा पसीना आता है** और इस क़दर कमज़ोर हो जाता है कि मुर्दे की तरह बिस्तर से लग जाता है (आर्स, टैब), हिलन-डुलने से वृद्धि होती है।

डर से पतले दस्त आने पर वेरेट्रम उपयोगी है (ऐकोन)। ज़रा भी हिलने-डुलने से या पानी पीने से कै़ में अधिकता होती है (आर्स) और प्रत्येक कै़ के बाद कमज़ोरी मालूम होती है। हैज़े के साथ प्यास बहुत रहती है, बहुत ठण्डा पानी मांगता है, खट्टी चीजें, ताज़ा फल, ठण्डी शरबत, नीबू, अनार या सन्तरे का रस बहुत पसन्द करता है (फ़ास-ऐसिड)। हैज़े में चेहरा, नाक और कान का सिरा, हाथ, पाँव, बाँह करीब-करीब सारा शरीर बर्फ की तरह ठण्डा हो जाता है। पेट में ठण्ड मालूम होती है (कालचि, टैब)। पेट में इस क़दर दर्द होता है कि मानो छुरी से काटे देता है। **माथे पर ठण्डे पसीने का होना ही वेरेट्रम का निर्देशक लक्षण है** (Cold sweat, especially on forehead, is a singal for this medicine in any disease) ।

हैज़े के कै़ दस्त में **आर्सेनिक, चायना, इलेटेरियम, यूफार्बिया, जैट्राफा, फ़ासफ़ोरस, फासफोरिक ऐसिड, पाडोफाइलम , रेमिनस** इत्यादि औषधियों के साथ इसकी तुलना हो सकती है। इसमें संक्षिप्त अन्तर हैं:-

वेरेट्रम के दस्त के साथ अक्सर पेट में दर्द रहता हैं; **चायना, फ़ासफ़ोरिस ऐसिड, पाडोफाइलम** और **रेमिनस** में पेट में दर्द नहीं रहता।

फ़ासफ़ोरस और **जैट्रोफ़ा** में वेरेट्रम की तरह पेट दर्द के साथ कै़ दस्त रहते हैं, मगर फ़ासफ़ोरस का पेट का दर्द वेरेट्रम से हलकी प्रकृति का होता है; **जैट्रोफ़ा** का पेट का दर्द वेरेट्रम से बहुत ज़्यादा होता है; **चायना** और **फ़ास-ऐसिड** में पेट का अफ़रा और पेट में गड़गड़ाहट शब्द अधिक होता है, वेरेट्रम में यह बात नहीं है।

फ़ासफोरस रोगी की बाँयी तरफ़ लेटने से कै़ दस्त में अधिकता होती है, यह लक्षण और किसी औषधि में नहीं है।

अधिक परिमाण में एकसा कै़ दस्त का होना वेरेट्रम का लक्षण है, यह लक्षण जैट्रोफ़ा में भी है। फ़र्क़ यह है कि **जैट्रोफ़ा** का कै़ और दस्त अधिक परिमाण में पानी की धार की तरह ज़ोर से निकलतै हैं और पेट में बोतल से पानी ढीलने की तरह ग़लल ग़लल शब्द होता है और जैट्रोफ़ा में शरीर के जिस स्थान पर ऐंठन होती हैं, वह अङ्ग तख़्ते की तरह कड़ा हो जाता है, वेरेट्रम की ऐंठन में इस क़दर कड़ापन नहीं होता।

यूफ़ार्बिया में कै़ और दस्त बहुत ज़्यादा होते हैं यह सत्य है, मगर वह **वेरेट्रम** और **जैट्रोफा** की तरह एक साथ न होकर अक्सर एक के बाद दूसरा बारी बारी से होते हैं।

क्रोटन और **पाडोफ़ाइलम** का मल पिचकारी की तरह ज़ोर से निकलता है।

पनीला पीला या राख के रङ्ग का मल **फ़ास-ऐसिड** का; बुरादे की तरह नीचे जमा हुआ, बद्‌बूदार अधिक परिणाम में, पनीला और पिचकारी की तरह ज़ोर से निकलता हुआ मल **पाडोफ़ाइलम** का; बदहज़्मी का ऐसा, खाया हुआ द्रव्य मिला हुआ, पीले रङ्ग का, पतला मल **चायना** का; उबले हुए साबूदाने की तरह और धीरे धीरे चूता हुआ सफ़ेद मल **फ़ासफ़ोरस** का; माँस धोए हुए पानी की तरह कुछ सूर्ख़ मल **रेमिनस** का; बहुत ही जलन के साथ प्यास और पानी पीते ही कै़ हो जाना और बार-बार थोड़ा-थोड़ा पीले रङ्ग का पाख़ाना होना **आर्सेनिक** का; पानी की धार की तरह बहुत ज़्यादा पाख़ाना होना **जैट्रोफ़ा** का, अँतड़ियों में अत्यन्त दर्द के साथ बारी-बारी पानी की तरह कै़ दस्त **यूफ़ार्बियां** का; और सब्ज़ रङ्ग का झाग सा मल **इलेटेरियम** का विशेष निर्देशक है।

मानसिक लक्षण (Mental Symptoms)—- इस रोगी में प्रचण्डता और हर एक चीज़ को नष्ट करने की इच्छा रहती है। पागल, जिनका दिमाग़ ख़राब हो गया हो, उनके लिए यह विशेष उपयोगी औषधि है, वह सदैव गुस्से में झुँझलाया करता है, हर एक चीज़ को विशेष करके कपड़ों को फाड़ना चाहता है (बेल, स्ट्रैमो); इस क़दर रोता है कि उसे तसल्ली नहीं दी जा सकती है; वह ख़्याली दुर्घटना पर रोता और चीख़ता है; घुटनों को टेक कर घन्टों प्रार्थना करता है; मज़हबी विषय पर बातें करता है (आर्स, आरम); शपथ करता है। दूसरों के दोष पर वह बकता है या चुप रहता है, छेड़ने से गाली देने और भला बुरा कहने लगता है। वह अपने को बहुत ही अभागा समझता है। ऐसा ख़्याल करता है कि मानों उसने किसी प्रकार का अपराध किया है, जिसकी क्षमा नहीं हो सकती। वह ख़्याल करता है, मेरी मृत्यु हो जायगी

और मैं नरक में भेज दिया जाऊँगा। अपने आरोग्य के बारे में वह निराश हो जाता है और आत्मघात करने की चेष्टा करता है। वह बुरे-बुरे गीत गाता है और नङ्गा होकर अपना गुप्तस्थान सब को दिखाता है। कभी कभी एकान्त में बैठ कर सिर को लटका कर सोचा करता है।

प्रसूता स्त्री के इस प्रकार की दिमाग़ की ख़राबी में वेरेट्रम विशेष उपयोगी औषधि है।

रजोधर्म की ख़राबी से अक्सर लड़कियों का दिमाग़ बिगड़ जाता है, वे किसी से हँस कर बोलती नहीं, हमेशा चिन्तित रहती हैं, वेरेट्रम से इनका चित्त फिर हरा हो जायगा।

रोगिणी ख़्याल करती हैं कि वह गर्भिणी है या बहुत जल्द जनेगी। रोगिणी का अपने को रानी या देवी का ख़्याल करना कैनाबिस सैटाइवा का; अपने को दो मनुष्य ख़्याल करना पेट्रोलियम और बैलेरियेना का; मुर्दा ख़्याल करना लैकेसिस का और अपने को थोड़ी उम्र की बालिका ख़्याल करना सिक्यूटा का लक्षण हैं।

ऋतुस्राव (Menstrual flow) बहुत दर्द के साथ होता है, उसके दिनों में कै दस्त या सिर्फ़ पतले दस्त होते हैं; माथे पर ठण्डा पसीना आता है (ऐमोन-कार्ब, बोवि); प्रत्येक रजोधर्म के बाद इस क़दर कमज़ोरी हो जाती है कि दो दिन तक वह खड़ी नहीं हो सकती (ऐलूम, कार्बो-ऐनि, कक्यू)।

कँपकँपी के साथ **सिर की चोटी पर मानों एक टुकड़ा बर्फ का रक्खा हुआ है** (Sensation of a lump of ice on vertex),ऐसा अनुभव होना इसका विशेष लक्षण है (ऐगार, कैल्क-कार्ब, सिपि); खोपड़ी पर एक ही समय गर्मी और ठण्डक मालूम होती है। माथे पर ठण्डे पसीने के साथ चक्कर आता है।

वर्षाकाल में हाथ-पाँव में वाय का दर्द होता है, बिस्तर की गर्मी से वृद्धि होती है, लगातार चलने-फिरने से दर्द में कमी रहती हैं।

ज्वर (Fever)— सुबह 6 बजे बुख़ार का चढ़ना, इसका विश्वास योग्य लक्षण है।

शीत (Chill)— चेहरा, हाथ, पाँव, सब बर्फ़ की तरह ठण्डे हो जाते हैं; सिर से पैर तक कँपकँपी मालूम होती हैं। जाड़ा बहुत देर तक रहता हैं, ऊपर की गर्मी से जाड़े में कमी नहीं होती (ऐरेन, कैम्फ़), प्यास मालूम होती है।

उत्ताप (Heat) –माथे पर ठण्डा पसीना लगातार आता है। कितना ही ठण्डा पानी क्यों न दिया जाय, रोगी उस से सन्तुष्ट नहीं होता, वह और भी ठण्डा पानी मांगता है।

पसीना (Sweat)—- माथे पर ठण्डा पसीना आता है। हर पाख़ाना और कै के बाद पसीने की अधिकता होती है।

यह याद रहे कि शरीर के अन्दर और बाहर ठण्ड मालूम करना ही इसका विशेष लक्षण है (Coldness runs through this remedy) ।

सम्बन्ध (Relations)—- आर्स, आर्नि, चायना, क्यूप्रम और इपिकैक के बाद वेरेट्रम अच्छा काम देता है।

हैज़े में कैम्फ़र के बाद यह अच्छा काम देता है।

कै. दस्त के साथ तकलीफ़ देह रजोधर्म में ऐमोन-कार्ब, कार्बो-वेज और बोविस्टा के बाद, यह अच्छा काम देता है।

वृद्धि (Aggravation)—- ज़रा भी हरकत से; पानी पीने के बाद; पाख़ाने के पहिले और उस समय ; उठने से; रजोधर्म के पहिले और उसके दिनों में ; पसीने के समय; डरने के बाद।

ह्रास (Amelioration)—- बैठे रहने और लेटने से, सिवाय कमज़ोरी के, सब तकलीफ़ों में कमी रहती है।

मात्रा (Dose) — 1 से 30 शक्ति। अतिसार में 6 से निम्न शक्ति न दें।

458 वेरेट्रम विराइड (Veratrum Viride)

Swamp Hellebore. *Melanthaceæ.*

रक्त प्रधान मनुष्यों के लिए यह औषधि विशेष उपयोगी है। किसी प्रकार की सूजन या फोड़े फुन्सियों के साथ बहुत तेज़ बुख़ार (Inflammatory or eruptive fevers) से सिर में रक्त की अधिकता होने पर वेरेट्रम राइड विशेष उपयोगी है। इसमें नब्ज़ इस क़दर भरी हुई और तेज़ होती है कि अंगुलियों से आसानी से दबती नहीं। ऐसे तेज़ बुखार में यदि लक्षणानुसार इसका प्रयोग किया जाय, तो बुख़ार की तेज़ी बहुत जल्द घट जाती हैं। न्यूमोनिया में जब कि बुख़ार बहुत तेज़ रहे और साँस लेने में बहुत तकलीफ़ होती हो, प्रथमावस्था में जब तक फेफड़े में रक्त की अधिकता रहे (Congestive stage of pneumonia) तब तक इस से विशेष उपकार होगा।

जीभ के आधे हिस्से में नीचे की तरफ़ सुर्खी के साथ सफ़ेदी या पीलापन का रहना और उसके दोनों किनारों पर मैल का न रहना, इसका बड़ा निर्देशक लक्षण है।

मस्तिष्क और रीढ़ की झिल्ली की सूजन (Cerebro-spinal meningitis) में बच्चे का बुख़ार बहुत तेज़ होता है, चौंक-चौंक उठता है, सिर को इधर-उधर फेरता रहता है, कै. करता है, साँस लेने में तकलीफ़ होती हैं, नब्ज़ की गति बहुत धीमी होती है, हाथ-पाँव में ऐंठन (Convulsions) होने पर आशंका रहती है, आँख की पुतली फैल जाती है और ठण्डा चिपचिपा पसीना निकलता है।

रक्त की अधिकता से मृगी रोग और लू लपट (Sunstroke) लगने से तेज़ बुख़ार होने पर यह उपयोगी है। लू लपट के लिए **जेल्सेमियम** और **ग्लोनायन** भी लाभदायक है।

हाल के वात रोग (Acute rheumatism with high fever) में बुख़ार और नब्ज़ की तेज़ी में यह उपयोगी है। पेशाब थोड़ा और सुर्ख़ होता है।

प्रसूता स्त्री के तेज़ बुख़ार के साथ दिमाग़ की ख़राबी (Puerperal mania) में यह औषधि उपयोगी है (बेल, हायोस, प्लैटि, स्ट्रैमो)।

चेचक, ख़सरा और स्कार्लाटिना (Scarlatina) के साथ बहुत तेज़ बुख़ार रहने, नसों में ख़ून की अधिकता होने और इसके अन्याय लक्षण मिलने पर, यह उपयोगी है। वेरेट्रम विराइड का अधिक मात्रा में प्रयोग होने से हृद्पिण्ड की क्रिया को हानि पहुंचती है, इससे रोगी की मृत्यु भी हो सकती है, अतएव इसका प्रयोग करने के पहले दिल की अवस्था की अच्छी तरह परीक्षा कर लेनी चाहिए और एक दो ख़ुराक से अधिक का प्रयोग नहीं करना चाहिए। सिर्फ नब्ज़ की तेज़ी और हृद्पिण्ड की क्रिया को वश में करने के लिए वेरेट्रम् विराइड का इस्तेमाल नहीं करना चाहिए। अन्यान्य औषधियों की तरह लक्षणसमष्टि के सादृश्य के अनुसार ही इस औषधि का भी इस्तेमाल होना चाहिए।

सम्बन्ध (Relations)— ऐकोन, ऐन्टिम-टार्ट, बेल, डिजि, फेर और जेल्स के साथ तुलना करो।

वृद्धि (Aggravation)—- उठने पर; जागने पर; शाम के वक्त़; हरकत से।

ह्रास (Amelioration)—- गर्म और चटकदार क़हवा से।

मात्रा (Dose) — 1 से 6 शक्ति।

(459) वरबस्कम
(Verbascum)

Mullein. Flannel Plant *Scrophulariaceæ.*

खांसी (Cough)— भारी और बैठी हुई आवाज़ के साथ सूखी खाँसी में (स्पञ्ज) ही वरबसकम विशेष उपयोगी है। जुकाम के साथ छाती का भारीपन और सीने में सुई सा छिदता हुआ दर्द मालूम होता है (ब्रायो, कैलि-कार्ब)। पढ़ने से (फ़ास), शाम और रात के समय खाँसी की वृद्धि होती है। बच्चों के जुकाम के साथ पुरानी खाँसी में वरबस्कम उपयोगी है।

सिर दर्द (Headache)—- आधा शीशी का दर्द, ऐसा मालूम होता है कि मानो दोनों कनपटियां सँड़सी से किसी ने दबा दी हैं (Sensation as if the temples were pinched and crushed together by pincers)। खाते समय दाहिनी कनपटी में सुई का सा चुभता हुआ दर्द मालूम होता है, दाहिनी तरफ़ दाँतों के ऊपर तक फैलता है, दबाने से दर्द होता है। आँख के कोये के ऊपर और नीचे की नसों में दर्द (Neuralgia) होता है।

बहिरापन (Deafness)—— यह औषधि बहरेपन के लिये प्राचीन काल से प्रचलित है। अब भी इसके अर्क़ से तेल बना कर कान में डालते हैं, जिसे अंगरेज़ी में मूलीन आयल (Mullein Oil) कहते हैं।

सम्बन्ध (Relations)—- नक्स-वोम, प्लैटि और स्टैन के साथ तुलना करो।

मात्रा (Dose) — मूलार्क और निम्न शक्तियां।

460 वेस्पा क्रैब्रो
(Vespa Crabro)

Live Wasp

यह औषधि चर्म और स्त्री जननेन्द्रियों पर प्रधान क्रिया करती है। मूर्च्छा, घुमटी, सुन्नपन और अन्धत्व, वमन और मिचली,आने के उपरान्त सर्दी पैरों से ऊपर की ओर चढ़ती है। बगल की गांठे सूज जाना, साथ ही बांहों में ऊपर की ओर दुखन। पीठ के बल लेटने से आराम मिलता है, रोगी जिस करवट लेटता है उधर के अंगों में पसीना आने के साथ खुजली होना।

स्त्री- बांया डिम्बाशय प्रमुख रूप से आक्रान्त, साथ ही बार-बार पेशाब जाना, पेशाब में जलन होना, त्रिकास्थि वेदनायें पीठ में बढ़ती है। इसकी रोगिणी को ऋतुस्राव से पहले बेतहाशा दर्द होता है। पेशाब करते समय खुजली व जलन होना, जरायु मुख के चारों तरफ क्षत।

मुंह- मुख और कण्ठ की सूजन, तीव्र ज्वलनशील पीड़ा। शुक्ल मंडल की प्रदाह युक्त सूजन, पलकों का विसर्प प्रदाह। चेहरा दर्दनाक सूजा हुआ।

चर्म- उग्र लाल, प्रदाहयुक्त सूजन, जलन, उग्र खुजली, फोड़े, चपटे उद्भेद, दशंज पीड़ा, बहुविस्तृत रक्तिमा।

सम्बन्ध- एपिस, स्कौर्पिओ से तुलना करो।

मात्रा- 3 से 30 शक्ति।

461 वाइबर्नम आप्यूलस
(Viburnum Opulus)

Cranberry Tree *Caprifoliaceæ.*

कष्टदायक ऋतुस्राव (Dysmenorrhoea) -कष्टदायक ऋतुस्राव के लिये यह एक उत्तम औषधि है विशेष करके रक्त की अधिकता के कारण नसों के दर्द में (Congestive or neuralgic type) अधिक उपयोगी है। यद्यपि इस औषधि का असर दीर्घकाल तक नहीं रहता, तथापि थोड़े काल के लिए दर्द को दूर करने में यह अमोध औषधि है। दर्द बन्द हो जाने के तीन चार हफ़्ते बाद कोई दूसरी गम्भीर क्रिया करने वाली औषधि देनी चाहिए।

रजोधर्म के पहिले (Before menses)—- कमरे में, जाँघ के ऊपर के पुट्टों में और जननेन्द्रिय के ऊपर की हड्डी पर प्रसव वेदना की तरह दर्द होता है; रह-रह कर डिम्भाशय (Ovaries) में तेज़ दर्द होता है; नीचे के पेट में और गर्भाशय में इस क़दर असहनीय दर्द होता है कि रोगिणी बेचैन हो जाती है। गर्भाशय में ऐंठन और मरोड़ होती है शाम के वक्त़ और बन्द कमरे के अन्दर दर्द अधिक होता है; खुली जगह की हवा में और चलने-फिरने से दर्द में कमी रहती हैं।

रजोधर्म के समय (During menses)—— ऐंठन और बेचैनी इतनी अधिक होती हैं कि रोगिणी ख़्याल करती हैं कि मेरा दम घुट जायगा, दिल की चाल रुक जायगी। कमर में ऐसा दर्द होता है कि मानो कमर टूटी पड़ती है। ख़ून चन्द घन्टों के लिए बन्द हो जाता है और फिर बड़े वेग के साथ जारी हो जाता है, थक्का-थक्का जमा हुआ निकलता है, ख़ून पतला और हलके रङ्ग का निकलता है, निकलने के बाद सिर का भारीपन घट जाता हैं; उठकर बैठने की चेष्टा करने से मूर्छा आती हैं, बाँयी तरफ़ लेट नहीं सकती।

वृद्धि (Aggravation)— शाम और रात के समय गर्म कमरे के अन्दर; बांयी तरफ़ अधिक आक्रान्त होती हैं।

ह्रास (Amelioration)— खुली हवा में; चलने फिरने से, दबाव से।

मात्रा (Dose) — मूलार्क और निम्न शक्तियां।

462 विनका माइनर
(Vinca minor)

Lesser Periwinkle

इस औषधि का प्रयोग चर्मरोग, छाजन, एक्जिमा, माथे में एक्जिमा होने पर, उसमें बहुत खुजलाहट होती है। बदबूदार रस निकलता है, बाल चिपक जाते हैं, डिफ्थीरिया और रक्तस्राव। ऋतुस्राव बहुत अधिक मात्रा में होना। रजोनिवृति के दौरान लगातार रक्तस्राव होता रहता है।

चर्म- त्वचा की अत्यधिक संवेदनशीलता, हल्की सी रगड़ लगने पर व्यथा और लालिमा। फुंसिया खुजली व जलन।

सम्बन्ध- ओलिए, स्टैफिर्स।

मात्रा- 1, 6 शक्ति।

463 वायोला ऑडराटा
(Viola odorata)

Violet

यह औषधि कान पर प्रधान क्रिया करती है। शरीर के ऊपर के भागों में आमवात, दांया हिस्सा ज्यादा आक्रान्त होता है। सांप और मधुमक्खी के काटने पर भी इसका प्रयोग किया जाता है।

कान- कान में पीब, कान के अन्दर तेज दर्द, बधिरता। कानों के नीचे सुई बिधने जैसा दर्द।

सिर- सिर में घुमटी, माथे में जलन सभी वस्तुएं घूमती हुई लगती हैं, सिर भारी-भारी सा रहना। आंखों के नीचे कनपटी में दर्द। भौंहों को आपस में सिकोड़ने को बाध्य होना पड़ता है। भौंहों के ऊपर दर्द का एहसास। पलकों का भारीपन। क्षयरोग गस्त, रोगियों को वातोन्मादी दौरे। आंखों का अक्षिगोलक दबा हुआ महसूस होता है, रजित-पटल का प्रदाह, भ्रमित करने वाली नजर, आग की लपटें सी नजर आती हैं।

श्वास- सूखी थोड़ी-थोड़ी देर बाद उठने वाली खांसी और श्वास लेने में परेशानी दिन के समय अधिक। हूपिंग खांसी के साथ स्वर भंग, छाती में दबाव सा महसूस होता है। बेचैनी और धड़कन। गर्भ कालीन श्वासकष्ट आदि। हाथों-पैरों में कम्पन्न।

पेशब- पेशाब सफेद दूध जैसा (milky urine) , तेज बदबू, शिशुओं का बिस्तर पर सोते-सोते पेशाब निकल जाना।

सम्बन्ध- औरम, क्लौरेल, पल्स, बेल, इग्ने।

मात्रा- 1 से 6 शक्ति।

(464) वायोला ट्राइकलर
(Viola Tricolor)

Pansy. Heartsease. *Violaceæ.*

इस औषधि का ख़ास असर चमड़े पर पड़ता है। बच्चों के सिर पर फुन्सियां झुण्ड की झुण्ड होती हैं और उनमें गाढ़ा पीला मवाद भर जाता है, वे मिल जाती हैं, और उनके ऊपर एक मोटी पपड़ी पड़ जाती है, जिसके नीचे मवाद जमा रहता है। बाल सब चिपक कर चटाई की तरह बन जाते हैं। (ग्रैफ़, मेज़, नाइट्र-ऐसिड)। अक्सर गोद के बच्चों को स्तन का दूध छुड़ाने के बाद इस प्रकार की पपड़ियां सिर पर जम जाती हैं। इसे अंगरेजी में क्रस्टा लैक्टिया (Crusta Lactea) कहते हैं। रात के समय खुजली और जलन होती हैं।

पेशाब (Urine)—- रात के समय बच्चे बिस्तर पर पेशाब कर डालते हैं। जिन बच्चों के सिर पर क्रस्टा लैक्टिया होता है अक्सर उनके पेशाब में से **बिल्ली के पेशाब की तरह तेज़ बू** आती है, यह इसका विशेष लक्षण हैं। **बेनज़ोइक ऐसिड** के पेशाब में घोड़े के पेशाब की तरह बू आती हैं।

सम्बन्ध (Relations)— क्लिम, ग्रैफ़, हिपर-सल्फ़, मेज़ और पेट्रोल के साथ तुलना करो।

वृद्धि (Aggravation)— जाड़ा और ठण्डे मौसिम में।

मात्रा (Dose) - निम्न शकितयां।

465 वाइपेरा (Vipera)

The German Viper

वृक्कों पर इस औषधि की प्रमुख क्रिया होती है, यह रक्तमेह उत्पन्न करती है। यकृत विवर्द्धन, मेरुमज्जा का प्रदाह, गले का शोथ, शिशुओं के प्रदाह, साथ में सूजन होने पर इससे लाभ होता है। बहुस्नायुशूल, रजोनिवृत्ति कालीन उपसर्ग।

जीभ सूखी हुई, कत्थई रंग की, बाहर की ओर जीभ में सूजन, बोलने में कठिनाई होती है, चेहरे पर सूजन। यकृत में तीव्र दर्द के साथ ज्वर, जो नितम्बों तक फैलता है। निम्नांगो में बांयटे। रोगी को हाथ-पैरों को ऊपर उठाने के लिए बाध्य होना पड़ता है। लटकाकर रखने पर उसे ऐसा लगता है जैसे वे फट पड़ेंगे, तीव्र दर्द। शरीर में जगह-जगह बड़े-बड़े चकत्ते जैसे नील पड़ना, फोड़े, नासूर। लसीका वाहिनियों के अर्बुद्ध।

स्त्रियों का रजस्राव बन्द होने की उमर में ज्यादा रक्तस्राव होने पर यह बहुत फायदा करती है।

सम्बन्ध- ईल सेरम, पेलियम बेरस आदि से तुलना करो।

मात्रा- 3 से 12 शक्ति।

466 विस्कम एल्बम (Viscum Album)

Mistletoe

इस औषधि के लक्षण गठिया, आमवती रोगों पर ही केन्द्रित रहते हैं। आमवाती बधिरता, दमा, मृगी और रक्तप्रदर। उच्च रक्तचाप के कारण अन्नसारमेह। आमवात से युक्त फाड़ती वेदनायें। मेरुदंडीय दर्द, जो जरायु रोगों से प्रकट होते हैं। यौन विश्रृंखलायें।

हृदय- हृत्पिण्ड का बढ़ना, हृदयन्त्र पर दबाव, रोगी को ऐसा लगता है जैसे कोई हृदय को मुट्ठी में भींच रहा हो। नाड़ी दुर्बल, बांयी करवट लेटने में असमर्थ, रोगी एक अवस्था में नहीं रह सकता। निम्न रक्तचाप, श्वासकष्ट। संभोगकाल में हृदय स्पन्दन्न।

स्त्री- रजोनिवृत्तिकालीन उपसर्ग। जीर्ण अन्तर्गर्भाशय शोथ। रक्तप्रदर। रक्तस्राव के साथ दर्द होना, रक्त चमकदार लाल। डिम्बाशयशूल प्रमुख रूप से बांये डिम्ब का। त्रिकास्थि से वस्तिप्रदेश के अन्दर तक दर्द, ऊपर से नीचे की ओर फाड़ती हुई सुई चुभने जैसी वेदना।

वाह्यांग- पैरों से लेकर सिर तक ताप, रोगी को ऐसा महसूस होता है, वह आग पर चल रहा हो। घुटनों और टखनों में दर्द, सारे शरीर में खुजली, कम्पन्न, रोगी को ऐसा लगता है जैसे हाथों-पैरों पर मकड़ी रेंग रही हो। जांघों व शरीर के ऊपरी हिस्सों में तेज दर्द, सोते समय अधिक।

सम्बन्ध- ब्रायो, पल्स, सीकेल, कार्न्वलैरिया से तुलना कीजिए।

मात्रा- मूर्लाक तथा निम्न शक्ति।

467 वाईथिया
(Wythia)

Poison Need

इसकी प्रधान क्रिया कण्ठ पर होती है, गायकों और वक्ताओं के उपदाहित कण्ठ शीतज्वर के लक्षण, ग्रसनी शोथ तथा बवासीर में भी इसके सेवन से लाभ होता है।

रोगी लगातार खखारता रहता है, फिर भी गला साफ नहीं हो पाता। कण्ठ सूजा हुआ प्रतीत होता है। जीभ में जलन, कोई चीज निगलने में कठिनाई होती है। श्वासनलियों में जलन, बोलने या गाने से गला बैठ जाता है। गला सूखा, दमा। सूखी खांसी जो रुक-रुक कर होती है। सिर में रक्त का उत्क्रमण, माथे में दर्द तथा चक्कर आते हैं। तालू में खुजली, आमाशय में भारीपन की अनुभूति, वमन व मिचली आना। मलद्वार में खुजली, शीत ज्वर, (दोपहर के बाद) इस अवस्था में रोगी को ठण्डे पानी की इच्छा, रात्रि में पसीना आता रहता है, साथ ही सिर में तेज दर्द होना। पीठ में दर्द, सारे शरीर में दुखन। बाये डिम्बाशय में दर्द, जो घुटने तक फैल जाता है इत्यादि लक्षण रहने पर इससे बहुत फायदा होता है।

सम्बन्ध- लैके, सैग्वी, एरम से तुलना कीजिए।

मात्रा- 1 से 6 शक्ति।

468 जैन्थक्साइलम
(Xanthoxylum)

Prickly Ash. *Rataceæ.*

जैन्थक्साइलम एक छोटी-सी औषधि है, इसकी क्रिया बहुत विस्तृत नहीं है . इसका विशेष उपयोग सिर्फ़ कष्टदायक रजोधर्म ही में पाया जाता है। दुबली पतली नाजुक स्नायवीय स्त्रियों के लिए (Delicate nervous temperament) यह अधिक उपयोगी है। ऋतुस्राव नियत समय से बहुत पहिले होता है और खून बहुत जाता है, उसके दिनों में दर्द बहुत होता है और वह जाँघों तक फैलता है, घबराहट और बेचैनी बहुत होती है, हिस्टीरिया की रोगिणी की तरह मूर्छा आती है। डिम्भाशय की नसों का दर्द (Ovarian neuralgia) जाँघों तक फैलता है और बाँयी तरफ अधिक होता है। ऋतुस्राव के दिनों में सिर में दर्द बहुत होता है। पाँव भीगने से रजोधर्म रुक जाने पर यह लाभदायक है (सिमि, पल्स)।

सम्बन्ध (Relations)— बेल, सिमिसि और जेल्स के साथ तुलना करो ।

मात्रा (Dose) - 1 से 6 शक्ति।

एक्स-रे

469

(X-Ray)

यह शारीरिक व मानसिक शक्ति को बढ़ाने वाली और जैवी शक्ति को जागृत करने वाली औषधि है। शरीर में दबे हुये लक्षणों को बाहर लाना ही इसका कार्य है। विशेषकर उन लक्षणों को, जो प्रमेहविष जनित या मिश्र संक्रमणों से पैदा होते हैं। इसकी क्रिया अन्दर से बाहर की ओर होती है।

चर्म विक्षतियां (जो बार-बार एक्स-रे किये जाने के कारण) पैदा होती हैं और जिनसे कैंसर उत्पन्न हो जाता है। जननेन्द्रियां प्रमुख रूप से आक्रान्त होती हैं। अरक्तता और श्वेत रक्ता, हठी प्रकृति इस औषधि के चारित्रिक लक्षण हैं।

सिर- सिर व मुंह के विभिन्न भागों में कोचने की तरह दर्द, दांये ऊपरी जबड़े में दर्द, गर्दन जकड़ी (stiffneck) हुई, गर्दन में अचानक ही दर्द होने लगता है, यह दर्द कान के पीछे ज्यादा महसूस होता है। तकिये से सिर उठाते ही गर्दन की पेशी में तेज दर्द, सिर में झन-झन की ध्वनि होना। कान के अन्दर कुछ भरा सा मालूम होना।

चर्म- सूखा, खुजलाहट युक्त अकौता, नाखूनों की जड़ के चारों ओर इरिथिमा, त्वचा सूखी व झुर्रीदार, शरीर में जगह-जगह दरारें, उनमें दर्द होना, नाखून मोटे होना, मस्से की तरह गुल्म होना।

मुख- जीभ सूखी हुई, खुरदरी व जीभ में दर्द होना। कोई चीज निगलने पर गले में दर्द व मिचली।

वाह्यांग- शरीर में थकान महसूस होना, आमवाती पीड़ा, बुरे सपने देखना, रतिक्रिया की इच्छा का लोप हो जाना, इन्द्रिय शक्ति घटना, लुप्तप्रमेह स्राव फिर से शुरू हो जाना इत्यादि लक्षणों में इसका सेवन लाभदायक है।

सम्बन्ध- इलेक्ट्रिसिटास।

मात्रा- 12 शक्ति व उच्च शक्ति।

(470) योहिम्बीनम
(Yohimbinum)

Coryanthe Yohimbe

यह औषधि जननेन्द्रियों, केन्द्रीय स्नायुमंडल और श्वास केंद्रों पर प्रधान क्रिया करती है। नपुसंकता जैसे लक्षणों में इसकी स्थूल मात्राओं का प्रयोग करने से बहुत लाभ होता है, किन्तु इसका प्रयोग उदरांगों के उग्र और दीर्घस्थायी प्रवाहों में कभी नहीं करना चाहिए। यह औषधि दुग्धग्रन्थियों में रक्ताधिक्य उत्पन्न करती है और दूध बढ़ानें में मदद करती है।

मिचली व डकारें आना, धात्विक और अरुचिप्रद स्वाद। तनावपूर्ण अवस्था साथ ही मुख पर ताप की अनुभूति, मूत्रनली में प्रदाह, आन्त्रिक रक्तस्राव, तन्त्रिकावसादी नपुसंकता, रक्तस्रावी आर्श। सबल और चिरस्थायी लिगोद्रेक। तीव्र ज्वर और शीतकम्पन, पसीना होने की प्रवृत्ति। रात में नींद न आना, बिस्तरे पर लेटने पर जीवन की पिछली बातें याद आती रहती हैं।

मात्रा- 3 शक्ति (एक प्रतिशत की 10 बूंदे रतिशक्ति वर्द्धक के लिए)

(471) जिङ्कम् मेटालिकम
(Zincum Metallicum)

Zinc. *The Element.*

स्नायवीय दुर्बलता (Vitally defective, nervous weakness)— जिन रोगियों की जीवनशक्ति इस क़दर कमज़ोर होती है कि उनका कोई भी शरीर यन्त्र अपना अपना साधारण धर्म पूरा नहीं कर सकता, उनके लिये जिङ्कम विशेष उपयोगी है। उदाहरण स्वरूप जैसे रोगी की दुर्बलता के कारण किसी प्रकार का चर्म रोग, चेचक, ख़सरा आदि अच्छी तरह से फूट कर बाहर निकल नहीं पाता; युवती स्त्री को रजोधर्म नहीं होता; कफ़ को खखार कर बाहर निकाल नहीं सकता; पेशाब नहीं कर सकता; कोई बात समझ नहीं सकता या कोई बात याद नहीं रख सकता। चित्त की इस प्रकार की अवस्था होती है कि मानो सो रहा है (नक्स-मस, ओपि)। किसी प्रकार के काम में चित्त नहीं जमता (चायना, नक्स, फास-ऐसिड)।

नीचे के अंग में या दोनों पावों में इस क़दर बेचैनी होती है कि उन्हें लगातार हिलाना पड़ता है (Incessant and violent fidgety feeling in feet or lower extermities; must move them constantly)— जिङ्कम में एक आश्चर्यजनक लक्षण यह है कि इस क़दर दुर्बलता और शक्तिहीनता होने पर भी रोगी दोनों टाँगों को स्थिर नहीं रख सकता, उन्हें लगातार हिलाने को मजबूर होता है। यह बात नहीं है कि सिर्फ़ दुर्बल

अवस्था ही में इस प्रकार टांगों को हिलाने ही पर जिङ्कम औषधि है, बल्कि चाहे दुर्बल अवस्था हो, चाहे सबल अवस्था में हो, यह लक्षण पाते ही जिङ्कम का स्मरण करना चाहिए। जिङ्कम रोगी रात के समय लेटने के बाद नींद आने पर भी घन्टों पैरों को बिछौने पर हिलाया करता है। रोगी बग़ैर पक्षाघात के ऐसा किया करता है, हाथ-पाँव की गति पर उसका वश नहीं चलता। इस प्रकार की अवस्था यदि शीघ्र न की जाय, तो पक्षाघात होने की सम्भावना रहती है ।

रजोधर्म आरम्भ होने के पहिले सारी तकलीफों की वृद्धि होती है; आरम्भ हो जाने पर रोगिणी अपने को सब बातों में सुखी महसूस करती है अर्थात् उसकी सब तकलीफें दूर हो जाती हैं; मगर खून के रुकते ही सारी तकलीफें लौट आती हैं (Zincum symptoms are worse before, and better with the flow), यह इसका एक विश्वास योग्य लक्षण है। ऋतुस्राव के दिनों में सुखी मालूम करना **लैकेसिस** का भी लक्षण है। ऋतुस्राव जारी होते ही बाँये डिम्भाशय में दर्द होना और सारी तकलीफों का बढ़ जाना **थूजा** का लक्षण हैं ।

मेनिञ्जाइटिस (Meningitis— मस्तिष्क की झिल्ली की सूजन)-बच्चों के हैज़े के बाद, किसी प्रकार का चर्म रोग दब जाने से या दाँत निकलते समय बच्चों को ज्यादा बुखार आने से मेनिञ्जाइटिस हो जाने पर जिङ्कम उपयोगी है। बच्चा सोते-सोते चीख उठता है (Screems out in sleep - एपिस), सोते-सोते चौंक चौंक उठता है; डर कर जाग उठता है, तकिये पर सिर को इधर-उधर बार-बार फेरता है; आँखों को घुमाता है, दाँत पीसता है। हाथों और सिर को हिलाया करता है या एक हाथ और सिर हिलाता है (ऐपोसा, ब्रायो, हेल)। यह याद रहे, यह सब बड़े भयानक लक्षण हैं, उचित समय पर उपयुक्त औषधि का प्रयोग न होने पर कितने ही बालकों की मृत्यु हो जाती है। यदि ऐसी अवस्था में बालक बहुत दिनों तक बेहोश रहे, तो जीवन की आशा बहुत कम रहती है।

ऐसी अवस्था के साथ रीढ़ के अन्दर सूजन हो जाने से सारी रीढ़ के अन्दर दर्द और जलन होती है, रोगी पीठ को बार-बार बिछौने से ऊपर को उठाता है। नब्ज बहुत कमज़ोर हो जाती है ।

जिङ्कम की क़रीब-क़रीब हर एक बीमारी में यदि चर्म रोग अच्छी तरह से बाहर निकल आय, तो रोगी को बहुत जल्द आराम होने लगता है।

ज़िङ्कम में यह ख़ास बात है कि विकार के अच्छी तरह से जारी हो जाने से या दानों के अच्छी तरह से बाहर निकल आने से रोगी हर बात में सुखी रहता है (It is characteristic of Zincum that relief comes from the appearance of discharges or eruptions) । ऋतुस्राव जारी होने से रोगिणी हमेशा सुखी रहती है; छाती की तकलीफ़ कफ़ निकल जाने से कम मालूम होती है; पेट और सिर की तकलीफें पतले दस्त जारी होने से कम रहती हैं; कुल तकलीफें, विशेष करके सिर की, चर्म रोग के अच्छी तरह से बाहर निकल आने से, कम हो जाती हैं।

बच्चों के हैज़े की बीमारी के साथ सिर में पानी जाने पर (Cholera infantum with hydrocephaloid) यह विशेष उपयोगी औषधि है ।

ज़िङ्कम रोगी में स्नायवीय दुर्बलता इतनी अधिक होती है कि यदि वह ज़रा भी शराब पीवे दूर तो उसके सिर में दर्द होने लगता है (नक्स-वोम, राडो)।

टेरीजियम (Pterygium आँख में नाक की तरफ से कोने से पुतली तक त्रिकोणकार माँस की वृद्धि) रोग को नष्ट करने के लिए वह एक अकसीर औषधि ख़्याल की जाती है।

सल्फर रोगी की तरह इसे दिन के 11 या 12 बजे बेहद् भूख लगती है, वह बड़ा ही लोभी होता है, खाते समय खूब खाता है, जल्दी जल्दी खा नहीं सकता; यह बच्चों के मस्तिष्क रोग होने का पूर्व लक्षण है।

रोगी का सिर्फ पीछे की ओर झुकने से पेशाब कर सकना, इसका एक विशेष लक्षण है। चलने, खाँसने और छींकने से अपने आप पेशाब निकल पड़ता है (कास्टि, नेट्रम-म्यूर, पल्स)। जब कभी बच्चा खाँसता है, वह इन्द्रिय पर हाथ रखता है।

इसमें शरीर के प्रत्येक जोड़ में बेहद् खुजली होती है।

नींद में उठकर चलने-फिरने के स्वभाव (Somnambulism) को ज़िङ्कम दूर करता है, यदि इसके सर्वाङ्गीन लक्षण मिलते हों।

सम्बन्ध (Relations)— चेचक, दाने, फुन्सियां इत्यादि के दबाने से मस्तिष्क रोग के आरम्भ में **हेलेबोरस** और **ट्यूबर्क्यूलिनम** के साथ तुलना करो ।

ज़िङ्कम के बाद इग्नेशिया अच्छा काम देता है।

विरोधी औषधियाँ (Inimical)— इसके पूर्व और पश्चात् कैमो और नक्स-वोमिका का प्रयोग नहीं करना चाहिये।

वृद्धि (Aggravation)— ज़्यादातर खाने के बाद और शाम के वक्त; शराब से; आराम करने से; बैठे रहने से; खुली हवा में ।

ह्रास (Amelioration)— कफ़ निकल जाने से छाती की तकलीफ़ में, पेशाब हो जाने से मूत्राशय की तकलीफ़ में; शुक्रपात होने से पीठ के दर्द में (वृद्धि, कोबैल्ट) ऋतुस्राव होने से सर्वाङ्गीन लक्षणों में ।

मात्रा (Dose) — 2 से 6 शक्ति।

(472) जिंकम वैलेरिएनम
(Zincum Valerianum)

Valerinate of Zinc

दर्दनाक उपसर्गों, स्नायुशूल, डिम्बग्रन्थियों के रोग की प्रमुख औषधि है। वातोन्मादी हृदय वेदना, बांई कनपटी और नीचे के जबड़े में तीव्र आननशूल का दर्द। बिना पूर्व संकेत के होने वाली मृगी, बच्चों की अनिद्रा। रोगी के सिर में दर्द, ऐसा लगता है कि जैसे कोई नोकदार चीज सिर में चुभा रहा हो, दर्द के कारण नींद अधिक आती है। साथ ही विषाद की अवस्था बनी रहती है। प्रचंड, स्नायुशूल का दर्द तथा जबरदस्त हिचकी, रोगी स्थिर नहीं बैठ सकता, लगातार पैरों को हिलाता रहता है, गर्दन और मेरूदंड में अत्यन्त पीड़ा होती है। गृध्रसी (sciatic neuralgia) डिम्बाशय में शूल का दर्द-ये दर्द पैरों में भी फैल जाता है।

मात्रा 1 शक्ति से 2 शक्ति का विचूर्ण। स्नायुशूल की चिकित्सा में कुछ दिनों तक व्यवहार करें।

(473) जिन्जीबर
(Zingiber)

Ginger. *Zingiberaceæ.*

जिन्जीबर का प्रभाव मेदे और फेफड़े पर अधिक पड़ता है।

पेट (Stomach)- रोगी का चित्त उदास रहता है और वह किसी प्रकार की भावी-दुर्घटना की आशङ्का करता है। खाई हुई सब चीजें पेट में खट्टापन लाती हैं। पेट में दर्द होता है। रोटी या सिकी हुई रोटी (Toast) खाने के बाद उसका स्वाद मुँह में घन्टों बना रहता है। मुँह का स्वाद ख़राब और लसलसा रहता है। बार-बार डकारें आती हैं। प्यास मालूम होती है। पेट में हवा भर जाने के कारण गड़गड़ाहट मची रहती है। जी मिचलाता है और भूख नहीं लगती। शराबियों की कै़ में वह उपयोगी है।

खरबूजा या फूट खाकर या कोयले का तेल मिला हुआ या पानी या मैला पानी पी कर पतले दस्तों का आना जिन्ज़ीबर का सर्व प्रधान लक्षण है।

बैठने या लेटने से बवासीर के मस्सों में दर्द होता है, मस्से सुर्ख़ हो जाते हैं, मस्सों में जलन और खुजली होती है।

खांसी (Cough)-- हलक की बाँयी तरफ़ सरसराहट के साथ सूखी खाँसी आरम्भ होती है; फेफड़े में दर्द होता है और साँस लेने में तकलीफ़ होती है; सुबह के समय बहुत ज्यादा बलगम निकलता है। रात के समय दमा और साँस की तकलीफों के कारण उठकर बैठा रहना पड़ता है। सीने में सुई सा चुभाता हुआ दर्द होता है (ब्रायो, कैलि-कार्ब, स्कीला)।

वृद्धि (Aggravation)- **मैला पानी पीने से**; खरबूजा खाने से। सुबह के समय।

मात्रा (Dose) — 1 से 6 शक्ति।

◆—◆—◆

भारतीय औषधियाँ

(474)

एब्रोमा आगस्टा

Abroma-Augusta

[उलट कम्बल - Olat Kambal]

प्रथम आद्यक

उलट कम्बल, डेविल्ज काटन, उलक कम्बल

डा०डी०एन०रे, प्रा.क्र. (प्राकृतिक क्रम) स्टरकुलिएसी

नैदानिक (Clinical)-अन्नसारमेह (albuminuria); अनिद्रा रोग; अनार्तव (amenorrhoea); नासूर; मधुमेह एवं बहुमूत्रता; दुर्बलता कष्टार्तव (dysmenorrhoea); मस्तिष्क-दौर्बल्य (weakness of brain)।

मन-चिड़चिड़ा; उत्तेजनाशील मिजाज; भद्दा मजाक करने वाला; भुलक्कड़; भ्रान्त-मन; हताश; निराश; अधीर; मिजाज बदलने में असमर्थ।

सिर-खालीपन की अनुभूति; सिर इधर-उधर लुढ़काते रहने की आदत व घुमरी; भारीपन और असुविधा; अत्यधिक चक्कर।

आँखें-दृष्टि-दौर्बल्य; पलकों का फुलाव; भारीपन; आँखें सहज ही थक जाती हैं; आँखें बन्द करते रहने की प्रवृत्ति; दर्द और आँखों से जलस्राव; नेत्रश्लेष्मला पीली पड़ जाती है।

कान-श्रवण शक्ति की दुर्बलता; कानों में भिनभिनाहट; कर्णस्राव।

नाक-बार-बार छींके आती हैं। नाक से पानी बहता है; नाक की रूक्षता के साथ नाक मलने की इच्छा।

चेहरा-मुरझाया हुआ, पीला, झुर्रीदार, बूढ़ों जैसा; चेहरे पर खुजलाहटयुक्त उद्भेद के साथ जलन की अनुभूति; चेहरे की दरारें।

कण्ठ-खुश्क; जलन की अनुभूति; दर्दनाक; ठोस चीजें निगलने में कठिनाई, किन्तु पेय पदार्थों से कण्ठ-लक्षणों में राहत मिलती है।

मुख-लगभग सारे मुख की अविराम रूक्षता; एक बार में बहुत-सारा पानी पी जाता है फिर भी मुँह के अन्दर निरन्तर खुश्की बनी रहती है; सूखी और साफ जीभ; अस्पष्ट बोली; होंठ सूखे और नीले-नीले।

भूख-अस्वाभाविक भूख, भरपेट भोजन करने के तुरन्त बाद भी खा सकता है।

आमाशय-भूख महसूस होने के साथ मूर्च्छा जैसी अनुभूति; हर प्रकार का भोजन करने की इच्छा; आमाशय के अन्दर खालीपन की अनुभूति।

उदर-आध्मान (flatulence) के साथ उदर का फुलाव।

मल-मलद्वता (constipation); कपिश, काला, गांठदार, कठोर मल; ढेलेदार पाखाना, जो बहुत जोर लगाने के बाद बाहर निकल पाता है।

मूत्र लक्षण-दिन-रात विपुल मात्रा में मूत्रस्राव होता है; मूत्रत्याग के लिए बार-बार जाना पड़ता है; मुख की रूक्षता और भारी प्यास; मूत्रत्याग के बाद पानी पीने की इच्छा, जिससे प्यास में कमी होती है; मूत्रत्याग से भारी थकान-सी हो जाती है; पेशाब में मछली जैसी गंध आती है; हल्का-सा तलछट; मधुमेह (diabetes mellitus); रात को बिस्तरे में पेशाब कर देता है; शिश्नमुण्डच्छद-मुख पर सफेद रंग के घाव, जो पेशाब में अत्यधिक शर्करा जाने के कारण बनते हैं; मूत्रधारण-अक्षमता (inability to retain urine)।

हृदय-हृदय की दुर्बलता; धड़कन, जो गति करने से बढ़ जाती है; मूर्च्छा जैसी अनुभूति।

श्वास संस्थान-खाँसी के साथ पीब जैसा बलगम; छाती में दर्द; सफेद या पीला ढेलेदार थूक, ठण्डी हवा में अधिक; शाम को व रात को लक्षणों में वृद्धि; खाँसते समय रोगी छाती दबाता है।

चर्म-सूखी त्वचा, खुजली; जलन; गर्मियों में छोटे-छोटे फोड़े, नासूर आदि।

गर्दन, पीठ, वाह्यांग-पृष्ठ वाह्यागों में धीमा-धीमा दर्द; कृशता और अंगों की दुर्बलता; वृक्क-प्रदेश में दर्द।

पुरुष-कामोद्रेक लुप्त, सम्भोग करने की असमर्थता, सम्भोग के बाद बुरी तरह थक जाता है; वृषणों की सूजन और लटकन।

स्त्री-ऋतुस्राव अनियमित; रक्त काला, थक्केदार, प्रचुर अथवा अत्यल्प मात्रा में तथा पीला। अनार्तव (amenorrhoea) अथवा कष्टार्तव (dymenorrhoea); प्रदरस्राव प्रचुर, श्वेत, पतला, पनीला, हरित्पाण्डू रोग (chlorosis); ऋतुस्राव से 2-3 दिन पहले निचले उदर में शूल प्रकृति की पीड़ा; वातोन्माद (hysteria), जिसका सम्बन्ध ऋतुस्राव की गड़बड़ी के साथ जुड़ा रहता है।

नींद-तन्द्रा (drowsiness); अनिद्रा, अवसन्नता और किसी प्रकार के परिश्रम से अरुचि; अस्फूर्त निद्रा, सुबह-सबेरे अच्छी नींद आती है।

ज्वर-सारे शरीर में सूखी गर्मी; अत्यधिक प्यास।

मात्रा-मूलार्क, 2x, 3x शक्तियाँ।

(475) एब्रोमा रैडिक्स

Abroma Radix

[उलट कम्बल मूल : Olat Kambal Root]

उलट कम्बल मूल,
डेविल्ज कॉटन

प्रथम आद्यक
डा० डी० एन० रे
प्रा0 क्र0 : स्टरकुलिएसी

नैदानिक-स्त्री-रोग (female disorders)।

मन-मानसिक एवं अन्य लक्षण एब्रोमा आगस्टा के लक्षणों से मिलते-जुलते हैं।

स्त्री-अनियमित ऋतुस्राव से सम्बद्ध व्याधियाँ; कष्टार्तव (dysmenorrhoea); ऋतुस्राव प्रचुर अथवा अल्प मात्रा में हो सकता है; प्रदर।

मात्रा-मूलार्क, 2x, 3x शक्तियाँ।

(476) एकैलिफा इण्डिका

Acalypha Indica

[मुक्तझरी या मुक्तबर्षी : Muktajhuri or Muktabarshi]

अरित्ता मंजरी, खोकली, भारतीय एकैलिफा,
कुप पैमेनी, हरित मंजरी, वाहचनी कांटो,
इन्द्र गरिस

प्रथम आद्यक
डा० एम० एल० सरकार
प्रा० क्र० : यूफोर्बिएसी

नैदानिक-खाँसी; अतिसार; आध्मान (flatulence); रक्तनिष्ठीवन (haemoptysis)।

श्वास संस्थान-प्रचण्ड, सूखी खाँसी होने के बाद खूनी बलगम; प्रातःकाल शुद्ध रक्त निकलता है और शाम को काले रंग का थक्केदार खून बहता है; रात को खाँसी और तेज हो जाती है और छाती में तेज दर्द महसूस होता है।

उदर-आँतों व आमाशय में जलन महसूस होती है; पड़पड़ाहटयुक्त अतिसार के साथ तेज आवाज के साथ अपानवायु निकलती है; उदर में मरोड़ मारता दर्द; कूथन; मलाशयिक रक्तस्राव, शाम को अधिक।

चर्म-कामला; परिवृत्त पनसिका जैसी (circumscribed furuncle-like) सूजन; खुजली, आदि।

मात्रा-मूलार्क, 3x, 6x शक्तियाँ ही सामान्यतया काम में लाई जाती हैं।

(477) अचिरैंथेस आस्पेरा
Achyranthes Aspera
[अपामार्ग : Apamarga]

अपांग, लटजीरा, अघाड़ा, कुटरी,
ना-यूरिव्त, अपा-खारे-वझुन

प्रथम आद्यक
डा० एस० के० घोष
प्रा० क्र० अमरांथेसी

नैदानिक-स्तभक (astringent); अतिसार; मूत्रल; पेचिश; अत्यार्तव; कुत्ते और सांप से काटे का कुफल।

उदर-उग्र अतिसार एवं हैजा; पनीला मल; पीला तथा प्रचुर श्लैष्मिक पपड़ियों से परिपूर्ण; अत्यधिक प्यास; आमाशय में दर्द; मिचली और वमन।

चर्म-फोड़े, नासूर; बदबूदार सूजन, विषाक्त व्रण, आदि; त्वचा पर लाल धब्बा, सारे शरीर में जलन के साथ दर्द।

नाड़ी-सूत्रवत् नाड़ी (thready pulse)।

मात्रा-मूलार्क, 3x, 3, 6 शक्तिया

(478) ऐग्ले-मार्मेलस एवं ऐग्ले-फोलिया
Aegle-Marmelos and Aegle-Folia
[बेल फल : Bel Fruit]

श्रीफल, बिल्व, बंगालक्विंस;
बिलिनू-फल, विल्व-पझान,
विल्व-पंडू

प्रथम आद्यक
डा० पी० पी० विश्वास
प्रा0 क्र0 : रूटेसी

नैदानिक-खूनी बवासीर; अतिसार; पेचिश; ज्वर के साथ जलशोफ; नपुंसकता।

मन-वर्ण एवं मात्रायें लिखने में गलतियाँ करता है।

सिर-शाम को 4 बजे से 8 बजे के बीच सिर दर्द प्रकट होता है; शाम को कपालशीर्ष में तपन हो जाती है, जो कुछ खा लेने से घट जाती है।

चेहरा-चेहरे तथा आँख व कान में गर्मी की चौंध, जो खाने के बाद लुप्त हो जाती है।

श्वास संस्थान-सर्दी-जुकाम; श्वासनलियों का प्रदाह; निमोनिया; खाँसी।

जलशोफ-शरीर के किसी भी भाग में जलशोफ की अवस्था प्रकट हो जाती है; पलकों का ऊपरी भाग सूजा हुआ; हृदय रोगों के कारण जलशोथज सूजन। **बेरी-बेरी रोग की एक सर्वोत्तम औषधि।**

नाड़ी-पूर्ण,तेज और अनियमित, जो इसका एक चारित्रिक लक्षण है।

जठरांत्र लक्षण-अपच; उदरशूल; बवासीर; मलबद्धता। भोजन की इच्छा ही नहीं होती; क्षधालोप (anorexia); मुख-प्रसेक (waterbrash); आमाशयिक रोग; आध्मान; अपानवायु तेज आवाज के साथ बाहर निकलती है, जिसमें दोपहर बाद वृद्धि होती हैं। अमीबी (amoebic) एवं दण्डाणुक पेचिश।

मूत्र-मूत्र की मात्रा अत्यधिक घट जाती है; रोगी पीठ व कटि-प्रदेश में हल्का-हल्का दर्द महसूस करता है, जो दोपहर बाद बढ़ जाता है।

पुरुष-नपुंसकता।

चर्म-खुजली; दाद।

ज्वर-इंफ्लुएंजा में तब दी जाती है जब लगातार ज्वर रहे; जीर्ण ज्वर जिसका सम्बन्ध यकृत एवं जिगर सम्बन्धी रोगों से जुड़ा रहता है।

मात्रा-मूलार्क, 3x, 6, 30, 200 शक्तियाँ।

(479) एण्डरसोनिया या अमूरा रोहितका
Andersonia or Amoora Rohitaka
[**रोहितका** : Rohitaka]

रोयना, रोहेरा, रोहिडो,
हरिन्हरा, पितरज

प्रथम आद्यक
डा० पी. पी. विश्वास
प्रा. क्र. : मेडिएसी

नैदानिक-जीर्ण ज्वर; सर्वांगीण दुर्बलता; विवर्धित ग्रंथियाँ; यकृत एवं प्लीहा सम्बन्धी रोग; प्रदर।

मन-स्मरणशक्ति मंद एवं व्याधिग्रस्त हो जाती है; मात्राओं अथवा अक्षरों को गलत लिखता है, तथा स्थान आदि बताने में गलती करती है; मन को किसी विषय पर भी स्थिर नहीं रख सकता; सहज ही क्रूद्ध हो जाता है।

सिर-कपालशीर्ष में गर्मी; चक्कर; कनपटियों में दर्द होने के साथ गर्मी, जिसमें ठंडी हवा लगने या शीतल लेपन से आराम आता है।

चेहरा-चेहरे में गर्मी की तमतमाहट; चेहरे तथा आँखों में जलन की अनुभूति।

मुख-मुँह का अरुचिप्रद स्वाद; सुबह के वक्त भद्दा व कड़वा स्वाद।

उदर-आमाशय में जलन की अनुभूति; यकृत और प्लीहा की विवृद्धि; मिचली और वमन।

ज्वर-हल्का-हल्का ज्वर होने के साथ सिर दर्द; दर्दनाक वेदनायें; हाथ-पैरों की जलन।

नाड़ी-पूर्ण और थोड़ी-सी तेज।

मात्रा-3x, 6x, 30, आदि शक्तियाँ।

480 एग्ड्रोग्राफिस पैनीकुलैटा
Andrographis Paniculata
[कालमेघ : Kalmegh]

प्रथम आद्यक
डा०पी.पी. विश्वास
प्रा. क्र. : एकैंथेसी

महातिक्त, किर्यात, किराता, दि क्रिएट भुनिम्बा, कल्पनाथ, किर्यातो, ओलेंकिरायत, नलवेमू, नीलवम्बू, नीलवोपू, महातिक्तराज

नैदानिक-जुकाम-खाँसी की प्रारम्भिक अवस्था; लम्बी ज्वरावस्था के बाद उल्लाघ (convalescence), सार्वदैहिक दुर्बलता; शिशु-यकृत (infantile liver); कामला (Jaundice)।

मन-निराशा; काम या बात-चीत करने की अनिच्छा; बेचैन; सहज-क्रोधी।

सिर-चक्कर; सिर के पिछले भाग में भारीपन और तपकनयुक्त दर्द।

आँखें-आँखों की लाली; आँखों के अन्दर पीलापन।

नाक-नाक से पनीला स्राव होने के साथ कभी-कभी छींकें।

मुख-मुँह से कड़वा स्वाद होने के साथ कण्ठ के अन्दर सूखापन व जलन तथा जीभ पर सफेद परत जमी हुई।

उदर-छाती में जलन; भूख महसूस किये बिना ही पेट में भारीपन; विवृद्ध यकृत; शिशु-कामला (infantile jaundice)।

मल-अतिसार और मलबद्धता का पर्यायक्रम; मलत्याग की बार-बार इच्छा होती है, किन्तु पाखाना नहीं होता; काला, कठोर मल; पीले रंग का पतला पाखाना।

मूत्र-गाढ़े रंग का मूत्र; गाढ़ा और पीला।

ज्वर-ज्वर के साथ शीतकम्प और सारे शरीर में गर्मी; सिर दर्द के साथ प्यास; सारे शरीर में जलन, जो ठण्डी हवा व ठण्डे पानी से कम होती है; ज्वर दोपहर से पहले 11 बजे और फिर शाम को 7-8 बजे प्रकट होता है; सविरामी अथवा अल्पविरामी ज्वर; ज्वर के दौरान गति करने की अनिच्छा।

मात्रा-मूलार्क, 3x, 6x, 30।

(481) अटिस्टा इण्डिका या ग्लाइकोस्मिस पेण्टाफिल्ला

Atista Indica or Glycosmis Pentaphylla

[ऐश-शियोरा : Ash-sheora]

प्रथम आद्यक

बननीम्बू, वनामेनिम्बुका, केइमिरा

डा० कान्तिकुमार
प्रा. क्र. : रूटेसी

नैदानिक-पित्तशूल; अतिसार; आध्मान।

मन-दुर्बल स्मरणशक्ति; विरक्त स्वभाव; स्फूर्तिहीन।

सिर-सुबह के वक्त घुमरी; एक समय में एक कनपटी में चबाये जाने जैसा दर्द।

आँखें-प्रकाशभीति (photophobia); आँखें खोलने पर कुछ सेकण्डों के लिए उसे रोशनी काँपती दिखाई देती है, अतः बाध्य होकर उसे आँखें बन्द करनी पड़ती हैं; नींद से जागने पर रोशनी काँपती नजर आती है।

कान-श्रवण शक्ति अस्वाभाविक रूप से बढ़ी हुई, कानों के अन्दर घूँ-घूँ की आवाज।

नाक-नकसीर; सूख सर्दी-जुकाम।

दांत-रक्तस्रावी मसूड़े; दन्तमूल पर हल्का-हल्का दर्द।

रूक्षता-तप्तावस्था के दौरान न बुझने वाली प्यास।

जीभ-सुबह के वक्त निरन्तर थूकते रहने के साथ कभी-कभी नमकीन पानी की उबाकइयाँ; खट्टा मुख-प्रसेक (water-brash)।

कण्ठ-ज्वरावस्था के बाद लगातार कई सप्ताहों तक गलतुण्डिकाओं (tonsils) में प्रदाह गतिशील रहता है।

आमाशय-कुत्ते जैसी भूख; तरल खाद्य से अरुचि, किन्तु नीम्बू की शिकंजी पीने की तीव्र इच्छा; उदरगर्त में तपकन, आमाशय में भारीपन; आध्मान, जिसमें डकार आने से कुछ समय के लिए अस्थाई रूप से आराम मिलता है; खाना खाने के 3-4 घण्टे के बाद कलेजे में जलन।

उदर-नाभि के चारों ओर शूल प्रकृति की पीड़ा होने के कारण रोगी विमूढ़ हो जाता है; कूथन तथा वृक्क-प्रदेश में खिंचावदार दर्द।

हृदय और नाड़ी-ज्वरावस्था के दौरान धड़कन; ज्वर के दौरान नाड़ी पूर्ण, कठोर, तेज, किन्तु ज्वरमुक्त होने के बाद दुर्बल और मंद।

मल-पूर्ण ज्वरावधिके के दौरान मलबद्धता एवं पनीला अतिसार; फीका मिट्टी जैसा मल; रक्त एवं श्लेष्मा-मिश्रित मल, जो कभी-कभी बड़ी तेजी के साथ बाहर निकलता है।

पुरुष-सम्भोग की अनिच्छा; रात को अकारण लिंगोद्रेक; कुछ सेकण्डों के लिए मूत्रमार्ग में एक विशिष्ट प्रकार की बिजली कौंधने जैसी तपकन।

प्रत्यंग-प्रत्यंगों में दुर्बलता और भारीपन; टाँगें सो जाती हैं; तनकर खड़ा होने पर बाँयटे।

ज्वर-शीत के साथ प्यास का अभाव, ताप के साथ तेज प्यास; ज्वर प्रातः 5-10 बजे के बीच प्रकट होता है और अगले दिन सुबह 3-4 बजे तक रहता है; हर तीसरे दिन ज्वर प्रकट हो जाता है।

मात्रा-मूलार्क, 2x, 3x, 6 आदि शक्तियाँ।

482 अटिस्टा रैडिक्स
Atista Radix
[रूट ऑफ ऐश-शियोरा : Root of Ash-sheora]

वननीम्बू, बनासेनिम्बुका — प्रा. क्र. : रूटेसी

नैदानिक-पेचिश; कृमिजनक व्याधियाँ।

मल-यह अटिस्टा-इण्डिका की तुलना में अधिक शक्तिशाली है और इसका उपयोग अमीबी तथा दण्डाणुक पेचिश की दोनों अवस्थाओं में किया जाता है; रोगी मात्र खूनी पाखाना करता है और उसके साथ नाभि में तेज दर्द होता है; पेचिश का प्रकोप शरद ऋतु में होता है; कृमि-रोग में भी इसका उपयोग किया जाता है; आध्मान एवं पित्तशूल।

मात्रा-मूलार्क, 3x, 12, 30 शक्तियाँ।

483 एजाडिरैक्टा इण्डिका या मेलिया एजाडिरैक्टा
Azadirachta Indica or Melia Azadirachta
[नीम : Nim]

प्रथम आद्यक

नेम्बा, मार्गोसा वृक्ष, वेम्बाका, — डा० पी.सी. मजुमदार

लाल-निम्ब, वेम्बू, वेपा, नीम — प्रा. क्र. : मेलिएसी

नैदानिक-पीनस (ozaena); विम्बिका (pemphigus); पनसिकायुक्त कण्डू (scabies)।

मन-हताश; भुलक्कड़, लेख व मात्राओं में गलती करता है; सुपरिचित व्यक्तियों के नाम भूल जाता है, अथवा भूल जाता है कि उसने पिछले रोज क्या किया।

सिर-चक्कर, विशेषत: प्रात: 10 बजे, बैठी हुई स्थिति से उठने पर अधिक; तपकनयुक्त सिर दर्द, विशेषत: दाईं ओर, खुली हवा में और झुकने से अधिक; खोपड़ी दर्दनाक और स्पर्शकातर रहती है, यहाँ तक कि बाल भी दर्दनाक रहते हैं।

आँखें-आँखें लाल, रक्तसंकुल, ज्वलनशील, मन्द तथा भारी-भारी रहती हैं; दायें नेत्रगोलक (eyeball) में दबावशील वेदना।

कान-कानों में ऐसी भिनभिनाहट होती है जैसे किसी पंखुड़ी से गुदगुदी की जा रही हो, मुँह खोलने पर अधिक।

नाक-नाक से पनीला स्राव।

मुख-मुख के अन्दर पूतिगंधी स्वाद; प्यास नहीं रहती, लेकिन मुँह चिपचिपा और कड़वा रहता है; जीभ दर्दनाक; जनल, जैसे गरम पानी से जल गया हो; अंकुरक (papillae) बढ़े हुए और तने हुए लगते हैं; लार तेज नमकीन; निगलने में कठिनाईं, विशेष रूप से पानी व मांस निगलना कठिन; अत्यधिक प्यास, काफी समय के अन्तर पर पानी पीता है या कभी-कभी बिल्कुल ही प्यास नहीं लगती।

कण्ठ-वाम-पार्श्वी कण्ठदाह (left-sided sore throat)।

उदर-उदर में अत्यधिक बेचैनी के साथ आध्मान तथा दुर्गन्धित अपानवायु का निकास; अधिजठर प्रदेश में एक-एक कर होने वाला दर्द; नाभि-प्रदेश में भींच दिए जाने जैसा दर्द जो रोगी को आगे की ओर झुकने के लिए बाध्य कर देता है; हृद्‌दाह (heart-burn) एवं मुख-प्रसेक (water-brash)।

मल-मल की अल्प मात्रा; मलबद्धता होने पर छोटा-छोटा, कठोर तथा गाँठदार, किन्तु स्वाभाविक मल, प्रचुर, नरम और अर्धठोस; आंतों में जलन।

पुरुष-पुरुषों में प्रजननांगों की भारी उत्तेजना; मूत्राल्पंता; गाढ़े रंग का मूत्र, जो जलन पैदा करता है तथा तेज गंध छोड़ता है।

श्वास संस्थान-दोपहर में 1 बजे नहाने के बाद अत्यन्त कष्टदायक खाँसी; बलगम सफेद, गाढ़ा और छोटे-छोटे ढेलों में, जिसे अत्यन्त कठिनाई के साथ बाहर निकाला जाता है।

वाह्यांग-प्रत्यंगों का सुन्नपन; तलुओं व हथेलियों में जलन; निम्नांगों में आमवाती दर्द।

नींद व सपने-अनिद्रा और बिस्तरे में करवटें बदलते रहना; रात के अन्तिम पहर में झगड़ों तथा मार-पीट सम्बन्धी सपने।

चर्म-विस्फोटहीन खुजली (itching without eruption)।

ज्वर-ज्वर के साथ सर्दी या सर्दी का अभाव, ज्वर शाम को 4-30 बजे आरम्भ होता है और 7-30 बजे तक रहता है; चूँटीदार गर्मी के साथ शरीर के विभिन्न भागों में जलन; प्रचुर पसीना, विशेषकर माथे, गर्दन तथा शरीर के ऊपरी भागों में; शरीर के निचले भागों में पसीना नहीं होता।

मात्रा- 6, 30, 200 शक्तियाँ।

(484) ब्लाटा ओरिएण्टैलिस
Blatta Orientalis
[अर्सुला या तेलपका : Arsula or Telapoka]

प्रथम आद्यक

भारतीय तेलपका — पं. ईश्वरचन्द्र विद्यासागर

प्रा. क्र. : आर्थोप्टेरा

नैदानिक-दमा; श्वसनिकाशोथ (bronchitis); खाँसी; श्वासकष्ट (dyspnoea), आदि।

श्वास संस्थान-यह दमा की एक सर्वाधिक उपयोगी औषधि है; रोग की उग्रावस्थाओं में यह निम्न शक्तियों में सर्वोत्तम क्रिया करती है, किन्तु जीर्ण रोगावस्थाओं में उच्चतर शक्तियों की आवश्यकता पड़ती है; दमा, जिसका सम्बन्ध श्वसनिकाशोथ (bronchitis), खाँसी, श्वासकष्ट आदि से जुड़ा रहता है तथा जिसके साथ पीब जैसा बलगम आता है और दम घुटने की आशंका बनी रहती है।

मात्रा-मूलार्क 3x, 6x शक्तियाँ।

(485) ब्लूमिया ओडोरैटा
(Blatta Odorata)
[कुकसिमा : Kuksima]

कुकुन्दर, कुकुरमुत्ता — प्रा. क्र. : कम्पोजिटी

नैदानिक-खाँसी; ज्वर; रक्तस्राव; खराश।

रक्तस्राव-खूनी बवासीर में इसकी महान उपयोगिता पाई जाती है; अतिसार व पेचिश में जब खूनी पाखाना होता है; गर्भस्राव में तब सर्वोत्तम परिणाम मिलते हैं, जब रक्त प्रचुर परिमाण में जाता है; रक्तप्रदर (bloody leucorrhoea) तथा अत्यार्तव (menorrhagia) में एक अत्यन्त प्रभावशाली रक्तरोधक का कार्य करती है।

ज्वर-तृतीयक मलेरिया (tertian fever) अर्थात् हर तीसरे दिन आने वाला बुखार।

खाँसी-यह खाँसी रोकने वाली एक अत्यन्त उपयोगी औषधि है; खाँसी के कारण खराश; खाँसी के साथ तुरही (trumpet) बजने या कुत्ता भोंकने जैसी ध्वनि होती है।

मात्रा-मूलार्क, 2x, 3x शक्तियाँ।

486 बोइर्हाविश डिफ्यूजा
Boerhaavia Diffusa
[पुनर्नवा : Punarnava]

प्रथम आद्यक
एस.सी. घोष
प्रा. क्र. : निक्टैजिनी

सोठाधुनी, सन्त, घेतुली,
इत्सित, मुकुक्रान्तई

नैदानिक-दमा; बेरी-बेरी; उच्च रक्तदाब; जलशोफ; कामला; सूजाक; हृद्यरोग; सरीसृपों आदि द्वारा मारे जाने वाले डंक।

सिर-भयंकर, सिर फाड़ देने वाला, दक्षिणपार्श्वी (right-sided) सिर दर्द, जिसमें शीत-प्रयोग से आराम आता है; चक्कर।

खाँसी-सर्दी-जुकाम के साथ सूखी खाँसी और गाढ़ा सफेद बलगम।

हृदय-अविराम धड़कन तथा हृत्प्रदेश में रुक-रुक कर होने वाला तपकनयुक्त दर्द।

यकृत-स्पर्श किए जाने अथवा दबाव दिये जाने पर यकृत प्रदेश में हल्का-सा दर्द महसूस किया गया व कठोर दबाव दिए जाने से आराम मिला; यकृद्दाल्युदर (cirrhosis of liver)।

सूजन-पलकों, हाथों, उदर, टांगों तथा पैरों की सूजन।

मूत्र-अल्प, गाढ़े रंग का मूत्र; मूत्रकृच्छ (strangury)।

दर्द-सारे शरीर में आमवाती दर्द।

मात्रा-मूलार्क।

487 ब्राह्मी
Brahmi

नैदानिक-स्मरणशक्ति की गड़बड़ी; काली खाँसी। मन:शक्तिलोप (absent-mindedness) तथा मंद स्मरणशक्ति के लिए इसका व्यवहार स्मरणशक्तिवर्धक औषधि (tonic) के रूप में किया जाता है।

मात्रा-मूलार्क।

(488) कीसाल्पीनिया बोण्डूसेल्ला

Caesalpinia Bonducella

[नाटा : Nata]

प्रथम आद्यक
के.के. भट्टाचार्जी
प्रा.क्र. : लेगूमिनोसी

कुबेरक्षि, नाटा-करंजा, शूगर-घोटा,
फीवरनट, फिजिकनट, वोन्डूनट,
डेविल्ज टेस्टिकल, कज्झारशिक्के

नैदानिक-ज्वर, सिर दर्द, आदि।

मन-मानसिक हताशा; स्फूर्तिहीन।

सिर-प्रचण्ड सिर दर्द : सिर को कस कर लपेटने से या दबाव देने से आराम मिलता है।

आँखें-उग्र पीड़ा, ज्वरावस्था प्रकट होने से पहले व आक्रमण काल के दौरान जलती प्रतीत होती है; शीत-प्रयोग आरामदायक।

जीभ-जीभ के ऊपर हल्की-सी सफेद परत जमी हुई; रक्तहीन सफेद नम जीभ; ठण्डे पानी की प्यास।

उदर और आमाशय-निचले उदर में गड़गड़ाहट; यकृत एवं प्लीहा बढ़े हुए, स्पर्श करने से दुखते हैं; उबले चावल, मांस या अन्य ठोस पदार्थ खाने की इच्छा; तरल खाद्यान्नों से अरुचि।

मल-ठोस, केसरी रंग का या तरल और पीले रंग का मल।

ज्वर-नियमित; ज्वर के साथ एक दिन सर्दी व कम्पकम्पी और दूसरे दिन हल्की-सी ठंड के साथ प्रकट होता है; ज्वर प्रात: 8-10 बजे आरम्भ होता है और शाम को 2-4 बजे तक रहता है। दोपहर बाद आने वाले सविराम ज्वर में प्यास नहीं लगती; लेकिन सुबह के वक्त आने वाले ज्वर की तप्तावस्था में प्यास लगती है। तमतमाया चेहरा, गर्म श्वास; तीव्र श्वसन। ज्वरावस्था का लोप हो जाने के बाद रोगी को भारी दुर्बलता महसूस होती है, वह कोई भी कार्य नहीं करना चाहता, यहाँ तक कि बोलना भी नहीं चाहता, हर समय सोना चाहता है।

चर्म-त्वचा पर खुश्क, छोटे-छोटे दाने, जैसे मच्छरों ने काट रखा हो।

पीठ-ठंडे पानी से नहाने के बाद पीठ में खिंचावदार दर्द।

मात्रा-मूलार्क, 2x, 3x शक्तियाँ।

कैलोट्रोपिस जिगैंटिया

(489)

Calotropis Gigantea

[अकन्द : Akanda]

प्रथम आद्यक

अर्क; मंदार, जिगैंटिक — ई.बी.इवाट्टस

स्वालो-वूप, इक्के, जेल्लूडे, — प्रा. क्र. : ऐस्कुलेपिएडी

बड़ाबादाम, मंदार

नैदानिक-दमा; जलोदर (ascites); खाँसी; नजला; जीर्ण आमवात (chronic rheumatism); अतिसार; पेचिश; श्लीपद (elephantiasis); फुफ्फुसक्षय; विषाक्त सर्पदंश; कुष्ठ (leprosy); आंत्रकृमि; चर्म-रोग; उपदंश।

मन-हताश; थकान की अनुभूति; बेचैन।

सिर-घुमरी; प्रातः 11 बजे से सिर के पिछले भाग में हल्का-हल्का दर्द; सिर गर्म, तपकनयुक्त (throbbing); दर्दनाक; भ्रांति; मूर्च्छा और घुमरी के साथ वमन की इच्छा।

चेहरा-चेहरा गर्म; गाल आग की तरह जलते हैं; होंठ और गला खुश्क।

मुख-बदबूदार श्वास; जबड़े हिलाने पर दर्द; मुँह की दुखन।

आमाशय-अविराम डकारें।

मूत्र-बार-बार पेशाब आता है; मूत्र गहरे रंग का लाल; तेज गंध वाला।

श्वास संस्थान-वक्षरोध (oppression of chest), उखड़ा-उखड़ा श्वास।

नाड़ी-तेज।

ऊर्ध्वांग-किस चीज को पकड़ते समय दाईं हथेली के बीचों-बीच बाँयटेदार दर्द; जो कई दिनों तक विद्यमान रहता है। कलाई के जोड़ पर दर्द, जो हाथ को हिलाने-डुलाने से बढ़ जाता है।

निम्नांग-दाईं जांघ के अन्दर ठीक ऊरुसंधि (groin) के नीचे हल्का-सा दर्द, क्षतवत दुखन, सूजन, प्रत्येक कदम दर्दनाक; बाये पैर में रुक-रुक कर होने वाला बाँयटेदार दर्द, जो रोगी को बिस्तरे में हमेशा हिलने-डुलने के लिए बाध्य कर देता है; दर्द आराम करते समय बढ़ता है, और इतना तेज होता है कि आँखों में दर्द होने लगता है; काफी पीने से दर्द में आराम आता है।

ज्वर-लगातार सर्दी लगती है जो रीढ़ की हड्डी में ऊपर की ओर बढ़ती चली जाती है; सिर गर्म, शरीर ठंडा, गाल आग के समान जलते हैं; सोते समय अधिक सर्दी लगती है चाहे आग की अंगीठी ही पास में क्यों न हो; पर्यायक्रम से पसीना आता है और ठंड लगती है।

मात्रा-मूलार्क, 2x, 3x, 6 शक्तियाँ।

(490) कैलोट्रोपिस लैक्टम
Calotropis Lactum
[मदार का गोंद : Glue of Calotropis]

अकन्द, मदार, जिगैंटिक-स्वालो-वूप, अर्क

प्रा. क्र. : ऐस्क्लेपिएडी

इस औषधि को मदार वृक्ष के दूधिया रस या गोंद से तैयार किया जाता है तथा इसका उपयोग उन रोगों में सफलतापूर्वक किया जाता है जिनमें कैलोट्रोपिस जिगैंटिया से लाभ नहीं होता। अतिसार, वमन, दन्तशूल, प्लीहा-विवर्धन, नेत्र रोगों तथा चर्म रोगों में इस औषधि का सफलतापूर्वक उपयोग किया गया है।

मात्रा-3x, 6x शक्तियाँ।

(491) केरिका पपाया
Carica Papaya
[पपीता : Penpay]

पोपैया; पापेण्ड, अरण्ड, खर्गुजा, पोपाई, बोप्पैया; पपाया; कप्पालम, पप्पायम, पपूटन, मेलेनैंबम

प्रथम आद्यक
डा० डी. एन. रे
प्रा.क्र. : पैसीफ्लोरी

नैदानिक-गर्भपात; मन्दाग्नि; नेत्रश्लेष्मलाशोथ (conjunctivitis); विवृद्ध यकृत (enlarged liver); विवृद्ध प्लीहा (enlarged spleen); जरायुविकार (uterine disorders)।

जठरांत्र लक्षण-विवृद्ध यकृत व प्लीहा के साथ ज्वर, मंदाग्नि में दुर्बल पाचन, तथा बिना पचे भोजन का पाखाना, जो थोड़ी-थोड़ी मात्रा में दिन में कई बार होता है; जीभ पर सफेद परत जमी हुई; दूध नहीं पचता। यह उन व्यक्तियों में पाचन-क्रिया बढ़ाती है जिन्हें मांस व दूध हजम नहीं होते।

आँखें-नेत्रों की श्लेष्मकला की पीली विवर्णता।

स्त्री-यह ऋतुस्राव की अनियमिततायें दूर करती है, गर्भाशय को सिकोड़ने में सहायता करती है तथा गर्भाशय मुख पर इसका लेप करने से गर्भपात हो जाता है।

मात्रा-मूलार्क, 1x, 3x शक्तियों के विचूर्ण।

492 सेफालैण्ड्रा इण्डिका

Cephalandra Indica

[तेलकुचा : Telakucha]

प्रथम आद्यक

बिम्बा, कन्दूरी, कि-बिल, एस.सी. घोष

कोरैइ, कबारे-हिन्दी प्रा. क्र. : कुकुरबिटेई

नैदानिक-मधुमेह तथा मूत्रमेह; चर्म रोग; कामला; जलशोथ आदि।

मन-हताश, डरा हुआ; प्रत्येक कार्य से अरुचि; विषादग्रस्त; स्मरणशक्ति का आंशिक ह्रास; अतिसूक्ष्मग्राहिता (मानसिक तथा शारीरिक दोनों रूपों में)।

सिर-चक्कर, जो पेशाब करने के बाद बढ़ता है; दुर्बलता।

आँखें-आँखें में जलन।

चेहरा-चेहरे की जलन।

मुख-मुँह की खुश्की के साथ एक बार में बहुत-सारा पानी पी जाता है।

कण्ठ-कण्ठ की रूक्षता।

भूख-भूख का अभाव।

उदर-आध्मान।

मूत्र-प्रचुर मूत्र; मूत्रत्याग के बाद कमजोरी और थकान; मूत्र में शर्करा; मधुमेह।

मल-हरा-हरा श्लेष्मा; रक्तरंजित तथा मलत्याग से पहले और मलत्याग के दौरान दर्द।

जलन-सारे शरीर में जलन।

नाड़ी-दुर्बल व रुक-रुक कर चलने वाली।

मात्रा-मूलार्क, 1x, 3x शक्तियाँ।

(493) क्लेरोडेण्ड्रन इन्फोर्चुनेटम

Clerodendron Infortunatum

[भट : Bhat]

भंता, घंटाकर्ण, प्रा. क्र. : लेगुमिनोसी
भंदिरा, कड़ी

नैदानिक-पाकशयोपसर्ग।

जठरांत्र-लक्षण-अतिसार के साथ मिचली; कृमि-रोग के कारण उदरशूल; पाखाना पतला, गहरा पीला, झागदार; मिचली प्रमुख लक्षण है, जिसके साथ मुँह में पानी भरता है-लालास्राव।

ज्वर-यकृत एवं प्लीहा-विवर्धन के साथ ज्वर; दोपहर बाद आने वाला ज्वर; आँखें और चेहरे पर जलन महसूस होती है।

मात्रा-मूलार्क, 3x, 6ठी, 30वीं शक्तियाँ।

(494) कोलियस ऐरोमैटिकस

Coleus Aromaticus

[पाषाणभेदी : Pashanbhedi]

हिमसागर, पठारकुची,पत्थर-चू

नैदानिक-सूजाक; मूत्र-विकार।

जठर-मूत्र लक्षण-मूत्रकृच्छ्र (strangury), मूत्ररोध (suppression of urine); सूजाक, साथ ही मूत्रत्याग के दौरान व उसके बाद जलन; मूत्राशयशोथ (cystitis), मूत्राशयिक प्रतिश्याय (vesical catarrh)।

मात्रा-मूलार्क, 2x शक्ति।

(495) साइनोडिन डैक्टिलोन
Cynodin Dactylon
[दूर्बा; दूब : Durba]

हरियाली-घास, ग्रंथी, दूर्वे, गरिके, अरुगू, टल्ला

प्रा. क्र. : ग्रामिनी

नैदानिक-रक्तस्राव; पेचिश; जलशोथ; प्रदर।

रक्तस्राव-रक्तवमन व नासारक्तस्रवण दोनों; रक्तनिष्ठीवन; कट जाने या घाव बन जाने के कारण रक्तस्राव; खूनी बवासीर; दूर्बा का उपयोग प्रभावशाली होता है।

मूत्र एवं जठर-मूत्र लक्षण-मूत्ररोध (retention of urine) अथवा मूत्रदमन (suppression of urine); वृक्काशमरी (vesical calculus); गौण उपदंश (secondary syphilis)।

आँख-प्रतिश्यायी नेत्राभिष्यन्द (catarrhal ophthalmia)।

आमाशय एवं उदर-जीर्णातिसार (chronic diarrhoea); सर्वांगशोफ (anasarca); पित्त-वमन।

मात्रा-मूलार्क, 3x शक्ति।

(496) डेस्मोडियम गैंजेटिकम
Desmodium Gangeticum
[शालपाणि : Shalpani]

प्रथम आद्यक

सारिवान, शालपर्णी, जितानरम

डा० ए. सी. भांदुरी
प्रा. क्र. : लेगुमिनोसी

नैदानिक-ज्वर; सिर दर्द; मस्तिष्कावरणशोथ (meningitis) आदि।

सिर-प्रमस्तिष्क-मेरु-मस्तिष्कावरणशोथ (cerebro-spinal meningitis); सिर दर्द के साथ ऐसा महसूस होता है जैसे सिर को चारों ओर से किसी पट्टी से बांध दिया गया हो।

दर्द-सारे शरीर में नाड़ीशूल जैसी वेदनायें, रीढ़ की हड्डी में दर्द होने के कारण तनकर नहीं बैठ सकता; हाथों तथा पैरों में जलन की अनुभूति तथा चेहरे से गर्मी की चौंध।

ज्ञानेन्द्रियाँ-अनिद्रा, जड़िमायुक्त नींद।

ज्वर-सविरामी अथवा अल्पविरामी ज्वर के साथ अनिद्रा और तंद्रा; ज्वर प्रातः 7 बजे हल्की-सी ठण्ड के साथ आरम्भ होता है और 2-3 घण्टे तक रहता है; चेहरे पर जलन की अनुभूति और गर्मी की चौंध; पसीना होने पर ज्वर समाप्त हो जाता है।

मात्रा-मूलार्क, 3x, 6x, 30वी शक्तियाँ।

(497) इम्बेलिया राइबेस
Embelia Ribes
[भृंग : Bringa]

प्रथम आद्यक

बबेरंग, विडंग, बबुरंग,
कर्कन्निक, वेनविलंगन

बाबू सिरीसचन्द्र घोष
प्रा.क्र. : माइर्सिनी

नैदानिक-बच्चों की औषधि; कृमिनाशक; इसके अलावा अतिसार; मंदाग्नि तथा कृमियों के कारण आध्मान।

मन-विषादग्रस्त; चिड़चिड़ा; डरा हुआ; फूहड़; बेचैन।

नाक-खुजली जैसी अनुभूति, नाक कुरेदता रहता है।

मुख-सूखी जीभ; दांत चबाने की आदत।

आमाशय-आध्मान, अतिसार, मंदाग्नि, तीव्र मिचली; खाना खाने के बाद तुरन्त भारी भूख लग जाती है।

मलाशय-मलांत्र में खुजली; अनपचे भोजन के पाखाने के साथ कृमि।

मूत्र-तीखा, खून के रंग जैसा।

नींद-नींद में जोर से चीख मारता है; बार-बार नींद टूट जाती है।

ज्वर-ज्वर प्रातःकाल आरम्भ होता है और 101-103^{0} फारेनहाइट तक पहुँच जाता है।

टिप्पणी-इसे कृमिध्न भी कहा जाता है, जिसका अर्थ है कृमिमारक।

मात्रा-मूलार्क, 3x, 6वी, 30वीं शक्तियाँ।

(498) फाइकस रिलीजियोसा
Ficus Religiosa
[अश्वत्था : Ashwattha]

प्रथम आद्यक

पिपालां पीपल, सकर्ड-फिग, डा०एस.सी. घोष

अर्शेमरम, अवेयाल, जेरी प्रा.क्र. : मोरेसी

नैदानिक-रक्तस्रावरोधक; खूनी बवासीर; नकसीर; खूनी पेचिश; रक्तनिष्ठीवन (haemoptysis); रक्तवमन; रक्तमेह (haematuria); अत्यार्तव (menorrhagia); रक्तप्रदर (metrorrhagia)।

मन-गति करने से अरुचि, उदास, विषादग्रस्त; शोरगुल के प्रति अत्यन्त असहिष्णु।

सिर-मिचली; चक्कर; कपालशीर्ष में जलन; चक्कर आने के साथ हल्का-हल्का सिर दर्द।

मुख-जीभ सफेद होने के साथ प्रचुर लार।

नाक-नकसीर।

आमाशय-चमकते हुए लाल रक्त का वमन; प्रत्येक प्रकार के खाद्यान्न से भारी अरुचि; आमाशय के अन्दर रूक्षता की अनुभूति।

श्वास-श्वास लेने में कठिनाई; खाँसी; रक्तनिष्ठीवन (haemoptysis)।

मल-खूनी पेचिश।

मूत्र-बार-बार पेशाब होना; पेशाब में खून।

स्त्री-अत्यार्तव (menorrhagia); निचले पेट में प्रसववेदना (bearing down) जैसा दर्द।

मात्रा-मूलार्क, 3x, 6ठी, 30वीं शक्तियाँ।

(499) फाइकस इण्डिका या बंगालेंसिस
Ficus Indica or Bengalensis
[बोट : Bot]

बोर, केले का पेड़, प्रा.क्र. : अर्टिकेसी

वाटा, बार, माड़ी

नैदानिक-फाइकस रिलजियोसा की अपेक्षा इसमें अत्यधिक रक्तस्रावरोधक गुण हैं किसी भी कारण से कण्ठ या मुख से रक्तस्राव होना, लेकिन जब उसका रंग शुद्ध रंक्त जैसा होता है; मल या मूत्र त्याग से पहले रक्तस्राव; रक्तप्रदर आदि।

रक्तस्राव-रक्तस्रावरोधक गुण; बवासीर, मुख या कण्ठ से होने वाले रक्तस्राव को सफलतापूर्वक रोकती है; इसी तरह खूनी पेचिश को भी रोकती है; ऋतुस्राव के दौरान या मलत्याग या मूत्रत्याग से पहले रक्तस्राव होता है; खूनी बवासीर।

मूत्र-सूजाक और मधुमेह, जिसके साथ मूत्रत्याग के दौरान जलन होती है; रक्तमेह (haematuria)।

सार्वदैहिकता-शुक्रनाश के कारण स्नाययिक दुर्बलता; विपुल रक्तस्राव, आदि।

जेन्शियाना चिराता या स्वैर्टिया चिराता

500

Gentiana Chirata or Swairtia Chirata

[**चिराता** : Chirata]

प्रथम आद्यक

नेला-वेरम, किराता-टिक्ला, चिराता

डा० कलीकुमार भट्टाचार्जी

प्र.क्र. : जेंशियानेसी

नैदानिक-ज्वरनिरोधक (antipyretic) या ज्वर मुक्तिकारक; मंदाग्नि के लिए सुनिदर्ष्टि, औषधि; अतिअम्लता; यकृत को क्रियात्मक निष्क्रियता; आध्मान, क्षुधालोप; कृमि रोगादि, जीर्ण ज्वरों की लोकप्रिय औषधि।

मन-मन की मंदता, लेटे रहने की इच्छा।

सिर-सिर की ठण्डक; कनपटियों में धीमा-धीमा दर्द, जो धीरे-धीरे सारे सिर में फैल जाता है।

नाक और आँखें-आँखों में जलन की अनुभूति तथा नथुनों से उत्तप्त चौंध।

कान-कानों के अन्दर हिसहिसाहट।

मुख-प्रातः काल मुँह के अन्दर भद्दा स्वाद और बदबू।

जीभ-जीभ पर पीली-सी परत जमी हुई; भारीपन; बोलने में कठिनाई।

कण्ठ-कण्ठ के अन्दर दर्द महसूस होता है, जो गरम पेय पीने से कम होता है; सूखी तंग करने वाली खाँसी।

उदर-आध्मान; दर्द के साथ यकृत और प्लीहा बढ़े हुए, विशेषकर दायें वृक्क में दर्द; मक्खन व मांस खाने की इच्छा।

मूत्र-लाल रंग का मूत्र; मूत्रत्याग करते समय जलन।

पुरुष-रतिशक्ति की दुर्बलता; हल्का-हल्का वीर्यपात।

वाह्यांग-वाह्यांगों में कसक के साथ दर्द; टांगों में कमजोरी; चलने में कठिनाई।

ज्वर-शीत का प्रकोप लम्बे समय तक बना रहने के साथ पित्त-वमन; उत्तप्तावस्था 3-4 घण्टे तक विद्यमान रहती है, तदुपरान्त पसीना आता है; शीतावस्था समाप्त होने पर गरम पानी पीने की इच्छा।

मात्रा-मूलार्क, 3x, 6ठी शक्तियाँ।

(501) जिम्नेमा सिल्वेस्ट्रे
Gymnema Sylvestre
[मेशरिंगी या गुड़मड़: Mesharingi or Gurmar]

प्रथम आद्यक
ले.कर्नल आर.एन. चोपड़ा
प्रा.क्र. : ऐस्क्लेपिडेसी

मेशा-स्त्रिगा (Ram's horn),
छोटा दुधिलता, शीर्ण-कुरंजा, कवाली

नैदानिक-शर्करानाशक (sugar-killer)-मधुमेह की एक सर्वाधिक उपयोगी औषधि; सर्पदंश का विष नष्ट करने वाली औषधि भी है।

मूत्र-प्रचुर मूत्र, जिसमें अत्यधिक शर्करा रहती है। मूत्रत्याग के बाद रोगी कहता है, ''पेशाब की इतनी अधिक मात्रा जाने के कारण मुझे कमजोरी आ गई।'' रंग सफेद; मात्रा प्रचुर; विशिष्ट गुरुत्व बढ़ा हुआ।

चर्म-सारे शरीर में जलन; मधुमेहज नासूर।

जीभ-अत्यधिक प्यास।

प्रजननांग-रतिशक्ति की दुर्बलता।

मात्रा-मूलार्क, 3x, 6ठी शक्तियाँ।

502 होलर्रहेना एण्टीडाइसेण्टेरिका या राइटिया टिंक्टो
Holarrhena Antidysenterica or Wrightia Tinctio
[कुर्ची : Kurchi]

प्रथम आद्यक

कुटजी, कलुओगा, इन्द्रायण, इन्द्राराजावर, पण्ड्राकुरा, कुर्ची-कुनेसी, तेली-चेरी-छाल

डा० महेन्द्रलाल सरकार
प्रा.क्र. : एपोसाइनेसी

नैदानिक-तरुण एवं जीर्ण पेचिश; ज्वर आदि; ज्वरनिरोधक एवं पेचिशरोधक।

जठरांत्र लक्षण-पेचिश के साथ कमजोरी; कृशता (emaciation); भूख का अभाव; नाभि के चारों ओर शूल प्रकृति की पीड़ा; श्लेष्मा अधिक, रक्त कम।

मात्रा-मूलार्क, 3x, 6x, शक्तियाँ।

503 हाइड्रोकोटाइल एशियाटिका
Hydrocotyle Asiatica
[ठंकुनी : Thankuni]

प्रथम आद्यक

इण्डियन पेनीवॉर्ट, कुरिवन, वल्ला-राइ

डा० बोइलेन
प्रा.क्र. : अम्बेलिफेरी

नैदानिक-कामला की एक सर्वाधिक उपयोगी औषधि; कुष्ठ; चर्म रोग; उपदंश; सूजाक; जलशोथ; प्रदर; श्लीपद (elephantiasis)। यह मूत्रल (diuretic), रेचक (aperient) तथा बलवर्द्धक औषधि है; स्नायुदौर्बल्य एवं शुक्रदौर्बल्य में लाभदायक।

मन-खिन्न; बैरभावना; एकाकीपन की इच्छा; विरक्ति; वाचालता; स्मरणशक्ति की दुर्बलता।

सिर-घुमरी के साथ जड़ता, बाह्य ललाट तंत्रिका (external frontal nerve) में नाड़ी शूल; सिर का पिछला भाग अत्यन्त संवेदनशील।

टिप्पणी-सुश्रुत ने इसे स्मरणशक्ति बढ़ाने के लिये उपयोगी पाया है।

आमाशय-भूख का अभाव, तदुपरान्त अत्यधिक भूख; धूम्रपान से अरुचि।

मलाशय-गुदा में जलन और खुजली; मलांत्र में बोझ।

मूत्र-मूत्रत्याग की निरन्तर इच्छा; स्थिर रहने पर मूत्र कत्थई रंग का हो जाता है; गदला तलछटयुक्त।

पुरुष-वृषण-रज्जुओं (spermatic cords) में खिंचावदार पीड़ा; नपुंसकता; सम्भोग से विरक्ति।

स्त्री-प्रदर; जरायु में भारीपन; भग (vulva), योनि (vagina) तथा जरायुग्रीवा (cervix) लाल; जरायु के अन्दर तेज प्रसव जैसा दर्द।

श्वास संस्थान-स्वरयंत्र की रूक्षता; दुर्बल ध्वनि; बातचीत करने से थक जाता है; श्वासनलियों से श्लेष्मा निकलने में कठिनाई; श्वास उखड़ा हुआ।

हृदय और नाड़ी-हृदय की सिकुड़न; हृदुद्वेष्ट (cardiac spasm); हृदय की अनियमित धड़कन; नाड़ी तेज तथा पूर्ण, नियमित।

चर्म-गोल-गोल धब्बे, जिनके किनारों की पपड़ियाँ ऊपर को उठी रहती हैं; गर्दन, पीठ, छाती में कंगु-विस्फोट (miliary eruptions); नाक की नोक पर खुजली; खाल मोटी और पपड़ियाँ झड़ना; उपदंशज रोग; मुखपाक (stomatitis), चाहे सामान्य छाले हों या उपदंशज दाने हों।

ज्वर-दोपहर बाद कम्पकम्पी; हाथ-पैर ठंडे, मसलने से आराम होता है, लेकिन मसलना बन्द करते ही वे फिर ठंडे पड़ जाते हैं।

मात्रा-मूलार्क, 3x, 6x शक्तियाँ।

504 हाइग्रोफीलिया स्फिनोसा

Hygrophilia Sphinosa

[कुलेखारा : Kulekhara]

इक्षुगंधा, कोकिलाक्षा, तल्माखाना,
गोक्षुरा, तोलिमखाना,
निर्गुविवेरू, गोखुलंजनम

प्रा.क्र. : एकैंथेसी

नैदानिक-सर्वांगशोफ या जलशोफ; सूजाक; अनिद्रा; नपुंसकता; आमवात; प्रदर; विभिन्न प्रकार के चर्म रोग; मूत्र-विकार एवं पथरियाँ, यकृत-रोध के साथ जलशोफ व सर्वांगशोफ।

चर्म-चर्म रोग, जो गर्मी से बढ़ते हैं और ठण्ड से घटते हैं।

ज्वर-मलेरिया के साथ छपाकी। शरीर का तापमान बढ़ने के साथ ही तेज खुजली आरम्भ हो जाती है जो शीत-प्रयोग से कम होती है; ज्वर प्रात:काल प्रकट होता है लेकिन न ठण्ड लगती है न प्यास।

मात्रा-मूलार्क, 3x, 6x, 30वीं शक्तियाँ।

505 जैनोसिया या जैनोसिया अशोका या सराका इण्डिका
Janosia or Janosia Asoka or Saraca Indica
[अशोक वृक्ष : The Ashoka Tree]

प्रथम आद्यक

अशोक, कंकेली, डा० डी. एन. रे

असोक, अशोपल्लव प्रा. क्र. : लेगुमिनोसी

नैदानिक-विभिन्न जरायु रोग; सहज रुदन; उत्तेजित और थका हुआ, कोई काम नहीं करना चाहता; भ्रांत; सूझ-बूझ की कमी; वातोन्मादी (hysterical); अधीर; छोटी-छोटी चीजों से ही संतुष्ट हो जाता है; उखड़ी-उखड़ी नींद। अनिद्रा; यात्रा सम्बन्धी या डरावने सपने।

सिर-जड़ कर देने वाला या रक्तसंलयी सिर दर्द; स्वच्छन्द ऋतुस्राव से दर्द में आराम आता है; नियतकालिक सिर दर्द, जो नहाने से कम होता है; सिर का भारीपन; चक्कर।

आँखें-श्वेतमंडल लाल हो जाने के साथ जलन और खुजली; अश्रुपात; प्रकाशभीति (photophobia); ऊपरी पलकों में गुहेरियाँ; निकट-दृष्टि; हल्का-सा परिश्रम करने से भी आँखों में थकान की अनुभूति।

नाक-नाक से विपुल पनीला स्राव; छींकें; नथुनों में दुखन; नाक में रुकावट; नकसीर।

कान-कानों में दर्द; तेज ठण्ड लग जाने के बाद कम सुनाई देता है।

चेहरा-चेहरा पीला; ताप और लाली का पर्यायक्रम; चेहरे पर फुंसियाँ।

मुख-मुँह सूखने के साथ अत्यधिक प्यास; एक समय में बहुत-सारा पानी पी जाता है; जीभ पर सफेद मोटी या कत्थई रंग की परत जमी हुई; रक्तस्राही मसूड़े; दन्तशूल।

कण्ठ-कण्ठ की लाली के साथ दुखन की अनुभूति; सहज ही ठण्ड लग जाती है; खाँसी।

भूख-खटटी-मीठी चीजें खाने की इच्छा; दूध से अरुचि।

आमाशय-अत्यधिक मिचली, साथ ही कभी-कभी पित्त-वमन; अधिजठर प्रदेश में दर्द; शूल प्रकृति की पीड़ा; भोजन की अनिच्छा; कम खाना खाता है।

उदर-कठोर, फूले हुए उदर के साथ ऊपर-नीचे दौड़ती हवा; शाम को अधिक।

मल-असाध्य मलबद्धता; हर तीसरे-चौथे दिन पाखाना होता है; मलत्याग से पहले दर्द; मलद्वार में दुखन; सूखी या रक्तस्त्रावी बवासीर के साथ खुजली और चीसें; दीर्घकाय, कठोर मल श्लेष्मा से आवृत्त रहता है।

मूत्र - रात को बार-बार, रक्तिम, अल्प एवं अनैच्छिक मूत्राशय; मूत्राशय में दुखन और कमर में दर्द।

पुरुष-सूजे हुए वृषण; वृषण-रज्जु में खिंचावदार दर्द; वृषणकोष में खुजली; सस्वप्न अथवा स्वप्नहीन वीर्यपात।

स्त्री-ऋतुस्राव दब जाने से सिर दर्द; विलम्बित अथवा नियमित ऋतु; ऋतुस्त्राव अल्प, पीला, पनीला; बदबूदार, काला-काला, यौवनारम्भ काल में ऋतुस्राव न होने के साथ सिर दर्द; धड़कन; वातोन्माद के साथ भूख का अभाव।

मलबद्धता-स्वच्छन्द प्रदाह आरम्भ होने पर आराम; अत्यार्तव (menorrhagia); रक्तप्रदर (metorrhagia); विलम्बित ऋतु के कारण अथवा ऋतुस्राव के बदले प्रदर; शिशु-प्रदर (infantile leucorrhoea), एक छोटी-सी लड़की नियमित रूप से उत्तम भोजन करते हुए भी कृशकाय होती चली गई; ऋतुशूल (menstrual colic); ऋतुस्त्राव अल्प मात्रा में होने के कारण सिर दर्द तथा सारे निचले पेट में तेज दर्द।

श्वास संस्थान-तीव्र श्वसन; चलते समय श्वास लेने में कठिाई, जो दोपहर बाद व शाम को अधिक महसूस होती है; कष्टदायक खाँसी।

हृदय-समस्त पुरोहृद्प्रदेश (pericardium) में दर्द; हृदय की तीव्र धड़कन, जो गति करने से, चलने-फिरने से या आगे की ओर मुड़ने से और अधिक महसूस होती है; छाती के आर-पार कसाव की अनुभूति; नाड़ी पूर्ण, कठोर, तेज।

दर्द-पीठ और त्रिकास्थि में दर्द, जो उदर एवं जांघों की ओर फैलता है।

प्रत्यंग-प्रत्यंगों में दुर्बलता की अनुभूति; लघु-संधियों में दर्द; चलायमान दर्द; प्रत्यंगों का सुन्नपन।

ज्वर-प्यासविहीन सर्दी; सूखी गर्मी के साथ बेचैनी; लाल गाल; तमतमाया चेहरा; नाक बहती है।

मात्रा-मूलार्क, 2x, 3x शक्तियाँ।

(506) जस्टिसिया एढाटोडा
Justicia Adhatoda
[वसाका : Vasaka]

प्रथम आद्यक

बैद्यमाता, अरुशा, डा० एस. सी. घोष

एढाटोडै, मालाबार-नट प्रा. क्र. : एकैंथेसी

नैदानिक-खाँसी व सर्दी-जुकाम की प्रत्येक अवस्था में लाभप्रद। कहा जाता है कि यदि वसाका अपने विरोहक गुणों का प्रदर्शन करे, तो चाहे कैसी भी खाँसी क्यों न हो, रोगी की मृत्यु नहीं हो सकती।

मन-हतोत्साह; वाह्य-प्रभाव के प्रति अति-संवेदनशील; अधीर; बातचीत करने की अन्चिछा।

सिर-माथे के ऊपर जलन की अनुभूति; सिर में भारीपन व पूर्णता; तप्त अनुभूति; सिर के दोनों ओर स्पन्दन (pulsation)।

चेहरा-आँखों के चारों ओर पीले-नीले छल्ले।

मुख-सूखी जीभ के साथ ठण्डे पानी की अत्यधिक प्यास।

मल-असाध्य मलबद्धता।

श्वास संस्थान-फेफड़ों में सिकुड़नशील दर्द; छाती के आर-पार कसाब; खाँसते समय सारा शरीर काँपता है व तीब्र श्वासकष्ट के बाद खूनी बलगम आता है और श्वास उखड़ जाता है; बलगम पीला, सूखा व जंग जैसा रहता है; बाई ओर लेटने पर रोगी की हालत खराब हो जाती है; उरोस्थि-प्रदेश से सूखी खाँसी; खराश; खाँसी के साथ छींकें; दमा जैसे आक्रमण; रोगी किसी बन्द गर्म कमरे के अन्दर नहीं रह सकता; काली खाँसी।

ज्वर-रोज शाम को शीत की प्रधानता बनी रहती है व रात को पसीना होता है; फुफ्फुस-क्षय (consumption) तथा फेफड़ों के अन्य रोगों में भी उपयोगी पाई जाती है, जिनके साथ खाँसी और हल्का-हल्का बुखार बना रहता है।

मात्रा-3x, 6x व 30 वीं शक्तियाँ।

507 जस्टिसिया रुब्रम
Justicia Rubrum
[रक्त वसाका : Rakta Vasaka]

जस्टिसिया रुब्रम तब सर्वाधिक लाभ देती है जब जस्टिसिया एढाटोडा असफल सिद्ध हो जाती है तथा अत्यधिक खूनी बलगम आता है व खूनी वमन होता है (जैसा कि क्षय रोग की अवस्था में पाया जाता है)। **यह रक्तनिष्ठीवन की भी एक अत्यन्त उपयोगी औषधि है।**

मात्रा-मूलार्क, 3x, 6ठी शक्तियाँ।

508 ल्यूकस आस्पेरा
Leucas Aspera
[द्रोण : Drona]

द्रोणपुष्पी, दण्डकलस, गुल्डेरा, कुलन्नाफूल, कुमकी

प्रा. क्र. : लैविएटी

नैदानिक-सविराम ज्वर; दमायुक्त खाँसी; पेचिश; कामला; यकृत एवं प्लीहा बढ़े हुए; विषाक्ता, पशुओं द्वारा काट दिये जाने के कुफल; चर्म रोग आदि।

सर्पदंश-सर्पदंश की अवस्था में दंशग्रस्त भाग पर मूलार्क लगाना चाहिये व उसे दवा के रूप में पिलाया भी जाना चाहिये। इसमें 10-10, 15-15 बूँदें, 15-15, 20-20 मिनट बाद तब तक देते रहना चाहिये जब तक रोगी की हालत में कुछ सुधार नहीं हो जाता। **बिच्छू द्वारा डंक मार दिये जाने पर भी इसी तरह इसका सफलतापूर्वक उपयोग करने से तुरन्त ही जलन व दर्द गायब हो जाता है।**

मात्रा-2x,3x शक्तियाँ।

(509) लुफ्फा अमारा
Luffa Amara
[टिटपोला : Titpola]

प्रथम आद्यक

धमर्जाब, टिटपोला

डा०एस.सी. घोष

प्रा.क्र. : कुकुरबिटेसी

नैदानिक-विवृद्ध प्लीहा; ज्वर; यकृत की रक्तसंकुलता। **इसका उपयोग एक बलवर्द्धक औषधि के रूप में भी किया जाता है।**

मन-अधीर।

मुख-सूखा रहने के साथ अत्यधिक प्यास; मुँह का कड़वा स्वाद।

मल और वमन-पतला पाखाना होता है, हर पन्द्रह मिनट बाद चावलों के माँड जैसा; वमित पदार्थ पनीला या पित्त जैसा, अथवा कभी-कभी श्लैष्मिक, जो हर आधे घण्टे के बाद होता है; कभी-कभी एक साथ ही अतिसार और वमन की अवस्था उत्पन्न हो जाती है।

अनुभूति-सारे शरीर में जलन की अनुभूति, कभी-कभी ठण्ड लगने के साथ।

नाड़ी-उखड़ी हुई, दुर्बल नाड़ी।

शरीर-पसीने से ठण्डा।

मात्रा-मूलार्क, 3x, 6x शक्तियाँ।

(510) लुफ्फा बिंडल
Luffa Bindal
[घोसलता : Ghosalata]

देबडाली, कोशातकी

प्रा. क्र. : क्यूकरबिटेसी

नैदानिक-जीर्ण विषम ज्वर (chronic malarial fever); पित्ताश्मशूल (gall-stone colic) जलशोथ; तरुण एवं जीर्ण नासा-प्रतिश्याय (acute and chronic nasal catarrh); विवृद्ध यकृत एवं प्लीहा। यह बवासीर पर सफलतापूर्वक नियंत्रण करती है। (कुछ लेखक बवासीर के मस्सों पर इसका बाहय प्रयोग करने का सुझाव भी देते हैं।)

उपयोगिता-उन रोगियों को इस औषधि से सर्वाधिक लाभ होता है जो शीत के प्रति अत्यन्त सुग्राही (susceptible) होते हैं या मौसमी परिवर्तन से जिनके कष्ट बढ़ जाते है अथवा जिन्हें बार-बार सर्दी-जुकाम हो जाता है।

मात्रा-मूलार्क, 3x, 6वी शक्तियाँ।

511 मेनिस्पर्मम
Manisparmum
[रक्तकंथालिया : Raktakanthalia]

नैदानिक-अत्यार्तव (menorrhoea)।

मन-निराश।

सिर-सिर में चक्कर आने के साथ कानों में घंटी बजने जैसी आवाज।

रक्तस्त्राव-ऋतुस्राव के दौरान विपुल रक्तस्राव; अत्यिधक रक्तस्राव होने के कारण रोगी अत्यन्त दुर्बल हो जाता है; जरायु से रक्त का रिसाव जारी रहता है तथा गति करने से उसमें वृद्धि होती है। रक्त चमकता हुआ लाल और थक्केदार होता है; विपुल रक्तस्राव; निचले पेट में दर्द; प्रसव के बाद अत्यधिक रक्तस्राव।

मात्रा-मूलार्क, 3x, 6x शक्तियाँ।

512 निक्टैंथेस आर्बोट्रिस्टिस
Nyctanthes Arbotristis
[शेफालिका : Shephalika]

सियूली, हरसिंगार

प्रथम आद्यक
डा० एस.सी. घोष
प्रा.क्र. : ओलिएसी

नैदानिक-अल्पविरामी ज्वर; आमवात; गृध्रसी (sciatica);, मलबद्धता; सिर दर्द।

मन-अधीर; बेचैन।

सिर-हल्का-हल्का सिर दर्द; घुमरी।

मुख-जीभ पर मोटी सफेद या पीली परत जमी हुई।

आमाशय-आमाशय के अन्दर जलन की अनुभूति, जो शीत-प्रयोग से कम होती है; प्रचुर पित्त-वमन के साथ मिचली।

उदर-यकृत प्रदेश में दुखन; संवेदनशील; यकृत में सुई चुभने जैसी अनुभूति।

मल-कोष्ठबद्धता, पित्त-पाखाना होने के साथ मिचली।

मूत्र-गाढ़े रंगा का मूत्र।

ज्वर-शीत व ताप से पहले और उनके दौरान न बुझने वाली प्यास; मिचली भी हो सकती है; कुछ पीने से वमन हो जाता है।

मात्रा-मूलार्क।

(513) ओसीमस कैरियोफिल्लैटम
Ocimum Caryophyllatum
[दुलाल तुलसी : Dulal Tulsi]

नैदानिक-शुक्रमेह (supermatorrhoea); सूजाक; रक्तमेह (haematuria); खूनी पेचिश।

मूत्र-बार-बार पेशाब आता है; मूत्रत्याग के दौरान अत्यधिक जलन होती है; पेशाब के साथ पीब आती है; रक्तमेह, वृक्क, मूत्राशय तथा मूत्रमार्ग पर सुनिश्चित क्रिया करती है। सूजाक की प्रथमावस्था में जब मूत्रत्याग के दौरान अत्यधिक जलन होती है और मूत्र में पीब मिली रहती है।

मात्रा-मूलार्क, 3x, 6x शक्तियाँ।

(514) ओसीमस सैंक्टम
Ocimum Sanctum
[तुलसी : Tulsi]

प्रथम आद्यक
डा० मूरे
प्रा. क्र. : लैबिएटी

विष्णुप्रिया, तुलसी, दिव्या,
भारती, कृष्ण-मूल, काला तुलसी,
शिव तुलसी, होली बेसिल

नैदानिक-दमा, सर्दी; जुकाम; ठण्ड; खाँसी; ज्वर। **डा० मूरे ने कृमिविनाशों के लिए इसे सर्वाधिक उपयोगी बताया है।**

मन-भुलक्कड़, एकाग्रचित नहीं हो पाता; अस्थिर; बच्चा रोता है, जिद करता है, बिस्तरे पर लेटना पसन्द नहीं करता; अवसन्नता (prostration); तन्द्रा (drowsiness); उत्तर देते-देते नींद आ जाती है।

सिर-सिर दर्द; सिर भारी, तपकनयुक्त, जैसे उसके अन्दर नाखुन गाड़े जा रहे हों, दबाव से आराम; चक्कर, चलते समय अधिक, सिर को कसकर बांधने से कम; कपालशीर्ष में गर्मी, उसके ऊपर ठण्डा पानी डालने से तथा पंखा करने से आराम आता है।

आँखें-दर्द, लाली; नाक की सर्दी के कारण आँखें से अश्रुप्रवाह; आँखें दुखना; किसी चीज को एकटक देखते रहने से आँखों के आगे कोहरा-सा छा जाता है।

कान-कानों में आवाजे; तेज ध्वनि अत्यन्त कष्टदायक महसूस होती है। कानों से पनीला स्राव; कान से बदबूदार पीव; कम सुनाई देता है; कानों में गर्मी की तमतमाहट।

नाक-नाक की सर्दी के साथ छींके; नाक से सफेद या पीला स्राव; नथुनों के अन्दर घाव; नकसीर।

चेहरा और मुख-चेहरा पीला या लाल; होंठ चमकते हुए लाल; पनीली लार; स्वाद पीव जैसा और कड़वा; मुँह के अन्दर छाले; **जीभ चमकती हुई लाल रहती है या किनारे लाल रहते हैं, किन्तु बीच वाले भाग में मोटी परत जमी रहती है**; होंठ सूखे और काले, जैसे जल गये हों।

कण्ठ-कण्ठ में दर्द होने के साथ निगलने में कठिनाई, खाँसते समय दर्द,खराश।

वक्ष-खाँसते या छींकते समय छाती में दर्द; दमा की अवस्था में बिस्तरे पर शांत नहीं लेट सकता; उरोस्थि के बीचों-बीच दर्द।

आमाशय एवं उदर-आध्मान (flatulency); डकारें; हिचकी; उदर के अन्दर गड़गड़ करती ध्वनि; भूख का अभाव; उदर के अन्दर भारीपन, जो मलत्याग के बाद भी कम नहीं होता; यकृत या प्लीहा में मरोड़युक्त दर्द।

ज्वर-इंफ्लुएंजा एवं उन ज्वरों की सर्वाधिक उपयोगी औषधि है, जिनके साथ खाँसी होती है; शरीर में तेज दर्द; अस्थि-वेदनायें; पेशियों की दुखन व भयंकर सिर दर्द; आंत्रिक-ज्वर के साथ शीतकम्प; सारे शरीर में जलन की अनुभूति; प्रलाप; तन्द्रा और गहन मूर्च्छा की अवस्था।

मल-विपुल, दुर्गन्धित, श्लैष्मिक या रक्तिम, पीला या हरा मल; तेज बुखार में निरंकुश (involuntary); बरसाती मौसिम या शरद ऋतु के दौरान अतिसार।

मूत्र-बच्चों में असंयतमूत्रता (involuntary urination); मूत्रत्याग के दौरान जनल; मूत्रत्याग की बार-बार इच्छा।

स्त्री-दुर्गन्धित सूतिस्राव लम्बी अवधि तक गतिशील रहता है; प्रसव के बाद विपुल रक्तस्राव; प्रदर।

मात्रा-मूलार्क, 3x शक्ति।

(515) ओल्डनलैंडिया हर्बेसिया
Oldenlandia Herbacea
[खेतपापड़ा : Khetpapra]

प्रथम आद्यक

क्षेत्र-पर्पटा, दामन-पापड़, वेरो-नेला	डा० पी. पी. विश्वास
वेमू, पोरिएंगो, कजूरी,	प्रा. क्र. : रूबिएसी
द्विपुष्पी, भारतीय मदार	

नैदानिक-ज्वरों का मंदरूप, पाचन-विकार; स्नायविक निराशा; कामला आदि।

ज्वर-सुबह-सबेरे शरीर का तापमान बढ़ने के साथ सर्दी, प्यास, सिर दर्द और सारे शरीर में जलन की अनुभूति। ज्वर की तीव्रता धीरे-धीरे मंद होती चली जाती है। ज्वर अल्पविरामी या सविरामी जो पित्त-लक्षणों के साथ प्रकट होते हैं। ज्वर एक दिन अत्यन्त तीव्र रूप में प्रकट होता है, किन्तु दूसरे दिन हल्के रूप में प्रकट होता है।

जठरांत्र लक्षण-पित्त-वमन; पित्तातिसार।

मात्रा-मूलार्क, 3x, 6x, 30वीं शक्तियाँ।

(516) रौवोल्फिया सर्पेंटिना
Rauwolfia Serpentina
[चन्द्रा : Chandra]

सर्पगंधा, चन्द्रिका, चन्द्रा, छोटाचांद, धनमर्ण, धनबरुआ, कोवन्नामिलपोरी, पातालगंधी

प्रा.क्र. : एपोसीनेसी

नैदानिक-उच्च रक्तस्राव; केन्द्रीय स्नायु जाल की उत्तेजित अवस्था; पागलपन; प्रचण्ड उन्मादी लक्षण। प्रसूति ज्वर। उच्च रक्त दाब की अवस्था में बाहिकाओं में किसी प्रकार का एथिरोमी (atheromatous) परिवर्तन नहीं पाया जाता। यह एक उत्तेजनाहर औषधि का कार्य भी करती है।

मात्रा-मूलार्क।

(517) सोलेनम जैंथोकार्पम
Solanum Xanthocarpum
[कांतिकारी : Kantikari]

कांतिकारी, निदिग्धिका, कटेले, भुर्रिग्नी, वरुम्लिया, कंदन-कत्तीरी पिन्ना-मुलाका

प्रा. क्र. : सौलानेसी

नैदानिक-इन रोगों की एक सर्वोत्तम औषधि है-खाँसी के साथ खराश; सर्दी-जुकाम के साथ ज्वर; छाती में दर्द; श्वास-रोगों के साथ स्वरलोप; श्वासनलियों सम्बन्धी निमोनिया; मूत्ररोध, **श्वासनलियों के प्रदाह तथा दमा की रामबाण औषधि**। सुनिश्चित रूप से एक चेचकरोधी औषधि।

श्वास संस्थान-खाँसी के साथ खराश; श्वासनलियों का प्रदाह; निमोनिया; श्वासनलियों सम्बन्धी निमोनिया; दमा; आदि।

ज्वर-ज्वर के साथ प्यास; भोजन से अरुचि; सारे शरीर में जलन की अनुभूति एवं दर्द।

मूत्र-सिकुड़न, मूत्ररोध अथवा मूत्रदमन और मूत्रपथरी।

मात्रा-मूलार्क, 2x, 3x शक्तियाँ।

(518) साइजीजियम जम्बोलीनम
Syzygium Jambolinum
या
यूजेनिया जम्बोलीना
Eugenia Jambolina
[काला जाम : Kala Jam]

नीलफल, जामन, जम्बुदो, नकरेदू,
नगुम, नविल, नवल, नेरालू, सित्तलचीनी, प्रा. क्र. : माइर्टेसी
जम्बुल, ब्लैक प्लम

नैदानिक-मधुमेह तथा बहुमूत्र रोग; घमौरियों जैसे दाद; फुंसियाँ; खुजली; कृशता; दुर्बलता।

मूत्र-मधुमेह तथा बहुमूत्र रोग; अत्यधिक प्यास तथा हर दो घण्टे बाद प्रचुर मूत्रस्राव। **मूत्र में शर्करा घटाने तथा उसे पूर्णतया विलुप्त करने में अन्य कोई औषधि इतनी सक्षम नहीं है।**

चर्म-शरीर के ऊपरी भाग में घमौरियों जैसे दाने; छोटी-छोटी व लाल-लाल फुंसियाँ, जिनमें तेज खुजली होती है; त्वचा के पुराने घाव; मधुमेहज व्रणग्रस्तता (diabetic ulceration); त्वचा के पुराने घाव; जिनका आधार सम्भवत: मधुमेह-मूलक होता है।

मात्रा-मूलार्क, 2x, 3x शक्तियाँ।

(519) टर्मिनैलिया अर्जुना
Terminalia Arjuna
[अर्जुन : Arjun]

प्रथम आद्यक
वेल्लैमरुदमरुम, डा०एस.सी. घोष
शार्दूल, सजादन प्रा. क्र. : कॉम्ब्रार्टसी

नैदानिक-हृदय रोग, आंगिक एवं क्रियात्मक दोनों; हृच्छूल (angina pectoris); घुटन, घुमरी, हड्डी टूट जाने पर, गिर जाने के कारण सारे शरीर में दर्द होने तथा सभी प्रकार के नीललांछनों में यह औषधि अचूक क्रिया करती है। शुक्रमेह (spermatorrhoea) तथा सूजाक में भी यह लाभदायक होती है।

मन-स्नायविक।

सिर-चक्कर।

कान-कान के अन्दर घण्टी बजने जैसी आवाज।

मुख-मुँह का कड़वा स्वाद।

मूत्र-मूत्र की अल्प मात्रा।

हृदय-धड़कन, हृच्छूल (angina pectoris); हृदय में दुर्बलता और दर्द।

मात्रा-मूलार्क, 3x शक्ति।

(520) टर्मिनैलिया चेबुला
Terminalia Chembula
[हरीतकी : Haritaki]

प्रथम आद्यक

अभय, पथ्य, हर, हरारा, हरड़ — डा०बी.दत्ता

हिर्दा, हर्दा, कडाकैई, कडुत-की (वृक्ष), — प्रा. क्र. : कॉम्ब्राटैसी

कडुत-केपिंजी (फल), कड़क, कुर्का (वक्ष)

नैदानिक-खूनी बवासीर; अतिसार; जीर्ण पेचिश; मलबद्धता; उदरशूल (पैत्तिक); सिर दर्द; घुमरी; जलशोफ तथा कतिपय चर्म रोगों में यह लाभप्रद पाई जाती है।

मन-विरक्त, अनायास मिजाज बिगड़ने के साथ अविराम जम्भाई।

सिर-रात-दिन सिर चकराता है तथा सूरज की तेज किरणों से कष्ट बढ़ता है; हिलने-डुलने तथा कठोर दबाव दिये जाने से भी अधिक चक्कर आते हैं तथा ठण्ड़े पानी से नहाने से, शाम को, सूखी ठण्डी हवा से, सोने से तथा खाने से आराम आता है।

मुख-प्रचुर लारस्राव के साथ ठण्डे पानी की तीव्र प्यास; ऊपर वाले जबड़े में रूखेपन की अनुभूति; मसूड़े सूजे हुए व कठोर; दुर्गन्धित डकार।

जीभ-थुलथुली, सूखी; जीभी की अगली नोक पर कत्थई रंग की परत; जीभ दर्दनाक व कच्ची-कच्ची।

आमाशय-आमाशय के अन्दर पूर्णता की अनुभूति।

दर्द-कमर में तेज दर्द, जो बैठने से बढ़ता है तथा बिस्तरे में लेटने या सोने से कम होता है; गर्दन के पिछले भाग में दर्द; दाईं छाती या हत्तप्रदेश में दबाव के साथ दर्द।

मल-मलत्याग की बार-बार इच्छा होती है किन्तु बड़ी तेजी के साथ अत्यल्प पाखाना होता है या कुछ भी नहीं निकलता; मलत्याग के दौरान पसीना; दबावयुक्त दर्द; मलांत्र में खुजली व

पूर्णता की अनुभूति। अतिसार की अवस्था में अत्यल्प पाखाना होता है जिसमें आँव मिली रहती है; आध्मान के साथ आमाशय में जलन। मलद्धता में अल्प मात्रा में कठोर मल।

मूत्र-मूत्र की अल्पमात्रा; रात को बार-बार मूत्रत्याग के लिए जाना पड़ता है।

वाह्यांग-त्रिकोणिका पेशियों (deltoid muscles) में दर्द; खुजली, जो खुजाने से कम होती।

नाड़ी-तेज, अनियमित, कठोर या कभी-कभी दुर्बल।

श्वास संस्थान-गर्म, गहरा श्वास।

मात्रा-मूलार्क, 3x, 6x, 30 वीं शक्तियाँ।

(521) टिनोस्पोरा कॉर्डिफोलिया
Tinospora Cordifolia
[गुलंचा : Gulancha]

निंजारा, गुलुची, गुरुची, गिलो, गुलरिच,
गुलवली, घारोल, गुला-वेली, शिंदिल, कोडी,
टिप्पा-टिज, अमृतबेल, हार्ट-लीव्ड, मून-सीड

प्रा. क्र. : मेनिस्पर्मेसी

नैदानिक-शुक्र-दौर्बल्य (seminal debility); ज्वर, विशेष रूप से सविरामी ज्वर; कामला; प्लीहोपसर्ग (splenic affections); कुष्ठ; प्रदर; आमवात; चर्म रोग; गौण उपदंश (secondary syphilis); जनन-मूत्र विकार, जैसे सूजाक, मूत्रकृच्छ्र आदि।

ज्वर-तरुण अथवा जीर्ण मलेरिया; ज्वर दोपहर बाद ठण्ड व कम्पकम्पी; पित्त-वमन व प्यास और सिर दर्द के साथ आरम्भ होता है; जीर्ण मंद ज्वरावस्था के साथ सूजाक का इतिहास तथा वीर्यनाश के कारण दुर्बलता; कुनीन का दुष्प्रभाव, जिसके कारण निरंतर ज्वर बना रहता है, साथ ही हाथों तथा चेहरे पर जलन होती है; कामला आदि।

मूत्र-मूत्रत्याग की बार-बार इच्छा होती है किन्तु बहुत कम पेशाब आता है व पेशाब करते समय जलन होती है; मूत्र के साथ पीब मिली रहती है।

हृदय-हृदय की तीव्र धड़कन।

मात्रा-मूलार्क, 2x, 3x, 6 शक्तियाँ।

(522) ट्रिकोसैंथेस डाइयोआ
Trichosanthes Dioiua
[पटल : Patal]

प्रथम आद्यक

पटोला, पर्वर, पलवल, कोम्बू-पुडालैई, कम्मू-पोटला, वाइल्ड, स्नेकगौर्ड

डा०पी.पी. विश्वास
प्रा.क्र. : क्यूकरबिटेसी

नैदानिक-जीर्ण मलेरिया ज्वर; काला-आजार; मिचली व वमन।

मन-निराश।

सिर-बिस्तरे में लेटते समय चक्कर; ज्वर के दौरान तेज सिर दर्द।

आँखें-पीला रंग, फैली हुई पुतलियाँ।

मुख-प्यास, साथ ही कण्ठ की रूक्षता; चिपचिपी लार; भद्दा स्वाद; मुँह के अन्दर बार-बार पानी भर जाता है; मुँह का कड़वा स्वाद।

कण्ठ-कण्ठ दाहक।

वमन, डकार व हिचकी-मिचली व वमन के साथ पेट फूला हुआ। वमन में रेशेदार श्लेष्मा निकलता है, जो कभी-कभी रक्तरंजित रहता है; पानी पीने के बाद डकार और वमन।

भूख-अत्यधिक भूख, सुबह के वक्त कुछ-न-कुछ अवश्य खाना पड़ता है; ठण्डी चीजें खाने की तीव्र लालसा।

जलन-सारे शरीर में जलन की अनुभूति के साथ प्यास।

उदर-उदर के अन्दर खालीपन की अनुभूति; बेचैनी; प्रातः 11 बजे गर्मी की अनुभूति। यकृत एवं प्लीहा बढ़ जाने से दर्द महसूस होता है, जो छींकने, खाँसने, गति करने आदि से बढ़ जाता है।

मल-प्रचुर, हरा-पीला, तरल, पित्त एवं श्लेष्मा के साथ; खूनी पाखाना, बार-बार पाखाना होने से बुरी तरह थक जाता है; मलद्धार में चीस मारता दर्द।

मूत्र-अल्प, लाल रंग का मूत्र; मूत्ररोध के साथ अतिसार तथा वमन।

निम्नांग-निम्नांगों की सूजन।

ज्वर-11-12 बजे सर्दी लगने के साथ आरम्भ होता है; ज्वरावस्था के दौरान सारे शरीर में जलन; तापमान बढ़ने के साथ सिर दर्द, प्यास आदि। उग्र ज्वर के साथ वमन, मिचली, मुख-प्रसेक (water-brash); अगले दिन ज्वर की तीव्रता और अधिक बढ़ जाती है। उन सभी ज्वरावस्थाओं में निर्दिष्ट होती है जिनमें पित्त-लक्षणों की प्रमुखता पाई जाती है। सिर दर्द, मुख-प्रसेक तथा मिचली वे प्रमुख लक्षण हैं जो इस औषधि को व्यवहार में लाने का निर्देश देते हैं। जीर्ण ज्वरावस्थाओं में यकृत एवं प्लीहा बढ़ जाते हैं।

मात्रा-मूलार्क, 3x, 6x, 30वीं शक्तियाँ।

(523) वर्नोनिया अंथेलमिंटिका

Vernonia Anthelmintica

[सोमराज : Somraja]

वाकुची, सोमराज, वाकची,
काली-जीरी, कड़वी जीरी,
कट्टू-शिरंगम,
अदावी-जिलकारा

प्रा. क्र. : कम्पोजिटी

नैदानिक-यह औषधि कृमिनिरोधक गुणों से सर्वसम्पन्न है और सूत्रकृमि रोगों में प्रभावशाली क्रिया करती है। कृमि-विकारों के कारण उत्पन्न होने वाले रोगों में भी यह लाभदायक है, जैसे रात को बिस्तरे में पेशाब करना, दांत पीसना आदि।

मात्रा-मूलार्क, 3x शक्ति।

♦-♦-♦

गूढ़ क्रिया करने वाली औषधियों का वर्ण-क्रम

नोटः - पुराने रोगों में औषधियों का क्रियाकाल यथार्थरूप से निर्धारित करना असम्भव है क्योंकि औषधि की क्रिया रोग की प्रकृति पर निर्भर होती है किंतु पाठकों की सुविधा के लिए यहाँ क्रिया का लगभग समय दिया जाता है।

ऐन्टि-सोरिक	ऐन्टि-सिफिलिटिक	ऐन्टि-साइकोटिक	क्रिया काल
		अरेनिया	
आर्ज-मेट		आर्ज-मेट	30 दिन
आयोड		आयोड	30-40 दिन
आरम-मेट	आरम-मेट	आरम-मेट	50-60 दिन
	आर्स-आयोड		
आर्सेनिक	आर्सेनिक	आर्सेनिक	60-90 दिन
एपिस		एपिस	
ऐगारिकस			40 दिन
ऐनाकार्डियम		ऐनाकार्डियम	30-40 दिन
ऐन्टि-क्रूड		ऐन्टि-क्रूड	40 दिन
		ऐन्टि-टार्ट	20-30 दिन
ऐमोन-कार्ब			40 दिन
ऐमोन-म्यूर			20-30 दिन
ऐलूमिना			40-60 दिन
	ऐसाफेटिडा		20-30 दिन
कार्बो-ऐनि	कार्बो-ऐनि	कार्बो-ऐनि	60 दिन
कार्बो-वेज	काबो-वेज	कार्बो वेज	60 दिन
कास्टिकम		कास्टिकम	50 दिन
		कैमेमिला	20-30 दिन
कैलि-आयोड	कैलि-आयोड	कैलि-आयोड	20-30 दिन
कैलि-कार्ब		कैलि-कार्ब	40-50 दिन
कैलि-फास			
कैलि-बाइ	कैलि-बाइ	कैलि-बाइ	30 दिन
कैल्क-कार्ब		कैल्क-कार्ब	60 दिन
कैल्क-फास		कैल्क-फास	60 दिन
		कैल्क-सल्फ	45 दिन

कैल्मिया		कैल्मिया	7-14 दिन
कोनायम		कोनायम	30-50 दिन
क्यूप्रम-मेट			40-50 दिन
	क्रोटेलस		30 दिन
क्लिमैटिस		क्लिमैटिस	14-20 दिन
ग्रैफाइटिस	ग्रैफाइटिस	ग्रैफाइटिस	40-50 दिन
जिंक्म			30-40 दिन
टयूबर्क्यूमिनम			
डल्कैमेरा		डल्कैमेरा	30 दिन
	थूजा	थूजा	60 दिन
		नक्स-वम	1-7 दिन
	नाइट्र-ऐ	नाइट्र-ऐ	नाइट्र-ऐ
40-60 दिन			
नाट्रम- कार्ब			30 दिन
		नेट्रम-फास	
नेट्रम-म्यूर	नेट्रम-म्यूर	नेट्रम-म्यूर	40-50 दिन
	नेट्रम-सल्फ	नट्रम-सल्फ	30-40 दिन
		पल्स	40 दिन
पेट्रोलियम	पेट्रोलियम	पेट्रोलियम	40-50 दिन
प्लम्बम			20-30 दिन
प्लैटिनम			35-40 दिन
	फाइटोलक्का	फाइटोलक्का	
फास्फोरस	फास्फोरस		40 दिन
फास-ऐसिड	फास-ऐसिड		40 दिन
फेरम-मेट		फेरम-मेट	50 दिन
फ्लोर-ऐसिड	फ्लोर-ऐसिड	फ्लोर-ऐसिड	30 दिन
	बेज़ायक-ऐसिड		
बैरा-कार्ब		बैरा-कार्ब	40 दिन
बोरैक्स		बोरैक्स	30 दिन
		ब्रायोनिया	7-21 दिन
	मर्क्यूरियस	मर्क्यूरियस	30-60 दिन
	मर्क-आ-फ्ले		
	मर्क-आ-रू		

	मर्क-कार		
	मर्क-सल्फ		
		मिलेफोलिथम	1-3 दिन
मेज़ेरियम	मेज़ेरियम	मेज़ेरियम	30-60 दिन
		मेडोराइनम	40 दिन
मैगेनम			40 दिन
मैग्ने-कार्ब			40-50 दिन
मैग्ने-म्यूर			40-50 दिन
म्यूरि-ऐसिड			35 दिन
		यूफ्रेशिया	7 दिन
रूटा			30 दिन
रूमेक्स			
लाइकोपोडियम	लाइकोपोडियम	लाइकोपोडियम	40-50 दिन
	लैक-कैन		
लैकेसिस	लैकेसिस	लैकेसिस	30-40 दिन
सल्फर	सल्फ़र	सल्फर	40-60 दिन
सल्फ-ऐसिड			30-40 दिन
साइलीशिया	साइलीशिया	साइलीशिया	40-60 दिन
सार्सा	सार्सा	संार्सा	35 दिन
		सिकेल	20-30 दिन
सिपिया		सिपिया	40-50 दिन
	सिफिलिनम		
		सेलेनियम	40 दिन
		सैबा	20-30 दिन
सोरिनम		सिपिया	30-40 दिन
	स्टिलिङ्गिया		
	स्टैफिसैग्रिया	स्टैफिसैग्रिया	20-30 दिन
स्ट्रैमोनियम			
स्पंजिया			20-30 दिन
हाइड्रा स्टिस			
हिपर-सल्फ	हिपर-सल्फ	हिपर-सल्फ	40-50 दिन

औषधियों का पारस्परिक सम्बन्ध और उनकी क्रियावधि

प्रमुख औषधि (संक्षिप्त नाम सहित) (1)	पूरक औषधियां (2)	उत्तम क्रिया करने वाली उत्तरगामी औषधियां (3)	प्रतिकूल औषधियां (4)	प्रतिकारक औषधियां (5)	क्रियावधि (6)
अम्बा ग्रीसिया (अम्ब्रा)	....	पल्स, लाइको, सल्फ, सीपि	....	काफि, कैम्फ, कैमा, नक्स, पल्स, स्टैफि	40 दिन
अमोनियम कार्बोनिकम (अमो का)	....	पल्स, फास्फो, ब्रायो, बेला, रस, लाइको, वेराट्र, सल्फ, सीपि	लैके	आर्नि, कैम्फ, हीपर	40 दिन
अमोनियम म्यूरिएटिकम	....	एण्टि-क्रू, काफि, नक्स, पल्स, फास्फो, मर्क्यू, रस, सैनीक्यू	....	काफि, नक्स, हीपर	20–30 दिन
असाफीटिडा (असाफी)	....	एसिड-सल्फ्यू, यूफो	....	कास्टि, कैम्फ, चाय, पल्स, म्कर्यू, वैले	20–40 दिन
असारम यूरोपियम (असार)	....	कास्टि, चाय, पल्स, बिस्मथ, मर्फ्यू, साइली	....	एसिड-असे, कैम्फ	8–14 दिन
आयोडम (आयोड)	बादि, लाइको	आर्जे-नाइं, ऐकोना, कल्के-फास्फो, काली-ब्रोमे, पल्स, फास्फो, मर्क्यू, लाइको	....	आर्से, एपिस, एण्टि-टार्टे, ऐकोना, ओपि, कैम्फ, काफि, ग्रैफा, ग्रैशि, चाय, चिनि-सल्फ्यू, थूजा, फास्फो, फेरम, बेला, स्पांजि, सल्फ, हिपर	30–40 दिन
आर्जेण्टम मेटालिकम (आर्जे में)	....	कल्के, पल्स, सीपि	....	मर्क्य, पल्स	30 दिन

आर्जेण्टम-नाइट्रिकम (आर्जे-ना)	....	कल्के, काली-कार्बो, पल्स, ब्रायो, मर्क्यू लाइको, वेराट्र, स्पाइजी, स्यांजि, साइली, सीपि	....	आर्से, कल्फे, नेट्रू-म्यूरि, पल्स, फास्फो, मर्क्यू, रस,लाइको, सल्फ, साइली, सीपि	30 दिन
आर्निका (आर्नि)	इपिका, एकोना, रस, वेराट्र, हाइपे	आर्से, इपिका, एसिड-सल्फ्यू, ऐकोना, कुरारी, कमो, कैक्स, कलेण्डू, कोनि, चाय, नक्स, पल्स, फास्फो, बर्बे, ब्रायो, बेला, बैरा-म्यूरि, रस, रूटा, लीडम, पेराट्र, सल्फ, सोरा, हीपर	....	आर्से, इग्ने, इपिका, ऐकोना, कैम्फ, चाय	6-10 दिन
आर्सेनिक (आर्से)	एलि-सैटा,कार्बो वेज, थूजा, नेट्र-सल्फ्यू, पाइरो, फास्फो	अरेनि, आयोड, आर्नि, इपिका, एपिस, एसिड-फ्लोरिकमो, कल्के-फास्फो, काली-ब्रोमें, कैक्ट, चाय, थूजा, नक्स, नेट्र-सल्फ्यू,फास्फो, फेरम, बेला, बैरा-का, मर्फ्यू, रैनन-स्क्ले, लइको, लैके, वेराट्र, सल्फ, हीपर	....	आयोड, इपिका, ओपि, कल्के, काली-ब्रोमै, कैम्फ, ग्रैफा, चाय, टैबाफ, नक्स, मास्के, फेरम, मर्क्यू, यूफ्रे, वेराट्र, सल्फ, सम्बूक	60.90 दिन
आस्टेरियम रूबेन्स (आस्टेरि)	....	....	काफि, नक्स	प्लम्ब, जिंक	....
इग्नेशिया (इग्ने)	नेट्र-म्यूरि	आर्से, एसिड-फा, कल्के, काक्कू, चाय, पल्स, बेला, रस, लाइको, सल्फ, साइली,सीपि	काफि, टैबाक	आर्नि, एसिड असे, कमो, काक्कू, पल्स, नक्स	8 दिन
इपिककुआन्हा (इपिका)	आर्नि, एण्टि-टार्टे, क्यूप्रम	अरेनि, आर्नि, आर्से, इग्ने, एपिस, एण्टि-कू, एण्टि-टार्टे, कयूप्रम, कैमो, कल्के, केक्ट, कैडनि, चाय, टैबाक, नक्स, पल्स, पोडो, फास्को, भायो, बेला, रियूम, सल्फ, सीपि	....	आर्नि, आर्से, चाय, टैबाक, नक्स	7-10 दिन
ऐग्नस कैस्टस (एग्नस)	....	आर्से, इग्ने, कैलेडि, पल्स, ब्रायो, लाइको सल्फ, सेली	....	कैम्फ, नक्स	8-14 दिन

एगारिकस (एगारि)	....	ओपि, क्यूप्रम, कल्के, टुबर, पल्स, बेला, मर्फ्यू रस, साइली	....	कल्के, पल्स, रस, बाइनम	40 दिन
एण्टिमोनियम क्रूडम (एण्टि-क्रू)	सिल्ला	कल्के, पल्स, मर्फ्यू, लके, सल्फ,सीपि	....	कल्क, मर्फ्यू, हीपर	40 दिन
एण्टिमोनियम टार्टेरिकम (एण्टि-टा)	इपिका	इपिका, कार्बो-वेजि, कैम्फ, टेरी, पल्स, बैरा-का, सल्फ, सीपि	....	इपिका, असाफी, ओपि, काक्कू, चाय, पल्स, रस, सीपि	20-30 दिन
एथूजा सिनापियम (एथूजा)	कल्के	....	....	वेजीटेबल एसिड्स अर्थात वनस्पति अम्ल	20-30 दिन
एंगुस्टुरा-बेरा (एंगुस्टु)	....	इग्ने, बेला, लाइको, सीपि	....	काफि	20-30 दिन
एनाकार्डियम (ऐनाका)	....	प्लैटी, पल्स, लाइको	....	क्लिमें, क्रोटन, काफि, जुगला, रस, रैनन-बल्बो	30-40 दिन
एपिस-मेलीफिका (एपिस)	नेट्र-म्यूरि	आयोड, आर्नि, आर्से, ग्रैफा, नेट्र-म्यूरि, पल्स, स्ट्रामो, सल्फ	रस	इपिका, एसिड-कार्बो, एसिड-लैक्टि, कैथ, नेट्र-म्यूरि, प्लैटी, लीडम, लैके	....
एरमट्रिपाइलम (एरम)	....	यूफो	कैलेडि	एसिड-असे, एसिड लैक्टि, पल्स, बेला	1-2 दिन
एलियम सीपा (एलि-सीपा)	थूजा, फास्फो, सर्सा	कल्के, पल्स, साइली	एलि सैटा, सिल्ला, एलोज	आर्नि, कमो, थूजा, नक्स, वेराट्र	1 दिन
एलियम सैहाइवम (एलि-सैटा)	आर्से	....	एलि-सीपा, एलोज, सिल्ला	लाइको	
एलूमिना (एलूमि)	ब्रायो, फेरम	आर्जे-में, ब्रायो	....	इपिका, कमो, कैम्फ, ब्रायो	40-60 दिन

एलूमेन (एलूमे)	....	.....	....	इपिका, कम्फ, नक्स	दीर्घ प्रभावी
एलोज	सल्फ	एसिड-सल्फ्यू, काली-ब्रोमै, सल्फ	एलि-सैटा, कैम्फ	नक्स, लाइको, सल्फ	30-40 दिन
एस्क्लेपियस ट्रयूबरोसा (एस्क्ले)	....	....	...	...	40-60 दिन
एस्फुलस हिप्पोकास्टेनम (एस्कुल)	....	....	नक्स	....	30 दिन
एसिड असेटिक (एसिड-असे)	चाय	....	कास्टि, नक्स, बोरे, रैनन-बल्वो, सर्सा	ऐकोना, टैबाक, नक्स, नेट-म्यूरि, सीपि	14-20 दिन
एसिड नाइट्रिक (एसिड-ना)	आर्से, कैलेडि	आर्नि, एरम, क्रियो, कल्के, कार्बो-वेजि, काली-कार्बो, थूजा, पल्स, फास्फो,बेला, मर्क्यू, सल्फ, साइली, सीपि	कल्के, लैके	ऐकोना, कल्के, कोनि, मेजी, सल्फ, हीपर	40-60 दिन
एसिड फास्फोरिक (एसिड-फा)	....	आर्से, एसिड-फ्लोरि, कास्टि, चाय, नक्स, पल्स, फेरम, बेला, रस, लाइको, वेराट्र, सल्फ, सीपि, सेली	....	काफि, कैम्फ, स्टैफि	40 दिन
एसिड फ्लोरिक (एसिड-फ्लोरि)	साइली	एसिड-ना, ग्रैफा	साइली	....	30 दिन
एसिड म्यूरिएटिकम (एसिड-म्यूरि)	....	कल्के, काली-कार्बो, नक्स, पल्स, सल्फ साइली, सीपि	....	कैम्फ, ब्रायो	35 दिन

एसिड लैक्टिक (एसिड-लैक्टि)	....	सोरा	काफि	ब्रायो	....
एसिड सल्फ्यूरिक (एसिड-सल्फ्यू)	पल्स	आर्नि, कल्के, कोनि, प्लैटी, लाइको, सल्फ, सीपि	....	पल्स 30–40 दिन	
ऐकोनाइट (ऐकोना)	आर्नि, काफि सल्फ	आर्नि, आर्से, इपिका, एब्रोटे, कल्के, काली-ब्रोमै कैक्ट, काक्कू, काफि, कैथे, पल्स, ब्रायो, बेला, मर्क्यू, रस, स्पाइजी, स्पांजि, सल्फ, साइली, सीपि	....	एसिड-असे, काफि, नक्स, पैरि-क्वा, बर्बे, बेला, वाइनम, सल्फ	....
ओपियम (ओपि)	....	एण्टि-टा, ऐकोना, नक्स, नक्स-मास्के, ब्रायो, बेला, सैम्बूक, हायोसा	....	इपिका, एसिड-असे, एसिड-म्यूरि, क्यूप्रम कमो,काफि, जिंक, जेल्सी, नक्स, पल्स, बेला, वेराट्र, मर्क्यू, सिक्यूटा	7 दिन
ओलिएण्डर (ओलि)	....	कोनि, नेट्र-म्यूरि, पल्स, रस, लाइको, स्पाइजी	....	कैल्फ, सल्फ	20–30 दिन
औरम मेटालिफम (औरम)	....	ऐकोना, एसिड-ना, कल्के, चाय, पल्स, बेला, मर्क्यू, रस, लाइको, सल्फ, सिफिली, सीपि	....	क्यूप्रम, काक्कू, काफि, चाय, पल्स, बेला, मर्क्यू, स्पाइजी, सोलेन-नाई	50–60 दिन
औरम म्यूरिएटिकम नेट्रोनेटम (ओरम-म्यूरि-नेट्रो)	....	....	काफि	....	....
क्यूप्रम मेटालिकम (क्यूप्रम)	कल्के	आर्से, अपिस, कल्के, काली-ना, कास्टि, जिंक, पल्स, बेला, वेराट्र, स्ट्रामो	....	इपिका, काक्कू, कैम्फ, कोनि, चाय, डल्का, नक्स, पल्स, बेला, मर्क्यू, वेराट्र सिक्यू, हीपर	40–50 दिन

क्राकस (काक)	....	चाय, नक्स, पल्स, सल्फ	....	ओपि, ऐकोना, बेला	8 दिन
क्रियोजोट (क्रियो)	....	आर्से, एसिड-ना, कल्के, काली-का, कार्बो-वेजि, नक्स, बेला, रस, लाइको, सल्फ, सीपि	....	ऐकोना, नक्स	15-20 दिन
क्रोटन टिगलियम (क्रोटन)	....	रस	....	एण्टि-टा, ऐनाका, किलमै, रस, रैन-ब	30 दिन
क्रोटेलस होरीइस (क्रोटेल)	....	....	....	लैके	30 दिन
क्लिमैटिस (क्लिमै)	....	कल्के, रस, सल्फ, साइली, सीपि	....	ऐकोना, क्रोटन, कमो, कैम्फ, ब्रायो, रस, रैन-ब	14-20 दिन
कमोमिला (कमो)	बेला, मैग्नी, कार्बो	आर्नि, ऐकोना, कल्के, काक्कू, कैक्ट, नक्स, पल्स, फोर्मि, ब्रायो, बेला, मर्क्यू, रस, सल्फ साइली, सीपि	जिंक	इग्ने, एलूमि, ऐकोना, काक्कू, काफि, कैम्फ, कोनि, कोलो, चाय, नक्स, पल्स, बोरे, बैले	20-30 दिन
कल्केरिया आर्सेनिका (कल्के-आर्से)	....	ओपि, कोनि, ग्लोना, पल्स	....	कार्बो-वेजि, ग्लोना, पल्स	....
कल्केरिया कार्बोनिका (कल्के)	बेला, रस	अरेनि, इपिका, एगारि, काली-बा, ग्रैफा, टुबर, डल्का, थेरी, नक्स, नाई-एसिड, नेट्र-कार्बो, प्लैटि, पल्स, पोड़ो, फास्फो, बिस्मथ, बेला, बोरे, रस, लाइको, साइली, सर्सा, सीपि	नाइ-एसिड, काली-बा (इसके बाद बौरा-का और सल्फ का प्रयोग वर्जित है)	इपिका, कैम्फ, चाय, नक्स, नाई-एसिड, नाई-स्पिरि-डल्सि, ब्रायो, सल्फ, सीपि	60 दिन
कल्केरिया फ्लोरिका (कल्के-फ्लो)	....	एसिड-फास्फो, कल्के-फास्फो, नेट्र-म्यूरि, साइली	....	....	....

कल्केरिया फास्फोरिका (कल्के-फा)	जिंक, रूटा, सल्फ	आयोड, रस, सल्फ, सेनीक्यू, सोरा	....	....	60 दिन
काक्कूलस (काक्कू)	....	आर्से, इग्ने, नक्स, पल्स, बेला, रस, लाइको	काफि	इग्ने, क्यूप्रम, कमो, कैम्फ, नक्स	30 दिन
काफिया	ऐकोना	ओपि, औरम, ऐकोना, नक्स, फ्लोरि-एसिड, बेला, लाइको, सल्फ	इग्ने, कास्टि, कैंथ, काक्कू नक्स, पल्स,	ऐकोना, अर्से-एसिड़, कमो, ग्रैशि, चाय, मर्क्यू, सल्फ	1-7 दिन
कार्बो ऐनीमैलिस (कार्बो-ऐनी)	कल्के-फा	आर्से, नाइ-एसिड़, पल्स, फास्फो,बेला, वेराट्र, सल्फ, साइली सीपि	कार्बो-वेजि, ब्रायो	आर्से, कैम्फ, नक्स, वाइनम	60 दिन
कार्बो-वेजिटेबिलिस (कार्बो-वेजि)	काली-कार्बो, ड्रार्से, फास्फो	आर्से, एसिड-फास्फो, ऐकोना, काली-का, चाय, ड्रासे, नक्स, पल्स, लाइको, वेराट्र सल्फ, सीपि	कार्बो-ऐनी के बाद में क्रियो का प्रयोग नही होता	आर्से, कांफि, कैम्फ, नाइ-स्टिरि-डल्सि	60 दिन
काल्चिकम (काल्चि)	....	कार्बो-वेजि, नक्स, पल्स, मर्क्यू, रस, सीपि	....	काक्कू, कैम्फ, नक्स, पल्स, बेला, लीडम, स्पाइजी	14-20 दिन
काल्मिया (काल्मि)	एसिड-बेजो	कल्के, नेट्र-म्यूरि, पल्स, लाइको, लिथिय, स्पाइजी	....	ऐकोना, बेला, स्पाइजी	7-14 दिन
काली-आयोडेटम (काली-आयो)	....	...	....	आर्से, एमो-म्यूरि, चाय, मर्क्यू, रस, वैलेरि, सल्फ	20-30 दिन
काली-कार्बोनिकम (काली-कार्बो)	नक्स	आर्से, एसिड-नाई, एसिड-फ्लोरि, कार्बो-वेजि, पल्स, फास्फो, लाइको, सल्फ, सीपि	....	काफि, कैम्फ, डल्का, नाई-स्पिरि-डल्सि	40-50 दिन
काली-नाइट्रिकम (काली-नाइ)	....	कल्के, पल्स, बेला, रस, सल्फ, सीपि	इसके बाद कैम्फर का प्रयोग नही होता	नाइ-स्पिरि-डल्सि	30-40 दिन

काली -बाइक्रोमिकम (काली-बाइ)	आर्से	एण्टि-टार्टे, पल्स, बर्बे	कल्के के बाद नही दी जाती	आर्से, पल्स, लैके	30 दिन
काली-ब्रोमैटम (काली-ब्रोमै)	....	कैक्टस	.....	कैम्फ, जिंक, नक्स, हेलोनी	.....
काली-सल्फ्यूरिकम (काली-सल्फ्यू)	....	आर्से, एसिड-अर्से, कल्के, काली-कार्बो, पल्स, रस, सल्फ, साइली, सीपि, हीपर	.....	....	45 दिन
कास्टिकम (कास्टि)	कार्बो-वेजि, कोलो, पेट्रोसे	एण्टि-टार्टे, एरम, कल्के, काली-ओयो, कोलो, गाय, नक्स, रूटा, लाइको, स्टैन सल्फ, साइली, सीपि	अर्से-एसिड, काफि, फास्फो	एसाफी, कोलो, गाय, डल्का, नक्स	50 दिन
कैक्टस (कैक्ट)	....	डिजि, नक्स, यूपाटो, लैके, सल्फ	...	ऐकोना, कैम्फ, चाय	7-10 दिन
कन्थरिस (कैंथ)	कैम्फ	काली-आयो, पल्स, फास्फो, बैला, मर्क्यू, सल्फ, सीपि	काफि	ऐपिस, ऐकोना, काली-नाइ, कैम्फ, पल्स, रियूम, लौरो, कैम्फ, मर्क्यू	30-40 दिन
केडमियम (कैड)	....	कार्बो-वेजि, बेला, लोबे	....	.....	.....
कैनाबिस-सैटाइवस (कैना-सैटा)	....	ओपि, नक्स, पल्स, बेला, रस, लाइको, वेराट्र, हायोसा	....	कैम्फ, मर्क्यू	1-10 दिन
कैप्सिकम (कैप्सि)	....	बेला, पल्स, लाइको, साइली, सीना	....	एसिड-सल्फ्यू, कैम्फ, कलेडि, चाय, सीना	7 दिन
कैम्फर (कैल्फ)	कैन्थ	आर्से, एण्टि-टार्टे, काक्कू, नक्स, बेला, रस, वेराट्र	काली-नाइ के बाद	ओपि, कैन्थ, डल्का, नाइ-स्पिरि-डल्सि, फास्फो	1 दिन
कैलेडियम (कैलेडि)	एसिड-नाइ	ऐकोना, कास्टि, कैन्थ, पल्स, सीपि, सेली	एरम	इग्ने, कार्बो-वेजि, कैम्फ, मर्क्यू, हायोसा	30-40 दिन

कैलेण्डुला (कैलेण्डु)	हीपर	आर्नि, आर्से, नाइ-एसिड, फास्फो, ब्रायो रस	कैम्फ	आर्नि	....
कोनियम (कोनि)	बैरा-म्यूरि	आर्नि, आर्से, कल्के, कल्के-आर्से, ड्रासे नक्स, पल्स, फास्फो, बेला, रस, लाइको स्ट्रामो, सल्फ, सोरा	....	काफि, डल्का, नाइ-एसिड, नाई-स्पिरि-डल्सि	30- 50 दिन
कोबाल्टम (कोबाल्ट)	....	....	....	....	30 दिन
कोरेलियम रुब्रम (कोरिलि)	....	सल्फ	....	कल्के, मर्क्यू	....
कोलिन्सोनिया (कोलिन्सो)	....	एलोज एस्कुल, कोनि	....	नक्स	30 दिन
कोलोसिन्थ (कोलो)	....	कमो, कास्टि, नक्स, पल्स, ब्रायो, बेला, मर्क्यू, स्टैफि, स्पाइजी	....	ओपि, कमो, काफि, कास्टि, कैम्फ, स्टैफि	1-7 दिन
कौलोफाइलम (कौलो)	....	....	काफि	....	....
ग्रैफाइटिस (ग्रैफा)	आर्से, कास्टि, फेरम, लाइको	नाइ-एसिड, यूफो, नाइ-स्पिरि-डल्सि,	....	आर्से, ऐकोना, नक्स	40-50 दिन
ग्लोनाइन (ग्लोना)	....	....	....	ऐफोना, काफि, कैम्फ, नक्स	1 दिन
गम्बोजिया (गम्बो)	....	....	....	ओपि, काफि, काली-कार्बो, कैम्फ, कोलो	1-7 दिन
गायकम (गाय)	....	कल्के, मर्क्यू	....	नक्स	40 दिन

चायना (चाय)	फेरम	अर्से-एसिड, आर्नि, आर्से, एसाफी, एसिड-फास्को, कल्के-फास्फो, कार्बो-वेजि, पल्स, फास्फो, फेरम, बेला, मर्क्यू, लैक, वेराट्र, सल्फ	डिजि एंव सेली के बाद	अरेनि, आर्नि, आर्से, इपिका, एपिस, एसाफी, कल्के, कार्बो-ऐनि, कार्बो-वेजि, कास्टि, कैप्सि, नक्स, नेट्र-म्यूरि, पल्स, फेरम, ब्रायो, बेला, मर्क्यू, मेन्यान्थे, यूपाटो, रस, लाइको, लीडम, लैके, वेराट्र, सल्फ, सीना, सीपि, सेड्रा	14-21 दिन
चेलिडोनियम (चेलिडो)	....	आर्से, इपि, ऐकोना, कोरेलि, नक्स, ब्रायो, लाइको, लीड, स्पाइजी, सल्फ	....	अम्ल पदार्थ,ऐकोना, कमो, काफि, वाइनम	7-14 दिन
जिन्कम (जिन्क)	....	इग्ने, पल्स, सल्फ, सीपि, हीपर	कमो, नक्स, वाइनम	इग्ने, कम्फ, हीपर	30-40 दिन
जेल्सिमियम जेल्सी)	....	इपिका, कैक्ट, बैप्टि	....	एट्रोपिन, काफि, चाय, गिजि	30 दिन
टुबरकुलिनम (टुबर)	कल्के, बेला सल्फ, सोरा, हाइड्रै	कल्के, कल्क-फास्फो, बैरा-कार्बो	....	....	....
टाबैकम (टाबैक)	....	कार्बो-वेजि	....	आर्से, इग्ने, इपिका, एसिड-असे, काक्क, क्लिमै, नक्स, पल्स, फास्फो, लाइको, वेराट्र स्टैफि, सीपि	....
टियूक्रियम मेरम (टियूक्रि)	....	चाय, पल्स, साइली	....	कैम्फ	14-21 दिन
टेलूरियम (टेलू)	....	....	.....	नक्स	30-40 दिन
टेरेक्सैकम (टैरेक्सै)	....	आर्से, एसाफी, चाय, बेला, रस, लाइको, स्टैफि, सल्फ	....	कैम्फ	14-21 दिन

ड्रासेरा (ड्रासे)	नक्स	कल्के, कोनि, पल्स, वेराट्र, सल्फ, सीना	....	कैम्फ	20–30 दिन
डल्कामारा (डल्का)	कल्के, काली-सल्फ्यू, बैरा-कार्बो, सल्फ	कल्के, बेला, रस, लाइको, सीपि	असे-एसिड, बेला, लैके	इपिका, क्यूप्रम, काली-कार्बो, कैम्फ, मर्क्यू	30 दिन
डिजिटैलिस (डिजि)	....	अर्से-एसिड, औपि, कमो, नक्स, पल्स, फास्फो, ब्रायो, बेला, लाइको, वेराट्र, सल्फ, सीपि	चाय, नाइ-स्पिरि-डल्सि	एपिस, ओपि, कल्के, काल्चि, कैम्फ, नक्स, नाइ-एसिड	40–50 दिन
डियोस्कोरिय विल्लोसा (डियोस्क)	....	....	...	...	1–7 दिन
थूजा आक्सिडेण्टैलिस (थूजा)	आर्से, सल्फ्यू, मैडौरे, साइली, सैबाइ	इग्ने, एसाफी, एसिड-नाई, कल्के, काली-कार्बो, पल्स, मर्क्यू, लाइको, सल्फ, साइली, सैबाई	....	कमो, काक्कू, पल्स, मर्क्यू, स्टैफि, कैम्फ	60 दिन
थेरीडियन (थेरी)	....	....	....	ऐकोना, ग्रैफा, मौस्क	30 दिन
नक्स-मास्केटा (नक्स-मास्के)	....	एण्टिम-टार्टे, नक्स, पल्स, रस, लाइको, स्ट्रामो	....	ओपि, कैम्फ, जिन्क, जेल्सी, नक्स, लौरो वैलेरि	....
नक्स-वोमिका (नक्स)	कल्के, सल्फ, सीपि	अरेनि, आर्से, एक्टि- स्पाई, एस्कुल, एसिड-फास्फो, कल्के, काक्कू, कार्बो-वेजि, काल्चि, कैक्ट, कोबाल्ट, पल्स, फास्फो, ब्रायो, बेला, रस, लाइको, सल्फ, सीपि,	इग्ने, अर्से-ऐसिड, जिंक	आर्से, ओपि, ऐकोना, कमो, काक्कू, काफि, कैम्फ, थूजा, पल्स, यूफो	1–7 दिन

नेट्रम-कार्बोनिकम (नेट्र-कार्बो)	...	एसिड-नाइ, कल्के, नक्स, पल्स, सल्फ, सीपि, सेली	...	कम्फ, नाइ-स्पिरि-डल्सि	30 दिन
नेट्रम-म्यूरि-एटिकम (नेट्र-म्यूरि)	इग्ने, एपिस, सीपि	एपिस, कल्के, काली-कार्बो, थूजा, पल्स, ब्रायो, रस, सल्फ, सीपि	....	आर्से, नक्स, नाइ-स्थिरि-डल्सि, फास्फो, सीपि	40-50 दिन
नेट्रम-सल्फ्यूरिकम (नेट्र-सल्फ्यू)	आर्से, थूजा	थूजा बैला	....	....	30-40 दिन
प्लम्बम (प्लम्ब)	....	आर्से, पल्स, फास्फो, बैला, मर्क्यू, सल्फ, लाइको, साइली	....	आर्से, एलूमि, एलूमे, एण्टि-क्रूड, एसिड-सल्फ्यू, ओपि, क्रियो, काक्कू, काली-ब्रोमै, कास्टि, जिंक, नक्स, नक्स-मौस्के, प्लैटी, पैट्रौलि, बेला, स्ट्रामो, हायोसा, हीपर	20-30 दिन
प्लैटीना (प्लैटी)	....	आर्जे-मेटा, इग्ने, एनाका, पल्स, बेला, लाइको, वेराट्र, सीपि	....	नाइ-स्पिरि-डल्सि, पल्स, बेला	35-40 दिन
पल्साटिल्ला (पल्स)	एसिड-सल्फ्यू, एलि-सीपा,काली-म्यूरि, काली-सल्फ्यू (टुबर) लाइको, स्टैन, साइली	आर्से, इग्ने, एण्टि-क्रूड,एण्टि-टार्ट, एनाका, एसाफी, एसिड-नाइ, कल्के, काली-म्यूर, काली-सल्फ्यू, ग्रैफा, नक्स, फास्फो, ब्रायो, बेला, यूफो, रस, सल्फ, साइली, सीपि	....	इग्ने, एसाफी, कमो, काफि, नक्स, स्टैन	40 दिन
पेट्रोलियम (पेट्रोलि)	....	एसिड-नाइ, कल्के, नक्स, पल्स, ब्रायो, लाइको, सल्फ, साइली, सीपि	....	काक्कू, नक्स	40-50 दिन

पैरिस क्वाड्रिफोलिया (पेरिस)	....	कल्के, नक्स, पल्स, फास्फो, रस, लाइको, लीड, सल्फ	फेर-फास्फो	काफि	2–4 दिन
पेलेडियम (पैलेडि)	प्लैटी	....	....	ग्लोना, चाय, बेला	....
पोडोफाइलम (पोडो)	सल्फ	....	....	एसिड-लैक्टिक, कोलो, नक्स, लेप्टे	30 दिन
फास्फोरस (फास्फो)	आर्से, एलि-सीपा, कार्बो-वेजि	आर्से, कल्के, कार्बो-वेजि, काली-काब्रो, चाय, नक्स, पल्स, ब्रायो, बेला, रस, लाइको, सल्फ, साइली, सीपि	कास्टि	कल्के, काफि, टेरी, नक्स, मेजी, सीपि	40 दिन
फेरम मेटालिकम (फेरम)	एलूमि, सीना, हैमा	आर्नि, ऐको, कोनि, चाय, पल्स, फास्फो, बेला, मर्क्यू, लाइको, वेराट्र	असे-एसिड	आर्नि, आर्से, इपिका, चाय, पल्स, बेला, वेराट्र, सल्फ, हीपर	50 दिन
ब्रोयोनिया (ब्रायो)	एलूमि, रस	अरेलि, एण्टि-टार्टे, एब्रो, एलूमि, एसिड-म्यूरि, काली-काब्रो, काब्रो-वेजि, कैक्ट, डल्का, नक्स, पल्स, फास्फो, बर्बे, रस, सल्फ, साइली, सेबाडि, हायोसा	....	इग्ने, एलूमि, एसिड-म्यूरि, ऐकोन, क्लिमै, कमो, काफि, कैम्फ, चेलिडो, नक्स, पल्स, रस, सेने	7–21 दिन
ब्रोमियम (ब्रोमि)	....	आर्ज-नाइ, काली-कार्बो	....	एमोनि, ओपि, कैम्फ, मैग्नी	20–30 दिन
बबैरिस (बर्बे)	....	...	...	कैम्फ, बेला	20–30 दिन
बादियागा (बादि)	आयोड, मर्क्यू, सल्फ	लैके	...	...	...
बिस्मथम (बिस्मथ)	....	कल्के, पल्स, बेला, सीपि	...	कल्के, काफि, कैप्सि, नक्स	20–50 दिन

बेलाडोना (बेला)	कल्के	आर्से, एसिड-म्यूरि, ऐकोना, क्यूरे, कल्के, कमो, कार्बो-वेजि, कैक्ट, कोनि, चाय, नक्स, पल्स, मर्क्यू, म्कर्यू-आयोड-रब्र, मास्क, रस, लैके, वेराट्र, वैले, स्ट्रामो, सल्फ, साइली, सेने, सीपि, हायोसा, हीपर	डल्का, एसिड, असे	ऐकोना, ओपि, काफि, कैम्फ, पल्स, मर्क्यू, वाइनम, सैबाडि, हायोसा, हीपर	....
बप्टीशिया (बैप्टी)	....	एसिड-नाइ, क्रोटेल, टेरी, पाइरो, हैमा	....	....	6-8 दिन
बैराइटा-कार्बोनिका (बैरा-कार्बो)	डल्का	एण्टि-टर्ट, एसिड-नाइ, कोनि, चाय, टुबर, मर्क्यू, रस, लाइको, सल्फ, सीपि	कल्के के बाद	एण्टि-टर्टे, कैम्फ, जिंक, डल्का, बेला	40 दिन
बोरेक्स (बोरे)	....	आर्से, कल्के, नक्स, फास्फो, ब्रायो, लाइको, साइली,	एसिड-असे, वाइनम	काफि, कैम्फ	30 दिन
बोविस्टा (ब्रोपि) दिन	....	एलूमि, कल्के, रस, वेराट्र, ओपि	काफि	कैम्फ	7 - 1 4
मर्क्यूरियस (मर्क्यू)	बादि	आयोड, आर्से, एसाफी, एसिड-नाइ, एसिड-म्यूरि, कल्कै, कल्के-फास्फो, कार्बो-वेजि, गाय, चाय, डल्का, थूजा, पल्स, फास्फो, बेला, रस, लाइको, लैके, सल्फ, सीपि, हीपर	एसिड-असे, साइली, (शक्तिकृत पारद से पहले या बाद में विपरीत प्रभाव, किन्तु, अपरिष्कृत पदार्थ को प्रभावहीन करती हैं)	अरेनि, आयोड, आर्से, एसिड-नाइ, आपि, औरम, क्यूप्रम, क्लिमै, कल्के, कार्बो-वेजि, काली-आयो, काली-फ्लोरे, काली-बाइ, कैलेडि, कोनि, कोरेलि, गाय, चाय, डल्का, डिफ्थेरी, नक्स, मास्के, पोडो, फाइटो, फेरम, ब्रायो, मेजी, स्टानि, लैके, बैले, स्ट्रामो, स्टैफि स्पाइजी, सल्फ, सर्सा, स्टिलि, सीपि, हीपर	30-60 दिन

•मास्कस (मास्क)	....	....	....	काफि, कैम्फ	1 दिन
मिलिफोलियम (मिलिफो)	....	....	काफि	एरम-मैक्यू	1-3 दिन
मेन्याथेस (मेन्या)	....	कैप्सि, पल्स, रस, लाइको	....	कैम्फ	14-20 दिन
मेफाइटिस (मेफा)	....	...	...		... 1 दिन
मेडौरहीनम (मेडों)	...	थूजा, सल्फ	...	इपिका, कैम्फ	40 दिन
मेजीरियम (मेजी)	....	इग्ने, कल्के, कास्टि, नक्स, पल्स, फास्फो, मर्क्यू, लाइको	...	एसिड (अम्ल पदार्थ), ऐकोना, कल्के, काली-जम्बो, नक्स, ब्रायो, मर्क्यू	30-60 दिन
मैग्नीशिया-कार्बोनिकम (मैग्नी-कार्बो)	कमो	पल्स, फास्फो, सल्फ, सीपि, कास्टि	...	आर्से, कमो, नक्स, पल्सा, मर्क्यू, रियूम	40-50 दिन
मैग्नीशिया-म्यूरिएटिका (मैग्नी-म्यूरि)	....	नक्स, नेट्र-म्यूरि, पल्स, बेला, लाइको, सीपि	....	आर्से, कमो, कैम्फ, नक्स	40-50 दिन
मैगानम (मैगा)	....	पल्स, रस, सल्फ	....	काफि, कैम्फ	40 दिन
मैसीनेला (मैसी)	....	....	....	....	30-40 दिन
यूपांटोरियम पर्फोलिएटम (यूपोटो)	....	टुबर, नेट्र-म्यूरि, सीपि	...	....	1-9 दिन
यूफ्रेशिया (यूफ्रे)	....	एलूमि, ऐकोना, कल्के, कोनि, नक्स, पल्स, फास्फो, मर्क्यू, रस, लाइको, सल्फ, साइली	....	कास्टि, कैम्फ, पल्स	7 दिन

यूफोर्बियम (यूफो)	....	पल्स, फेरम, लैके, सल्फ, सीपि	....	असे-एसिड, कैम्फ	50 दिन
रस टाक्सिकोडेण्ड्रान (रस)	कल्के, ब्रायो	अरेनि, आर्नि, आर्से, एसिड-फास्फो, एसिड-म्यूरि, कमो, कल्के-फास्फो, कैक्ट, कोनि, ग्रैफा, नक्स, पल्स, फास्फो, ब्रायो, बर्बे, बेला, मर्क्यू, लैके, सल्फ, सीपि, हायोसा	एपिस विकारक है किन्तु बाद में फास्फो की उत्तम क्रिया होती है (केण्ट)	एनाका, एमो-कार्बो, ऐकोना, काफि, क्लिमै कैम्फ, क्रोटन, ग्रिण्डे, ग्रैफा, गाय, ब्रायो, बेला, रैन-ब, लैके, सल्फ, सीपि	1-7 दिन
रियूम	मैग्नी-कार्बो	पल्स, बेला, रस, सल्फ	....	कमो, कैम्फ, कोलो, नक्स, पल्स, मर्क्यू	2-3 दिन
रूमेक्स	....	कल्के	....	कैम्फ, कोनि, बेला, फास्फो, लैके, हायोसा	....
रूटा	कल्के-फास्फो	एसिड-फास्फो, एसिड-सल्फ्यू, कल्के, कास्टि, पल्स, लाइको, सल्फ, सीपि	....	कैम्फ	30 दिन
रेनन कुलसबल्बोसस (रैन-ब)	....	इग्ने, काली-कार्बो, नक्स, ब्रायो, रस, सैबाडि, सीपि	एसिड-असे, वाइनम स्टैफि, सल्फ	एनाका, क्लिमै, क्रोटन, कम्फ, पल्स, ब्रायो, रस	30-40 दिन
रैनन सेलीरेटस (रैन से)	....	पल्स, फास्फो, बेला, रस, लैके, साइली	....	कैम्फ	30-40 दिन
रोडोडेण्ड्रानरोडो	....	आर्नि, आर्से, कल्के, कोनि, नक्स, पल्स, लाइको, मर्क्यू, सल्फ, साइली, सीपि	....	क्लिमै, कैम्फ, ब्रायो, रस	35-40 दिन
लाइकोपोडियम (लाइको)	आयोड, पल्स, लैके	एनाका, कार्बो-वेजि, काल्चि, कॉली-कार्बो, ग्रैफा, डल्का, थेरी, नक्स, पल्स, फास्फो, ब्रायो, बेला, लीड, लैके, वेराट्र, स्ट्रामो-साइली, हायोसा	सल्फ के बाद (किन्तु कल्के, लाइको, सल्फ आदि के क्रम के अतिरिक्त), काफि	ऐकोना, कमो, कास्टि, कैम्फ, ग्रैफा, पल्स	40-50 दिन

लिलियम टिगरीनम (लिलिय)	.....	.....	.....	नक्स, प्लैटी, पल्स, हेलोनि	14–20 दिन
लीडम (लीड)	.....	एसिड-सल्फ्यू, ऐकोना, चेलिडो, नक्स, पल्स, ब्रायो, बेला, रस	चाय	कैम्फ	30 दिन
लैकेसिस (लैके)	एसिड-नाई, लाइको, हीपर	आर्से, एलूमि, ऐकोना, ओलि, कल्के, कार्बो-वेजि, काली-बाई, कास्टि, कैक्ट, कोनि, चाय, टैरेण्टु, नक्स, नेट्र-म्यूरि, पल्स, फास्फो, ब्रोमि, बेला, मर्क्यू, मर्क्यू-आयोड-फ्लैप, यूफो, रस, लाइको, लैक-कैनी, सल्फ, साइली, हायोसा, हीपर	एमो-कार्बो, एसिड-असे, एसिड-कार्बो, एसिड-नाइ, डल्का, सोरा	आर्से, एलूमि, ओपि, एसिड-नाइ, एसिड-फास्फो, कमो, कल्के, काक्कू, काफि, कार्बो-वेजि, नक्स, बेला, मर्क्यू, लीड, हीपर	30–40 दिन
लौरोसेरासस (लौरो)	...	कार्बो-वेजि, पल्स, फास्फो, बेला, वेराट्र	....	इपिका, ओपि, काफि, कैम्फ, नक्स	4–8 दिन
बर्बेस्कम, (बर्बे)	....	चाय, पल्स, बेला, रस, लाइको, स्ट्रामो, सल्फ, सीपि	....	कैम्फ	8–10 दिन
वायोला-आडोरेटा (पायो-आडो)	....	कोरेलि, नक्स, पल्स, बेला, सीना	.....	कैम्फ	2–4 दिन
वायोला-ट्रिकलर (वायो-ट्रिक)	.....	पल्स, रस, स्टैफि, सीपि	.....	कैम्फ, पल्स, मर्क्यू, रस	8–14 दिन
वेराट्रम (वेराट्र)	आर्नि	आर्जे-नाइ, आर्नि, आर्से, इपिका, ऐकोना, क्यूप्रम, कमो, कार्बो-वेजि, चाय, डल्का, पल्स, बेला, रस, सल्फ, सैम्बूक, सीपि	......	आर्से, ऐकोना, काफि, कैम्प, चाय	20–30 दिन
बैलेरियाना (बैलेरि)	.....	पल्स, फास्फो	.....	काफि, कैम्फ, पल्स, बेला, मर्क्यू	8–10 दिन

वेस्पा	....	....	आर्जे-नाइ	एपिस, एसिड-अर्से	.....
स्क्विल्ला	....	आर्से, इग्ने, नक्स, बैरा-कार्बो, रस, साइली	गलि-सीपा	कैम्फ	14-20 दिन
स्ट्रामोनियम (स्ट्रामो)	....	ऐकोना, क्यूप्रम, नक्स, ब्रायो, बेला, हायोसा	काफि	एसिड-असे, ओपि, टैबैक, नक्स, पल्स, हायोसा, बेला	.....
स्ट्रोंशिया (स्ट्रोंशि)	....	काली-कार्बो, कास्टि, पल्स, बेला, रस, सल्फ, सीपि	.....	कैम्फ	40 दिन
स्टैनम (स्टैन)	पल्स	कल्के, काली-कार्बो, नक्स, पल्स, फास्फो, रस, सल्फ	.....	पल्स	35 दिन
स्टैफिसैग्रिया (स्टैफि)	कास्टि, कोलो	इग्ने, एसिड-फ्लोरि, कल्के, काली-कार्बो, कास्टि, कोलो, नक्स, पल्स, रस, लाइको, सल्फ, सेली	रैन ब	एम्बरा, कैम्फ	20-30 दिन
स्पाइजीलिया (स्पाइजी)	.....	आइरिस, आर्नि, आर्से, काल्मि, काली-कार्बो, जिंक, डिजि, नक्स, पल्स, बेला, रस, सल्फ, सिमिसी, सीपि	....	औरम, काक्कू, कैम्फ, पल्स	20-30 दिन
स्पांजिया (स्पांजि).	.....	एसिड-प्लोरि, काली-ब्रोमै, कार्बो-वेजि, कोनि, नक्स, पल्स, फास्फो, ब्रायो, ब्रोमिं, हीपर	......	कैम्फ	20-30 दिन
सर्सापैरिल्ला (सर्सा)	एलि-सीपा, मर्क्यू, सीपि	एलि-सीपा, फास्फो, बेला, मर्क्यू, रस, सीपि, हीपर	एसिड-असे	बेला, मर्क्यू, सीपि	35 दिन

सल्फर (सल्फ)	आर्से, एलोज, ऐकोना, नक्स, बादि, सोरा	आर्से, एपिस, एलूमि, एसिड-नाई, एस्कुल, ऐकोना, कल्के, काली-कार्बो, कार्बो-वेजि, ग्रैफा, गाय, नक्स, पल्स, पोडो, फास्फो, ब्रायो, बर्बे, बेला, बैरा-कार्बो, बोरे, मर्क्यू, यूफो, रस, सर्सा, सीपि, सैम्बूक	लाइको के बाद सल्फर दी जा सकती है किन्तु सल्फर के बाद लाइको नही दी जा सकती (कैण्ट) रैन-ब	आर्से, ऐकोना, कमो कास्टि, कैम्फ, कोनि, चाय, नक्स, पल्स, मर्क्यू, रस, साइली, सीपि	40-60 दिन
साइक्लामेन (साइक्ला)	.....	पल्स, फास्फो, रस, सल्फ, सीपि	.....	काफि, कैम्फ, पल्स	14-20 दिन
साइलीशिया (साइली)	एसिड-फ्लोरि, कल्के, थूजा, पल्स, सैनीक्यू	अरेनि, एसिड-फ्लौरि, एसाफी, आर्से, क्लिमै, कल्के, ग्रैफा, टुबर, थूजा, नक्स, पल्स, फास्फो, बेला, रस, लाइको, लैके, सल्फ, सीपि	मर्क्यू	एसिड-फ्लोरि, कैम्फ, हीपर	40-60 दिन
सिक्यूटा (सिक्यू)	.....	ओपि, बेला, पल्स, रस, सीपि, हिपर	.....	आर्नि, ओपि, काफि, टैबेक	35-40 दिन
सिमिसीफ्यूगा	....	.....	.....	ऐकोना, बैप्टी	8-12 दिन
सिस्टस (सिस्ट)	.....	कार्बो-वेजि, फास्फो, बेला, मैग्नी	काफि	रस, सीपि	.....
सीकेल कौरनूटम (सीकेल)	.....	आर्से, ऐकोना, चाय, पल्स, बेला, मर्क्यू	.....	ओपि, कैम्फ	20-30 दिन
सीना	....	इग्ने, कल्के, चाय, नक्स, पलैटी, पल्स, रस, स्टैन,साइली	.....	आर्नि, कैप्सि, कैम्फ, चाय, पाइपर, नाइग्रम	14-20 दिन

सीपिया (सीपि)	नक्स, नेट्र-म्यूरि, सैबाडि	कल्के, कार्बो-वेजि, कोनि, ग्रैफा, टैरेण्टु, हिस्पा, डल्का, नक्स, नेट्र-कार्बो, पल्स, पेट्रोलि, बेला, यूपो, रस, लाइको, सर्सा, सल्फ, साइली	ब्रायो, लैके	एण्टि-क्रूड, एण्टि-टार्ट, ऐकोना, नाइ-स्पिरि-डल्सि, शाक्-अस्ल, सल्फ	40-50 दिन
सेनेगा (सेने)	....	एरम, कल्के, फास्फो, लाइको, सल्फ	.....	आर्नि, कैम्फ, ब्रायो, बेला	30 दिन
सेलीनियम (सेली)	....	कल्के, नक्स, मर्क्यू, सीपि	चाय, वाइनम	इग्ने, पल्स	40 दिन
सैबाइनम (सैबाइ)	थूजा	आर्से, पल्स, बेला, रस, स्पांजि, सल्फ	....	पल्स	20-30 दिन
सेम्बूकस नाइग्रा (सैम्बूक)	....	आर्से, कोनि, ड्रासे, नक्स, फास्फो, बेला, रस, सीपि	....	आर्से, कैम्फ	1 दिन
सोराइनम (सोरा)	टुबर	एलूमि, कार्बो-वेजि, चाय, बैरा-कार्बो, बोरे, सल्फ	सीपि	काफि	30-40 दिन
हाइपेरिकम (हाइये)	...	...	...	आर्से, कमो, सल्फ	1-7 दिन
हायोसायमस (हायोसा)	....	पल्स, बेला, वेराट्र, स्ट्रामो	....	एसिड-असे, एसिड-साइट्रि, चाय, बेला	6-14 दिन
हीपर सल्फ्यूरिस, (हीपर)	केलेण्डु	आयोड, एब्रोटे, एरम, एसिड-नाइ, ऐकोना, केलेण्डु, नक्स, ब्रायो, बेला, मर्क्यू, रस, स्पांजि सल्फ, साइली, सीपि	....	आर्से , एसिड-असे, कमो, बेला, साइली	40-50 दिन
हेलीबोरस (हेली)	....	चाय, जिंक, नक्स, पल्स, फास्फो, ब्रायो, बेला, लाइको, सल्फ	....	कैम्फ, चाय	20-30 दिन
हैमामैलिस (हैमा)	फेरम	आर्नि	...	....	1-7 दिन

लक्षण-कोष
(Repertory)

मन (Mind)

अकाल पक्कता (Precocity) :- मर्क-साल।

अपमान से बीमारियाँ:-ब्रायो, कैमों, कालोसि, नेट्रम्-म्यूर, नक्स-वोम, प्लैटि, स्टैफि।

अभिलाषा रहित:- सिपिया।

असत्य-समस्त वस्तओं को झूठा या असत्य ख़्याल करना:- ऐलूमि, मेडो।

असन्तोषी:-ऐनैका, मर्क, नेट्रम् म्यूर, सल्फ ।

असभ्यता, बेअदबी:-हायोसा, लाइको, नक्स-वोम, स्ट्रैमों, वेरेट्र।

अहङ्कारी, घमण्डी:-प्लैटि।

अच्छा हूँ-कठिन रोग की अवस्था में भी रोगी कहता है ''मैं अच्छा हूँ, कोई तकलीफ़ नहीं है:- एपिस, आर्नि, आर्स, हायोसा, मर्क, पल्स।

आग लगाने की इच्छा:- सब चीजों में-हिपर।

आत्महत्या करने की इच्छा:- आरम, नेट्रम, सल्फ।

आशनाई-निराश प्रेम से बीमारी:- हायोसा, इग्ने, लैके, नेट्रमयूर, फास-एसिड, स्टैफि।

आह भरना:-सिमिसि, इग्ने।

आँख या अङ्गुली का इशारा-अङ्गुलियों से खेलता है:-हायोसा।

मानों कपड़ों को खुरच रहा है:- हायोसा, स्ट्रैमों।

मानो कात या बुन रहा है:-स्ट्रैमो।

मानो नशे में है:-हायोसा।

इन्कार करना, दवा लेने से :- हायोसा।

ईर्ष्या:-एपिस, हायोसा, लैके, नक्स-वोम, पल्स।

उत्तर-एक बात में:- फास -एसिड, पल्स।

-देने की अनिच्छा:- ग्लोन, हायोस, फास-एसिड।

-देने से इन्कार करता है:- फास, सल्फ ।

-देने के बाद फ़ौरन बेहोश हो जाता है: - आर्नि, बैप्टि, हायोस, प्लम्ब।

-'नहीं' सब बात में:- हायोस, कैलि-ब्राम।

प्रश्न को पहिले दुहरा लेता है :- कास्टि, ज़िङ्क।

उदास:- ऐनैका, आरम्, ब्रायो, नक्स-वोम, पल्स, साइली, एजा-इण्डि।

कराहना, आह मारना:- ऐकोन, बेल, कैना-इन्डि, कैलि-कार्ब, जिङ्क।

बुड्ढों का :- कार्ब।

सोते में-आरम, बेल, कैमो, इग्ने, ओपि, पाडो, सल्फ

कल्पना, तदबीरों की:-कैना-इन्डि।

कविता बनाना:-ऐन्टि क्रूड्, स्ट्रैमो।

सोते में :- नेट्रम-म्यूर।

कष्ट, अत्यन्त तकलीफ़ :- ऐकोन, आर्स, बेल, कैल्क-का, कैना इन्डि, कास्टि, डिजि, हिपर, प्लैटि।

- के कारण एक स्थान से दूसरे स्थान को भागना पड़ता है :- आर्स

- की खुली हवा में कमी - कैना-इन्डि।

काटना, दाँत से :- बेल, स्ट्रैमो।

उँगलियों को :- बेल, स्ट्रैमो।

चम्मच को :- बेल।

काम, दिमाग़ी काम से नफ़रत :- ऐलो, बैपि, चेलिडो, चायना, नक्स-वोम, फास।

दिमाग़ी परिश्रम असम्भव-कैल्के, मेडो, नेट्रम-कार्ब।

दिल की नाताक़ती के कारण उसे पागल कर देता है :- कैलि-फास।

कूदना, बिस्तर से कूद कर भागना :- बेल, चायना, हायोस, ओपि, स्ट्रैमो।

कोसना :- ऐनैका।

क्रोध, प्रचण्ड :- ऐकोन, ऐनैका, आरम, कैमों, नक्स-वोम।

ख़ामोशी, चुपचाप :- फास-ऐसिड

शान्त नहीं किया जा सकता :- सिना।

केवल घुमाने से चुप रहता है :- कैमो।

खींचना, किसी का बाल खींचने की इच्छा :- बेल, लिलि-टिग।

किसी का दाँत :- बेल।

सड़क पर किसी की नाक खींचने की इच्छा :- मर्क।

खुशी, अत्यन्त ख़ुशी से बीमारी :- एकोन, काफि, ओपि, पल्स।

खेलना, बच्चों के खेलने की अनिच्छा :- बैरा-का , सिना, हिपर, लाइको, रयू, सल्फ।

गप शप करना :- हायोस, स्ट्रमो, वेरेट्रम।

ग़लती करना, गिनने या जोड़ने में:-क्रोटे-होरा, लाइको।

हिज्जे में :- लैके, लाइको, मेडो।

लिखने में :- लैके, लाइको, थूजा।

जगह, मुक़ाम के बारे में :- ग्लोन, नक्स-मस, पेट्रो।

बात चीत करते समय :- नेट्रम्-म्यूर।

एक शब्द का उतना भाग जितना कि एक बेर में बोला जावे :- लाइको।

ग़लत शब्दों का इस्तेंमाल करना :- चायना, लाइको, नक्स-मस।

गाली देने वाला; मुँह फट:-ऐनाक, बेल, हायोस, नक्स-वो, पेट्रो, सेनेगा, सिपि, वेरेट्र, गौली-ऐसिडम।

गुस्सा, ज़रा ही में :- नक्स-वोम।

गोद में फिरना पसन्द करता है :- कैमो।

तेज़ जल्दी-जल्दी :- आर्स।

घमण्डी; अङ्कारी :- लाइको, प्लैटि, सल्फ, वेरेट्र, पैलेडि।

चमकीली वस्तु से वृद्धि :- बेल, लाइसि।

चांदनी :- ऐन्टि-क्रूड, बेल, थूजा।

चिड़चिड़ापन:- ऐकोन, ऐलूम, ऐन्टि-क्रूड, एपिस, आरम, बेल, बोवि, ब्रायो, कैल्क-का, कार्बा-सल्फ, कार्बा वेज, कास्टि, कैमो, ग्रैफ, हिपर, काली-का, काली-आयोड, काली-सल्फ, लिलि-टिग, लाइको, नेट्रम-कार्ब, नेट्रम-म्यूर, नाइट्र-ऐ, नक्स-वो, पेट्रो, फास, फास-ऐ, प्लैटि, पल्स, रस, सिपि, साइली, सल्फ-ऐ, सल्फ, थूजा, वेरेट्र-विरि, ज़िङ्क, अल्फाल्फा, बैसी, थाइ, अब्रो-आग।

बच्चों का :- ऐन्टि-क्रू, ऐन्टि-टा, कैमो, सिना।

रोगी डॉक्टर को घर से भगा देता है, कहता है वह बीमार नहीं है :- आर्नि, कैमो।

चिन्ता-करने की अनिच्छा:-फास-ए, फास।

- से रोग की वृद्धि:-अक्जै-ऐ हेलोन।

- से रोग की कमी:-हेल।

चुम्मा लेने की इच्छा:-क्रोक, वेरेट्र।

चोरी करने की इच्छाः- आर्ट-वल्ग, क्यूर, नक्सवोम।

चौंक उठना, भय सेः-बेल, बोर, हायोस, काली-का, काली-फा, नेट्रम-का, नेट्रम-म्यूर, नेट्रम-स, नाइट्र-ऐ, स्ट्रैमो।

छूना, किसी का पसन्द नहींः- ऐन्टि-क्रू, ऐन्टि-टा, कैमो, सिना।

छेड़ छाड़ पसन्द नहींः- ब्रायो, जेल्स।

छोटी, चीजें बड़ी मालूम होनाः- प्लैटि।

जल्द बाजीः- काफि, लैके।

जिद्दीः- ऐलूम, ऐनाक, बेल, कैल्क, कैमो, सिना, नक्स-वोम, साइली।

जीवित रहना नहीं चाहता :- ऐन्टि-क्रू, आर्स, आरम, चायना, मर्क, नेट्रम-म्यूर, फास, थूजा।

झगड़ालूः- आरम, इग्रे, नक्स-वोम, पेट्रो, सल्फ।

नींद में झगड़नाः- बेल।

जगाने पर झगड़नाः- लाइको।

झूठा, कभी सत्य नहीं बोलताः- ओपि, वेरेट्र।

भूलने से अच्छा मालूम होनाः- ऐकोन, कैमो, सिना, पल्स, रस-टाक्स।

डर की बीमारियाँ :- ऐकोन, इग्ने, लाइको, नेट्रम-म्यूर, ओपि, फास-ऐ, फास, पल्स, साइली।

डरपोक, कायर :- जेल्स, लाइको।

डरपोकपन :-बैरा-का, कैल्के का , कैल्के-स, जेल्स, कैलि-का, लाइको, नेट्रम-का, पेट्रो, फास, प्लम्ब, पल्स, सिपि, सल्फ़।

लज्जावानः- पल्स।

तसल्ली से वृद्धिः- इग्ने, नेट्रम-म्यूर, सिपि, साइली।

त्याग देना, अपने ही बच्चों कोः-लाइको

रिश्तेदारों को :- सिकेल।

थूकना, लोगों पर :- बेल।

दिल, ख़्याल करता है उसके दो दिल हैं:-ऐनाक।

दुष्ट, नुक़सान पहुँचाने वाला :- ऐनाक, कैना-इन्डि, नक्स-वोम।

दूरी के बारे में बढ़ा कर ख़्याल करना :- कैना-इन्डि।

देखना, अपनी तरफ़ दूसरे का देखना पसन्द नहीं :- ऐन्टि-क्रू, ऐन्टि-टा, आर्स, आरम, चायना, मर्क, नेट्रम-म्यू, फास, थूजा।

धार्मिक, मज़हबी :- हायोस, लैके, लिलि-टिग, सल्फ , वेरेट्र, ज़िङ्ग।

धिक्कारने या डाँटे जाने के बाद बीमारियाँ :- इग्ने, ओपि, स्टैफ।

धोना, सर्वदा हाथ धोना :- सिफि।

नख़रा या बहाना :- स्ट्रैमो।

नङ्गा होने की इच्छा :- बेल, हायोस, फास, सिकेल, स्ट्रैमो।

नसीहत या परामर्श से वृद्धि :- बेल, प्लैटि।

नास्तिक, (अनीश्वरवादी):- ऐनाक, कालोसि, क्रोकस।

नींद में चलने फिरने का स्वभाव :- ऐकोन, नेट्रम-म्यू, ओपि, फास, साइली, सल्फ।

प्रमुल्लता — अल्फाल्फा।

पछतावा :- आरम, काक्यू, काफि, हायोस, इग्रे, मेडो, पल्स, साइली, वेरेट्र, ज़िङ्क।

पहिचानना, अपने ही रिश्तेदारों को पहिचान नहीं सकता :- ऐनाक, बेल, ग्लोन, हायोस, लैके, ओपि, स्ट्रेमो, वेरेट्र।

पागलपन:- आर्स, बेल, हायोस, लाइको, मर्क, नक्स-वो, स्ट्रैमो, वेरेट्र।

किसी एक ख़ास विषय के बारे में :- इग्रे, साइली।

पेशीनगोई, मृत्यु के समय की :- ऐकोन।

प्रकाश करना. गुप्त बातें:-ऐगार, हायोस।

सोते में :- ऐमोन-कार्ब, आर्स।

प्रचण्ड :- आरम, बेल, हायोस, नक्स-वो, स्ट्रैमो।

प्रार्थना करना :-आरम, पल्स, स्ट्रैमो, वेरेट्र।

प्रेम, निराश (देखो आशनाई)।

फाड़ना. चीज़े :- बेल।

फेंकना, गुस्से में :- सिना, क्रियोज़; स्टैफ।

बड़बड़ाना :- हायोस, लैके, स्ट्रैमो।

बहाना करना, बीमारी का :- आर्ज-ना, बेल, टैरेन्ट, वेरेट्र।

हमला :- वेरेट्रम।

बातूनी :- हायोस, लैके, स्ट्रेमो।

एक विषय छोड़ कर दूसरे विषय के बारे में बातें करने लगता है :- सिमिसि, लैके।

बुरे समाचार से बीमारियाँ :- कैल्क जेल्स, इग्ने, नेट्रम-म्यू।

बेख़बरी :- नक्स-मस।

बेचैनी, व्याकुलता :- ऐकोन, आर्स, बेल, कार्बो-वेज, चायना, आयोड, फास, पल्स, रस-टाक्स, सिकेल।

भय के साथ :- ऐकोन, आर्स, इपि, रस, सिपि।

बेज़ार, ज़िन्दगी से :- आर्स, आरम, चायना, फास।

बेपरवाही, रोज़गार की बातों से :- सिपि, स्ट्रैमो।

अपने रिश्तेदार और बच्चों से :- फास, सिप।

बेशर्म :-हायोस, फास, सिकेल।

जच्चा खाने में :- वेरेट्रम।

जनेन्द्रिय खोल कर दिखाता है :- हायोस, फास, सिकेल।

बेसब्री :- कैमो, इग्ने, नक्स-वोम, सल्फ।

बेहोशी, सिड़ी की तरह :- बेल, हायोस, स्ट्रैमो।

-में चुप:-ब्रायो, हायोस, लोनी-जाइ।

-में बड़बड़ाहट:- ब्रायो, हायोस, फास, स्ट्रैमो।

प्रचण्ड :- आर्स, बेल, हायोस, स्ट्रैमो।

सोते में :- एपिस. बेल।

बोलना, जल्द:-हिपर, हायोस, लैके, मर्क।

भय, डर, अकेले रहने से:-आर्ज-ना, आर्स, हायोस, कैलि-कार्ब, लाइको, फास, गोलि-ऐडि।

अँधेरे से :- कैना-इन्डि, जेल्स।

आलपीन या नुकीलीचीज़ से :-स्पाइजी।

औरतों का:- पल्स।

कमरे में आईना से:-कैन्थ, लाइसि, स्ट्रैमो।

कुत्ते का:- बेल, कास्टि, चायना, स्ट्रैमो, ट्यूब।

किसी दुर्घटना होने का:-कास्टि, फास।

ग़रीब हो जाने का:-ब्रायो, सोरि, सिपि।

गाने बाजे का:-नेट्रम-कार्ब।

गिर्जा या नाचघर की तैयारी करते समय:-आर्ज-ना, जेल्स।

चलते हुए रास्ते से पार करते समय: - ऐकोन।

चोर डाकुओं का:-आर्स, लैके, नेट्रम-म्यू।

छू जाने से:- आर्नि, काफि, लैके।

छुने से कूद पड़ता है:- बेल।

ज़हर दिया गया है:- ग्लोन।

चिल्लाहकर जाग उठना :- कलौ-हाइ।

ज़हर दिये जाने का :- हायोस, लैके।

तङ्ग जगह में :- आर्ज-नाइट्र।

भय, डर :-

तुच्छ बातों से :- आर्स, काली-का, लाइको, नेट्रम-का, नेट्रम-म्यू।

दम गुट जाने का :- ऐकोन, फास, स्पञ्जि, स्ट्रैमो।

दर्द से :- काफि।

नीचे की गति से :- बोर, जेल्स।

पढ़ने लिखने से :- नक्स-वोम, साइली, सल्फ।

पानी से :- हायोस, लाइसि, स्ट्रैमो।

— पानी या चमकीली चीज़ देखने से डर (कुत्ता, सियार आदि के काटने के कुछ दिन बाद) — अनागेलिस।

बच्चा किसी के पास आना पसन्द नहीं करता:-सिना, क्यूप्र।

बध किये जाने का:-सिमिसि।

बहते हुए पानी से:-लाइसिन, स्टैमो।

बिजली की कड़क से:-फास।

बिछोने से कूद पड़ता है:-आर्स।

बेचे जाने का:-हायोस।

भीड़ में जाने से :-ऐकोन, आर्ज-ना , आर्नि, जेल्स।

भूत का:-ऐकोन, आर्स, कार्बो-वेज, लाइको, पल्स, सल्फ।

मकान के कोने का अपने को छू जाने से :- आर्ज-ना, काली--ब्राम।

मनुष्य से:- लाइको, नेट्रम-का।

मृत्यु से:- ऐकोन, आर्स, कैल्के, सिमिसि, जेल्स, नाइट्र-ऐ, फास, प्लैटि।

सगर्भावस्था में:-ऐकोन।

भागना, इधर-उधर:-बेल, हायोस, स्ट्रैमो, वेरेट्र।

भावुकता, उद्‌गार होना (Sentimentalism):- ऐन्टि-क्रू, इग्ने, फास, सोरि, सल्फ।

चाँदनी में :- ऐन्टि-क्रू।

भूलना, अपना ही नाम:-मेडो।

अत्यन्त स्त्री प्रसंग के कारण:-कैलेडि, नेट्रम-का, फास-ऐ।

दूकान पर सौदा ख़रीद कर भूलकर छोड़ आता है:-लैक-कैन।

बात करते समय शब्दों का :-आर्नि, कैना-इन्डि, फास ऐ।

बुडढों का :-ऐम्ब्रा, बैरा-का, लाइको, फास -ऐ।

भूलना —

रोज़ मर्रे का रास्ताः -ग्लोन, पेट्रो, नक्स-मस।

भ्रम धारणा (delusions), अङ्ग मानो इधर उधर बिखरा हुआ है, उन्हें बटोरने की चेष्टा करता है:-बैप्टि, पेट्रोल, फास।

भ्रम धारणा

कुत्ते, बिल्ली देखता है :- इथूज़ा, बेल, कैल्क, स्ट्रैमो।

गर्भिणी का ख़्याल करना :- सैबाडि, वेरेट्र।

चिथड़े भी सुन्दर मालूम होते है :- सल्फ।

डरावनी सूरतें:-बेल, ओपि, स्ट्रैमो।

मनुष्य चूहे, कीड़े मकोड़े हैं :- इथूज़ा, सिमिसि, मेडो।

मानो उसके साथ बिछौने पर कोई दूसरा मनुष्य है:-बैपृ, पेट्रो, पल्स।

मानो दो मनुष्य उसके साथ बिछौने पर है:-साइक्ले।

राजा या रानी, बड़ा आदमी ख़्याल करनाः-कैना -इन्डि।

शरीर कोमल, नाजुक है:-थूज़ा।

शरीर, वस्तु इत्यादि बहुत बड़ा है:- कैना-इन्डि, प्लैटि।

शरीर सड़ जायेगाः- आर्स।

शरीर हवा से भी हल्का है:- लैके, ओपि, थूजा।

स्त्री विस्वासघातिनी है:-हायोस, स्ट्रैमो।

मकान को जाने की इच्छा:-ब्रायो।

मार डालने की इच्छा:-आर्स, आर्स-आयोड, हिपर, हायोस, आयोड, नक्स-वोम, फास स्ट्रैमो।

मुस्कुराना, मूर्ख की तरह:- बेल, हायोस, मर्क, वेरेट्र।

मिर्गी — भारी उदासी — इण्डिगो, काली-आर्से।

मुँह चिढ़ाना:- आर्स, लैके, प्लैटि।

अपने रिश्तेदारों को :-सिकेल।

मूर्ख या गावदी की तरह आचरण:-बैरा-का, सिक्यूटा।

मृत्यु की इच्छा:-आरम

याददाश्त कमज़ोर:-ऐनाक, आर्ज-ना, आर्स, बैरा-का, बेल, बूफ़ो, कार्बा-स, कास्टि, काल्चि, कोना, ग्लोन, हिपर, हायोस, काली-फा, लैके, मर्क, नाइट्र-ऐ, नक्स-मस, फास-ऐ, फास, प्लम्ब, सिपि, वेरेट्र, फाइ-सोले, ब्राह्मी।

अचानक:- कार्बो-वेज।

अक्षरों का भूलना:-लाइको।

जगह के बारे में भूलना:-मर्क।

याददाश्त कमज़ोर

तारीख का भूलना:-लाइको।

शब्द का भूलना:-बौरा-का, प्लम्ब।

समय का भूलना:- मर्क।

रंज, दुःख से बीमारियाँ:-आरम, कास्टि, काक्यू, इग्ने, लैके, नेट्रम-म्यू, फास-ए, स्टैफि।

ख़ामोशी के साथ रंज को बरदाश्त करने से बीमारियाँ: इग्ने, नेट्रम, पल्स।

रोज़गार के बारे में बकना:-ब्रायो।

रोना, अकारण :-एपिस, सिना, ग्रैफ, लाइको, नेट्रम-म्यू, पल्स, सल्फ, जिङ्क।

अनिच्छा:-इग्ने, नेट्रम्-म्यू, प्लैटि, पल्स, रस-ट, सिपि।

आनन्द से :- काफि, प्लैटि।

किस कारण रोता है वह नहीं जानता:- काली-का, रस-ट, सिपि।

किसी वस्तु की इन्कारी पर :-बेल, कैमो, इग्ने।

खाँसी के पूर्व :-आर्नि, बेल, ब्रायो, हिपर।

गाना बाजा से :-ग्रैफ, क्रियोज़, नेट्रम-का, थूजा।

छूने से:-ऐन्टि-क्रूड, ऐन्टि-टार्ट, सिना।

तकरार करने से :- काली-कार्ब।

दर्द के कारण :-काफि।

दिन भर अच्छा रहता है, रात के समय चीख़ता और बेचैन रहता है:-जैलेपा।

दिलासा देने से :-नेट्रम् म्यूर, सिपि, साइली।

धन्यवाद देने से:- लाइको।

नींद में:-कैमो।

बच्चे का रिरियाना:-कैमो।

बच्चे को दूध पिलाते समय :-लैन-कैन, पल्स।

बीमारी के बारे में वर्णन करते समय :- काली-का, मेडो, पल्स।

रोशनी की इच्छा:-बेल, जेल्स, स्टैमो।

लात मारना, सोते में:-बेल, सल्फ।

लुढ़कना, ज़मीन पर :-कैल्क, ओपि।

लोभ, लालच :- आर्स, लाइको, पल्स।

लौलीन रहना, किसी चिन्ता में :-मेज़े, नक्स-मस, सल्फ।

विरुद्ध वचन बरदाश्त नहीं:- आराम, इग्ने, लाइको, नक्स-वोम, सिपि।

शक्तिशाली होने की इच्छा:-लाइको।

शादी का ख्याल भी पसद नहीं:- लैके, पिक्री-ऐ, पल्स।

सपने-नींद में लगातार — इण्डोल।

सफर करने की इच्छा:- कैल्के-का, सिमिसि, आयोड, लैके, मर्क, सैनिक्यू, ट्यूब।

सफ़ाई पसन्द, नाजुक पसन्द:- आर्स, नक्स-वोम।

समय, अहिस्त-अहिस्ते गुज़ारना:-कैना-इन्ड़ि; ग्लोन।

जल्दी-जल्दी गुज़ारना:-काक्यू।

संगत, अकेले रहने से अच्छा मालूम करना:-सिपि।

अकेले रहने से बुरा मालूम होना:-आर्स, फास।

-की इच्छा:-आर्ज-ना, हायोस, काली-कार्ब, लाइको, फास, पल्स।

-से नफ़रत:-ऐना, बैरा-का, कार्बो-ऐनि, कैमो, जेल्स, इग्रे, नेट्रम-म्यूर, नक्स-वोम, सिपि, सल्फ।

पाख़ाना करते समय किसी का पास रहना पसन्द नहीं:-ऐम्ब्रा।

पेशाब करते समय किसी का पास रहना पसन्द नहीं:-नेट्रम-म्यूर।

स्त्रियों की पुरुष प्रसंग की प्रबल इच्छा:- ग्रैटि, हायोस, लैके, प्लैटि, स्ट्रैमो।

स्त्रियों से घृणा:-डायोस्को, लैके, पल्स।

सीटी बजाना:- क्रोक, लैके, प्लैटि, स्ट्रैमो।

सुस्ती, काम करने की अनिच्छा:-कार्बो-स, चेलि, चायना, ग्रैफ, लैके, नेट्रम-म्यूर, नाइट्र-ऐ, नक्स-वोम, फ़ास, सिपि, सल्फ, अल्फाल्फा।

सोच में डूबना:-इग्रे, वेरेट्र-ऐल्ब।

स्मरण शक्ति (देखो याददाश्त)

हँसना:-कैना-इन्डि, इग्ने, स्ट्रैमो।

हिस्टीरिया:-ऐसाफ, आरम, कैल्क-का, कास्टि, कैमो, कोना, क्रोक, हायोस, इग्रे, लैके, मैग्नि-म्यूर, मास्कस, नेट्रम-म्यूर, नक्स-मस, नक्स-वोम, प्लैटि, पल्स, सिपि, साइली वैलेरि, वेरेट्र।

चक्कर
(Vertigo)

अविराम चक्कर :- लैबर्नम

आँख बन्द करने से वृद्धि:-आर्नि, चेलिडो, लैके, सिपि।

कमी:-ऐलूम, कोना।

उठने पर:-ऐकोन, ब्रायो, फेर, नेट्रम-म्यूर, फास,रस-ट, टैबे, एजा-इण्डिका।

बिस्तर पर से:-चेलिडो, काक्यू, फेर, नेट्रम-म्यूर, नक्स-वोम, फास, फाइटो।

बैठकर :-ब्रायो, फेर, नक्स-वोम, फास, पल्स, रस-टाक्स।

झुककर:- बेल, फेर।

उठाने से, सिर को:-ब्रायो।

उतरते समय ज़ीने से:-बोर, फेर, प्लैटि।

ऊँची जगह, ज़ीना इत्यादि पर चढ़ने से:- आर्ज़-ना, कैल्क, काली-बाइ, सल्फ।

क़ब्ज से:-ऐलो, कैल्के -फा, चायना नेट्रम-सल्फ, सल्फ।

करवट के बल, तिरछा:-कैल्क, काक्यू,कोना, नक्स-वोम।

कान में खराबी से चक्कर :— अमो-आयो।

क़ै के साथ:-वेरेट्रम।

खाने के बाद:-ग्रैटि, नक्स-वोम, पल्स।

गिर पड़ेगा, ऊँचे पर से मानो :-कास्टि, जेल्स।

ऊपर की तरफ़ देखने से :-कास्टि।

दाहिनी तरफ़ :- एकोन, कैल्क, कास्टि, साइली, जिङ्क।

नीचे की तरफ़ देखने से:- स्पाइजी।

बाई तरफ:- बोर, कास्टि, लैके, नेट्रम-म्यूर, सल्फ, जिङ्क।

बिस्तर से उठने पर:- रस-टाक्स।

पीछे की ओर :-रस-टाक्स।

सामने की ओर :-नेट्रम-म्यूर, रस-टाक्स।

गुस्से के बाद:-ऐकोन, कैल्के-का।

घुमरी — सिर उठाने पर अधिक, सभी वस्तुयें दायीं ओर घूमती लगती हैं —नेट्रम-सैली।

घुटने टेकने पर:-सिपि।

घूमता या चक्कर देता है, बिस्तर मानो:-कोना।

चलते समय:-नेट्रम-म्यूर, नक्स-वोम, फास, पल्स।

चाय पीने के बाद :- नेट्रम-म्यूर, सिपि।

चोट से, दिमाग में:-ऐकोन, आर्नि।

जागने और नींद में बिघ्न पड़ने से:-काक्यू, नक्स-वोम।

झुकने पर:- बेल, नक्स-वोम, पल्स, सल्फ।

झुकाने से; सर को पीछे की ओर झुकाने से:-ग्लोन, सेनेगा।

सामने की ओर:- क्लि, मैग्नि-म्यूर, मर्क, पिकि-ऐसिड, सल्फ।

टेकने से आराम, सिर को मेंज़ पर :- सैबैडि।

ठण्डा पानी डालने से कमी :- नेट्रम-म्यूर।

डरने के बाद:-एकोन, ओपि।

तमाखू पीने से:-नेट्रम-म्यूर, नक्स-वोम।

देखने से, आँखों को घुमा कर :-स्पाइजी।

ऊपर की तरफ़ :-फास, पल्स।

खिड़की से झाँक कर :-नेट्रम-म्यूर।

नीचे की तरफ़-:-फास, स्पाइजी, सल्फ।

नज़र ग़ायब हो जाती है चक्कर से:-साइक्लै, फेर, जेल्स, नक्स-वोम।

नशे में है, मानो :-काक्यू, नक्स-वोम, पल्स।

निगाह को जोर लगाने से:-नेट्रम-म्यूर, फास।

पुरानी घुमरी:-नेट्रम्-म्यूर, नक्स-वोम फास, सिकेल।

आधाशीशी के साथ :-नेट्रम-म्यूर।

पुल पार करते समय:-बेरा-का, ब्रोम।

प्रसंग के बाद:-फास-ऐ, सिपि।

बच्चा दाई को पकड़ लेता है:-बोर, जेल्स।

बुड्ढ़ों में :-ऐम्ब्रा, बैरा-का, क्यूप्रम्, रस-टाक्स।

बेठने से, बिस्तर पर उठकर:-चेलि, काक्य।

भीड़ में:-नक्स-वोम।

भूख लगने पर:-डलकै, काली-कार्ब।

अत्यधिक चक्कर और सिर दर्द :– अनीलीनम।

मानसिक परिश्रम से:-नेट्रम-का, नेट्रम-म्यू, नक्स-वोम।

मिचिलाई के साथ:- ऐकोन, काक्यू, फेर, नेट्रम-म्यूर, पेट्रो।

बिस्तरे से उठने पर:- काक्यू।

मूर्छा के साथ:- नक्स-वोम।

मृगी का चक्कर:- एपिस, कैल्क-आर्स, कास्टि, नेट्रम,-म्यूर, नक्स-मस, साइली, विस्कम।

मृगी के पहिले:-आर्स, कास्टि, हायोस, लैके, प्लम्ब, सल्फ।

रजोधर्म, के दिनों में:-पल्स।

-के दब जाने से:-साइक्लै, पल्स।

लेटने से, वृद्धि:-कोना।

-कमी:-आर्नि, कार्बो-ऐनि, सिना, चायना।

करवट के बल :-स्ट्रैमो।

करवट से आराम:-मर्क।

दाहनी करवट :-म्यूरि-ऐसिड।

पीठ के बल :-ऐलूम, मर्क, पल्स, साइली।

पीठ के बल आराम:-स्ट्रैमो।

बाँयी करवट :-आयोड, फास।

सिर को ऊँचा करने से आराम:-पेट्रोल

वीर्यपात के बाद:-बोवि, कैल्क, कास्टि, नेट्रम-का, सार्सा।

शराब पीकर:-कालोसि, नेट्रम-म्यूर, नक्स-वोम।

शोर गुल से:- थेरे।

सगर्भावस्था में:-नेट्रम-म्यूर।

सिर दर्द के समय:- एपिस, बेल, कैल्क, नक्स-वोम।

— सिर में चक्कर-कमरा और बिस्तर चारों ओर घुमना-कैड-सल्फ।

सिर चकराना :- लुयु-हुमु।

सामयिक (Periodical):- नेट्रम-म्यूर, फास।

सुगन्ध से, फूल की:-हायोस, नक्स-वोम, फास।

सोने के बाद वृद्धि:-लैके, नक्स-वोम।

सिर
(Head)

खुजली, खोपड़ी की खाल पर :-बैरा-का, कैल्क-का , ग्रैफ, लाइको, मेज़े, नेट्रम-म्यूर, सोरि सल्फ, अरूण्डो।

गञ्जापन:-ऐनाका, एपिस, बैरा-का, फ्लोरि-ऐ, ग्रैफ, फास, सिपि, साइली।

गर्मी:-ऐकोन, एपिस, आर्स, बेल, बोर, कैल्के, ग्रैफ, लैके, सल्फ।

घुसेड़ना, सिर को तकियें में:-एपिस, बेल, ब्रायो, हेल।

जलसन्चय, (Hydrocephalus):- एपिस, कैल्के, साइली।

जिन्दा चीज़ सर के अन्दर रेंग रही है:- पेट्रोल, साइली।

ठण्डक, बर्फ़ की तरह:- आर्स, कैल्क-का, कैल्क-फा, वेरेट्र।

दर्द, सुबह के वक्त:-ऐगार, नक्स-वोम।

सूर्योदय के साथ दर्द आरम्भ होता है और सूर्यास्त के साथ दर्द बन्द हो जाता है:- कैल्मि, नेट्रम-म्यूर, फास, सैंग्वि, स्पाइजी।

दोपहर से शाम तक:- साइली।

3 बजे दोपहर के बाद:-बेल।

शाम के वक्त:-ऐलि-सिपा, बेल, मेज़े, पल्स, सल्फ।

अन्धेरे कमरे के अन्दर लेटने से आराम:-बेल, ब्रायो, सैंग्वि, साइली।

अर्ध कपाली सिर दर्द :- ओनस।

आँख के ऊपर, दाहिनी--चेलि, संग्वि।

बाँयी :-ब्रायो, स्पाइजी।

खुली हवा से आराम:-सिमिसि, फास, पल्स, सेनेगा, सिपि, ज़िङ्क।

ख़ूब कस कर दाबने से आराम:-बेल, चायना, सैंग्वि, जिङ्क।

डरने के बाद:-ऐकोन, इग्ने, पल्स।

तपकन, कनपटियों में:-बेल, चायना, लैके, फास, ऐलियम-सैटा।

दाबने से आराम :-ऐमोन-का, बेल, ब्रायो, फेर, लैके, मैग्नि-म्यू, नेट्रम-म्यू, पल्स, स्टैन, ऐलूमेन।

जलन के साथ :- एलूमेन।

दर्द

धीरे-धीरे बढ़ता है और धीरे-धीरे घटता है:-प्लैटि, स्टैन।

धीरे-धीरे बढ़ता है और यकायक घटता है:-आर्ज-ना, बेल।

पढ़ने से वृद्धिः-नेट्रम-म्यूर।

प्रचण्ड दर्द — अल्फाल्फा।

पागल करने वाला दर्दः-बेल।

बाँधने से आरामः-आर्ज-ना, बेल, कैल्के, हिपर, मैग्नि-म्यू, पल्स, साइली, कीसा-बोण्डू।

बाल कटवाने के बादः-बेल, ग्लोन, सिपि।

भयानक दर्दः-बेल, ब्रायो, ग्लोन, लैके, सैंग्वि, साइली।

फाड़ देने वाला दर्द :- स्ट्रि।

मलाई की बरफ़ खाने सेः-आर्स, पल्स।

यकायक आरम्भ होता है और यकायक जाता है:-बेल।

रंज से :-इग्ने, नेट्रम-म्यू, ओपि, फास-ऐ, पल्स, स्टैफि।

रजोधर्म के दिनों में :-बेल, ग्लोन, ग्रैफ, क्रियोज़ो, लाइको, नेट्रम, सिपि।

'' '' मासिक रुधिर जारी होने से आरामः-ज़िङ्क।

रजोनिवृत्ति के समयः-कार्बो-वेज, लैके, सैंग्वि, सिपि।

रतिक्रिया से, अत्यधिक :-चायना, फास।

रोशनी से :-बेल, कैल्क-का।

लपेटे रहने से आरामः-हिप, नक्स-वोम, रस-ट, साइली।

नींद (गहरी) में सुला देना — कलौरै-हाइ (कई दिनों तक बेहोश पड़ा रहता है)।

सिर दर्द :- पिछले भाग से कपाल शीर्ष तक फैलना-बेलि-पेरे।

लिखने से :-नेट्रम-म्यूर।

शोर गुल से-:-बेल, कैल्क, नाइट्र-ऐ, थेरे।

सामयिक (Periodical):- ऐलूम, आर्स, सिड्र, चायना, चिनि-सल्फ, नेट्रम-म्यूर, नाइट्र-ऐ, सैंग्वि, सिपि, साइली।

सूरज की गर्मी से :-ऐकोन, बेल, ब्रायो, ग्लोन।

सोने के बाद :-लैके, नेट्रम-म्यूर।

स्नायुशल सिर दर्द :- अमो-बैलेरि।

पैत्तिक सिर दर्द (Bilious) — अमो-पिक।

नशें में है मानो:-ऐगार, कार्बो-वेज, नेट्रम-म्यूर, नक्स-वोम, पल्स।

फुँन्सियाँ:-आर्स, कैल्के, क्लिमै, क्रोट-टिग, डलकै, ग्रैफ, मर्क, मेज़े, नेट्रम्-म्यूर, सोरि, सल्फ।

बह्मरन्ध्र खुला हुआ (Open fontanelles):-कैल्क, कैल्क-फा, साइली।

बाल का चिपक जानाः-मेज़े, नेट्रम-म्यूर, सोरि।

बाल,

-झरना:-आरम,कार्बो-वेज, फ्लोरि-ऐ, ग्रैफ, काली-कार्ब, लाइको, नेट्रम-म्यू, नेइट्र-ऐ, फास, सिपि, साइली, सल्फ, थूजा, अरूण्डो।

-सफ़ेद होना:-आर्स, लाइको, फास-ऐ।

भारीपन :-एपिस, कार्बो-वेज, चायना, जेल्स, लैक, म्यूरि-ऐ, नेट्रम-म्यू, नाइट्र-ऐ, नक्स-वोम, पेट्रोल, पिक्रि-ऐ, सल्फ।

मस्तिष्क रक्तसंलयन (congestion of brain) - एलूमिना-सिलि।

मेनिञ्झाइटस (Meningitis-मस्तिष्क की भीतरी सूजन):-बेल, ब्रायो, सिना, जेल्स, हेले, स्ट्रैमो, जिङ्क।

रूस्सी (Dandruff):-बालो के नीचे सूखी खाल का जमना:- कैन्था, ग्रैफ, नेट्रम-म्यूर, सल्फ।

लू लगना (Sunstroke) :-बेल, ग्लोन।

सुस्ती :- एबिस-नाइ।

आँख
(Eye)

अञ्जनहारी (Styes):-कोना, ग्रैफ, लाइको, पल्स, सिपि, स्टैफ, सल्फ।

आंखों के आगे अंधेरा छा जाना, कुछ दिखाई न देना :- मार्फिनम।

आँसू आना:-ऐलि-सिपा, बेल, कैल्के, यूफ्रे, फ्लोरि-ए, लाइको, मर्क, नेट्रम् म्यूर, नाइट्र-ऐ, ओपि, फास, पल्स, रस-ट, सल्फ।

आंखों के अनेक रोग :- गुआरिया।

आंखें गड्ढे में धंस जाना :- ग्रैने-पुनिका।

आंख के आगे काले धब्बे उठते हुए :- कार्बो-सल्फ, चिनि-आर्से।

आंखों के सामने सफेद धब्बे उठते हुए :- पिलो-माई।

आंखों के सामने जाला, दूर की चीज साफ नज़र न आना, रंगों की पहचान न कर सकना:- कार्बो-सल्फ।

आंख खुलना जल्दी:- बैलि-पेरे।

आंख की कौड़ी (सफेद स्थान) लाल हो जाना :- सिनाबेरिस।

पुतलियों में दाग :- सियबेरिस।

कमजोर:- चायना, कोना ओपि, फास, रूटा।

खुजली, पलकों में :-आर्ज-मेट, कास्टि, ग्रैफ, पल्स, रस-ट, सल्फ, टेलिया, एम्ब्रोसिया।

पलकों के किनारे पर:- कैल्क, मेजे, नेट्रम-सल्फ, पल्स, स्ट्रैफ, सल्फ।

खुली, आँखें अध-खुली:-बेल, क्यूप्रम, ओपि।

गर्मी, आखों में:-बेल, कैमो, चायना, काली-का, लाइको, रूटा, सल्फ।

जलन और दर्द :- अम्ब्रोसिया।

आंख फड़कना :- ओरियो।

आंखों में पानी गिरना :- आस्मि-मेटा।

आंखों की दृष्टि :- पिलो-माइ।

जुड़ जाना, कीचड़ से:-आर्ज-ना, कैल्के, कास्टि, कैमो, ग्रैफ, हिपर, क्रियोजो, लाइको, मर्क, फास, पल्स; सिपि।

टेरिजियम (Pterygium-नाख़ूना):-ऐम्ब्रा, आर्ज-ना, आर्स, कैल्के, यूफ्रे, लैके, नक्स-मस, सोरि, सल्फ, जिङ्क।

डिप्लोपिया (Diplopia):-आरम, जैल्स, हायोस, नेट्रम-म्यूर, नाइट्र-ऐ।

तारे और चिनगारियां नज़र के सामने :- अमो-डोर।

दर्द, गर्मी से आराम:-आर्स, हिपर, साइली।

चोट लग कर :-आर्नि, सिम्फ।

ठण्ढा पानी लगाने से आराम:- ऐपिस, आरम, फास, पल्स।

पढ़ते समय:-कोना, डलकै, नेट्रम-म्यूर, रूटा, सिपि।

रगड़ने से आराम:-कास्टि, ज़िङ्क।

लिखते समय :- नेट्रम-म्यूर।

सोते समय:- नेट्रम-म्यूर, रूटा।

नासूर, आँसू पैदा करने वाली गिल्टी में (Fistula lachrymalis) :- कैल्के, फ्लोरि-ऐ, पेट्रो, पल्स, साइली।

पक्षाघात, ऊपर के पपोटों का :-कास्टि, जेल्स, नाइट्र-ऐ, रस-टाक्स, सिपि, स्पाइजी।

पपोटे खुले रहते है:- आयोड, लाइको।

पपोटों का लटक पड़ना:-कास्टि, जेल्स, सिपि।

आँखों के चारों ओर पीले-नीले छल्ले :- जस्टि-एढ़ा।

पलक मुश्किल से खुलता है :- आर्स, कास्टि, जेल्स।

पानी, जहरीला (Tears acrid):-आर्स, यूफ्रे, मर्क-कार।

फुल्ली, जाला (Opacity):-आर्ज-नाइट्र, कैड़मि, कैल्के,कोना, सल्फ।

मोयोपिया (Myopia-क़रीब नज़री):-फास, फिज़ास, पल्स।

मोतियाबिन्द (Cataract):-कैल्के, कास्टि, मेज़े, मैग्नि-का, फास, साइली, सल्फ, नैफ्थै।

सब्ज़ (Glaucoma):-फास, मेज़े।

रगड़ने की इच्छा:-कास्टि, कोना, क्रोक, मेज़े, ओपि, पल्स, सिकेल, सल्फ।

रोहें :-आर्ज-ना, आर्स, बोर, कास्टि, ग्रैफ, लाइको, नेट्रम-म्यूर, पल्स, सिपि, साइली, सल्फ, थूजा, ज़िङ्क।

सुर्खी:-ऐकोन, ऐगार ऐलि-सिपा, एपिस, आर्ज-ना, आर्स, बेल, कैनाइन्डि, यूफ्रे, ग्लोन, काली-स, नेट्रम, नक्स-वो, स्ट्रैमो, सल्फ, अमो-ब्रोमे।

सुई चुभने जैसा दर्द :- सैपो।

सूजन, आँख दुखना:-ऐकोन, एपिस, आर्स, आर्ज-ना, बेल, कैल्के, यूफ्रे, रस-टाक्स, सल्फ।

पपोटों की :- ऐपिस, आर्स, काली-का।

हाइपरमेट्रोपिया (Hypermetropia, बईद नज़री):-आर्ज-ना, कैल्के, सिपि , साइली।

हेमियोपिया (Hemiopia)-किसी वस्तु का दाहिना हिस्सा नज़र न आना:-कैल्के, कक्यू, लिंथि, लाइको।

बाँया हिस्सा नज़र न आना :- कैल्के, सिक्यूटा, नेट्रम का।

नीचे का हिस्सा नजर न आना :- आरम।

ऊपर का हिस्सा नज़र न आना :- आर्स, आरम, कैम्फ, डिजि।

कान
(Ear)

कान बहना:-कैल्के, कैल्के-स, हिपर, काली-बा, लाइको, मर्क, सोरि, पल्स, साइली।

कान में आवाज :- बैरा-म्यूरि।

खुजली:-आरम, हिपर, काली-का, मैंगे, नक्स-वोम, पेट्रो, सिपि, साइली, सल्फ।

अङ्गुली घुसेड़ने से आराम:-बोवि, कालोसि।

खुश्की:- ग्रैफ।

गुमड़ा (Wen), कान के पीछे :- मर्क-आयोड-रुब्र, वर्बस।

दर्द:-बेल, कैमो, हिपर, लैके, लाइको, मर्क, फास, फास-ऐ, पल्स, सल्फ, वर्ब, अमो-पिक, बायो-आड।

पानी भरा है, मानो:-सल्फ।

फुन्सियाँ, रसीली:-ग्रैफ।

मवादी:-सोरि

कान के पीछे:-बेरा-का , कास्टि, ग्रैफ, लाइको, पेट्रोल, सोरि, साइली, स्टैफ, सल्फ।

एक्जिमा (Eczema):-कैल्कै, ग्रैफ, लाइको, सोरि।

बन्द है, कान मानो:-ऐसेर, कार्बो-बेज, कोना, लाइको, मर्क, पल्स, साइली।

कम्बुकर्णी नलियां (रात को) :- अल्फाल्फा।

कम्बुकर्णी नलियां (प्रातः खुली हुई) :- अल्फाल्फा।

माँसार्बुद (Polypus):-कैल्के, कैलि-स, लैके, लाइको, मर्क, फास, ट्यूक्र, थूजा।

मैल, कान का-काला:- पल्स।

लाल :- कोना, सोरि।

सफ़ेद :- लैके।

सख्त :- पल्स।

शब्द, खड़खड़ाहट:-ग्रैफ।

गरज:-बैरा-का, बेल, बोर, कार्बो-वेज, कास्टि, चिनि-स, ग्रैफ, लाइको, नक्स-वोम, फास-ऐ, पल्स, साइली, स्पाइजी, सल्फ।

कान में गुन-गुन भों-भों की आवाज तथा कान की खराबी से सिर में चक्कर :— चेनो-अन्थे।

गाने की आवाज़ :- चायना, काली-का, बुफो-राना।

घन्टे की आवाज़:- सार्सा।

चरचराहट :-ग्रैफ़।

चिटचिट :-बैरा-का , इलैप्स, ग्रैफ।

ढोल का शब्द:-क्यूप्र, ड्रासेरा, लैके।

तोप, बन्दूक की आवाज़:-ग्रैफ, स्पन्जि।

फड़फड़ाहट:-ग्रैफ, प्लैटि, स्पाइजी।

बाँसुरी,सीटी की आवाज़:-ऐम्ब्रा नक्स-वोम।

भिनभिनाहट :- आर्ज-ना, कैना-इन्डि, चायना, चिनि-स, काली-का, लाइको, नक्स-वोम, प्लैटि, फास, सिपि।

सनसनाहट:-लाइको, पेट्रोल।

सुनने की शक्ति में कमी:- बैरा-का, बेल, कैल्के, कार्बो-ऐनि, कास्टि, चायना, क्यूप्र ग्रैफ, हायोस, लाइको, नेट्रम-म्यूर, नाइट्र-ऐ, पेट्रोल, फास, फास-ऐ, पल्स, सिकेल, साइली, सल्फ, वर्ब, रोजा-डैमै।

कान का मैल निकालने के बाद :-कोना।

क्विनाइन अधिक सेवन करने से :-कैल्के।

ख़सरा निकलने के बाद :-कार्बो-वेज, मर्क, पल्स, साइली, सल्फ।

गाड़ी की सवारी से साफ़ सुनाई देता है:-ग्रैफ, नाइट्र-ऐ।

चोट लगकर:-आर्नि।

टाइफायेड ज्वर के बाद:-एपिस, आर्ज-ना , आर्स, नाइट्र-ऐ, फास-ऐ।

बुड्ढों का:-बैरा का, सिक्यू, पेट्रो।

मनुष्य की वाणी सुनाई नहीं देती :-फास, सल्फ।

रगड़ने से साफ़ सुनाई देता है:-फास।

शोर गुल में साफ़ सुनाई देता है :-ग्रैफ।

सूजन:-एपिस, बेल, कैल्के, ग्रै.फ़, मर्क, मर्क-कार, पल्स।

नाक
(Nose)

काजल की तरह काले नथुने:-ऐन्टि-टा , हेले, हायोस, लाइको, ज़िङ्क।

कुरेदना, नाक :-एरम्-ट्रिफि, सिना।

नाक के अन्दर अर्बुद, अधिक मात्रा में पीब शुद्धा श्लेष्मा निकलना, नाक से बदबू, श्लेष्मिक झिल्ली की सूजन के कारण श्वास पथ बन्द :— लेम्ना माइनर

खुश्की:-आर्स, आर्स-आयोड, बैरा का, कार्बो-वेज, ग्रैफ, कालो-बाइ, लाइको, नक्स-मस सैम्ब्यू, साइली, स्पन्जि, स्टिक्टा, सल्फ, थूजा।

ख़ून, नाक से, नकसीर फूटना:-ऐकोन, आर्नि, बेल, क्रोकस, क्रोटेलस, हेमा, हायोस, इपि, लैके, मेलि, मिलेफो, फास, सिकेल, सल्फ।

एक छिद्र से बन्द होकर दूसरे छिद्र से निकलना (Vicarious):-ब्रायो, हेमा, लैके, फास, पल्स।

नाक झिड़कने से :-आर्नि, लैके, फास, फास-ऐ, सल्फ।

नौजवान औरतों की नाक से :- फास, सिकेल।

मुँह धोते समय :-ऐमोन-का, आर्नि, काली-कार्ब।

घाव, नाक के अन्दर:-आरम, काली-बाइ, नाइट्र-ऐ, सिपि, साइली, थूजा।

छींक:-आर्स, ब्रायो, कार्बो-वेज, सिना, यूपे-पर, मर्क, नक्स-वोम, पल्स, रस-टाक्स, सैंग्वि सैबेडि, अम्ब्रोसिया, सल्फ।

बार-बार छींक :- ऐमोन-म्यूर, आर्स, कार्बो-वेज़, मर्क, नक्स-वोम, सल्फ।

ठण्डी हवा में :- अरेलिया-रेसी।

जुकाम :- ऐलि-सिपा, ऐम्ब्रा, आर्स, कार्बो-वेज, चेलि, यूपेटो-पर, यूफ्रे, फेर-फा, हिपर, काली-आयोड, मर्क, नक्स-वोम, फास, पल्स, रस-टाक्स, साइली, स्टैफ, सल्फ, एग्राफिस, नूटै, एलूमिना सिलि।

-रुक जाना:-ऐकोन, आर्स, बेल, ब्रायो, कैल्के, चायना, सिना, लैके, लाइको, नक्स-वोम, साइली।

दर्द, नाक की जड़ में :- कैलि-बाइ, ऐस्पैरेंगस ओफिसिनिलिस।

नथुने चिटके हुए:-ऐन्टि-क्रूड।

अग्रभाग :- ऐलूम।

नकसीर :- अटि-इण्डि।

नाक का विकार, गाढ़ा:-आर्स, हाइड्रेस्ट, काली-बाइ, कालि-फास, लैक-कैन, नेट्रम-सल्फ, पल्स।

नाक की नोक लाल होना :- सैलि-नाइ।

नाक के अन्दर जख्म :- सैगु-नाइ।

पतला:- ऐलि सिपा, आर्स, एरम-ट्रिफि, कैमो, यूफ्रे ग्रेफ, आयोड, मर्क, नाइट्र-ऐ, नक्स-वोम, प्लैटि, टेल।

पीला:- एरम, आरम, कैल्के, कैल्क-स, हिपर, हाइड्रे, काली-बाई, काली-आयोड, काली-स, काली-फा, लाइको, [illegible]ट्र-ऐ, पल्स, सिपि, सल्फ।

बदबूदार गाढ़ा श्लेष्मा :- [illegible] पेरू।

पीनस् :- ऐसाफ, आरम, कैल्के, हिपर, काली-बाइ, काली-आयोड, मर्क, पल्स, सिपि, साइली।

बन्द हो जाना, नाक:-आर्स, एरम-ट्रिफि, आरम, कैप्सि, कास्टि, ग्रेफ, काली-बाइ, लाइको, नाइट्र-ऐ, नक्स-वोम, पल्स, सैमब्यू, साइली, ट्यूक्रम, एग्राफिस, नूटै, अमो-डोटे।

बच्चों की नाक का-:-लाइको, नक्स-वोम, सैम्ब्यू।

मस्से (Warts):-कास्टि, नाइट्र-ऐ, थूजा।

माँसार्बुद (polypus):-कैल्के, सैंग्वि, ट्यूक्र, सैगुन्नाई।

सूँघने की शक्ति में कमी:-बेल, कैल्के, हिपर, मर्क-कार, नेट्रम-म्यू, फास, प्लम्ब, पल्स, सिपि, साइली।

स्राव अत्यधिक - एनेमो-कैली।

अधिक मात्रा में पतला पानी — ऐस्पैरेगस आफिसिनैलिस।

चेहरा
(Face)

इरीसिपिलस (Erysipelas-सुर्ख़ बादा) :- एपिस, बेल, ग्रैफ, लैके, रस-टाक्स।

कुरेदना, होंठ :- एरम-ट्रि, ब्रायो, सिना।

कैन्सर (Cancer) :- आर्स, आरम, कार्बो-ऐनि, कोना, काली-आर्स, फास।

गलमुच्छों का गिरना :- कैल्कै, ग्रैफ, काली-का नेट्रम-म्यू, फास-ऐ।

जाला छाया हुआ है मानो :- बैरा-का, ब्रोम, ग्रैफ, मैग्नि-का।

जबड़े का लटक पड़ना:- लैके, लाइको, म्यूरि-ऐ, ओपि, सल्फ।

जबड़े बैठ जाना (Lockjaw) :- बेल, सिक्यू, हिपर, नक्स-वोम, ओपि।

ज़ीन की तरह नाक के ऊपर दाग़:- सिपि।

फूला हुआ:-एपिस , आर्स, कैल्के, ग्रैफ, लाइको।

मस्से:-कैल्क, कास्टि, डलकै, नाइट्र-ऐ, थूजा।

माथे में दर्द :- यूपेटो-पर्पू।

चेहरा सूजा :- रस-वेने, वेस्पा-क्रै.।

मुहासे, कील (Acne):- आरम, कार्बो-ऐनि, कार्बो-वेज, कास्टि, हिपर, नक्स-वोम, साइली।

शोथ :- एण्टि-आर्सै।

मुँह
(Mouth)

अङ्गुलियां मुँह में डालता है बच्चा:-कैल्के, कैमो, इपि।

कांपना, ज़बान का:-कैम्फो, लैके, मर्क।

दूध पीने वाले बच्चों के मुंह में छाले (Scurvy) :- रस-ग्ला।

ख़ुश्की,प्यास के साथ:-ब्रायो, नेट्रम-म्यूर।

प्यास के बिना:-ब्रायो, नक्स-मस, पल्स।

ख़ून निकलना, मसूड़े से :-कार्बो-वेज, क्रोटेल, हिपर, क्रियोज़ो, लैके, मर्क-कार, नेट्रम-म्यूर, फास।

दाँत उखड़वाने के बाद :- आर्नि, क्रियोज़ी, हेमै, लैके, फास।

खून की क्रै. वमन :- जिरे-मैकु।

गर्मी:-बेल, बोर, कैमो।

नाक का लेसदार श्लेष्मा गले के भीतर चले जाना :— सिनाबेरिस।

गैंग्रिन (Gangrene, माँस का सड़ाव):-आर्स, हाइड्रैस्ट, लैके, मर्क, सिकेल।

घाव:-क्रियोज़ो, मर्क, नेट्रम-म्यूर, फास, सोरि।

आतशक का :- काली-बाइ, काली-आयोड, मर्क, नाइट्र-ऐ, फाइटो।

जलन (देखो दर्द)।

जीभ मोटी व सुन्न :- पापू-कैडि।

ज़बान, सफ़ेद:-ऐन्टि-क्रूड, आर्स, बेल, ब्रायो, कैल्के, हायोस, काली-बाइ, मर्क, नाइट्र-ऐ, पल्स, स्पाइजी, सल्फ, टैरेक्स, निकटैं-आर्बो।

पीली:- ऐन्टि, क्रूड, चेलि, मर्क, नक्स-मस, रस-टाक्स, स्पाइजी, चिनी-आर्से।

भूरी:-ऐलो, आर्स, बेप्टि, ब्रायो, हायोस, काली-फा, लैके, फास, प्लम्ब, रस-टाक्स, सिकेल।

बैंगनी रंग की :- सैली-एसि।

सुर्ख़ :- एपिस , आर्स, बेल, मर्क,नाइट्र-ऐ, फास, रस-टाक्स।

सूइयां चुभने की अनुभूति :- औरम-म्यू-नैट्रो।

झाग, फेन:- क्यूप्र, हायोस।

डिफ्थीरिया :- डिफ्थेरिनम।

दर्द, मसूड़ों में:- आर्स, मर्क, स्टैफि।

दाँत उखड़वाने के बाद:- हाइपरि, नक्स-वोम।

जलन, मुंह या ज़बान में:- ऐकोन, आर्स, एरम-ट्रिफि, चायना, आइरिस, वेरेट्र-विरि।

जल जाने पर, मानो:-बेल, आइरिस।

नासूर, मसूड़ों में:-कास्टि, फ्लोरि-ऐ, साइली।

पक्षाघात, जबान का:-कास्टि, जेल्स, लाइको, ओपि, प्लम्ब।

फुन्सियाँ, जबान पर:-बेल, कैल्के-पाल, नाइट्र-ऐ, नक्स-वोम, सल्फ।

बू, ख़राब:- आर्नि, आर्स, कार्बो-वेज, कैमो, चेलि, काली-फास, क्रियोज़ो, लैके, मर्क, नेट्रम-म्यूर, नाइट्र-ऐ, प्लम्ब, सल्फ, ट्यूब।

बोलना, मुश्किल से:- बेल, जेल्स, लैके, ओपि, स्ट्रैमो।

भारीपन, ज़बान का:- नेट्रम-म्यूर।

मवाद, मसूड़ों में:- हिपर, मर्क, साइली।

मुँहा:- बोरै, मर्क, म्यूरि-ऐ, सल्फ्यू-ऐ।

राल:- मर्क, नाइट्र-ऐ, ऐलियम-सैटा।

सुन्न पड़ जाना, ज़बान का:- जेल्स, नक्स-मस।

सूजन, ज़बान की :- एपिस क्रोटे-होरा, लैके।

मसूड़ों की :-मर्क।

स्वाद, कड़ुवा:-एकोन, आर्स, ब्रायो, कार्बो-वेज, चेलि, चायना, कालोसि,मर्क, नेट्रम-म्यू, नेट्रम-स, नक्स-वोम, पल्स, सल्फ।

स्वाद,

नमकीन:-मर्क, मर्क-कार, नेट्रम-म्यूर।

मीठा:-क्यूप्र, डलकै, मर्क, पल्स, सल्फ।

सीठा, फीका, बेमज़ा:-ऐनाका, मर्क, पल्स।

दाँत
(Teeth)

अक्ल दाँत के निकलने से बीमारियाँ:-कैल्के, फ्लोरि-ऐ, मैग्नि-का, साइली।

घुना हुआ, खोखला, पोला :- ऐन्टि-क्रूड, बेल, बोर, कैल्क, कैल्क-फा, कार्बो-वेज, फ्लोरि-ऐ, क्रियोज़ो, मर्क, मेज़े, नेट्रम-का, सिपि, स्टैफ, हेकला-लावा।

ढीलापन:-कार्बो-ऐनि, कार्बो-वेज, कास्टि, हायोस, मर्क, मर्क-कार, नाइट्र-ऐ, साइली, ज़िङ्क।

दाँत निकलने में तकलीफ़:-कैल्के, कैल्के फास, कैमो, इग्ने, क्रियोज़ो, फाइटो, पाडो, रिउम, मैग्नि-का, मैग्नि-म्यूर, साइली।

दांतों पर जमी मैल साफ करती है :- फ्रागै।

दांतों में दर्द, कान में भी जाता है :- प्लै-मेज।

दांतों में चुभता हुआ दर्द जैसे कोई उखाड़ रहा हो, गरम चीज से दर्द का बढ़ना :- प्रून-स्पा।

दर्द, खाते समय:-कैलि-कार्ब, मर्क।

खाने के बाद:- ऐन्टि-क्रूड।

गर्मी से आराम:- मैग्नि-फा, मर्क, नक्स-मस, नक्स-वोम, राडो, रस-टाक्स।

गाल को रगड़ने से आराम:-मर्क, फास।

घुमने से कमीः- ऐन्टि-क्रूड, मैग्नि-क , पल्स, रस-टाक्स।

दर्द

चोट लगकरः-आर्नि।

ठण्डी हवा सेः-मर्क।

दाबने सेः-कैमो।

दाबता हुआः-मर्क।

धीरे-धीरे आरम्भ होना और यकायक बन्द हो जानाः-सल्फ्यू-ऐ।

ठण्डा पानी से आरामः-ब्रायो, काफि, पल्स।

बच्चों काः-ऐन्टि-क्रूड, बेल, कैल्क, कैमो, काफि, मर्क, पल्स, साइली

यकायक आरम्भ होना और यकायक बन्द हो जानाः-बेल।

रात के समयः-मर्क।

लेटने से कमी, दर्द की तरफ़ः- ब्रायो।

लेटने से वृद्धि, दर्द की तरफ़ः-आर्स।

-ज़िस तरफ़ दर्द न हो उस तरफ़ः-ब्रायो, कैमो, पल्स।

सेंकने से आरामः-आर्स।

स्नायविक (Neuralgic):-बेल, काफि, मैग्नि-फास।

पसीना, सोते में दाँतः-ऐन्टि-क्रूड, आर्स, बेल, कैना-इन्डि, सिना।

हलक़
(Throat)

कण्ठमाला :- लैपिस-ऐल्बा।

गंडमाला :- ऐलनस।

घावः-एपिस, आर्स, हिपर, मर्क, मर्क-कार, नाइट्र-ऐ।

गले की गांठों में सूजन :- लेपिस-ऐल्बा।

जरा ठण्ड लगते ही गला खराब :- एलूमेन।

कण्ठ की गुदगुदी-क्षोभ (गले में खराश) :- हेपाटिका।

गला खुशक-खखरना पड़ता है, बलगम आता है :- इक्थियो।

लगातार खखारता है फिर भी गला साफ नहीं हो पाता :- वार्हथिया।

डाट, ढेला, अटका हुआ, मानो :- ऐसाफ, इग्ने, लैके, नेट्रम-म्यू, सोरि।

डिफ़थीरिया:-एपिस, आर्स, ब्रोम, काली-बाई, लेक-कैन, लैके, लाइको, फाइटो, रस-टाक्स, एलेन्थस ग्लें।

दम घुटना:- एपिस, लैके।

दर्द, गर्म खाने से:-लैके, फाइटो।

गर्म खाना से आराम:-आर्स, हिपर, लाइको।

थूक निगलने से:- बैरा-का, काली-कार्ब, लैके।

निगलने से:-एपिस, ब्रायो, कैल्के, हिपर, मर्क, नाइट्र-ऐ, साइली, सल्फ।

निगलने से, तरल वस्तु:-बेल, लैके, मर्क-कार।

गर्दन और ग्रासनली में जलन और खुरचन :- अमो-डोरे।

पकना, कौए का:- बैरा-म्यू, हिपर, मर्क, साइली।

पक्षाघात:- आर्स, लैके, स्टैमो।

बढ़ा हुआ कौआ:- बैरा-का, बैरा-म्यू, लैके, लाइको।

बाल अटका हुआ है, मानो:- काली-बाइ, साइली, सल्फ।

सूत, डोरा लटक रहा है, मानो:-कोक-कैक्ट, वैलेरि।

निगलने में तकलीफ़ :- एमं.न-का बैरा-का, चायना, हायोस, काली-का, लैके, नाइट्र-ऐ, रस-टाक्स, स्ट्रैमो।

कण्ठ-उपजिह्वा या कौड़ा बढ़ जाना :- बैरा-म्यूर।

तालुमूल (टान्सिल) फूलना :- बैरा-म्यूरी।

टान्सिल बढ़ना :- चेनो-अन्थे, गुयेकम।

टान्सिल में बीच में घाव और छेद - कैल्क-आयो।

कड़ी वस्तु :-वैप्टि, बैरा-का।

कड़ी वस्तु की अपेक्षा तरल वस्तु मुश्किल से निगली जाती है:-लैक।

तरल पदार्थ:-लैके, लाइसि, स्ट्रैमो।

निगलना असम्भव:-हायोस, लेक-कैन, नाइट्र-ऐ, स्ट्रैमो, अमो-डोरे।

आवाज़ बैठी हुई :- ऐलूम, ऐन्टि-क्रूड, आर्ज-मेट, आर्ज-नाइट्र, ब्रोम, कार्बो-वेज, कास्टि, फास, स्ट्रैमो, अमो-ब्रोमे।

गाने वालो की :- आर्ज-नाइट्र, एरम-ट्रिफि।

पक्षाघात से :- कास्टि, जेल्स, लैके, प्लम्ब।

यकायक :- कास्टि।

नाक की :- काली-बाइ।

श्लेष्मिक भिल्ली लाल और सूजी :- एलूमेन।

पेट
(Stomach)

अफरा (Distension), पेट फूलना:-कार्बो-वेज, चायना, काली-कार्ब, एवेना-सैटा, लाइको, सल्फ, अल्फाल्फा।

डकार लेने से आराम:-कार्बो-वेज।

डकार लेने से आराम न मिलना:-चायना, लाइको।

अतिसार की चिकित्सा :- ट्राम्बि।

आंतों के अन्दर गों गों करती आवाज और गडगडाहट :- एपि-रेपे।

इच्छा, अचार की :-ऐन्टि-क्रूड, लैके, सल्फ, वेरेट्र, एबिस-कैने।

आटा, मैदे की बनी हुई चीज़ों के :- नेट्रम-म्यूर।

अण्डे की :-कैल्के।

अपचनीय, सक़ील वस्तु की :-ऐलूम, कैल्के, कैल्के-फा।

आलू की :- नेट्रम-कार्ब, ओलियम।

आलू की, कच्चे :-कैल्के।

ककड़ी, खीरा की :- ऐन्टि-क्रूड, वेरेट्र।

कचौरी, समोसा की :-कैल्फे।

कड़ुवे ख़ाना की :-डिजि, नेट्रम-म्यूर।

कबाब की:-कैल्क-फा, कास्टि, क्रियोज़ो।

इच्छा,

कलप की :-ऐलूम।

काफी :-ऐलूम, ऐंग, आर्स, आरम, ब्रायो, कैप्सि, कार्बो-वेज, चायना, कोना, मेज़े, नक्स-मस, सेले।

काली मिर्च की :-लैन-कैन।

केला के :-थेरे।

कोयला पत्थर :-ऐलूम, कैल्क, सिक्यू।

खट्टे फल की :-आर्स, सिस्ट, वेरेट्र।

खट्टी-मिठ्ठी चीजें :- जैनो।

गर्म पीने की वस्तु की :- आर्स, ब्रायो, लैक-कैन।

गाजर, शलजम की :- एबिस-कैने।

चर्बी, सुअर की :-आर्स, ।

चर्बीदार खाने की :- आर्स, हिपर, नाइट्र-ऐ, नक्स-वो, सल्फ।

चाकलेट :- लाइसिन।

चाय की :- केल्क-सल्फ, हिपर, हाइड्रैस्ट।

चिथड़ा, गुदड़ा की :-ऐलूमि।

चूना, स्लेट पिनसिल,मिट्टी , खरिया मिट्टी, चिकनी मिट्टी की:-ऐलूम, कैल्क, सिक्यू, नाइट्र-ऐसिड, नक्स-वोम।

चेरी, विलायती मको की :- चायना।

टानिक, बलकारक औषध की :- कक्यू, रस-टाक्स, फास-ऐ, पल्स, वैलेरि।

ठण्डा खाना की :-फास, पल्स।

ठण्डा शरबत् की :-ऐकोन, आर्स, ब्रायो, कैमो, चायना, सिना, यूरे-पर्पो, मर्क, नेट्रम-स, फास, वेरेट्र।

तम्बाकू की :- स्टैफि, टैबे।

तमाखू पीने की :-ग्लोन।

दूध की :-रस-टाक्स।

दूध गर्म :- ऐब्रोटे, नेट्रम-सल्फ।

दूध ठण्डा :-फास, रस-टाक्स, ट्यब।

नमकीन चीज़ों की :-आर्ज-ना, कर्बो-वेज, कास्टि, मेडो, नेट्रम-म्यू, फास, सैनिक्यू, वेरेट्र।

नाना प्रकार की चीज़ों की :-सिना।

इच्छा,

नीबू की :-आर्स, वेरेट्र।

पकवान की :-सैबैडि।

पनीर की:-आर्ज-ना, सिस्टस, इग्ने, मस्क, पल्स।

प्याज़ की:-ऐलि-सि।

फल की :-ऐलूम, ऐन्टि-टार्ट, इग्ने, मैग्नि-का, फास-ऐ, सनिफ्यू-ऐ, वेरेट्र-ऐल्ब।

बादाम की:-क्यूबे।

बर्फ की:-इलैप्स, मेडो, वेरेट्र।

आलू की :-टैरेन्ट।

वियर शराब की:- ऐकोन, फेर-फास, मेडो, नक्स-वोम, सल्फ।

बेकन (Bacon) की :- कैल्क-फा, मेजे, सैनिक्यू, ट्यूब।

बेर की:- सल्फ-ऐ।

ब्रांडी शराब की :- नक्स-वोम, ओपि।

मक्खन की :- मर्क।

मछली की :- नेट्रम-म्यू, नेट्रम-फा, फास।

मसालेदार खाना की :- चायना, हिपर, लैक-कैन, नक्स-वोम, फास, सैंग्वि, सल्फ, टैरेन्ट।

माँस की :- कास्टि, कैन्थ, फेर-में, ग्रैफ़, क्रियोज़ो, लिलि-टिग, मेग्नि-का, मेनियान्थ, मर्क, नेट्रम्-म्यूर, सैनिक्यू, सल्फ।

मिठाई, शक्कर की :- आर्ज-ना, चायना, लाइको, सल्फ, अल्फाल्फा।

मुलायम खाना की :- बेल, ब्रायो, कैल्क-आर्स, कैप्सि, फेर, मर्क, स्टैफि, सल्फ, वेरेट्र।

मैदे की :- कैल्के।

रसीली, खुश करने वाली वस्तु की :- फास-ऐ, बेरेट्र।

राख की :- टैरेन्ट।

रोटी और गर्म दूध के साथ :- ऐब्रोटे।

रोटी और मक्खन की :- मर्क।

लकड़ी का कोयला :- ऐलूम, सिक्यू, कोना, नाइट्र-ऐ, नक्स-वोम।

लेमनेड की :- बेल, नाइट्र-ऐ, सैवा।

लौंग की :- ऐलूम, फ्लोर।

इच्छा,

शराब की :- आर्स, ऐसेर, कैप्सि, क्रोटेलस, लैके, नक्स-वोम, सल्फ।

शहद की :- सैबेडि।

सगर्भावस्था में अद्भुत चीज़ो की :- चेलि, लाइसि, मेग्नि-का।

संतरा की :- इलैप्स, मेडो, थेरे।

सरसों की :- कक्यू।

साइडर शराब की :- बेञ्ज्ा, सल्फ।

सार्डिन (Sardines) की :- साइक्लै, वेरेट्र।

साग, भाजी की :- ऐलूमि, मैग्नि-म्यूर।

सिरका की :- हिपर, सिपि।

सीप की :- ब्रायो, कैल्क, लैके, लाइको, नेट्रम-म्यू, रस।

सुअर का गोश्त :- कैल्के-फा, क्रोटे, मेज़े, सैनिक्यू, ट्यूब।

सेव की :- ऐलो, ऐन्टि-टार्ट, गुआइ, सल्फ, टेल्यू।

सैलाड (Salads) की :- इलैप्स।

स्वादिष्ट वस्तु की :- चायना, इपि, ट्यूब।

ह्विस्की शराब की :- लैक-कैन, सल्फ।

हुलास की:-बेल।

उपांत्र शोध (चिर - Chronic appendicities) — अल्फाल्फा।

ऊपरी पेट के अन्दर दर्द (खाना खाने से राहत) :- यूकै-ग्लो।

कपड़ा बरदाश्त नहीं होता:-लैके, लाइको।

कैन्सर:-आर्स, बिस, कार्बो-ऐनि, कोना, कन्डो, लाइको, फास।

गेंद चलता हुआ, पेट में:-बेल।

गेंद पेंट में है मानो:- बेल, लैके।

घृणा, अचार से :-ऐबिज़-कैना।

अण्डे से :-फेर।

अण्डे की बू से:-कालूचि।

अन्न, अनाज से:-आर्स, फास।

आटा, मैदा से:-आर्स, फास, फास-ऐ।

आलू से:-ऐलूम, थूजा।

कड़े खाने से:-फेर, स्टैफ।

काफि से:-कैल्क, नक्स-वोम।

घृणा,

केला से:-इलैप्स।

खटाई, तुर्शी से:-बेल, कक्यू, फेर, सैवाडि, सल्फ।

खाना से:-आर्स, चायना, कक्यू, कालचि, इपि, फेर, लिलि-टिग, नक्स-वोम, पल्स।

खाने की बास से:-कक्यू, कालचि, इपि, पाडो।

गर्म खाने से:-ग्रैफ, फास, पल्स।

गर्म पानी से :-कैमो, फास, पल्स।

गौ के माँस से:-मर्क, टेलि।

चर्बीदार और भारी खाना से :-चायना, टेलि, पल्स।

चर्बीदार माँस से:-कार्बो-वेज।

चाँकलेट (Chocolate) से :- आसमि, टैरेन्ट।

चाय से:-फास।

तमाखू से:-कैल्के, इग्ने, नक्स-वोम।

तमाखू पीने से:-इग्ने।

तरल पदार्थ से:-ग्रैफ।

दूध से:-इथूज़ा, लैक-डि, नेट्रम-कार्ब।

नमकीन खाने से :- कार्बो-वेज, कोरे-रूब्र, ग्रैफ, नेट्रम-म्यूर, सेलेनि, सिपि।

पकवान से :- आर्स, फास, टेलि।

पनीर से :- चेलिडो, ओलियन्डर।

पानी से :- एपिस, बेल, हायोस, नक्स-वोम, पल्स, स्ट्रैमो।

पानी से, ठण्डा :- कैलेडि, फेल, फ़िजास्टि, स्ट्रैमो।

प्याज़ से :- सैवाडि।

फल से :- बैरा-का, इग्ने।

बछड़े के माँस से :- ज़िङ्क।

बेर से:-बैरा-का।

वीयर शराब से:-चायना, फेर, नक्स-वोम।

ब्राँडी शराब से:-आर्नि, इग्ने, मर्क, रस-टाक्स, जिङ्क।

मछली से:-कालचि, ग्रैफ, म्यूरि-ऐ, नक्स-वोम, पेट्रोल, पल्ल, सिपि, साइली, सल्फ।

माता के दूध से:-सिना, साइली।

मिठाई से:-आर्स, कास्टि, ग्रैफ, मर्क, फास, सल्फ, ज़िङ्क।

मक्खन से:-चायना, पल्स।

रोटी से:-चायना, नेट्रम-म्यूर।

लहसुन से:- सैबाडि।

गोरबा, भोर से :- आर्नि, ग्रैफ, रस-टाक्स।

सब चीज़ो से:-पल्स।

साबूदाना, दलिया, बार्ली इत्यादि से:-आर्स, कैल्के।

साग, भाजी से:-हेले, मैग्नि-का।

सीप, घोंघा से:-फास।

सुअर के माँस से :-कालचि, ड्रासेरा, सोरि, पल्स।

सेव से:-लाइसि।

जलन, छाती की:-कैल्क, कार्बो-वे, लाइको, नक्स-वो, पल्स, सल्फ।

हिचकी के साथ पाकस्थली में जलन :- काकिस-सेप्टै।

आमाशय में जलन :— एण्डर।

ज़िंदा चीज़ का मालूम होना:-क्रोकस।

जी मिचलाना:-ऐन्टि-क्रूड, ऐन्डि-टार्ट, आर्ज-ना, आर्स, बेल, कैमो, कक्यू, क्यूप्र, डलकै, इपि, आइरिस, नेट्रम-म्यू, नक्स-वोम, पल्स, सैंग्वि, सिपि, सल्फ, वेरेट्र।

-गाड़ी की सवारी से वृद्धि :-कक्यू, पेट्रोल, सिपि।

'' '' ''कमी:-नाइट्रे-ऐ

सगर्भावस्था में:-क्रियोज़ो, लैक्टि-ऐ, नक्स-वोम, सिपि, सिम्फोरि, टैबे।

ठण्डक:-आर्स, कैम्फो, कैप्सि, चायना।

दर्द, आहिस्ते-आहिस्ते आरम्भ होता है और आहिस्ते-आहिस्ते जाता है:-स्टैन।

आहिस्ते-आहिस्ते आरम्भ होता है और यकायक ग़ायब हो जाता है:- आर्ज-मेट।

खाने के बाद फ़ौरन :-ब्रायो, काली-बाइ, नक्स-वोम, पल्स, एबिस-नाइ।

खाने के १ घन्टा बाद :- कार्बो-वेज, पल्स।

खाने के २ या ३ घन्टे बाद :-ऐनाका, कोना, नक्स-वोम, पल्स, अल्फाल्फा।

खाते समय:-आर्स, कैल्के-कार्ब।

चर्बीदार, घी की चीज़े खाने से:-आर्स, कास्टि, इपि, टेलि, पल्स।

चलने से:-बेल, ब्रायो।

दूध पीने के बाद:-आर्स, मैग्नि-म्यूर।

पाचन-विकार :- ओल्ड-हर्बे।

पेट भूलना :- खाने के बाद-एस्किलपियस, टमुबरोसा।

शिशुओं के उदरशूल :- मेन्था-पाइ।

पित्तपथरी एवं यकृत रोग :- फैबि-इम्ब्रि, जुग्ला-सिने।

पित्ताश्यशूल (Gall-stone colic) :- लुफ्फा-बिंड।

जोर का दर्द, पेट को ऊपर से दबाने से :- कैड-सल्फ।

पेट के अन्दर गर्मी महसूस करना :- कैलो-जाइ०।

पाकस्थली में घाव और जलन-पेट मे आग जल रही हो :- काण्डियु।

पैरो को सिकोड़ लेने से वृद्धि:-कैल्मि, लाइको।

" " " " कमी:-चेलि, कालोसि, मैग्नि-फा, नक्स-वोम।

बाँधने से आराम, पेट को:-क्यूप्र, नेट्रम-म्यूर।

-यकायक आरम्भ होना और यकायक ग़ायब हो जाना:-बेल, मैग्नि-फास।

रगड़ने से आराम:-लाइको।

शराबियों के पेट में:-कैल्के, कार्बो-वेज, लैके, नक्स-वोम।

सेंक से आराम:-मैग्नि-फास, नक्स-वोम, साइली।

हरकत से वृद्धि:-बेल, ब्रायो।

प्यास:-ऐसेटि-ऐ, ऐकोन, आर्स, ब्रायो, कैल्के, कैप्सि, कैमो, चायना. डिजि, यूपे-पर्फो, हेले, मर्क, नेट्रम-म्यूर, ओपि, फास, रस-टाक्स, सिकेल, साइली, स्ट्रैमो, सल्फ, वेरेट्र, अल्फाल्फा।

प्यास का अभाव:-ऐन्टि-टार्ट, एपिस, चायना, जेल्स, मेनि, नक्स-मस, फास-ऐ, पल्स, सैबाडि।

प्लीहा बढ़ा हुआ :- बैलि-पेरे, माइ-सेरि।

प्लीहा रोग :- सियोनो, काली-म्यूरी, कैलो-लैकट।

फोड़ा:-हिपि, काली-का, लैके, लाइको, मर्क-कार, नक्स-वोम, साइली।

भूख, अतृप्त:-आयोड।

-का अभाव:-आर्स, कैल्के, कैमो, चेलि, चायना, कक्यू, साइक्लै, फेर, काली-बाइ, लाइको, नेट्रम-म्यूर, नक्स-वोम, फास, पल्स, रस-टाक्स, सिपि, साइली, सल्फ, एविस-कैने (प्रात:), एने-कैली०, अल्फाल्फा।

आसूदा हो जाता है, बहुत जल्द:-चायना, लाइको।

खाना देखने पर:-फास, सल्फ।

दुबला होना, अत्यधिक खाने पर भी:-कैल्के-का आयोड, नेट्रम-म्यूर, ट्यब।

प्यास के साथ:-सल्फ।

बच्चों के उदर रोग-दर्द :- कटा-नेपि।

वे वक्त :-सिना ।

मगर नहीं जानता किस चीज़ की, या देने पर इन्कार करता है:-ब्रायो, चायना, सिना।

रात के समय:-चायना , इग्ने, लाइको, फास, सोरि।

11 बजे दिन में:-इग्ने, आयोड, सल्फ, जिङ्क।

सिर दर्द से पहिले:-फास, सोरि।

राक्षसी :- ऐलियम-सैटा।

मृत्यु की तरह बोध, पेट में:-आर्स, क्यूप्र।

हिचकी:-आर्स, सिंक्यू, हायोस, इग्ने, लाइको, मैग्नि,-फा, नक्स-वोम, सिकेल, स्ट्रैमो, जिनसेंग, ओसी-सैंक्ट।

ऐंठन के साथ:-बेल, सिक्यू, क्यूप्र, हायोस, रेन-बल्वो।

खाने के बाद :- हायोस, इग्ने, नक्स-वोम।

तमाख़ू पीने के बाद:-इग्ने।

पीने के बाद, कुछ भी:-इग्ने, नक्स-वोम।

पीने के बाद, गर्म:-वेरेट्र।

प्रचण्ड:-नेट्रम-म्यूर, निक्को, स्ट्रैमो।

अनायास मल का निकल पड़ना:-ऐलो।

कृमि, केंचुआ:-कैल्के, सिना, स्पाइजी, सैबेडि, सल्फ।

क़ब्ज:-ऐनाका, ऐलो, कास्टि, कार्डू-मेरि, ग्रैफ, मैग्नि-म्यूर, नेट्रम-म्यूर, नाइट्र-ऐ, नक्स-मस, नक्स-वोम, ओपि, प्लैटि, प्लम्ब, सैनिक्यू, सेले, सिपि, साइली, सल्फ, थूजा, ज़िङ्क, एलूमेन।

खुजली:-कैल्के, कैल्के-स, कार्बो-वेज, कास्टि, फ्लोरि-ऐ, ग्रैफ, काली-का, काली-स, नेट्रम-का नट्रम-ऐ, नक्स-वोम, पल्स, सल्फ।

ख़ून का आना मलद्वार से:-ऐकोन, आर्स, बैरा-का, कैक्ट, कैल्के, कालिन, हेमा, लैके, लाइको, नेट्रम-म्यूर, नाइट्र-ऐ, नक्स-वोम, फास, सल्फ।

गुमड़ीः-सिनाव, नाइट्र-ऐ, स्टैफ, थूजा।

डाट लगा हुआ है, मानोः-सिपि।

यकृत की रक्तसंकुलता :- लुफ्फा-अमा।

विवृद्ध प्लीहा (enlarged liver) :- केरि-पपा।

यकृत प्रदेश में दर्द :- बोइ-डिफ्यू।

शिशु-यकृत :- एग्ड्रो।

हाजमें की गड़बड़ी, अतिसार, खाना खाने के बाद नींद :- फैल-टौरी।

हेज़े की अन्तिम अवस्था :- हाइ-ऐसि।

हेज़े की आरम्भिक अवस्था :- मर्क्यु-डल।

यकृत :- नाइ-म्यू-ऐसिड।

यकृत-पेटेण्ट दवा :- चियो-वर्जि।

हैजे के साथ उन्माद, उत्तेजना, विकार में अंटशंट बकना :- यूफों-ऑफी।

मलद्वार
(Rectum)

अर्श से रक्तस्राव :- सिनाबेरिस।

कृमि-फीता कृमि :- फिलि-मास।

कृमि-फीता कृमि :- ग्रैन-पुनि।

कृमि :- ग्रैटि, क्लेरो-इन्फो, इम्बे-राइ।

सूत्र कृमि :- बर्नो-अंथे।

दस्त, पतला,

अफ़ीम से :-पल्स।

आधी रात के बाद :-आर्स।

आलू से :-ऐलूम।

उठकर घूमने पर :-ब्रायो, नेट्रम-सल्फ।

उठने के बादः-नेट्रम-सल्फ।

कचौरी, समोसा सेः-पल्स।

किसी विषय के बारे में पहिले ही से विचार करने पर:- आर्ज-नाइट्र, जेल्स।

क्विनाइन से:-पल्स।

क्रोध से बाद:-कैमो, कालोसि, नक्स-वोम, स्टैफि।

ख़सरे के बाद:-कार्बो-वेज, पल्स।

खाना-खाने के तुरन्त बाद :- आल्स्टो-स्को।

खीरा ककड़ी से:-वेरेट्र।

खुजली-मलत्याग के बाद :- एलूमेन।

चर्बीदार, सकील खाना से :-पल्स।

चेचक निकलने पर :-आर्स, चाथना।

जुल्लाब लेने के बाद :-नक्स-वोम।

टाइफायेड ज्वर के बाद :-हायोस, फास।

टीका लगने के बाद :-ऐन्टि-टा, साइली, थूजा।

ठण्ड लगने के बाद:-डल्के, नक्स-मस।

ठण्डे पानी से नहाने के बाद :-ऐन्टि-क्रूड, कैल्के-का, रस-टाक्स, पाडो।

तरबूज, ख़रबूजा, फूट से :-ज़िन्जि।

दूध से :-कैल्के, नेट्रम, आर्स, नेट्रम-का, सिपि।

दोपहर के पहिले :-पाडो, सल्फ।

पाख़ाने की हाजत से बिस्तर से उठकर भागना पड़ता है:- सल्फ।

पहले कड़ा, बाद में पीले रंग का पतला दस्त-एण्टि:- सहफ्यु-अरि।

पाखाने की हाजत एकाएक होना :- एण्टि-सल्फ्यु-आरि।

पुराने शराबियों का :-लैके।

फल से :-आर्स, ब्रायो, चायना, कालोसि, नेट्रम-सल्फ, पल्स, वेरेट्र।

दस्त, पतला,

फुन्सियाँ दब जाने के बाद :-सोरि, सल्फ।

बच्चों का:-इथूज़ा, कैल्के, कैमो, इपि, मर्क, पाडो, सोरि, रिउम, साइली, स्ट्रैमो, सल्फ।

बुड्ढों का :-ऐन्टि-क्रूड, आर्स, गैम्बो, नाइट्र-ऐ।

बुरी ख़बर से :-जेल्स।

भीगने पर :-रस-टाक्स।

मलाई की बरफ़ से :-आर्स, कार्बो-वेज, पल्स।

मलेरिया के साथ :- अल्स्टो-स्को।

युद्ध में जाते समय :-जेल्स।

रंज के बाद:-कलोसि, जेल्स, इग्ने, फास-ऐ।

शक्कर, चीनी से:-आर्ज-नाइट्र।

शराब से :-नक्स-वोम, जिङ्क।

स्वारी से वृद्धि :- कक्यू।

" " कमी:-नाइट्र-ऐ।

सिरका से:-ऐन्टि-क्रू ड।

सुअर के माँस से:-पल्स।

हर्ष से:-काफि, ओपि।

दरार (Fissure):-कैमो, ग्रैफ, नाइट्र-ऐ, रैट, सिपि, थूजा।

नासूर:-बर्ब, कैल्क, कैल्क-पफा, कार्बो-वेज, कास्टि, काली-का, नाइट्र-ऐ, साइली।

फोड़ा:-कैल्क, कैल्क-स, हिप, मर्क, साइली, सिफि, थूजा।

सीवन पर :-हिपर, मर्क, साइली।

बवासीर, ख़ूनी:-ऐकोन, इस्क्यू, ऐगार, ऐलो, आर्स, बेरा-का, कैल्के, कार्बो-ऐनि, कर्बो-वेज, कास्टि, कालिन, ग्रैफ, हेमा, काली-आर्स, काली-का, काली-स, लैके, लाइको, म्यूरि-ऐ, नेट्रम -म्यूर, नाइट्र-ऐ, नक्स-वोम, पियोनी, फास, पल्स, रैटे, सिपि, सल्फ, इरिज, ऐग्ले-मार्गे, ब्लूमि-ओडो, साइ-डैक्टि, फाइ-रिली, फाइक-इण्डि, टर्मि-चेबु।

बाहर निकल पड़ना, मलद्वार का:-एपिस, कैल्के, इग्ने, मर्क, म्यूरि-ऐ, नक्स-वोम, पाडो, सिपि।

बच्चों का :-फेर, पाडो।

मल निकल कर अन्दर घुस जाता है:-ओपि, साइली।

हवा ख़ारिज होने से आराम:-कार्बो-वेज, लाइको, नेट्रम-स, नक्स-वोम, पल्स, सैंग्वि, स्टैफि, सल्फ।

-आराम न होना:-चायना।

हाजत, पाख़ाने की बार-बार:-बैरा-का, कोना, लिलि-टिग, मर्क, मर्क-कार, नक्स-वोम।

हैज़ा:-आर्स, कैम्फ, कार्बो-वेज, क्यूप्र, लारो, पाडो, सिकेल, सल्फ, टैबै, वेरेट्र।

मल
(Stool)

आँव:-आर्ज-ना, कैप्सि, ग्रैफ, हेल, काली-स, मर्क, मर्क-कार, नक्स-वोम, फास, पल्स, सल्फ, वेरेट्र।

ख़ून मिला हुआ:-मर्क, मर्क-का, नेट्रम-का, नक्स-वोम, पाडो।

पहले जोर देना, फिर जोर से एक साथ सब मल निकल जाना, रोगी को आराम :- गैम्बोजिया।

अमीबी तथा दण्डाणुक पेचिस :- अटि-रैडि।

जीर्णातिसार (chronic diarrhoea) :- साइ-डैकिट।

तरुणा एवं जीर्ण पेचिस :- होल-एण्टी।

काला:-आर्स, हैलियांथस।

कुत्ते की तरह:--फास।

खरिया की तरह सफ़ेद:-कैल्के,पाडो, सैनिक्यू।

खुश्क:-ब्रायो, लैक-डि, लाइको, नेट्रम-म्यूर, नाइट्र-ऐ, नक्स-वोम, औपि, फास, साइली, ज़िङ्क।

खूनी दस्त:-- आर्स, कैन्थ, कैप्सि, कलचि, कालोसि, मर्क-कार, नक्स-वोम, फास।

गोल, भेड़ की मेंगनी की तरह:- ऐलूम, मैग्नि-म्यूर, ओपि, प्लम्ब।

चावल की मांड जैसा मल :- जैट्रोपा।

चिकनी मिट्टी की तरह:- कैल्के, पाडो, साइली।

झागदार:- काली-बाइ, मैग्नि-का, मर्क, पाडो, सल्फ।

टूट टूट कर निकलना:- ऐमोन-म्यूर, मैग्नि-म्यूर, नेट्रम-म्यूर ।

तारकोल की तरह स्याह:- लेपटैन्ड्रा।

परिवतर्नशील:- पल्स।

उग्र अतिसार :- अचि-आस्पे।

अतिसार-गर्मियों में :- इनो-बिये।

अतिसार हैज़ा :- इला-इक।

अतिसार-प्रातःकालीन :- नूपार-लूटि।

पुराने अतिसार :- चपा-ऐमा।

दस्त घटाना :- चपा-ऐमा।

बद्बूदार:- आर्स, बैप्टि, कार्बो-वेज, काली-फास, पाडो, सोरि, साइली।

खट्टी बू:- कैल्के-का, हिपर, मर्क, रिउम, सल्फ।

भूरापन लिए हुए सफ़ेद:-फास-ऐसिड।

हरा, सब्ज़:- कैमो, ग्रैटि, अरूण्डो।

मूत्राशय
(Bladder)

अवरूद्ध मूत्रस्राव :- लिया-स्पा।

कमज़ोरी, मसाने की:-कास्टि, हिपर, मैग्नि-म्यूर, म्यूरि-ऐ, ओपि।

क्रियाहीनता:- आर्स, कास्टि, ओपि।

गैस का निकलना:-सार्सा।

दर्द जलन:-बर्ब, कैन्था, कैप्सि, टेरे।

जलन, पेशाब करने के पूर्व:- एपिस, बर्ब, कैन्था, कैप्सि, फ्लोरि-ऐ।

जलन पेशाब करते समय:-कैन्था, टेरे।

जलन पेशाब करने के बाद:- बर्ब, फ्लोरि-ऐ, लाइको।

पेशाब करने के पहिले:- बर्ब, फ्लोरि-ऐ, लिथि, नक्स-वोम, फाइटो।

पेशाब के शुरू में:- एपिस, आर्स, कैन्था, कैना-सैटा, कास्टि, क्लिमै, मर्क।

पेशाब करते समय:- कैन्था, कास्टि, फाइटो, पल्स।

पेशाब करने के बाद:- एपिस, कैना-सैटा, पल्स, सार्सा।

पथरी:- बेञ्ज़ा-ऐ, बर्ब, कैल्के, कैन्थ, लाइको, सार्सा, सिपि।

पेशाब, अनायास निकल पड़ना:-आर्नि, कैन्था, कास्टि, क्लिमै, कवासिया।

-का बूँद-बूँद टपकना:- कैन्था, क्लिमै, लिलि-टिग, मर्क, मर्क-कार, नक्स-वोम, प्लम्ब, पल्स, सल्फ, टेरे।

खड़े होने से ही से, सिर्फ़ :- सार्सा।

खाँसने से:- एपिस, कास्टि, नेट्रम-म्यूर, फास, पल्स।

दो धार निकलना:-कैना-सैटा, कैन्था, कास्टि, मर्क, मर्क-कार, रस-टाक्स, थूजा।

नाक झिड़कने से पेशाब का निकल पड़ना:- कास्टि।

मूत्राशय सम्बन्धी बीमारियां :- थाइ।

पेशाब, पतली धार से निकलना:- ऐलूम, आर्ज-नाइट्र, आर्नि, क्लिमै, हेले, हिपर, मर्क-कार, ओपि, सार्सा, सल्फ।

पूरी तौर से पेशाब नहीं हो पाता:- आर्स, आर्नि, कास्टि, हिपर, लाइको, रस-टाक्स, सिपि।

--रुक रुक कर होना:- क्लिमै, कोना।

सोते में पेशाब होना:- कास्टि, सिपि।

पेशाब की अनेक बीमारियां :- एपि-रेपे, ट्रिटि-रिपे।

पेशाब अधिक मात्रा में होने पर भी पेशाब की इच्छा बनी रहनी :- इक्वि-हाई।

सरसराहट, पेशाब के बादः- लाइको।

हाजत, पेशाब की,

बच्चा पेशाब करने के पहिले रोता और चीख़ता हैः- बोरै, लाइको, सार्सा।

बहता हुआ पानी देखने सेः- लाइसि।

बार बार पेशाब की निष्फल चेष्टाः- ऐपोसा, आर्नि , आर्स, कैन्था, कास्टि, चिमि, डिजि, यूपे-पर्प्यू, हेले, हायोस, नाइट्र-ऐ, नक्स-वोम, ओपि, फास, फास-ऐ, पल्स, सार्सा, स्ट्रैमो।

निरंतर इच्छा-अल्फाल्फा, सेरम-ऐंग्वी-इक्थि।

गुर्दा
(Kidney)

दर्द, गुर्दे काः- बर्ब, कैन्था, कालचि, सार्सा।

पेशाब करने के बाद आरामः-लाइको, मेडो।

मूत्र-द्वार
(Urethra)

कड़क, सङ्कोच (Stricture):- आर्ज-ना, बर्ब, कैल्के, कैना-सैटा, कैन्था, चिमा, क्लिमै, कोना, मर्क, नाइट्र-ऐ, पेट्रो, पेट्रोस, पल्स, सल्फ, थूजा।

खुजलीः- मर्क-कार, पेट्रोसे, सल्फ।

ख़ून का आनाः- मर्क-कार।

ग्लीट (Gleet) :- ऐलूम, कैलि-आयोड, नेट्रम-म्यूर, सेले, सिपि, सोरि, सल्फ, थूजा।

घावः- मर्क-कार, नाइट्र-ऐसिड।

तपकनः- मर्क-कार।

दर्द, अन्त में,पेशाब करने के:- नेट्रम-कार्ब, सार्सा।

जड़ में, लिङ्ग की:-पेट्रोसे।

जब पेशाब नहीं करता:- कैल्फ-फा, कैना-सैटा, मर्क, नेट्रम-म्यूर, नक्स-वोम, सिपि, सल्फ, थूजा।

जलन :- आर्स, बर्ब, कैम्फो, कैना, सैटा, कैन्था, मर्क-कार, नक्स-वोम, साइली, सल्फ थूजा।

पेशाब करने के पहिले:- कैना-इन्डि, कैना-सैटा, कैन्था, नक्स-वोम, थूजा।

पेशाब करते समय:- कैना-इन्डि, कैना-सैटा, क्लिमै, ग्रैफ, मर्क, मर्क-कार, नक्स-वोम, पल्स, सल्फ, थूजा।

पेशाब करने के बाद:- बर्ब, कैना-इन्डि, कोना, मर्क।

मूत्रनली की राह से पीला स्राव :- जका-कैरो।

सुज़ाक का मवाद:- कैल्क-स, कैना-सैटा, कैन्था, कालचि, डिजि, फेरम-फा, काली-फ्लोर, मेडो, मर्क, नेट्रम-सल्फ, नाइट्र-ऐ, पेट्रोस, पल्स, सिपि, टेरे, थूजा, आगेब-अमेरी, टस्सि-पेटा, कोलि-ऐरो।

पीला मवाद:- ऐलूम, आर्ज-मेटा, मर्क, नाइट्र-ऐ, पल्स, सिपि, थूजा।

सूजन:- आर्ज-ना, कैना-सैटा, कैन्था, सल्फ, टेरे, थूजा।

पेशाब
(Urine)

ऐल्ब्यूमिनस (Albuminous):- एपिस, आर्स, आरम-मेट, कैल्के-आर्स, कार्बो-वेज, ग्लोन, हेले, लैक-डि, लाइको, मर्क-कार, नेट्रम-आर्स, नट्रम-का, नेट्रम-फा, फास-ऐ, प्लम्ब, रस-टाक्स, टेरे।

ख़ून मिला हुआ:- एपिस, आर्ज-नाइट्र, आर्नि, आर्स, कैक्ट, कैल्के-का, कैना-सैटा, कैन्था, पल्स, सिकेल, स्क्विला, टेरे, कोक-कैक्टा, क्रोटेल, हेमा, इपि, मर्क-कार, मिले, फास।

झागदार:- ऐलि-सि, चेलि, लैके, लाइको, सेले, सिनेगा, स्पन्जि।

दूध का सा:- एपिस, आरम, हिपर, फास-ऐ, सिपि।

बदबूदार:- ऐसाफ, बैप्टि, बेञ्जा, मस्क, नाइट्र-ऐ, वायोला-ट्राइ,

शक्कर मिला हुआ:-बोवि हेलोनि, लाइको, प्लम्ब, फास, फास-ऐ, टैरेन्ट, टेरे, यूरेनि।

पेशाब में तेलयुक्त टुकड़े :- सुम्बु-फेरूला।

मधुमेह तथा पेशाब के अन्य रोग :- जेबेरैण्डी।

मधुमेह (दोनों प्रकार की):- यूरे-नाइ, जिम्न-सि, फास्को-एसिड, यूरिया, इडिकैन, अल्फाल्फा, सेना, सेफा-इण्डि।

यूरिक ऐसिड की मात्रा अधिक :- बैरा-म्यूरि, औसी-कैनम, थाइ।

पेशाब में श्लेष्मकण, उपकला, अन्नसार और निर्मोक :- बैची।

पेशाब की हाजत हर समय :- सियानोथस।

पेशाब के अनेक रोग :- कान-मैजे, कोपेवा, युवा-उर्सी, ओसी-कैरि।

मूत्राम्ल प्रवणाता (Uric Acid Diathesis) :- फैबि-इम्ब्रि।

मूत्रत्याग करने से पहले बहुत देर तक जोर लगाना, मूत्रनली में दर्द :- प्रून-स्पा।

अम्ल प्रतिक्रिया युक्त होने पर मूत्र हरा:- सैण्टो।

क्षार प्रतिक्रिया युक्त होने पर मूत्र लाल-बैंगनी रंग :- सैण्टो।

पुरुष जननेन्द्रिय
(Male Genitalia)

अण्ड वृद्धि (Hydrocele) :-- एपिस, ग्रैफ, ब्रोमि, आयोड, पल्स, राडो, साइली।

खुजली, पोते में:- क्रोटन-टिग, ग्रैफ, काली-का, नेट्रम-म्यूर, नाइट्र-ऐ, पेट्रो, सल्फ, अर्टि-यूरे।

ढीला पड़ जाता है, उत्तेजित होने पर भी:- कैलेड, लाइको।

दर्द, पोते में:- आर्ज-मेट, आरम, क्लिमै, पल्स, राडो, स्पञ्जि, स्टैफि।

नामर्दी:-ऐग्रस, बैरा-का, कार्बो-स, ग्रैफ, लाइको, सेले, साइली, स्टैफि, हाइड्रो, हाइ-स्फि।

मोटे आदमियों की:- काली-बाई।

फुन्सियाँ:- डलकै, ग्रैफ, क्रोट-टिग, हिपर, मर्क, नेट्रम-म्यूर, नाइट्र-ऐ, पट्रो, रस-टाक्स, सार्सा, थूजा।

मैथुन से घृणा:- ग्रैफा, लाइको।

लिंग सिकुड़ना-बार-बार वीर्यपात-संभोग की इच्छा समाप्त :- कार्बो-सल्फ।

वीर्य का टपकना:- सेले।

जल्द वीर्यपात हो जाना:- ग्रैफ, लाइको, ज़िङ्क।

सूजन, पोते की:- ऐकोन, आर्नि, बैप्टि, ब्रोम, क्लिमै, कोना, मेडो, पल्स, राडो, रस-टाक्स, स्पञ्जि।

स्वप्न दोष:--चायना, डायोस्को, ग्रैफ, नेट्रम-फा, नक्स-वोम, फास-ऐ, सिपि, स्टैफि, बुफो-राना।

हस्त मैथुन की इच्छा:- ऐनैन्थि, बूफो, लैके, आरिगे, प्लैटि, बुफो-राना।

स्त्री जननेन्द्रिय
(Female Genitalia)

ऋतुशूल का दर्द :- जानो-अशोका।

कैन्सर (Cancer), जरायु का:- आर्स, आर्स-आयोड, कोना, ग्रैफ, हाइड्रै, क्रियोज़ो, लैक, लाइको, म्यूरेक्स, फास, सिपि, साइली, थूजा।

योनि का:-क्रियोज़ो।

खुजली, योनि में:- कैलेड, क्रियोज़ो, लिलि-टिग, आरिगे, नाइट्र-ऐ, प्लैटि, सीपि, सल्फ।

ख़ुश्की योनि की:- ग्रैफ, लाइको, नेट्रम-म्यूर, सिपि।

खेढ़ी का रुक जाना:- कैन्था, सिपि, सैबा।

गर्भपात, चोट लग कर:- आर्नि, रस-टाक्स।

दूसरे महीने में:- एपिस, कैलि-कार्ब।

तीसरे महीने में:- एपिस, सैबा, सिकेल।

पाँच से सातवें महीने के अन्दर:- सिपि।

भय से:-ऐकोन, ओपि।

रंज से:- इग्ने, नेट्रम-म्यूर।

जगह से हट जाना, जरायु का (Displacement of uterus) :--बेल, कैल्के, लैके, लिलि-टिग, म्यूरेक्स, नेट्रम-म्यूर, पाडो, सिपि, एबिस-कैने, औरम-म्यू-नैट्रो।

जरायु पीछे की ओर टेढ़ी पड़ जाना :- फेर-आयो।

दर्द, की चलने से वृद्धि:- बेल ब्रायो।

गर्भकाल में चलने में कठिनाई :- बेलिम-पेरे।

की हिलने जुलने से वृद्धि :- बेल, ब्रायो।

डिम्भकोष में:- एपिस, बेल, कालोसि, लैके, लाइको, मैग्नि-फा, पाडो।

दर्द की तरफ़ लेटने से कमी:- ब्रायो।

दाहिने डिम्भकोष में:-एपिस, बेल, ब्रायो, लाइको, पाडो।

दाहिनी तरफ लेटने से कमी:- एपिस।

पीठ से कमर तक:- सैबा।

प्रसव वेदना का रुक जाना:- बेल, कालोफा, सिमिस, काली-का, ओपि, पल्स, सिकेल।

फिरता हुआ:- पल्स।

बाँये डिम्भकोष में:-आर्ज-ना, लैके, अस्टि।

बाँयी तरफ लेटने से कमी:- पैले।

दर्द

'' '' मानो भग से सब यन्त्र निकल पड़ेगा:- बेल, क्रियोज़ो, लिलि-टिग, नेट्रम-हाइपो, सिपि।

'' '' टाँग के ऊपर दूसरी टाँग रखने से आराम:- लिलि-टिग, सिपि।

'' '' भग को दबाने से आराम:- बेल, लिलि-टिग, म्यूर, सीपि।

मैथुन से:-आर्ज-ना, लाइसि, नेट्रम-म्यूर, सिपि।

रजोधर्म के पहिले:- बेल, कैल्के, कैल्क-फा, काली-का, पल्स, सिपि।

रजोधर्म के दिनों में:- बेल, कैक्ट, कैल्क, सिमिसि, नक्स-वोम, पल्स।

रजोधर्म रुक जाने के कारण:-पल्स।

-यकायक आता है और यकायक जाता है :- बेल, मैग्नि-फा।

प्रदर, कपड़े में दाग पड़ जाता है:- क्रियाजो।

गर्भावस्था में:- क्रियोज़ो, सिपि।

गाढ़ा:- आर्स, कैल्के, हाइड्रै।

चलने से वृद्धि:- बोवि, ग्रैफ, नेट्रम-म्यूर, सिपि, सल्फ।

ऋतु स्राव के बाद पीला प्रदर (कमर दर्द के साथ), कमर दर्द के बाद प्रदर स्राव प्रारम्भ:- यूपियोन।

छिल जाना-जरायुग्रीवा — ऐलनस।

जरायु में दुखन — भीच वाली:- बेलि-पेरे।

जरायु के अनेक रोग :- फ्रैक्सी-अमे।

प्रदर स्राव-ऋतु के पहले और बाद में उजला मांड जैसा स्राव :- पैलेडियम।

चलते चिपचिप प्रदरस्राव :- टिलियूरो।

छोटी लड़कियों का:- मर्क, सिपि, क्यूबे-आफि।

ज़ोर से बह निकलना:- कैल्के, ग्रैफ़, लाइको, सिपि, साइली।

दूध की तरह:- कैल्क, पल्स, सिपि।

पतला, पानी की तरह:-ग्रैफ़, पल्स, यूपियोन।

पीला :- आर्स, कैल्के, कैमो, हाइड्रै, क्रियोज़ो, सिपि, सल्फ, एलूमेन।

बूदार :- कार्बो-ऐनि, काली-फा, क्रियोज़ो, सोरि, सीपि।

माँड़ की तरह: -बोर, नेट्रम-म्यूर, सैवा।

लेटे रहने पर :- पल्स।

सफ़ेद:- बोर, ग्रैफ़, नेट्रम-म्यूर।

काली स्याही :- काली-नाइ।

प्रदर

सूतदार, लसलसा, लच्छेदार :- हाइड्रै, काली-बाइ, नाइट्र-ऐ, सैवा, ओरोगे।

फोड़ा, जरायु के अन्दर:- कैल्क, कैल्क-फ्लोर, फास।

डिम्भाशय में:- एपिस, लैके, लाइको, पाडो, एलियम-सैटा।

बाँझपन:- आरम, बोवि, नेट्रम-का, नेट्रम-म्यूर, प्लैटि, सिपि।

बालों का झरना:- नेट्रम-म्यूर, सेल।

माँसार्बुद (Polypus) :-बेल, कैल्के, केल्क-फा, ट्यूक्र, थूजा, फास।

मैथुन की, अनिच्छा:- नेट्रम-म्यूर, सिपि।

अत्यन्त इच्छा:- एपिस, कैल्के, कोना, म्यूरेक्स, प्लैटि।

रजोधर्म, अल्प समय के लिए:- ऐमोन-का, लैके, पल्स, सल्फ।

- का अभाव या थोड़ा:- आरम, कार्बो-स, कोना, डलकै, फेर, फेर-आयोड, ग्रैफ, काली-का, लाइको, पल्स, सेनेशि, सिपि, साइली, सल्फ, ट्यूब।

- का ख़ून अधिक जाना:- ऐपोसा, आर्स, बेल, बोवि, कैल्के, कैल्के-फास, चायना, कक्यू, साइक्लै, फेर, इपि मिले, म्यूरेक्स, नेट्रम-म्यूर, नक्स-मस, नक्स-वोम, फास, प्लैटि, रैटे, रस-टाक्स, सैवा, सिकेल, सेनेशि, स्ट्रैमो, आले-फैरी।

- का खून बद्बूदार:- बेल, ब्रायो, कार्बो-वेज, काली-फा, क्रियोज़ो, सैबा।

- का ख़ून सूतदार:-क्रोकस।

- का बहुत दिनों तक जारी रहना:- कैल्के, कार्बो-ऐनि, कार्बो-वेज, क्यूप्र, काली-का, लाइको, मिले, नेट्रम-म्यूर, नक्स-वोम, प्लैटि, पल्स, रस-टाक्स, सैबा, सिकेल, सेनिश, फेर।

खड़े होने से वृद्धि:- ऐमोन-का, कक्यू।

चलने से ख़ून की अधिकता में वृद्धि:- ऐमोन-का, कक्यू, क्रोक, लिलि-टिग, सैबा।

चलने से कमी:- क्रियोज़ो, मैग्नि-म्यूर।

दर्द के साथ:- बेल, कैक्ट, कैमो, सिमिस, काली-का, ऐलनस, वेस्पा-क्रै.।

-बहुत जल्द होना:- ऐम्ब्रा, आर्स, बेल, चोवि, ब्रायो, कैल्के, कार्बो-ऐ, कार्बो-वेज, कक्यू, साइक्लै, फेर, इपि, काली-आर्स, काली-का, लैक-कैन, मैग्नि-का, मैङ्गे, नेट्रम-म्यूर, नक्स-मस, नक्स-वोम, फास, प्लैटि, रैटे, रस-टाक्स, सैबा, कैमो।

अत्यन्त कष्ट के साथ ऋतुस्त्राव :- कैस्टो-एब्रो-रैडि, मेनि।

ऋतु स्त्राव बिल्कुल बन्द-पेट फुलना :- चियो-बर्जि, कैस्टो।

-बहुत देर में होना:- कार्बो-सल्फ, कास्टि, कोना, क्यूप्र, डलकै, ग्रैफ, काली-का, लाइको, मैग्नि-का, नेट्रम-म्यूर, नक्स-मस, पल्स, सिपि, साइली, सल्फ।

-बैठने से वृद्धि:- साइक्लै।

-मानसिक परिश्रम से वृद्धि:- कैल्क।

-रह रह कर कभी कभी होना:- क्रियोज़ो, पल्स।

लड़कियों का पहिला रजोधर्म देर में:- कास्टि, ग्रैफ, कैलि-कार्ब, नेट्रम-म्यूर, पल्स, सेनेशि।

लेटने से ख़ून बन्द हो जाता है:- कैक्ट, कास्टि।

रजोधर्म —

लेटने से वृद्धिः- पल्स।

सिर्फ एक दिन लिएः- सीपि।

-सिर्फ़ एक घन्टे के लिएः-यूफ्रे।

रजोधर्म या गर्भावस्था में मृगी के समान फिट होना :- ईने-क्रोकै।

रजोनिवृत्ति के दौरान :- विन-माइ।

रजोनिवृत्ति में ज्यादा रक्तस्राव :- वाइपेरा।

जरायु, डिम्बकोष की अनेक बीमारी :- औरम-म्यूरि-नैट्रो।

रजोनिवृत्ति के समय की तकलीफ़ेः- लैके, लाइको, पल्स, सैबा, सैग्वि, अस्टि , जिङ्क, ग्रैफ, ऊफो।

सिर दर्द :- साइप्रि।

लटक पड़ना, जरायु का बाहर (Prolapsus uterus): - आर्ज-मेट, आर्ज नाइट्र, आरम, लिलि-टिग, नेट्रम हाइपो, पैले, प्लैटि, पल्स, रस-टाक्स, सिपि।

सूजन:- आर्स, क्रियोज़ो, नाइट्र-ऐ, पल्स, रस-टाक्स।

हवा, ख़ारिज होना, योनि सेः- ब्रोम, लाइको, फास-ऐ।

साँस
(Respiration)

आह भरना, ठण्डी साँस लेनाः- ब्रायो, कैलेडि, कैल्के-फा, कार्बो-वेज, डिजि, इग्ने, इपि, ओपि, स्ट्रैमो।

आहिस्ते चलना:- बेल, ओपि।

कष्ट से, साँस लेना (Wheezing) :- आर्स, कार्बो-वेज, इपि, काली-का।

ख़र्राटा लेना (Snoring) :-ओपि।

गहरी साँस लेनाः- ब्रायो, कैक्ट, कैल्के, इग्ने, लैके, नेट्रम-स, सल्फ।

-असम्भवः- आर्स।

श्वास-प्रश्वास क्रमशः धीरे-धीरे कम और धीरे-धीरे बढ़ने लगना :- ऐण्टिपाइरिनम।

घड़घड़ाहटः-ऐन्टि-टार्ट, आर्स, कास्टि, चायना, क्यूप्रम, डलैक, हिपर, इपि, काली-स, लाइको, फास, पल्स, सेनेगा, ऐलियम-सैटा, बैरा-म्यूरि।

तेज़ चलना:- ऐकोन, आर्स, बेल, ब्रायो, कार्बो-वेज, चेलि, क्यूप्र, जेल्स, इपि, लाइको,

तेज चलना

फास, सिपि, सल्फ।

खाँसते समयः- ड्रासेरा।

दम घुटना, नवजात शिशुकाः- ऐन्टि-टार्ट।

दमा :- एस्पिडोस्पर्मा।

श्वास नलियों के प्रदाह तथा दमा :- सोले-जैंथे।

श्वसनिकाशोथ (Bronchitis):— ब्लाटा-आरि।

दमा मुक्त खांसी :- ल्यू-आस्मे।

दमा का खिंचाव और जोर :- ब्लैटा-आरि।

दमा, आधी रात के बादः- आर्स, सैम्बयू।

बच्चों काः- कैमो, इपि, नेट्रम-स, पल्स, सैम्ब्यू।

बुड्ढों का :- ऐम्ब्रा, आर्स, बैरा-का, कार्बो-वेज, कोना, एलूमेन।

भोर 3 बजे :- काली-का।

रात के 2 बजे :- आर्स।

रात 2 से 3 बजे के अन्दर :- काली-आर्स।

शाम के वक्त :- पल्स।

सुबह के वक्त :- काली-कार्ब।

दमा :- सूखी खांसी और फेफड़ों में पीव शुदा श्लेष्मा :- एण्टि-सल्फयु, आरि।

सूखा दमा :- थाम-सर्पा।

सांय-सांय आवाज, श्वास में-दमे के साथ सर्दी :- इरियो।

रक्त में आक्सीजन की मात्रा की बढ़ौत्तरी :- एपिस्डोस्पर्मा।

श्वास कष्ट, शारीरिक तथा मानसिक बैचनी :- सेंफ्रि-कण्टो।

दमा की तरह खिंचाव :- बैसी।

पसली की (Abdominal) साँसः- ऐन्टि-टार्ट।

खांसी
(Cough)

कुकर खांसी:- ऐन्टि, टार्ट, आर्नि, बेल, सिना, क्यूप्र, ड्रासे, इपि, अम्ब्रोसिया, एरम-ड्रैको, कोटै-रूब्र।

काली खांसी-विपुल श्लैष्मिक स्राव :- ग्रिण्डेलिया मेफाइ, पर्टूसिन।

सूखी खांसी के बाद खूनी बलगम :- एकै-इण्डि।

खखार निकल जाने से कमी:- कास्टि, आयोड, फास, सैग्वि।

खसरे के बाद:- ड्रासेरा, स्टिक्टा।

ख़ुश्क खाँसी:- ऐकोन, आर्स, ब्रायो, नक्स-वोम, फास, रुमेक्स, स्पलि, ऐलियम-सैटा, एण्टि-सल्फ्यू-आरि, निकोलम।

खांसी, जाड़े के दिनों की सर्दी (वृद्धों की) :- इक्थियो।

खोखली खांसी :- माम-कम्यू।

खांसी के साथ अधिक बलगम :- एण्टि-आर्स।

आधी रात के बाद सूखी खांसी :- ओलिया-रेसी।

रात में सूखी खांसी :- ओलि-जेका।

गाने से:- फास, स्पन्जि।

चेचक के बाद :- ऐन्टि-क्रूड।

जाड़े के दिनों में हरसाल खांसी :- एण्टि-सल्फ्यु-आरि।

तमाखू पीने से :- इग्ने।

दम घुटना, खांसते समय :- अमो-ब्रोमे।

दिन-रात आक्षेपिक सूखी खांसी :- यूर्फो-आफी।

नींद के बाद :- लैके।

पढ़ने से :-फास, स्पन्जि, स्टैन।

पानी पीने से वृद्धि:- आर्स, ड्रासेरा।

पानी पीने से कमी :- कास्टि, स्पञ्जि।

पुरानी खांसी, निमोनिया :- कैल्क-आयो।

अविराम खांसी :- फेला-ऐकवा।

बोलने से:- चायना, हिपर, लैके, फास, सैग्वि।

भूँ भूँ की आवाज़ खाँसते समय:- ऐकोन, बेल, ड्रासे, हिपर, स्पन्जि, स्ट्रैमो।

भोर 3 बजे:- काली-आर्स, काली-कार्ब, अमो-ब्रोमे।

भोर 3 बजे से सुबह तक:- काली-कार्ब।

रात 8 बजे:- आर्स, ड्रासे, काली-आर्स, काली-कार्ब।

रात को खांसी लगातार :- अमो-ब्रोमे, कोडीनम।

लेटने से,

लेटने से खांसी :- अरेलिया-रेसी।

श्लैष्मिक झिल्लियों पर क्रिया, खांसी :- पिक्स-लिक्वी।

दाहनी करवट लेटने से, वृद्धि:- मर्क, स्टैन, सिना।

दाहनी करवट पलट जाने से कमी:- थूजा।

पीठ के बल लेटने से, वृद्धि:- नेट्रम-म्यू, नक्स-वोम, फास।

" " " " " कमी:- मैगेनम।

बाँयी करवट लेटने से वृद्धि:- फास, थूजा।

बैठने से कमी :- पल्स, हायोस।

" " वृद्धि :- हायोस, पल्स, सैग्वि।

विवशतया उठ कर बैठना पड़ता है:- पल्स, फास।

भों-भों की आवाज के साथ तेज खांसी :- सिने-नाइ।

सांय-सांय की आवाज :- अम्ब्रोसिया।

सांय-सांय की खांसी :- रोडियम।

वक्ष प्रतिश्याय (Catarrh of chest) — एलूमिना, सिलि।

हूपिंग खांसी :- बैसी, कैस्टे-वेस्का, लैकटु-विरो, नैपथै।

सीटी बजाने से:- सैग्वि।

खख़ार
(Expectoration)

ख़ून मिला हुआ:- ऐकोन, आर्नि, फेर, इपि, फास, पल्स, सल्फ, ऐलियम-सैटा।

स्वाद कड़ुवा:- पल्स, कैमो, सिपि।

-नमकीन:-आर्स, लाइको, काली-आयोड, सिपि।

-मीठा:- फास, स्टैनम।

- रेशेदार बलगम :- एलूमेन, अमा-ब्रोमे, अमो-डोरे।

छाती
(Chest)

ऐन्जिना पेक्टोरिस (Angina Pectoris) :-- ऐमोन-का, एपिस, आर्ज-ना, आर्नि, आर्स, कैक्ट, नेजा, अक्जै-ऐ, फास, रस , स्पाइजी, स्पन्जि, टर्मि-अर्जु।

खूनी बलगम :- जस्टि-रूबम।

छाती का टयूमर :- स्क्रो-नोडो।

क्रियात्मक उपद्रव (functional disturbance) :- अमो-वैलेरी।

कैन्सर (Cancer) , स्तन काः- बूफो, कोना, ग्रैफ, मर्क, साइली, कार्सि।

चिटकना, स्तन काः- कास्टि, ग्रैफ, फाइटों, रैटे।

छाती की पुरानी सर्दी :- एण्टि-सल्फ्यू-आरि।

तपेदिक (Phthisis):--कैल्के, कैल्के-फा, हिप, काली-का, काली-स, लाइको, फास, सोरि, पल्स, सेनेशि, साइली, स्पन्जि, स्टैन, सल्फ, ट्यूबू, ज़िङ्क, यूरि।

हृदय की धड़कन अत्यधिक तेज :- थाइरा।

दर्द, सुई छिदता साः- ब्रायो, कैलि-का, रेनन-ब, एलूमिना-सिलि।

दबाव, दिल में:- आर्स, आरम, कैक्ट, इपि, पल्स, स्पाइजी।

दूध की कमी:- ऐसाफ, कैल्क, ब्रायो, कास्टि, लैके-कैन, लैक-डि, अर्टिक-यूरेन।

धीमी नाड़ी :- लुपु-हुमु।

धड़कन, दिल की:--ऐकोन, आर्स, कैल्के, चायना, डिजि, कैक्ट, ग्लोन, आयोड, काली-का, कैल्मि, लैके, लाइको, नेजा, नेट्रम-फा, नक्स-वोम, फास, सिपि, स्पाइजी, स्पन्जि, सल्फ, एनो-काली।

दायी करवट लेटने से बढ़ना :- एलूमेन।

न्यूमोनिया (Pneumonia):--ऐकोन, ऐन्टि, टा, आर्स, ब्रायो, कार्बो-वे, चेलि, फेर-फा, हिपर, लोबे, लाइको, मर्क, फास, पल्स, रस-टा, सेनेगा, सल्फ, वेरेन्द्र-विरि, बैल-पेरू, सिपि।

प्लूरिसि (Pleurisy):--एपिस, ऐपोसा, आर्स, ब्रायो, कालचि, हेले, काली-का, लाइको, मर्क, सल्फ, रेननक्यू, एण्टि-आर्से।

फोड़ा स्तन में:- ब्रायो, ग्रैफ, मर्क, फाइटो, साइली, सल्फ।

ब्रङ्काइटिस (Bronchitis) :--ऐन्टि-टा, आर्स, बैरा-म्यू, ब्रायो, ड्रासे, फेर-का, हिपर, इपि, लाइको, नेट्रम-म्यू, फास, पल्स, सैनेशि, सैडिव, साइली, स्पन्जि, स्टैन, सल्फ, ऐलियम-सैटा।

सख़्ती स्तन की:- कार्बो-ऐनि, कैमो, साइली, कोना।

सूख जाना स्तन का:- कोना, आयोड, काली-आयोड।

हृदय रोग :- क्रैटेगिस, फैसियो-ना।

हृदपेशी अपजनन (Myocardial degeneration) :- चिनी-आर्से।

दम फूलना (सीढ़ी चढ़ते हुए) :- चिनी-आर्से।

वृद्धों का ब्रांकाइटिस:- हिप्पोजेनियम।

स्तनों का दर्दनाक अर्बुद, स्तनों में अधिक दूध इक्ट्ठा होना, स्तनो का सुकड़ाव :- चिमा-अम्बे।

सूजन, काँख की गिलटियों की:- ऐमोन-म्यूर, बैरा-का, हिपर, काली-का, लाइको, लैके, मर्क, नाइट्र-ऐ, फास, साइली।

सूजन-स्तन की :- ऐलियम-सैटा।

हाथपाँव
(Extremities)

उंगलियों पर पपड़ी-पीवदार फुन्सियां :- ऐलनस।

ऐंठन, हैज़े में :- कैम्फो, क्यूप्र, सल्फ, वेरेट्र।

अधिक लिखने वालो की उंगुलियों, अंगूठे और हाथ की कलाई में दर्द व ऐंठन :- ब्रैची।

लेखक के हाथों में ऐंठन :- ब्रैची।

काँपना:- आर्ज-ना, आर्स, आर्स-आयोड, कास्टि, चेलिडो, कक्यू, आयोड, मर्क, नाइट्र-ऐ, नक्स-वोम, प्लम्ब, रस-टाक्स, प्लम्ब।

कांटा गड़ जाने से उसे निकालना :- एनागेलिस।

उगलियों की नोक मोटी, सूई चुभने पर कोई असर नहीं :- पापू-कौडे।

कलाई के जोड़ों में मन्द-मन्द दर्द :- कोबाल्ट।

कुड़कीले नख (Brittle nails) :--ग्रैफ़, साइली, थूजा।

कूल्हे के जोड़ की बीमारी (Hip-joint disease):-- कैल्क, कैल्क-का, कालोसि, काली-का, काली-स, फास-ऐ, सिपि, साइली, स्ट्रैमो, ट्यूब।

गट्ठा (Corns) :- ऐन्टि,-क्रूड, लाइको, सिपि, साइली।

चिटकना हाथों का:- कैल्क, कैलेन्ड, ग्रैफ, हिपर, पेट्रो, रस-टा, सार्सा, सिपि, सल्फ।

गृध्रसी (Sciatica):- काली-साय।

जलन-हथेली व तलवे में :- एक्षा-इण्डि।

जांग-संधि या राग की सख्त गांठ :- बैडि।

दर्द, अङ्गुलियों के जोड़ों में:- ऐन्टि-क्रूड, कालोफाइ, कास्टि।

समस्त जोड़ो में दर्द, पैरों की अंगुलियों और तलवों में दर्द, हाथ-पैरों में सूजन, तलवों में ऐंठन, उंगुलियों में चुनचुनाहट युक्त दर्द :- एपो-एण्ड्रोसे।

घुटनों व टखनों में दर्द :- विस्क-एल्ब।

कटिप्रदेश, कूल्हों के जोड़ों, कंधों तथा कलाइयों में दर्द :- गेट्टिस-वाट।

एड़ी में:- पल्स।

कलाई में:- रस-टाक्स, रूटा, कोबाल्ट।

गर्मी से कमी:- आर्स, मैग्नि-फास, रस-टाक्स।

ठण्ड से कमी:- एपिस, लैक-कैन, लिडम, पल्स, सिकेल।

जोड़ों और टखनों में दर्द :- कोमो-डेंटा।

कलाई, हाथ, घुटने और पांव की उंगलियों के दर्द :- पियो-आफि।

बरसात के मौसिम में:- रस-टाक्स।

सायेटिका का:- ब्रायो, बफो, काली-आयोड, मैग्नि-फा, नक्स-वोम, रस-टाक्स, टेल्यू, नैफेलियम।

निम्नांगों का पक्षाघात :- लैथा-सैटा।

पक्षाघात:- ऐकोन, ऐगारि, ऐलूमि, आर्ज-ना, कास्टि, लैके, ओपि, प्लम्ब, रस-टाक्स, साइली, सल्फ, ऐंगु-वेदा।

पसीना:- साइली।

मांसपेशियों और सन्धियों में अकड़न और तनाव :- ऐंगु-वेरा।

अंगुलियों का वात :- स्टेलै-मी।

वात, गठिया रोग (Rheumatism) :- आर्नि, आर्स, ब्रायो, कास्टि, कैमो, चेलि, कालचि, कैल्मि, काली-ओयड, लाइको, फाइटो, पल्स, राडो, रस-टाक्स, सल्फ।

कन्धों का आमवात :- अमो-कास्टि।

सन्धियों का वात :- ऐस्कलेपियस।

बाजुओं और टांगों में तेज खुजली शाम को अधिक :- फैगोपा।

आतशक से :- कैलि-आ, मर्क, नाइट्र-ऐ, फाइटो।

गर्मी से कमी:- आर्स, रस-टाक्स।

घूमने से कमी:- आर्स, मर्क, पल्स, रस-टाक्स।

फिरता हुआ दर्द:- ऐमोन-म्यू, कार्बो-स, काली-स, लैक-कैन, पल्स।

सुज़ाक के दब जाने से :- मेडो, थूजा।

विवाई (Chilblains):-ऐगारि, नाइट्र-ऐ, पेट्रोल, पल्स, ज़िङ्क।

बिसहरी, छिलौरी (Whitlow) :--हिपर, साइली।

सुन्न पड़ जाना:- ऐगार, आर्ज-मेट, कार्बो-स, कार्बो-वेज, कक्य, जेल्स, ग्रैफ, लाइको, रस-टाक्स, सिकेल, एलूमिना-सिलि, एजा-इण्डिका, डियुबां।

हाथों की उंगगियां सूजी हुई, कठोर, अकड़ी हुई :- कार्बो-सल्फ।

हाथ-पैरों में जलन :- डेस्मो-गैंज।

ज्वर
(Fever)

आक्रमण काल

रात 1 बजे :-आर्स।
2 बजे :-आर्स।
3 बजे :-थूजा।
4 बजे :-सिड्रन।

सुबह 7 बजे :-बोवि, यूपे, नक्स-वोम, पाडो।
7-9 बजे:- यूपे, नेट्रम-म्यूर।
9-11 बजे:- नेट्रम-म्यूर।
10-11 बजे:- नेट्रम-म्यूर।

दोपहर के बाद 1 बजे:- आर्स, पल्स।
2 बजे:- आर्स।
3 बजे :- ऐन्टि-टा, एपिस, सिड्र, चिनि-स, स्टैफि।
4 बजे :- एपिस, सिड्र, लाइको, पल्स।

शाम के वक्त 4-5 बजे :- लाइको, पल्स।
4-8 बजे :- बोवि, हिपर, लाइको।
5 बजे :- काली-का, थूजा।
6 बजे:- हिपर, काली-का।
7 बजे :- हिपर, लाइको, रस।

रात 9 बजे :- आर्स।
11 बजे :- आर्स, कैक्टस, सल्फ।
12 बजे :-आर्स, सल्फ।

अपने समय से पहले ही बुख़ार का आना (Anticipating) :-आर्स, ब्रायो, चिनि-स, चायना, इग्ने, नेट्रम-म्यू, नक्स-वो।

अपना वक्त टाल कर देर में बुख़ार का आना (Postponing) :- सिना, चायना, इग्ने, इपि।
दोपहर से पहले शीत का प्रकोप :- फार्मलिन।

दिन, प्रति दिन एक ही समय पर बुख़ार आना:- अरेनि, सिड्र, जेल्स, सोरि, सैबेडि, स्पाइजी।

- एक दिन अनन्तर तिजारी :- अरेनि, सिड्र, चिनि-स, चायना, नेट्रम-म्यू।
- हर सातवें दिन :- ऐमोन-म्यू, चायना, लाइको।

- हर चौदहवे दिन :- आर्स, कैल्के, चायना, चिनि-स, लैके, सोरि, पल्स।
- हर इक्कीसवें दिन :- चिनि-स, मैग्नि-का, सोरि, सल्फ, ट्यूब।
- अट्ठाइसवें दिन :- नक्स-वो, पल्स, सिपि, ट्यूब।

आराम होकर बार बार बुख़ार का पलट आना (Relapsing) :-आर्से, इपि, सोरि, सल्फ, ट्यूब।

ज्वर के कारण

कुकर खाँसी से:-ड्रासे, काली-कार्ब।

कृमि से:-सिना, स्पाइजी, साइली।

क्रोध से:- कैमो, सिपि, स्टैफि।

क्विनाइन के दुरुपयोग से:- आर्नि, आर्स, कार्बो-वेज, इपि, लैके, नेट्रम-म्यू, पल्स, स्टैनम।

गर्म कमरे में रहने से :- ऐपिस, इपि, पल्स।

घाव, फोड़ा चीरने से:- ऐन्टि-टा, आर्स, कार्बो-ऐसि, लैके, पाइरो।

चोट लग कर:- आर्नि, कैलेन्ड, हेमा, हिप, मिले, रस-टा।

जीवन शक्ति घट जाने से:- आर्स, कार्बो-वेज, क्रोटे, सोरि, सिकेल।

बहुत जाड़ा लगाकर ज्वर (कई रजाई लपेटने पर भी जाड़ा नहीं जाता) शारीर बर्फ जैसा ठण्डा :- कैड-सल्फ।

सारा शरीर आग की तरह गरम :- कार्ल्सबाड।

पथ्य के गोलमाल से:- ऐन्टि-क्रूड, इपि, पल्स।

डर कर:- ऐकान, जेल्स, ओपि।

तमाखू के दुरुपयोग से:- बेल, जेल्स, इग्ने, नक्स-वो, फास, सिकेल।

पसीना दब कर:- ऐकोन, साइली।

वात रोग से:- ऐकोन, ब्रायो, रस, स्पाइजी, सल्फ।

भीग कर:- ऐकोन, ब्रायो, रस-टा।

मौसिम, आँधी आने के पूर्व:- फास, सोरि, ज़िङ्क।

- खुश्क, गर्म या ठण्ड से:- ब्रायो।
- खुश्क ठण्डी हवा से:-ऐकोन, हिपर।
- गर्म मौसिम में:- ऐन्टि-क्रू, आर्स, बेल, ब्रायो, कैल्के, कैप्सि, कार्बो-वे, सिड्र, सिना, इपि, लैक, नेट्रम-म्यू, पल्स, सल्फ, थूजा।
- नम बरसाती मौसिम में:- अरेनि, डलकै , रस-टा, मर्क, नेट्रम-स

रंज से:- जेल्स इग्ने।

सुज़ाक से:- मेडो, नेट्रम-स, थूजा।

सूरज की गर्मी से:- ऐन्टि-टा, कैक्ट, ग्लोन, लैके, नेट्रम-का।

हर्ष से:- काफि।

जुड़ी के समय के लक्षण

ओढ़ना, बरदाश्त नहीं:- एपिस, कैम्फो, इपि, मेडो, पल्स, सिकेल, सिपि।

-पसन्द:- आर्नि, यूपे, हिपर , नेट्रम-म्यूर , नेट्रम्-आर्स, नक्स-वोम, फास, स्टैमों, ट्यूब।

ऊँघासा :- एपिस, नक्स-मस, ओपि।

कराहना :- यूपे।

कै करना, पित्त:- आर्स, सिना, चायना, यूपे, इग्ने, इपि।

खांसी:- ब्रायो, रस-टा, सैबेडि।

गर्मी, अँगीठी के पास रहना चाहता है:- जेल्स, रस-टा।

- की इच्छा, मगर आराम नहीं मिलता:- लैके, नक्स-वोम।

- बिल्कुल बरदाश्त नहीं:- एपिस, इपि, पल्स, सिकेल, सिपि।

सूरज की गर्मी, की इच्छा:-ऐनाक, कोना।

- से आराम:- आर्स, बेल, कैप्सि, इग्ने, काली-का, मेनि, नक्स-मस, नक्स-वो, रस-टा, सैबेडि।

घबराहट:-ऐकोन, आर्स, जेल्स, नक्स-वो, पल्स, ट्यूब।

टाइफाइड ज्वर :- नैफथै।

ज्वर निरोधक :- जेन्शि-चिरा।

जी मतलाना:-आर्स, इपि, लाइको, नेट्रम-म्यू, सैबेडि।

दर्द, घुटनों में :- एपिस, कार्बो-वेज, इग्ने, फास, साइली।

-जिस करवट लेटा हो:-बैपि, पाइरो।

जोड़ो में :- पाडो।

तिल्ली में :- ब्रायो, चिनि-स, यूपे, पाडो।

दाँत में :- कार्बो-वेज।

पुट्टों में:- आर्नि, बैप्टि।

मूत्र-द्वार में:- कैन्था, पट्रोस, सार्सा।

शरीर मानो कुचल गया है:- आर्नि, बैप्टि, पाइरो।

सर में:-अरेनि, बेल, यूपे - पर्प्यू, नैट्रम-म्यू, पल्स, सल्फ।

हड्डियों में:-आर्नि, यूपे-पर्फो, नेट्रम-म्यू, नक्स-वो, रस-टा, सैबिड, ट्यूब।

दिल की धड़कन:- जेल्स, लिलि, फास।

पंखे की हवा लगातार चाहना:- कार्बो-वेज।

पकड़े रहने की इच्छा, कस कर:-जेल्स, लैके।

पसीना लेकर शीतः- ऐकोन, कैल्के-का, कैमो, चायना, यूपे, लिडम, ओपि,पल्स, रस-टा, वेरेट्र।

पित्त उछलनाः- एपिस, हिपर।

पेशाब की बार बार हाजतः- कैन्था, डल, जेल्स, हाइपर, मर्क, पेट्रोस।

प्यास, अत्यन्तः-ऐलूम, एपिस, आर्नि, ब्रायो, कैप्सि, यूपे, इग्ने, नेट्रम -म्यू।

अधिक परिमाण में पानी पीने से आराम मिलता हैः- ब्रायों, नेट्रम-म्यू।

अल्प परिमाण में थोड़ी थोड़ी देर में पीनाः- आर्स, यूपे।

- का अभावः- ऐन्टि-क्रू, ऐन्टि-टा, अरेनि, बेल, कैम्फों, कैन्था, कार्बो-ऐनि, सिड्र, कैमो, सिमि, सिना, चायना, ड्रासे, जेल्स, इपि, पल्स, स्टैफि।

प्रचण्ड शीत, बेहोशी के साथः- आर्नि, आर्स, बेल,चायना, नेट्रम-म्यू, सिपि, वेरेट्र।

बातूनीः- पाडो।

बेहोशीः-आर्नि, बेल, नेट्रम-म्यू, नक्स-वो, सल्फ, वेरेट्र।

भूखः- सिना, साइली।

शरीर के ऊपर ठण्डक, मगर अन्दर जलनः- यूफार।

शरीर बर्फ की तरह ठण्डाः- आर्स, कैम्फो, कार्बो-वे, क्यूप्र, सिकेल, स्ट्रैमो।

-मानों बर्फ़ की तरह ठण्डाः- हेलोड, नेट्रम-म्यू।

सांस में तकलीफ़ः- एपिस, आर्स, ब्रायो, नेट्रम-म्यू, नक्स-वोम।

स्वाद, कडुवाः-आर्स, यूपे-पर्फो, हिपर।

हवा, कमरे के अन्दर की हवा का बहुत गर्म मालूम होनाः-एपिस, पल्स, सिपि।

खुली हवा ना पसन्दः-बैपि, कैप्सि, हिप, मर्क, नक्स-वो।

खुली हवा से आरामः- ऐसेर, एपिस, ब्रायो, कैप्सि, इपि, पल्स, सल्फ्यू-ऐ।

ठण्डी हवा नापसन्दः- कैम्फा, हिपर, साइली, स्ट्रैमो, थूजा।

ताप के समय के लक्षण

आंख, ऊपर की पलकें सूजी हुई :- एपिस, काली-का।

-की पलकें खोल नहीं सकता :- जेल्स।

-की पुतलियाँ संकुचित :- जेल्स, ओपि, फ़िजास।

फैली हुईः-बेल, कैल्के, सिक्यू, सिना, हेले, इपि, स्ट्रैमो, वेरेट्र।

ऊँघासाः-एपिस, चायना, जेल्स, हिपर, इग्ने, लाइको, नक्स-मस, ओपि, फास, पल्स।

ओढ़ना पसन्द नहींः-ऐकोन, आर्स, चायना, यूपे, हिप, लैके, लाइको, नेट्रम-म्यू, ओपि, पेट्रो, पल्स।

-खोलना नहीं चाहताः-एपिस, आर्ज-ना, आर्स, बेल, हेले, हिपर, मैग्नि-का, नक्स-वोम, सम्ब्यू, स्ट्रैमो।

कँपकपी, रज़ाई हटाने पर :- नक्स-वोम।

क़ब्ज़ :- चिनि-स, लाइको, नेट्रम-म्यू, नक्स-वोम।

कमरा, बहुत गर्म मालूम होता है:- एपिस, प्लैन्टे, सल्फ।

कन्धों के बीच में गर्मी:-कैलेन्ड।

करवट बदलने की इच्छा, बार बार-:-आर्नि, बैपि, पाइरो।

कराहना:-ऐकोन, कैमो, यूपे, लैके, पल्स।

कै:-कैमो, सिना, यूपे, इपि, लाइको, नेट्रम-म्यू, नक्स-वो, पल्स, थूजा।

ख़र्राटा लेना:-ओपि

खाँसी:-ऐकोन, ब्रायो, ड्रासे, चायना, यूपे, इपि, लोबे, सल्फ।

गर्मी, अच्छा मालूम होना :- इग्ने।

-ज़रा भी बरदश्त नहीं :- एपिस, इपि ,पल्स, सिपि।

-बिस्तर की बरदाश्त नहीं :- लैके, लिडम, पल्स।

गहरी साँस लेना:-इग्ने, पल्स।

गाल, एक गाल गर्म और सुर्ख़:-काफि, इग्ने, इपि, पल्स।

गिर पड़ने का डर:-जेल्स।

घबराहट:-ऐकोन, आर्नि, आर्स, कैमो, जेल्स, पल्स, रस, सिकेल।

घुटने गर्म, नाक ठण्डी:-इग्ने।

छाले, मुँह के अन्दर बुख़ार के :-हिप, इग्ने, नेट्रम-म्यू, नक्स-वो, रस-टा।

ज़बान सूखी, मगर प्यास नहीं:- कैल्के-फा, नक्स-मस, पल्स।

जी मतलाना:-आर्स, कार्बो-वेज, इपि, नेट्रम-म्यू, नक्स-वो, थूजा।

जुकाम का बुख़ार:-ऐकोन, आर्स, ब्रायो, फेर-फा, हिप, काली-आ, मर्क, रस-टा, सैबेडि।

दर्द कन्धों के बीच में :-रस-टा।

कमर में:-नक्स-वो, रस-टा।

कुचला हुआ :-आर्नि, बैप्टि, पाइरो।

जिगर में :-आर्स, चायना, नक्स-वो।

-जिस करवट लेटा हो:-बैप्टि, फास-ऐ, पाइरो।

छाती में सुई छिदता सा:-ऐकोन, ब्रायो, काली-का, नक्स-वो।

तिल्ली में:-आर्स, कार्बो-वे, नक्स-वो, पाडो।

दाँत में:-कार्बो-वेज।

पेट में:-आर्स, कार्बो-वे, सिना, काली-का, रस-टा, सिकेल, सिपि।

सर में:-आर्नि, आर्स, बेल, यूपे, हिप, इग्ने, नेट्रम-म्यू, पाडो, रस-टा, साइली।

हाथ-पैरों में तेज दर्द, हाथ-पांव ठण्डे लगातार बुखार-दुर्बलता आना :- चिनि-आर्से।

दर्द,

सिर के एक तरफ़ :-स्पाइजी, थूजा।

-कनपटियों में तपकन:-बेल, नक्स-वो, पल्स।

हड्डियों में:-यूपे-पेर्फा, यूपे-पर्प्यू।

दम घुटना:-एपिस।

पंखे की हवा की इच्छा:-बैप्टि, कार्बो-वे, पाइरो, ज़िङ्क।

पखोड़े के नीचे दर्द, दाहिने :-चेलि, नक्स-वो, पाडो।

" " " बाँये :-सैग्वि।

पड़ा रहना चाहता है, चुपचाप :- ब्रायो, जेल्स।

परिवर्तनशील बुख़ार:-इग्ने, सोरि, पल्स, सिपि।

" " " **क्विनाइन** के दुरुपयोग के बाद :-यूपे-पर्फो, फेर, इग्ने, इपि, नक्स-वो, सिपि।

पसीना, माथे पर :-मैग्नि-स।

-सिर पर :-बेल।

पित्त उछलना:-एपिस, इग्ने, रस-टा।

पेशाब की बार बार हाजत :- आर्ज-ना, बेल, क्रियोज़ो, लाइको, मर्क, फास-ऐ, रस-टा, स्टैफ, स्ट्रैमो।

प्यास, अधिक परिणाम में पानी पीने की इच्छा:-ऐकोन, बेल, ब्रायो, नेट्रम-म्यू।

अल्प परिणाम में, बार बार पीने की इच्छा:-आर्स।

-का अभाव:-इथूज़ा, ऐलूम, ऐन्टि-टा, एपिस, कैल्क, कैम्फो, कैप्सि, कार्बो-वेज, कास्टि, सिमेक्स, चायना, ड्रासे, फेर, जेल्स, हेले, इग्ने, इपि, काली-का, लिड, नक्स-म, पल्स, सैम्ब्यू, सिपि, टेरे।

गर्म पानी की इच्छा:- आर्स, सिड्र, कैल्के, यूपे-पर्फो, सैबैडि।

प्रसूत का ज्वर:-एपिस, आर्ज-न, बैप्टि, ब्रायो, कार्बो-स, एकि, फेर, लैके, लाइको, पल्स, पाइरो, रस-टा, सल्फ।

फुन्सियां, होठों पर बुख़ार की फुन्सियाँ:- हिप, इग्ने, नेट्रम-म्यू, नक्स-वो, रस-टा।

बांयटा:-हायोस, नक्स-वो, ओपि, स्ट्रैमो।

बातूनी:-कार्बो-वेज, लैक, मेरे-वेर, पाडो।

बेहोशी:-ऐन्टि-टा, आर्नि, आर्स, बेल, चिनि-स, हायोस, नेट्रम-म्यू, नक्स-वो, ओपि, पाडो, सोरि, पाइरो, सिकेल, स्ट्रैमो, वेरेट्रम्-ऐ।

बेहोशी और बड़बड़ाना:-आर्नि, बैप्टि, ब्रायो, रस-टा, ओपि, टेरे।

भूख:-सिना, चायना, यूपे-पर्फो, फास।

मलाई की बर्फ़ की इच्छा:- फास, वेरेट्र।

मलेरिया पुराना :- कोर्नस-सर्सो, ट्रिको-डाइ।

मलेरिया के कारण रक्तहीनता :- ओस्टि-वर्जी।

मृगी:-हायोस, स्ट्रैमो।

मेनिञ्जाइटिस (Meningitis) :-एपिस, बेल, जेल्स, नेट्रम-स, ओपि, वेरेट्र-वि।

सख्त, बिस्तर सख़्त अनुभव करना:-आर्नि, बैपि, म्यूर-ऐ, पाइरो।

सिर गर्म:-बेल, कैल्के, मैग्नि-का, पेट्रो।

सिर ठण्डा:-बेल।

सांस में तकलीफ़:- एपिस, आर्स, सिमि, इपि, काली-का, कैक्ट, सिना, कोना, साइली।

सेप्टिक ज्वर (Septic Fever) :-ऐन्थ्रा, आर्नि, आर्स, बैपि, ब्रायो, क्रोटे-हो, काली-फा, लैके, लाइको, म्यूरि ऐ, फास, पाइरो, सल्फ, एचिनेशिया।

सेब की इच्छा:-ऐन्टि-टा।

हवा बरदाश्त नहीं, कमरे की:-एपिस।

हाथ, गर्म:-लिड, मैग्नि-का, नाइट्र-ऐ, नक्स-वो, पल्स, सल्फ।

ठण्डे:-आर्नि,थूजा।

हेथली गर्म:-फेर, लैक, लाइको, मर्क, सल्फ।

क्षयकारी ज्वरों के बाद बलवर्धक :- अल्स्टो-स्को०।

पसीना
(Sweat)

आंखें बन्द करने पर:-ब्रायो, कोना, लैके।

कंपकपी के साथ:-नक्स-वोम।

खुले हुए अङ्ग में, सिवाय सिर के:-थूजा

चेहरे पर, सारे शरीर में सिवाय :-रस-टा, सिकेल।

जगे रहने पर सिर्फ़ :- सैम्ब्यू।

ढके हुए अङ्ग में:-ऐकोन, बेल, कैमो, चायना।

तकलीफ़ों में कमी, पसीने से :- नेट्रम-म्यू, सोरि, वेरेट्र।

" " कुछ भी कमी नहीं, पसीने से-:-मर्क।

तरफ शरीर के एक :- नक्स-वोम, पेट्रो, पल्स, थूजा।

दाहनी तरफ़: फास, पल्स।

बाँयी तरफ:- बैरा-का, चायना, पल्स।

जिस करवट लेटा हो:- एकोन, ब्रायो, बेल, चिनि-स, चायना, नाइट्र-ऐ, नक्स-वो, पल्स, जिङ्क।

जिस तरफ न लेटा हो:- बेन्जा-ऐ, सैनिक्यू, थूजा।

नींद, ज्यों ही नींद आती है, यहाँ तक कि आँखें बन्द करने पर ही पसीना आना आरम्भ हो जाता है:- चायना, कोना।

चर्म
(Skin)

इरिसिपिलस (Erysipelas) :- सुर्ख़ बादा:-ऐकोन, एपिस, आर्स, बेल, यूफार, ग्रैफ, लैके, मर्क, रस-टा।

दाहनी तरफ़ से बाँई तरफ़ को आक्रमण:-एपिस, ग्रैफ, लाइको।

बाँयी तरफ़ से दाहिनी तरफ़ को आक्रमण:-लैके, रस-टा।

सूजन लेकर:-एपिस, बेल, मर्क, रस-टा।

चर्म विक्षतियां (बार-बार एक्स-रे किये जाने के कारण) से कैंसर हो सकता है :- एक्स-रे।

कुष्ठ रोग :- फैलो-जिगैं, हाइ-एशि, टिना-कार्डि।

खुजली, बुढ़ापे की :- डौली-प्यू।

गर्म, रात के समय, बैग़र बुख़ार के:- ग्रैफ।

गाँठें, सख़्त:-ऐन्टि-क्रू, कैल्के, कोना, लाइकों, फास, रस-टा, सिपि, साइली, सल्फ।

गैंग्रिन (Gangrene, माँस की सड़न):-आर्स, कास्टि, चायना, प्लम्ब, सिकेल।

बुढ़ापे का :-कार्बो-वे, सिकेल।

घाव, अच्छा होकर फिर चिटक जाना :- कास्टि, लैके, फास, साइली।

आतशक का :- आर्स, आयोड, काली-आ, मर्क, मर्क-कार, नाइट्र-ऐ, फाइटो, थूजा।

गढ़ा लगातार बदबूदार स्राव :- बैल-पेरू।

-के किनारे दाँती की तरह:-मर्क, फास-ऐ, साइली।

क्षयकारी :-आर्स, कास्टि, काली-बाइ, मर्क, रस-टा, साइली।

चपटा :-लैके, लाइको, मर्क, नाइट्र-ऐ।

चर्बीदार :-मर्क।

दर्द, का अभाव :-लाइको, औपि, फास-ऐ।

दुखदाई :-आर्स, बेल।

थोड़ी सी चोट पर घाव :- बुफो-राना।

पारे का :-ऐसाफ, आरम, हिप, काली-बाइ, लैके, लाइको, नाइट्र-ऐ, फास-ऐ, फाइटो, सार्सा, साइली, सल्फ।

-में जलन:-ऐन्थ्रा, आर्स, कार्बो-स, कार्बो-वे।

-में नासूर:-कैल्के, कास्टि, फ्लोर-ऐ, लाइको, फास, पल्स, साइली।

स्याह :- आर्स, कार्बो-वे, लैके, लाइको, सिके।

लाल रंग के घाव, बदल कर तांबे जैसा रंग :- कौरे-रूबम।

चिटकना:-कैल्के, ग्रैफ, हिप, पेट्रो, सोरि, पल्स, रस-टा, सार्सा, सिपि, सल्फ।

चित्तियाँ:-ग्रफ, लाइको, फास, आगेव-अमेरी (बैंगनी रंग टांगों में)।

परिसर्पीय छाजन (Herpes Zoster) :- डौली-प्यूरी, आस्टेरियस-सबेन्स।

छाले-हथेली और तलबों पर :- बुफरे-राना।

जलन:-ऐकोन, एपिस, आर्स, बेल, ब्रायो, लैके, लाइको, फास, रस-टा, साइली, सल्फ।

जलन, खुजलाने के बाद:- कास्टि, लैके, मर्क, ओलियन्ड, सिपि, साइली, सल्फ, रस-टक्स।

चिनगारी की तरह :- कैल्क-फा, सिकेल, सेले।

पसीने से :- मर्क, मेज़े, नेट्रम-का, वेरेट्र।

पित्त उछलने से :-कैल्क-का, कक्यू-आटि-यू।

झुर्रिया, सिकुड़न:-सिकेल।

ठण्डापन, शीतलता:-आर्स, कैल्क, कैल्के-फा, कैम्फो, कार्बो-स, डिजि, हाइड्रो-ऐ, लारो, नक्स-मस, रस-टा, सिकेल, सिपि, सल्फ, वेरेट्र।

बर्फ़ की तरह ठण्डा:-आर्स, कैल्क, कैम्फो, कार्बो-वे, नेट्रम-म्यू, सिकेल, वेरेट्र।

तिल:-कैल्क़ पल्स, सल्फ, थूजा।

दाद :- यूज़े-जम्बो।

धब्बा, दाग़, सफ़ेद :-एपिस, आर्स, साइली, आर्से-सल्फ़यू-फ्लैवम।

सुर्ख़ :-सिपि।

स्याह :-आर्स, प्लम्ब, सिकेल।

बैंगनी रंग के दाने :- ऐलनस।

पैदायशी दाग़; लहसन जन्म दाग :- ऐसेट-ऐ, फ्लोर-ऐ, फास।

फोड़ा, फुन्सियाँ; आतशक का :- आर्स-आ, काली-आ, मर्क, मर्क-कार, मर्क-आ-फ्ले, मर्क-आ-रू, नाइट-ऐ, सिफि, औरम-म्यू-नैहा।

एक्ज़िमा (Eczema), छाजन:-आर्स, आर्स-आ, बैरा-म्यू, कैल्क, कैल्क-स, सिक्यू, क्रोट-टिग, डलकै, ग्रैफ, हिप, मेज़े , ओलियन्ड, पेट्रो, सोरि, रस-टा, सल्फ, ऐलनस।

फुन्सियां-बच्चों को :- रसि-क्यू।

एक्जिमा खुजलीदार :- इन्सुलिन।

एक्जिमा (पलकों का) :- बैसी।

कण्डू (scabies) :- ऐथ्राको।

कार्बकाल (Carbuncle), विषव्रणः-एपिस, ऐन्थ्रा, आर्नि, आर्स, बेल, बूफो, क्रोटे- हो, हिपर, हायोस, लैक, रस-टा, सिकेल, साइली, सल्फ, टैरेन्ट, एन्टि।

कार्बकाल में जलनः- ऐन्थ्रा, एपिस, आर्स, हिप, टैरेन्ट।

कोढ़:-आर्स, ग्रैफ, लैके, सोरि, सिकेल, सिपि, साइली, सल्फ, टयूब।

ख़सरा:-ऐकोन, एपिस, ब्रायो, यूफ्रे, पल्स, सल्फ।

खाज:-आर्स, कार्बो-स, कार्बो-वे, कास्टि, काली-स, सोरि, सेले, सिपि, सल्फ।

खाज खुश्क:- सिपि, साइली।

खुजली, कपड़े उतारते समय वृद्धिः-रूमेक्स।

हथेली, तलवे और अण्ड कोष में :- अण्टि-सल्फयू-आरि।

उग्र खुजली :- वेस्पा-क्रै.।

खुजलाने के बाद वृद्धिः-सल्फ।

गर्म कमरे के अन्दरः-सिपि।

गर्मी से वृद्धिः-मर्क, सल्फ, ।

ठण्डी हवा मेंः-कैलि-आर्स, सोरि, रूमेक्स।

धोने से वृद्धिः-मेज़े सल्फ।

बिस्तर की गर्मी से वृद्धि :-सोरि, सल्फ।

खूनी फोड़े :-फास।

गांठ या ग्लैण्ड फूलना :- बैडि।

चिपचिपा रस के लिये हुए फुन्सियांः-ग्रैफ।

चेचक:- ऐन्टि-क्रू, ऐन्टि-टा, बेल, कार्बो-वे, लिड, मर्क, पल्स, रस-टा, साइली, सल्फ, थूजा।

चेचक स्याह :- आर्स, रस-टा।

छिलकेदार फुन्सियांः-आर्स, कैल्क, क्लिमै, लाइको, मर्क, फास, फाइटो, सिपि।

डङ्क छिदता सा दर्दः-एपिस, क्लिमै, नाइट्र-ऐ, पल्स, सिपि, साइली, सल्फ।

दर्द के साथः-आर्नि, बेल, नक्स-वो, फास-ऐ, साइली, सल्फ।

दर्द के बिना :-लाइको।

दब जाना, फुन्सियों का :-ब्रायो, डलकै, इपि, फास-ऐ, सोरि, स्ट्रैमो, सल्फ, ज़िङ्क।

दुर्गम उपकलार्बु (epithelioma) :- एलूमेन।

रेंगन शिरायें (भरी हुई और फूली हुई) :- एलूमि-सिलि।

दाद :- बैसी।

नीले रंग का दाग :- बैलि-पेटे।

पतला रस के लिए हुए:-नेट्रम-म्यू।

पित्त उछलना:-एपिस, आर्स, कैल्के, कैल्क-स, कार्बो-स, कास्टि, डलकै, हिपर, लिड, नेड्रम-म्यू, रस-टा, सल्फ, अर्टि-यू।

गठिया रोग के समय:-रस-टा, अर्टि-यू।

पसीने के समय :-एपिस, रस-टा।

बुखार के समय:- एपिस, इग्ने, रस-टा।

भीग कर :-रस-टा।

'' शराब से:- क्लोरेल।

फोड़ा:-आर्नि, बेल, हिप, लैके, मर्क, पेट्रो, सोरि, रस-टा, साइली, सल्फ, बैलि-पेरे।

फैलती फुन्सियाँ:-मर्क।

बालदार हिस्सों पर फुन्सियाँ:-रस-टा ।

बुख़ार के छाले:-नेट्रम-म्यूर, रस-टा।

मवादी फुन्सियां :-आर्स, कैल्के, कार्बो-स, हिप, ग्रैप, लाइको, मर्क, मेज़े, पल्स, रस-टा, साइली, स्टैफ, सल्फ।

विचर्चिका (Psoriasis) :- काली-आर्से, ऐंथ्राको।

विसर्प (Herpes) :- ऐलनस।

व्रण (ulcres) :- एलूमेन।

शीतपीत्त :- अस्टेकैस-फलूवि।

सूखी फुन्सियाँ:-आर्स, बैरा-का, कैल्क, कैल्क-स, लिड, फास, सिपि, साइली, वेरेट्र।

बर्फ़ की तरह ठण्डी सुईयाँ छिदना:-ऐगार, आर्स।

मस्सा, गुमड़ा:-बैरा-का, बेल, कैल्क, कैल्क-स,कास्टि, डलकै, ग्रैफ, मर्क-कार, नेट्रम,-स, नाइट्र-ऐ, सल्फ, थूजा।

सरसरहाट, चींटी के रेंगने के सदृश:-लाइको, फास-ऐ, राडो, रस-टा, सिकेल, सल्फ, टैरेन्ट,।

सुन्न पड़ जाना:- ऐनाक, सिकेल।

सूजन:-एपिस, आर्स, बेल, ब्रायो, सिक्यू, यूफ्रे, काली-का, मर्क, नक्स-वो, पल्स, रस-टा, सल्फ।

हाथ-पैर फटने :- ऐथ्राको।

अनेक चर्म रोगों की दवा :- एचिनेशिया।

व्यापक लक्षण
(Generalities)

समय, सूरज निकलने के बाद वृद्धि:-नक्स-वोम।

सुबह 7 बजे:-यूपे-पेर्फो, पाडो।

सुबह 10 बजे:-नेट्रम-म्यू।

सुबह 11 बजे:-सल्फ।

दोपहर के समय:-आर्ज-मेट, आर्स।

दोपहर के बाद 1 बजे:-आर्ज-मे, मैग्नि-का।

दोपहर के बाद 3 बजे:-एपिस, बेल, थूजा।

दोपहर के बाद 4 बजे:-लाइको।

दोपहर के बाद 4-8 बजे:- लाइको।

दोपहर के बाद 5 बजे:-कालोसि, हिप।

दोपहर के बाद 5-8 बजे:-लिलि-टिग।

शाम के वक्त:-

4 से जब तक बिस्तर पर नहीं जाता:-ऐलूम।

एक दिन अनन्तर शाम को:-पल्स।

सूर्यास्त से सूर्योदय तक:-आरम, सिफि।

सूर्यास्त के बाद:-पल्स।

गोधुली में वृद्धि:-पल्स।

" " कमी:- फास।

6-7 बजे:- हिप।

7 बजे:-लाइको।

9 बजे :-ब्रायो, सल्फ।

रात के वक्त:-

एक दिन अनन्तर रात को:-पल्स।

शाम 6 बजे से सुबह 6 बजे तक:-सिफि।

10 बजे:-कैमो, पाडो, पल्स।

11 बजे:- डल, कैक्ट, लैके, रूमेक्स, साइली।

1 बजे :- आर्स।

रात के वक्त

1-3 बजे :- काली-आर्स

2 बजे :- काली-कार्ब।

3 बजे :- काली-कार्ब।

5 बजे :- पाडो।

अनिद्रा :- एल्फाल्फा, थिया-चिने।

अधिक मात्रा में चाय पीने से अजीर्ण रोग :- थिया-चि०।

अंगीठी की गर्मी से वृद्धि:- ऐन्टि-क्रू, आयोड, ग्लोन, पल्स, सिकेल।

" " " " कमी:- आर्स, हिप, इग्ने, मैग्नि-फा, नक्स-वो, रस-टा, साइली।

आँधी, तूफान के आगमन पर:- नेट्रम-का, फास, सोरि, राडो।

उठने से वृद्धि :- ऐकोन, बेल, ब्रायो, डिजि, नक्स-वो, आपि, रस-टा, साइली, सल्फ, कक्यू।

" " कमी :- ऐमोन-का, आर्स, कैल्के, सैम्यू, सिपि।

ऊतकों को क्षति-आपरेशन के बाद :- बेलिस-पेरे।

इच्छा लेटने की हर समय :- एबिस-कैने।

इच्छा लेटने की कुछ काम न करना :- आलेट्रिस फैरी।

उतरने से वृद्धि, नीचे :- बोर।

ऋतु, वायु की तबदीली से वृद्धि:-डलकै, नक्स-मस्, फास,सोरि, रेनन-व, राडो, रस-टा, साइली, ट्यूब।

ऐश इशरत के बाद, रात भर :- नक्स-वो।

क़ब्ज़ से आराम :- कैल्क, सोरि।

कमज़ोरी, अल्प परिश्रम से :-आर्स, ब्रायो, कैल्के, कोना, क्रोटे-हो, नेट्रम-का, फास-ऐ, फास, पिक्रि-ऐ, रस-टा, सेले, स्पञ्जि।

पाख़ाने के बाद :-आर्स, मर्क, नेट्रम-स, नाइट्र-ऐ, पिक्रि-ऐ, पाडो, सिकेल, वेरेट्र।

बात चीत करने से :- ऐलूम, स्टैन, सल्फ।

भूख लगने पर :-आयोड,फास, सल्फ, ज़िङ्क।

मानसिक परिश्रम से :- कैल्क, क्रयूप्र, फेर-पिक, लैके, नेट्रम-का, सोरि, पल्स, सेले।

यकायक :-आर्स, क्रोट-हो, ग्रैफ, सिपि, एबिस-कैने।

आंते फूल जाना :- टैनिक-ऐसि।

किसी बीमारी से कमजोरी :- एवेना-सैटाइवा।

कामला रोग (jaundice) :- अस्टेकैस फ्लूवियाटिलिस।

करवट बदलने से वृद्धि :- ब्रायो, कैप्सि, यूफ्रे, फेर, पल्स।

" कमी :- कैमो, इग्ने, रस-टा।

केरिज़ (Caries, हड्डी की सड़न):-ऐंग, ऐसाफ, फ्लोरि-ऐ, काली-आ, लाइको, केन, मर्क, साइली, थेरे।

केन्सर:-आर्स, ब्रोम, कार्बो-ऐनि, लाइको, नाइट्र-ऐ, फास, फाइटो, साइली।

क्रिया न उत्पन्न होना, औषध की (Lack of Reaction):- ऐम्ब्रा, ऐमोन-का, कैल्कै, कैप्सि, कार्बो-वे, कोना, जेल्स, हेले, हाइड्रो-ऐ, लारों, औलियन्ड, ओपि, फास-ऐ, सोरि, सल्फ।

क्विनाइन का दुरुपयोग:- आर्नि, कैल्के, कार्बो-वे, फेर, इपि, नेट्रम-म्यू, पल्स।

कील, सूआ चुभने से घाव :- लीडम।

खड़े होने से वृद्धि:- कोना, साइक्लै, कक्यू, लिलि-टि, पल्स, सिपि, सल्फ, वैलेरि।

खड़े होने से कमी:- आर्स, बेल।

खसरे के बाद:- कैम्फो, कार्बो-वे., पल्स।

खाने के पूर्व:- आयोड, लारो, नेट्रम-का, फास।

समय:- ऐमोन-का, कार्बो-ऐनि, कार्बो-वे, कोना, काली-का, नाइट्र-ऐ, सल्फ।

- समय आराम:- ऐनाका, लैके, इग्ने, जिङ्क।

- बाद:- ऐलो, ऐनाका, आर्स, ब्रायो, कैल्के, कास्टि, कालोसिस, कोना, काली-बाई, काली-का, लैके, लाइको, नेट्रम-म्यू, नक्स-वो, फास, पल्स, रूमेक्स, सिपि, साइली, सल्फ, जिङ्क।

- बाद आराम:- आयोड, नेट्रम-का, फास, लिपि, स्पंजि।

खाद्य पदार्थ से वृद्धि

अन्न, अनाज से:- नेट्रम-म्यू, नेट्रम-स।

आड़ू से:- सोरि।

आलू से:- ऐलूम, कालोसि, नेट्रम-स, सिपि, वेरट्र।

कच्चा खाना से:- पल्स, रूटा, वेरेट्र।

कचौरी, समोसा से:- पल्स।

कहवा से:- कैन्था, कास्टि, कैमो, इग्ने, नक्स-वो।

कलीमिर्च से:- सिना।

खट्टे खाद्य से:- ऐन्टि-क्रू।

गर्म खाना से:- ब्रायो, लैके, फास, पल्स।

गर्म पीने की वस्तु से:- आर्स, नक्स-वोम, रस-टा।

गाजर से:- लाइको।

चर्बीदार खाना से:- कार्बो-वे, साइक्लै, फेर, प्लस, टैरेक्स।

चाय से:- चायना, फेर, सेले, थूजा।

चाय से आरामः- कार्बो-ऐ, डिजि, फेर।

ठण्डा खाना सेः- आर्स, डलकै, लैके, लाइको, नक्स-वो, रस-टा, साइली।

ठण्डे पानी सेः- कैन्था, फेर, रस-टा।

ठण्डे पानी से कमीः- बिस, ब्रायो, कास्टि, फास, सिपि।

दूध केः- कैल्के, कैल्के-स, चाया, कोना, लैक-डि, मैग्नि-म्यू, नाइट्र ऐ, सिपि, साइली।

खाद्य पदार्थ से आरामः-एपिस, आर्स।

" देखने, से, खाद्य पदार्थ की तरफ :- कालचि, सल्फ।

नमक सेः- फास।

नाशपाती सेः- ब्रायो, वेरेट्र।

पनीर सेः- आर्स, ब्रायो, टेलिया, रस-टा।

पूरी, टिकिया, मालपुआ, लुचई सेः- ब्रायो, काली-का, पल्स।

प्याज़ सेः- लाइको, नक्स-वो, पल्स, थूजा।

फल सेः- आर्स, ब्रायो, चायना, कालोसि, नेट्रम-स, पल्स, वेरेट्र।

फल से, खट्टाः- ऐन्टि-क्रू, इपि, फास-ऐ।

फल से, खट्टा-आरामः- लैके।

बछड़े के माँस सेः- कैल्के, कास्टि, इपि, काली-ना, सिपि, जिङ्क।

बन्द गोभी सेः- ब्रायो, लाइको, पेट्रो।

बादी खाने सेः- ब्रायो, लाइको, पेट्रो।

बू से, खाद्य पदार्थ कीः- आर्स, कालचि, सिपि।

भारी, सकील खाना सेः- कार्बो-वे, पल्स।

मक्खन सेः-कार्बो-वे, पल्स।

मछली सेः- कार्बो-वे, पल्स।

मसाले सेः- फास।

माँस सेः- आर्स, कार्बो-वे, पल्स।

माँसादि से भरी हुई भोजन सेः- आर्स, बेल, ब्रायो।

मिठाई सेः- आर्ज-ना, इग्ने, सल्फ।

रोटी सेः- ब्रायो, पल्स।

शलगम सेः- ब्रायो, लाइको, पल्स।

साग भाजी सेः- ब्रायो, हेले, नेट्रम-का, नेट्रम-स।

सिरका सेः- ऐन्टि-क्रू।

सीप सेः- ऐलो, ब्रोम, लाइको, पाडो, सल्फ्यू-ऐ।

सुअर के गोश्त से:- कार्बो-वे, साइक्लै, पल्स, सिपि।

सेम और मटर से:- ब्रायो, लाइको।

सैलैड (Salad) से:- कैल्के-का।

स्ट्राबेरी (Strawberries) से:- ऐन्टि-क्रू, अक्ज़ै-ऐ, सिपि।

गर्म, ओढ़ने से वृद्धि:- एपिस, आयोड, काली-स, लिड, लाइको, पल्स, सिकेल, सल्फ।

कमरे के अन्दर वृद्धि:- एपिस, कैल्क-स, कार्बो-स, क्रोक, ग्रैफ, आयोड, काली-आ, काली-स, सैबा, सिकेल, सेनेगा, सल्फ।

गर्मी मालूम होना:-एपिस, कैल्के, कोक-कै, काफि, फ्लोरि-ऐ, ग्लोन, काली-का, आयोड, काली-स, लैके, लाइको, मैंगे, नेट्रम-म्यू, नेट्रम-स, फास, सोरि, पल्स, सिपि, सल्फ, सल्फ-ऐ, थूजा, ट्यूब।

गाँठे, हड्डी के ऊपर:- आरम, कैल्के-फ्लोर, फास, साइली।

गोले की तरह का अनुभव, शरीर के अन्दर:- इग्ने, सिपि।

घबराहट:-ऐकोन, आर्ज-ना, आर्स, कैम्फो, कैमो, डिजि, इपि, नक्स-वो, फास, फास-ऐ, सल्फ, पल्स।

घाव, चोट से

ऊँगली का अग्रभाग कुचल कर टुकड़े 2 हो जाना:- हाइपर।

कट जाने से:- आर्नि, लिड, स्टैफ, सल्फ्यू-ऐ।

कष्टदायक:- हाइपर, स्टैफ।

-का जल्द न भरना:- हिप, लैके, नाइट्र-ऐ, पेट्रो, साइली, सल्फ।

खपाच या काठ का टुकड़ा चुभ जाने से:- हाइपर।

गहरा:- एपिस, लिड, नाइट्र ऐ।

ज़हरीले जानवर के काटने से:- लिड।

सहज में रक्तस्राव होना:- लैके, फास।

हथेली और तलुए का गहरा घाव:- हाइपर, लिड।

घोड़े के खुट की चोट :- बैडि।

चढ़ने से वृद्धि, ऊँचे पर:- आर्स, ब्रायो, कैल्के, कोका, स्पंजि।

चलने से वृद्धि:- इस्क्यू, बेल, ब्रायो, कैल्के, कैल्क-स, कास्टि, कक्यू, कालचि, कोना, लिड, नाइट्र-ऐ, नक्स-वो, फास, रस-टा, सिपि, स्पाइजी, सल्फ।

कमी:- आरम, कैप्सि, साइल्कै, डलकै, यूफे, फेर, काली-आ, पल्स, रस-टा, सैबेडि, सैम्ब्यू, सल्फ, टैरेक्स, वैलेरि।

जल्द चलने से वृद्धि :- आर्स, बेल, ब्रायो, कोना, फास, पल्स, साइली, सल्फ।

आहिस्ते 2 चलने से कमी:- आरम, फेर, पल्स।

चोट, मोच इत्यादि:- आर्नि, कार्बो-बे. कोना, हिप, हाइपर, लिड, पल्स, रस-टा, रूटा, स्टैफ, सल्फ्यू-ऐ, सिम्फ।

चोट का नीला निशान :- लिडम, आर्नि।

छूने से वृद्धि:- एपिस, बेल, ब्रायो, चायना, कैमो, लैके, मर्क, नक्स-वो।

जल जाना:- आर्स, कैन्था।

जलन (देखो दर्द)।

जलन्धर:- ऐन्टि-क्रू, एपिस, आर्स, चायना, कालचि, डिजि, ग्रैफ, हेले, आयोड, मेडो, ओलियन्ड, ओपि, स्क्लिा।

जीवनशक्ति घट कर शरीर ठण्डा (Collapse) हो जाना:- ऐमोन-का, आर्स, कैम्फो, कार्बो-स, कार्बो-वे।

कै़ करने के बाद:- आर्स, वेरेट्र।

पतले दस्त के बाद:- आर्स, कैम्फो, कार्बो-वे., वेरेट्र।

यकायक:- आर्स।

टीका लेने के बाद:- मेलैन्ड्रि, साइली, सल्फ, थूजा।

टूटने वाली, नाज़ुक, कुड़कीली हड्डियाँ:- कैल्क, सिम्फ।

टूटी हड्डियों का जल्द न जुड़ना:- कैल्क, कैल्क-फा, फास-ऐ, साइली, सिम्फ।

ठण्ड से गर्म मौसिम आने पर वृद्धि:- ब्रायो, काली-स, सोरि, सल्फ, ट्यूब।

ठण्डा, शरीर बर्फ जैसा :- क्यूप्र-आर्से।

ठण्डी हवा से, वृद्धि:- ऐगार, ऐलि-सि, आर्स, आरम, बैडि, बैरा-का, कैल्के, कैल्के-फा, कैम्फो, कास्टि, सिमिसि, सिस्ट, डलकै, हेले, हिप, हाइपर, काली-आर्स, काली-का, लाइको, मैग्नि-फा, मस्क, नक्स-म, नक्स-व, सोरि, रेन-ब, राडो, रस-ट, रूमेक्स, सैबेडि, सिपि, साइली, स्ट्रन्ट।

कमी:- एपिस, आयोड, लाइको, पल्स।

ठिंगनापन, बौनापन:- बैरा-का।

तङ्ग कपड़ा, बरदाश्त नहीं:- आर्ज-ना, लैके, नक्स-वो, स्पंजि।

ढीला कर देने से आराम:- कैल्के, लैके, लाइको, नाइट्र-ऐ, नक्स वो।

तमाखू से वृद्धि:- आर्स, इग्ने, नक्स-वो, प्लैन्टे, पल्स, स्पाइजी, स्पंजि, स्टैफ।

तरफ, दाहिनी तरफ की शिकायतें:- एपिस, आर्ज-मेट, आर्स, आरम, बैप्टि, बेल, बोर, ब्रायो, कैल्के, कैन्था, चेलि, कालोसि, कोना, क्रोटे-हो, लाइको, नक्स-वो, पल्स, सार्सा, सिकेल, सल्फ्यू-ऐ।

दाहिनी से बाँई तरफ को जाना:- लाइको।

बाँयी तरफ की शिकायतें:- आर्ज-ना, ऐसाफे, ऐसेर, कैप्सि, सिना, क्लिमै, क्रोक, यूफ्रे, ग्रैफ, क्रियोज़ो, लैके, मेजे, ओलियन्ड, फास, सेले, सिपि, स्क्लिा, स्टैन, सल्फ।

दर्द, अल्प स्थान में:- काली-बाई।

आहिस्ते 2 आरम्भ होता है और आहिस्ते 2 जाता है:- प्लैटि, स्टैन, सलफ्यू-ऐ।

-आहिस्ते 2 आरम्भ होता है और यकायक जाता है:-आर्ज-मेट, पल्स, सलफ्यू-ऐ।

- का अभाव, कठिन बीमारी में भी:- ओपि, स्ट्रैमो।

गिल्टियों में:- मर्क।

कन्धों के ब्लेड :- एबिस कैने।

गर्दन की कशेरूकाओं में :- ऐंगु-वेरा।

स्तनों से शुरू होकर कन्धे के जोड़ों तक :- कोटिलि।

चोट लगने की तरह कुचला हुआ दर्द:- आर्नि, बैप्टि, बेल, चायना, कक्यू, यूपे-पर्फो, हिप, नेट्रम-म्यू, नक्स-वो, पाइरो, रेन-ब, रस-टा, रूटा, सैबा, साइली, स्पंजि, सल्फ, वेरेट्र।

जलन:- ऐकोन, आर्स, एरम-ट्रिफि, बेल, बर्ब, ब्रायो, कैना-इन्डि, कैन्था, कार्बो-स, ग्रैफ, काली-बाई, मर्क, मर्क-कार, मेजे, नाइट्र-ऐ, नक्स-वो, फास, प्रुन, पल्स, रस-ट, सैबेडि, सैंग्वि, सिकेल, सिपि, स्पाइजी, स्पंजि सल्फ, जिङ्क।

किसी स्थान को हाथ से पकड़ने से जलन:- कास्टि।

गिलटी में जलन:- आर्स।

हड्डी में जलन:- मेज़े, जिङ्क।

फिरता हुआ:- काली-बाई, काली-स, लैक-कैन, लिड, पल्स।

यकायक आरम्भ होता है और यकायक जाता है:- बेल, इग्ने, कैलि-बाई, मैग्नि-फा, नाइट्र-ऐ।

हड्डियों में:- ऐसाफ, यूपे-पर्फो, इपि, मर्क, नाइट्र-ऐ, फास-ऐ, पल्स, रूटा।

हड्डी की झिल्ली में:- ऐसाफ, फास-ऐ।

धनुर्वात (Tetanus) :- ऐंगु-वेरा।

दबाने से, वृद्धि:- ऐगार, एपिस, बैरा-का, सिना, हिपर, आयोड, लैके, लिलि-टिग, लाइको, मर्क-का, साइली।

कमी :- ब्रायो, चायना, कालोसि, कोना, मैग्नि-म्यूर, मैग्नि-फा, मेनि, नेट्रम-का, पलम्ब, पल्स, साइली।

दाहिनी, छाती, हाथ, अण्डकोण में दर्द :- एण्टि पाइरिनम।

दुबला पतला आदमी:- ऐम्ब्रा, कैल्के-फा, सिकेल, सल्फ।

दुबलापन:- ऐब्रोटे, आर्स, आर्स-आ, बैरा-का, कैल्के, कैल्के-आर्स, चायना, फेर, ग्रैफ, हेले, आयोड, लाइको, नेट्रम-म्यू, नाइट्र-ऐ, नक्स-वो, फास, प्लम्ब, सेले, साइली, स्टैनम, सल्फ, ट्यूब।

बच्चों की सूखे की बीमारी:- आर्स, आर्स-आ, कैल्के, आयोड, नेट्रम-म्यू, साइली, सल्फ।

दौड़ने से, वृद्धिः- आर्स, ब्रायो, पल्स, सल्फ।

कमीः- सिपि।

घनुष्टांकर व जीभ का पक्षाघात :- लाइनै।

धक्का से वृद्धिः- आर्नि, बेल, ब्रायो, सिक्यू, कोना, लैके, नाइट्र-ऐ, रस-टा, साइली, थेरे।

पीठ में नीचे से ऊपर तक स्फूरण (Twitching):- ऐंगु-वेरा।

नम मौसिम में वृद्धिः- ऐमोन-का, आर्स, बैडि, कैल्के, कैल्के-फा, कार्बो-वेज, कालचि, डलकै, लैके, मेडो, नेट्रम-स, नक्स-म, पाइरो, राडो, रस-ट्य, साइली, ट्यूब।

नर्म, शरीर मानो बहुत ही नर्म है, आसानी से टूट जायेगाः- थूजा।

नशा के बादः- नक्स-वो, ओपि।

नशीली चीज़ों से वृद्धिः- बेल, कैमो, काफि, लैके, नक्स-वो।

नसें फूली हुईः- आर्नि, कैल्क, कार्बो-वे, फलेरि-ऐ, हेमा, लाइको, पल्स।

घाव, नसों मेंः- लैके।

जलन के साथः- एपिस, आर्स।

दर्द, नसों मेंः- पल्स।

सगर्भावस्था मेंः- फेर, पल्स।

नहाने से वृद्धिः- ऐमोन-का, ऐन्टि-क्रू, कैल्के, कैल्क-स, क्लिमै, रस-टा, सिपि, सल्फ।

कमीः- ऐसेर, लिड, पल्स।

भयः- ऐमोन-का, ऐन्टि-क्रू, क्लिमै, सोरि, रस-टा, सिपि, स्पाइजी, सल्फ।

—नाड़ी की चाल बहुत तेज और अनियमित :- कान-मैजे।

नासूर, गिल्टियों मेंः- फास, साइली, सल्फ।

निक्रोसिस (Necrosis - हड्डी की सड़न):- आर्स, मर्क, मर्क-कार, फास, सैबा।

— नींद न आना :- योहि।

नींद के बाद, वृद्धिः- लैके, सेले, स्पंजि, स्ट्रैमो, सल्फ।

पैंसिफलौरा :- इनकार्नेटा।

कमीः- फास।

स्फूर्ति दायनी :- अल्फाल्फा।

पेशियों में समन्वय का प्रभाव :- ऐस्ट्रागैलस।

पैरों को लगातार हिलाना :- जिंकम, ब्रैले, मोल्लिस्सीमस।

पक्षघात:-ऐलूम, आर्ज-ना, आर्नि, आर्स, बैरा-म्यू, बेल, कास्टि, कक्यू, कालचि, कोना, क्यूप्र, जेल्स, काली-का, लैके, मर्क, नेट्रम-म्यू, नक्स-वो, ओपि, अकज़ै-ऐ, फास, फ़िज़ास, प्लम्ब, रस-टा, सिपि, साइली, सल्फ, टैरेन्ट, ज़िङ्क, कुरारी।

निम्नांगो का पक्षाघात :- थैली।

पत्थर काटने वालों की शिकायतें:- कैल्क, साइली।

पसीना आना :- पिलो-माइ।

प्रोस्टेट ग्लैण्ड बढ़ना :- सैबा-सेरू।

पसीने से, आराम:- कैमो, जेल्स, नेट्रम-म्यू, सोरि, रस-टा।

कुछ भी आराम न मिलना:- आर्स, कास्टि, कैमो, मर्क, नक्स-वो, ओपि, रस-टा, सिपि, स्ट्रैमो, सल्फ, वेरेट्र।

पेशियों में दुर्बलता :- एलूमिन।

फोड़ा:- कैल्क-आर्स, कैल्क-स, हिप, लैके, मर्क, साइली।

गिल्टियों में:- कैल्क-स, हिप, काली-आ, साइली, सल्फ।

बदली के मौसिम में वृद्धि:- रस-टा।

बदहज़मी-वृद्धों में :- एबिस-नाइ।

बांयटा (Convulsions), कृमि से:- सिना।

- के साथ गिर पड़ना:- बेल, कैमो, क्यूप्र, हायोस।

निम्नांगो में बॉयटा :- वाइपेरा।

चमकीली चीज़ों से:- बेल, लाइसि, स्ट्रैमो।

चेचक के दब जाने पर:- ऐन्टि-टा।

चोट लग कर:- हाइपर।

जच्चा खाने में:- बेल, हायोस, स्ट्रैमो।

जल देखने से:- बेल, लाइसि, स्ट्रैमो।

टिटेनस् में (Tetanic rigidity):- सिक्यू, हाइपर, नक्स-वो, पेट्रो, प्लैटि, सिपि।

टीका लगाने के बाद:- साइली।

डर कर:-कैल्क, हायोस, इग्ने, इन्डि, ओपि।

डर जाने पर:- माता के:- ओपि।

ताड़ना के बाद:- कैमो, इग्ने।

दाँत निकलते समय:- बेल, कैल्क, कैमो।

नींद में विघ्न के बाद:- कक्यू।

पक्षाघात के साथ:- कास्टि।

पाँव का पसीना दब जाने पर:- साइली।

फुन्सियाँ दब जाने पर:- ऐन्टि-का, क्यूप्र, जिङ्क।

बच्चों का:- बेल, सिना, हेले, ओपि, स्ट्रैमो, वेरेट्र, जिङ्क।

मानो कोई चूहा दौड़ गया:- बेल, कैल्क।

मिर्गी का:- आर्ज-मे, आर्ज-ना, बैरा-म्यू, बूफो, कैल्के-आर्स, कास्टि, क्यूप्र, इनैन, साइली, सल्फ, विस्क।

रंजिश के बाद:- हायोस, इग्ने, नेट्रम-म्यू, ओपि।

रोशनी से:- बेल, लाइसि, ओपि, स्ट्रैमो।

हिस्टीरिया में:- ऐसाफ, कोना, इग्ने।

बुढ़ापा, असामयिक:- सेलेन।

बुरे फल-चाय, तम्बाकू के :- एबिस-नाइ।

मांसार्बुद:- कैल्के, कोना, फास, स्टैफ, ट्यूक्र, थूजा।

मृर्गी:- ऐकोन, बेल, कक्यू, इपि, लैके, ओपि।

पुरानी मोच का दर्द :- स्ट्रा-कार्बो।

मोच और नील पड़ना :- बेलिस-पेरे।

वात-सूजाक के कारण :- जकारै।

वात-दाहिने घुटने में :- जकारै।

मेटैसटेसिस (Metastasis, एक रोग दब कर दूसरा रोग उत्पन्न होना):- ऐब्रोटे, कार्बो-वेज, क्यूप्र, पल्स।

मैथुन के बाद:- ऐगार, कैल्क, काली-का, काली-फा, सिपि, साइली।

रक्त के चक्कों का अवशोषण :- पीयूणि-ग्र।

निम्न रक्तचाप :- रेडि-ब्रोम।

रोना-बातचीत करने में, बीमारी बताने में :- मार्फिनम।

रक्तचाप घटना :- लाइको-वरजि, पीयूव-ग्र, रोवो-सर्पे।

रक्तस्राव रोकना :- पीयूष-ग्रन्थि।

यकृत की मन्द क्रिया :- एबिस-कैने।

मोटापा:- कैल्क, कैसि, फेर, ग्रैफ, अमो-बोमे, फयुकस-वेसि।

रगड़ से आराम:- क्यूप्र, फास।

रेकाइटिस :- हेकला-लेवा।

रज़ाई हटाने से वृद्धि:- आर्स, हिप, कैलि-आर्स, काली-का, लाइको, मैग्नि-फा, नक्स-म, नक्स-वो, राडो, रस-टा, सैम्ब्यू, साइली, स्किलि, स्ट्रान्ट, ज़िङ्क।

ठण्डे रक्त का बहना नसों में :- एबिस-कैने।

रीढ़ की दुर्बलता, दर्द व जलन :- एलूमिना-सिलि।

रक्तस्राव काले रंग का :- इलैप्स-कोरा।

रक्तस्राव-अनेक स्थानों से :— सिनामो-इरेम्था।

लोकोमोटर-एटक्सी :- काण्डियुरैंगो।

लेटने से, वृद्धिः- एपिस, आर्स, आरम, कैप्सि, कैमो, कोना, ड्रासे, यूफ्रे, फेर, हायोस, लाइको, मेनि, नेट्रम-स, फास, प्लैटि, पल्स, रस-टा, रूमेक्स, सैम्ब्यू, सैंग्वि, टैरेक्स, एण्टि-आर्से।

कमीः-ऐमोन-म्यू, ऐसेर, बेल, ब्रायो, कैल्क, फेर, मैङ्गे, नेट्रम-म्यू, नक्स-वो, पिक्र-ऐ।

लेटने से पसीना :- अरेलिया-रेसी।

शोथ (Dropsy) :- ऐस्कलेपिपस।

रक्त के लाल कणों को बढ़ाना :- आइरीडियम, लेसीथिन।

लोकोमोटर ऐटैक्सी :- लैथा-सैटा।

शोथग्रस्त आंखें, नाक, कान, होठ फूले हुए :- मेडुला।

वीर्यपात से वृद्धिः- कैलि-का, नेट्रम-फा, नक्स-वो, सेले, सिपि।

सख्त मालूम होना, बिस्तर काः- आर्नि, आर्स, बैप्टि, फेर, फेर-फा, पाइरो, रस-टा, रूटा, साइली।

सख्ती, सूजन के बादः- बैडि, बैरा-म्यू, बेल, ब्रोम, कैल्के, कैल्के-फ्लोर, कार्बो-ऐनि, क्लिमै, कोना, आयोड, फाइटो, स्पञ्जि, सल्फ।

सवारी से वृद्धि, गाड़ी कीः- कक्यू, पेट्रो, सिपि।

सवारी से कमी, गाड़ी कीः- नाइट्र-ऐ।

साइकोसिस (Sycosis), सुज़ाक दोषः- आर्ज-मे, आर्ज-ना, मेडो, नेट्रम,-स, नाइट्र-ऐ, सिपि, स्टैफ ।

सिकुड़न अंगों के चारों ओर :- एलूमेन, एलूमिना-सिलि, अमो-ब्रोमे।

सुज़ाक दोष (देखो साइकोसिसि)

सुन्न पड़ जानाः- ऐनाक, बर्ब, कार्बो-ऐनि, कार्बो-स, कैमो,कक्यू, जेल्स, ग्रैफ, हायोस, काली-का, लाइको, मर्क, ओलियन्ड, ओपि, फास, फास-ऐ, लम्ब, पल्स, रस-टा, सिकेल, साइली, स्ट्रैमो, बैरा-म्यूरि।

सूखना, किसी अङ्ग काः- कोना, आयोड, कैलि-आयोड।

सूखे मौसिम में वृद्धिः- ऐसेर, हिप, नक्स-वो।

स्नायविकता :- अल्फाल्फा।

स्वाभाविक सुस्ती :- एवेना-सैटा।

सूजनः- ऐकोन, आर्स, बेल, ब्रायो, कैन्था, एकि, जेल्स, आयोड, लैके, मर्क, नक्स-वो, फास, प्लम्बम, पल्स, सिकेल, टेरे।

सूखा रोग (बच्चों का) :- ओलि-जेका।

गिल्टियों मेंः- बैरा-म्यू, बेल कैल्के, मर्क, फास, सल्फ।

नसों में:- ऐकोन, बेल फास।

हड्डियों की:- ऐसाफ, आरम, कैल्के, फ्लोरि-ऐ, मर्क, मेज़े, फास-ऐ, पल्स, साइली, स्टैफ।

हड्डी की झिल्ली में:- फ्लोरि-ऐ, मेज़े, फास-ऐ।

सोना-पैर मोड़कर :- साइ-लेक्टु।

सामयिकता, नैमित्तिक (Periodicity):- ऐलूम, आर्ज-मेट, आर्स, सिड्र, चायना, चायना-आर्स, चिनि-स, इपि, नेट्रम-म्यू, नाइट्र-ऐ, सिपि, साइली।

प्रति वर्ष:- आर्स, थूजा।

सातवें दिन:- चायना।

चौदहवें दिन:- आर्स, कैल्के, चायना, कोना, लैके, पल्स।

इक्कीसवें दिन:- चिनि-सल्फ, ट्यूब।

अठाईसवें दिन:- नक्स-म, नक्स-वो, पल्स, सिपि, ट्यूब।

सिफ़िलिस (Syphilis); गर्मी:- आर्स-आ, आरम, मर्क, मर्क-का, मर्क-आ-फ्ले, मर्क - आ-रू, नाइट्र-ऐ, फाइटो, साइली, स्टिलि, सिफि।

सेप्टिसीमिया (Septicaemia):- आर्स, कार्बो-वे, क्रोटे, लैके, पाइरो।

स्त्रियों में प्रसूति के समय दूध बढ़ाना :- स्पाइ।

हथेलियों की लाली, जीभ की लाली, जलन, सुन्नपन :- इयोसिन।

हवा की इच्छा:- एपिस, आरम-मेट, कार्बो-वेज, क्रोक, आयोड, काली-आयोड, काली-स, लाइको, पल्स, सल्फ।

खुली हवा की अनिच्छा:- ऐमोन-का, बैप्टि, कैल्के, कैल्के-फा, कैमो, कक्यू, काफि, हिपर, इग्ने, कैलि-का, नेट्रम-का, नक्स-वो, पेट्रो, रूमेक्स, साइली, सल्फ।

खुली हवा से वृद्धि:- चायना, कक्यू, हिप, काली-का, मर्क, नाइट्र-ऐ, नक्स-म, नक्स-वोम, रुमेक्स, साइली, सल्फ।

खुली हवा से कमी:- ऐलूम, एपिस, आर्ज-ना, आर्स, कैना-इन्डि, क्रोक, आयोड, काली-आयोड, मैग्नि-का, मैग्नि-म्यू, नेट्रम-स, पल्स, रस-टा, सैबेडि, सैबा।

● ● ●

सूची-पत्र

♦–♦–♦